국제수유상담가협회 | 공인 필수교육 과정

모유수유 백과

저자의 말

모유수유와 젖 분비에 관한 엄청난 양의 정보들을 단 한 권의 책으로 엮어 핵심개념들을 명확히 담아내는 것은 쉽지 않은 작업입니다. 〈모유수유백과(Core Curriculum for Lactation Consultant)〉 제 3판의 저자인 우리는 이 교재가 실용적이고 사용이 간편하여 모유수유 상담원들과 그 밖의 의료서 비스 종사자들에게 도움이 되기를 기대합니다. 우리 대표저자를 비롯한 많은 저자들의 풍부한 지식과 경험을 바탕으로 집필된 이 책의 정보들은 어떤 장소에서든 유용할 것입니다.

무엇보다 이 교재는 교육 프로그램의 개발뿐만 아니라 수유상담의 실제 업무를 위한 자료로 기획 되었습니다. 이 책은 수많은 인용들과 함께 수유상담가의 업무 수행에 요구되는 기초지식을 담고 있어 가치 있는 참고 문헌으로서뿐 아니라, 직원 훈련 및 신입사원 오리엔테이션의 교재, 수유상담가가 되려 는 사람들의 교과서가 될 수 있습니다. 이 책은 다양한 분야의 의료보건종사자들이 사용하게 될 것이 므로 미국심리학회의 참조방식을 따랐습니다.

또한 이 교재는 국제인증수유상담가시험원(IBLCE)에서 관리하는 자격시험을 위해 공부하는 수 유상담원의 시험대비 지침서로 활용될 수 있습니다. 교재의 내용은 시험요강을 따랐으며 모든 필수 주 제 영역을 다룹니다. 응시자는 이 교재의 지침을 활용하여 자신의 지식 정도와 경험, 전문지식 등을 가 늠함으로써 효율적인 학습계획을 세울 수 있습니다. 이 책의 특징은 특정 단원에 언급된 관련 정보와 함께 IBLCE 시험요강에서 언급하는 주제들을 상호 참조하여 이를 도표화한 점입니다. 이러한 정보를 활용하여 학습자는 특정 관심 주제를 빠른 참조를 통해 쉽게 찾을 수 있습니다. 그 밖의 수유 교재들 과 함께 사용한다면 독자는 이 교재가 효과적인 학습계획을 세우는 데에 매우 유용하다는 것을 알게 될 것입니다.

이 교재가 모유수유 교재를 사용하는 모든 사람들에게 유용하게 쓰여 궁극적으로 모든 엄마, 아 기, 그리고 우리 수유상담가들과의 소통에 도움이 되기를 바랍니다.

한국어판 발행에 덧붙여

〈모유수유백과(Core Curriculum for Lactation Consultant)〉 제 3판의 편집자들은 우리가 만든 교재가 한국어로 번역된다는 사실에 흥분을 감출 수 없습니다. 모유수유는 모유수유를 잘 알고 모유수유 서비스에 숙련된 보건의료전문가들의 지원과 안내가 필요한 영역이며, 이것이 전 세계적인 이슈입니다. 우리는 이 책이 한국의 모유수유상담가 지망생들과 모유수유를 원하는 수많은 산모들에게 도움이 되길 바랍니다.

—

Rebecca Mannel, BS, IBCLC, FILCA

Lactation Center Coordinator and Clinical Instructor
OU Medical Center and OU Health Sciences Center, Oklahoma City, Oklahoma

Patricia J. Martens, IBCLC, PhD, FILCA

Director, Manitoba Centre for Health Policy
Professor, Department of Community Health Sciences, Faculty of Medicine
University of Manitoba, Winnipeg, Manitoba, Canada

Marsha Walker, RN, IBCLC

Executive Director, National Alliance for Breastfeeding Advocacy
Research, Education, and Legal Branch, Weston, Massachusetts

번역자의 글

최근 들어 모유수유는 엄마와 아기 모두에게 이롭다고 강조되고 있습니다. 수유를 하는 엄마에겐 산후회복을 도와주어 산후비만을 예방하고, 당뇨병을 비롯한 대사증후군의 위험을 낮춰주며, 여러 가지 자가면역질환을 억제하고, 유방암 발생률도 감소시킵니다. 엄마 젖을 먹은 아기는 그렇지 않은 아기에 비해 지능지수가 높고, 아토피 발생률이 낮으며, 천식이나 알레르기에 잘 대처하고, 근시 발생도 낮은 편이며, 정서와 사회성이 잘 발달되며, 공격성이나 반사회적 행동의 발생율도 낮다고 합니다.

한 걸음 더 나아가 모유 자체가 여러 가지 암에 대해 부작용 없는 탁월한 항암효과를 발휘한다고 하는 논문들도 속속 발표되고 있습니다. 이는 〈동의보감〉에서 "옛날 장창(張蒼)이란 사람이 이빨이 없어서 젖먹이 여자 10명한테 젖을 받아 매번 젖을 배불리 먹었는데 백 살이 지나도록 살면서 정승벼슬까지 하였고 살이 박속같이 희어지고 사무를 보는 정신은 청년시절보다도 나았으며 아들을 여럿 낳았다고 한다. 이것은 젖으로 영양한 효과이다."라고 한 것과 일맥상통한다 하겠습니다.

이렇듯 당연히 아기에게 가장 좋은 음식인 모유는 서양에서도 그러했지만, 우리나라에서도 불과 십여 년 전까지만 하더라도 분유에 비해 상대적으로 홀대를 받아왔습니다. 사대주의와 광고의 영향 때문에 없는 사람들, 못 배운 사람들이나 모유를 먹이는 것으로 인식되기까지 했습니다. 그 시절로부터 십수 년이 지난 오늘날 모유의 사회적, 학문적 지위는 이전과는 비교할 수 없이 많이 향상되었습니다만 아직도 과거의 잘못된 지식과 믿음을 가지고 있는 분들이 주위에 많이 계시는 것이 또한 현실입니다.

2000년대 들어 IBCLC라는 모유수유 전문상담가도 생겨나고 모유수유를 권장하는 사회적 운동도 진행되고 있지만 아직도 엄마들에겐 어려움이 많습니다. 그중 의료인은 모유수유를 지도하고 권장할 수 있는 기회가 다른 직종보다 더 많은 편입니다. 그런데도 의료인 때문에 모유수유를 중단하게 되거나 어려움을 겪는 일이 아직도 많습니다. 전문가들에 의해 오히려 모유수유 관련 지식들이 왜곡되거나 잘못 전달되는 경우도 있습니다.

이러한 상황에서 몇몇 한의사들이 모여 모유수유의 장점을 알리고, 연구를 근거로 한 정확한 지식을 전달하며, 전통의학에 담긴 모유수유 관련 지식을 같이 연구해보자는 뜻에서 학회를 결성하였습니다. 2010년, 첫 출발로 ILCA(Internatinal Lactation Consultant Association)에서 발간한 〈Core Curriculum for Lactation Consultant Practice〉 2판을 번역한 데 이어 이번에 3판 개정판을 번역하게 되었습니다. 이 작업에는 저를 비롯한 17명의 번역자들이 커다란 수고를 해주셨습니다.

이 책은 한국에서 국제인증수유상담가(IBCLC)로 활동하시는 분들께는 업무상 근거로 활용될 수 있습니다. 또 의료인 중에 모유수유에 관한 전문지식이 궁금했던 분들에게 도움이 될 것입니다. 국제인증수유상담가시험원(IBLCE)에서 배포한 시험 청사진에 맞게 기획된 책이므로 국제인증수유상담가 (IBCLC) 시험을 응시 중인 분에게도 필수적일 것입니다. 이 책의 출판이 한국에서 모유수유에 관한 전문지식을 공유하고 생산하는 출발이 되었으면 하는 바람입니다.

아울러 이 책의 출판을 도와주신 리스컴 대표님과 직원분들께도 감사드립니다.

2016년 5월
대한모유수유한의학회 회장 천병태

권수경(청구경희 한의원 중구점) · 권용주(국회의원회관 한의원)
김성준(아토윌 다산 한의원) · 김현지(비발디 한의원) · 마장원(빙빙 한의원 부산점)
박민정(Western Sydney University, National Institute of Complementary Medicine)
변순임(함소아 한의원 수원시청점) · 서주희(국립중앙의료원) · 신현숙(아이누리 한의원 분당점)
이선행(경희대학교 한방병원) · 이윤재(자생한방병원) · 조선영(KBS 한의원) · 조준영(꽃마을 한방병원)
지은영(대한모유수유한의학회) · 천병태(유정 한의원) · 표지희(대한모유수유한의학회) · 한경훈(산수유 한의원)

참고문헌과 문의사항에 대하여

각 챕터별로 말미에 있었던 참고문헌은 책 분량을 줄이고 편리하게 이용하기 위하여 학회의 인터넷에서 다운받아 사용하실 있도록 하였습니다. 대한 모유수유한의학회 인터넷 카페의 회원으로 가입하고 다운받으시기 바랍니다. 또는 도서출판 리스컴 홈페이지(www.leescom.com)를 통해 다운받으셔도 됩니다. 그밖에 궁금하신 점이 있거나, 번역 또는 내용상의 오류에 대해서는 〈대한모유수유한의학회〉의 대표 메일이나 카페로 문의해주시기 바랍니다. 오류는 수정하여 카페를 통해 공지하고, 내용상의 문제에 대해서는 이 교재를 집필했던 집필진에게 전달하도록 하겠습니다.

• 대한모유수유한의학회 대표 메일 : breastfeed@naver.com
• 대표 카페 : http://cafe.naver.com/breastfeed

Contributors

Teresa E, Baker, MD
Associate Professor
Department of OB/GYN
Texas Tech University School of
Medicine
Amarillo, Texas

Jeniffer Banuelos, MAS
Human Lactation Center
Department of Nutrition University
of California
Davis, California

Peiscilla G. Bornmann, JD
McKinley & Bornmann, PLC
Alexandria, Virginia

Elizabeth C. Brooks, JD,
IBCLC, FILCA
Private Practice IBCLC
Wyndmoor, Pennsylvania

Karin Cadwell, PhD, FANN, IBCLC
The Healthy Children Project
East Sandwich, Massachusetts

Cathy Carothers, BLA, IBCLC, FILCA
Codirector
Every Mother, Inc.,
Greenvile, Mississipi

Lisa M. Cleveland, PhD, RN, IBCLC
Assistant Professor, Fa,ily Nursing
University of Texas Health Science
Center,
    School of Nursing
San Antonio, Texas

Suzzanne Cox, AM, IBCLC, FILCA
Private Practice Lactation
Consultants
Tasmania, Australia

Melissa Cross, RN, IBCLC
Saint Luke's Hospital
Kanasa City, Missouri

Marie Davis, RN, IBCLC
Kaiser Permanente Riverside, Retired
Riverside, California

Catherine Watson Genna,
BS, IBCLE
Private Practice Lactation
Consultants
Woodhaven, New York

Sara L. Gill, PhD, RN, IBCLC
Associate Professor, Family &
Community
    Health Systems
The University of Texas Health
Science Center,
    San Antonio School of Nursing
San Antonio, Texas

Jeniffer Goldbronn, RD, MAS
Human Lactation Center
Department of Nutrition
University of California
Davis, Califonia

M. Karen Kerkoff Gromada, MSN,
IBCLC, FILCA
Lead Lactation Consultant Educator
TriHealth Hospitals
Cincinnati, Ohio

Thomas W. Hale, ROh, PhD
Professor of Pediatrics
Dorector, InfantRisk Center
Director, Clinical Research Unit
Texas Tech University School of
Medicine
Amarillo, Texas

Susan W. Hatcher, RN, BSN, IBCLC
Private Practoce Lactation
Consultant
Director, HralthSource For Women
Chesapeake, Virginia

Joy Heads, RM, MHPEd, IBCLC
Lactation Consultant
Royal Hospital for Women
South Eastern Sydney Illawarra Area
Health Service
New South Wales, Australia

M. Jane Heinig, PhD, IBCLC
Human Lactation Center
Department of Nutrition

University of California
Davis, California

Kay Hoover, MEd, IBCLC, FILCA
Pennsylvania State University
University Park, Pennsylvania

Maeve Howett, PhD, APRN, IBCLC
Nell Hodgson Woodruff School of
Nursing,
    Emory University
Atlanta, Georgia

Vergie Hughes, MS, IBCLC, FILCA
Inova Learning Network
Fairfax, Virginia

Roberto Mario Silveira Issler, MD,
PhD, IBCLC
Assistant Teacher
Pediatric Department, Faculdade de
Madicina,
    Universidae Federal do Rio
Grande do Sul
Porto Alegre, Grazil

Frances Jones, RN, MSN, IBCLC
Program Coordinator, Lactation
Service & BC
    Women's Milk Bank
Children's and Woman's Health
Crntre of
    British Columbia
Vancouver, British Columbia

Kathleen Kendall-Tackett, PhD,
IBCLC, FAPA
Family Research Laboratory
University of New Hampshire
Durham, New Hampshire

Marion("Lou") Lamb, RN, MS,
IBCLC
Lactation Education Resources
Charlottesville, Virginia

Mary Grace Lanese, BSN, IBCLC
Saint Luke's Hospital
Kansas City, Missouri

Judith Lauwars, BA, IBCLC, FILCA
Education Coordinator
International Lactation Consultant
Association
Chalfont, Pennsylvania

Rachelle Lessen, MS, RD, IBCLC
Lactation Consultant and Pediatric
Nutritionist
The Children's Hospital of Philadelpia
Philadelpia, Pennsylvania

Rebecca Mannel, BS, IBCLC, FILCA
Lactation Center Coordinator and
Clinical
    Instructor
OU Medical Center and OU Health
Sciences Center
Oklahoma City, Oklahoma

Lisa Marasco, MA, IBCLC, FILCA
Santa Barbara Country Public
Health Department
Nutrition Services/WIC
Santa Barbara, California

Patricia J. Martens, IBCLC, PhD,
FILCA
Director, Manitoba Centre for
Health Policy
Professor, Department of
Community Health
    Sciences
Faculty of Medicine
University of Manitoba
Winnipeg, Canada

Nancy Mohrbacher, IBCLC, FILCA
Coauthor, *The Breastfeeding Answer
Book*
Arlington Heights, Illinois

Chris Mulford, BA, BSN
Formerly: Chair of the Workplace
Committee
    for the United State Breastfeeding
Committee
Coordinator for Woman and Work
Task Foece
    for the World Alliance for
Breastfeeding Action

Swarthmore, Pennsylvania

Frank J. Nice, RPh, DPA, CPHP
National Institutes of Health
Bethesda, Maryland

Sallie Page-Goertz, MN, CPNP,
IBCLC
Clinical Assistant Professor
Pediatrics
Kansas University School of
Medicine
Kansas City, Kansas

Judith Rogers, OTR/L
Pregnancy and Parenting Equipment
Specialist
Through the Looking Glass
(National Resource
    Center for Parents with
Disabilities)
Berkeley, California

Carol A. Ryan, MSN, IBCLC, FILCA
Georgetown University Hospital
Washington, D.C.

Michelle Scott, MA, RD/LD, CSP,
IBCLC
Wellspring Nutrition and Lactation
Services
Mason, New Hampshire

Noreen Siebenaler, MSN, RN,
IBCLC
Lactation Consultant, Clinical
Nurse Consultant
Adventist Health Central Valley
Network
Adventist Medical Center
Selma, California

Angela Smith, RM, BA, IBCLC
Post Natal Nursing Unit Manager
KGV
Royal Prince Alfred Hospital
Sydney, Australia

Linda J. Smnith, MPH, IBCLC,
FILCA
Director

Bright Future Lactation Resource
Centre Ltd
Dayton, Ohio

Amy Spangler, MN, RN, IBCLC
President
Amy's Babies
Atlanta, Georgia

Elizabeth K. Stehel, MD, FAAP,
IBCLC
Associate Professor, Department of
Pediatrics
Unicersity of Texas Southwestern
Medical Center
Dallas, Texas

Virginia Thorly, PhD, IBCLC, FILCA
Private Practice Lactation
Consultant
Queensland, Australia

Mary Rose Tully, MPH, IBCLC
Formerly: Center for Infant/
Young Child
    Feeding/Care
Maternal Child Health, School of
Public Health
University of North Carolina
Chapel Hill, North Carolina

Cynthia Turner-Maffei, MA, IBCLC
Faculty
Healthy Children Project, Inc.
East Sandwich, Massachusetts

Marsha Walker, RN, IBCLC
Executive Director, National
Alliance for
    Breastfeeding Advocacy
Research, Education, and Legal
Branch
Weston, Messachusetts

Barbara Wilson-Clay, BSEd, IBCLC,
FILCA
Private Practice Lactation
Consultant
Manchaca, Texas

Contents

SECTION 1 전문적인 수유 상담

| Contents |

SECTION 3　모유수유 관리

Part 5 모유수유 관리　　　　　　　　　　　　　　　　　　　　　　　**356**

| Contents |

Part 6 모유수유 기술   **502**

모유수유 백과 일람표

다음 표는 IBLCE시험의 목적과 기준에 맞는 로드맵입니다. 각 주제별로 옆에 챕터 표시를 해놓았으니 참고하시기 바랍니다.

분야	Chapters
A. 엄마와 아기의 해부 유방과 유두의 구조와 발달, 혈관·림프·신경·유선조직, 아기의 구강해부와 반사, 평가, 해부학적인 변형	14, 15, 16, 17, 26, 27, 28, 31, 38, 41
B. 엄마와 아기의 정상 생리와 내분비 호르몬, 유즙 생성, 젖 공급의 내분비 및 자가분비 조절, 유도수유, 생식, 아기의 간·췌장·신장의 기능, 대사작용, 보충식이의 효과, 소화와 위장관, 소변과 대변의 양상	14, 16, 17, 19, 27, 28, 29, 30, 31, 32, 34, 38, 39, 40, 41
C. 엄마와 아기의 정상 영양과 생화학 모유의 합성과 저장, 모유의 구성성분, 기능과 아기에 대한 효과, 다른 제품 및 우유와의 비교, 수유패턴과 섭취량, 엄마식이의 다양성, 종교적 음식, 전통 음식, 고형식의 소개	5, 16, 18, 19, 20, 21, 23, 27, 28, 29, 30, 32, 41
D. 엄마와 아기의 면역과 감염질환 항체와 다른 면역인자, 교차 감염, 모유 속의 박테리아와 바이러스, 알레르기와 음식 과민, 장기간 보호인자	18, 19, 22, 23, 28, 35, 40
E. 엄마와 아기의 병리 급만성의 기형과 질병(국소적, 전신적), 유방과 유두의 문제와 병리; 내분비의 병리, 엄마와 아기의 신체적·정신적 장애, 선천적 기형, 구강의 병리, 신경학적 미성숙, 성장장애, 고빌리루빈혈증과 저혈당증, 모유수유의 병리적 영향	15, 17, 23, 26, 28, 29, 30, 31, 32, 36, 37, 38, 39, 41, 42
F. 엄마와 아기의 약리학과 독성학 환경오염, 엄마의 약물사용, OTC 처방, 아기와 모유성분과 수유에 있어서 사교성 약물의 효과, 최유제 및 억제제, 분만시 사용되는 약물, 피임약, 대체치료법	1, 24, 25, 34, 36, 38, 39, 40, 42
G. 심리학, 사회학, 인류학 상담과 성인교육기술, 슬픔·산후우울과 정신병, 모유수유의 사회경제적 생활방식·고용 관련 문제의 효과, 엄마와 아기의 관계, 엄마의 역할적응, 부모됨의 기술, 수면패턴, 문화적인 믿음과 관습, 가족, 지원 시스템, 가정폭력, 사춘기와 이민 같은 특별한 요구를 가진 엄마들	1, 3, 4, 5, 6, 7, 8, 9, 26, 27, 28, 29, 30, 31, 32, 34, 36, 37, 39
H. 성장변수와 발달단계 태아와 조산아의 성장, 모유수유아와 인공수유아의 성장패턴, 정상과 지연된 생리적·병리적·선천적 발달표지의 인식, 12개월 이상의 모유수유 행동, 이유(離乳)	17, 19, 23, 27, 28, 29, 30, 37, 42
I. 연구의 해석 연구논문, 수유상담가의 교육자료, 소비자 문헌을 비판적으로 평가하고 이해하기 위해 요구되는 기술, 연구와 기초통계에 사용되는 용어의 이해, 표와 그래프의 해석, 조사와 자료수집	1, 11, 12, 13

분야	Chapters
J. 윤리적, 합법적인 문제 IBLCE 윤리규약, ILCA 국제인증 모유수유상담가의 업무수행 규준, 업무수행의 범위 내에서의 수행, 추천과 학제간 관계, 비밀준수, 차트와 보고서 쓰는 기술, 문서보존, 고지에 입각한 동의, 구타, 엄마와 아기의 방치와 학대, 이해의 충돌, 장비대여와 판매의 윤리	1, 7, 11, 12, 13, 27, 31, 38
K. 모유수유 도구과 기술 모유수유의 도구와 장비의 확인, 적절한 사용법, 적절히 사용하기 위한 기술, 모유은행 프로토콜을 포함하는 모유의 유축과 보관	1, 7, 28, 29, 32, 33, 35, 37
L. 기술 모유수유의 기술·자세·젖 물리기, 젖 이동의 평가, 모유수유 관리, 정상적인 수유패턴과 모유유축	7, 17, 27, 28, 29, 30, 31, 32, 34, 36, 37, 38
M. 공중보건 모유수유 장려와 지역사회의 교육, 낮은 모유수유율을 보이는 집단에 대한 연구, 임상규약의 창작과 실행, 국제적인 도구와 문서, WHO 윤리규약, 아기에게 친근한 병원 만들기 운동(BFHI)의 시행, 유병률과 연구목적을 위한 조사와 자료수집	1, 2, 7, 8, 9, 10, 11, 12, 13, 29, 31, 36

시기별	Chapters
• 임신 전	19, 20, 24, 25, 278, 40
• 출산 전	7, 17, 18, 19, 20, 22, 23, 24, 25, 29, 37, 40
• 분만과 출산(주산기)	5, 6, 17, 19, 20, 22, 23, 27, 29, 30, 32, 36, 37
• 조산	17, 19, 20, 22, 23, 24, 28, 29, 32, 39
• 0~2일	5, 6, 8, 17, 19, 20, 21, 22, 23, 24, 25, 27, 29, 30, 31, 32, 33, 36, 37, 38, 39, 40
• 3~14일	5, 6, 7, 8, 19, 20, 21, 22, 23, 24, 25, 29, 30, 31, 32, 33, 36, 37, 38, 39, 40, 41, 42,
• 15~28일	5, 6, 7, 8, 19, 20, 21, 22, 23, 24, 25, 29, 30, 31, 32, 36, 37, 38, 39, 40, 41, 42
• 1~3개월	5, 6, 7, 8, 19, 20, 21, 22, 23, 24, 25, 29, 30, 31, 34, 37, 38, 39, 40, 42
• 4~6개월	5, 6, 7, 8, 19, 20, 21, 22, 23, 24, 25, 29, 30, 31, 34, 37, 38, 40, 42
• 7~12개월	5, 6, 7, 8, 19, 20, 21, 22, 23, 24, 25. 29, 30, 31, 31, 34, 37, 38, 40
• 12개월 이상	8, 19, 20, 22, 22, 29, 30, 31, 34, 38
• 일반적인 원칙	2, 3, 4, 5, 6, 8, 9, 10, 11, 15, 18, 19, 20, 22, 29, 30, 34, 35, 37

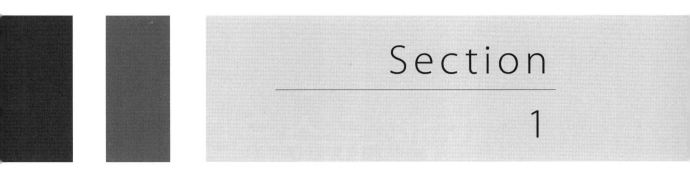

Section

1

전문적인 수유 상담

Part

1

장려 및 지원정책

Chapter 1

국제인증수유상담가 전문 행위규정
The IBLCE Code of Professional Conduct for IBCLCs

Elizabath C. Brooks, JD, OBCLC, FILCA; Elizabeth K. Stehel, MD, FAAP, IBCLC; and Rebecca Mannel, BS, IBCLC, FILCA

학습목표

- 국제인증수유상담가시험원(IBLCE)이 제작한 '국제인증수유상담가 전문 행위규정(CPC)'의 목표를 정의함.
- 수유상담에 적용되는 국제인증수유상담가시험원(IBLCE)의 '국제인증수유상담가 전문 행위규정(CPC)'의 서문, 정의 및 해설, 원칙, 실무 지침을 토론한다.
- '국제인증수유상담가 전문 행위규정(CPC)' 위반 발생시, 언제 어떻게 국제인증수유상담가시험원(IBLCE)에 사례를 보고하는지 설명한다.

서 론

의료종사자들을 대상으로 국제인증제도가 실시된 이래 모유수유를 전문으로 하는 직능은 국제인증수유상담가(International Board Certified Lactation Consultant : IBCLC)가 유일하다. 국제인증수유상담가가 되기 위해서는 수유 전문교육과 임상실습, 그리고 국제인증수유상담가시험원(IBLCE)이 시행하는 자격증 시험을 성공적으로 통과해야 한다. 국제인증수유상담가시험원(IBLCE)은 유일하게 국제인증수유상담가 자격증 시험을 시행하는 독립기관인 국가자격인증관리위원회(NCCA)를 통해 자격을 부여한다. NCCA는 미국에 기반을 두고 있는 ICE(Institute for Credentialing Excellence)의 지휘 하에 운영된다.

모든 자격증의 목적은 '각종 전문분야의 자격증이 특정분야의 전문가와 그들의 고용주, 나아가 일반 국민에 근거한 지식과 경험이 확인된다'는 사실을 입증해주는 데 있다(ICE, 2009, para.1). NCCA의 임무는 '전문적 능력을 평가하는 자격 인증 프로그램을 통해 국민보건, 복지, 공공의 안전을 보장하는 것'이다(NCCA, 2007, p.10). 그래서 국제인증수유상담가시험원(IBLCE)의 인증 과정(교육, 임상실습과 시험 포함)은 국제인증수유상담가들이 임상적·교육적으로 활용될 수 있는지의 전문 능력을 평가한다. 그러기 위해서는 '자격 인증을 받은 사람들의 전문적 행동을 관리하고 각종 기준을 시행할 때 공식적이고 공개적인 과정이 필수적'이다(NCCA, 2007, p22). 국제인증수유상담가시험원(IBLCE)은 이런 엄격한 규정을 통해 무자격 수유상담가들로부터 대중들을 보호한다.

국제인증수유상담가 자격 인증은 자발적으로 취득하며 유지된다. '국제인증수유상담가 전문 행위규정(CPC)'은 국제인증수유상담가에게 전문적인 행위와 규정을 안내하기 위해 제공된 것이다. 국제인증수유상담가 자격증을 취득하기 원한다면 국제인증수유상담가시험원(IBLCE)의 '국제인증수유상담가 전문 행위규정(CPC)'을 따라야 한다(국제인증수유상담가시험원(IBLCE), 2011b). 이 규정에는 국제인증수유상담가시험원(IBLCE)의 징계 절차(국제인증수유상담가시험원(IBLCE), 2011c)를 따른다는 동의도 포함된다.

국제인증수유상담가시험원(IBLCE) 행위규정의 역사

국제인증수유상담가시험원(IBLCE)의 행위규정은 2011년 11월부터 시행되었다. 이것은 이전에 만들어진 국제인증수유상담가시험원(IBLCE) 윤리규정(COE)을 수정한 것이다. 기존의 윤리규정(COE)은 1997년 3월 1일에 시행되었는데 이때만 해도 분야가 10여 년밖에 되지 않은 시점이었다(Scott, 1996). 윤리규정(COE)은 '개인적으로 자신의 실습에 책임이 있고 현재 전문분야에 종사하고 있는' 모든 국제인증수유상담가에 적용되었다(윤리규정(COE), 2003, para.3, as cited in Scott & Calandro, 2008). 윤리규정(COE)은 개회 시 23개의 원칙이 있었다(Scott, 1996). 24번째의 원칙인 모유대체품 마케팅에 대한 국제적 규정은 1999년에 추가되었고(국제인증수유상담가시험원(IBLCE), 1999) 지적소유권에 관련된 25번째 원칙은 2004년에 적용되었다(Scott et al., 2008).

전문가 행위규정으로 대체되는 윤리규정의 비교

2011년 10월 31일까지 인증 받은 국제인증수유상담가들은 윤리규정(COE)에 명시되어 있는 전문적 기준으로 배우고 또 일을 해왔다. 2011년 11월 이후 현재까지의 국제인증수유상담가들, 처음이거나 재인증이 필요한 모든 후보들은 '국제인증수유상담가 전문 행위규정(CPC)'의 기준을 따라야 한다. 모든 국제인증수유상담가들은 '국제인증수유상담가 전문 행위규정(CPC)'을 이해하고 '국제인증수유상담가 전문 행위규정(CPC)'이 자신들의 임상에 어떤 영향을 주는지 이해하는 것이 중요하다. 국제인증수유상담가들은 '국제인증수유상담가 전문 행위규정(CPC)'을 따를 의무가 있다. 이전의 대부분의 윤리규정(COE)의 개념들은 여전히 '국제인증수유상담가 전문 행위규정(CPC)'에 포함되어 있다. 국제인증수유상담가시험원(IBLCE)은 '전문가의 행위규정이 윤리적 행동의 의미를 포함하고 있고 더 광범위하고 강한 뜻을 가지고 있어' 이름을 바꾸었다고 설명했다(국제인증수유상담가 시험원(IBLCE), 2011d, p.1).

국제인증수유상담가시험원(IBLCE)의 '국제인증수유상담가 전문 행위규정(CPC)'

다음은 '국제인증수유상담가 전문 행위규정(CPC)'의 각각의 항목에 대해 상세히 말하고 있으며 윤리규정(COE) 원본에서 바뀐 중요 항목들이 적절하게 설명되어 있다. 또한 각 원칙과 실무 지침(Practice-Guiding Tips)에 관한 해석도 찾아볼 수 있다.

소개

국제인증수유상담가시험원(IBLCE)은 국제적 기구로서 모유수유 전문가들을 인증하는 일을 한다.

국제인증수유상담가시험원(IBLCE)은 국제인증수유상담가시험원(IBLCE) 시험을 통해 모유수유에 대한 지식을 인증 받아 대중의 건강과 복지, 안전을 지키기 위해 만들어졌다. 성공적으로 프로그램을 수료하는 사람은 국제인증수유상담가(IBCLC)가 된다.

모자 보호에 관한 국제인증수유상담가의 의무 중 가장 중요한 부분이 모유대체의 마케팅에 대한 국제적 규정을 따르고 이와 관련된 WHO의 해결책을 따르려고 노력하는 것이다(국제인증수유상담가시험원(IBLCE, 2011b, p.1).

해석(Interpretation)

'국제인증수유상담가 전문 행위규정(CPC)'의 첫 두 문단은 국제인증수유상담가시험원(IBLCE)이 어떤 것인지, 왜 만들어졌는지, 누구를 인증하는지 등 국제인증수유상담가시험원(IBLCE)에 대해 설명하고 있다. 국제인증수유상담가는 유일한 기관인 국제수유상담가시험원에서 실시하는 모유수유의 국제인증 시험을 통과해야 한다. 국제인증수유상담가시험원(IBLCE)은 국제인증수유상담가의 자격을 심사하기 위한 것으로, 임상에서 환자들을 돌보게 될 국제인증수유상담가의 지식을 시험해 대중을 보호하기 위해 만들어졌다.

'국제인증수유상담가 전문 행위규정(CPC)' 서문의 세 번째 문단은 IBCLC의 모유대체 마케팅에 대한 국제적 규정에 관련된 국제인증수유상담가의 요구사항을 나타내고 있다.

최근의 모유대체 마케팅에 대한 국제적 규정은 1981에 처음 사용된 표현이 담겨 있는데 그 뒤로 약간 변형되거나 설명이 좀 더 확대된 부분도 있다. 국제적 규정은 모유대체 마케팅에 대한 국제적 규정의 줄임말로 쓰인다(World Health Organization 'WHO', 2011).

국제인증수유상담가들은 국제적 규정의 원칙을 이해하는 것이 중요한데 이는 규정이 수유상담보다도 앞섰고, 또한 1981년 당시 규정이 통과되었을 때 '현대의 규정 중 가장 중요한 소비자 보호 기준'이었기 때문이다. 이 규정은 모유수유를 권장하고 지지하는 나라들이 공중위생법을 만들 때 가이드로 삼을 수 있는 모델이 된다. 또한 정부가 국제규정을 지지하는 법안을 통과시키고 부적절하고 비윤리적인 모유대체품의 마케팅을 반대하는 제제를 가하는 것을 요구하고 있다. 모유대체품에는 분유, 젖병, 젖꼭지, 그 외 모유를 대체하는 상품을 말한다(International Code Documentation Centre, 2006).

누구나 정부의 지지나 법률안에 상관없이 개인적으로 국제규정을 지지할 수 있다. 만약 제제사항이나 법률 집행사항이 있을 시에는 정부가 먼저 적절한 법률이나 규정을 국가 내에서 시행시켜야 하지만 안타깝게도 국제적으로 정부들의 지지가 시행되지는 않았다(International Baby Food Action Network 'IBFAN', 2011). 국제규정에 따르면 국제인증수유상담가들은 '보건요원(health worker)'으로 구분된다. 보건요원들과 의료기관들은 국제규정을 따르는 제품의 마케팅에 관련된 사람들과 접촉이 제한되는데, 이는 모유수유 가족들이 진료를 받는 데 있어 부적절하게 상업적인 영향을 받지 않게 하기 위한 것이다. 국제규정은 이들 제품의 '부적절한 마케팅'만을 금하기 위한 것이며 국제인증수유상담가

(혹은 다른 의료종사자들)는 규정을 따르는 제품에 대해 교육적 임상적 상황에서 부모와 의논할 수 있고 국제규정을 따르는 제품들은 유통이 가능하다.

국제인증수유상담가시험원(IBLCE)은 국제인증수유상담가에 대한 전 세계적인 지휘권을 가지고 있다. 이는 각 나라마다 국제규정이 다르게 시행되고 있고 국제규정 위반 시 국제인증수유상담가시험원이 징계를 할 수 있는 정도가 달라질 수 있기 때문이다.

실무 지침(Practice-Guiding Tips)

1. 국제인증수유상담가시험원(IBLCE)은 하나의 기관으로서 국제규정을 지지하며, 'WHO 규정을 임상 가이드로 삼고 국제인증수유상담가들이 이것을 합법적 규율로 존중하고 따르는 것을 권장하고 있다'(E. Stehel, personal communication, November 10, 2011). 모든 국제인증수유상담가는 윤리적으로 행동하고 국제규정에 따라 보건요원의 규정을 따라야 한다.

2. 국제영아식품행동네트워크(IBFAN)와 국제규약기록센터(ICDC)는 전 세계적으로 국제규정의 채택과 분석에 관한 전문가들로 알려져 있다. 그들은 국제규정이 이루고자 하는 바를 의료보건 종사자(국제인증수유상담가 등)들에게 설명하고 있다(IBFAN & ICDC, 2009). 국제수유상담가협회(ILCA) 또한 국제규정의 간략한 개요를 만들어 제공하고 있는데 **표 1-1**에서 찾아볼 수 있다.

서문

국제인증수유상담가시험원(IBLCE)은 세계의 다양한 자료에서 설명하고 있는 광범위한 인권을 지지하고 있는데, 그것은 바로 모든 사람은 받을 수 있는 가장 높은 기준의 건강을 누릴 권리가 있다는 것이다. 나아가 국제인증수유상담가시험원(IBLCE)은 모든 엄마와 아기는 모유수유를 할 권리가 있다고 주장한다. 이러한 이유로 국제인증수유상담가시험원(IBLCE)은 국제인증수유상담가들이 다음에 나와 있는 가장 높은 윤리적 기준을 따를 것을 권장한다.

- 유엔아동권리협약(United Nations Convention on the Rights of the child) (UN, 1989)
- 유엔여성차별철폐협약(United Nations Convention on the Elimination of All Forms of Discrimination Against Women) (Article 12) (UN, 1979)
- 산업체와 상호교류를 위한 의료전문가협의회 규정(Council of Medical Specialty Societies Code for Interactions with Companies) (CMSS, 2011)

전문적 진료를 위한 가이드는 모든 국제인증수유상담가와 일반인들에게 제공하는 최선의 전문적인 행동규범이며, 그것은 다음과 같다.

- 국제인증수유상담가와 대중에게 최소한의 허용되는 규율 기준을 알려준다.
- 국제인증수유상담가 자격증이 있는 모든 사람들에게 기대하는 약속을 설명한다.
- 국제인증수유상담가에게 자신들의 주요 업무가 잘 나타나 있는 체계적인 틀을 제공한다.
- 위법행위의 혐의가 있을 경우 결정을 내리는 기준이 된다(IBLCE, 2011b, p.1).

해석

'국제인증수유상담가 전문 행위규정(CPC)' 전문의 첫 문단에는 몇 개의 자료가 인용되어 있다. 2개는 국제연합규약(United Nations Conventions)의 인권 기준에 관한 것인데 아이들이 건강할 권리를 보호하면서 여성들의 보건 서비스와 임신수유 중의 영양상태에 관한 권리를 보호하는 내용이다. 모유수유를 권장하고 보호하는 것은 엄마가 제공할 수 있는(엄마의 인권) 영유아의 영양보급(아이들의 인권)에 필수불가결한 최적의 방법으로 보인다(United Nations General Assembly, 1979; WHO, 2006). 의료전문가협의회(Council of Medical Specialty Societies : CMSS)에서 인용된 세 번째 자료는 약품이나 의학품 제공업체의 상업성을 거부하는 여러 프로그램, 규정 그리고 변호론의 모델과 자발적 규율이다(Council of Medical Specialty Societies : CMSS, 2011). 국제인증수유상담가 시험원(IBLCE)는 의료전문가협의회(CMSS)의 규율을 다른 국제적 기관들과 함께 지지하며 이것은 IBLCE들의 '상업적 회사들과의 관계가 환자와 회원들의 이득과 진료환경 발전을 위한' 것이어야 함을 강조하기 위함이다(CMSS, 2011, p. 4).

전문의 두 번째 문단은 기본적 체계에 대해 얘기하고 있다. '국제인증수유상담가 전문 행위규정(CPC)'은 국제인증수유상담가 시험원(IBLCE)의 권위 있는 문서로서 최소한의 기준과 전문가적인 행동을 설명하고 있다. 국제인증수유상담가들은 이러한 가이드라인을 따라 행동하고 맡은 일을 하는 것이 요구된다. '국제인증수유상담가 전문 행위규정(CPC)'은 또한 위법행위에 대한 민원을 다루는 데 기본이 된다.

표 1-1 요약 : 모유수유 대체품의 마케팅에 관한 국제규격

1. **목표** : 국제규격은 모유수유를 보호하고 발전시키기 위함이 목적이고 이것은 모유대체품의 적절한 마케팅과 유통이 중요하다.

2. **범위** : 국제규격은 모유대체품에 해당되며 대체품이 부분 혹은 전체적인 모유대체품으로 소개될 때 해당된다. 이런 대체품들은 음식이나 음료도 포함된다.
   - 분유　　• 기타 유제품　　• 유아용 시리얼　　• 야채믹스　　• 유아용 차와 주스　　• 이유식
   국제코드는 젖병과 젖꼭지에도 해당된다. 어떤 나라들은 국제규격에 모유대체품으로 쓰이는 음식과 액체류 그리고 젖꼭지도 포함한다.

3. **홍보** : 위의 제품들을 공공에 홍보하지 않는다.

4. **샘플** : 의료계 종사자들이나 엄마 혹은 가족들에게 공짜 샘플을 제공하지 않는다.

5. **의료기관들** : 제품의 프로모션을 하지 않는다(예: 제품 진열, 포스터, 프로모션을 위한 자료 배포 금지. 보모 간호사나 다른 비슷한 돈을 받고 일하는 사람을 쓰지 않는다).

6. **의료종사자들** : 의료종사자들에게 선물이나 샘플을 주지 않는다. 제품의 정보와 설명은 사실적이고 과학적이어야 한다.

7. **공급** : 무료 혹은 저가의 모유대체품은 공급해서는 안된다.

8. **정보** : 교육과 정보를 통해 모유수유의 이점, 인공조제유로 인한 위험 요인이 설명되어야 한다.

9. **라벨** : 모유대체제품에는 모유수유의 우월성, 건강위해가 생길 경우 의료종사자 상담의 필요성, 제품이 건강에 미칠 위험에 대해 표기해야 한다. 신생아의 사진이나 인공조제유 사용을 부추기는 사진이나 글 금지한다.

10. **제품** : 맛이 단 연유 같은 제품은 아기들에게 추천해서는 안 된다. 모든 제품은 고품질이어야 하고, 유통기간이 있어야 하며, 쓰이는 나라의 기후와 저장 조건을 따져야 한다.

실무 지침

1. '국제인증수유상담가 전문 행위규정(CPC)'은 국제인증수유상담가들의 권한과 책임에 대해 설명하는 문서이다.

2. '국제인증수유상담가 전문 행위규정(CPC)'은 모든 국제인증수유상담가들, 그들과 일하는 가족들에게 국제인증수유상담가들이 가져야 하는 최소한의 전문적 행동들을 인지시켜준다. 국제인증수유상담가 누구나 더 높은 윤리적 규정을 세우고 그에 맞추어 일할 자유가 있다.(예: 국제인증수유상담가가 속한 나라의 법안과 상관없이 모유대체품 마케팅에 대해서 국제규정을 따른다)

3. '국제인증수유상담가 전문 행위규정(CPC)'은 국제인증수유상담가가 자신에 관련된 민원이나 불만사항에 관한 징계조치를 따르도록 요구하고 있다. 또한 국제인증수유상담가에 관련 접수된 민원이나 불만사항은 CPC의 조항을 어긴 혐의가 포함되어야 한다.

정의와 해설

1. 이 문서에서 '국제인증수유상담가 전문 행위규정(CPC)'은 국제인증수유상담가들을 위한 전문적 행동규범(Code of Professional Conduct for IBCLCs)을 말한다.

2. 국제인증수유상담가들은 국제인증수유상담가 시험원(IBLCE)의 징계 절차에 전적으로 따라야 한다(IBLCE, 2011b, p.1).

해석

이 섹션은 '국제인증수유상담가 전문 행위규정(CPC)'에 새롭게 추가된 부분이지만 이전의 윤리규정(COE)에 이미 표현이나 조건들이 씌어 있다. 세부 설명이 필요한 조항들이 이곳에 설명되어 있다

국제인증수유상담가는 국제인증수유상담가 시험원(IBLCE)의 윤리징계위원회의 권한과 사법권에 동의하며 징계위원회는 국제인증수유상담가가 CPC의 조항을 어긴 혐의가 있을 때 이의를 제기할 수 있다.

실무 지침

1. 국제인증수유상담가는 자발적으로 국제인증수유상담가가 됨으로써 국제인증수유상담가 시험원(IBLCE)의 윤리징계위원회의 사법권 아래 놓이게 되고 징계위원회는 고소사항을 검토하고 판결을 내린다.

2. 고소된 국제인증수유상담가는 국제인증수유상담가 시험원(IBLCE)에게서 문서로 작성된 고소사항을 전달받게 되며 개인의 전문가 보험사나 법률 상담가에게 상의하여 신중하게 대응 방안을 검토하는 것이 좋다.

해석

상당한 주의, 과실, 불법행위 등의 표현은 모두 법률에 관련된 사항이기 때문에 같이 논의되는 것이 최상이다. 상당한 주의란 전문적 기술(모유수유 전문)을 가지고 있는 의료계 종사자들이 다른 사람들(환자나 의뢰인, 혹은 대중)을 해하지 않기 위해 지켜야 하는 광범위하고 매우 중요한 원칙이다. 과실이란 법적으로 허용되는 행동이지만 잘못된 방식으로 하는 것을 말한다. 불법행위란 불법적인 행동을 가리킨다.

예를 들어 이 상황들을 설명해보자. 생후 7일 된 둘째아기가 있는 한 엄마가 국제인증수유상담가를 고용해 과잉의 우려가 있는 자신의 모유에 대해 상담한다. 이 엄마는 이미 첫 아기를 통해 유방염과 유관이 막혔던 경험이 있어서 자신이 얼마의 모유를 만들어낼 수 있을지 걱정을 하고 있다. 국제인증수유상담가는 엄마와 아기에 대한 세밀한 수유 평가를 해야 하고 아기의 나이와 수유 패턴, 엄마의 수유 기록, 모유의 양을 모두 고려해 진료계획을 고안해야 한다. 또한 추적검사를 통해 아기의 필요에 맞춰 계획을 수정해야 한다. 이러한 상당한 주의에 실패하여 수유 컨설팅의 필요 요소들을 제공하지 못할 경우(평가, 계획, 추적검사) 막힌 유관과 유방염, 더 나아가 종양이나 조기 이유의 원인이 될 수 있다. 국제인증수유상담가는 막힌 유관에서 모유를 배출하기 위한 테크닉이나 빈도, 또는 아기의 모유 섭취량에 대해 부적절한 지시를 내렸을 경우 과실이 될 수 있다. 불법행위는 국제인증수유상담가가 차트의 기록이나 실수를 덮으려고 주치의 또는 병원에 전해지는 보고서의 기록을 위조하는 경우이다.

실무 지침

국제인증수유상담가는 모든 국제인증수유상담가의 임상 가이드 자료들을 숙지하고 있어야 한다. 이 자료들은 국제인증수유상담가들이 지녀야 할 지식과 임상 때 쓰이는 지식을 바탕으로 하며, 모유수유와 최상의 진료 범위, 그리고 최소한의 규정 기준이 나타나 있다. 또한 이 자료들은 합리적인 일상 진료의 중요 요소를 잘 설명하고 있다. 임상 가이드 자료들은 다음과 같다.

1. 국제인증수유상담가를 위한 국제인증수유상담가 시험원(IBLCE)의 행동규범(IBLCE, 2011b)
2. 국제인증수유상담가를 위한 국제인증수유상담가 시험원(IBLCE)의 실천범위(IBLCE, 2008)
3. 국제인증수유상담가를 위한 국제인증수유상담가 시험원(IBLCE)의 업무능력(IBLCE, 2010a)
4. 국제수유상담가협회(ILCA, 2006)
5. 모유대체 마케팅에 관한 국제규약과 세계보건총회의 후속대책(국제규약기록센터, ICDC, 2006)

해석

지적재산권은 작가, 예술가, 저작자에 대한 소유권과 보호를 위한 법이다. 이것으로써 국제인증수유상담가 시험원(IBLCE)는 국제인증수유상담가들이 모든 방식의 지적재산을 존중할 것을 요구할 수 있다.

해석

국제인증수유상담가는 의료기관으로서 의뢰인들과 환자들의 정보에 대한 비밀을 유지하여야 하는 의무가 있다. 프라이버시를 보호하는 것은 의료산업의 기본 원칙이다. 이것은 본래 의료기관에서 자신들이 맡은 환자들을 보다 정확한 정보로 효율적으로 관리하고 진료하기 위함이다. 환자들은 자신들과 관련된 개인적인 정보들이 다른 곳에 알려지지 않는다고 확신할 때 더 많은 이야기를 공유하기 때문이다. 하지만 이런 개인정보들도 법적 문제와 관련되거나 환자의 아이가 위험에 처했을 때 혹은 국제인증수유상담가의 진료나 상담을 변호해야 할 상황에는 공유가 가능하다.

실무 지침

1. 국제인증수유상담가는 의뢰인이나 환자의 모든 상담 정보가 비밀이라는 전제하에 있어야 한다. 이

러한 비밀정보들은 의뢰인이 문서로 승인사실을 남기거나 꼭 필요한 상황에만 공개될 수 있다. 국제인증수유상담가는 자신이 일하는 곳에 해당되는 절차나(예: 의료기관에서 필요로 하는 서류) 적절한 법과 규정, 또는 지정학적 지역에 따라야 한다(예: 1996년의 미연방의료보험 통상책임법(HIPAA, 2002)).

2. 국제인증수유상담가는 다른 사람들이 의뢰인과 있었던 상담의 세부사항이나 의뢰인의 사생활을 알 만한 부주의한 행동을 피해야 한다(예: 차트를 밖에 내놓거나 공공장소에서 사례를 논의).

전문적 행동 규정의 원칙

'국제인증수유상담가 전문 행위규정(CPC)'은 8개의 원칙이 있다.

1. 모유수유를 보호하고, 발전시키고, 지지하는 서비스를 제공한다.
2. 의무를 성실하게 시행한다.
3. 의뢰인의 비밀을 보장한다.
4. 다른 의료팀의 멤버들에게 정확하고 완전한 사실을 전달한다.
5. 독립적인 판단을 내리고 이해상충을 피한다.
6. 개인의 성실성을 유지한다.
7. 국제인증수유상담가에게 요구되는 전문적 기준을 지킨다.
8. 국제인증수유상담가 시험원(IBLCE) 징계 절차를 따른다.

* 국제인증수유상담가는 의뢰인의 이익을 보호하고 대중의 신뢰를 져버리지 않기 위해 CPC에 따라 올바르게 행동할 책임이 있다.

해석

'국제인증수유상담가 전문 행위규정(CPC)'은 필수로 따라야 하는 임상지침 문서이며 모든 국제인증수유상담가들은 이에 따라 행동해야 할 의무가 있다. '국제인증수유상담가 전문 행위규정(CPC)'은 의뢰인이나 환자의 안전을 위해, 그리고 대중의 신뢰를 유지하기 위해 만들어졌다. 원칙 1에서 6은 임상 시 전문적 행동들에 대해 설명하고 있고 원칙 7은 국제인증수유상담가가 전문직의 일원으로서 어떻게 행동해야 하는지가 나와 있다. 원칙 8은 징계 절차에 관련된 내용이다. 모든 원칙은 국제인증수유상담가에게 필수적 윤리적 의무이다.

> **원칙 1. 모든 국제인증수유상담가는 모유수유를 보호하고, 발전시키고, 지지하는 서비스를 제공한다.**
>
> 1.1 산모들의 모유수유 목표를 충족시키기 위해 일함으로써 전문적 공약을 충족시킨다. (IBLCE, 2011b, p.2)

해석

이 원칙은 국제인증수유상담가들에게 모든 산모들은 다른 수유 목표를 가지고 있으며 많은 다른 이유로 국제인증수유상담가를 찾아 상담을 한다는 것을 상기시켜준다.

실무 지침

국제인증수유상담가는 산모들이 모유수유 목표를 만들고 목표에 도달하는 것을 도울 정보를 제공해야한다. 산모들은 모유수유의 결정에 따른 위험과 이익이 무엇인지 알아야 한다. 국제인증수유상담가는이 부분에 대한 전문 의료인으로서 산모들이 자신의 목표를 이룰 수 있고 또 충분한 지식이 있는 상태에서 결정을 할 수 있도록 도와야 한다.

> 1.2 환자 개개인의 필요성과 문화적으로 적합한 진료를 하고 가장 최상의 자료로 뒷받침한다. (IBLCE, 2011b, p.2)

해석

원칙 1.2는 증거에 기초한 임상을 설명하고 있다. 여기에서 의사 결정은 '가능한 한 최상의 리서치에 의한 증거에 기초해야 하고, 임상지식과 의료인의 전문지식 그리고 진료를 받는 환자의 컨설팅에 기초해야 한다(Riordan et al., 2010, p.767). 이것이 특별히 중요한 이유는 국제인증수유상담가들은 전 세계의 산모들과 일해야 하기 때문이다. 모유수유에 대한 사회적·문화적·종교적·정치적·가정적 그리고 개인적 믿음은 광범위하다. 국제인증수유상담가는 산모 개개인의 가치에 따른 정보를 제공하고 그에 따른 진료를 해야 한다.

실무 지침

1. 엄마들의 모유수유에 관한 고민, 습관, 가치에 대한 개방형 질문은 국제인증수유상담가가 각 엄마들이 어떤 것을 얼마나 중요하게 생각하는지와 그들의 고민에 세심하게 다가갈 수 있는 기회를 제공한다.
2. 근거에 기초한 진료를 한다는 것은 국제인증수유상담가들이 모유수유에 관한 리서치들을 알고 있고 또 평가할 줄 알아야 한다는 것이다. 만약 리서치가 존재하지 않는다면 전문적 소견으로 진료를 해야 하며 기술적, 의학적인 정보가 존재하지 않을 때 국제인증수유상담가의 관련분야 임상 경험을 엄마에게 알려야 한다.

해석

정보에 근거한 결정을 할 때 중요한 요소는 국제인증수유상담가가 엄마가 현명한 결정을 내릴 수 있도록 엄마의 지식의 모자란 부분을 충당하는 것이다.

실무 지침

국제인증수유상담가는 의무적으로 엄마들에게 문제가 되고 있는 부분들에 대해 현재 모든 상황들을 고려한 정보를 제공해야 한다. 이때 어떤 방법으로 배우는 것이 효과적인지도 고려해야 하며 교재나 자료를 적절한 수위로 제공하고 엄마의 이해를 최대한 돕기 위한 방식과 장치로 제공되어야 한다. 지치거나 흥분한 엄마들은 많은 양의 새로운 정보를 흡수하지 못할 수 있다. 이 엄마가 한 번 이상의 국제인증수유상담가 진료를 받을 수 있는가? 그렇다면 국제인증수유상담가는 어떤 부분이 당장 의논해야 할 중요한 문제인지를 판단하고 어떤 것이 다음번 진료에 의논 될 수 있는지를 판단해야 한다. 국제인증수유상담가는 엄마가 언제 어디서 직접 혹은 전화로 후속 상담이나 진료를 받을 수 있는지 알리고 진료 계획에 대해 문서로 작성하여 제공한다.

해석

국제인증수유상담가는 상담 중에 엄마가 사용하는 상품에 대해 의논할 경우가 있다. 이 상품이란 유축기 같은 의료기기일 수도 있고 이유식을 위한 기기일 수도 있다. 국제인증수유상담가는 이런 상품들이 국제적 규율에 적합한 것인지 상의해야 한다. 전달되는 정보는 진료에 맞게 정리되어야 하고 편향되지 않아야 한다.

실무 지침

1. 임상 컨설팅과 상품 거래(예: 유축기 대여, 브라 판매)를 함께하는 국제인증수유상담가는 상업적·의학적 추천을 구분하는 데 주의해야 한다. 예를 들어, 한 엄마가 모유를 보관하기 위해 대여유축기나 병원에서 사용하는 유축기를 권유받았다고 하자. 소매업자인 국제인증수유상담가의 입장에서는 자신의 소매업의 연장으로 유축기를 추천하면서도 엄마에게 유축기를 구할 수 있는 장소에 대한 선택 사항을 몇 가지 주고, 상품 판매 대신 임상적 판단으로 추천을 해야 한다.
2. 심층적 수유상담은 모유수유 이슈에 관한 모든 원인과 교정을 고려해야 하고 구매상품이 다른 방

법보다 우선시되어서는 안 된다. 예를 들어, 엄마가 자신의 모유를 저장 보관한다면 수유를 더 자주 할 수 있기 때문에 아이에게는 최상일 수 있다. 만약 엄마와 아이가 떨어져 있어야 한다면, 손으로 유축을 하는 것이 가장 효과적이고 효율적일 수 있다.

1.5 개인적 편파성을 배제하고 정보를 제공한다(IBLCE, 2011b, p.3).

해석
국제인증수유상담가는 편향되지 않고 객관적인 정보를 제공해야 한다. 또한 관련된 모든 자료들과 함께 여러 가지의 추천을 한다(어떻게 각각의 추천이 다른지 설명도 한다). 반대되는 증거들을 알리고 이것에 대해 편향되지 않은 의견을 가지고 의논을 해야 하고 환자의 필요에 맞는 진료와 수유계획을 발전시킨다.

실무 지침
국제인증수유상담가는 의뢰인을 평등한 관계로서 존중하고 정중하게 편향되지 않은 정보를 제공해야 한다.
두 번째 CPC 원칙은 일상의 진료에 적용된다.

원칙 2. 모든 국제인증수유상담가는 성실의 의무에 따라 행동한다.

2.1 실천의 범위 안에서 행동한다(IBLCE, 2011b, p.3).

해석
국제인증수유상담가를 위한 국제인증수유상담가 시험원(IBLCE)의 실천 범위(SOP : Scope of Practice)는 의무적 임상 가이드 문서로 국제인증수유상담가가 행동할 수 있는 경계선을 설명한다. 이것은 전 세계 모든 국제인증수유상담가에 해당되며 지리적 혹은 환경적인 문제들을 모두 배제한다. 이 원칙은 또한 국제인증수유상담가의 기술과 전문적 지식을 정의하며 어떤 상황에서 전문적 지식이 일반인과 공유될 수 있는지를 알려준다(예: 수유를 하는 엄마를 돕거나 다른 의료직 종사자들에게 증거에 기초한 정보를 제공할 때).

실무 지침
1. 국제인증수유상담가는 분야에서 일하기 위해 국제인증수유상담가 인증서만 필요하다. 이것은 독립된 증명서이며 직업이기 때문이다. 많은 국제인증수유상담가는 언어병리학, 조산사, 의사 또는 약사, 영양사, 간호사 등과 같은 다른 분야의 학위나 자격증을 먼저 따기도 한다. 만약 국제인증수유상담가가 다른 분야 직종의 훈련이 되어 있다면 더 넓은 범위 안에서 국제인증수유상담가로서 활동할

수 있다. 예를 들어, 간호사 자격증이 있는 국제인증수유상담가는 주사를 놓을 수 있는데 국제인증수유상담가 자격증만 있다면 불가능하다. 하나 이상의 자격증이 있는 국제인증수유상담가들은 모유수유를 하는 엄마와 어떤 관계로 일을 할 것인지를 분명히 해야 한다. SOP에는 국제인증수유상담가가 할 수 있는 진료의 한계를 정해준다.

2. SOP는 의료인의 한 명으로서 국제인증수유상담가의 역할에 대해 잘 나타내고 있다. 또한 국제인증수유상담가가 전문적 지식으로 어느 범위까지 활동할 수 있는지 잘 나타내고 있는 것은 국제인증수유상담가의 역할과 영향에 관한 국제수유전문가협회(ILCA)의 요약 자료이다(ILCA, 2011).

2.2 다른 의료인들과 협력하여 통일되고 포괄적인 치료를 제공한다(IBLCE, 2011b, p.3).

실무 지침

국제인증수유상담가는 엄마와 아이를 진료하고 관리하는 다른 의료팀들과 함께 일할 의무가 있으며 이는 전체적인 진료계획에 수유가 잘 병행될 수 있게 하기 위함이다.

2.3 책임감을 갖고 행동하고 진료하며 그에 대한 책임을 져야 한다(IBLCE, 2011b, p.3).

해석

국제인증수유상담가는 개인의 행동과 의료적 행위에 대해 어떤 환경에서든 책임을 져야 한다.

실무 지침

1. 국제인증수유상담가는 자신의 일을 수행하는 데 있어 항상 전문가답게 행동할 책임이 있다.
2. 국제인증수유상담가가 개인의 의료행위에 대해 책임을 질 준비가 되어 있음을 보여주는 예로는 모유수유에 대한 연구조사와 교육을 계속하는 것이다.
3. 국제인증수유상담가는 의학서적들을 찾고 평가하는 것을 배워야 한다. 수유에 관련된 조사보고서 출판이 급속도로 증가하고 있고 국제인증수유상담가는 이런 조사의 결과가 자신의 임상 경험과 반대되거나 다른 의료계 종사자들의 교육법과 다를 때 이것을 설명할 수 있어야 한다.
4. 다른 국제인증수유상담가들을 관찰하거나 트레이닝을 함께 하는 것으로 임상이나 실습기술들을 발전시킨다. 국제인증수유상담가는 언제 어디서나 교육비디오 혹은 화상회의를 통해 직접적인 환자관리를 관찰할 수 있다. 자신의 기술이나 질을 향상시키기 위해 같이 일하는 동료나 상사에게 차트를 리뷰해달라고 할 수도 있고 상담을 옆에서 지켜보는 방법도 있다.
5. 국제인증수유상담가는 모유수유의 이슈를 찾아내기 위해 엄마와 아이, 그리고 진료계획 초안을 평가하는 의료인으로서 지리적·환경적 요소를 막론하고 모두 전문적 책임보험을 가지고 있어야 한다. 두 가지 이상의 전문의를 하고 있다면(예: 같은 병원에서 국제인증수유상담가와 분만간호사로 일하고 있는 경우) 자신의 책임보험이 자신이 하고 있는 모든 종류의 일을 커버하는지 알아봐야 한다.

하나 이상의 직책을 가지고 있는 사람들은(예: 병원에서 근무하는 영양사가 따로 국제인증수유상담가로서 일하는 경우) 보험이 각각의 일을 커버하여야 한다.

> 2.4 수유상담가의 활동을 규제하는 법을 포함한 모든 법을 따른다.

해석

국제인증수유상담가는 국제인증수유상담가에 해당하는 모든 법을 따라야 하며 국제인증수유상담가에 해당하는 법이 없을 때에는 비슷한 의료인에 적용되는 법을 따른다. 국제인증수유상담가는 일하는 장소의 규율과 정책을 따라야 한다.

실무 지침

1. 수유상담 분야가 전문직 분야로 활동을 시작한 지 30년이 되지 않았기 때문에 세계적으로 국제인증수유상담가의 법적인 책임을 설명하거나 지정학적 사법권이나 지휘권이 없다. 하지만 국제인증수유상담가는 연합된 의료인으로서 관련분야의 전문직종에 해당되는 규정이나 법을 따르면 된다.
2. 국제인증수유상담가는 자신이 일하는 곳의 규율과 규정을 따라야 한다.

> 2.5 지적재산권을 존중한다(IBLCE, 2011b, p.3).

해석

국제인증수유상담가는 저작권, 상표권, 특허권 등의 지적재산권을 존중할 의무가 있다. 전 세계적으로 개발자들과 창안자들을 지원하고 보호하는 법은 유사하다. 저작권법은 국제인증수유상담가들이 일을 하면서 가장 많이 접하게 되는 법이다.

실무 지침

1. 법적으로 저작권 마크(©)는 자료에 나타내지 않아도 된다. 단순창작물은 창안한 사람에게 바로 저작권이 가게 되어 있으며 이것은 누가 복제할 수 있는지, 보여주고 아이디어나 자료를 가져다 쓸 수 있는지 결정할 권리도 포함되어 있다. 그러므로 국제인증수유상담가는 특별한 허가를 받지 않는 이상 다른 사람에 의해 만들어진 자료를 쓰지 않아야 한다(전단지, 편지, 기사, 슬라이드, 프레젠테이션, 사진, 그림, 그래프 등). 또한 국제인증수유상담가가 이 자료들을 상업적 목적이나 계획으로 쓰지 않고 원래 저작권자에게 명예나 칭찬을 돌린다고 하더라도 마찬가지다(U.S. Copyright Office, Library of Congress, 2008).
2. 논문, 책, 전문서적을 위한 기사 등의 학술적 자료들을 준비하는 국제인증수유상담가는 특별한 허가 없이 자료들을 인용할 수 있는데, 이것은 전문분야의 글이나 교육에 있어서는 사회적 관습으로 허용된다. 교육적 프레젠테이션으로 다른 사람의 결과물을 토론할 때는 원작자를 명기해야 한다.

3. 인터넷의 사용으로 자료들에 대한 접근성은 매우 높아졌지만 동시에 저작권에 대한 존중은 사라졌다. 국제인증수유상담가는 발행자나 원작가의 특별한 허가가 없는 이상 기사나 초록에 대한 링크만 제공할 수 있고 전체 기사를 보일 수는 없다.

4. 다른 작가의 자료를 쓰기 위해 허가를 받는 것은 이메일 정도로 간단히 진행될 수 있다. 국제인증수유상담가는 자신이 가져다 쓰고 싶은 자료를 설명하고, 어떤 식으로 자료를 보여주고 원작자를 명기할지 설명하면 된다. 국제인증수유상담가는 나중에 자료 사용에 대한 의혹이 제기되었을 때 변호할 수 있도록 허가에 대한 증거를 가지고 있어야 한다.

원칙 3. 모든 국제인증수유상담가는 의뢰인의 비밀을 보호한다.

3.1 환자가 특별히 허가를 했거나, 환자를 간호·관리하는 환자에 속한 의료팀 멤버가 아닌 이상 환자에 대한 어떤 정보도 공유할 수 없다. 예외적인 경우는 '국제인증수유상담가 전문 행위규정(CPC)'의 '정의와 설명'에서 찾을 수 있다(IBLCE, 2011b, p.3).

해석

국제인증수유상담가는 의뢰인이나 환자가 허가했거나 법적인 절차가 아닌 경우를 제외하고는 수유상담에 대한 어떠한 정보도 발설할 수 없다.

국제인증수유상담가는 원칙 2.2에 따라 다른 의료팀의 멤버들과 협력하여 가족이 '심층적이고 통일된 관리'를 받을 수 있어야 함을 기억해야 한다(IBLCE, 2011b, p.3). CPC의 원칙 3.1은 국제인증수유상담가가 환자의 비밀사항과 '환자가 특별히 허가를 했거나, 환자를 간호·관리하는 환자에 속한 의료팀 멤버가 아닌 이상 환자에 대한 어떤 정보도 공유할 수 없다'(IBLCE, 2011b, p.3)는 것을 국제인증수유상담가의 의무라고 정한다. 한편 원칙 4.1은 엄마들이 다른 의료종사자(HCP; Healthcare Provider)들에게 자신의 정보를 공유하는 데 꼭 동의하지 않아도 된다고 설명한다. 일반적으로 동의서가 병원에 입원 시 혹은 외래환자에게 제공된다. 외부의 의료팀과 정보를 공유하기 위해서는 또 다른 동의서가 필요한 경우도 있다. 그 지역의 규정과 상관없이 최상의 커뮤니케이션은 엄마들에게 어떤 상황에서 엄마와 아기의 정보가 공유되는지 알려주는 것이다.

실무 지침

1. 국제인증수유상담가는 수유상담 시작 전 엄마가 a)상담을 원하는지 b)상황에 따라 엄마와 아기의 상태에 대한 정보를 다른 HCP와 공유하는 데 동의하는지 확인해야 한다. 예를 들어, 만약 엄마가 입원 중 아기를 낳는다면 입원 시 관례상 정보공유 동의서에 동의를 한다. 이런 경우, 국제인증수유상담가는 상담에서 얻은 정보를 엄마와 아이의 의료팀과 공유할 수 있다. 만약 아기가 구개열이 있어 전문의의 진찰을 받게 된다면 전문의가 기록을 원할 때 구두로 혹은 문서로 작성하여 아기와 엄마의 정보를 공유한다. 만약 아기가 다른 유아병동 전문의의 진찰을 받는다면 엄마와 아기가 입원한 병원 이외의 기관과 정보를 공유할 수 있다는 동의서가 필요하다.

2. 상담 동의서와 다른 기관과의 정보공유 동의서는 환자나 의뢰인을 볼 때 가장 기본이 되고 자주 사

용되는 문서이다. 또한 이 문서들은 환자의 진료를 담당하는 사람이 환자나 의뢰인의 정보를 비밀사항으로 지켜야 한다고 자세히 설명하고 있다. 병원이나 클리닉에서는 이러한 문서들을 입원 시 혹은 첫 진료 시 제공하고 있다. 개인적으로 일을 하거나 공공기관에서 일을 하는 국제인증수유상담가가 다른 HCP에게서 추천받아 온 엄마를 만날 때는 상향식 차트를 만든다(기밀사항을 보호하기 위한 동의서 기록들과 주의사항들 포함).

3. 어떤 법들은 그 법들에 해당되는 국제인증수유상담가들에게 더 많은 사생활보호 필수사항들을 요구한다. 예를 들어, 미연방의료보험 통상책임(HIPAA)의 미국 규정에는 엄마들이 HCP로부터 사생활이나 기밀정보들이 어떻게 보호되는지를 설명하는 문서를 제공받아야 한다고 나와 있다(HIPAA, 2002).

4. 임상에서 일하는 국제인증수유상담가들은 자신들이 일하는 곳의 비밀규정을 따라야 한다(예, 공공장소에서 케이스에 대해 이야기할 때에는 엄마의 신원을 알 수 있는 정보는 말하지 않고 쓰지 않는 컴퓨터는 로그오프를 하고, 컴퓨터는 비밀번호를 사용한다).

5. 의료팀에 있지 않은 동료와 엄마들의 케이스에 대해 의논할 때, 엄마의 이름 대신 익명을 사용한다면 굳이 엄마들의 허가를 받지 않아도 된다. 국제인증수유상담가는 엄마의 신원을 알 수 있는 정보를 사용하지 않도록 항상 인식하고 있어야 한다. 예를 들어, 인구가 적은 외딴 지역의 국제인증수유상담가가 "난 세쌍둥이를 낳은 엄마랑 일했어."라고 한다면 사람들은 그 엄마가 누구인지 금방 알아차릴 수 있다. 하지만 인구가 많은 도시의 병원이라면 이러한 정보만으로 엄마의 신원을 알기는 힘들다.

6. 웹사이트나 학술회의에서 케이스에 대해 공유할 때는 특히 의뢰인이나 환자의 신원을 알리지 않도록 각별히 신경 써야 한다. 국제인증수유상담가는 엄마가 동의하지 않은 이상은 조금이라도 자세한 정보는 언급하지 않아야 한다.

3.2 엄마가 자신과 아기에 대한 동의서를 쓰지 않은 경우 아기의 사진을 찍거나 기록을 하거나 녹화나 녹음을 하지 않는다(IBLCE, 2011b, p.3).

해석
국제인증수유상담가가 사진이나 어떠한 방식으로든 아기에 대한 기록을 남기기 전 문서로 작성된 동의서를 엄마에게서 받아야 한다.

실무 지침
1. 국제인증수유상담가는 진료 동의서에 엄마가 진료 중 아기가 사진이나 다른 방식으로 기록이 남는 것에 동의하는지 의사를 밝힐 수 있는 칸을 추가할 수 있다. 동의서는 엄마의 서명과 날짜, 그리고 어떤 방식(예: 교육, 출판물, 시험)으로 아기에 대한 기록이나 사진이 쓰이는 것을 허가하는지가 설명되어 있어야 한다.

2. 국제인증수유상담가는 사진이나 기록을 사용할 때 자신의 고용주가 추가로 요구하는 사항이 있는지 알아야 한다. 어떤 기관들은 기관 자체에서 만드는 허가 또는 동의서와 가이드라인을 사용하는

경우도 있다.

3. 국제인증수유상담가는 기록들을 사용하는 것을 피하지 말고 동의서를 충분히 가지고 있도록 한다.

4. 기관의 규정을 어기고 허가되지 않은 기록을 사용하는 것은 CPC 이상으로 소송이나 면허취소 등의 책임을 물을 수 있다.

원칙 4. 의료팀의 다른 멤버들에게 정확하고 완벽한 보고를 한다(IBLCE, 2011b, p.3).

해석

이 원칙은 국제인증수유상담가가 상담중인 가족의 다른 의료팀 멤버들과도 수유상담에 관한 정보를 공유해야 함을 설명하고 있다.

실무 지침

1. 국제인증수유상담가의 상담에 관한 정보를 다른 팀의 멤버들과 공유하는 방법은 일하는 환경과 지역적인 관습에 따라 다르다. 전자 혹은 서면에 작성된 의료기록들도 다른 팀 멤버들이 접속하고 열람할 수 있다면 충분하다. 개인영업을 하는 사람은 우편, 이메일 또는 팩스로 정보를 나눌 수 있다 (가족의 비밀이 보장되는 방법으로 보낸다). 만약 엄마나 아이의 의료적 상황이 위급하다면 전화를 이용한다. 국제인증수유상담가는 상황을 보수적으로 해석해야 하며 주요 의료팀이 수유상황에 대해 알 수 있게 리포트를 보내야 한다.

2. 어떤 지역들에서는 수유가 평소와 다르게 진행될 경우에만 의료종사자에게 연락을 한다(호주, 영국처럼 국제인증수유상담가가 조산사였던 비율이 높은 곳들).

3. HCP와 공유하는 정보들은 너무 세세하거나 길지 않아야 한다. 국제인증수유상담가는 최소한 국제인증수유상담가의 이름과 연락처, 엄마와 아이의 신상정보(이름, 성별, 생년월일), 기본적인 임상 데이터(아기의 출생시와 상담시의 몸무게), 날짜, 수유상담 목적, 국제인증수유상담가의 평가, 진료계획을 포함시켜야 한다. 국제인증수유상담가는 엄마와 아이의 건강이 우려되는 어떤 경우에도 엄마와 아이의 HCP와 직접 상담이나 전화로 상황을 알려야 한다.

4.1 환자의 다른 의료팀의 멤버들과 정보를 공유할 수 있는지 상담 시작 전 동의서를 받는다 (IBLCE, 2011b, p.3).

해석

국제인증수유상담가는 엄마에게서 의료팀의 멤버들과 정보를 공유할 수 있는지 동의서를 받아야 한다 (원칙 3.1 참고).

실무 지침

1. 상담을 시작하기 전 국제인증수유상담가는 엄마가 a)상담에 동의하는지 b)자신의 정보를 주 의료팀과 공유할 것인지 확실히 해야 한다.

2. 국제인증수유상담가는 개인적인 건강 정보가 다른 사람에게 보여지거나 외부인이 엄마나 아이의 신상을 알 수 없게 신경 써야 한다.

3. 특정한 상황에서 엄마는 HCP와 개인적 정보를 공유하지 않을 타당한 이유가 있을 수 있다. 예를 들어 엄마와 아이가 가정폭력이나 협박의 위험에서 보호받는 중이라면 엄마는 자신의 주소와 전화번호가 포함된 문서가 소아과로 가는 것을 원치 않는다. 아이의 아빠가 자신의 권리를 주장해 소아과의 파일을 볼 수 있기 때문이다. 이런 경우 국제인증수유상담가는 전화나 직접 HCP와 아이와 엄마의 상태에 대해 의논하고 왜 구두로 의논하였는지에 대해 차트에 기록한다.

4.2 의뢰인이나 동료의 건강이나 안전에 위험이 있을 경우 원칙 3에 따라 적절한 담당자나 책임자에게 알린다(IBLCE, 2011b, p.3).

해석

엄마나 아이 혹은 직장동료가 위험에 처했거나 위험 상황이 의심이 될 때 관련된 팀에 알리고 적절한 경우 매니저나 책임자에게도 알린다.

실무 지침

1. 국제인증수유상담가는 엄마와 아이의 안전, 수유상담에 대한 책임이 있다. 건강에 대한 안전이나 전문적인 결정을 내릴 때 위험이 있거나 올바른 결정을 내리지 못하는 상황에 있다면 윤리적이고 경쟁력 있게 돌볼 수가 없다. 만약 다른 국제인증수유상담가가 이 사실을 알게 되거나 이런 상황이 의심된다면 의심이 되는 동료에게 문제를 제기할 수 있어야 한다. 또한 이런 문제를 자신의 상관이나 매니저와 의논하고 적절한 해결책을 찾아야 한다.

2. 국제인증수유상담가가 자신의 임무를 제대로 수행하지 못하는 특수한 경우도 있다. 약물복용, 정신적 혹은 육체적 질병(우울증, 기타 질병), 개인적인 가족문제로 집중하지 못하는 경우 등이다. 동료가 이러한 문제들로 자신의 소임을 다하지 못하고 있다고 생각하는 국제인증수유상담가들은 적절한 기관이나 관리부에 지도와 지원을 요구해야 한다.

3. 많은 국가들에서 국제인증수유상담가들은 아동학대가 의심되는 경우 반드시 신고를 해야 한다.

4. 가정폭력이 의심되는 경우, 국제인증수유상담가는 이것을 문서로 작성하고 엄마에게 신변안전에 대해 직접 묻고 지역사회에서 받을 수 있는 지원기관으로 엄마를 안내한다(Isaac et al., 2001). 만약 아동학대가 의심될 경우 국제인증수유상담가는 자신이 일하고 있는 지역이나 국가의 법에 따라 담당기관에 알린다.

> ### 원칙 5. 독립적인 판단을 해서 이해상충을 피한다.
> 이 원칙은 국제인증수유상담가가 국제인증수유상담가의 임상적 평가나 이해를 흐릴 수 있는 이해상충을 피해 독립적인 임상적 판단을 해야 하는 책임을 설명하고 있다.
>
> > 5.1 사실적 혹은 표면적 이해상충을 밝힌다. 이것은 연관된 물건이나 서비스에 관한 금전적인 이해관계나 이러한 물건 혹은 서비스를 제공하는 기관에 대한 이해관계도 포함된다 (IBLCE, 2011b, p.3).

해석

국제인증수유상담가의 진료활동을 위한 공공의 신임을 유지하기 위해서는 미리 모든 이해상충이 발생할 수 있는 관계를 상담 동의서와 함께 알리는 것이 중요하다. 일반적으로 이해상충은 국제인증수유상담가가 자신의 이익이 의뢰인의 이익보다 중요시할 때 생겨난다. 국제인증수유상담가가 국제코드에 적합한 물건을 파는 회사에 고용되어 있을 때가 이런 경우이다. 자신의 전문가로서의 경력에 대한 신뢰를 잃지 않으려면 국제인증수유상담가는 의뢰인들에게 이러한 상황을 미리 공지한다.

실무 지침

1. 병원이나 산부인과에서 일하면서 개인 진료를 하거나 판매업을 하는 경우, 순전히 이 두 종류의 일을 같이 한다는 것만으로도 이미 이해상충의 관계에 있다. 이해상충은 국제인증수유상담가가 한 종류의 일을 하면서 자신의 의뢰인을 두 번째 일로 끌어들일 때 일어난다. 이것을 피하기 위해 국제인증수유상담가는 추천을 할 때 지역사회에서 제공되는 자원이나 다른 곳에서도 가능한 것들을 모두 포함해야 한다.
2. 국제인증수유상담가는 자신의 일에 관련되었다면 단체나 기업에서 받는 스폰서, 사례금 또는 급료를 모두 알려야 한다. 예를 들어, 만약 국제인증수유상담가가 컨퍼런스를 하는데 산모복을 만드는 회사에서 지원금을 받은 것이라면 이는 컨퍼런스 참석자 모두에게 공개적으로 알려져야 한다. 비슷한 경우로 만약 조사연구가 상업적 이익과 관련된 곳에서 지원받은 것이라면 조사연구에 대한 결과물을 논의할 때 이 사실도 서면 혹은 구두로 알려야 한다. 국제인증수유상담가는 자신의 전문적 판단이 좌우될 만한 상업적인 일에 관련되지 않아야 한다.

> > 5.2 상업적 고려가 자신의 전문적 판단에 영향을 주지 않도록 한다(IBLCE, 2011b, p.3).

해석

원칙 5.2는 국제인증수유상담가의 전문적 행동이 금전적 이익이 아닌, 모유수유 가정에 증거를 바탕으로 한 정보를 제공하는 것을 목적으로 하는 것을 설명하고 있다.

실무 지침

1. 국제인증수유상담가는 임상적으로 필요한 모유수유 기구들이나 관련용품들에 대해 얘기해야 한다. 용품들의 브랜드명과 가격, 장점, 단점들을 모두 엄마와 상의하여 엄마가 자신의 상황에서 어떤 것이 최선의 방법일지 결정할 수 있게 한다. 국제인증수유상담가는 이것이 국제인증수유상담가의 금전적 이익이 목표가 아니라 엄마의 진료계획을 위한 것임을 확실히 한다.

2. 엄마는 국제인증수유상담가에게서 용품을 구입할 수 있다. 이것이 편리성, 가격, 용이성을 따졌을 때 엄마에게 최선의 방법일 수 있다. 엄마의 결정은 충분한 고려를 거친 소비자의 입장에서 이루어져야 하며 국제인증수유상담가의 압력이 있어서는 안 된다.

5.3 국제인증수유상담가가 의뢰인에게 해가 되는 정신적·육체적 장애가 있다면 자발적으로 진료를 그만둘 수 있다.

해석

장애가 있는 국제인증수유상담가는 경쟁력 있고 윤리적인 진료가 힘들거나 엄마와 아이에게 해가 될 수 있다면 자발적으로 진료를 그만두어야 한다.

실무 지침

1. 국제인증수유상담가 시험원(IBLCE)은 장애에 근거한 차별을 하지 않는다.
2. 국제인증수유상담가는 자신의 장애에 대해 알고 만약 자신의 장애가 경쟁력 있고 윤리적인 진료를 방해한다면 진료를 하지 않아야 한다. 예를 들어 일시적인 정신적 장애는 일시적 휴진으로 충분할 수 있고 상황이 나아지거나 해결되었을 때 다시 진료를 시작할 수 있다. 의학적 장애로 활발한 진료 활동을 하지 못한다면 임상에서 물러나 교육, 연구조사 또는 지도자의 역할로 계속 활동할 수 있다.
3. 어떤 장애들은 국제인증수유상담가의 자격을 박탈되게 할 수도 있다. 자발적인 자격 포기는 장애가 극복되어 자격을 재개하는 데 있어 국제인증수유상담가 시험원(IBLCE)가 호의적으로 본다.
4. 안전한 진료활동의 책임은 개인에서 시작한다. 만약 개인이 불안전한 상황을 인지하지 못한다면 동료 국제인증수유상담가들이 알려주거나 적절한 책임자에게 알려 상황을 수습한다.

원칙 6. 개인의 성실성을 유지한다(IBLCE, 2011b, p. 4)
이 원칙은 국제인증수유상담가 개인의 성실성을 설명한다.

6.1 의료인으로서 정직하고 정당하게 행동한다(IBLCE, 2011b, p.4).

해석

이 원칙은 국제인증수유상담가가 전문적으로 일을 함에 있어 정직하고 정당해야 함을 설명하고 있다.

실무 지침

1. 국제인증수유상담가는 자신의 말을 따르고 자신의 진료를 받기 위해 오는 환자와 의뢰인에게 최선을 다해야 한다. 만약 국제인증수유상담가가 엄마에게 후속 관리를 약속한다면 관리가 이루어지도록 분명히 하거나 엄마를 위한 다른 준비를 하고, 만약 의료종사자에게 정보나 자료를 주기로 했다면 그것에 따라야 한다. 국제인증수유상담가는 엄마에게 증거를 바탕으로 한 정보를 제공하여 엄마가 충분한 지식이 있는 상태에서 자신과 가족 또 자신의 수유 프로그램에 대한 결정을 내릴 수 있게 한다. 또한, 국제인증수유상담가가 다른 방법이나 방향이 옳다고 생각하더라도 엄마의 결정을 지지해야 한다.

2. 제공된 서비스는 적정가격이 책정되며 이것은 지역사회의 기준법과 배상에 관한 규율에 따른 것이다.

3. 국제인증수유상담가는 각 환자나 의뢰인에 주어진 시간을 오직 그 사람을 위한 진료와 간호로 써야 한다. 수유의 정확한 평가를 위해서는 국제인증수유상담가가 모유수유의 시작부터 중간 그리고 끝까지 함께 있어야 한다. 필요한 용품이나 도구들은 사전에 시범으로 보여줘야 하고 이러한 전문적 행동들이 의뢰인이나 환자에게 필요한 지원이다.

> 6.2 국제인증수유상담가는 자신의 진료에 영향이 있을만한 약물남용이 있을 시 자발적으로 물러나야 한다(IBLCE, 2011b, p.4)

해석

원칙 6.2는 국제인증수유상담가가 만약 약물남용이나 중독으로 장애나 능력에 손상이 있을 경우 자발적으로 자리에서 물러나야 함을 요구한다. 국제인증수유상담가는 자신이 살고 있는 국가의 법을 따라야 하고 불법적인 약물사용을 삼가야 한다. 만약 알코올이나 처방받은 약 등의 합법적 약물이 남용 또는 중독될 경우 국제인증수유상담가의 진료 능력이 위태롭다고 판단되며, 많은 사람들을 위험에 처하게 할 수 있다. 국제인증수유상담가는 중독이나 남용이 성공적으로 치료될 때까지 일을 그만두어야 하고 치료 후 복직한다.

실무 지침

국제인증수유상담가가 약물남용과 중독으로 전문적 판단에 이상이 있을 경우 동료들은 그 국제인증수유상담가가 CPC를 위반하고 있다는 사실을 인지하게 도와주어야 한다.

> 6.3 모든 의뢰인을 나이, 인종, 민족, 결혼유무, 종교, 성적 성향에 상관없이 동등하게 대한다(IBLCE, 2011b, p.4).

해석

국제인증수유상담가는 모든 가족들은 정당하고 동등하게 대해야 하며 환자나 의뢰인의 환경이나 특성에 따라 선입견이나 반감을 가져서는 안 된다.

실무 지침

1. 국제인증수유상담가는 개인의 신념이나 편견과 상관없이 똑같은 수준의 기술로 모든 수유모들을 간호하고 진료해야 한다. 국제인증수유상담가는 익숙하지 않은 문화나 전통을 배워 수유모들의 목표와 필요를 이해한다.
2. 만약 국제인증수유상담가가 개인적 신념 때문에 올바른 진료나 간호를 하기 힘들다면 모든 방법을 동원해 수유모를 자신의 동료에게 소개하고 진료를 받게 해야 한다. 개인적인 이유로 환자를 인계할 때에는 수유모에게 이유를 설명하지 않고 '지금 상황으로는 제가 원하시는 서비스나 훌륭한 수유상담을 해드릴 수 없지만 대신 그런 것들을 할 수 있는 다른 컨설턴트를 찾아드리겠다'라고 일반적 해명을 하는 것이 좋다.

원칙 7. 국제인증수유상담가에게 요구되는 전문적 기준을 지킨다 (IBLCE, 2011b, p.4).

일곱 번째 원칙은 국제인증수유상담가가 지키도록 요구되는 전문적 기준들을 설명한다.

7.1 '국제인증수유상담가 전문 행위규정(CPC)'에 정의된 체제 안에서 활동한다(IBLCE, 2011b, p.4).

해석

원칙 7.1은 모든 국제인증수유상담가가 '국제인증수유상담가 전문 행위규정(CPC)'에 설명된 전문적 행동을 따르도록 요구됨을 설명한다.

실무 지침

모든 국제인증수유상담가는 '국제인증수유상담가 전문 행위규정(CPC)'의 복사본을 가지고 있어야 한다. 국제인증수유상담가는 주기적으로 '국제인증수유상담가 전문 행위규정(CPC)'을 리뷰해서(매년 자격증을 발급받거나 재발급 받을 때) '국제인증수유상담가 전문 행위규정(CPC)'과 자신의 임상 활동이 일치하도록 한다.

7.2 일반인에게 제공되는 수유상담 서비스에 대해 의논을 원하는 동료들에게 정확한 정보만을 제공한다.

해석

국제인증수유상담가 서비스에 관한 광고나 마케팅은 수유상담이 어떤 서비스를 포함하는지 정확하고 거짓 없이 설명되어야 한다. 이것은 가격, 지불 방법, 변제 방법, 국제인증수유상담가가 HCP와 상담내용을 공유해야 할 의무, 개인적 의료정보 보호, 진료계획을 고안하고 시행할 때의 수유모의 역할, 어떤 식으로 후속조치가 이루어지는지 등을 포함한다.

실무 지침

1. 국제인증수유상담가가 수유의 특정결과를 보장하는 것은 불가능한데 수유상황에 따라 변수가 매우 다양하기 때문이다. 국제인증수유상담가는 증거를 바탕으로 한 정보와 지원을 제공하고 즉각적·효율적이고 윤리적인 전문 서비스를 제공하는 것을 보장한다. 국제인증수유상담가는 모든 의뢰인이나 환자가 자신의 수유목표를 달성하고 가능한 최선의 결과가 나올 수 있도록 노력해야 한다.

2. 국제인증수유상담가의 서비스가 홍보되는 것은 윤리적이고 바람직한 일이다. 개인으로 진료를 하는 사람들은 브로셔나 명함을 배포할 수 있고 병원들은 수유를 원하는 엄마들을 진료, 간호하는 국제인증수유상담가들이 있다는 것을 홍보할 수 있다. 의사들의 병원에서는 환자들에게 출산 전후 상담을 해줄 국제인증수유상담가가 있다는 것을 알릴 수 있다. 가장 중요한 것은 일반인들이나 의료계 종사자들이 국제인증수유상담가 서비스를 어디서 찾을 수 있는지를 알리는 것이다.

3. 국제코드는 물품이나 용품들의 비윤리적인 홍보를 제재하는 것이지 국제인증수유상담가의 서비스에 대한 것이 아니며 국제인증수유상담가 서비스에 대한 홍보와는 무관하다.

> 7.3 수유상담 서비스를 위해 국제인증수유상담가의 이름을 쓰는 것은 국제인증수유상담가가 그 서비스를 직접 시행하고 있을 때 가능하다(IBLCE, 2011b, p.4).

해석

만약 수유모가 국제인증수유상담가를 보기를 요구하거나 볼 계획이 있다면 국제인증수유상담가는 수유모와 상담을 해야 한다. 환자나 의뢰인이 국제인증수유상담가를 본 후 청구서가 전달된다.

실무 지침

1. 국제인증수유상담가는 다른 수유보조사들을 감독하며 같이 일할 수 있다. 수유 서비스에서 엄마들이 다른 엄마들을 상담하는 경우를 세계적으로 가장 흔하게 찾아볼 수 있다. 환자나 의뢰인은 국제인증수유상담가가 아닌 사람들에게 제공받을 수 있는 서비스의 한계와 누가 자기를 상담하고 있는지 정확히 알고 있어야 한다. 엄마들은 자격증이 없는 사람들이 국제인증수유상담가라고 생각해서는 안 되며 의료종사자나 제3의 기관에서는 엄마와 아이가 국제인증수유상담가를 봤을 경우에만 정보를 제공받을 수 있다.

2. 국제인증수유상담가는 국제인증수유상담가 과정을 밟고 있는 예비 국제인증수유상담가의 멘토로서 교육하고 트레이닝 할 수 있다. 시간이 지남에 따라 학생들은 직접적인 감독 없이 활동하게 된다. 이런 임상 트레이닝들은 예비 국제인증수유상담가들을 교육시키는 의미의 윤리적·합리적인 방법이다. 엄마는 자신의 상담이 짧은 부분이라도 학생과 이루어질 때 통보받아야 하며 자격이 있는 국제인증수유상담가가 책임자로서 관리하고 있음을 알아야 한다. 국제인증수유상담가는 항상 트레이닝

중인 예비 국제인증수유상담가의 진료계획과 평가에 대해 인지하고 확인하고 동의해야 하고 이로써 예비 국제인증수유상담가의 상담에 직접적으로 총 책임을 맡고 있는 국제인증수유상담가가 항상 있어야 한다.

7.4 '국제인증수유상담가'와 'RLC'의 머리글자나 'International Board Certified Lactation Consultant'와 'Registered Lactation Consultant' 같은 타이틀은 자격이 유효하고 IBLCE가 승인했을 경우에만 쓸 수 있다(IBLCE, 2011b, p.4).

해석

국제인증수유상담가나 RLC, International Board Certified Lactation Consultant, 그리고 Registered Lactation Consultant는 모두 공인된 자격이며 국제인증수유상담가 시험원(IBLCE)의 서비스 마크다(IBLCE, 2011a). 그리하여 국제인증수유상담가 시험원(IBLCE)는 전문적 자격을 설명할 때 국제인증수유상담가와 국제인증수유상담가의 변형 직종들이 어떻게 표현되는지를 결정한다. 현재 유효한 자격을 가지고 있는 국제인증수유상담가만 직함을 쓸 수 있다.

실무 지침

1. 예비 국제인증수유상담가나 자격이 말소된 전 국제인증수유상담가들 또는 퇴직한 국제인증수유상담가는 국제인증수유상담가나 RLC 혹은 International Board Certifiied Laction Consultant나 Registered Lactation Consultant 등의 명칭을 쓰지 못한다.
2. 자격증이 말소되었는데도 자신을 국제인증수유상담가로 소개하거나 다른 사람들로 하여금 자신을 국제인증수유상담가로 소개하게 한다면 CPC에 위반될 뿐 아니라 국제인증수유상담가의 등록된 명칭에 대한 상표보호법에 어긋난다.
3. 국제인증수유상담가 후보자나 학생 국제인증수유상담가 같은 명칭은 대중으로 하여금 오해를 할 수 있게 한다. 학생들은 일반적인 표현으로 학생 수유상담가라는 명칭을 쓴다.

원칙 8. 국제인증수유상담가 시험원(IBLCE) 징계 절차를 따른다(IBLCE, 2011b, p.4).
이 원칙은 '국제인증수유상담가 전문 행위규정(CPC)'를 집행하고 대중의 건강과 안전 그리고 복지후생을 보호하기 위한 원칙이다. CPC와 현재 규율 위반 신고에 대한 세부 사항은 IBLCE 국제사무국 웹사이트를 참고하면 된다.(www. Iblce.org)

8.1 IBLCE 윤리 및 규율을 전적으로 따른다(IBLCE, 2011b, p.4)

해석

국제인증수유상담가는 IBLCE의 규정을 따르고 국제인증수유상담가 자격의 한 조건인 CPC를 집행하기 위한 징계 절차를 따라야 한다(IBLCE, 2011c; E. Stehel, personal communication, November 10, 2011). CPC는 IBLCE의 윤리규율위원회에서 집행되며 위원회는 IBLCE 이사회 멤버들과 수유분야의 전문가들로 이루어져 있다.

실무 지침

국제인증수유상담가는 CPC(IBLCE, 2011b)와 IBLCE 징계 절차(IBLCE, 2011c) 두 종류를 모두 알고 있어야 한다. 징계 절차는 실질적 재검토를 통해 2011년 11월 1일부터 유효하다. 변경에 대한 이유는 다음과 같다.

- 현재 절차들이 현 CPC와 일치하기 위해
- 절차들이 IBLCE가 대중을 보호하게 할 수 있기 위해
- 불만을 제기한 사람이 일이 해결되는 동안에도 계속 진료를 받을 수 있게 하기 위해

8.2 CPC를 위반하는 것은

8.2.1 국제인증수유상담가는 관련법에 의해 유죄 판결을 받을 때, 또는 정직하지 못할 경우나 수유상담에 있어 중대한 부주의가 있거나 잘못된 행동이 있을 경우를 포함한다(IBLCE, 2011b, p.4).

해석

국제인증수유상담가는 국제인증수유상담가로 일하는 중 형사법원에서 피고가 될 수 있다. 만약 국제인증수유상담가가 아래의 범죄 중 하나라도 유죄로 판결된다면 CPC도 위반한 것이다.

- 부정직한 경우(거짓말을 했을 때)
- 중대한 부주의(국제인증수유상담가가 의식적·자발적으로 타당한 관리를 하지 못해 상해가 발생했을 때)
- 잘못된 행동(IBCLC의 행동으로 상해가 발생했을 때)

실무 지침(Practice-Guiding Tips)

유죄 판결에는 IBCLC의 CPC 위반도 포함되어 있다.

8.2.2 IBCLC는 주나 다른 정부기관에 의해 징계받으며 최소 한 가지의 징계는 CPC의 원칙과 동등하거나 거의 비슷해야 한다(IBLCE, 2011b, p.4).

해석

IBCLC에 대한 어떠한 징계도 CPC를 따르며 이는 IBCLC의 CPC 위반이기도 하다. IBCLC는 자신의 진료나 자신의 행동을 평가하여 전문적이고 윤리적인 진료를 하고 있는지, 공공을 보호하고 있는지, 그

리고 CPC와 징계 절차를 위반하지 않는지 평가해야 한다.

> 8.2.3 관할법원, 라이센싱 위원회, 인증위원회 혹은 정부 기관은 IBCLC가 상담 중 혹은 진료 중 불법행위나 과실행위가 있는지 결정 할 수 있는 권한이 있다.

해설

원칙 8.2.3은 국제인증수유상담가가 자신의 일을 하는 동안 전문적 행동들에 대해 평가·시험 받는 것에 대한 절차를 설명을 하고 있다. 만약 국제인증수유상담가가 진료 중 고의적인 과실이나 불법행위를 범했다면('정의와 해설' 참고) 『국제인증수유상담가 전문 행위규정(CPC)』의 위반이 된다. 절차 중 한 가지는 이러한 일이 발생했을 때 라이센싱 위원회가 관련되는데 이는 국제인증수유상담가가 의료종사자로서 활동할 때 법적으로 라이센스가 요구되기 때문이다. 국제인증수유상담가가 특수한 사법권의 지역에서 일한다면 그 지역에 따른 법과 절차를 따르게 된다(예: 군대에 있는 기관들, 특별한 조약이나 특정 인물들을 위한 법이 있는 지역).

실무 지침(Practice-Guiding Tips)

국제인증수유상담가는 항상 윤리적으로 행동해야 하고 『국제인증수유상담가 전문 행위규정(CPC)』와 다른 지역적, 국가적 의료 또는 수유상담가를 위한 규율과 법을 따라야 한다.

결론

국제인증수유상담가 전문 행위규정(CPC)』은 국제인증수유상담가 시험원(IBLCE)에 의해 인증된 국제인증수유상담가의 전문적·윤리적 규율과 기준을 나열하고 있다. 모든 국제인증수유상담가는 『국제인증수유상담가 전문 행위규정(CPC)』의 모든 원칙과 세부항목들을 잘 알고 있어야 한다. 국제인증수유상담가가 만약 활동 중 『국제인증수유상담가 전문 행위규정(CPC)』에 위반되는 일을 한다면 국제인증수유상담가 시험원(IBLCE) 윤리징계위원회에 의해 징계를 받을 수 있다. 처벌은 질책부터 자격박탈 또는 공개징계까지 다양하다(국제인증수유상담가 시험원(IBLCE), 2010c). 국제인증수유상담가 시험원(IBLCE)은 2011년 47건의 고소를 접수했다고 보고했는데(국제인증수유상담가 시험원(IBLCE) 2012), 근거 없음 19건, 해결 10건, 취하 2건, 개별징계 9건, 공개징계 2건, 자격정지 1건, 자격취소 2건, 철회 2건으로 나누어진다. 비록 근거가 없어 고소가 취하되었다고 해도 국제인증수유상담가는 징계 절차 동안 걱정과 근심을 한다. 적극적으로 훌륭한 커뮤니케이션 기술들을 사용하는 것이 국제인증수유상담가가 메시지나 뜻을 잘못 전달하지 않게 도와 고소를 피할 수 있는 방법이다. 국제인증수유상담가 시험원(IBLCE)의 『국제인증수유상담가 전문 행위규정(CPC)』을 따르기 위해 국제인증수유상담가가 근거를 바탕으로 한 진료를 하고 엄마에게 집중하고 살갑게 대하면서 엄마들의 목표와 고민을 이해한다면 국제인증수유상담가와 엄마는 효율적인 진료계획을 이룰 수 있을 것이다. 이런 방법으로 국제인증수유상담가는 윤리적이고 전문적인 진료를 할 수 있다.

Chapter 2
모유수유의 증진 · 보호 · 장려를 위한 국제적 시도들
Internatiol Initiatives to Promote, Protect, and Support Breastfeeding

Karin Cadwell, PhD, FAAN, IBCLC

학습목표

- 모유수유를 보호, 장려, 후원하는 국제 선언, 기록에 대해 토론한다.

서 론

1979년, 분유수유 문화와 관련된 영아 사망에 대해 경각심을 갖게 된 UN의 20개 회원국과 세계보건기구(WHO; World Health Organization), 유니세프(UNICEF; United Nations Children's fund)는 영유아의 수유와 관련한 국제회의를 개최했다. 회의를 통해 모유수유 대체품의 국제 마케팅 규약을 만들었다. 이 국제 마케팅 규약과 결의들은 세계보건총회(WHA; World Health Assembly)에서 승인되었다. 국제규약에선 모유수유를 방해하는 각종 영리목적의 장애물을 줄이고, 거의 사라져 갈 위기에 있는 건강한 습관을 보호하고자 했다. WHO와 UNICEF는 아기에게 친근한 병원 만들기 운동(BFHI; Baby-Friendly Hospital Initiative)의 중심이 된 성공적인 모유수유를 위한 10단계를 제공했다.

2002년, WHO와 UNICEF는 과거 성공했던 프로그램에 기반을 둔 '세계 영유아 식이전략(The Global Strategy for Infant and Young Child Feeding)'에 공동 승인했다.

전 세계적으로 35% 이하의 아기들만이 생후 첫 4개월 동안 완전 모유수유를 하며, 보충식이는 때로는 너무 빠르거나 늦게 시작하고 있었다. 그리고 음식은 영양학적으로 부족하거나 안전하지 않았다. 영양실조아는 더 자주 아프고 발달손상이 생겨 장기간 고통을 받게 된다. 점차 증가하고 있는 소아 과체중과 소아비만 또한 심각한 문제이다. 잘못된 식이습관은 사회경제적 발달에 커다란 위험이 되고, 이 연령대의 아기가 건강을 유지하는 데 가장 심각한 장애물이 된다(WHO, 2003, p.5).

1. 세계 영유아 식이전략(The Global Strategy for Infant and Young Child Feeding)

가. 2002년 WHO와 UNICEF는 세계 영유아 식이전략에 공동 승인했다. 이 발표에서는 '아기에게 친근한 병원 만들기 운동(BFHI; Baby-Friendly Hospital Initiative), 모유수유 대체품의 마케팅 국제규약과 모유수유의 보호·장려·후원에 대한 이노센티 선언(Innocenti Declaration)'을 포함한 공동의 노력을 지속할 것을 새로이 했다. 이 국제 전략은 각 국가들이 영유아 식이에 대한 종합적인 국가정책을 만들어서 시행하고 감시하고 평가하도록 요청하고 있다. 그리고 완전 모유수유를 촉진하기 위해 충분한 출산휴가를 확보할 것을 포함하고 있다(WHO, 2003).

나. 이 국제 전략에 의하면, 적절한 영유아 식이습관은 다음과 같다.

1) 생후 6개월 동안 완전 모유수유를 하는 것

2) 생후 2년, 혹은 그 이상의 모유수유를 지속하는 동안 영양학적으로 충분하고 안전한 보충식이를 적절한 시기에 시작하는 것

3) 저체중 출산아, HIV 양성모의 출산아, 응급상황 하에서의 영아, 영양실조아 등 특히 어려운 환경의 영유아에게 적합한 식이를 하는 것

다. 필요한 대책

1) 모든 정부는 영양부문, 모자보건, 빈곤 감소와 관련된 국가정책에서, 영유아 식이에 대한 종합적인 정책을 개발하고 시행하여야 한다.

2) 모든 엄마는 첫 6개월 동안 완전 모유수유를 시작하고 유지하도록 지원을 받아야 한다. 모유수유는 2년 혹은 그 이상 지속하면서 충분하고 안전한 보충식이를 적절한 시기에 시작하는 것이 보장되어야 한다.

3) 보건의료인은 효율적인 식이상담을 제공할 수 있어야 하고, 훈련된 비전문가, 혹은 상담가에 의해 지역사회에까지 서비스가 확장되어야 한다.

4) 정부는 모유대체품의 국제 마케팅 규약을 시행하고, 이에 역행하는 산업으로부터 가족들을 보호하는 데 필요한 새로운 법률이나 부가적인 도구들을 고민해야 한다.

5) 국가는 직장여성들이 모유수유를 할 권리를 보호하기 위한 법률을 제정하고 국제 노동표준에 따라 시행을 위한 제도를 설립해야 한다(WHO, 2003).

이 전략은 정부의 책임뿐 아니라 국제기구, 비정부기구(NGO)와 다른 관련분야들의 책임까지도 함께 명시하고 있다. 모든 이해당사자들의 영역을 중재하고 다양한 분야에서 활용할 수 있도록 하며, 가능한 자원을 바탕으로 실행하도록 했다.

2. 모유대체품 마케팅에 관한 국제규약 : 세계보건총회(WHA; World Health Assembly)의 모유대체품에 관한 국제 마케팅 규약과 후속대책을 따름.

가. 모유대체품이나 젖병, 고무젖꼭지의 제조사들은 엄마들이 '모유가 충분하지 못하다'고 오해하는 내용들을 전해왔다.

나. WHO와 UNICEF는 모유대체품의 국제 마케팅 규약을 기안했고, 이 규약은 1981년 5월 세계보건총회(WHA)에 의해 채택되었다. 국제 권고사항인 이 규약은 국가적인 차원에서 시행되

고 있다. 국제영아식품행동네트워크(IBFAN; International Baby Food Action Network)를 만들어 몇 가지 조치를 취하기도 했고, 법률로 반영하는 나라에 살고 있는 많은 사람들에게 정기적으로 정보를 제공하고 있다.

다. IBFAN는 정부기관과 기업 모두가 규약을 잘 지키는지, 지속적으로 추적하는 국제규약기록센터(ICDC; International Code Documentation Centre)를 설립했다. IBFAN의 업무는 다음을 포함한다.

  1) 전 세계에 있는 동료들과의 연대의식 속에서 상호 지원과 권한 부여를 위한 네트워크 형성
  2) 국내적·국제적 표준안에서 국제규약과 결의를 옹호
  3) 세계 각 분야의 비정부기구, 소비자, 정책입안자들을 위한 역량 증가 및 규약 훈련 코스 마련
  4) 국제규약과 결의를 잘 따르고 시행하고 있는지에 대한 모니터링
  5) 출판, 미디어, 일반대중에 대한 봉사활동을 통한 인식 증대
  6) 네슬레 불매운동과 같은 산업체 대상 캠페인
  7) 영아식품 기준, 모성 입법, 응급상황 구조와 HIV에 대한 정책 개발

라. '모유대체품이나 기타 관련상품들을 무료로 기부 받거나 보조받지 않도록 한다'는 내용을 포함시켜 국제규약을 보다 더 강화하고 명확히 했다(World Health Organization Division of Nutrition, 1997). 이 결의는 건강관리시설이 무료 또는 저가의 공급품을 받는 것을 금지했다.

마. 1996년 세계보건총회 결의는 '지속적이고 완전한 모유수유를 방해하는 방법으로 보충식품을 판매하거나 사용하지 않음'을 회원국들이 확실히 하도록 강력히 권했다.

바. 이 국제규약의 유효 범위는 다음의 항목에까지 적용된다.

  1) 영아용 유동식을 포함한 모유대체품 : 다른 유제품, 식품, 젖병수유 보조식품을 포함한 음료를 포함한다. 이러한 제품들이 모유를 전적으로 혹은 부분적으로 대체할 용도로 판매되거나 대체식품으로 사용되는 것을 말한다.
  2) 젖병과 고무젖꼭지
  3) 위에 언급된 상품의 사용과 관련된 질, 유용성과 정보

사. 이 규약에서는 모유대체품들이 공공보건 시스템 증진에 부합하도록 규정한다.

  1) 일반대중에게 물품이나 기구를 무료 샘플이나 선물로 주는 판촉행위나 광고를 금한다. 대중에의 간접적 판촉에 해당될 수 있기 때문에 의료인에 대한 판촉도 금한다.
  2) 정부는 '반드시 영유아 식이에 대한 객관적이고 지속적인 정보가 제공되도록 보장할' 책임을 진다(World Health Organization Division of Nutrition, 1997).

아. 정보제공과 여성의 수유 능력에 대해 의심하게 만드는 판촉 사이에는 구분하기 어려운 애매한 지점이 있다.

자. 제품에 안내 라벨을 붙이는 작업 역시 국제규약에 따라 시행된다. 라벨은 모유수유를 방해하지 않는 선에서 상품의 적절한 사용 방법에 대한 정보를 제시하여야 한다. 라벨은 명확하게 이해할 수 있도록 적합한 언어를 사용하여야 하며 아기의 사진은 붙이지 않아야 한다. 또한

몇몇 국가는 특정 영아용 식품의 소개를 위한 적합 연령을 라벨 위에 포함시키는 것은 물론, 특정 건강 요구사항에 대해 표기하도록 한다('저자극성(hypoallergenic)' 같은 용어).

차. 국제규약에서 사용된 용어의 정의

　　1) 모유대체품은 목적에 부합하든 안하든 부분적으로나 혹은 전적으로 모유의 대체식품으로 제시되거나 판매되고 있는 모든 음식을 의미한다.

　　2) 영아용 유동식은 국제식품규격위원회(Codex Alimentarius Commission) 기준에 따라 상업적으로 제조된 모유대체품으로서 4~6개월 사이의 영아의 정상 영양 요구량을 만족시키고, 영아의 신체 특성에 적합해야 한다. 영아 유동식은 '가정에서 조리(home-prepared)'로 명시된 경우에는 집에서 만들 수 있어야 한다.

　　3) 보조식품은 대량 생산된 것이든 소규모로 만들어진 것이든 간에, 영아의 섭취량이 영양 요구량에 비해 부족할 경우에 모유나 영아 유동식을 보조하기에 적합한 모든 음식을 의미한다. 이러한 식품은 또한 일반적으로 이유기 보충식(이유식) 혹은 모유대체품으로 불려진다.

3. 세계보건총회의 결의와 관련된 부분

가. WHA 39.28: 이유기 보충식(이유식) 이전에 주어지는 모든 식품과 음료는 모유수유의 개시와 지속을 방해할 수도 있다. 따라서 이 기간 동안 영아에게 모유 외의 다른 식품과 음료를 사용하도록 장려하거나 지원해서는 안 된다. 일부 국가에서 소위 성장기 분유(follow-up milk)라고 하여 특별하게 제조된 우유를 제공하는 경우도 있는데, 이것은 별 필요가 없다(세계보건총회 WHA, 1986).

나. WHA 47.5: 회원국은 생후 6개월 무렵부터 적합한 보충식이를 장려하도록 한다(WHA, 1994).

다. WHA 49.15: 회원국은 보충식이의 사용이나 판매가 '지속적인 완전 모유수유'를 훼손하지 않도록 한다(WHA, 1996).

라. 2005년 5월에 열린 제 58차 WHA에서는 영아 유동식 분말에서 검출된 엔테로박터 사카자키(Enterobacter sakazakii, 현재는 크로노박터 사카자키)와 다른 미생물에 대한 조사 결과가 제출되었다. 이 조사 결과는 2004년에 열린 국제식량농업기구(FAO; Food and Agriculture Organization)와 WHO의 전문가 회의로부터 시작된 것이다. FAO와 WHO의 영아 유동식 분말의 엔테로박터 사카자키와 살모넬라 오염이 특히 조산아, 저체중아, 면역기능이 약한 영아에서의 심각한 감염과 질병의 원인이었음을 밝혔다. 또 심각한 발달상의 후유증과 사망에까지도 이를 수 있게 한다고 결론 내렸다. 회의에서는 '영아의 유동식 분말이 오염되어 있고 또 잠재적으로 오염될 수 있기 때문에 공중보건학적으로 건강에 위협이 된다'는 정보를 부모와 양육자들에게 전달해야 한다는 인식이 있었다. 그리고 안전하게 제조되고 저장된 영아용 조제분유가 필요하다는 인식도 있었다. WHA는 회원국에게 다음의 행동을 강력하게 권한다.

　1) WHO 전문가 자문, 전 세계 공중보건학적인 권고 지침에 따라 생후 6개월 동안 완전 모

유수유의 보호·장려·후원을 지속한다. '영유아 식이에 대한 WHO 전 지구적 전략'을 충분히 시행하여, 2년 이상 모유수유를 꾸준히 지속하도록 국가정책의 시행 및 감시, 평가, 그리고 적합한 자원 배분에 관한 계획을 제시한다. '영유아 식이에 대한 WHO 전 지구적 전략'은 출산휴가 및 6개월간의 완전 모유수유를 지속하도록 적절한 법적 구조를 포함하는 국가정책을 장려하고 있다.

2) 특별히 법적으로 정한 지역을 제외하고는 모유대체품의 영양소 강조표시, 건강정보에 대한 표시를 허용하지 않는다.

3) 의사, 보건의료인, 지역사회 보건의료종사자와 고위험에 놓인 영아의 가족, 부모, 양육자들은 건강상의 위험을 최소화하기 위한 영아용 조제분유를 적절한 시기에 준비하고 사용하고 다루는 법에 대하여 익혀야 한다. 이러한 정보 제공과 훈련을 담당하는 보건의료인들은 영아용 조제분유가 병원성의 미생물을 함유하고 있을 수 있고, 적합한 방법으로 준비하고 이용해야 한다는 점을 알려주어야 한다. 그리고 가능하다면 포장에 명확한 경고문을 통해 미생물 오염에 대한 내용을 전달해야 한다.

4) 영아와 아동의 건강을 담당하는 다른 프로그램이나 의학전문가들에 대한 모유대체품 회사의 재정적 후원으로 인해 모유수유 증진과 회사의 이익이 상충되지 않도록 한다.

5) 공공보건 정책의 기반을 형성하게 될 영아 및 아동의 식이에 대한 연구는 상업적 이해의 상충에 관련되어 있는지에 대한 진술을 포함하도록 하며, 동료 간 상호감독의 대상이 된다.

6) 크로노박터 사카자키(Cronobacter sakazakii)와 같은 병원체를 조제분유에서 지속적으로 감소시키기 위해 제조업자를 포함한 관련분야의 사람들과도 밀접하게 일하도록 한다.

7) 제조업자가 국제식품규격위원회, 국가식품기준이나 규제에 충실하도록 꾸준히 확인한다.

8) 보건관련 당국, 식품관련 감시위원들, 식품 규범제정 단체들이 서로 협조하도록 하여 국가 수준에서 정책이 통일성을 갖도록 한다.

9) 국제식품규격위원회의 일에 적극적이고 건설적으로 참여한다.

10) 국제식품규격위원회를 비롯한 모든 관련 국제포럼에서, 공중보건 문제에 대한 국가적 위치를 정의하는 데 참여한 모든 국가들이 WHA가 채택한 정책에 대하여 일관되게 이해하도록 하고, 건강증진 정책을 추진하도록 한다(WHO·FAO, 2008).

마. 2010년 제 63회 세계보건총회 결의안의 BFHI를 지속적으로 지원한다.

시행 전 : 영유아 식이에 관한 국제전략을 실행하기 위해선 강력한 정치적 약속과 종합적인 접근을 요구한다는 점을 유념해야 한다. 종합적인 접근이란 효율적인 개입, 세심한 모니터링과 아기에게 친근한 병원 만들기 운동, 의료 시스템의 강화를 포함한다.

회원국 설득하기 : 영유아 식이에 대한 국제 전략의 지속적인 이행을 강화하고 더 신속하게 처리하기 위한 것이다. 모유대체품의 마케팅 국제규약의 목적과 원칙, 그리고 아기에게 친근한 병원 만들기 운동을 실행하는 데 중점을 두도록 하고 있다.

보건정책가에 대한 요청 : 보건정책가는 회원국의 요청에 지원한다. 아기가 영양불량 상태일 때 필요한 영양학적 개입을 넘어서, 개입의 영향을 평가하고 관찰하며, 영양 제공체계를 효율적으로 강화하고자 하는 요청, 그리고 WHO 아동 성장 표준과 아기에게 친근한 병원 운동의 실행을 요청하는 회원국을 지원한다(WHO, 2010).

4. 아기에게 친근한 병원 운동(BFHI ; The Baby-Friendly Hospital Initiative)

가. BFHI는 모유수유 대체품에 의존하는 병원을 없애고 모유수유를 지지하는 모성 서비스를 장려하기 위해 기획되었다.

나. BFHI는 1991년 6월, 터키의 앙카라에서 개최된 국제소아과협회 회의에서 WHO와 UNICEF가 시작한 것으로, 전 세계의 병원에서 '성공적인 모유수유를 위한 10단계'의 적용을 촉진하고자 하는 목적을 가진 전 세계적인 시도이다.

다. BFHI는 잘 훈련되고 지식이 풍부한 보건의료인이 엄마들에게 모유수유를 지원하는 환경을 조성하고, 모유수유에 방해가 되는 병원에서의 장애물 제거를 위해 기획되었다.

라. 성공적인 모유수유를 위한 10단계

  1) 모든 의료진이 일상적으로 의사소통할 수 있도록 모유수유 정책을 문서로 갖고 있도록 한다.

  2) 의료진이 이 정책을 수행하는 데 필요한 기술들을 훈련시킨다.

  3) 모든 임산부에게 모유수유의 장점을 알리고 모유수유를 지도한다.

  4) 태어난 지 30분 이내(미국에서는 한 시간 이내)에 모유수유를 하도록 산모를 돕는다.

  5) 산모가 아기와 떨어져 있더라도 모유수유 방법과 유즙 분비를 유지하는 방법을 교육한다.

  6) 의학적으로 필요한 경우가 아니면 모유 이외 어떤 음식이나 마실 것을 주지 않는다.

  7) 엄마와 아기는 한방을 쓴다. 하루 24시간 동안 함께 한다.

  8) 아기가 원할 때마다 모유수유를 한다.

  9) 모유수유하는 아기에게 노리개 젖꼭지 등 엄마 젖 외에 다른 것을 물리지 않는다.

  10) 모유수유 지지집단을 구성하여 육성하고, 퇴원할 때 산모를 그들에게 의뢰한다.

마. WHO에 의한 BFHI의 2009년 개정판에서는 영유아 식이 국제 전략과 기존의 BFHI를 통합하여 확대 갱신했다. 이 개정판은 모유수유를 하는 엄마와 그렇지 않은 엄마 모두가 필요한 수유 지원과 교육을 받을 수 있으며, 담당 스태프가 필수적인 훈련을 받도록 하는 내용을 포함한다.

  1) 이에 더하여 2009년 개정판은 신생아 시기 모유수유 시작을 강화하고, 산욕기에 모유수유를 최적화할 수 있도록 분만 과정을 재검토하는 내용을 포함하고 있다.

  2) 회원국에 BFHI 훈련 과정에 HIV와 분만가정에 대한 정보를 통합하여 제공할 수 있다.

  3) 성공적인 모유수유를 위한 10단계 중 10단계 모두가 검토되고 갱신되었다고 하더라도, 새로운 연구 결과와 이해를 반영하여 4단계에 관련된 훈련과 평가가 가장 중요하게 재정립되었다. 아기들은 출생 후 즉시 엄마와 피부 대 피부 접촉을 하도록 두어야 한다. 그리고 아기가 엄마의 유방을 찾고 첫 수유를 성공할 때까지 어떤 방해도 없도록 두어야 한다.

이는 한 시간 혹은 그 이상 시간이 걸릴 것이라고 예상된다. 담당자의 역할은 아기가 준비가 되었을 때 엄마 젖을 물고 수유를 시작하는 정상 과정을 이해하고, 첫 젖 물기가 잘 되지 않을 때 첫 수유가 가능하도록 안전하고, 도움이 될 만한 환경을 제공하는 것이다. 모유수유를 계획하지 않은 엄마나 모유수유가 금지된 엄마들일지라도 출생 후 즉시 피부 대 피부 접촉으로 적어도 1시간 이상 아기를 안고 있어야 한다.

5. FAO·WHO 국제영양회의

가. FAO·WHO 국제영양회의는 1992년 겨울 이탈리아 로마에서 열렸다. 가맹국들은 영양 및 영양에 관한 행동계획 세계선언(World Declaration on Nutrition and the Plan of Action for Nutrition)을 채택했다. 이 선언의 19조항은 '최적의 모유수유에 대한 사회적 방해 요소들을 10년 이내에 실질적으로 감소시킨다'는 것이다 (FAO & WHO, 1992).

나. 행동계획에는 '모유수유가 감염성 질환을 예방하고 관리하며, 특정 미량영양소의 결핍을 예방하고 조절함'을 명시하고 있다. 이 행동계획은 정부가 여성의 모유수유를 최대한 지지함으로써 모유수유를 장려하기를 요구한다.

6. 이노센티 선언(The Innocenti Declaration)

가. 이노센티 선언은, 1990년 8월 이탈리아 피렌체에서 개최되어 UNICEF, WHO, 미국국제개발에이전시(United States Agency for International Development), 그리고 스위스국제개발공사(Swedish International Development Authority)의 공동 후원을 받은 회의에서 채택되었다. 이노센티 선언은 1995년까지 정부가 구체적인 행동을 취할 것을 요구한다.

나. 이노센티 선언의 목표에 도달하기 위해서는 많은 국가들이 '젖 먹이는 문화'를 강화하고 '젖병 수유 문화'의 유입을 강력히 막도록 한다.

다. 적용 대상 : 1995년까지 모든 국가는 다음을 갖추어야 한다.

1) 국가 차원에서 권위가 있는 모유수유 코디네이터를 임명하고, 관련 정부 부처나 비정부기구, 그리고 의학전문가 협회의 대표들로 구성된 다양한 영역의 국립모유수유위원회를 설립해야 한다.

2) 모든 모성 관련 서비스를 제공하는 시설은 WHO·UNICEF의 공동선언 진술문(모유수유에 대한 보호·장려·후원 – 모성 관련 서비스의 특별한 역할)에서 제시된 성공적인 모유수유를 위한 10단계의 모든 단계를 충분히 수행하여야 한다(WHO, 1998).

3) 모유대체품의 마케팅 국제규약의 모든 조항의 원칙과 목표, 그리고 관련 WHA 결의안을 온전히 수행하기 위한 행동을 취해야 한다.

4) 직장여성의 모유수유 권리를 보호하는 법률을 제정하고 집행을 위한 기구를 설립해야 한다.

라. 이노센티 선언은 모든 국제기구가 다음의 사항을 시행하도록 요구한다.

1) 정책에 대한 전 세계적인 평가와 감시를 포함해서, 모유수유를 보호하고 장려하며 후원할 수 있는 행동전략을 작성한다.

2) 국가정세 분석, 국가적 목표와 행동목표의 조사 및 개발을 지지한다.

3) 정부 당국이 모유수유 관련 정책을 기획·실행·감독·평가하도록 장려하고 지지한다.

마. 이노센티 선언은 1990년 가을 열린 세계아동대회(World Summit for children) 및 1992년 5월 제 45차 WHA의 WHA 결의안 45조 34항에 의거하여 채택되었다.

7. 이노센티 +15

가. 1990년의 이노센티 선언과 2002년 세계 영유아 식이전략의 목표는 모유수유 촉진의 초석이 되었다. 그러나 놀랄만한 발전이 있다고 하더라도 훨씬 더 많은 내용이 필요하다.

나. 이노센티 +15는 관련된 모든 분야에서 다음이 가능하도록 행동사항을 발표했다.

　1) 여성에게 힘을 부여해야 한다. 여성 스스로의 권리와 더불어 엄마로서, 모유수유의 지지자로서, 다른 여성에게 정보를 제공하는 사람으로서 힘을 부여한다.

　2) 영유아 식이의 필수규범으로서 모유수유를 지지한다.

　3) 인공수유의 위험성과 모유수유가 평생에 걸친 건강과 발달에 미치는 의미를 강조한다.

　4) 인생의 모든 단계를 통틀어 여성의 건강과 영양상태를 확인한다.

　5) 방해받지 않고 모유수유를 할 수 있도록 도우며, 적절한 때에 이유기 보충식(이유식)이 시작될 수 있도록 하며, 모유대체품을 쉽게 사용하지 않도록 하며, 응급상황에서 모유수유를 보호하도록 한다.

　6) HIV 양성 여성을 상담하고 지지하면서 일반대중들에게도 모유수유를 보호·장려·후원하는 'HIV와 영아 수유의 우선행동(Priority Action) 프레임워크'를 실행한다.

　　① 이노센티 선언 2005: 영유아 식이에 대하여(Innocenti Declaration 2005: On Infant and Young Child Feeding, 2005)

다. 모든 정부에게 다음을 요청한다.

　1) 영유아 식이 및 모유수유 관련 국가기구와 조정위원회, 그리고 상업적 영향과 이해관계에서 자유로운 감시단체를 설립하고 강화한다.

　2) 모든 시설에서 최소한 국제기준을 준수하도록 한다. 엄마, 아기, 그리고 소아건강 서비스, 수유부 여성과 육아담당자에 대한 지역사회의 지지까지 포함해서 확대 적용하여 아기에게 친근한 병원 운동을 부흥시킨다.

　3) 모유대체품 마케팅 국제규약의 모든 조항과 이후의 WHA 결의안을 최소한 모두 시행하고, 각국 정부가 따르도록 한다. 국제규약에 의한 정책이 지속가능한 강화 기구를 설립한다.

　4) 모성보호법률을 제정하고, 비정규직 여성을 포함하여 모든 분야의 직장여성이 6개월간의 완전 모유수유를 용이하게 할 다른 방법들 시행한다.

　5) 모든 의료요원이 영유아 식이에 대한 정책을 수행할 수 있고 모유수유 관리에 관한 수준 높은 표준 서비스를 제공하고 최적의 모유수유와 이유기 보충식(이유식)을 지지하는 상담을 할 수 있도록, 모든 보건의료인이 근무 전과 근무 중의 훈련 시에 적절한 가이드라인에 따라 영유아 식이에 관련된 기술을 획득하도록 함을 명확히 한다.

6) 모든 엄마가 보건의료인이나 동료들로부터 모유수유와 보충식이에 관련한 정보와 상담, 지지를 쉽게 접할 권리가 있음을 확실히 인지하게 한다.

7) 영유아 식이 패턴을 관찰하고 지속가능한 시스템을 설립하여, 여기에서 얻은 정보를 모유수유의 장려 계획의 작성에 사용한다.

8) 미디어를 통해 모유수유를 지지하고, 세계 모유수유 주간과 같은 사회적 운동에 참여하는 등 최적의 영유아 식이에 관한 긍정적 이미지를 제공하도록 격려한다.

9) 환경오염과 화학적 부산물로부터 임산부나 수유부를 포함한 대중을 보호하기 위한 방법을 강구한다.

10) 세계 영유아 식이전략에서 요구하는 행동을 온전히 수행할 충분한 자원을 확인하고 할당한다.

11) 아동권리에 대한 회의에서 제공되는 것을 포함하여, 적절한 영유아 식이 시행의 진행사항을 살펴 정기적으로 보고한다(Innocetni Declaration 2005, 2005).

라. 국제규약에서 모든 제조업자와 유통업자는 다음을 따르도록 한다.

1) 모든 나라에서 국제규약 및 이후의 관련 WHA 결의안의 모든 조항을 따를 것을 명확히 한다.

2) 영유아 식품의 모든 공정은 국제식품규격위원회의 기준을 만족시킬 것을 명확히 한다 (Innocetni Declaration 2005, 2005).

8. 국제영아식품행동네트워크(IBFAN ; International Baby Food Action Network)

가. 국제영아식품행동네트워크(IBFAN)는 1979년 10월 스위스의 제노바에서 열린 영유아 식이에 대한 WHO·UNICEF 회의에서 창립되었다.

나. 회의의 말미에 6개 NGO 대표들이 IBFAN을 결성하기로 합의했다.

다. IBFAN의 목적 중 한 가지는 전 세계 산업의 판매관행을 감시·감독하고, 관련 정보를 공유하고 공표하기 위함이었다.

라. IBFAN은 조제분유와 모유대체품에 국제 마케팅 규약이 있어야 한다고 했다(영유아 식이에 대한 WHO·UNICEF 미팅, 1980 ; WHO·UNICEFF meeting on infant and young child feeding, 1980).

마. IBFAN은 정부와 회사 모두가 이 규약을 잘 지키는지 꾸준히 점검하도록 ICDC를 설립했다.

9. WHO 세계 모유수유 자료 은행(WHO Global Data Bank on Breastfeeding)

가. WHO 세계 모유수유 자료 은행은 제노바에 있는 WHO 영양 파트에 있다. 모유수유율과 수유기간을 다루는 국가와 지역의 조사연구를 통해 정보를 모은다.

나. 여러 나라들의 모유수유 경향에 대한 보고서가 마련되었다. 전 세계의 모유수유 증진을 위해 모든 노력을 기울이고 있다.

10. 교황 과학아카데미 문서 28

가. 1995년 5월 바티칸에서 교황 과학아카데미와 영국학술원이 '모유수유 : 과학과 사회에 대한 특별조사위원회'를 열었다.

나. 이 회의는 인구와 자원에 대한 총체적인 연구의 일환이었다.

다. 교황 피우스 12세는 가톨릭교도 엄마들이 모유수유를 하도록 역설했다. 교황 요한 바오로 2세는 "엄마는 젖을 먹이기 위해 시간과 정보, 지지를 필요로 합니다. 엄마의 이러한 자연적 행동을 대체할 것은 아무것도 없습니다"라고 강조했다(교황 과학아카데미, 1995 ; Pontifical Academy on Sciences 1995).

11. 유럽에서의 모유수유 보호·장려·후원 : 행동을 위한 청사진

이 문서는 유럽에서의 모유수유 장려 프로젝트의 참가자에 의해 개발, 작성되었다. 6개의 제목 아래, 이 문서는 유럽 전역의 모유수유의 실행과 모유수유의 시작, 완전 모유수유, 모유수유 지속기간이 늘어나는 것을 목표로 했다. 모유수유 경험에 만족스러워하고 능력이 있고 자신감이 있는 부모가 더 많아질 것이며, 의료종사자들도 기술은 높아지고 직업 만족도는 증대될 것이다(모유수유 장려에 대한 EU 프로젝트, 2004; Project on Promotion of Breastfeeding in Europe, 2004).

12. 모유대체품이 의학적으로 필요한 경우

아기에게 모유대체품을 허용하는 의학적 이유들의 원래의 목록(1992)은 아기에게 친근한 병원 운동을 지원하기 위해 만들어졌다. 2009년판 문서는 BFHI의 개정의 부분으로서 출판되기 이전에 수년간 순환되고 검토되었다. 모유수유의 다양한 긍정적인 건강상의 이유를 인정한 후, 엄마와 아기가 모유수유의 중지를 할 수밖에 없는 의학적인 상황이 발표되었다(WHO & UNICEFF, 2009a).

Chapter 3

의사소통과 상담기술
Commmunication and Counseling Skills

Judith Lauwers, BA, IBCLC, FILCA

학습목표

- 엄마의 역량 증진을 이끄는 상담교육의 원리를 이해한다.
- 엄마에게 내용을 전달하고 상담하는 데 있어서 중요한 3요소를 기술한다.
- 엄마를 정서적으로 지지하고, 이해하며, 행동 욕구를 만족시키는 상담과정과 전략을 기술한다.
- 상담과정에서 상담가와 엄마의 역할에 대해 토론하고 여러 상담법에 대해 이야기한다.
- 엄마를 지지하고 상담에 필요한 정보를 도출하는 다양한 기술들을 설명한다.
- 상담 중 효율적으로 문제를 해결할 수 있으며 정기적으로 점검하도록 한다.
- 우울한 부모들의 마음을 인식하고 지지하는 상담 전략을 이해한다.

서 론

상담을 효율적으로 하고 의사소통을하는 것은 수유상담가의 기본이다. 이러한 상담과 소통의 기술을 사용하여 엄마들이 육아와 모유수유에 대한 자신감을 발전시킬 수 있도록 한다. 수유상담가의 태도와 접근방식, 지지와 조언에 따라 엄마를 돕는 정도가 크게 달라진다. 상담을 공부하는 성인학습자들은 스스로 자신의 상담 결과에 대해 통제하고 있음을 인지할 필요가 있다. 따라서 엄마와 수유상담가 사이의 신뢰관계를 확립하는 기술은 엄마의 인지능력과 성장을 촉진하고, 엄마가 수유상담가의 조언을 잘 따르도록 한다.

초보엄마나, 처음으로 모유수유 시도하는 엄마들은 육아자신감을 떨어뜨릴 수 있는 내용이나 얼굴 표정에 취약하다. 수유상담가 효율적으로 엄마들의 신체언어(body language)와 목소리 톤을 알아챈다면 엄마 스스로 유능함과 자신감을 느끼도록 분위기를 조성하는 데 도움이 될 것이다. 긍정적인 단어와 문장을 선택하는 것이 효율적인 상담 분위기를 형성하는 데 도움이 된다. 엄마를 정서적으로 지지하는 것도 엄마들로 하여금 모유수유에 자신감과 능력이 있다고 느낄 수 있도록 돕는다. 수유상담가가 주의 깊게 듣고 민감하고 적절하게 반응하는 법을 익히는 것은 엄마들 스스로가 가치있고 통제력을 가지고 있다고 느끼도록 도와줄 것이다. 수유상담가가 문제 해결에 착수하기 전에 충분한 정보를 수집하고 통찰하는 것이 중요하다. 이 장에서 제시된 상담기술은 수유상담의 효율을 최적화하고 의미 있는 상호작용에 기여할 것이다. 이러한 것들은 각각의 상황에 따라 꺼내 쓸 수 있는 수유상담가의 도구상자의 일부분이다.

1. 성인학습의 원칙

가. 성인학습자들은 교육자에게 솔직함과 정직함을 기대한다.

    1) 교육을 담당하는 보건의료인은 성인인 부모들이 정보에 근거한 결정을 할 수 있도록 지식을 제공할 책임이 있다(Northouse, 1985).

    2) 교육자는 부모를 교육하여, 그들이 책임 있는 선택을 하고 학식이 풍부한 건강관리 소비자가 되도록 한다.

    3) 교육자는 부모가 모유수유를 하지 않았을 때의 결과를 이해하고 영아의 식이에 대해 정보에 기반한 결정을 할 것임을 믿어라.

        가) 교육자는 엄마가 모유수유를 선택하지 않을 때 생겨나는 죄책감에 대한 공포가 걱정되어, 부모에게 근거에 기반한 사실을 알려주는 것을 피해서는 안 된다.

        나) 여성들은 모유수유 하지 않기로 한 선택이 스스로의 결정인지, 다른 이의 강요에 의한 것인지에 상관없이 수유 부족을 경험한다.(Labbok, 2008)

나. 성인학습자는 학습 과정에서 적극적인 참여자이다(Knowles, 1980).

    1) 자기주도, 자기신뢰가 있으며 위험을 부담해도 된다는 격려를 받은 성인학습자는 교육계획을 실행한다.

    2) 엄마는 문제 해결력을 높이고, 그 계획에 대한 주인의식을 갖고 그 결과에 책임을 진다.

    3) 엄마는 스스로의 학습을 평가하고 필요한 행동을 취한다.

    4) 교육자가 간섭을 배제한 접근법은 스스로 컨트롤할 수 있는 능력을 키워주고 개인적인 성장에도 도움이 된다(Law 외, 2007).

다. 학습 분위기는 학습 결과에 영향을 미친다.

    1) 성인학습자의 지식상태와 성인학습자의 환경이 유연한지에 따라 성인학습자의 의사결정 과정에 영향을 미친다. 적절한 지식이 있고 유연한 환경에 있는 성인학습자는 건강 문제에 대해 결정을 한 후 만족한다(Wittmann-Price, 2006).

    2) 교육자가 성인학습자의 학습을 증진시키는 긍정적인 인상 만들기

        가) 자신감, 사람들과 어울릴 수 있는 능력, 유머감각, 열정, 친근함을 보여라.

        나) 학습자들을 존중하고 기꺼이 유연하게 적응하라.

        다) 산뜻하고 깔끔하고 세련된 옷차림을 하라.

        라) 긍정적인 신체언어를 사용하고 자주 눈을 맞추고 강한 목소리로 신중하게 말하라.

        마) 확고한 지식을 바탕으로 지식을 공유하고자 하는 바람을 설명하라.

라. 교육할 때 다중 감각적으로 접근하는 것이 학습 과정을 향상시킨다.

    1) 다양한 감각을 활용하는 것은 시각·청각·운동감각적 학습이 일어나도록 도울 수 있다(Russell, 2006).

    2) 적절하고 문화적 맥락에 맞는 유머를 학습 과정과 통합하면, 생각과 감정지능을 촉진할 수 있다(Chabeli, 2008; Ziv, 1983).

        가) 유머는 긴장과 불안을 감소시키고 생산성을 증대시킨다.

        나) 유머는 다른 의견들이 떠오르도록 자극하고 엄마가 기꺼이 새로운 방식으로 상황을

보도록 한다.

　　　　다) 뇌의 좌우반구를 자극하고 통합하여 최고수준에서 학습이 이루어지도록 한다.

　　마. 모든 성인교육은 특정한 엄마와 아기에 맞추어 개별적으로 시행한다.

　　　　1) 모든 엄마와 아이의 능력을 인지하고 그들이 자신의 페이스를 가지도록 놔두어라.

　　　　2) 엄마의 배경을 존중하고 친밀해져라.

　　　　3) 문제 해결에 들어가기 전에 엄마의 학습의욕과 배울 준비가 되었는지 평가하라.

　　　　　　가) 엄마가 정보를 처리하고 배울 수 있는 능력이 극대화될 '잘 알아듣는 순간'에 투자하라.

　　　　　　나) '잘 알아듣는 순간'을 결정할 때 엄마의 신체적인 편안함, 자신감 수준, 정서상태, 엄마와 아기의 건강을 살펴라.

　　　　　　다) 엄마의 말하는 스타일과 묘사를 사용하고 엄마의 유머 강도나 유머 감각에 맞추어라.

　　　　4) 모든 중재 방법이 목표가 뚜렷하고 이치에 맞는지 확인하라.

　　　　5) 제안과 행동은 엄마의 반응에 맞추고 적절히 문서화된 자료를 제공하라.

　　바. 학습 결과는 학습의 단계에 의존한다.

　　　　1) 구두 언어로 정보를 공유하는 것은 학습의 가장 낮은 단계이다(예: 말해주세요. 기억할 것입니다).

　　　　　　가) 구두 설명은 시각적, 상호적 재확인이 필요하지 않을 때 적절하다.

　　　　　　나) 예: 피임이나 영양에 대한 토론

　　　　2) 구두 설명에 시각적 강화를 연결하면 학습단계를 증가시킨다(예: 보여주세요. 이해하겠습니다).

　　　　　　가) 상호 재확인이 필요하지 않을 때 적절하다.

　　　　　　나) 예: 젖 물리기를 설명하기 위한 유방덮개의 사용

　　　　3) 학습자가 학습 과정에 활발하게 참여하도록 하는 것은 학습의 최상위 단계를 이루어낸다(예: 직접 참여시켜주세요. 숙지하겠습니다).

　　　　　　가) 언어적·시각적 강화를 결합하는 것은 엄마가 교육받은 기술들을 익숙하게 잘 수행할 수 있는지 아닌지를 보여준다.

　　　　　　나) 예: 유축기 사용 시연을 엄마에게 시켜보는 것

2. 의사소통의 요소

　　가. 의사소통을 위해서는 두 개의 기본 요소가 필요하다. 내용을 전달하는 것과 받아들이는 것이다.

　　나. 인간의 뇌는 과학적인 자료보다는 이야기를 풀어가도록 단단하게 연결되어 있다(Green et al, 2002).

　　　　1) 엄마의 결정은 자신의 친구들이나 인터넷의 입증되지 않은 일화적인 내용에 의해 편향되어 있을 수 있다.

　　　　2) 엄마들은 자신의 주변으로부터 들은 일화들을 더 좋아하고 통계적 자료는 무시할지도 모른다.

3) 이야기들은 좀 더 생생하고 딱딱한 자료보다 쉽고 전문적인 의사소통에서도 유용하다. 근거에 기반한 이야기는 연구에 기반한 수행에 관련된 일화들을 이용한다.

다. 메시지가 어떻게 수용되는지를 결정하는 3가지 요인은 말로 하는 메시지, 목소리 톤, 신체언어이다(DeVito, 1989).

라. 화자가 사용하는 단어는 받아들여진 메시지의 7%만을 차지한다.

　1) 엄마의 자신감을 훼손하지 않도록 하고, 엄마가 뭔가 잘못하거나 잘못 말하고 있다는 것을 함축하는 용어를 사용하지 않으면서도 엄마의 부적절한 행위들을 교정할 수 있는 단어나 어구를 선택하라.

　　가) 접속사 '하지만(but)'은 처음 생각의 반을 부정해버리기 때문에 '그리고(and)'로 대체될 수 있다. 다음에서처럼 말이다. "당신은 지금도 아기를 좋은 자세로 잘 안고 있어요. (하지만) 그리고 만약 아기를 살짝 돌리면 훨씬 더 젖 물리기를 잘 할 수 있다는 걸 알게 될 거랍니다."

　　나) '해야 한다(should)'는 동사는 판단을 함축하고 있어 다른 단어로 바꿔 말할 수 있다. "아기가 원할 때마다 수유를 하셔야 합니다" 대신 "아기가 원할 때마다 수유하시면 아기의 욕구를 잘 충족시켜줄 수 있을 것입니다"라고 고쳐 말하라.

　2) 의학용어를 피하고, 엄마의 지적 수준에 맞는 단어를 사용하라.

　3) 엄마의 모국어가 당신과 다르다면, 그녀가 당신을 이해할 수 있는지 명확히 하고, 통역사가 필요한지 고민하라.

　4) 성공이냐 실패냐, 적절한가 부적절한가를 나타내는 용어를 포함하여 엄마의 자신감을 손상할 수 있는 부정적 용어와 이미지를 피하라.

　5) 복합적인 내용을 보내지 않도록 하라. 바람직한 효과를 만들어낼 단어를 명확히 사용하라.

　6) 이해를 도울 수 있도록 증거, 시각적 보조도구, 문서화된 지시사항을 이용하여 언어적 내용을 보충하라.

마. 목소리 톤은 받아들여진 내용의 38%를 차지한다.

　1) 말하는 태도는 따뜻하고, 친절하고 유머스한 분위기를 만들 수 있다.

　2) 적절한 크기로 너무 크지도 너무 낮지도 않은 목소리로 말하라.

　3) 적절한 속도로 너무 빠르지도, 느리지도 않게 말하라.

　4) 적절한 높이의 언어로 화가 나거나 흥분했을 때도 목소리가 높아지지 않도록 하라.

바. 신체언어는 받아들여지는 내용의 55%를 차지한다.

　1) 신체언어는 비언어적 의사소통의 행동적 패턴에 기반하게 되는데, 모든 몸의 움직임을 포함한다(Fast, 1970).

　　가) 신체언어는 의도적인 것에서부터 무의식적인 몸의 움직임이나 자세에 이르기까지를 망라한다.

　　나) 문화에 따라 다양하기도 하고 문화적 장벽을 초월하기도 하는데, 의뢰인의 인구집단을 반영할 필요가 있다.

　2) 여성은 얼굴 표정이나 눈맞춤과 같은 시각적 의사소통의 신호들에 의존하는데, 이러한 신

호들이 정보를 받아들일지 아닐지를 결정한다(Brizendine, 2006).

가) 미소는 따스하고 마음이 동하는 분위기를 조성하는 것은 물론, 엄마들이 편안하게 느끼게 하고 엄마들에게서 미소를 유도해낸다.

나) 눈맞춤은 의사소통을 하고자 하는 마음을 전달하여 따스하고 포근하며 마음이 통하는 분위기를 형성한다.

(1) 눈맞춤은 타인에게 영향을 미치는 강력한 도구로 작용한다.

(2) 대부분의 문화에서 눈맞춤을 하지 못하는 것은 부정적인 메시지를 보내는 것과 같다. 문화적으로 문제없다면, 적어도 전체 시간의 85% 이상을 눈맞춤을 유지하도록 노력하라.

3) 이완된 편안한 자세가 따스하고 마음이 통하는 분위기를 형성한다.

가) 양쪽 발을 바닥에 고정한 채 정면으로 앉거나 서라.

나) 팔은 한 편에 편안하게 두거나 앉은 자세에서는 무릎 위에 두어라.

다) 개방된 자세가 의미 있는 수준의 의사소통을 하고자 하는 개방성을 보여준다. 팔짱을 끼거나 다리를 꼬는 자세는 무관심이나 정서적 거리가 있다는 의미를 전달한다.

라) 개방적 자세와 앞으로 좀더 숙이는 자세를 결합해서 취하면 엄마들을 대화에 끌어들이는 데 관심이 있다는 의미를 전달한다.

4) 상대방과의 높이와 거리가 전달하려는 내용을 강화시킬 수도, 어지럽힐 수도 있다.

가) 상담에 대한 엄마의 반응에 맞춰, 너무 멀지도 너무 가깝지도 않은 편한 위치를 잡아라. 너무 가까이 서거나 앉는 것은 상대의 개인적 공간(편안함을 느끼는 공간)을 침해한다. 또 너무 멀리 떨어져 서거나 앉는 것은 너무 바쁘거나 관심 없다는 내용을 전달하게 된다.

나) 상대방에 대한 상대적인 높이는 누가 가장 중요하고 가장 통제력을 가지고 있는지에 대한 의미를 전달한다. 비슷하거나 엄마보다 낮은 위치는 엄마가 통제력을 갖게 하고, 보다 더 큰 자기신뢰감이나 유능한 느낌을 갖게 한다.

5) 신체 접촉은 따스함, 돌봄, 격려의 의미를 전달한다.

가) 단, 반드시 적절한 시기와 적절한 흐름 안에서이다.

나) 엄마의 유방이나 아기를 만지기 전에는 허락을 구한다.

6) 엄마의 신체언어를 읽는 것을 배워라.

가) 얼굴 표정의 변화는 감정의 변화를 반영한다(Coon 외, 2008).

나) 엄마의 반응과 신체언어를 관찰하고 반응하라.

다) 엄마가 보내는 비언어적인 내용에 집중하고, 신체적 불편함의 징후가 있는지 살펴라.

3. 상담과정

가. 상담과정에서 성격과 태도는 중요하다.

1) 사람들의 태도에 대한 지식은 그들의 행동을 이해하고 예측하게 하는 통찰력을 제공한다.

2) 개인적 경험과 외부로부터의 정보가 태도를 변화시킬 수 있다.

3) 따뜻하고 배려 있는 태도는 진심어린 관심과 공감을 보여준다.

　　가) 느낌이나 생각을 드러내는 것에 대해 적절하게 마음을 열면, 엄마의 신뢰도 높아지고 엄마 자신의 마음도 더욱 열릴 것이다.

　　나) 판단하지 않고 엄마의 개성과 가치를 인정하는 것은 엄마로서 자기 자신이 될 자유를 준다.

　　다) 분명하고 정확한 의사소통은 혼란과 좌절을 감소시킨다.

　　라) 유연성은 상담과정 중 상담가가 각각 다른 단계에 있는 엄마들 각각에게 적절하게 반응할 수 있도록 도와준다.

4) 비효율적인 의사소통 기술은 무관심이나 정서적 거리를 두는 태도로 받아들여질 수 있다.

5) 보건의료인의 모유수유에 대한 애매한 태도가 의도하지 않은 분유의 사용을 촉진할 수 있다.

나. 효율적인 상담은 정서적인 지지를 필요로 하는 엄마를 만족시킨다.

1) 교육과 지지는 자각을 높이고, 엄마가 목표에 도달할 수 있도록 능력을 부여한다(Betzold 외, 2007).

2) 자신감을 얻게 된 엄마는 모유수유의 기간을 연장시킨다(O'Brien 외, 2008).

3) 엄마가 정보를 획득하고 문제를 해결할 수 있는 단계에 도달할 수 있도록 도와주어라.

　　가) 엄마의 느낌이나 불안을 말로 할 수 있도록 안정감을 제공하라.

　　나) 엄마의 행동을 칭찬하고 그녀의 느낌, 감정, 걱정들을 확인해주어라.

　　다) 엄마가 말하지 않은 것들을 들어라. 엄마의 감추어진 내용을 찾아라.

　　라) 엄마의 안녕과 관심사를 진심으로 돌볼 것이라는 내용을 전달해라.

다. 효율적인 상담은 이해와 자기효능감을 증가시킨다.

1) 중재 방법들은 더 오랫동안, 그리고 좀 더 온전히 모유수유를 할 수 있도록 하면서 엄마의 자기효능감을 향상시키는 데 목표를 둔다(Nichols 외., 2009; Sisk 외., 2006).

2) 엄마에게 문제를 확인하고 해결하도록 도구와 지지를 제공하는 것은 모유수유 관련 자기효능감을 향상시킬 수 있다(Kang 외., 2008).

　　가) 엄마는 문제와 문제의 원인을 명확히 정의하고 이해하기 위해서 자신과 자신의 느낌을 이해한다.

　　나) 엄마는 문제를 풀어가는 데 있어 자신이 가진 선택지를 이해한다.

　　다) 엄마는 정보에 근거한 선택을 하고, 자신의 행위에 대한 책임을 맡는다.

　　라) 엄마는 문제 해결에 활발하게 관여하면서 권한을 갖고 있는 것처럼 느낀다.

라. 부모는 부모역할을 획득하면서 단계적으로 진화해간다. 몇몇 엄마들은 상담의 초기 단계의 더 직접적인 상담 접근에서 보다 잘 반응할지도 모른다(Chapter 4 '부모역할' 참고).

마. 엄마가 신체적으로 불편할 때는 상담과정이 방해받을 수 있다.

1) 엄마는 너무 힘들어서 경청하거나 배울 수 없을 수도 있다.

2) 교육과 문제 해결을 진행하기 전에 엄마의 불편감을 해소하도록 도와라.

4. 상담 방법

가. 상담은 안내(guiding), 지도(leading), 점검(follow-up)이라는 세 가지 방법을 포함한다 (Brammer, 1973).

나. 상담을 통한 해결책 안내 과정은 엄마의 말을 진정으로 경청하고 엄마의 느낌, 목표, 행동에 영향을 미치는 다른 요인들을 이해하면서 공감하도록 도울 것이다.

    1) 안내로 상담을 시작하고 상담이 끝날 때까지 지속적으로 안내하라.

    2) 안내를 통해 엄마에게 정서적 지지를 제공한다.

        가) 안내를 통해 수용과 관심의 내용을 전달한다.

        나) 안내를 통해 엄마가 자기 생각과 걱정, 관심을 개방적으로 표현하도록 격려한다.

        다) 안내(guiding)를 통해 엄마가 당신이 무엇을 말하는 것을 무심히 듣도록 돕는다.

다. 지도(leading)의 방법은 상담가가 대화를 지도하도록 좀 더 적극적인 역할을 요구한다.

    1) 지도 과정은 상담가와 엄마가 상황을 좀 더 명확히 보도록 돕는다.

    2) 지도 과정은 문제를 해결하지 못하는 엄마를 돕는다.

    3) 지도 과정은 행동하기까지의 선택사항들을 명백하게 한다.

    4) 지도 과정은 상담가와 엄마가 문제 해결 연대를 형성하도록 한다.

라. 점검은 상담과정에서 필수적이다.

    1) 점검은 다음 만남을 언제 어떻게 할지 결정짓는다.

    2) 점검은 다음 만남을 위해 필요한 준비사항을 규정한다.

    3) 점검은 만남의 효용성을 분석한다.

    4) 점검은 상담가의 제안이 유용한지 아닌지를 나타낸다.

    5) 점검은 엄마가 더 필요로 하는 지지와 도움을 알게 한다.

    6) 점검은 엄마로 하여금 상담가가 자신을 돕는 데 얼마나 관심을 쏟고 있는지 알게 한다.

5. 안내 방법에서의 기법들

가. 안내 방법에서의 상담기법은 엄마가 토론에서 자유롭게 말하고 적극적으로 참여하기를 격려, 촉진한다.

나. 경청기법은 언급된 것을 재확인하고 엄마의 진술을 명확히 하며, 엄마의 상황을 받아들이고 있다는 것을 보여주며, 엄마가 문제 해결에 도달하도록 격려한다.

    1) 참석은 경청기법의 가장 낮은 단계이다.

        가) 당신은 당신이 주의를 기울이고 있음을 알리기 위해 수동적으로 듣게 된다.

        나) 참석의 예에는 다음과 같은 것이 있다. 눈맞춤, 개방된 자세, 고요한 몸동작, 조용한 중지 또는 "네", "음"이라고 말하는 것 등이다.

    2) 반영 경청(숙고적 경청)이라고도 불리는 적극적 경청은 엄마가 의미하는 것이라고 여겨지는 것을 바꾸어 말해주는 것이다.

        가) 엄마의 관점을 수용함을 보여라.

        나) 엄마의 반응을 격려하라.

다) 엄마가 심사숙고할 수 있도록 내용을 명확히 하라.

　3) 공감 경청은 단순히 단어를 반영해주는 것을 넘어 중요하다.

가) 정서적, 지적으로 이해하려는 의지를 갖고 듣는다.

나) 엄마가 말한 내용과 느낌 모두를 바꾸어 말한다.

다) 엄마가 자신이 계획된 내용을 보냈는지 아닌지 알게 하는 데 도움이 된다.

다. 촉진적 기법은 엄마로 하여금 더 많은 정보를 제공하고, 자신의 상황을 더 잘 설명하도록 적극적으로 격려한다.

　1) 엄마는 특정한 관심이나 작은 영역의 문제나 감정에 초점을 맞춘다.

　2) "유두가 ~할 때만 아프다는 것을 의미합니까?"에서처럼 내용을 명확히 해주는 것은 요점을 간결하게 하도록 돕는다.

　3) 개방형 질문은 정보를 수집하는 유용한 기술이다.

가) 개방형 질문은 단순히 "예" 또는 "아니오"라고만 답할 수 없는 질문이다.

나) 개방형 질문은 '누가', '무엇이', '언제', '어디서', '왜', '어떻게', '얼마나 많이' 또는 '얼마나 자주'라는 말로 시작한다.

다) "아기가 충분히 자주 모유를 먹나요?"라고 질문하는 대신 "24시간 동안 얼마나 자주 모유를 먹나요?"라고 질문하라.

　4) 해석은 적극적 경청에서 한 걸음 더 나아가 공감적 듣기가 되도록 한다.

가) 단순히 반복해 말하는 것이라기보다는 무엇을 말한 것인지 해석한다.

나) 엄마가 상담가의 해석에 대해 동의하거나, 또는 동의하지 않게 한다.

다) "아기가 충분한 모유를 먹고 있는지 걱정하고 있군요"에서처럼 표현된 감정을 기술해 준다.

　5) 초점을 맞추는 것은 문제 해결에 도움이 되는 한 가지 주제를 추구하거나 몇 가지 주제로 압축하는 것이다.

가) 반복할 특정 주제를 선택한다.

나) 엄마가 별 관련성이 없는 주제로 들어갈 때 유용하다.

다) 예: ~에 대해 조금 더 말해주세요.

　6) 요약은 중요한 정보를 강조하고 재확인한다.

가) 행동계획을 다시 말한다.

나) 상담가가 엄마에게 집중하고 있다는 점을 알려 안심시킬 수 있다.

다) 상담가가 엄마를 이해하고 있음을 알게 한다.

라) "우리가 시도할 만한 몇 가지에 대해 얘기했는데요. 어떤 방법이 당신에게 가장 도움이 될까요?"라는 질문에서처럼 엄마가 직접 요약할 때 가장 효과적이다.

라. 영향을 미치는 기법은 엄마에게 긍정적인 청사진을 주입하고, 엄마가 계속적으로 도움을 구하도록 돕는다.

　1) "초기 젖이 붇는 것이 나아지면 훨씬 더 편안해질 겁니다"에서처럼 안심시키는 것은 엄마가 자신의 상황이 정상적이라고 알게 하고 상황이 좋아질 것이라고 생각하게 만든다.

2) 희망을 주는 것은 엄마가 자신의 상황과 감정이 어떻게 연결되어 있는지를 알게 한다.

　가) 엄마가 자신의 느낌을 말하도록 격려한다.

　나) 긴장을 완화하는 것을 돕는다.

　다) 엄마가 긍정적 행동을 취하도록 격려한다.

　라) 예: 당신의 엄마가 저희와 함께 할 수 있어 기쁩니다. 그녀가 모유수유에 대해 좀더 잘 이해할 수 있게 될 때 조금 더 모유수유를 지지하게 되실 거예요.

3) 강점을 아는 것은 엄마가 자신의 긍정적 자질과 아기의 긍정적 자질에 초점을 맞추도록 돕는다.

　가) 부정적 요인을 저지시킨다.

　나) 엄마가 인내하도록 격려한다.

　다) 엄마가 자신의 자원을 개발하고 신뢰하도록 격려한다.

　라) 엄마가 즐거웠던 기억을 회상하도록 돕는다.

　마) 예: 당신은 그걸 정말 잘했어요.

6. 지도 방법에서의 기술

가. 지도 방법에서의 기술은 토론을 이끌어가는 데 대한 책임을 상담가에게 더 많이 부여한다.

나. 목표는 문제를 이해하고 행동계획을 개발하는 것이다.

　1) 엄마가 문제를 해결하지 못할 때 사용된다.

　2) 엄마를 문제 쪽으로 이끌기 위해 추가적 자원을 제공한다.

　3) 상담가의 문제 해결력이 미성숙하거나 부정확하지 않도록 충분한 정보를 모아야 한다.

　4) 엄마의 신뢰를 얻기 위해 시간을 들이고, 문제를 해결하기 전에 상황을 명료하게 하라.

　5) 부모에게 적절한 시기에 적절한 정보를 주어라.

다. 정보 제공은 작용 기전과 배후의 원인을 설명한다.

　1) 잘못된 개념이나 잘못된 관리는 민감하게 수정하라.

　2) 부모로서 잘 성장하도록 도울 적절한 자원을 제공하라.

　3) 지지부진할 때, 또는 결정을 하려고 할 때 때로는 선행지도를 제공하라.

　4) 분만 전에 첫 교육을 받도록 장려해서 산후 교육은 재확인에 초점을 맞출 수 있도록 하라.

　5) 예: 아기가 젖을 빨 때 신경말단이 자극되어 모유 생성 신호를 보낸다. 따라서…

라. 문제 해결은 엄마와 상담가 사이에 협력관계를 형성할 때 가능하다.

　1) 정보와 당신이 획득한 느낌에 기반한 첫 예감(생각이나 가설을 의미)을 만들어라.

　2) 예감을 확인할 추가적 요인들을 찾아라.

　3) 어떤 문제가 일어날지를 제시함으로써 예감을 시험해보라.

　4) 엄마가 그 예감을 거절한다면, 더 깊은 통찰과 정보를 얻기 위해 안내기법을 사용하여 다른 예감을 탐색하라.

　5) 예감이 확인되었다면, 엄마와 행동계획을 개발하라.

　6) 엄마가 문제 해결에 적극적일 수 있도록 비단정적인 접근을 사용하라.

7) 엄마를 압도하는 것을 피하기 위해 제안은 2~3가지로 제한하라.

8) 엄마가 이해했는지를 확인하기 위해 앞으로의 계획을 엄마가 요약하도록 요청하라.

9) 계획에 시간 제한을 두어라. 그리고 그 계획이 제대로 작동했는지, 혹은 그 이상의 제안이 필요한지를 학습하기 위해 점검하라.

7. 점검에 있어서의 기술

가. 점검은 지속되는 절차로 매 만남 후에 시행되어야 한다. 상황의 위급함에 따라 얼마나 빨리, 또 얼마나 자주 점검이 필요한지 결정된다.

나. 회기를 평가하기

1) 만남이 얼마나 효과적이었는지, 엄마의 요구가 충족되었는지 점검하라.

2) 적절한 상담기술이 사용되었는지 평가하라.

3) 엄마에게 제공한 정보와 조언을 평가하라.

4) 문서화한 방법을 평가하라.

다. 다음 만남을 예약하기

1) 엄마가 어떤 점검을 하고 언제 만날 것인지, 누가 시작할 것인지 알게 하라.

2) 어떤 다른 추가적 정보나 도움이 필요한지를 결정하라.

3) 엄마가 필요할 때 당신에게 연락할 수 있도록 문을 열어놓아라.

4) 다른 건강관리 전문인이나 지역사회 자원으로의 연결을 적절히 해주어라.

5) 산후 초기 몇 주 동안은 개인적으로 또는 지원집단으로의 연결을 통해서 잦은 연락을 하도록 예정을 세워라.

라. 외부의 자원을 찾기

1) 정보와 자원을 입수하는 것은 당신이 수유상담가로 성장하도록 돕고, 추가적인 정보와 문제에 대한 새로운 전망을 제공한다.

2) 동료로부터 지지와 조언을 구하라.

마. 상담과정을 새로이 하기

1) 상담과정은 각각의 성공적인 만남으로 새로이 시작한다.

2) 안내기법으로 시작해서 지도기법으로 진행하고, 필요하다면 점검 과정으로 진행하라.

8. 슬퍼하는 엄마를 상담하기

가. 아기를 잃은 부모들은 상실의 슬픔이 해소되기 전까지 몇 단계의 슬픔을 겪게 된다(**그림 3-1**).

1) 이들은 아기를 잃은 것을 애도하기 위해 곧바로 가족들과 함께 조용하게 시간을 가질 필요가 있다.

2) 애도 과정 동안 자신의 느낌에 대해 얘기하는 것이 엄마를 돕는다.

3) 부모가 받은 지지와 이해의 정도에 따라 (사별반응의) 해소는 2년가량 걸릴 수 있다.

4) 아기에게 젖을 먹이거나 모유를 짜던 엄마들은, 자신이 아기에게 최선을 다했다는 것을 알면 보다 편안해질 수 있다.

5) 다른 아기의 생명을 구할 수도 있는 모유를 기증하는 것이 엄마의 정서적 치유의 한 부분이 될 수도 있다.

6) 비슷한 경험을 한 다른 부모들과 함께 이야기하는 것이 (부모 생각에) 도움이 될 수 있다.

7) 상담은 지역사회 성직자나 사회적 서비스 기구를 통해 가능하다.

나. 적절한 상담기술, 엄마의 감정을 꿰뚫어볼 통찰력, 그리고 진실한 감정이입이 엄마를 편안하게 할 수 있다는 자신감을 갖고 상황에 다가가야 한다.

1) "가슴이 찢어질 듯 슬프시겠지요" 혹은 "당신이 느끼는 상실이 어떤 것인지 감히 짐작할 수 없어요"에서처럼 당신이 짐작하는 엄마의 감정들을 엄마에게 이야기하라.

2) 아기의 이름을 물어보고 대화중에 아기의 이름을 사용함으로써 아기의 중요성을 인정하라.

3) 당신이 엄마의 감추고 싶은 곳까지 침해하지는 않을 것임을 안심시키며, 엄마의 말을 기쁘게 들을 것이라는 점을 알려주어라.

4) 아기가 사망한 후 부모가 아기를 안거나 바라보고, 사진을 찍고 기념물로 이름이 적힌 팔찌를 끼워둘 권리를 확실히 하도록 당신이 도와라.

다. 고위험군에 속한 신생아 부모들은 비슷한 애도 과정을 경험할 것이다.

1) 그들은 건강한 아기를 가진 다른 부모들과 접촉하는 것을 피할 것이다.

2) 죽을지도 모를 아기에게 애착을 갖게 되는 것에서 스스로를 보호하기 위해 아기와 함께 하는 것을 피할 것이다.

3) 그러한 감정은 보통 아기의 상황을 받아들인 뒤에 소실된다.

4) 부모들은 또 자신의 아기를 다른 기관으로 이송해야할 때 슬퍼하게 된다.

5) 병원에서나 그들의 가족 및 지역사회 내에서 부모가 지지를 받도록 격려하라.

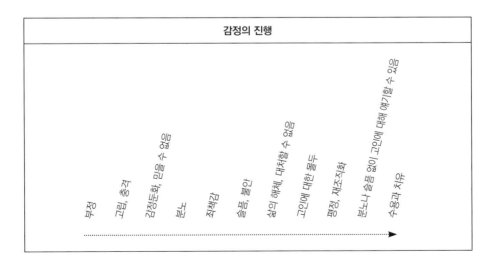

그림 3-1 애도 과정의 절차

출처 : Lauwers J & Swisher A(2010), 수유부 엄마를 상담하기: 모유수유 가이드, 5판, Sudbury, Jones & Bartlett Learning

Chapter 4

부모의 역할

The Parental Role

Judith Lauwers, BA, IBCLC, FILCA

학습목표

- 건강관리 시스템에서 부모의 역할을 기술한다.

- 부모와 아기의 결합과 애착을 돕는 요인을 안다.

- 새로 부모가 된 분들의 공통적인 감정에 대해 서술하고, 부적절한 양육의 신호들을 인지한다.

- 성 학대 이력의 징후를 인지한다.

- 산후 부부관계 적응과 가족계획의 선택사항에 대해 토론한다.

- 생활에 큰 변화가 생겼을 경우와 대안적 가족형태에서의 모유수유에 대해 기술한다.

- 엄마에 대한 지원체계를 안다.

서 론

양육의 역할과 가족관계는 사회적, 문화적, 역사적 요인들에 의해 영향을 받는다. 부모는 각 문화를 초월하여 공통의 목표를 공유하지만 이러한 목표를 만족시키기 위한 접근 방법에서는 차이가 난다. 어떤 문화에서는 가족과 집단 정체성을 강하게 강조하는 반면, 다른 문화에서는 개인성과 독립성을 높이 평가한다. 육아에 대한 태도와 추천되는 육아방식은 남녀의 역할에서처럼 시간에 따라 변화되어 왔다. 자녀의 이상적인 발달을 유도하기 위해서는 엄마와 아빠는 다양한 역할의 균형을 맞출 필요가 있다. 부모와 아이 모두에게 혼란을 주는 정보와 조언을 포함한 논문이나 책도 있다. 핵가족 하의 부모는 대가족과는 달리 부모의 역할을 학습하고 수행할 역할모델이 부재하다. 남자가 가장이 되고 기혼남녀로 구성되는 전통가족에서부터 이혼과 재혼을 통한 새로이 융합된 가족, 싱글맘과 아이 형태에 이르기까지 모든 형태의 가족구성원이 존재할 수 있다. 가난하게 생계를 꾸려가는 가족은 확실히 육아를 어렵게 하는 각종 장애물에 직면하게 된다. 또한 경제적 이유 때문에 여성들은 짧은 출산휴가 후에 직장으로 복귀할 때가 있는데, 새로 부모가 된 이들을 위해 교육의 필요성이 커졌다. 수유상담가는 모유수유를 보조하면서 동시에 새로이 형성된 가족들에게 유익한 지원을 제공한다는 면에서 독특한 위치에 속해 있다.

1. 건강관리 시스템에서 부모의 역할

가. 적극적이면서 건강에 대한 지식이 많은 의료소비자인 부모는 자신의 아기를 양육하는 데 의사결정권자로서 책임이 있다.

나. 부모가 다음을 하도록 격려한다.

　　1) 예의 바른 태도로 관심과 기호를 표현하게 하라.

　　2) 건강관리의 긍정적 측면을 강화하게 하라.

　　3) 건강관리에 대한 계획을 합의하여 수행하고 행동의 결과를 받아들이게 하라.

　　4) 진료 연계를 위해 그동안의 자료들을 의사에게 보내게 하라.

2. 부모 역할의 획득

가. 임신, 출산에 대해 미리 안내하고 활발하게 참여하도록 하는 것이 부모 역할을 이해하는 데 도움이 된다(Freed 외., 1992; Gamble 외., 1992; Jordan 외., 1990).

　　1) 부모가 되는 것은 스트레스가 많은 일이다(Randall 외., 2009).

　　　　가) 부모가 아닌 사람에 비해 부모인 사람들이 결혼생활에서의 만족도가 더 크게 감소한다(Lawrence 외., 2007).

　　　　나) 임신 당시 높은 사회적 지지를 받은 부부는 산후 6주의 스트레스 수준이 유의미하게 낮음을 보고했다(Castle 외., 2008).

　　　　다) 과도기 가정[1]에는 부부간 결혼생활을 지지하는 기회를 제공한다(Schulz 외., 2006).

　　　　라) 관계에서의 변화가 생기면 결과적으로는 관계가 좀 더 친밀하게 된다(Fägerskiöld, 2008).

　　2) 엄마 역할 획득이란 용어는 루빈(Rubin)에 의해 처음으로 기술되었는데(1967a, 1967b), 초보엄마의 행동특징을 보이다가 점차 벗어나는 단계를 설명하고 있다.

　　　　가) 모유수유는 여성이 엄마로 이행되어가는 과정이다(Marshall 외., 2007).

　　　　나) 여성이 일찍 엄마가 되는 것에서 느끼는 부담을 이겨내고 잘 적응하도록 돕다 보면, 모유수유 기간이 늘어날 수 있다(O'Brien 외., 2009).

　　　　다) 육아 중인 여성을 잘 관리하는 것이 여성 정신건강에 필수적이다(Barett, 2006).

　　3) 아빠들은 처음에는 압도되었다가 새로운 상황의 주인이 되었다가, 새로운 삶으로 완성시켜간다(Premberg 외., 2008).

　　4) 새로이 부모가 된 이들은 정보를 구하고 상호작용을 위해 종종 인터넷으로 방향을 튼다(Plantin 외., 2009).

나. 부모 역할 획득의 단계(Bocar 외., 1987)

　　1) 선행단계 : 선행단계는 분만 전에 일어나는데, 부모가 그들의 새로운 역할에 대해 학습하기 시작하는 시기이다. 새로 부모가 된 사람들은 자신들의 부모들과 이야기하고 다른 가족구성원이나 부모들에게 질문하고 학습을 한다.

---

[1] 별거, 이혼, 재혼 가정

2) 형식적 단계 : 형식적 단계는 분만 후에 시작된다. 부모는 '완벽한 부모'에 대한 이미지나 혹은 이상적 양육의 이미지를 만들어낸다. 이들은 아이를 보살피는 실질적인 기술을 숙달하는데 관심이 있다. 자신감이 없어서 쉽게 압도되거나 서로 다른 정보들 때문에 혼란스러워 할 수 있다. 새로이 부모가 된 이들은 자신이 본인들의 아기에 대해서 전문가라는 인정을 받는 것뿐 아니라 현실적으로 전문가임을 증명하길 원하고, 스스로 전문가라는 암시가 필요하다. 일단 부모가 아기의 기본욕구를 충족시켜줄 능력이 있다는 자신감이 생기면, 다음 단계로 진행할 것이다.

3) 비형식의 단계 : 형식적 단계 동안 부모는 동료들과 상호작용을 시작하면서 또 다른 비형식적 상호작용을 갖게 된다. 아이를 보살피는 데 필요했던 기술이지만, 익숙지 않은 경직된 원칙이나 지침들로부터 자유로워진다.

4) 개인적인 단계 : 개인적인 단계는 부모가 자신들의 육아 방법을 수정하고 자신들만의 독특한 양육스타일을 만들어내는 시기이다.

다. 계획된 식이와 제한된 접촉, 명확한 수면시간을 처방하는 경직된 '아기 훈련' 프로그램을 따르는 부모는 양육의 형식적 단계를 초월하는 것이 어렵다는 것을 알게 된다.

1) 사회경제적 지위의 향상을 지향하고, 출세하고자 하는 직업을 가진 자들이 보통 그러한 프로그램에 빠지는 경향이 있다.

2) 아기 훈련 프로그램에 따라 '자지러지게 울도록' 놔둔 아이들의 정신적인 결과에 대한 우려가 있다(Aney, 1998). 몇몇 신생아는 분리, 우울, 섭식문제, 자기자극, 자기진정 행동을 하는 것으로 나타났다(Webb, 2003; Williams, 1998, 1999).

3) 결과적으로 젖 공급량 감소, 낮은 영아 체중 증가, 또는 유방 거절이 나타날 수도 있다(Aney, 1998; Moody, 2002).

4) 이러한 아기들은 애착문제가 생길 위험이 크다. 울게 내버려둔 아기들은 저녁에 부모로부터 보살핌을 받을 수 있다는 희망을 버린 채, 밤 동안 잠자게 될 테고 절망을 경험하게 될 것이다.

5) 상담자가 반응을 해주며 경청하면(숙고적 경청), 부모가 했던 육아 방식을 지지하는 기법으로 상담하지 않더라도 부모들을 받아줄 수 있게 된다. 상담자가 부모를 심판하는 태도로 접근하지 않고 편안한 분위기를 만들어준다면 부모들이 자신의 육아 방법에 대해 질문하고, 상담가가 제시한 대안을 받아들일 수 있는 분위기로 이끌 수 있다.

3. 애착과 결합(Attachment and Bonding)

가. 아기-부모 애착

1) 애착은 행동체계로 나타난다(Bowlby, 1969).

가) 아기와의 신체 접촉 혹은 '속삭임, 미소, 울기'와 같은 행동 신호를 통해 엄마와 아기 사이의 애착이 시작되고 지속된다.

나) 에릭슨(Erikson, 1950)에 따르면, 아기는 안정 애착을 통해 '기본 신뢰'라고 표현하기도 한 안정감을 발달시키도록 돕는다.

다) 생후 6개월은 영아가 양육자와 신뢰관계를 형성하는 데 민감한 기간이라고 알려져 있다.

라) 부모는 아기를 관찰하여 안아달라는 행동이나 배고프다는 신호에 반응해야 한다.

마) 불필요하게 엄마와 아기가 분리되는 것을 피하고 엄마와 아기가 함께 지내는 것이 결합과 애착을 강화할 것이다.

2) 에인즈워스(Ainsworth)와 동료들은 영아-부모 애착의 패턴을 회피형, 혼란형(양가적), 안정형이라는 세 가지로 기술했다.

가) 회피형 아기는 엄마와 분리된 상태에서도 별로 고통스러워하지 않는다. 낯선 이를 엄마와 같은 방식으로 대하며, 분리 후 엄마를 다시 만난 상태에서는 엄마와의 근접이나 상호작용을 피한다. 혼란형(양가적) 아기는 낯선 이와의 접촉에 저항하고, 분리 후 다시 만난 엄마에게 화를 내거나 저항을 한다. 엄마와의 접촉이 일단 시작되면 아기는 이를 유지하려고 한다.

나) 안정적으로 애착이 형성된 아기는 엄마와 가까워지려고 하고 엄마와 접촉하려고(특히 재결합하는 동안) 할 뿐 아니라, 환경을 탐색하기도 한다.

3) 부모의 민감도와 반응성이 아기에 대한 부모의 애착의 핵심 요소가 되어 이후 아기의 부모에 대한 애착에 영향을 미칠 수 있다(Graham, 1993).

가) 초기 생후 몇 개월간 아기의 요구에 민감하게 반응하는 엄마들과 아기의 요구를 적절하게 만족시킨 엄마들은 안정형 애착관계의 발달을 촉진한다.

나) 아기들에게 반응하지 못하거나 부적절하게 반응한 엄마들은 회피형이나 혼란형 애착의 발달을 촉진한다.

4) 12~18개월 아기가 안정형 애착을 이루면, 2세가 되어서는 적응 및 문제 해결능력이 발달하고, 3세 아이는 사회적 경쟁력이 발달하게 된다.

나. 부모-아기 애착

1) 부모는 자궁에서부터 아기에게 애착을 형성하기 시작한다. 그리고 초기 몇 주 동안의 상호작용이 친분을 맺는 과정이다.

2) 부모 요인, 상황 요인, 아기 요인이 아기에 대한 부모의 애착발달에 관련되어 있다.

가) 출생이후의 초기 몇 시간동안의 접촉과 결합행동은 매우 중요하다고 알려져 왔다. 클라우스(Klaus)와 커닐(Kennel)은 애착을 형성하는 데 중요한 출생 이후의 예민한 기간을 다음과 같이 기술했다. '비록 인간이 적응하고 성장할 수 있다고는 해도, 부모-아이 관계에서 애착 문제를 발생할 위험에 있는 엄마들에게 특별히 중요할 것이다'.

나) 분만 시 엄마와 아기 사이에 불필요하게 개입하여 엄마와 아기가 분리되는 것을 피하고, 모자동실을 사용하는 것으로 엄마와 아기의 애착은 강화될 수 있다. 특히 저소득 혹은 가난한 여성과 관련되어 있다.

다) 만약 부모가 자신들의 아기에게 갖는 환상과 실제 사이의 모순이 있다면, 부모와 아기 사이에 애착 형성이 지연될지도 모른다.

3) 아기의 기질은 부모가 느끼는 자신감과 아이와의 상호작용에 지대한 영향을 미친다.

　가) 아기와 부모의 기질 적합성은 부모의 양육 태도에 영향을 미칠 수 있다.

　나) 달래기가 어려운 영아나 혹은 욕구를 충족시켜주기가 어려운 영아들의 부모들은 높은 수준에서 상호작용을 해야 하는 것이 힘들게 여겨질 것이다.

　다) 부모가 자신들의 노력으로 아기의 요구를 성공적으로 충족시키고 있다고 자각할 때 자신이 유능하고 효율적으로 아기를 돌보고 있다고 생각한다.

4) 아빠와 아기의 상호작용

　가) 아빠가 아기에게 형성하는 애착은 아빠가 임신과 분만에 활발하게 참여하는 것과 신생아기 동안 아기와의 접촉을 늘리는 것에 의해 강화된다(Sears 외., 2003).

　나) 아빠는 아이와 상호작용하는 독특한 방법을 가지고 있는데, 종종 초기에 집중한다고 한다.

　다) 아빠들은 자신의 역할을 사회적 정의, 자신의 아빠와의 경험, 다른 사람이나 가족구성원들로부터의 압력에 의해 배운다.

　라) 아빠는 아기 탄생 후 종종 친구를 잃은 듯한 기분을 느끼는데, 이는 부인이 아기를 돌보는 데 빠져 있기 때문이다.

　마) 아빠는 아기의 울음소리를 들으면, 프로락틴과 테스토스테론과 같은 호르몬이 증가하면서 생리적으로 아기에게 민감하게 반응할 수 있음을 경험하게 된다(Delahunty et al., 2007; Flemming et al., 2002).

　바) 아빠들은 무엇이 정상인지, 어린 아기와 어떻게 상호 작용하는지를 알기 위해서는 아기들의 신호와 반응을 배우는 것이 유익하다(Delight et al., 1991).

4. 산후의 정서적 적응

가. 엄마의 산후 기분의 변화는 보통은 가볍고 선입견이 있다.

1) 산후의 정신과적 합병증이 산욕기 동안에만 독특한 것인지, 아니면 출산에 의해 야기된 잠재적인 장애의 증상인지에 대해서는 문헌마다 의견이 분분하다.

2) 호르몬 적응, 화학적 불균형, 유전적 경향, 불충분한 자아의 발달, 낮은 자긍심, 빈약한 대인관계, 그리고 다른 사람의 요구를 만족시킬 수 없다는 자각 등이 원인으로 거론된다.

나. 산후우울감(Baby Blue)

1) 산후 50~80%에 달하는 여성이 분만 후 3~5일에 시작되는 정서적 스트레스 기간을 경험한다.

2) 산후우울감은 눈물이 많아지고, 슬픔·불면·불안·과민·집중력 저하·자신감 결여 등의 양면적 감정으로 나타난다.

3) 산후우울감은 첫 번째 출산인 경우에서 보다 흔하다. 실망스러운 출산 경험, 불충분한 영양 섭취, 그리고 혼란스러운 아기가 슬픔의 감정을 증가시킨다.

4) 정서적 지지, 실질적인 도움, 기대수준을 현실화하는 것, 그리고 다른 초보엄마들과의 교류가 산후우울감을 최소화할 수 있다.

5) 만약 산후우울감이 2주 이상 지속된다면 우울증을 의심해야 한다(Kendall-Tackett, 2001). Chapter 6의 '엄마의 정신건강과 모유수유'를 참고하라.

6) 초보아빠들 중의 우울증 유병률은 10%인데, 일반 남자 인구에서의 2배에 달하는 수치이다(Paulson 외., 1006).

가) 우울한 아빠들에게는 지지해주는 관계망이 부족하며, 배우자나 직장 동료가 아닌 의지할 만한 다른 이가 없다는 연구가 있다(Deave 외., 2008).

나) 모성 우울증과 마찬가지로 부성 우울증도 영아 성장에 부정적인 영향을 미친다(Kaplan 외., 2007).

5. 산후 성관계

가. 성생활과 성관계

1) 많은 의사들은 산후 6주에 점검받기 전까지는 성관계를 재개하지 말고 기다리라고 추천한다. 그러나 모든 부부가 그 기간까지 기다려야 하는 것은 아니다.

2) 일상으로의 회복

가) 아기를 갖게 되면 자유와 성적 자발성을 방해받을 수 있으며, 어떤 아빠들은 엄마가 아기에게만 관심을 기울이는 것에 대해 탐탁잖게 생각할 수도 있다.

나) 어떤 여성들은 성관계를 피곤하다고 느낄 수도 있고, 접촉을 차단하거나 육아에 너무 몰입해 성적 욕구에 집중할 수 없게 된다.

다) 잠들기 직전에 아기에게 수유를 하거나 아기가 낮잠을 자는 호젓한 시간에 관계를 가짐으로써 부모들이 친밀해질 수 있는 계기가 제공될 수 있다.

라) 이 시간 동안 애정표현의 다른 형태나, 기술적·일상적인 것들과 다른 다양함 등을 탐색할 수 있다.

3) 신체적 회복

가) 케겔운동이 정상적인 톤을 유지하고 성관계에서 삽입을 용이하게 하도록 도울 것이다.

나) 호르몬의 변화로 인해 질 내부가 건조해져 있으면, 성관계를 처음으로 다시 시작할 때 몇 가지 신체적 불편함이 생길 수 있다. 이때는 인공윤활제를 사용해 불편감을 해소할 수 있다.

다) 몇몇 여성은 터치에 매우 민감해지거나 혹은 전혀 반응하지 않는다는 것을 알게 된다.

라) 체위에 적응하게 되면 고통스런 절개나 충만한 유방으로 인해 발생하는 신체적 불편이 완화될 수 있다.

마) 오르가슴 동안 분비되는 옥시토신이 유방에서 젖이 새어나오게 하기도 한다. 아기에게 수유하거나 미리 유축을 하는 것이 성관계 동안 젖이 새는 것을 줄여준다.

바) 모유수유를 하는 동안 성적 쾌감이 증가하는 것을 경험하는 것은 옥시토신이 방출되면서 나타나는 결과이며 많은 여성에서 정상적인 반응이다.

나. 무월경과 배란

1) 출산 직후 산욕기 동안, 그리고 그 후의 다양한 기간 동안 모유수유를 하는 엄마들은 무

월경, 즉 월경이 없음을 경험하게 된다.

  가) 월경의 회복은 완전 모유수유, 밤중수유 여부, 짧은 모유수유 간격, 그리고 수유기간 등에 따라 달라진다. 모유수유를 하는 여성들이 월경을 시작하는 시기는 대략 14개 월경이다(Kippley, 1987; Kippley 외., 1972).

    (1) 모유수유를 하는 산모의 월경 회복은 9~30%에서 3개월 차에 일어나고, 19~53% 가 6개월 차에 일어난다.

    (2) 몇몇 여성은 이유를 한 후에도 월경주기가 다시 시작되지 않는다.

  나) 몇몇 여성은 진짜 월경주기가 다시 시작되기 전에 아주 미약하게 출혈이 나타나는 것을 경험한다.

  다) 월경주기의 문란은 무배란성(난자가 배출되지 않는) 주기에 의해 나타날 수 있다.

  라) 월경은 모유 성분에는 유의한 변화를 일으키지 않지만 모유의 맛은 변화시킬 수 있으며 아기가 혼란스러워 하거나 젖 먹기를 거부하게 할 수 있다.

2) 배란 억제는 성장호르몬, 황체호르몬, 난포자극 호르몬, 에스트로겐의 레벨과 관련되어 있다(McNeilly, 1993).

3) 모유수유는 산후의 생식력 회복을 지연시킬 수 있다(Radwan 외., 2009; Subhani 외., 2008; Aryal, 2006).

4) 수유 동안 배란을 억제하는 가장 강력한 요인은, 아기가 자주 강하게 젖을 빠는 것을 초기에 확립하는 것이다(ABM; Academy of Breastfeeding Medicine Protocol Committee, 2006; McNeilly, 1993; Tay 외., 1996).

5) 무월경과 피임 기간에 영향을 미치는 요인은 다음과 같다.

  가) 모유수유 빈도와 수유 사이의 짧은 간격(Gray et al., 1993)

  나) 수유하는 기간(Diaz et al., 1991; Gellen, 1992; McNeilly 외., 1994; Vestermark et al., 1994)

  다) 밤중수유(Vestermark et al., 1994)

  라) 아기의 식이 중 인공수유와 대체식품의 여부(Diaz et al., 1992)

6) 여성은 모유수유 중에도 임신이 가능하며 가족계획을 선택할 수 있다.

6. 피임

가. 자연스런 가족계획 방법은 임신을 막거나 임신하기까지 시간을 두기 위해 생리주기에 따른 가임 여부를 알고 있는 것이다. 이 방법은 월경주기, 기초체온, 자궁경부 점액상태, 그리고 종합 증상체온 상태를 확인하는 것을 포함한다.

나. 수유성 무월경법(LAM; Lactational amenorrhea method)은 산후 첫 6개월 동안 임신을 방지한다(Kennedy et al., 1998; Labbok et al., 1997).

  1) LAM의 다음 3가지 전제조건이 충족되면 단 1.5%만이 의도하지 않은 임신을 한다 (Shaaban 외., 2008).

    가) 엄마의 월경이 아직 회복되지 않았다.

나) 아기는 24시간 꼬박 모유수유를 하고 있고 다른 음식을 먹거나 인공 젖꼭지를 사용하지 않는다.

다) 아기가 생후 6개월이 지나지 않았다.

2) 이 조건들 중 어느 것 하나라도 충족되지 않는다면 대체 피임법이 필요하다.

3) 한 연구에서는 원치 않은 임신을 한 모유수유모들 중 61% 이상에서 모유수유가 임신을 방지할 거란 믿음으로 피임에 실패했다고 보고하고 있다(Tilley 외., 2009).

다. 호르몬 조절 피임(ABM; Academy of Breastfeeding Medicine)

1) 일반적으로 모유수유를 하는 여성은 비에스트로겐 제제 피임법을 사용해야 한다.

가) 에스트로겐이나 프로게스테론을 포함하는 피임약은 수유부 여성, 특히 모유수유가 잘 확립되지 않은 초기 산욕기의 여성에게 매우 큰 어려움을 초래한다.

나) 에스트로겐은 모유 생성을 줄일 수 있으며 또 모유로 전달될 수 있다(Kelsey, 1996; Koetsawang, 1987; WHO; World Health Organization, 2004).

2) 경구피임약은 40년 이상 사용되어 왔으며 오늘날에는 2가지 종류가 판매된다. 에스트로겐·프로게스틴 복합제제 알약과 프로게스틴 단일 처방이 있다.

가) 수유부 여성은 모유수유 초기, 첫 6개월간 주로 프로게스틴 단일 약물을 사용한다.

나) 프로게스틴 단일성분의 경구피임약은 모유 생성을 방해하지 않기 때문에 수유 기간 중 사용할 만하다(Bjarnadottir et al., 2001; Dunson et al., 1993; Kelsey, 1996; Speroff, 1992-1993). 그러나 엄마들은 프로게스테론 약물의 사용을 수유가 잘 확립될 때까지 연기해야 한다(ABM, 2006).

3) 자궁내 피임장치(IUDs; Intrauterine devices)는 배란된 난자가 착상하지 못하도록 한다(Williams, 2003).

가) 비호르몬적 IUD는 수유에 아무 영향도 미치지 않는 것으로 보인다(Koetsawang, 1987).

나) 프로게스테론 방출용 IUD는 모유 생산량의 감소에 다소 관련되어 있다(Kelsey, 1996).

다) 초기 모유수유 기간 동안의 여성은 아기의 젖 빨기에 의한 자궁 수축 때문에 IUD 제거의 고위험군에 속한다.

4) 질내고리(vaginal ring)는 여성이 스스로 삽입할 수 있는 고리형 호르몬 방출 피임도구이다. 프로게스테론을 방출하는 고리형 피임도구는 효용성, 모유 생산, 그리고 영아의 성장에 미치는 영향이 IUD의 사용과 비슷하다(Sivin et al., 1997).

5) 에트노게스트렐 임플라논은 상완의 피부 아래 수술로 삽입하는 유연한 플라스틱 프로게스틴 임플란트이다.

가) 3년까지 천천히 프로게스테론을 방출한다.

나) 여성들 중 몇 명은 배란이 지속되었고, 이식한 여성 중 몇 명은 불쾌한 부작용 때문에 중단했다.

6) 데포-프로베라®(Depo-Provera®)는 매 3달마다 프로게스틴을 주사하는 것인데, 1년 정도 피임이 지속된다.

가) 비록 한 임상연구에서는 수유에 영향이 없다고 발표했더라도, 산후에 즉각적으로 사용하면 모유 공급에 지장이 있을 수 있다(Danli et al., 2000).

나) 엄마는 수유가 잘 정착될 때까지인 출산 후 6주 동안은 데포-프로베라의 사용을 연기해야 한다.

7) '패치'는 피부에서 혈류로 에스트로겐과 프로게스테론을 전달하는데, 경구피임약을 함께 복용하는 것만큼 효과적이다.

8) 살정제는 정자가 난자에 도달하여 수정이 되기 전에 정자를 파괴함으로써 임신을 방지한다. 질내 살정제 사용은 69~89% 정도 효과를 보이는데, 자궁경부가 닫힌 후에 사용한다. 모유수유 시 부작용이나 금기사항이 없다.

라. 장벽 이용법

1) 콘돔은 14% 정도의 피임실패율을 가지고 있다(Williams, 2003).

가) 남성용 콘돔은 남성 성기를 덮는 얇은 라텍스나 실리콘 덮개이다. 살정거품제가 묻어 있는 남성용 콘돔은 효과적인 피임도구이다.

나) 여성용 콘돔은 성관계를 하는 동안 자궁경부와 회음부, 음순의 일부에 맞춘 부드러운 고리를 가진 얇은 폴리우레탄 덮개이다. 여성형 콘돔은 전문가에 의해 장착되지 않아도 된다.

2) 매 임신 이후에는 여성용 피임도구를 다시 맞춰주어야 한다.

3) 자궁경부 캡은 자궁경부를 지나서 위치한다.

마. 불임수술

1) 양측 난관 결찰법은 여성의 나팔관을 묶는 것이다. 이 방법이 모유 생성을 방해한다는 증거는 없다.

2) 정관절제술은 사정을 하는 동안 정자가 이동하는 주요 통로인 남성의 정관을 절단하는 것이다.

7. 형제자매와 모유수유

가. 모든 아이는 새 형제자매가 생기는 것을 준비하고 적응하기 위해 시간과 이해를 필요로 한다. 매일 엄마가 손위 아이들에게 집중할 시간을 가지는 것이 동생이 새로 생긴 것애 적응하는 데 도움을 줄 것이다.

나. 연령대가 다른 둘 이상의 아이를 수유하는 것

1) 갓난아기를 걷는 아이보다 우선하여 양쪽 젖을 먹인다.

2) 엄마가 만약 큰 아이를 이유(離乳)하고 싶어 한다면, 큰 아이가 옆에 없거나 다른 것에 정신이 팔려 있을 때 어린 아기에게 젖을 먹이거나 젖먹이기 대신 대체 활동을 통해 점차적인 방법으로 이유를 할 수 있다.

3) 몇몇 엄마들은 매일 일정 시간을 큰 아이와 특별히 함께 보내기 위해 젖먹일 시간을 남겨 두기도 한다.

다. 수유 동안 형제자매를 조화시키기

1) 엄마는 책을 읽거나 간단한 게임을 할 수 있는 넓은 방에서 수유를 할 수 있다. 풋볼형 자세로 수유를 하면 수유하면서 큰 아이를 안아줄 수 있을 것이다.

2) 이전에 이유를 한 아이라도 동생이 젖 먹는 것을 보면 모유수유에 다시 흥미를 보일지도 모른다. 모유수유에 대한 아이의 관심은 대부분 일시적이다. 아이가 모유의 맛을 궁금해 할 때는 모유를 조금 컵에 짜서 줌으로써 호기심을 충족시켜줄 수 있다.

8. 가족의 라이프스타일

가. 엄마로서의 생활패턴에 적응하는 능력은 엄마의 정서적 안녕, 신체적 회복, 성숙 정도, 그리고 가족이나 친구들로부터 받는 지지에 달려 있다.

나. 원치 않는 임신을 하게 된 미국의 여성들은 원했던 임신을 한 여성들에 비해 모유수유를 적게 시작하고 더 짧게 지속하는 경향이 있다(Taylor 외., 2002).

다. 싱글맘

1) 미국에서는 2002년 출산의 34%가 미혼여성에 의한 것이었다(CDC; Centers for Disease Control and Prevention, 2003).

2) 혼자 남기로 선택했거나 이별, 이혼, 배우자 사망, 장기간 아기의 아빠가 집을 떠나 있어야 할 상황 등으로 인해 여성 한 명이 아기에 대한 책임을 혼자 감당하는 경우가 있다.

가) 그들은 혼자 살거나 파트너 또는 룸메이트, 가족구성원과 함께 살기도 한다.

나) 그들은 직업, 학업, 집안일, 육아에 대한 다방면의 책임을 진다.

다) 그들은 개인생활은 거의 할 수 없고, 자신이 하는 것에 대한 지지도 거의 받을 수 없다.

라) 정서적 스트레스와 이혼, 이별, 배우자 상실을 겪어야 하기 때문에 수유를 건너뛰거나 모유 생성이 적어지는 결과가 초래된다.

마) 이혼하거나 이혼 과정 중에 있는 싱글맘은 아기와의 분리와 모유수유에 영향을 미칠 수도 있는 양육권, 면접권 문제가 있을 수 있다.

3) 모유수유 상담가의 역할은 싱글맘을 위한 지역사회의 자원들에 친숙해져서 모유수유를 지속하는 동안 엄마와 아기들의 요구를 충족시킬 수 있는 방법들을 찾는 것이다.

라. 미성년 엄마

1) 많은 10대의 임산부들이 아기 키우기를 선택하고, 그중 약 17%가 3년 안에 두 번째 아기를 갖게 된다(Ventura 외., 2001).

2) 10대들은 성년기 이후의 엄마들에 비해 조산아, 저체중아, 사산아 출산과 신생아 사망의 발생률이 높다(March of Dimes · National Foundation, 2002).

3) 10대 청소년은 신체적·정신적으로 모유수유가 가능하다.

4) 미성년 엄마의 모유수유 비율이 성인보다 낮은 것은 어느 정도 지식 부족 때문이다 (Dewan et al., 2002).

가) 그들은 일반적으로 모유수유가 아기에게 도움이 되고 아기와의 관계를 친밀하게 유지할 수 있기 때문에 모유수유를 선택한다.

나) 그들 중 일부는 모유수유가 여건상 수월하기 때문에 모유수유를 선택한다.

다) 자신의 엄마와 의존적 관계를 형성하고 있는 미성년 엄마는 모유수유를 덜 하는 경향이 있다.

5) 모유수유를 하게 될 가능성이 높은 미성년 임산부

　가) 다른 엄마가 모유수유하는 것을 봤거나 신생아 수유 교육을 받은 적이 있는 10대 후반 임산부

　나) 결혼을 하고 임신기간 동안 학교에 다니지 않은 10대 후반 임산부(Lizarraga et al., 1992)

　다) 다른 여성이 모유수유를 하는 모습이나 젖을 먹고 있는 아기를 본 적이 있는 10대(Lefler, 2000).

6) 미성년 임산부들은 자신을 성인으로 대해주기를 원한다.

　가) 이들은 훈계를 하거나 명령하거나 가르치는 듯한 토론이나 행동에 별로 반응하지 않는다.

　나) 그들은 진실하고 지속적이며 솔직한 지지에 최상으로 반응한다.

　다) 그들은 서로가 배우고, 원치 않을 때 불참할 권리를 갖는 상황에 호의적으로 반응한다.

　라) 그들은 재미있을 뿐만 아니라, 옳고 그름을 가리지 않으면서 자신들의 결정을 지지하는 환경에서 가장 잘 배운다.

7) 미성년 임산부들은 독특한 도전에 직면하게 된다.

　가) 부족한 영양공급과 부적절한 신생아 관리

　나) 모유수유를 반대하는 (미성년 임산부의) 엄마

　다) 그녀 자신의 요구를 넘어서는 어려움에 직면하는 것

　라) 자신의 성생활에 대한 풀리지 않은 문제들과 정숙함에 대한 걱정

　마) 자신의 사회적 삶을 방해하는 아기와 양육에 대한 분노

　바) 분만 후 2주라는 짧은 기간 안에 학교로 복귀해야 할 의무, 쉬는 시간과 수업시간 동안 수유계획이나 유축계획을 세워야 할 필요

8) 미성년 임산부들은 확고한 정보와 지지 시스템을 필요로 한다.

　가) 미성년 임산부들은 자신의 엄마, 할머니, 아기 아빠, 임신 코디네이터들과의 신뢰관계가 필요하다(Dykes et al., 2003).

　나) 다른 가족들, 특히 미성년 임산부의 엄마는 모유수유에 대한 정보를 필요로 하며, 이는 모유수유를 지원하기 위한 계획들과 함께 제공될 수 있다.

　다) 미성년 임산부를 도와줄 또래의 상담가를 추천하는 것은 매우 유익하다.

　라) 한 신생아 프로그램으로 인해 97.6%가 모유수유를 원하게 되었고, 82.8%가 퇴원 시 모유수유를 하게 되었다(Greenwood 외., 2002).

　마) 병원 직원은 미성년 임산부가 아기와 한방에서 지내면서 엄마와 아기 사이의 상호작용을 유도하도록 격려할 수 있다. 또 아기 엄마에게 선택사항을 제시하고 그녀 스스로 결정하게 하는 등 성인을 대하는 예우를 보일 수 있다.

　바) 선생님에게는 모유수유가 수업을 빠지기 위한 변명으로 사용되지 않는다는 것을 이

해하도록 얘기를 해둘 필요가 있다.

마. 함께 잠자기

1) 함께 잠자는 것은 전담 양육자와 아기가 사회적·신체적으로 친밀한 접촉을 한 채로 자고 있음을 알려준다.

　가) 부모와 아기가 함께 잠자는 것은 아기를 추위로부터 신체적으로 보호할 뿐만 아니라, 모유수유 기간도 연장시킨다(McKenna, 1986; McKenna et al., 1993).

　나) 부모는 함께 잠자는 것의 위험성과 장점, 안전하지 않은 함께 잠자기에 대한 교육을 받아야 하고 정보를 충분히 제공받은 뒤 결정을 하도록 해야 한다(ABM, 2006).

　다) 미국소아과학회(AAP; American Academy of Pediatrics)는 엄마와 아이가 모유수유를 용이하게 할 정도로 가까이에서 자는 것을 추천한다(영아돌연사증후군에 대한 미국소아과학회 대책위원회 (AAP Task Force on Sudden Infant Death Syndrome, 2005; Blair et al., 1999).

2) 침대공유란 전담 양육자와 아기가 함께 한 침대를 사용하는 것을 말한다.

　가) 침대공유는 아기의 안전에 대한 걱정 때문에 논란의 여지가 있다(AAP 2005).

　나) 부모와 아기의 침대공유는 널리 시행되고 있다(McCoy et al., 2004; Willinger et al., 2003). 아기는 부모가 아닌 어느 누구와도 침대를 공유해서는 안 된다.

　다) 부모는 안전한 침대공유 방법을 알 필요가 있다(Jenni et al., 2005; McKenna 외., 2005)

　라) 아기가 질식하는 것은 침대에서 함께 자는 상대방의 음주, 약물복용과 밀접하게 관련되어 있다.

　마) 술 취하지 않고 흡연하지 않은 모유수유 엄마가 아기에게 해를 가할 위험에 대한 연구는 아직 보고된 바가 없다.

　바) 술 취하지 않고 흡연하지 않은 모유수유 엄마가 침대를 공유하는 것에 대한 권고사항은 일치하지 않는다(Section 4)~6)의 내용 참고).

3) 침대공유는 아기에게 잠재적인 건강상의 이점을 가지고 있다.

　가) 침대공유가 증가하면서 영아돌연사증후군(Sudden Infant Death Syndrome) 발생은 감소하고 있다(Arnestad et al., 2001).

　나) 감각적 접촉이 증가하고 엄마와 가까운 거리를 유지하는 것은 아기에게 행태적·생리적 변화를 일으킬 잠재력이 있다(Ball, 2003).

　다) 침대를 함께 사용하는 수유부 엄마는 아기에 대한 감각이 예민해지고 책임감이 강해진다.

　라) 침대를 공유하는 수유부 엄마와 아기는 상호작용과 각성 증가, 얼굴을 마주보고 하는 신체 인지 증가, 모유수유의 증가, 심박동 증가, 아기 체온 상승, 움직임 증가 및 눈뜸의 증가, 깊은 수면의 감소가 있을 수 있다(Goto et al., 1999).

4) 침대공유는 안전한 환경을 요구한다(Blair et al., 1999; Fleming et al., 1996; Hauck et al., 2003; Kemp et al., 2000; Nakamur 외., & Danello, 1999).

5) 침대공유와 관련된 잠재적인 불안 요소(ABM, 2006; AAP 2005)는 다음과 같다.

　가) 흡연환경에 대한 노출과 엄마의 흡연

　나) 소파나 소파겸용 침대를 아기와 함께 사용하는 것

　다) 물침대를 공유하거나 부드러운 잠자리 도구를 사용하는 것

　라) 아기를 가둘 수 있는 좁은 침대를 공유하는 것

　마) 성인용 침대의 비탈지거나 측면의 위치에 아기를 두는 것

　바) 침대를 함께 쓰는 성인이 술을 마시거나 정서를 변화시킬 수 있는 약물을 복용하는 것

6) 안전한 수면 환경(ABM, 2006; AAP 2005)

　가) 잠잘 때 아기를 반듯이 드러누운 자세로 눕힌다.

　나) 단단하고 평평한 표면에 눕히고 물침대나 소파, 베개, 부드러운 재질, 물렁한 침대는 피한다.

　다) 아기를 덮어주는 이불은 얇은 담요 한 장만 사용한다.

　라) 아기의 머리를 덮어두지 않았는지 확인한다. 방이 춥다면 온도 유지를 위해 아기용 침대에 눕힌다.

　마) 퀼트, 깃털 이불, 고무젖꼭지, 베개, 푹신한 장난감을 아이가 잠자는 주변에 두지 않도록 한다.

　바) 아기를 절대로 베개 위나 베개에서 가까운 곳에서 잠들게 두지 않는다.

　사) 성인침대에 아기를 혼자 두지 않는다.

　아) 아기가 끼여서 질식하지 않도록 매트리스와 침대 헤드 사이, 벽이나 다른 표면 사이에 공간이 있는지 확인하라. 벽과는 멀리 떨어진 위치의 바닥 바로 위에 단단한 매트리스를 두는 것이 안전한 대비책이 될 것이다.

9. 아기 엄마에 대한 지원체계

가. 모유수유에 대한 강력한 지원을 받은 엄마들이 보다 나은 결과를 낳는다(Ekstrom et al., 2003; Rose et al., 2004; Sikorski 외., 2003).

1) 양육에 있어서 자신감이 낮은 것과 모유가 부족하다는 인식은 서로 밀접한 상관관계가 있다(McCarter-Spaulding 외., 2001).

2) 엄마의 자신감을 강화시키고 모유수유를 할 수 있다는 확신을 가지도록 하는 것은, 비록 난관에 부딪치더라도 모유수유를 지속할 수 있도록 도울 수 있을 것이다(Blythe et al., 2002).

3) 엄마의 자긍심은 긍정적인 모유수유 경험과 함께 높아질 것이다(Locklin 외., 1993).

4) 개입(intervention)은 (단순) 교육보다는 엄마의 모유수유와 관련한 자신감을 강화시키는 것으로 바뀔 필요가 있다(Ertim et al., 2001).

나. 엄마들 간의 지원 그룹은 소중한 자원이다.

1) 엄마들 간의 지원 그룹은 친척이나 친구들로부터 조언을 구하고 도움을 받는 여성들의 전통적인 관계를 강화한다.

2) 엄마들 간의 지원그룹은 다른 여성들에게 여러 선택사항들에 대해 알려주고, 이를 기반으로 선택을 할 수 있도록 돕는다.

3) 의사 및 모유수유 전문가들과의 개방된 의사소통과 협조가 엄마들로 하여금 현명한 결정을 할 수 있게 한다.

다. 엄마들 간의 지원 그룹은 엄마들이 예상되는 상황을 이해하고, 잠재적 문제점들을 피하고, 장애가 발생하기 전에 그 문제를 해결할 수 있도록 미리 지도를 한다.

라. 모유수유에 대한 반대는 종종 엄마의 노력을 미묘하게 훼손하는 것으로 비춰지는 경향이 있다.

1) 엄마가 모유수유하기로 한 자신들의 결정에 대해 설명해야 하거나 방어하게 만드는 상황은 엄마의 자신감을 손상시킬 수 있다. 또, 엄마가 스스로 내린 결정과 모유수유를 할 수 있는 능력에 대해 의심이 생기도록 할 수 있다.

가) 모유수유를 하기로 한 자신의 결정에 자신감이 있는 엄마는 타인의 의견에 영향을 받지 않는다.

나) 엄마와 가까운 이들이 제시하는 모유수유 반대 의견은 대처하기가 더 어렵다.

다) 모유수유를 지원하는 사람들이나 모유수유를 하고 있는 엄마들과의 우정이나 관계를 발달시키는 것이 엄마가 모유수유에 자신감을 갖는 데 도움이 될 것이다.

2) 보통 모유수유를 하는 직원을 경험해본 고용주가 좀 더 긍정적으로 행동한다(Dunn et al., 2004).

가) Chapter 7 '모유수유와 모성 고용(Breastfeeding and Maternal Employment)'을 참조하라.

3) 의사의 지지 부족은 엄마에게 매우 어려운 일이다. 체크리스트를 바탕으로 체크하면 주치의가 정말로 모유수유를 지지하는지 어떤지 판단하는 데 도움이 될 것이다(Newman & Pitman, 2000).

4) 많은 문화권에서 아기의 할머니는 엄마의 모유수유 경험에 핵심적 역할을 한다(Ekstrom et al., 2003).

가) 어떤 조부모는 모유수유가 잠을 부족하게 하고 아기를 울게 한다고 생각한다.

나) 건강이나 모유수유와 관련된 많은 기구들은 조부모에 직접적으로 연결된 정보를 갖고 있다(Texas Department of Health, Bureau of Nutrition Service, 2002).

5) 배우자가 반대하는 것은 특히 어렵다.

가) 배우자의 반대는 모유수유를 시작하거나 지속하기로 한 결정에 크게 압박을 줄 것이다(Chang 외., 2003; Kong & Lee, 2004; Rose et al., 2004).

나) 남성의 역할이 동반자에서 아빠로 변하더라도 아빠가 여성의 유방을 성적인 것이 아닌 다른 것으로 생각하는 것이 어려울 수 있다.

다) 배우자의 반대가 엄마와 아기의 안녕에 대한 걱정에서 비롯되었을 수도 있다. 이는 아빠에 대한 교육을 통해 잘못된 생각을 바로잡아 줄 수 있다.

라) 좀 더 큰 아기를 수유하는 가족들과 네트워크를 형성해서 아빠로 하여금 다른 모유

수유 가족들을 만나 모유수유가 보다 받아들일 만하다는 것을 발견하게 한다.

마) 수유상담가는 엄마와 모유수유를 지지하지 않는 배우자와의 사이에 개입하는 것을 피해야 한다. 만약 가정폭력이 의심된다면 응급 전화번호와 지역사회 자원을 제공하고, 사법 당국에 의심되는 학대 내용을 보고하라.

Chapter 5

정상 아기의 행동

Normal Infant Behavior

M. Jane Heining, ph D, IBCLC; Jennifer Goldbromn, MAS, RD; and Jennifer Bañuleos, MAS

학습목표

- 아기의 행동상태가 모유수유에 어떻게 영향을 미치는지 설명한다.
- 여섯 가지 아기의 상태에 대해 기술한다.
- 아기가 보내는 신호를 분별한다.
- 아기가 우는 원인을 알아본다.
- 아기의 수면 패턴에 대해 기술한다.

서 론

전 세계적으로 많은 여성들이 모유수유를 시도하지만 모유수유를 지속하는 기간과 성공률은 여전히 낮다(Agboado et al., 2010; Al Hreashy et al., 2008; Antoniou et al., 2005; Butler et al., 2004; Cattaneo et al., 2005; Chalmers et al., 2009; Chan et al., 2000; Cramton et al., 2009; Dshti et al., 2010; Gartner et al., 2005; Gill, 2009; Hauck et al., 2011; Lanting et al., 2005; Ryan et al., 2006; Walker, 2007). 모유수유에 영향을 미치는 요소는 많지만, 그중에서도 엄마 스스로 모유가 부족하다고 생각하는 것이 모유수유를 중단하거나 분유를 보충하게 하는 주요인이다(Bunik et al., 2010; Olin et al., 2002; Gatti, 2008; Lewallen et al., 2006; Sacco et al., 2006). 모유량이 부족한 것에 대해 지속적으로 교육을 했지만 여전히 엄마들은 아기의 행동상태를 오해해서 모유가 부족하다고 느낀다(Donath et al., 2005; Grummer-Strawn et al., 2008; Heinig et al., 2006; Jacknowitz et al., 2007). 모유수유를 자주 해도 아기들은 모유량에 만족하지 않는다고 엄마들이 답변했다(Baeck et al., 2007; Blaack et al., 2001; Gross et al., 2010; Hiscock, 2006; Hodges et al., 2008). 엄마들을 상대로 조사해봤더니, 아기의 정상적인 행동에 대해 잘 알면, 모유수유 상담가가 완전 모유수유를 더욱 잘 도울 수 있을 것이라는 결과가 나왔다. 따라서, 모유수유 상담가는 정상 아기의 행동에 대해 교육할 수 있어야 한다. 부모들이 상담가로부터 정상 아기에 대해 교육을 받으면 신생아 돌보기뿐만 아니라 불필요한 이유(젖떼기)를 예방할 수 있다.

1. 아기의 여섯 가지 행동상태

아기의 상태는 몸의 움직임, 눈동자의 움직임, 호흡, 반응 등과 같은 여러 행동이 같이 나타난다 (Nugent et al., 2007). 아기의 상태를 이해하고 어떻게 왜 그렇게 나타나는지를 알아야 수유상담 가는 부모들이 아기의 행동과 발달에 대해 의문을 가질 때 적절한 답을 찾아줄 수 있다.

　가. 다음은 여섯 가지 행동 양식이다.

　　1) 우는 아기(Crying Infants)는 몸부림을 치고, 얼굴색이 변하며, 근육이 긴장하고, 호흡이 빨라진다. 신생아는 눈물이 없다. 눈물관은 보통 생후 2~4개월까지 닫혀 있다. 우는 아기는 달래도 초기에는 잘 진정되지 않을 수 있다. 양육자는 우는 아기를 달래는 데 시간이 소요될 수 있음을 인지해야 한다(Hiscock, 2006).

　　2) 적극적 활발한 상태(Active Alert State)에 있는 아기는 몸과 얼굴의 움직임이 적당하고 불규칙적인 호흡이 있으며 눈을 뜨고 있다. 가끔씩은 외부의 자극에 약간 신경질적이며 예민하다. 적극적 활발한 상태는 보통 수유하기 전에 나타난다(Nugent et al., 2007).

　　3) 조용한 각성상태(Quiet Alert State)는 몸의 움직임이 거의 없다. 눈은 뜨고 있으며 규칙적인 호흡을 한다. 조용한 각성상태의 아기는 양육자가 돌보기에 가장 쉬운 상태이다. 아기가 이 상태를 지속적으로 유지하는 것은 쉬운 일이 아니며 아기에게 지속적으로 이 상태를 요구하면 쉽게 피곤해 한다(Nugent et al., 2007).

　　4) 졸린 아기(Drowsy Infants)는 다양한 움직임, 불규칙한 호흡, 멍하게 응시하는 눈, 반응 시간이 지연되어 있다. 눈은 떴다 감았다 한다. 졸린 아기는 대부분 상호작용에 흥미가 없다(Nugent et al., 2007).

　　5) 활성수면(Active Sleep) 상태의 아기는 빠른 동공운동, 몸과 얼굴의 씰룩거림과 불규칙한 호흡으로 특징지어진다. 아기는 활성수면 동안 꿈을 꾸며 꿈꾸는 동안 쉽게 깨어난다(Pieirano et al., 2003).

　　6) 조용한 수면(Quiet Sleep) 상태의 아기는 우연히 빠는 입모양을 제외하고는 몸과 얼굴의 움직임이 거의 없다. 조용한 수면상태에 있는 아기는 깜짝 놀라거나 큰소리를 내기도 하지만 깨지는 않는다. 호흡은 규칙적이고 몸은 이완되어 있다. 깊은 수면상태로 깨어나기가 힘들다(Pieirano et al., 2003).

　나. 아기는 생후 첫 몇 개월 동안 자신의 행동상태를 조절하는 능력을 키워간다.

　　1) 신생아는 환경자극을 차단할 수 있는 능력(습관화)이 제한되어 있다. 비록 어떤 아기는 그들의 상태를 스스로 조절할 수 있는 능력을 가지고 태어나지만 어린 아기들의 상태는 좀 더 개월 수가 많은 아기보다 덜 예측적이다(Bernard, 2010).

　　2) 아기들은 가능하면 손을 입으로 가져가거나, 빨거나, 양육자에게 신호를 제공하는 등 다양한 자기 진정 행동을 하려고 한다. 그러나 아기가 그들 스스로를 위로하려는 시도를 한다고 해서 우는 아기를 내버려두어도 된다는 것은 아니다. 부모는 아기들이 스스로 진정하려는 노력을 허용해야 하지만 그러한 행동이 효과가 없다는 것이 확실해지면 바로 달래주는 행동에 들어가야 한다(Barnard, 2010).

　　3) 양육자의 행동은 행동상태를 조절하고 변화하는 아기의 노력을 도와줄 수 있다

(Bernard, 2010).

　가) 아기는 다양한 자극에 노출되면 깰 것이다. 보너두(Barnard)는 이것을 '아기를 깨우는 다양한 자극들'이라고 했는데, 이로써 부모들은 졸려하는 아기들을 깨우는 다양한 자세, 터치, 소리를 사용하는 것을 배울 수 있다. 잠이 많은 아기, 특히 출생 시 스트레스나 약물로 인해 잠이 지나치게 많은 아기의 경우 이러한 과정을 익히는 데 상당한 시간이 걸린다.

　나) 반면, 과흥분되거나 허약한 아기들은 일관되고 낮은 수준의 반복적인 자극에 잘 반응한다. 버나드는 이것을 '진정시키기 위한 반복행동'이라고 했는데, 반복된 단어나 문구를 사용하면서 아기에게 부드럽게 얘기하거나 토닥토닥하거나 흔들어주는 것 같은 행동은 아이를 진정시킨다. 매우 기분이 좋지 않거나 아주 어린 아기가 울 때 진정시키는 데에는 몇 분이 걸릴 것이다.

2. 아기의 의사소통

　가. 아기는 양육자에게 그들이 필요로 하는 것을 알려주기 위해 간단한 신호를 사용한다.

　　1) 아기는 상호작용을 하거나 놀거나 혹은 먹고 싶다는 그들의 욕구를 소통하기 위해 '약속신호'를 사용한다. 이러한 신호의 예는 눈을 뜬다거나, 양육자의 얼굴을 의도적으로 본다거나, 눈에 들어오는 사물이나 귀에 들리는 음성의 얼굴을 따라간다거나, 부드럽게 몸을 움직인다거나, 먹으려는 신호를 내거나(White et al., 2002) 하는 것이다.

　　2) 아기들은 행동이나 상황, 또는 환경의 변화를 원할 때 '이탈신호'를 사용한다. 예를 들면 아기는 종종 그들이 상호작용에 압도될 때(상대방이 불편할 때) 몸을 돌리거나 뒤로 젖히는 이탈신호를 보낸다. 이탈신호의 다른 예는 밀어내기, 울기, 손발을 뻣뻣하게 하기, 찡그림, 하품, 잠들어 버리기가 있다(White et al., 2002).

　　3) 아기는 배고픔이나 포만감 같은 중요한 요구를 나타낼 때 동시에 다양한 신호를 사용한다.

　　　가) 아기가 배고플 때 가슴과 배 위에서 손가락과 주먹을 꽉 쥐고 있거나, 팔과 다리를 굽히거나, 입을 오물거리거나 젖을 찾으려는 모습을 보이거나, 숨을 가쁘게 쉬거나, 빠는 소리나 행동을 보인다(Rochat et al., 1997).

　　　나) 건강하게 자라고 있는 아기가 배부를 때에는 팔과 다리를 펴거나 가슴으로부터 돌리거나 밀쳐내거나, 등을 젖히거나, 빠는 것을 멈추거나 줄이거나 잠이 들지도 모른다(Pridham et al., 1989). 만일 이러한 행동이 먹을 때 바로 보여지거나 혹은 체중이 늘지 않는 아이에게 보여진다면 수유에 대한 평가가 더 필요하다.

　　4) 아기의 신호는 특정적이지 않다. 따라서 부모는 아기의 요구를 최선으로 충족시키는 방법을 찾기 위해 신호 뒤에 있는 이유를 조사해볼 필요가 있다. 신호에 즉시 반응해주지 않으면 아기는 양육자의 관심을 얻거나 다시 향하게 하게 위해서 신호를 강화할 수 있다(Nugent et al., 2007). 예를 들면, 과흥분된 아기들은 흥분된 형제자매로부터 우선 그들의 얼굴을 멀리 돌릴지도 모른다. 만일 아이가 아기에게 계속 다가가면 아기는 몸을 비비 꼬거나 몸을 뒤로 젖히거나 울면서 신호를 강화한다.

나. 울음은 아기들이 그들의 욕구를 표현하는 중요한 수단이다.

1) 울음은 아기의 흔하고 정상적인 행위이다. 아기는 울음을 통해 자신의 불편감을 표현하고(Evanoo, 2007), 부모로부터 원하는 행동을 이끌어낸다(Crochenberg, 1981; Kurth et al., 2010). 울음은 아이에 따라, 심지어 같은 아이라도 그날그날에 따라 아주 큰 차이가 있다. 그러므로 영아기에서 '정상적인 울음'의 양과 기간을 정의하는 건 불가능하다(Evanoo, 2007).

2) 아기는 많은 이유들로 울지만, 부모는 아기가 주로 배고파서 운다고 생각한다(Heinig et al., 2006). 자신의 아기가 모유에 만족하지 못하여 운다는 믿음은 엄마로 하여금 젖떼기를 하게 할 수 있다(Jacknowitz et al., 2007).

3) 아기는 불편할 때(예를 들어 기저귀가 축축하거나 더러울 때, 너무 덥거나 추울 때, 트림하고 싶을 때, 아프거나 배고플 때) 운다. 또한 환경의 변화를 필요로 할 때도(예를 들어 너무 시끄럽거나 낯선 사람이 많아 지나치게 흥분될 때) 운다. 우는 아기는 조용한 시간, 부모와 가까이 있는 것, 자극의 제거를 원하는 것일 수 있다. 만약 부모가 아기의 신호에 빠르고 효과적으로 반응한다면 울음은 줄어들 것이다(Barnard, 2010; Evanoo, 2007).

4) 지나친 울음을 과거에 '산통(colic)'이라고 불렀다. 그러나 울음을 '지나친'으로 분류하는 것은 너무나 주관적이며, 이는 부모의 문화적 규범(우리 아기는 어떻게 행동해야 한다는 부모의 기대)이나 아기의 특징과 관계가 있다(Evanoo, 2007; Leavitt, 2001). 이 분야의 연구자들은 매일매일 달래지지 않는 울음을 지속성 혹은 문제성 울음이라고 최근 기술했다(Douglas et al., 2010; Hiscock, 2006; Keefe et al., 2006)

5) 지속성 울음은 약 20%의 아기에게서 나타나며 기질적 원인과 관련된 경우는 거의 없다(Hiscock, 2006). 지속성 울음은 부모가 병원을 찾는 흔한 원인 중 하나로, 극단적인 경우에 그것은 부모와의 역기능적 상호작용, 엄마의 우울증, 아동학대와 관련이 있을 수 있다(Evanoo, 2007; Kurth et al., 2010). 부모들은 지속성 울음의 원인으로 위장 문제를 가장 자주 이야기하지만, 대부분의 경우에 이러한 관련성을 뒷받침할 증거는 보이지 않는다. 다양한 생물심리사회적인 요인이 관련되어 있을 것으로 생각된다(Evanoo, 2007).

6) 반복적이고 일관된 자극이 울음을 감소시킬 수 있다(Barnard, 2010). 당면한 문제를(젖은 기저귀 또는 배고픔) 해결해주려는 부모의 노력에도 불구하고 아기가 계속 울 때, 흔들어주거나 노래를 불러주거나 토닥거려주는 등 반복적으로 달래주면 아기의 흥분을 감소시키고 아기를 진정시킬 수 있다(Barnard, 2010). 더 광범위한 방법인 REST(regulation, entertainment, structure, touch)는 초기 영아기 동안 아기의 울음과 부모의 스트레스를 감소시키는 것으로 나타났다(Keefe et al., 2006). REST는 www.jblearning.com/corecurriculum을 참고할 수 있다.

3. 아기의 수면

가. 연구자들은 활동적인 수면(얕은 수면)과 조용한 수면(깊은 수면)이라는 두 가지 기본적인 수면상태를 이야기한다.

1) 활동적인 수면

　가) 꿈은 활동적인 수면 중에 일어난다. 빠른 안구 움직임이 유아의 눈꺼풀 아래에서 일어나고 몸, 얼굴에 경련이 생기고, 불규칙적인 호흡을 하게 된다(Barnard, 2010; Heraghty et al., 2008).

　나) 활동적인 수면 중에 두뇌로 혈류가 증가하고 뇌세포는 자극받아 두뇌 발달과 성장에 기여를 하게 된다(Peirano et al., 2003).

　다) 활동적인 수면기간에 아기들은 쉽게 깬다(Peirano et al., 2003). 깊은 잠에서 깨지 못하는 것이 영아돌연사증후군(SUID)과 관련이 있을 수도 있다는 점을 고려했을 때, 쉽게 깨는 능력은 아기의 건강과 안전에 중요하다고 간주된다(AAP, 2005).

2) 조용한 수면

　가) 조용한 수면동안 갑작스런 빨기나 놀람 반응 외에 몸이나 얼굴의 움직임은 거의 보이지 않는다. 호흡은 규칙적이고(Heraghty et al., 2008) 얕은 잠을 자는 영아들에 비해 좀 더 깨기 어렵다(Rosen, 2008).

　나) 조용한 수면 중에 대부분의 유아는 깊게 잠자고 환경자극에 대해 저항할 수 있다. 이는 깨어 있을 때 활동하고 젖을 먹는 데 필요한 에너지를 축적하는 데 중요한 회복상태이다(Nugent et al., 2007). 조용한 수면은 기억력 향상에도 큰 역할을 한다(Graven et al., 2008).

나. 아기의 수면 패턴

1) 아기의 수면 사이클은 성인과 다르고 나이가 들면서 변화한다. 아기의 수유와 수면 패턴의 관계에 대한 더 중요한 정보는 2)에서 다시 다루겠다.

　가) 아기의 수면 사이클은 60분인 반면에 성인의 수면 사이클은 90분이다(Heraghty et al., 2008).

　나) 신생아는 활동적인 수면에 빠져들고 20~30분 후에 조용한 수면에 접어든다(Peirano et al., 2003). 반면에 성인은 먼저 조용한 수면으로 시작한다(Coons et al., 1984; Peirano et al., 2003).

　다) 신생아는 하루에 대략 16~17시간 정도 자고, 더 큰 아기들은 13~14시간 정도 잔다(Rosen, 2008). 그러나 아기의 총 수면시간의 합계는 다양한 편차가 있다는 연구 결과가 있다. 신생아는 50~60분 사이클을 가지고 활동적인 수면과 조용한 수면에 동일한 시간을 소요한다(Peirano et al., 2003). 처음에 신생아들은 하나의 수면 사이클 당 혹은 매 1~2시간마다 깰 수 있다.

　라) 아기는 자라면서 수면 패턴이 변화한다. 생후 12~16주 사이의 아기는 조용한 수면으로 시작해서, 야간에 깨는 횟수가 줄어든다(Heraghty et al., 2008). 수면상태는 더욱 지속적이고 조용한 수면의 비율은 50%이나, 6개월이 되면 75%로 상승한다(Heraghty et al., 2008; Hoppenbrouwers et al., 1988; Peirano et al., 2003).

2) 아기가 자라면서 최장 수면시간은 증가한다.

　가) 출생 2주에서 6주가 되면 아기는 한 번에 2~4시간을 잘 수 있게 된다. 대략 6~8주

가 되면 밤에 잠을 더 집중하게 되는데 이는 낮 시간 동안에 더 오래 깨어 있기 때문이다(Coons et al., 1984; Jenni et al., 2006; Peirano et al., 2003).

나) 3개월이 되면 수면과 깨어 있는 시기가 더욱 분리가 된다. 코르티솔, 멜라토닌과 같은 호르몬이 내부적으로 분비됨에 따라 생물학적 리듬은 낮밤 주기를 따른다(Coons et al., 1984; Goodlin-Jones et al., 2001).

다) 6개월쯤 되면 아기는 최대 6시간까지 한 번에 잘 수 있게 된다(Coons@Guilleminault, 1984; Goodlin-Jones et al., 2001). 2004년도의 연구에서는 6개월쯤 되면 아기의 90%는 밤새 규칙적으로 잘 수 있다고 한다(깨지 않고 6시간 잘 수 있으나 매일 밤 그렇다고는 할 수 없다.)(Adams et al., 2004). 수면과 각성 패턴은 더 자란 아기들 사이에서는 변화가 있지만 이 변화는 이번 장에서 다루지 않는다.

3) 주기적인 각성은 엄마와 아기에게 장점이 있다.

가) 야간에 깨는 것은 아기들의 건강에 필수적이다(Horne, Parslow, Ferens, Watts, & Adamson, 2004). 아기들이 자다가 깨는 것은 배고픔이나, 불편감, 온도 조절이 충족되지 않고 있다는 것을 부모에게 알리는 신호이다. 아기들은 나이가 들면서 그들 스스로 달래는 법을 배워나가며 밤에 부모들이 개입하는 정도가 감소한다(Goodlin-Jones et al., 2001).

나) 장시간 조용한 수면을 취하는 매우 어린 아기들은 영아돌연사증후군의 위험에 처해 있다. 조용한 수면시간이 늘어나면서 각성의 역치가 늘어나기 때문일 수도 있다(Horne et al., 2004).

다) 야간에 깨는 것은 엄마에게도 장점이 있다. 야간각성과 야간수유는 모유를 만들고 유지하는 데도 도움이 되고 호르몬과 관련된 암의 위험도를 낮춘다(Heining et al., 1997). 그리고 월경을 늦춘다(Heinig et al., 1994).

4) 몇 가지 요소가 수면을 유지하는 데 영향을 줄 수 있다. 이유 없이 자주 깨는 아기는 의료전문가의 진찰을 받아볼 필요가 있다.

가) 아기의 상태가 다음과 같을 때는 수면을 유지하는 능력에 영향을 줄 수도 있다.

(1) 조산아와 같이 신체적인 미숙함을 가진 아이들, 특히 두뇌의 미숙함은 아기의 수면상태와 패턴에 영향을 준다. 조산아들은 만삭아에 비해 수면시간이 더 길다. 하지만 조산아들은 더 자주 깨고 지속적인 수면이 더욱 짧다. 미숙아들은 만삭아들에 비해 활동적인 수면과 조용한 수면상태를 조절하는 능력이 제한적이다.(Barnard, 2010; Trachtenbarg et al., 1998).

(2) 효과적이지 못하거나 좋지 못한 수유는 아기가 섭취를 조금밖에 할 수 없게 하고 수유 사이 간격을 짧게 만든다. 아기가 너무 자주 깬다면 수유 평가가 이루어져야 한다. 또한 아기는 효과적으로 수유를 하기 위해 또렷하게 깨어 있어야 한다. 수유하는 동안 깨어 있지 못한다면 젖을 빨고, 삼키고, 숨 쉬는 동작에 어려움을 겪어 효과적으로 수유할 수 없게 된다(Barnard, 2010).

(3) 변비나 중이염으로 인한 통증, 가벼운 상처 같은 일반적인 질병으로 인해 야기된

불편은 평소보다 더 자주 깨게 한다. 수면장애는 질병이나 상처가 다 나을 때까지 지속된다(Sadeh et al., 1993; Tirosh et al., 1993).

나) 다음과 같은 외부 요인 또한 유아 수면상태에 영향을 준다.

(1) TV를 켜놓는다든지 혹은 아기가 자는 방에 있는 다른 방해 요인들은 자주 깨게 할 수 있다. 특히 활동적인 수면시기 동안에 몇몇 아기들은 빛과 소리에 더 예민하다. 이러한 아기들은 자는 동안 외부 자극을 줄이기 위한 에너지를 더 필요로 한다(Nugent et al., 2007).

(2) 수유모의 카페인 섭취가 아기들의 수면을 방해할 수 있다. 모유로 전달되는 카페인 양은 적지만 아기들은 카페인을 대사하는 능력이 제한적이므로 아기들에게 축적된다. 하루에 6~7컵의 카페인 음료는 아기들의 과다활동과 짧은 수면시간과 연관이 있다(Lawrence et al., 2010).

다. 수유의 수면에 대한 효과

1) 수유방법의 종류가 아기의 수면에 미치는 영향에 대한 연구는 복합적인 결과를 보여준다.

가) 모유 혹은 분유수유아들이 더 자주 깨는지 아닌지는 논란이 있고 연구 결과는 매우 복합적이다. 아기의 수면에 대한 많은 연구가 매우 적은 수의 아기를 대상으로 하고 일관성이 없는 '야간시간'이란 정의를 사용했다. '야간시간'은 최근의 문헌 리뷰에서 5시간에서 12시간 정도로 다양했다(Rosen, 2008).

(1) 수유는 아기들의 수면주기 패턴에 영향을 줄 수 있다. 모유수유아들은 활동적인 수면이 더 길고 이에 따라 불편하거나 부모의 도움이 필요할 때 더 잘 깨는 경향이 있다. 혼(Horne) 등은(2004) 2~3개월 된 모유수유아들은 활동적인 수면에서 분유를 먹는 아기들보다 잘 깨는 경향이 있다고 보고했다.

(2) 수면시간 평가는 복합적인 결과를 보여주었다. 돈(Doan) 등은 모유수유만을 하는 아기들은 분유를 먹는 아기들에 비해 야간에 평균 45~47분을 더 잔다고 보고했다(Doan, 2007). 리(Lee)는 생후 2주에서 4개월 사이의 모유수유아들은 총 수면시간은 더 길지만 1회 수면시간은 분유수유아들에 비해 더 짧은 것으로 보고했다. 덧붙여, 분유수유아들은 저녁과 야간에 더 자주 울어 이는 부모의 도움을 필요로 하는 각성이 증가함을 의미한다(Lee, 2000). 볼(Ball)은 모유수유아의 경우 1개월과 3개월 때 수면 중 각성이 비슷하게 유지되었으나 분유수유아는 3개월 때 각성 횟수가 떨어졌다고 보고했다(Ball, 2003).

(3) 다른 연구자들은 수유 방법에 따른 아기의 총 수면시간(Macknin et al., 1989; Quillin, 1997)이나 야간수면 중 각성(Alley et al., 1986; Anders et al., 1992)에 유의미한 차이가 없다고 보고했다. 나아가서 엄마의 보고가 아닌 수면 다원검사를 이용한 연구에서는 2~4주, 2~3개월 그리고 5~6개월 아기들의 수면시간 길이에서 모유수유아와 분유수유아와 사이에 차이가 없었다.

2) 엄마들은 수유 외에 곡물을 첨가하는 것이 아기들의 수면을 늘릴 것으로 생각한다. 그러나 연구 결과들은 이 믿음을 뒷받침해주지 못한다.

가) 한 소규모 연구의 3분의 2에 달하는 엄마들이(44명의 모유수유모, 33명의 분유수유모) 곡물을 첨가해주면 아기들의 수면시간을 늘릴 것이라고 생각했다. 하지만 수면시간, 야간에 깨는 횟수(자정부터 오전 5시), 야간에 깨어 있는 시간(자정부터 오전 5시)은 밤에 쌀 곡물을 먹은 아이와 그렇지 않은 아이 사이에 유의미한 차이가 없었다(Keane, 1988).

나) 잠잘 시간에 곡물을 먹이는 것은 밤새도록 아기들이 잘 수 있는 경향성을 높여주지 못한다(Crocetti et al., 2004). 또 다른 연구에서는 젖병(분유 혹은 모유)에 곡물을 첨가했을 때 수면 패턴에 영향을 주지 못했다. 7주쯤 되었을 때 곡물을 먹지 않은 아기들은 밤에 8시간을 잘 경향성이 높았다(Macknin et al., 1989).

Chapter 6

엄마의 정신건강과 모유수유

Maternal Mental Health and Breastfeeding

Kathleen Kendall-Tackett, PhD, IBCLC, FAPA

학습목표

- 산모들의 우울 및 기타 기분장애의 증상에 대해 이해한다.

- 우울증의 역학에서 스트레스의 역할을 기술한다.

- 모유수유가 엄마의 정신건강을 어떻게 보호하는지 기술한다.

- 모우수유를 하는 동안 겪는 문제들이 우울증 발병을 증가시킬 수 있고,
  그럴 경우 지체 없이 알려야 한다는 것을 이해한다.

- 우울한 엄마들은 모유수유를 중단할 위험성이 높음을 이해한다.

- 엄마들에게 모유수유를 지속하면서 병행할 수 있는 우울증의 치료 방법에 대한 정보를 제공한다.

서 론

엄마의 정신건강상태는 산후 첫 1년의 상태에 극적인 영향을 미칠 수 있다. 우울증, 불안장애, 외상후 스트레스 장애(PTSD; posttraumatic stress disorder) 및 기타 정신상태가 모유수유를 중단하기에 이르게 하기도 하고, 엄마와 아기 모두에게 부정적인 영향을 미칠 수 있다(Kendall-Tackett, 2010a). 모유수유는 엄마의 정신건강을 보호한다(Dennis 외., 2009; Groer, 2005; Kendall-Tackett, 2010a; Kendall-Tackett 외., 2011). 하지만 모유수유를 통해 겪는 문제들은 우울증에 대한 위험을 높일 수 있다(Amir 외., 1996).

모유수유는 모유수유를 하는 엄마가 우울할 때, 엄마의 우울증이 아기에게 미칠 수 있는 잠재적인 해로운 영향으로부터 아기를 보호할 수 있다(Jones 외., 2004). 모유수유를 하는 엄마들은 아기들을 학대하거나 무시할 확률이 유의하게 낮고(Strathearn 외., 2009), 모유수유는 아동기동안 아이들의 정신건강도 보호한다(Oddy 외., 2009).

1. 산후우울증(Postpartum depression)

가. 개요

1) 산후우울증은 세계적으로 산모의 15~25% 정도에서 나타나는 비교적 흔한 증상이지만 (질병예방통제센터: Centers for Disease Control and Prevention, 2008; Kendall-Tackett, 2010a), 그 비율은 미국과 전 세계에서 각기 다르다.

2) 저소득층 일부(McKee et al., 2001), 미원주민과 아프리카계 미국인 같은 미국의 소수 민족 일부, 성적학대나 성폭행의 과거력이 있는 여성(Fergusson 외., 2008; Kendall-Tackett, 2010a), 양극성장애 여성(Freeman 외., 2002)이나 현 병력인 식이장애 (Morgan 외., 2006)를 앓는 몇몇 인구에서는 상당히 높은 우울증 유병률을 기록한 다. 반면 명확한 산후조리 기간이 있거나 산모에 대한 돌봄과 같은 사회적인 구조가 있 는 문화권에서는 산후우울증이나 다른 부정적인 정서상태들이 꽤 낮게 나타나는 편이다 (Stern 외., 1983).

3) 우울증의 증상으로는 슬픔, 쾌감상실(정상적으로 즐거울 만한 행위들에서 즐거움을 경험 하지 못함), 수면곤란, 보육에 대한 무관심, 피로, 집중력 저하, 무망감, 죽음에 대한 생각 등이 포함된다. 이러한 증상들이 적어도 2주 이상 지속될 때 우울증이라고 진단할 수 있다.

4) 우울증은 또한 신체적 불편감이나 심각한 피로감으로 나타날 수 있다. 많은 문화권에서 는 우울증보다 이러한 증상들에 더욱 관대한 편이다. 우울증의 또 다른 잠재적 지표로는 엄마나 아기의 건강관리 서비스의 이용이 증가하는 것이다.

5) 산모가 잠드는 데 드는 시간은 우울증의 중요한 예측인자가 되며, 우울증에 대해 물어보 는 강압적이지 않은 방법이다. 만약 25분 이상 걸려서 잠이 든다면 우울증에 노출될 위험 이 높은 것이다(Goyal 외., 2007; Posmontier, 2008).

6) '산후우울감(Baby blues)'은 보통 정도가 가볍고 자기제한적이다. 그러나 이러한 우울감은 산후우울증의 초기 증상일 수 있기 때문에 무시해서는 안 된다(Chapter 4 참고).

7) 우울증에 대한 치료 중 단 한 가지만 수유모에 대해 금기이다(단가아민산화저해제: the monoamine oxidase inhibitors(MAOI) 종류의 항우울제). 다른 모든 우울증 치료는 모유수유와 병행할 수 있다(Hale, 2010; Kendall-Tackett, 2008, 2010a).

나. 우울증에서의 염증

1) 정신신경면역학(PNI; psychoneuroimmunology) 분야에 있는 연구자들이 우울증의 발 병기전에 염증이 관여한다는 것을 밝혀냈다(Kendall-Tackett, 2010a; Maes, 2001).

2) 산후가 아닌 표본집단은 물론, 산모집단에서도 모든 유형의 신체적·정신적 스트레스는 우울증 위험률을 높인다. 스트레스 원인의 유형은 산모마다 각기 다양하다. 하지만 이러 한 스트레스원에 대한 반응에서 잠재되어 있는 신체적인 기전은 동일하다. 염증유발 사이 토카인(proinflammatory cytokines)의 증가를 포함하는 스트레스 반응의 상향조절이 다(Kendall-Tackett, 2007b).

3) 분만여성은 임신 마지막 3개월의 기간(우울증의 위험도 높은 기간) 동안 염증 수준이 상 당히 높아지기 때문에 특히나 취약하다. 게다가 수면장애, 산후통증, 정신적인 외상과 같

은 새로이 엄마가 된 이들이 공통적으로 겪는 경험 또한 염증을 증가시킨다(Kendall-Tackett, 2007b, 2010a).

4) 인간의 스트레스 반응 : 우울증에 있어서 염증의 역할을 이해하기 위해서는 우선 스트레스에 대한 정상적인 생리반응을 아는 것이 도움이 된다. 위험에 직면했을 때 신체는 생명을 유지하기 위해 많은 상호의존적인 메커니즘이 작용한다.

가) 교감신경계는 유리된 카테콜라민(노르에피네프린, 에피네프린과 도파민)에 반응한다.

나) 시상하부 뇌하수체 부신(HPA; hypothalamic-pituitary-adrenal) 축 또한 반응한다. 시상하부는 부신피질자극호르몬 유리호르몬(CRH; corticotropin releasing hormone)을 방출하고, 뇌하수체는 ACTH(adrenocorticotropin hormone)를 방출하며, 부신피질은 코르티솔, 당질코르티코이드를 방출한다.

다) 전신적인 염증을 증가시키는 염증유발 사이토카인의 생성이 증가됨으로써 면역체계가 반응한다. 사이토카인은 면역반응을 조절하는 단백질이다. 염증유발 사이토카인은 몸이 상처를 치유하는 것을 돕고, 염증반응을 자극함으로써 감염에 대항하는 것을 돕는다. 이 염증 관련 물질이 혈장에서 측정된다. 우울한 사람들의 경우, 만성적인 스트레스에 대한 신체적인 반응인 염증유발 사이토카인과 급성기 단백질, CRP(C-reactive protein)가 높으며 염증이 증가한다. 염증의 정도는 우울증이 없는 사람들에 비해 우울한 사람들에게서 40~50%가량 더 높아질 수 있다(Pace et al., 2007).

   (1) 연구자들이 우울증에서 가장 일관적으로 상승된다고 밝힌 염증유발 사이토카인은 IL-1β(pro-inflammatory cytokines interleukin-1β), IL-6 그리고 TNF(tumor necrosis factor)이다.

라) 특히 모유수유는 스트레스 반응을 하향 조절하고, ACTH, 코르티솔(Heinrichs 외., 2001)과 염증(Williams et al., 2006)을 낮추는데, 이것이 모유수유가 우울증의 위험을 낮추는 한 방법으로 보인다. 이 하향조절이 엄마의 모유 생성, 에너지 보존, 그리고 아기와의 애착 등에서 생존이득을 갖는 것으로 생각된다(Groer et al., 2002).

다. 염증과 우울증 위험률을 증가시키는 스트레스는 신체적인 것일 수도, 심리적인 것일 수도 있다. 스트레스원이 신체적이건 정신적이건 간에 스트레스 반응은 동일하다. 특별히 세 가지 스트레스원(수면장애, 통증, 정신적 외상)이 산모와 관련 있다.

 1) 수면장애

가) 수면장애와 우울증 사이의 관계는 양방향성이다. 수면장애가 우울증을 유발할 수도 있고 우울증이 수면장애를 유발할 수도 있다(Posmontier, 2008).

나) 산모의 경우 피곤함과 수면문제가 매우 흔하기 때문에 종종 간과되거나 축소된다. 하지만 피곤함은 산모들에게는 매우 큰 관심사가 된다.

다) 아주 잠시 동안의 수면 방해라도, 신체적인 건강에는 큰 해를 입힐 수 있다. 수면장애는 염증반응을 증가시키고, 만약 만성적이 되면 심장질환이나 대사질환과 같은 만성질환의 위험도를 증가시킨다(McEwen, 2003; Suarez et al., 2010).

라) 모유수유는 수면의 양과 질을 증가시킴으로써 엄마의 정신건강을 보호한다. 다수의

최근 연구에서 완전 모유수유를 하는 엄마의 경우 혼합수유모나 분유수유모에 비해 더 많은 수면을 취한다고 한다(Doan et al., 2007; Dorheim, Bondevik 외., 2009; Gay 외., 2004; Kendall-Tackett et al., 2011; Quillin 외., 2004).

마) 2,870명의 엄마들을 대상으로 한 연구에서는 수면의 방해를 받으면 산후우울증의 위험도가 높아지고, '완전 모유수유를 하지 않는 경우' 산후우울증과 수면의 방해 모두에 위험 요인이라고 밝혔다(Dorheim et al., 2009).

바) 모유수유를 하는 엄마들은 또한 서파수면(SWS; slow-wave sleep)의 양이 더 많았다(Blyton et al., 2002). 31명의 여성을 대상으로 한 연구에서 모유수유모의 경우 평균 182분의 서파수면이 있었다. 산후기간이 아닌 대조군 여성에서는 평균 86분이었다. 서파수면은 수면의 질에 있어서 중요한 지표이고, 서파수면의 양이 낮은 군에서는 낮 시간 동안의 피곤함을 더 많이 보고했다.

사) 만약 모유수유하는 엄마가 몹시 피곤하다면, 빈혈, 갑상선기능저하증, 또는 낮은 수준의 감염과 같은 신체적인 원인을 검사해서 변별해야 한다. 엄마들에게는 또 조금 더 휴식할 수 있도록 지원체계를 동원하는 데 도움이 필요할 수 있다. 보충 수유를 하는 것은 엄마들의 수면 양을 감소시킬 것으로 보인다(Doan et al., 2007).

2) 통증

가) 산후통증은 또한 산후우울증의 유발 요인이 될 수 있어 적절히 공지되어야 한다. 1,288명의 산모를 대상으로 한 연구에서는 산후통증의 심각도가 산후우울증을 예측한다고 했다. 급성통증은 우울증 위험을 3배까지 증가시킨다(Eisenach et al., 2008).

나) 유두통증은 산후통증의 흔한 유형 중 하나이다. 두 연구에서 산모 중 절반이상이 산후 5주(McGovern et al., 2006), 그리고 산후 2개월(Ansara et al., 2005)에 유두통증을 보고했다. 그리고 이것이 산후우울증을 일으킬 수 있다. 호주의 한 연구에서는 유두통증이 없는 산모들 중 14%가 우울증을 가진 것에 비해, 유두통증을 가진 산모들은 38%가 우울증을 가지고 있었다. 유두통증이 해결되었을 때 산모의 기분상태가 정상으로 회복되었다(Amir et al., 1996).

다) 통증과 염증은 상호간 상향조절성이다. 통증은 염증을 증가시키고, 염증은 통증을 증가시킨다(Beilin et al., 2003).

라) 주요우울장애나 외상 후 스트레스 장애를 가진 사람들은 통증을 더 경험할 것으로 보인다(Geracioti et al., 2006).

3) 정신적 외상

가) 정신적 외상은 우울증의 위험을 증가시킨다(Buist 외., 2001; Rodhe 외., 2008).

나) 정신적 외상은 염증도 증가시킨다. 뉴질랜드 더니든 출생 코호트 연구인, 더니든 건강 발달 집합적 연구(Dunedin Multidisciplinary Health and Development Study)에서는 아동기의 학대도 20년 후의 증가된 염증(C-reactive protein)과 관련 있었다. 용량 의존적 반응이 있었는데, 학대가 심할수록 염증의 수치도 높았다(Danese et al., 2007). 32년간의 평가에서, 아동기의 불운(낮은 사회경제적 지위, 학대, 또는 사회적 고립)을 경험한 군에서는 주요우울장애, 전신염증, 그리고 적어도 3가지 이상의 대사성 위험 지표가 더 높은 비율로 드러났다(Danese et al., 2009).

다) 산모들에게 있어서 정신적 외상의 가장 흔한 유형은 불운한 아동기 경험과, 분만과 관련된 정신적 외상이다.

라) 불운한 아동기 경험(ACEs; Adverse Childhood Experiences)

(1) 불운한 아동기 경험은 아동기의 신체적·성적·정서적 학대와 방치, 부모(혹은 부 또는 모와 그 파트너) 사이의 가정폭력 목격, 부모의 정신질환, 약물남용, 범죄활 동 등을 포함한다(Anda 외., 2006; Chapman 외., 2004).

(2) 이러한 경험은 흔하다. 대규모, 중산층 미국인 표본집단에서 51%가 적어도 한 가 지 이상의 불운한 아동기 경험을 가지고 있었다(Felitti et al., 1998). 고위험 집 단의 표본에서는 불운한 아동기 경험을 가진 비율이 훨씬 더 높게 나타나는 경향 이 있었다.

(3) 불운한 아동기 경험은 성인에서의 심혈관계 질환, 대사증후군과 당뇨병과 같 은 다양한 만성적인 건강상태와 관련되어 있다(Batten et al., 2004; Kendall-Tackett, 2007a, 2007e; Shonkoff et al., 2009).

(4) 불운한 아동기 경험은 수면장애와도 관련이 되고(Kendall-Tackett, 2007a), 만 성 동통증후군과도 관련이 된다(Sachs-Ericsson et al., 2007).

(5) 불운한 아동기 경험은 산후의 엄마들에게 영향을 미치는데, 우울증과 외상 후 스 트레스 장애의 위험을 두드러지게 증가시킨다. 이 위험은 성적학대 경험자들에서 특히 더 높아진다(Milgrom et al., 2008).

(6) 이러한 경험을 한 엄마들은 모유수유를 하고자 시도하는 비율이 더 높다 (Kendall-Tackett, 2010a). 994명의 성적학대 생존자를 포함하는 59개국의 6,410명의 산모들을 표본으로 한 엄마의 수면과 피로 조사(Survey of Mother's Sleep and Fatigue)의 자료는 성적학대 생존자와 그렇지 않은 여성들 사이의 모유 수유율의 유의미한 차이를 발견하지 못했다(Kendall-Tackett 외, 출판 준비 중).

(7) 해당 전문가들은 학대경험자인 산모들의 모유수유를 조정해줌으로써 모유수유를 좀 더 편하게 만드는 작업이 필요할 것이다. 하지만 이들 전문가들은 성적학대와 성폭력의 과거력이 있는 여성이 모유수유를 원치 않을 것이라고 추정해서는 안 되 며, 모유수유는 이러한 여성들에게는 매우 중요한 목표가 될 것이다. 산모들의 경 험에 비춰보면 수유 중 기분전환하기, 야간수유 피하기, 피부 대 피부 접촉의 양 을 줄이기, 모유를 유축하고 젖병 사용하기를 포함한 몇 가지 전략들이 모유수유 를 더 수월하게 만들 것이다. 유연하게 대처하고, 산모가 자신을 위해 가장 좋은 방법을 찾도록 도와주도록 한다.

마) 부정적인 분만 경험

(1) 분만경험은 정서적인 외상을 일으킬 수 있다. 한 리뷰연구에서는 분만 후에 외상

후 스트레스 장애의 전체 진단기준을 만족시키는 여성이 1.5~6%에 달하는 것으로 나왔다(Beck, 2004). 이는 뉴욕시의 로어 맨해튼 주민 중 7.5%가 9·11 테러 후에 외상 후 스트레스 장애를 나타낸 것과 비교해 볼 수 있다(Galea et al., 2003).

(2) 분만의 객관적인 측면(예를 들면 제왕절개 vs 질 분만)은 단지 부정적인 분만경험의 일부분에만 영향을 미친다. 제왕절개 분만을 한 산모들이 부정적인 반응을 보일 위험성이 일정부분 높아지기는 하지만 항상 그런 것은 아니다. 오히려 다음의 예들과 같은 분만의 주관적인 측면들이 분만의 부정적인 평가에 더 기여하는 것 같다.

- 분만이 자신이나 아기에게 위험하다고 믿고 있었는가?
- 산모가 진통 중에 의학적 상황을 인지하거나 자기 자신을 조절할 수 있다고 느꼈는가?
- 산모가 진통, 분만하는 동안 지지받고 있다고 느꼈는가?(Kendall-Tackett, 2010a)

(3) 이전에 우울증이나 외상 후 스트레스 장애의 삽화가 있거나, 학대받은 경험이 있거나 유산을 포함한 상실의 경험이 있거나, 임신기간 중 우울감을 경험했다면 분만 이후 외상 후 스트레스 장애에 보다 더 취약하다(Kendall-Tackett, 2007c, 2007d).

(4) 아기가 아프거나 장애가 있거나, 조산했을 경우 엄마의 우울증을 유발할 수 있으며 특히 아기가 고위험군에 있을 때 더욱 그렇다(Kersting et al., 2005; Kersting et al., 2004; van Pampus 외., 2004). 그러나 이러한 반응은 종종 지연이 되어서 아기가 위험으로부터 해방되고 나서 우울증이 나타나기도 하고, 또는 심지어 퇴원 후 수개월 후에야 나타나기도 한다.

(5) 매우 스트레스가 많은 분만은 모유 생성 2기를 지연시킬지도 모른다(Grajeda et al., 2002).

라. 치료 선택사항: 경도, 중등도, 심한 우울증에 효과적인 다양한 치료법이 활용 가능하다. 이러한 양식들 중 한 가지(단가아민산화저해제군(MAOI)의 항우울제)를 제외한 거의 대부분이 모유수유와 병행이 가능하고, 대부분이 안전하다. 모든 효과적인 우울증 치료법들은 항염증제이다(Kendall-Tackett, 2008, 2010a; Maes et al., 2009).

1) 오메가3 지방산

가) 긴고리(long-chain) 오메가3 지방산인 EPA와 DHA는 우울증을 예방하고 치료하는 데 모두에서 성공적으로 사용되고 있다. 두 가지 모두 지방이 많은 생선에서 발견된다. 생선 소비가 많은 인구에서는 산후우울증을 포함한 몇 가지 유형의 정신장애의 비율이 낮다(Kendall-Tackett, 2008, 2010a; Maes et al., 2009).

나) EPA는 특히 염증유발 사이토카인(proinflammatory cytokine)을 낮추고 스트레스 반응을 하향조절하기 때문에, 우울증을 치료하는 오메가3 지방산이다(Kiecolt-

Glaser 외., 2007; Rees et al., 2005). EPA·DHA는 단독으로 사용되거나 내복약과 병행 사용되어왔다. 내복약과 함께 사용될 때 EPA·DHA는 내복약의 효과를 증가시켰다. 미정신과학회(APA; American Psychiatric Association)는 EPA가 기분장애에 확실한 치료법이라는 것을 인식하고 있다(Freeman et al., 2006).

다) 상대적으로 많은 용량에서조차 EPA와 DHA는 임신부와 수유모에게 안전하고, 심장질환의 위험을 낮추고, 스트레스에 덜 취약하도록 하는 것을 포함하여 여성에 대한 다양한 건강상의 이익을 제공한다(Dunstan 외., 2004; Grandjean et al., 2001).

라) 호두나 카놀라유와 같은 식물자원이나 아마씨에서 추출되는 오메가3 지방산인 ALA는 우울증을 예방하거나 치료하지 못한다. ALA는 해롭지는 않고, 다른 방법으로 도움이 될 수 있다. 하지만 ALA는 대사적으로 EPA와는 너무 동떨어져 있어 우울증을 줄여주는 데 도움이 되기는 어렵다.

2) 밝은 빛 치료

가) 밝은 빛은 우울증에 대한 또 다른 효과적인 치료법이다. 표본수가 여전히 적다고는 하더라도 임신부와 수유모에서 우울증 치료에 사용되어왔다(Oren et al., 2002).

나) 10,000룩스(lux)의 빛을 30~40분 동안 쬐는 것이 가장 흔하게 사용되는 방법이다. 일반적인 가정 내 조명은 우울증을 완화하기에 충분하지 않다. 늦은 낮 시간에 하는 빛 치료보다 아침 일찍 쬐는 빛 치료가 더 효과적이다(Terman et al., 2005).

3) 운동

가) 운동은 심지어 주요우울장애에서도 약만큼 효과적이다(Babyak et al., 2000; Blumenthal et al., 2007).

나) 운동은 염증을 낮춘다. 전반적인 신체단련 정도는 스트레스에 대한 염증 반응을 낮춘다(Emery et al., 2005; Kiecolt-Glaser et al., 2010).

다) 중등도 정도의 운동은 임신기간이나 수유하는 동안에 안전하다(Su et al., 2007).

4) 정신치료

가) 두 종류의 정신치료가 임신부나 모유수유모의 우울증 치료에 효과적이다.(인지행동치료와 대인관계 심리치료(interpersonal psychotherapy))

나) 인지행동치료는 우울증이 자신과 세상에 대한 사람들의 신념에 있어서의 왜곡에서 비롯된다는 점을 전제로 한다. 이 신념들을 다룸으로써 우울증도 감소한다. 이것은 우울증과 다른 상태를 치료하는 데 내복약만큼 효과적이다(Rupke et al., 2006).

다) 대인관계 심리치료(IPT)는 특별히 여성의 주요한 관계와 그 관계를 통해 얻는 지지에 대해 다룬다. 산모들에게 자신을 지지해주는 자원을 확인하고, 현재의 대인관계들을 통해 더 많은 지지를 받을 수 있도록 가르친다. 이 치료는 임신기간과 산후의 기간 동안 우울증을 예방하고 치료하기 위해 고위험군의 산모들에게 활용되었다(Zlotnick et al., 2006).

5) 성 요한초(St. John's wort)

가) 항우울 약초인 성 요한초는 세계에서 가장 널리 처방되는 항우울제로, 우울증을 치료

하는 데 매우 효과적이다. 표준 사용은 경도에서 중등도 우울증에 사용하는 것이지만, 주요우울장애에서도 사용되어 왔다.

나) 연구자들이 성 요한초와 졸로프트(Zoloft; sertraline), 그리고 팍실(Paxil; paroxetin)을 비교했을 때, 성 요한초가 이러한 약물들만큼 효과적이었고, 부작용은 더 적었다(Anghelescu et al., 2006; van Gurp et al., 2002).

다) 모유수유와 병행할 수 있다(Hale, 2010).

라) 단독으로 사용할 경우, 성 요한초는 훌륭한 안전성 기록을 갖는다. 하지만 몇 가지 범주의 내복약들과는 상호작용을 하기 때문에 항우울제, 경구피임약, 시클로스포린(cyclosporin), 그리고 다른 종류의 몇 가지 약들과는 병행해서는 안 된다(Kendall-Tackett, 2008; Schultz, 2006).

6) 항우울제

가) 대부분의 항우울제는 모유수유와 병행 가능하지만, 아기에게 노출되는 양에 따라 몇몇 약물이 다른 약물들 보다 낫다(Hale et al., 2010; Weissman 외., 2004).

나) 삼환계 항우울제와 선택적 세로토닌 재흡수 억제제(SSRI)가 모유수유와 병행가능하다(Kendall-Tackett et al., 2010).

다) MAOI는 모유수유모에 대해 금기약물이다(Hale, 2010).

2. 기타 증상

몇몇 증상은 단독으로 혹은 함께 산후우울증에 병발할 수 있다.

가. 외상 후 스트레스 장애(PTSD)

1) 여성은 이전의 외상(예를 들어 아동학대, 강간, 폭행, 교통사고, 자연재해 등)을 겪었던 경우, 혹은 분만 자체로 외상 후 스트레스 장애를 경험할 수 있다.

2) 정신적 외상 사건이 유해한가를 결정하는 열쇠는 산모가 자신이나 사랑하는 사람의 삶이 위험에 처해 있다고 믿는지 아닌지의 여부이다. 산모의 반응 측면에서 중요한 것은 인식이다. 분만 과정에서 위험에 대한 인식이 의학적으로 '진실'인지 아닌지는 상관이 없다. 만약 자신이나 자신의 아기가 죽을지도 모른다고 믿는다면 그녀는 그렇게 반응하게 될 것이다.

3) 외상 후 스트레스 장애의 기준을 모두 충족시키려면 재경험, 회피, 과각성의 세 가지 영역의 증상들을 반드시 가지고 있어야 한다. 그러나 비록 전체 진단기준을 만족시키지는 않더라도 일부 증상들만으로도 문제를 일으킬 수 있다. 예를 들면, 힘든 분만 후의 정서적 둔마가 엄마와 아기의 첫 결합을 어렵게 할 수 있다. 침입사고, 악몽, 만성적 과각성은 엄마의 수면의 질을 떨어뜨릴 것이고 나아가 정신건강을 훼손할 것이다(Kendall-Tackett, 2010a).

나. 범불안장애(GAD: General anxiety disorder)

1) 범불안장애는 가장 일반적인 불안장애로, 산후 첫 1년 동안 7~8.2% 정도에서 발생한다. 더 많은 15~20% 정도의 여성은 증후군으로 분류될 만큼은 아니지만, 범불안장애의 증상을 경험한다.

2) 통제할 수 없을 것 같은 느낌, 과도한 걱정, 안절부절, 피로, 집중하기 어려움, 예민함, 근육긴장, 그리고 수면장애의 증상을 포함한다(Wenzel, 2011).

3) 우울과 불안은 종종 함께 일어나는데, 우울과 불안 사이의 관계가 쌍방향적이다(Skouteris et al., 2009).

다. 양극성장애(biplolar disorder)

1) 양극성장애는 산욕기에 처음으로 나타날 수 있다.

2) 산후 양극성장애는 대부분 주요우울장애의 형태로 드러나기 때문에 진단이 어렵다. 보통 항우울제의 한 범주인 선택적 세로토닌 재흡수 억제제(SSRI; selective serotonin reuptake inhibitor)로 우울증을 치료하지만, 이 약물이 조증삽화를 일으킬 위험이 있다(Beck, 2006).

3) 산후 양극성장애는 정신이상을 동반하는 경우가 있으며, 유전되는 경향이 있다.

4) 양극성장애 환자들은 종종 우울증을 공존질병으로 가지고 있다(Freeman et al., 2002).

라. 섭식장애(eating disorder)

1) 섭식장애는 임신기간이나 산욕기간에 나타날 수 있다.

2) 임신기간 중의 활동성 섭식장애가 산후우울증 비율을 증가시킨다(Morgan et al., 2006).

마. 강박장애(OCD; Obsessive-compulsive disorder)

1) 강박장애는 반갑지 않은 사고나 아이디어, 의심을 포함하는 재발성의 강박사고와 이러한 생각들을 억제하거나 무시하기 위해 노력하는 뚜렷한 스트레스로 특징지어진다. 결국 이 스트레스를 줄이고자 하는 의도가 꼭 해야만 할 것 같은 반복적인 행동을 포함한 충동으로 이끈다(Wenzel, 2011).

2) 산후 여성을 대상으로 한 지역 표본조사에서 강박장애의 발생률은 0.6~1.3%에 이르는데, 이중 17~31%는 임신 중 발병한 것을 보여준다(Wenzel, 2011).

3) 강박장애는 아기에게 해를 입힐 거라는 반복적인 생각으로 드러날 수 있다. 일반적으로 이러한 생각이 이어져 엄마가 아기를 해칠 위험을 높이지는 않는다. 실제로 엄마는 아기에게 어떤 일도 일어나지 않도록 극단적인 조치까지도 단행할 것이다(Abramowicz et al., 2002).

4) 강박장애와 병존하는 우울증은 SSRI로 치료한다(Kendall-Tackett, 2010a).

Chapter 7

모유수유와 직장여성

Breastfeeding and Maternal Employment

Cathy Carothers, BLA, IBCLC, FILCA, and Chris Mulford, BA, BSN

학습목표

- 모유수유를 하는 엄마의 시간과 노력이 필요한 다양한 요소들을 확인하고, 이러한 부담을 줄이기 위해 가족, 친구, 지역사회에 도움을 요청할 방법을 알려준다.
- 엄마의 직업이 모유수유의 시작, 강도(완전 모유수유 여부), 기간에 미치는 영향을 확인한다.
- 직장 내에서 모유수유를 방해하는 요소에 대해 논의한다.
- 엄마가 직장으로 복귀한 후에도 계속 모유수유를 할 경우 고용주, 엄마, 아기, 지역사회가 얻는 이점을 말할 수 있다.
- 여성이 직장으로 복귀했을 때 유축에 방해되는 요인들을 확인한다.
- 유축을 계속하기 위해서 도움이 되는 직장 내 필요조건들을 설명한다.
- 고용주에게 왜 유축하는 피고용인을 도와줘야 하는지에 대한 동기를 설명할 수 있다.
- 엄마에 대한 상담과 전략을 재확인한다.
- 보육을 담당하는 사람과 논의해야 하는 정보들을 확인한다.
- 지역사회에서 지원하고 있는 모성보호 정책과 유축 상담 역할의 핵심적인 요소를 설명한다.

서 론

전 세계적으로 가임기 여성의 60%가 직업을 가지고 있다고 알려져 있지만(ILO; International Lobor Organization, 2007), 사실 모든 엄마들은 일을 하고 있는 엄마들이다. 여성이 아이를 낳게 되면 양육과 수유가 기존 업무에 더해지는데, 이는 여성이 가족, 가정, 지역사회에 대한 봉사나 가사일, 농업 등 소득이 없는 일부터, 급여를 받는 직장생활에 이르기까지 모두 마찬가지이다. 여성의 급여노동은 공적인 경제영역(정부기관에서 일하거나 민간 영역에서 일하는 등)일 수도 있지만, 비공식적인 경제영역(수공예, 노점, 가사, 저임금 공장 노동이나 불법적인 활동, 모든 종류의 소규모 자영업등)에 속할 수도 있다. 전 세계 노동인구의 25%는 비공식적인 영역에 종사한다고 추정되지만 어떤 나라에서는 80%에 이르기도 한다(Maternity Protection Coalition, 2008). 비공식적인 경제 영역에서 일하는 사람들은 종종 공식적인 영역에 고용된 사람들만큼 힘들거나 오히려 더 힘들게 일하지만, 그럼에도 불구하고 그들은 노동법 등에 의해 제공되는 '사회안전망'의 보호를 받지 못한다.

많은 여성들은 임금노동과 비임금노동을 하면서 그들의 시간과 에너지를 모유수유에 소비해야 한다. 모유수유 상담가는 이런 상충되는 요구들을 진단하고, 업무를 모유수유에 맞게 조정하거나 모유수유를 업무에 맞추는 전략을 제공해야 한다. 모유수유 상담가는 또한 지역사회를 대상으로 끊임없이 홍보·교육하는 활동을 통해 여성이 일을 하면서도 모유수유를 할 수 있도록 지지하고 보호하는 정책을 옹호해야 한다.

엄마가 직업을 가지게 되면 종종 아기와 떨어져 있을 수밖에 없다. 하지만 그럼에도 불구하고 모유수유를 지속하도록 도와주는 몇 가지 검증된 전략들이 있다. (1)일을 하면서 동시에 아기를 돌보는 것, (2)직장 근처나 직장에 있는 돌봄기관에 아기를 맡기고 휴식시간에 수유를 하는 것, (3)일하는 시간동안 아기를 돌봄기관에 전적으로 맡기고, 엄마는 직장에서 유축을 하며 돌봄기관에서는 유축된 모유를 아기에게 먹이는 것 등이 있다(ILCA; International Lactation Consultant Association, 2007). 두 번째와 세 번째 전략은 아기들에게 이유식이나 분유를 먹이는 엄마들은 완전 모유수유를 해야 한다는 압력을 덜 받을 수 있다. 이때 보통 어떤 아기들은 엄마와 떨어져 있는 것에 적응하여 엄마와 떨어져 있을 때 많이 자고 엄마와 같이 있을 때 많이 먹는 '뒤바뀐 수유주기(reverse cycle breastfeeding)'를 보이기도 한다.

모유수유 상담가는 일하는 엄마들이 모유수유의 목표를 달성할 수 있도록 미리미리 지도하여 일과 수유를 모두 성공할 수 있도록 도와야 한다. 이런 상담은 출생 전에 시작해서 엄마가 직장을 복귀한 이후까지 지속되어야 한다. 모유수유 상담가는 엄마들을 효과적으로 돕기 위하여 모유가 어떻게 하면 잘 생성되는지 등 모유의 생리학을 잘 이해하고 있어야 한다. 또한 모유수유 상담가는 손이나 유축기를 이용한 유축 방법 및 대체 수유도구 등을 잘 알고 있어야 하고, 모유를 안전하게 보관하는 방법이나 일하는 여성이 부딪히는 모유수유 관련 난관들에 대해서도 대처 방법을 알고 있어야 한다. 뿐만 아니라 고용주들이 직장 내 모유수유를 돕는 환경을 만드는 과정에서 어떤 어려움을 느끼는지도 알고 있어야 한다. 또한 고용 보장, 차별 금지, 수유를 위한 휴식시간 확보, 유급 출산휴가와 육아휴직 등을 포함한 모성보호의 핵심 요소들을 이해해야 한다.

1. 모유수유 시 직면하는 다양한 요구들

가. 출산과 육아는 여성의 삶의 맥락 속에서 일어난다. 따라서 여성은 엄마로서, 직장인으로서의 목표뿐만 아니라 나이, 사회경제적 지위와 건강상태, 가족과 지역사회가 바라는 다중적 역할에 따라 시간과 에너지를 쏟을 수 있다.

나. 여성들 가운데서도 병원의 전문의나 일반 수련의들은 주당 80~100시간을 일해야 하고, 아프리카 마을의 여성들은 땔감을 모으거나 물을 긷는 데 매일 5시간 이상을 써야 한다. 엄마로서의 역할뿐만 아니라 이런 다른 일들도 중요한 의미가 있다.

다. 모유수유는 멀티태스킹을 요구한다. 엄마들은 일반적으로 먹고 쉬고 잠자는 것뿐만 아니라 집안일도 해야 하고 컴퓨터 작업, 전화기 사용, 첫째와 놀아주기 등을 모두 모유수유와 동시에 해내야 한다.

라. 모유수유는 영유아와 어린이들에게 영양을 제공하는 활동일 뿐만 아니라 건강을 보호하고 돌봄을 제공하는 경제적인 활동이지만, 임금을 받고 일하는 것 역시 경제적인 기회비용이 든

다. 따라서 이를 고려하여 엄마가 아기에게 대체식이를 주는 것으로 결정할 수도 있다(Smith et al., 2007).

마. 엄마가 모유수유에 시간과 노력을 쏟을 수 있게 가사일을 다른 사람에게 맡길 수 있다. 일반적으로 아빠가 가사일의 많은 부분을 담당하는 미국 부부들은 모유수유를 일찍 중단할 가능성이 낮다(Sullivan et al., 2004).

바. 모유수유에 대한 지원은 다양한 방면에서 시작된다. 예를 들면, 회사에서 남성에 초점을 맞춘 모유수유증진 프로그램을 실시한 결과, 배우자의 모유수유율을 상승시키기도 했다(Cohen et al., 2002).

사. 모유수유에 대한 지역사회의 지원 정도는 문화에 따라 다양하다. 많은 문화들에서 전통적으로 아이를 낳은 산모들을 40일 정도 안정하게 하는데, 이때 다른 엄마들이 새로 엄마가 된 산모의 가사일을 돕는다. 몇몇 유럽에서 출산 후 의무적인 출산휴가 기간은 이러한 전통이 현대화된 것이다.

아. 감비아의 '아기에게 친근한 공동체 만들기 운동(Baby-Friendly Community Initiative)' 같은 지역사회 프로그램은 어린 아기를 둔 엄마들의 일을 분담하는 것을 포함하여 지역사회의 독특한 지지를 형성하게 한다(Semega-Janneh, 1998).

자. 모유수유 전문가 여성에게 모유수유를 계획하도록 미리 조언을 할 때는 그들의 예상되는 업무량(직장일뿐만 아니라 가족 돌봄, 가사일, 지역사회 봉사 등)을 모두 포함해야 한다.

2. 모유수유의 시작과 지속, 완전 모유수유 여부에 직장생활이 미치는 영향

가. 출산 이후에도 직업을 갖는 것은 예외적이라기보다는 오히려 흔한 현실이다. 그 정도는 나라마다 다른데, 중동과 아프리카는 100명의 직장인 남성 당 40명의 여성이 직장에 다니고 있고, 공산권이었던 동유럽이나 제3세계는 100명의 직장남성 당 91명에 이른다(ILO, 2004).

나. 전 세계적으로 근로빈곤층 중에는 여성이 더 많다. 세계 500만 명의 근로빈곤층 중 60%가 여성이다. 그들은 낮은 임금, 안전하지 못한 업무, 인권과 자율성이 없는 직종에 일하고 있다(ILO, 2004).

다. 이주노동인력에 속하는 여성의 숫자도 점점 늘어나고 있다. 아시아와 라틴아메리카 이주노동자의 50% 이상이 여성이다(United Nations Women, n.d.).

라. 미국에서 새로 엄마가 된 여성들은 특히 더 빨리 일터로 돌아간다. 미국 여성의 1/3이 출산 3개월 이내에 일터로 돌아가는 반면, 스웨덴, 독일, 영국의 엄마들은 5%에 불과하다(Berger et al., 2005). 미국 엄마들의 2/3는 6개월 이내에 직장으로 돌아간다(United States Breastfeeding Committee, 2002)

마. 여성의 고용이 모유수유 시작에 미치는 영향
   1) 몇몇 연구에서 일하고자 하는 의지가 모유수유에 영향을 미치는 것으로 나타났다. 특히 시간제 근무를 하는 여성이 전일제 근무를 해야 하는 여성에 비해 모유수유를 좀 더 많이 시도했다(Fein et al., 1998; Mandel et al., 2010; Scott et al., 2001).

바. 여성의 고용이 완전 모유수유에 미치는 영향

1) 이탈리아에서 실시한 설문조사에 따르면 조사 대상 산모의 12%는 분유수유를 하게 되면서 직장으로 복귀했다(Romero et al., 2006).

2) 대도시 근처에 살고 있는 가나의 엄마들은 시장에서 행상을 하는 동안에는 모유수유를 할 장소가 없기 때문에 완전 모유수유를 하는 것은 불가능하다고 생각하고 있었다(Otoo et al., 2009).

3) 북캘리포니아 욜로 카운티(Yolo county)의 한 연구에 의하면 전일제 근무하는 직장엄마들의 38%가 6개월간 완전 모유수유를 성공한 반면, 시간제 근무하는 직장엄마들은 62%가 성공했다고 보고했다(Dabritx et al., 2009).

사. 여성의 고용이 모유수유 기간에 미치는 영향

1) 직업의 종류에 따라 모유수유 기간에 미치는 영향이 다르게 나타났다. 전문직, 행정직, 또는 관리직에 종사하는 여성은 저임금이나 비숙련 직종 종사자에 비해 더 오래 모유수유를 하는 경향이 있다(Galtry, 1997; Hanson et al., 2003).

2) 주당 근무시간도 모유수유 지속 기간에 영향을 미친다. 주당 더 많은 시간을 일하는 엄마일수록 모유수유 기간은 더 짧았다(표 7-1)(Fein et al., 1998).

3) 12주 이내에 직장에 복귀해야 하는 여성들, 주당 34시간 이상 일해야 하는 여성들은 직장에 다니지 않는 여성에 비해 모유수유 기간이 유의하게 짧았다(Mandal et al., 2010).

4) 모유수유에 대한 의지와 실제 상황에 대한 연습은 모유수유 기간을 늘린다. 출산 후 첫 1개월간 완전 모유수유를 하고 이후에도 모유수유를 부분적으로라도 하겠다는 의지를 가진 여성은 직장에 돌아간 이후에도 6개월 이상 모유수유를 하는 경향이 있다(Piper et al., 1996).

표 7-1 모유수유 기간과 주당 근무시간과의 관계

주당 근무시간	일하지 않음	20시간 미만	20~34시간	35시간 이상
평균 모유수유 지속 기간	25.1주	24.4주	22.5주	16.5주

5) 출산 12주 이내에 직장으로 복귀할 경우 모유수유 기간이 크게 줄어들 확률이 높다(Galtry et al., 2003; Gielen et al., 1991; Taveras, 2003).

아. 모유수유 결과에 영향을 미칠 수 있는 다른 요소들

1) 고소득 직종은 가족을 더 고려할 수 있고, 업무시간도 더 탄력적으로 운영할 가능성이 높다(Fairness Initiatives on Low-Wage Work, n.d.).

2) 업종마다 법적 보호의 수준이 다르다. 예를 들면 이란의 모성보호법은 ILO의 기준을 충족하지만 이는 공무원에게만 적용되는 단점이 있다(Oland et al., 2009). 말레이시아의 공공분야 노동자들은 출산휴가가 2개월이지만, 민간분야의 노동자들은 3개월이다(Amin et al., 2011).

3) 직장여성들에 대한 법적 보호수준이 높다 할지라도, 사회문화적·경제적·보건의료적 여러 요소들이 모유수유를 방해할 수 있다. 일례로 이탈리아의 일부 엄마들을 대상으로 한 연구에 따르면, 적정 출산휴가와 육아휴직법에도 불구하고 모유수유를 시작한 엄마는 95%였던 반면 6개월까지 지속하는 경우는 35%에 불과했다(완전 모유수유의 경우 9%)(Chapin, 2001; Romero et al., 2006).

3. 직업적 위험성과 모유수유 여성

가. 환경오염이 가속화되면서 엄마도 위험한 독성물질(간혹 모유에서도 발견됨)에 노출될 기회가 많아진 것은 이론의 여지가 없는 사실이다. 하지만 모유수유 자체를 반대하기보다는 이러한 노출을 감소시키는 것에 대하여 더 많이 노력해야 한다. 모유를 통해 독소에 노출될 경우의 장기적인 영향에 대해서는 아직 알려진 바가 없다 폴리염화비페닐(PCB), DDE, 헵타클로르 등에 우연히 노출된 후의 모유를 분석해보면, 독소노출 수준을 감안해야 하긴 하나, 모유수유로 인해 영아가 손상을 받았다는 것을 증명하지 못했다(Kurinij et al., 1989).

나. 임신부와 모유수유 여성은 해로운 화학제품이나 연기 등의 물질에 불필요하게 노출되는 것을 피하는 것이 현명하다. 만약 임신 중이거나 수유중인 여성이 이런 물질들에 노출된다면 바로 직장 내 보건기관에 알려야 한다. 이러한 노출을 줄이기 위해 업무를 재배치하거나 일시적인 유급휴가를 가지는 것을 고려해야 한다.

다. 보호복, 마스크, 보안경, 공기정화기 등은 독성물질 주변에서 근무하는 모유수유 여성들을 위해 꼭 필요하다. 아이와 접촉하기 전에는 반드시 옷을 갈아입고 손을 깨끗이 씻어야 한다.

라. 여성을 위한 모성보호 조치는 오히려 여성의 직업 선택을 제한하거나 승진이나 급여에서 불이익을 당하게 할 수 있다는 딜레마가 있다.

마. 여성이 가사일을 할 때도 유해한 물질에 노출될 수 있다. 예를 들면 요리나 난방을 위해 태우는 고체연료(나무, 동물의 분뇨, 작물의 잔해, 석탄 등)의 연기로 매년 160만 명 이상, 특히 여성과 아이들이 사망에 이른다(Warwick et al., 2004).

바. 직업적 위험성은 특히 미량금속, 솔벤트와 할로겐 탄화수소와 관련되어 있다(Lindberg, 1996).

사. 용접공, 페인트공, 미술가, 도예가를 비롯해 무기를 다루는 직종에 종사하는 사람들은 납 노출에 주의해야 한다.

아. 가정이나 농경의 제초제와 제충제를 직접 다루거나 흡입해서는 안 된다.

자. 보건의료계 종사자는 인간면역결핍 바이러스나 C형 간염 전염에 대비해서 전반적인 주의를 기울여야 한다.

차. 독성물질에 대한 우연한 노출(위험한 화학물질이나 납 등)이나 잠재적 감염(바이러스, 세균, 체액에 대한 노출)이 일어날 수 있는 경우 엄마의 주치의에게 알려야 한다. 비록 모유나 혈액을 검사할 수는 있지만 그런 검사들이 비싸거나, 과정이 오래 걸리거나, 검사결과가 앞으로의 대응에 대해 구체적으로 제시하지 못할 경우도 많다. 대부분의 경우 독성물질에 노출되어 일어나는 잠재적인 위험성보다 모유수유를 하지 않음으로 해서 발생하는 위험이 더 크기 때문

에, 여성들은 모유수유를 지속하기를 권유받는다. 궁극적으로 엄마들은 의사의 상담을 통해 모유수유를 지속하는 것과 끊는 것에 대한 위험과 편익을 따져야 한다.

4. 모유수유를 지원하는 것은 고용주, 엄마 그리고 아기 모두에게 서로 윈윈이다.

가. 엄마 입장에서 본 지속적인 모유수유의 결과
    1) 아기의 건강, 성장, 발달을 위한 최선의 성과(Agency for Healthcare Research and Quality, 2007)
    2) 영아에서 흔한 급성 감염 및 만성적인 질환의 확실한 감소(AAP; American Academy Pediatrics, 2005)
    3) 아기와의 정서적인 교감 지속
    4) 아기가 더 건강하기 때문에 줄어든 엄마의 결근 일수(Cohen et al., 1995)
    5) 건강 관리비 감소(Ball et al., 1999)
    6) 분유를 사고, 저장하고 준비하기 위한 에너지, 시간 그리고 비용의 감소
    7) 수유하는 동안 정신적 편안함과 신체적 건강함의 느낌을 증가시켜주는 옥시토신 분비 증가
    8) 엄마가 직장출근으로 인해 아기와 떨어졌다가 다시 만날 때의 강한 '재결속감'(Roche-Paull, 2010)

나. 고용주 입장에서 본 직장 내 모유수유 지원의 결과
    1) 모유수유를 하는 여성은 모유수유를 하지 않는 여성에 비해 병에 걸린 아기를 돌보기 위한 결근이 보다 적고, 결근을 하더라도 결근일수가 더 짧다(Cohen et al., 1995).
    2) 고용주 부담의 직원 건강관리비 감소(Ball & Wright, 1999; Cohen et al., 1995). 미국의 전체적인 의료비를 분석한 결과, 여성의 90%가 미국 소아과학회(AAP)의 권유대로 6개월까지 완전 모유수유를 실시한다면 130억 달러의 의료비가 절감될 것으로 보고되었다(Bartrick et al., 2010).
    3) 이직률 감소 및 회사에 대한 충성도 개선(Galtry, 1997; Lyness et al., 1999; Ortiz, McGilligan & Kelly, 2004)
    4) 직장 만족도 증가(Galtry, 1997)
    5) 지역사회에서 '가정 친화적인 직장'으로 긍정적 평가

다. 지역사회의 입장에서 본 직장 내 모유수유 지원의 결과
    1) 모유수유 기간 증가로 인한 보건학적·경제적 편익의 증가(Bar-Yam, 1998; Cohen et al., 1994; Whaley et al., 2002)

5. 여성이 직장복귀 후 모유수유를 지속하는 데 장애가 되는 요인들(USDHHS; U.S. Department of Health and Human Services, 2003)

가. 여성이 당면하는 문제
    1) 실질적으로 모유가 부족하거나 또는 부족하다는 자각(Arlotti et al., 1998; Lewallen et al., 2006; McLeod, Pullon & Cookson, 2002; Zinn, 2000)

2) 유축을 위한 직장 내 편의시설 부족(Corbett-Dick & Bezek, 1997)

3) 모유량을 줄어들게 만드는 유축시간 부족(Arthur, Saenz & Replogle, 2003)

4) 피로, 스트레스와 탈진(Frank, 1998; Nichols & Roux, 2004; Wambach, 1998).

5) 직장 업무를 온전히 수행해야 한다는 압박과 아이에게 필요한 것을 충족시켜주고자 하는 데에 대한 과중한 부담감(Hochschild & Machong, 2003)

6) 육아에 대한 걱정과 아기를 돌봐줄 가족에 대한 신뢰 문제(Best Start, 1996; Corbett-Dick & Bezek, 1997)

7) 고용주와 동료들이 도와줄 것인지에 대한 걱정(Corbett-Dick & Bezek, 1997; Frank,1998)

나. 모유수유를 지원하는 고용주가 당면하는 문제

1) 모유수유 여성의 규모에 대한 인식의 부족, 모유수유가 직원들의 장기결근과 고용주 부담의 건강관리비를 줄여줄 수 있다는 인식의 부족(Bridges, Frank & Curtin, 1997; Chow et al., 2011; Libbus & Bullock, 2002)

2) 모유수유를 지원하는 시설에 대한 요구가 지속적이지 않다는 생각(Chow et al., 2011)

3) 모유수유하는 직원은 피로로 인해 작업능률이 더 저하될거라는 믿음(Brown, Poag & Kasprzycki, 2001; Chow et al., 2011)

4) 직장에서의 모유수유와 유축이 직원의 생산성을 떨어뜨린다는 믿음(Libbus & Bullock, 2002)

5) 모유수유실을 설치할 공간과 유축할 시간의 부족(Brown et al., 2001; Chow et al., 2011)

6) 법적 책임에 대한 문제(Brown et al., 2001)

7) 모유수유는 직원 개인이 결정할 사안이지 고용주의 책임이 아니라는 생각(Dunn et al., 2004)

8) 모유수유 직원이 근무 중에 유축하러 간 사이 직장동료가 대신 업무를 맡아야 하고 그로 인한 불만이 생길 수 있다는 점(Brown et al., 2001)(실제로는 직장에서 동료가 유축을 하는 것을 대부분 거부감 없이 받아들인다(Suyes, Abrahams & Labbok, 2008))

9) 모유수유 지원 프로그램을 수립하는 방법에 대한 지식 부족(Brown et al., 2001).

10) 모유수유 지원 프로그램보다 다른 복지프로그램이 더 중요하다는 생각(Tuttle & Slavit, 2009)

6. 성공적인 모유수유 지원 프로그램의 요소(US DHHS, 2003)

가. 수유 또는 유축을 위한 공간

1) 안락하게 유축을 할 수 있는 사적공간은 유즙분비를 도와 엄마가 풍부한 유축을 할 수 있게 한다.

2) 개인적으로 수유 또는 유축할 공간을 만들기 위한 고려사항

가) 큰 수납공간이나 사무실, 또는 작은 방 같은 쓰지 않는 공간을 바꾸기

나) 여성 휴게실 내에 공간 만들기

다) 실내 공간이나 코너에 벽, 칸막이 또는 분리대 설치하기

라) 하나의 방을 여러 명이 동시에 사용할 수 있도록 커튼이나 칸막이로 나누기

3) 수유공간에 꼭 필요한 것들: 용이한 접근성, 문을 잠글 수 있는 개인적인 공간, 수도시설, 전기, 안락한 의자, 조명, 환기, 냉난방 시설이 갖춰진 공간

4) 갖춰지면 좋은 것들: 여러 명이 함께 쓸 수 있는 유축기, 전화기, 육아서적, 은은한 조명, 모유를 저장할 수 있는 시설, 발판, 그리고 모유수유 인쇄물

5) 성능 좋은 양측용 전동 유축기를 사용하면 신속한 유축을 용이하게 할 수 있다(Corbett-Dick & Bezek, 1997). 이는 다음과 같은 형태로 공급될 수 있다.

가) 고용주는 병원에서 사용하는 수준의 여러 사람이 사용 가능한 유축기와 부속물 세트를 제공한다.

나) 고용주는 병원에서 사용하는 수준의 여러 사람이 사용 가능한 유축기를 제공하고, 직원이 부속물을 구입한다.

다) 고용주는 직원을 위해 휴대용 유축기를 제공하거나 구매보조금을 지급한다.

라) 수유를 해야 하는 직원이 직접 필요 비품을 준비한다.

6) 모유 보관 장소도 필요하다. 선택사항은 다음과 같다.

가) 사업주는 수유실 내에 조그만 냉장고를 공급한다.

나) 직원이 모유 보관을 위해 쿨링팩을 가져온다.

다) 작업장 내에 있는 공용 냉장고를 이용한다(엄마들이 선호하지도 않고 모유의 안전성이 담보되지 않는 단점이 존재하지만).

나. 유축 시간(Wyatt, 2002).

1) 보통 기존의 점심시간과 오전·오후 휴식시간은 정상근무 동안 유축하기에 충분하다(Slusser et al., 2004).

2) 유축에 대한 필요성은 아기의 월령과 욕구에 따라 다르다.

가) 생후 4개월 미만 아기의 엄마는 8시간 보통의 근무시간 동안에 20분씩 3회의 수유 휴식이 필요하다.

나) 생후 6개월 정도의 아기 엄마는 하루 2번만 유축하면 된다. 아기가 고형식을 시작할 것이기 때문이다.

다) 생후 12개월이 넘는 아기의 엄마는 정상근무 기간 중 단지 하루에 1~2회만 수유하면 된다.

라) 아기가 필요로 하는 모유량은 시기에 따라 다를 수 있기 때문에(예: 성장급등기) 때로는 더 자주 유축해야 할 필요가 있다.

다. 교육

1) 직장 내 복리후생 자료들이나 사내 소식지, 포스터나 전단지 등을 통해 직장 내 모유수유 프로그램에 관한 표준적인 정보를 제공한다.

2) 임신한 직원을 파악하고 정보를 제공한다. 예를 들면, 정보를 담은 자료집을 제공하거나 점심시간을 활용한 산전교육 실시, 모유수유 상담가에 의한 지지그룹 운영 등의 형태로

지원할 수 있다.

3) 초보엄마들이 직장환경에 적합한 모유수유 일정을 짜기 위해 모유수유 상담가와의 복직 상담을 실시한다.

4) 복직한 후에도 모유수유를 지속할 수 있는 방법들에 관한 책, 비디오, 교재 등이 있는 자료실을 운영한다.

5) 전단지, 사내소식지, 이메일 그리고 간부회의 등을 통해 관리자 및 동료에게 모유수유 프로그램을 장려한다.

라. 기타 지원(Whaley, 2003; Wyatt, 2002)

1) 고용주의 지원은 모유수유 여성에게 매우 큰 의미가 있다. 이는 보통 직장 내에서 모유수유 중인 직원의 요구에 귀 기울이는 것에서부터 시작해 업무시간을 탄력적으로 운영하고, 수유 또는 유축을 할 수 있는 개인적 공간을 제공하며, 모유수유 전문가 상담 제도를 운영하고, 직원·상사·동료의 책임을 규정하는 것 등의 형태로 발전된다. 비록 모유수유를 위한 탄력적 운영 요구를 개인의 문제로 치부하는 고용주도 있을 수 있지만, 대부분의 고용주들은 회사 내에 상설 시설을 두는 것이 필요하다고 믿는다(Chow et al., 2011).

2) 모유수유를 하는 다른 직원과 교류하는 것은 모유수유에 대한 자신감을 높여주고 모유수유를 하고자 하는 목적 달성을 도와준다.

7. 엄마에 대한 상담 전략(Angeletti, 2009; Page, 2008)

가. 임신기간 동안 수유상담가가 아기 엄마를 돕는 방법

1) 여성들이 직장으로 복귀한 후에도 모유수유를 시도하고 지속해야 하는 이유를 이해할 수 있도록 도와줘라.

2) 모유수유를 위한 실용적인 전략뿐만 아니라 격려와 지원을 아끼지 말라(Meek, 2001).

3) 여성들이 아기와 떨어져 있는 동안에도 유축을 해야 하는 아래의 이유들을 이해하도록 도와줘라.

가) 아기를 질병과 알레르기로부터 보호해준다.

나) 엄마에게 훨씬 더 큰 안락함을 제공한다.

다) 고통스러운 유방울혈이나 유선염, 젖이 새는 것을 막아준다.

라) 모유가 지속적으로 나오게 한다.

마) 모유수유 관계를 지속하게 한다(Win et al., 2006).

4) 수유를 하려는 엄마의 목표 달성을 위해 지원하고 해결책을 제공하라. 예를 들어, 어떤 엄마들이 근무 중에 유축을 하지 않기로 결정하거나 혹은 직장에서의 제약 때문에 유축을 할 수 없을 때, 그에 대한 전략이 필요할 것이다.

5) 모유수유를 시도하고 지속할 수 있도록 돕는 지역사회 내 모유수유 강의나 지원 모임을 엄마에게 권유하라.

6) 모유수유와 직장생활을 병행할 수 있는 다음과 같은 계획을 개발해라.

가) 가능한 한 오래 출산휴가를 보낸 후 직장으로 복귀하는 것으로 계획한다. 국제노동기

구(ILO)의 유급 출산휴가 기준은 14주이며 18주를 권고한다.

나) 아기와 가능한 한 오래 함께 시간을 보낼 수 있는 직장 내 조건을 고려한다. 업무분담(Vanek & Vanek, 2001)이나 시간제 근무(Hills-Bonczyk et al., 1993; Ryan, Wenjun, & Acosta, 2002), 단계적인 업무시간 복귀(정규직 이전에 시간제 근무 형태), 재택근무 등에서 선택할 수 있다(표 7-2).

7) 육아 및 유축을 위한 휴식시간 확보, 아기를 만날 수 있는 시간 확보, 유축할 수 있는 공간과 보관 장소 등과 같은 문제에 관해 직속상관과 대화하라.

8) 현실적인 모유유축 계획을 세워라. 충분히 길게 유축할 시간이 없는 직업을 가진 엄마라면 유방이 울혈되는 것을 막기 위해 짧게 유축하고 식사시간을 이용해서 길게 유축하는 것을 권고할 수 있다.

9) 갑작스런 방해 요소나 추가근무 같은 잠재적인 스케줄 변동에 대처하는 전략에 대해 논의하라.

10) 아기를 직장에 데려오거나(Moquinin, 2008), 휴식시간에 아기를 데려오거나, 휴식시간에 보육시설을 방문해서 수유하거나, 휴식시간을 이용해 유축하는 등 업무시간 동안 직접수유를 하거나 유축을 할 수 있는 다양한 방법을 탐색해서 병행, 선택할 수 있게 하라(Fein et al., 2008).

11) 유축기와 모유 보관 방법에 대해 조언하라(Chapter 32 모유 짜기의 저장 및 관리 참고).

12) 엄마의 모유수유 결정을 지원하고 도와줄 사람을 선택할 수 있도록 조언하라. 근무시간뿐만 아니라 일하기 직전과 직후 시간에도 직장 근처에서 아기에게 돌보며 수유할 수 있는 조력자를 찾도록 도와라(9. 아기 돌보미 참고).

나. 직장으로 복귀하기 전에 모유수유 전문가는 엄마에게 다음과 같은 정보를 제공하고 아래와 같이 따를 수 있게 도와야 한다(표 7-3).

1) 출산 직후와 산욕기, 그리고 출산 초기 몇 주 동안 집과 병원에 있을 때 모유수유를 성공적으로 확립시켜라.

가) 풍족한 모유 공급을 확보한다. 젖을 떼는 가장 흔한 이유는 모유가 실제로 부족하거나 모유가 부족하다는 인식 때문이다(Bourgoin et al. 1997).

나) 수유 초기(모유 생성 2기) 동안 잦은 모유수유와 유축은 장기간의 모유공급에 영향을 미치는 프로락틴 수용체의 발달을 증대시킨다(Cox, Owens, & Hartmann, 1996).

2) 집안일을 하는 데 도움을 얻고, 피로와 스트레스를 관리하고, 몸에 좋은 음식을 먹고, 훌륭한 모유수유 패턴을 수립하고, 가족들로부터 도움을 받는 등 건강을 지키고 체력을 비축하기 위한 대응전략을 제안하라(Sullivan et al., 2004).

3) 아기와 떨어지기 전에 유방울혈과 유선염을 방지하고, 모유 공급을 유지하도록 돕는 방법을 미리 알려주어라.

4) 엄마에게 초기의 유축량과 관련해서 현실적인 기대치를 알게 하라.

가) 처음에는 많은 모유가 나오지 않는 것이 정상이다(출산 후 3~4일경 처음 몇 번의 유

축 시에는 약 15mL 정도가 보통이다).

나) 유즙 분비를 유발하기 위해서 손으로 젖을 짜거나 유축기를 사용한다면 엄마의 몸이 자극에 반응하게 될 것이다.

다) 일반적으로 12~15분의 유축시간은 평상시 수유를 하거나 냉동보관 할 만큼을 얻기에 충분하다.

라) 모유에 아기의 이름과 유축 날짜를 표기하고, 나중에 그녀가 직장으로 복귀했을 때 사용하기 위해 냉동보관하라.

5) 엄마에게 엄마와 아기가 떨어져 지내는 동안 아기가 얼마만큼의 모유를 필요로 하는 지 알 수 있게 도와줘라.

가) 아기에게 필요한 모유의 양은 완전 모유수유 여부, 아기의 월령, 아기와 떨어져 있는 시간 등과 같은 다양한 요인들에 따라 달라진다.

나) 일반적으로 아기가 자랄수록 고형식(이유식)을 하기 때문에 모유는 덜 먹게 될 것이다.

6) 나중에 엄마가 직장으로 복귀할 때 먹일 수 있도록 출산 후 2~4주쯤에 유축을 시작해서 저장하라(Bocar, 1997; Wyatt, 2002). 엄마가 직장으로 더 일찍 복귀할수록 직장에서 더욱 자주 유축을 해야 할 것이다.

7) 유축을 용이하게 하는 전략은 Chapter 29 '유축 및 저장과 관리'에 나온다.

8) 모유의 안전한 보관에 관하여 일반적인 가이드라인을 제시하라(Chapter 32 참고). 일반적으로 건강한 아기보다 입원한 아기를 위한 모유보관법이 좀 더 엄격하다고 알려주어라.

9) 아기에게 유축된 모유를 처음 먹일 때의 전략을 제시하라.

가) 아기가 수유에 잘 적응할 수 있게 수유할 보육자가 사용하는 방식을 따른다.

나) 모유량을 적게 하는 것이 아기가 새로운 수유 방법에 더 익숙해지도록 할 것이고, 스트레스도 덜 받을 것이다.

다) 아기가 너무 배고파하지 않을 때 유축된 모유를 줘라. 아기들은 편안하지 않을 때는 새로운 것을 배우기 어렵다.

라) 젖병수유는 엄마가 아닌 다른 사람이 할 때 더 잘 받아들일 가능성이 크다.

마) 젖병을 너무 오래 기다리게 하면 젖병 거부를 일으킬 수 있다(Fein & Roe, 1998).

10) 직장으로 복귀한 초기 며칠 동안의 생활에 대해서 현실적으로 생각하라.

가) 직장 복귀 첫 주에는 아기와 떨어지는 시간을 줄이기 위하여 시간제 근무나 부분 작업의 형태로 복귀할 것을 제안해보라.

11) 직장일과 모유수유를 병행할 수 있다는 자신감을 높여주는 지역사회의 도움을 파악하라.

다. 엄마가 직장에 복귀한 후에 모유수유 상담가는 다음과 같은 정보를 제공할 수 있다.

1) 아기와 떨어져 있으면서 발생하는 모유수유 관련 문제 처리하기(예를 들자면 유방울혈, 젖 누출과 젖량에 대한 걱정 등)

2) 엄마가 직면한 독특한 직장 내 상황이나 육아 상황에 맞추어서 모유 유축과 보관을 위한 실질적인 전략 세우기

3) 변화하는 아기 수유패턴에 잘 대처하기

가) 엄마와 떨어져 있어야 할 경우 아기들은 이에 대처하는 한 방식으로서 그 시간에 오 랫동안 자버리는 경우가 많다. 이 '역전된 수유주기(reverse cycle breastfeeding)'는 아기가 엄마와 함께 있을 때 안겨서 젖 먹기를 원한다는 뜻이다.

나) 엄마들은 이 시간에 아기를 껴안고 젖을 먹이면서 휴식을 취할 수도 있다.

다) 엄마들은 보육자로 하여금 수유를 위해 아기를 일부러 깨우는 것보다는 아기의 먹고 자 하는 신호에 따르도록 요구할 수 있다.

4) 직장으로 복귀하여 아기와 떨어져 지내면서 갖게 되는 엄마의 감정에 대해 경청하고 대처 하라.

8. 고용주가 모유수유를 지원하도록 돕는 전략

가. 모유수유 지원과 관련된 주제를 사업적인 영역의 주제와 결부시켜서 고용주들의 주의를 집 중시킬 수 있게 해야 한다. 미국 보건사회복지부(Department of Health and Human Services)의 보건자원 및 서비스국(health resources and services administration), 모 자보건국(Maternal and Child Health Bureau, 2008)은 '모유수유에 대한 경영사례'라고 불리는 키트를 발간해서 모유수유의 사업적인 이점을 부각했다.

나. 모유수유 상담가는 고용주가 모유수유 중인 직원을 지원하기 위한 방법을 탐색하도록 도와 줄 수 있는 사람이다.

다. 고용주에게 모유수유 지원이 사업이 미치는 장점과 모유수유 지원 프로그램을 수립하기 위 한 간단한 단계에 대해 정보와 전문적인 자료를 제공하라(Centers for Disease Control and Prevention, n.d.).

라. 모유수유와 직장과 관련된 국가, 지역, 주단위의 법들에 대한 정보를 제공하라. 예를 들면 미 국은 고용주들이 모유수유 중인 직원들에게 유연한 근무시간을 제공하고 근무시간 내 유축 할 공간을 제공하도록 하는 연방법을 제정했다(미국 노동부, 2011).

마. 모유수유를 하고자 하는 직원을 지원하는 전략을 개발하는 특별대책본부 설치를 제안하라.

바. 직장 내 모유수유 프로그램을 수립하고자 하는 고용주에게 개별적인 기술을 조언하라. 어떤 경우에는 모유수유 상담가가 기업의 모유수유 프로그램을 수립하거나 직원을 돕기 위해 그 기업의 직원이 될 수도 있다.

사. 직장에서 모유수유하는 직원을 위한 자료를 제공하고, 모유수유와 관련된 문제를 잘 처리하 기 위하여 1대1 지원이 가능하도록 하라.

아. 모유수유하는 직원에 대한 지원을 제공하는 사업장임을 인정하는 승인 프로그램을 지역사회 내에서 장려하라. 예를 들면 텍사스의 '엄마에게 친근한 직장(Mother-Friendly Worksite)' 라는 칭호(모든 사업장이 모유수유에 대한 지원 환경을 제공하기 위한 표준 규정을 준수하고 있음을 인증)나 또는 모범이 되는 고용주에게 개별적인 시상을 할 수 있다.

9. 아기 돌보미(Roche-Paull, 2010, Chapter 11)

가. 모유수유를 도와주는 돌보미는 모유수유를 지속하게 할 수도, 일찍 중단하게 할 수도 있다. 엄마들은 모유수유를 한 경험이 있거나 모유수유에 대해 배우고자 하는, 모유수유에 긍정적인 태도를 가진 돌보미를 찾아야만 한다.

나. 부모와 돌보미의 명확한 의사소통은 필수적인 요소이다. 두 사람은 아기의 수유와 배변 및 배뇨, 일반적인 안정화 수준에 대해 매일 의견을 교환해야 한다.

다. 엄마들은 돌보미에게 젖병 수유 시 속도조절 정도나 안아서 먹이는 신체접촉 방식에 관해서 선호하는 방법을 분명히 얘기해야 한다(Kassing, 2002).

라. 돌봄을 받는 영아는 설사와 상기도 감염 발병 비율이 더 높다. 모유수유는 이런 질병의 이환율을 낮춰준다(Cohen et al., 1995).

마. 아기를 돌봐주는 사람들이 모유를 다룰 때 주의해야 할 것들

    1) 산업안전보건청(Occupational Safety and Health Administration)은 모유의 관리에 '보편적인 주의지침'이 필요한 것으로 분류하지 않고 있다(Kearny and Cronenwett, 1991; Appendix B 참조).

    2) 돌보미가 모유 관리에 관해 걱정한다면, 엄마들은 라벨이 붙여진 고형의 용기를 이용하여 사전 포장을 할 수 있다(부드러운 비닐백은 찢어지거나 모유가 새어 나올 수 있음).

    3) 수유한 빈 젖병은 가방에 넣어서 엄마가 세척하고, 돌보미는 모유를 다루지 않고 젖병만 관리하도록 한다.

10. 일하는 엄마를 위한 지지자로서의 모유수유 상담가의 역할

가. 모유수유 상담가는 모유수유를 병행하는 직장여성을 지원하는 정책과 프로그램을 장려하기 위해서 지역사회 내에서 중추적인 역할을 한다. 모유수유 상담가는 도시, 지역, 국가의 모성보호법을 잘 알고 있어야 하고, 그 법들이 어떻게 실행되고 모니터링되는지, 그리고 개인들이 어떻게 그들의 권리를 찾을 수 있는지도 알고 있어야 한다.

나. 국제노동기구(ILO)에서 정의되었듯이 모성보호는 다음의 7가지 핵심 개념을 포함한다. 범위(누가 법의 적용을 받을 것인지), 휴가(엄마의 휴가, 아빠의 휴가, 가족 그리고 의학적인 목적의 휴가 – 누가, 얼마나 오래, 유급인지 무급인지, 언제 사용할 수 있는지, 의무적인지), 혜택(임신, 출산, 회복에 관한 의료 이용, 휴가에 대한 임금 대체, 혜택에 따른 비용을 누가 부담하는지, 사회보험인지 고용주인지, 혹은 둘 다인지, 둘 다 아닌지), 건강보호(여성들은 임신과 수유기간 동안 직장 내 위험으로부터 보호받아야 하고 위험기간이 끝나면 그들의 원래 지위나 그에 상응하는 곳으로 복귀할 수 있어야 한다. 그리고 임신 중에는 의료 서비스를 이용하기 위해 업무중 시간을 사용할 수 있어야 한다), 직업보장과 차별 금지(고용된 엄마들은 휴가 후 복귀할 때 원래 지위나 상응하는 지위로 돌아올 수 있어야 하고, 아이들이 없는 남성 또는 여성과 다르게 다뤄져서는 안 된다), 육아를 위한 휴식(엄마들은 모유수유나 유축을 위해 업무 중 한 번 이상의 유급휴가를 가질 권리가 있다). 국제노동기구는 또한 수유실(여성들이 아기에게 수유를 하거나 유축을 하고 안전하게 보관할 수 있는 직장 가까운 깨끗하고 개

인적인 공간)을 제공할 것을 권고한다. 많은 국가들은 법으로 고용주들이 특정 수 이상의 여성 노동자들을 고용하고 있다면 직장이나 직장 근처에 보육시설을 제공하도록 하고 있다.

다. 직장에 고용된 여성들에게 영향을 주는 법과 프로그램들은 다양한 정부기관에 의해 시행될 수 있다.

라. 법적인 보호만으로 이상적인 수유를 보장할 수 없다는 것을 명심하라. 이탈리아의 모유수유 율은 훌륭한 국가 모성보호법에도 불구하고 중간정도에 불과하다(Chapin, 2001).

마. 더 좋은 법을 제정하기 위해 지역, 주, 국가, 국제적인 수준에서의 노력이 필요하다.

바. 당신의 지역에서 모유수유 정책에 관한 이슈를 논의하기 위해서 입법 대표들을 만나라.

사. 노동자나 가족을 지지하는 모임에 가입하라. 그들로부터 육아휴직이나 가족휴직 등 더 넓은 이슈에 대해 배우면서, 모유수유에 관한 이슈들을 교육하라.

아. 지역사회 교육. 지역사회 사업과 서비스 조직들의 모임이나 정기적으로 만나는 고용주 모임 에서 연설하도록 하라. 모유수유와 직장생활을 병행하는 것의 중요성 및 이와 관련된 정보를 제공하기 위해 지역사회 내의 취업 설명회 또는 건강박람회 등에 참가하라.

자. 선택된 작업장에서 임신한 직원들과 함께 점심 세미나 시간에 모유수유 관련 산전교육을 실 시하라. 직장여성이 점심시간이나 저녁시간을 이용하여 일하는 엄마들의 직장 내 지원 모임 에 참가하도록 격려하라.

차. 지역 직장에 봉사하는 모임을 시작하거나, 기존 지역사회 모유수유 모임에 참가하라. 이를 통 해 모유수유 지원과 관련된 정보와 지역사회 내 이용 가능한 자료를 회사에 제공하라.

카. 직장에서의 모유수유 지원 수준을 향상시키기 위해 언론에 주의를 환기시켜라. 언론을 통해 대중성을 가지게 되면 여성의 지속적인 모유수유를 사회적 표준으로 보게 된다. 또 고용주 와 긍정적인 대중적 관계를 형성하게 하며, 다른 직장이 그들을 본받을 수 있도록 장려할 수 있다.

표 7-2 유연한 근무 프로그램이 모유수유 여성과 고용주에게 주는 이점

형태	정의	모유수유 여성의 이점	고용주의 이점
연가	병가, 휴가, 월차 등이 유급으로 책정되어 있음. 직원은 이런 기간을 자신의 재량으로 이용할 수 있음.	모유수유 여성은 자신의 직장 상사에게 휴가에 대해 해명할 필요가 없음. 종종 연가는 출산후에 실질적인 유급 휴가로 장기간 사용되기도 함.	직원들은 자신을 믿어주고 자신이 존중받고 있다고 생각하기 때문에 충성도가 고양됨. 자신들이 필요할 때 필요(출산휴가)가 충족되었으므로 추가 업무가 필요할 때 기꺼이 응하게 됨.
시간제 근무	주당 30~40시간 미만 근무. 월급은 근무시간에 비례.	산모들은 집에서 보낼 시간을 더 많이 확보할 수 있음. 유연한 작업시간.	실질적인 작업경력과 숙련기술을 가진 직원을 계속 보유할 수 있음. 새로운 직원을 뽑고 교육시키는 비용 절감 가능.
업무 분담	두 직원이 시간교대로 일하고, 그 일에 대한 책임과 이익을 분담.	동일한 업무를 맡으면서 집에 있는 시간을 더 많이 확보할 수 있음.	실무 경력과 숙련기술을 가진 직원을 재훈련시키게 됨. 새로운 직원을 뽑고 교육시키는 비용이 절감됨.
단계적 복귀	직원들이 휴가에서 돌아와 직장으로 복귀할 때 수주 또는 수개월 간의 기간을 거치면서 단계적으로 완전 복귀.	엄마와 아기를 위해 직장 적응 기간을 주고 단계적으로 복귀. 모유수유가 잘 확립될 때까지 아기와 더 오래 함께 할 수 있음.	실질적인 경력자를 그대로 보유. 직원들의 충성도와 헌신을 촉진함.
유연한 근무 시간	직원들이 그들 일정에 맞도록 근무시간을 협의 결정한다. 예를 들어, 오전 7시~오후 3시, 또는 오전 10시~오후 6시	유료육아 서비스 이용을 절감시킬 수 있도록 배우자와 교대로 아기를 돌볼 수 있음. 아기와 함께 있기에 가장 좋은 시간으로 협의 결정할 수 있음. 교통 혼잡을 피해 통근시간도 짧아짐.	작업장이 더 오랜 시간 동안 운영됨. 직원들은 그들의 필요에 따라 일정을 조정했을 때 훨씬 더 집중할 수 있음.
압축근무	직원들이 적은 일수에 더 많은 시간을 일하는 것. 예를 들면 주 3일 근무에 오전 7시~오후 7시 작업.	아기와 함께 하루 종일 집에 있을 수 있음.	직원들은 그들의 필요에 의해 일정이 짜여졌을 때 훨씬 더 집중할 수 있음. 실질적인 경력자를 그대로 보유할 수 있음.
재택근무	집에서 하루 종일 또는 부분적으로 근무	아기 일정에 맞춰 일할 수 있음. 출퇴근시간 단축. 출근복장에 대한 비용과 교통비 절감.	실질적인 경력자, 숙련자를 그대로 보유. 사무실과 주차공간 절약.
직장 내 또는 근거리 주간 탁아시설 이용	아기를 직장 내 또는 근거리에서 주간보호하며 이를 회사에서 후원하기도 함.	수유 등을 위해 근무시간 중에 방문할 수 있음. 통근시간에 아기와 함께 출퇴근함.	직원들의 충성심 높아짐. 아기가 가까이 있을 때 집중력 높아짐.

출처 : Reprinted by permission: Bar-Yam N. Workplace lactation support, part 1: A return to work breastfeeding assessment tool. J Hum Lact. 1998; 14: 249–254.

표 7-3 복직 관련 모유수유 평가 설문지

문항	예	아니오	비고
[직업유형]			
1. 의뢰인의 직업은 무엇인가?			
2. 자신의 사무실이 있나?			
3. 본인의 일정표를 가지고 있거나 자신의 시간을 조정하는가?			
4. 직장일로 주거지나 사무실을 벗어나 출장을 가는가?			
5. 동료 대부분이 남자인가, 여자인가?			
[공간] **화장실은 바람직한 모유수유·유축 공간이 아니다!**			
1. 작업장에 개인적 수유·유축공간이 설계되어 있는가?			
2. 그곳에 싱크대, 의자, 전기공급 시설이 되어 있는가?			
3. 유축이 가능한 곳인가?			
4. 그곳이 의뢰인의 업무공간과 관련해 어디에 위치하고 있는가?			
5. 그곳으로 가는 데 걸리는 시간은 얼마나 되는가?			
6. 의뢰인은 모유를 어디에 보관하는가?			
7. 만약 미리 설계된 공간이 없다면, 엄마는 어디에서 유축할 것인가?			
8. 매일 같은 장소를 사용할 수 있는가?			
9. 전기공급 시설이 되어 있는가?			
10. 가장 가까운 싱크대는 어디에 있는가?			
[시간] **유축 때문에 엄마의 점심시간을 희생해서는 안된다!**			
1. 직장으로 복귀하는 시점에 아기가 생후 몇 개월이 되는가?			
2. 직장에 처음으로 복귀했을 때 모유수유 또는 유축 횟수는 얼마나 되는가?			
3. 의뢰인은 언제 유축을 할 것인가?			
4. 어떤 형태로 유축을 할 것인가? 양측 동시 사용 유축기가 있는가?			
5. 유축기 사용 시마다 몇 개의 부속물을 세척해야 하나?			
6. 휴식시간은 매일 같은 시간에 확실하게 보장되는가?			
7. 직장 내 또는 가까이에 보육시설이 있다면, 엄마는 그곳으로 가서 수유할 수 있는가?			
[지원]			
1. 의뢰인이 직장에서 모유수유나 유축을 할 계획이 있다는 것을 직장 내에서 누가 알고 있는가?			
2. 감독관에게 알리고 상담할 필요가 있는가?			
3. 만약 그렇다면, 감독관은 의뢰인의 계획에 대해 어떻게 생각하는가?			
4. 같은 작업장 내 또는 다른 작업장의 동료 중에 직장에서 아기를 돌볼 예정인 또 다른 임산부가 있는가?			
5. 직장 내에 예전에 그렇게 했던 직원이 있는가?			
6. 의뢰인의 계획에 대하여 그녀의 파트너는 어떻게 생각하는가?			
7. 보육담당자는 모유 관리방법을 잘 알고 있는가?			
8. 그들은 모유 관리방법에 대해 어떻게 생각하는가?			
9. 보육시설의 담당자는 엄마가 원한다면 수유를 위해 엄마에게 전화를 걸 수 있나?			

문항	예	아니오	비고
[관리대행자] 1. 직장에 모유수유 지원 프로그램이 없다면, 의뢰인이 모유수유 또는 유축을 할 시간과 공간을 마련하도록 누가 도와줄 수 있는가? 2. 여분의 사무실과 회의실을 (사용할 수 있도록) 결정을 할 책임자는 누구인가? 3. 일정을 관리하고 전화응대하고, 방문객을 맞이할 사람은 누구인가?			
[직장상사] 1. 모유수유나 유축을 할 수 있는 시간과 공간을 만들어주는 것과 관련하여 상사에게 상담해야 하는가? 2. 의뢰인과 상사 사이의 관계는 어떠한가? 3. 의뢰인은 상사와 이 문제로 상의한 적이 있는가? 4. 만약 그렇다면, 그 대답은 어떠했나? 5. 만약 그렇지 않다면, 그렇게 하는 데 있어 우려되는 바는 무엇인가?			

[모유수유 친화 관련 복지]
 	
1. 모유수유 중인 엄마를 고려한 직장 내 정책은 있는가?
2. 초보엄마들이 복직할 때 유연하게 업무를 하도록 도와주는 정책은 있는가?
3. 의뢰인은 다음 프로그램 중에서 이용할 수 있는 것이 있나?
 	
  a. 연가   e. 유연한 근무시간
  b. 시간제 근무   f. 압축된 주간 근무 일수
  c. 작업 분담   g. 재택 근무
  d. 단계적 복직   h. 직장 내 또는 근거리 주간 보육시설
 	
4. 만약에 그렇다면, 의뢰인은 위에 사항들 중에서 하나를 선택하는 것과 관련해 생각해본 적이 있는가?
5. 이를 실행하기 위한 절차는 어떻게 되나?
6. 만약 그렇지 않다면, 의뢰인은 이러한 프로그램들 중 하나 이상의 사항을 이용하기 위해 누구와 협의해볼 수 있나?
 	
  a. 상사   d. 직원 관계부서 담당자
  b. 인사관련 담당자 e. 기타(특수)
  c. 복지관련 담당자			

* 일부 직장에서는 여성보다 남성이 더 이해해주고 지지해준다. 보통 그 반대도 있지만, 기억해 둘 필요가 있다.

출처 : Bar-Yam N. Workplace lactation support, part 1: A return to work breastfeeding assessment tool. J Hum Lact. 1998; 14: 249-254(허가를 받아 인용함)

Chapter 8

취약집단에 대한 고려

Caring for Vulnerable Populations

Cynthia Turner-Maffei, MA, IBCLC

학습목표

- 모유수유에 관한 문화적 소통능력에 대해 기술한다.
- 취약집단에서의 모유수유를 촉진할 성공적인 두 가지 전략을 알아본다.
- 모유수유와 취약집단에 관해 특별한 관심을 나타내는 이론을 알고 있음을 보여준다.

서 론

모유수유 상담가들은 모든 가정에 모유수유를 촉진하고 지원하고 보호하는 데 힘쓴다. 모유수유의 이점은 취약한 환경에서 생활하는 가정에 특히 유리하다는 것이다. 경제적, 언어적, 지리적, 문화적 장벽 때문에 모유수유 관련 도움을 받기가 어려운 가정의 요구를 충족시키기 위해서는 특별한 조치가 필요하다. 모유수유 상담가는 이러한 장벽을 넘어서기 위해 문화적 소통능력을 개발해야 한다.

수유에 대한 관리를 하는 사람은 사회의 모든 구성원들에게 수유에 관해 조언하고 의료에 접근 가능하도록 의료분야 및 다른 핵심 관계자들과 함께 협업해야 한다.

모유수유 상담가는 자연재해나 정치적 분쟁, 테러, 환경재해와 같은 어떤 경우에서도 적절히 아기에게 수유하는 것을 보호하고 지원하고 촉진할 필요가 있다는 것을 알고 있어야 한다. 그리고 그런 상황에서의 유일하고 안전한 영양공급원이 모유라는 사실을 알리기 위하여 지역사회와 함께 일해야 한다.

1. 모유수유에 관련한 취약집단의 문제들

가. 저소득 가정

1) 어떤 나라에서는 저소득층 가구 엄마의 모유수유율이 더 낮다. 다른 나라에서는 그 반대이다. UNICEF(2011)에서 수집한 자료에 따르면, 남아시아의 경우 최고소득층으로 분류되는 여성들이 모유수유를 더 많이 시도하는 반면, 동아시아와 태평양, 북아프리카, 중동에서는 저소득층 여성들이 모유수유를 더 많이 실시한다.

2) 분유는 흔히 저소득 가정에 경제적 부담이 된다. 분유가 값비싼 재화로서 여겨지기 때문에 분유가 모유보다 더 가치 있다고 생각되기도 한다. 어떤 곳에서는 인공분유를 구매할 능력이 지위의 상징이 되기도 한다.

3) 모유수유 및 조제분유 마케팅에 대한 국제 강령(International Code of Marketing of Breast-milk Substitutes)(WHO, 1981)이 실시되지 않거나 제대로 실시되지 않은 곳에서는 저소득층 여성이 잘못된 인식을 하게 되어 수유방식을 바꾸려 할 수 있다. 예를 들면 의료인과 의료 시스템으로부터 무상으로 인공분유를 제공받을 경우 생후 첫 2주 내에 모유수유를 중단할 가능성이 높아지고 고형식에 빨리 노출이 될 뿐만 아니라(Howard et al., 2000) 완전 모유수유를 실패할 가능성이 높다고 한다(Decleque et al., 2009).

4) 모유수유와 직장생활을 병행할 수 있는 가능성은 경우에 따라 다양하다. 집 밖에서 하루 종일 일하는 여성들은 모유수유를 일찍 중단할 위험이 높을 뿐만 아니라 완전 모유수유 기간도 더 짧은 것으로 나타났다(Dearden et al., 2002; Ryan et al., 2006). 임금수준이 낮은 여성들은 수유나 유축을 하기 위한 휴식시간을 가지기 힘들 수도 있다.

5) 저소득 집단은 모유수유 관련 서비스를 포함하여 보통 건강관리 서비스에 대한 접근이 제한되어 있다. 수유 관련 서비스에 대해 행위별로 수가를 지불해야 하는 곳에서는 그런 도움들이 가정의 경제적인 수준을 넘어설 수도 있다.

나. 소수 집단의 가정

1) 모유수유를 둘러싼 전통과 신념, 가치는 전 세계의 문화마다 매우 다양하다. 부모가 아이의 수유방식을 선택하는 데 관련하여 지대한 영향을 미치는 개인의 정체성은 문화에 따라 다르게 나타난다.

   가) 어떤 문화에서는 의학적 권위를 잘 받아들이기 때문에 수유방식을 결정할 때 영향력을 발휘하기도 한다.

   나) 다른 문화권에서는 할머니나 아빠, 동료, 그 밖의 다른 지역사회 구성원들이 가장 큰 영향력을 미친다. 엄마들이 이러한 주변 인물들의 지원을 원하고 필요로 하지만 그들의 조언이 요즘의 모유수유 관리방법과 배치될 수도 있다(Grassley et al., 2008).

   다) 의학적 권위에 기반한 모유수유 촉진 프로그램도 세심하게 기획하지 않으면 역효과를 일으킬 수 있다.

2) 여러 나라들로부터 모유수유의 인종적·민족적 차이에 관련된 자료를 모았는데, 여러 가지로 상이한 결과들을 보여주고 있다. 켈리(Kelly et al., 2006) 등은 영국에서 흑인과 아시아 여성들의 모유수유율이 높다고 보고했는데, 이는 미국의 비 히스패닉계 흑인엄마들

이 낮은 모유수유율을 보이는 것과 상반되는 결과이다. 따라서 특정한 지역사회에 맞게 개발된 모유수유 촉진정책은 다른 곳에는 일률적으로 적용되지 않을 수도 있다.

3) 모유수유 서비스를 포함한 건강관리 서비스에 대한 접근이 소수집단 안에서는 경제적·언어적·지리적·문화적 장벽에 의해 제한될 가능성이 있다. 만약 보건의료 시스템이 다양한 문화의 건강 관련 신념과 관행을 포괄하지 못한다면, 개인들은 더 이상 시스템의 도움을 구하지 않게 될 것이다.

4) 직장 내의 수유나 유축시설을 이용하는 것은 소수문화 여성들에게 또한 문제가 될 수 있다.

다. 이민 가정

1) 이민 가정은 보통 고국에 살 때와 비교해 모유수유 패턴이 달라지는 것으로 보인다 (Homer, Sheehan, & Cooke, 2002, Singh et al., 2007).

2) 이러한 모유수유 패턴의 변화는 이민 여성이 이주 국가의 수유 규범에 동화되는 것을 반영한다. 많은 선진국에서 젖병수유는 눈에 보이는 문화적 규범으로 비춰지는 반면, 모유수유는 상대적으로 눈에 띄지 않고 집에서 개인적으로 실시하는 형편이다. 한 연구에 따르면, 최근에 미국에 정착한 이민자는 미국 태생의 여성보다 모유수유를 더 많이 하지만 미국에 살면서 매년 4%씩 모유수유 비율이 낮아지는 경향이 있다고 밝혔다(Gibson-Davis & Brooks-Gunn, 2006).

3) 외국인 노동자들은 직장 수유나 유축을 위한 시설에 대한 접근성이 좀 더 제한되는데, 이는 모유수유 기간을 단축시킨다(Mohd Amin et al., 2011).

4) 모유수유에 영향을 미칠 수 있는 다른 요인들은 다음과 같다.
가) 모유수유에 대한 문화적 수용성의 정도
나) 모유수유 대체품이 대중화된 정도와 이용 가능성, 이용할 능력
다) 대가족 제도에 의해 제공되는 지원 유무
라) 모유수유 서비스에 대한 접근성

라. 재해나 응급상황을 경험한 가정

1) 쓰나미, 홍수, 전쟁과 난민 위기, 정치적 분쟁과 같은 재해 상황의 발생이 점차 늘어나고 있다. 응급상황들은 수많은 사람들의 삶의 기반을 뺏고 식생활의 안전을 위협한다. WHO와 UNICEF(2003)는 난민이나 혼자 떠돌아다니는 사람들이 전 세계적으로 4천만 명에 이르며, 여기에는 5세 미만의 영유아와 어린이가 550만 명이나 된다고 보고했다. 이런 엄청난 숫자와 규모는 영유아와 어린이의 식생활에 관하여 혼신의 노력을 기울여야 함을 보여준다.

2) 이런 위기에 처한 가정들은 아기의 수유에 대한 응급 지원과 도움을 필요로 하게 된다. 이런 상황으로 인한 충격, 불충분한 의료, 폭력, (원치 않는) 이동은 영아수유를 포함한 일상의 모든 측면에 오랫동안 무언의 영향을 미칠 수 있다.

3) 모유수유는 응급상황 하의 아동 건강에 더없이 커다란 영향을 미친다. 아프리카 기니 비소(Guinea-Bissau)의 연구는 전쟁 초기 3개월간 젖을 뗀 아동이 모유수유를 지속한 경

우보다 6배 높은 사망률을 기록한 것을 나타낸다(Jakobsen et al., 2003).

4) 일반적으로 응급상황 하에서 모유수유를 할 수 있는 여성의 능력에 대한 지식 부족과 더불어 기증된 분유나 조제분유에 대한 가시성, 접근성이 지속적 모유수유를 저해할 수 있다.

2. 취약집단에 대한 유용한 접근들

가. 문화적 소통능력(cultural competency)

1) 문화적 소통능력은 모유수유 상담가에게는 필수적인 기술이다. 문화적 소통능력이란 다음과 같이 정의된다.

문화적·언어적 소통능력은 여러 문화가 공존하는 상황에서 시스템이나 업무를 효과적으로 가능하게 하는 전문가들 사이의 일치되는 행동, 태도, 정책들의 집합이다. '문화'는 언어, 사고, 의사소통, 행동, 관습, 믿음, 가치, 그리고 인종, 민족, 종교, 사회집단들의 여러 제도를 포함하는 인간 행동들의 통합된 패턴으로 설명된다. '소통능력'은 소비자와 그들이 속한 지역사회의 문화적 믿음과 행동, 욕구의 맥락 안에서 개인이나 조직이 효과적으로 기능하는 능력을 갖고 있다는 의미이다(Office on Minority Health, 2001; adapted form Cross, 1989).

2) 미국의 대도시에서 수유하는 여성과 일하는 의료인들을 대상으로 문화적 능력에 대해 설문조사를 한 바에 따르면 77%가 문화적 능력을 제대로 갖추지 못했다고 한다(Noble et al., 2009).

3) 문화적 소통능력을 발달시키기 위한 첫 단계는 각 서비스를 제공해야 하는 사람이 먼저 스스로 자기평가를 수행하는 것이다. 서비스를 제공하는 사람이 자신에 대해 알고 자신의 문화적 가치와 선입견을 인지하고자 노력할 때 서비스의 질이 높아진다.

4) 서비스를 제공하는 쪽과 받는 쪽은 문제의 원인이나 적절한 관리 계획 등에 대해서 서로 다른 신념을 가지고 있을 것이다.

가) 상호 수용 가능한 관리 계획을 세우기 위해서는 고객의 관점을 탐색하는 것이 중요하다.

(1) 엄마의 문화적 전통이 모유수유에 도움이 되는지, 해가 없는지 또는 해로울지에 대해 판단할 수 있는 질문을 받을 수도 있다(Riordan, 2005, p.715).

(2) 아빠나 할머니, 그 밖의 다른 사람들을 상담과정에 참가시키는 것이 좋다. 수유 방법을 결정하는 데 가장 영향력 있는 사람은 문화에 따라 다양하다. 알려진 바로는 엄마의 친척(특히 친정엄마), 동료, 배우자, 그리고 의료인 등이 영향력을 미친다고 한다(Narayanan et al. 2005; Susin, Giugliani, & Kummer, 2005).

(3) 몇몇 연구에서 다양한 문화에 따른 의학적 신념과 가치에 대한 차이를 확인했다. 이러한 정보가 처음 고객을 탐색하는 데 대한 틀을 제공해줄 수 있다(Kleinman, 2008; Office of Minority Health, n.d.).

(4) 많은 사람들의 경험을 일반화하는 것은 가능하지만, 한 개인의 경험의 의미를 예

측한다는 것은 불가능하다. 진실되게 문화적으로 소통하는 서비스를 통해 타인의 경험, 관습, 관점에 대해 억측을 하는 일이 없도록 해야 한다.

나) 초유를 먹이는 것을 피하는 것 같은 문화적 신념이나 관습은 모유수유에 영향을 미친다(Hizel et al., 2006). 신생아 출산 첫날 분유 등의 다른 음식을 먹이는 관습이 있는 엄마가 이를 따를 경우 병원 근무자는 엄마가 모유수유를 하지 않기로 결정했다고 잘못 판단할 수 있다. 관습의 의미를 탐색하는 데 실패하는 것은 상호 이해의 문을 닫는 것과 같다.

(1) 새로운 교육매체와 전략은 목표집단의 구성원으로부터 나온 정보에 기반하여 기획, 점검, 평가되어야 한다. 교육적인 메시지는 문화적인 생각과 가치와 어우러질 수 있도록 다듬어져야 한다(Chen, 2010).

나. 개인에 대한 교육과 상담 전략

1) 신뢰와 존경의 분위기를 형성하여라.

가) 의료인에 대한 불신은 권리를 빼앗긴 사람들에 대한 연구에서 지속적으로 제기되는 문제이다(Cricco-Lizza, 2007). 엄마와 가족들과 신뢰에 기반한 관계를 만들도록 노력하라(Sheppard et al., 2004). 크리코-리자(Cricco-Lizza, 2007)는 연구방식에서도 신뢰를 쌓을 수 있는 전략을 제안했는데, 이는 수유상담에서도 유용하게 사용할 수 있다. 이러한 전략에는 존중의 느낌으로 상담에 임하는 것(연결의 끈을 찾기 위해 시간을 가지는 것), 힘의 차이를 인지하고 차이를 줄이는 것(힘의 불균형을 상정하고 인정받는 것), 시간과 타이밍에 대한 민감성(의뢰자의 삶에는 다른 우선순위가 있을 수 있다는 것을 인정하고 승인하는 것), 그리고 관계에 기반한 접근을 하는 것(관계에서 지속성을 가지는 것) 등이 포함된다.

나) 정중한 개방형 질문을 하라.

다) 눈맞춤, 신체언어(body language), 엄마나 아기와 접촉하는 것 등 다양한 관습들에 대해서 질문하고 민감해지도록 훈련하라.

라) 모유수유를 지도할 때, 많은 엄마들이 직접 만지면서 시연하는 방식의 도움은 좋아하지 않는다고 보고하고 있다는 것을 명심하라(**그림 8-1**)(Hannula et al., 2008; Weimers et al., 2006). 이 연구들은 여성들이 모유수유 제공자가 말이나 그림 또는 인형 등을 사용해서 아기를 안거나 수유하는 방식을 지도하는 비접촉식 조언을 더 선호한다는 것을 확인했다(**그림 8-2**).

2) 여성마다의 독특한 관점을 이해하도록 하라.

가) 개개의 여성들이 각자의 지식과 관심을 표현할 수 있도록 하라.

나) 이러한 목적을 위해 연속적으로 질문하는 것은 여성의 상황에 대한 이해와 문화적 지식을 상세히 파악하는 데 도움이 된다.

다) 이러한 지식이 없으면 부주의하게 고객의 신념체계를 침범하는 정보를 제공할 수도 있다.

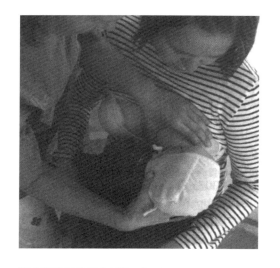 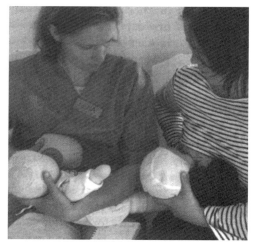

그림 8-1 직접 만지면서 도움을 주는 방법   **그림 8-2** 비접촉식으로 도움을 주는 방법

3) 가능한 한 배우자와 가족을 상담에 참가시켜라. 아빠들은 종종 모유수유 상담에서 배제되지만, 연구에 의하면 아빠들을 참여시키는 것이 더 좋은 결과를 낳는다고 한다(Engebretsen et al., 2010; Piscana et al., 2005; Susin et al., 2008). 할머니들은 보통 핵심적인 지원 역할을 하지만, 가끔 모유수유 관리에 대한 지식을 새롭게 교정해 줄 필요가 있다(Grassley & Eschiti, 2008; Susin et al., 2005; Narayanan et al., 2005).

4) 여성이 표현하는 모든 관심을 인정하라. 듣고 능동적인 반응을 보이는 이러한 방식은 상담자가 고객의 관점에서 듣고 가치를 부여하고 있다는 것을 고객에게 암시한다.

5) 상담자가 잘 이해하고 있음을 전달하고 조심스럽게 목표한 교육적 메시지를 전달하라(Bryant et al., 1992).

6) 상담자가 제안한 행동전략에 대해 고객이 점검하여 반응하도록 제안하라.

　가) 행동계획을 제안한 뒤에, 고객의 반응을 점검하라. 예를 들면 "그런 계획을 실행할 생각이 있습니까?", "이 계획을 실행하기 위한 충분한 자원을 가지고 있습니까?", "제가 제안한 계획에 대해 질문이 있습니까?" 같은 것이다.

　나) 제안한 행동계획에 대해서 우려되는 점이나 걸림돌이 있는지 확인하라. 예를 들면 어떤 문화권에서는 출산 후 여성을 따뜻하게 하고, '따뜻한' 성질을 가진 것을 먹고, 마시고, 이를 둘러싸게 하며, 찬 것과 관련된 것을 피하게 한다. 산욕기에 엄마와 아기를 안전하게 만드는 음식이나 관습은 모유수유를 위한 관리와 배치될 수도 있다(Fishman et al., 1988). 이러한 여성은 수유상담가가 자신의 울혈된 유방에 얼음을 대라는 제안을 자신의 문화적 관습에 위배된다고 인지할 것이다.

7) 주의 깊은 점검계획을 개발하라.

가) 모유수유 점검계획을 가능한 범위까지 다른 서비스(소아과 방문일정)와 통합하라.

나) 수유상담가와의 만남을 기대하는지, 아니면 그 반대인지 확인하라.

다) 많은 고객이 빈번하게 이사를 하고, 규칙적인 전화점검을 받지 못한다. 부가적인 연락 계획을 확립해두어라.

8) 재정적으로 곤란하거나 또는 가족관계에서 문제가 있는 여성이 완전 모유수유를 시작하고 유지하게 하기 위해서는 특별한 관심과 추가적 상담이 필요할 수 있음을 인지하여라(MacGregot et al., 2010).

9) 필요하다면 통역을 제공하라. 아기의 건강을 위해서는 엄마와 의료인 사이에 의학적 정보 전달이 원활해야 한다. 쉬운 수준으로 엄마의 모국어로 작성된 자료를 제공하라. 그림을 넣어서 만든 자료들은 읽는 능력이 부족한 여성들에게 유용할 것이다.

10) 동료집단 상담 프로그램(peer counseling program)을 개발하고, 이에 참여하도록 초대하라.

가) 동료집단 상담 프로그램(peer counseling program)은 모유수유를 촉진하고 지속시키는 가장 효과적인 전략이라고 알려져 있다(Agrasada et al., 2005; Gross et al., 1998; Leite et al., 2005; Long et al., 1995; Martens, 2002).

나) 성공적인 모유수유 경험을 가진 여성들을 모집하여 임신 중이거나 출산한 엄마들을 지원하고 상담하도록 훈련시킨다.

다) 동료집단 상담 프로그램은 종종 적은 비용으로 모유수유 관련 도움을 제공한다. 또한 그들은 효과적으로 모유수유를 지역사회에 전파시켜서 현재의 의료 시스템에 대한 접근성이 나쁜 사춘기 청소년, 이민 노동자나 다른 계층들에까지 영향을 미칠 수 있다.

11) 사회적 지원 네트워크 구성을 위한 전략을 구상하라.

12) 많은 엄마들은 사회적 지원이 의료체계에 기반한 지원보다 더 가치 있다고 생각한다(McInnes et al., 2008).

13) 사회적 지원에 대한 다른 모델들은 지역사회 기반 모유수유 지원 모임(Hoddinott et al., 2006), 임신한 엄마가 모유수유 중인 엄마를 방문하는 모유수유 견습프로그램(Hoddinott et al., 1999), 할머니들의 지지활동(Illinois State Breastfeeding Task Force, n.d.) 등이다.

3. 의료체계 내에서 취약집단에 대한 지원을 촉진하는 것

가. 모유수유에 대한 지원을 의료적 관리 시스템에 통합시킨다.

1) 몇몇 연구자들은 종합적 산전·산후관리와 소아과 진료의 구조 안에서 지속적 모유수유에 대한 관리를 제공하는 것이 모유수유의 개시(Brent et al., 1995; Kistin et al., 1990; Li et al., 2004), 유지(Jones, 1986; Labarere et al., 2005), 완전성(완전모유수유)(Labarere et al., 2005; Lutter et al., 1997)을 증대시키는 데 가장 효과적이라고 주장한다.

2) 모든 의료인들에 대한 모유수유 훈련을 장려한다.

3) 의료인들에게 지역사회의 모유수유 지원 시스템과 서비스들에 대한 지식을 증대시킨다.

나. 의료 시스템 안에서 의료인들에 대한 문화적 소통능력 향상 프로그램을 개발한다.

1) 수유상담가나 다른 건강관리팀원이 필요로 할 때 문화적 해석을 해줄 '문화적 중개인 (cultural broker)'으로서 기꺼이 일할 인력을 찾아라.

2) 취약집단의 주된 가치, 건강에 관한 신념, 관습을 파악하기 위해 문화적 평가를 장려하라(Tripp-Reimer, Brink, & Saunders, 1984).

3) 의료 시스템과 상담자가 모유수유에 영향을 미치는 건강 관련 관습의 영향력을 학습하도록 장려하라.

4) 지역사회 구성원과의 인터뷰를 통해 모유수유에 대한 장애를 탐색하고 새로운 프로그램이나 전략을 짤 때 이 정보를 활용하라(Riordan & Gill-Hopple, 2001).

다. 응급시를 포함한 모든 상황에서 가장 안전한 영아식이 방법인 모유수유에 관한 교육을 제공한다.

4. 응급상황에서 취약집단에 대한 지원을 증진시키는 것

가. 수유상담가는 최적의 어린이 건강을 위해서 완전 모유수유 및 적절한 대체식이에 대한 지식을 높이기 위해 지역 재해구조단체와 일하도록 권장된다. 수유상담가는 구조대원의 지식과 기술을 늘리기 위해 부탁을 받을 수 있다.

나. 수유상담가는 국제수유상담가협회, 모유수유활동 세계연합, 국제 웰스타트, 이외에 관련된 적절한 정부 혹은 비정부기구의 업무 성명, 응급상황에서의 아기수유(IFE) 핵심 단체의 자료를 숙지해야 한다.

다. 대중들에게 분유 기증으로 생길 수 있는 부정적 효과와 응급상황에서 신중하게 분유를 취급해야 할 필요가 있다는 것을 교육시킨다.

요약

자가 평가, 문화적 인식, 정중한 상담, 그리고 발달된 기술을 통해 수유상담가는 취약한 가정이 만족스런 모유수유 경험을 하도록 도울 수 있다. 많은 여성과 그들의 가족들에게 모유수유가 자신감과 만족을 주는 경험인 것처럼, 취약한 상황에 있는 가족들과 일하는 것은 모유수유 상담가에게 전문가로서의 성장과 충만감을 느낄 수 있는 계기가 될 것이다.

Part
2
전문적인 개발

Chapter 9

국제인증수유상담가(IBCLC) – 변화의 주도자로서의 역할

Judith Lauwers, BA, IBCLC, FILCA

"소규모의 사려 깊고 헌신적인 시민들이 세상을 바꿀 수 있다는 사실을 절대 의심하지 마라.
이것이야말로 이제까지 세상을 바꿔온 유일한 힘이다." – 마가렛 미드

학습목표

- 모유수유를 실천하고 장려하는 것에 대해 변화를 촉진하도록 인식과 문화를 이해하고 주장한다.
- 모유수유에 대한 저항을 자연스러운 것으로 받아들이고, 그것을 극복할 방책을 마련한다.
- 개인 간의 충돌이나 갈등에 대한 방책을 마련한다.
- 계획의 수정과 이행을 위해 연구하고 평가한다.
- 변화 과정에서 개인차와 집단 역학을 활용한다.
- 여성의 사회적 위치 및 인구 통계학을 반영한 모유수유 홍보 전략에 대하여 이해한다.
- 산전부터 산후까지 전반에 걸친 의료체계 내에서 모유수유가 장려될 수 있도록 방책을 마련한다.

서 론

의료전문가는 산모와 아기에게 도움이 되는 계획을 세우는 데 가장 좋은 위치에 있다. 관행적으로 이루어지는 병원의 문제들로 인해 이유기가 앞당겨지기도 하는데, 보고에 의하면 병원의 부적절한 관행이 생후 6주 만에 이유기가 올 확률을 13배로 증가시키는 위험을 초래하는 것으로 나타났다 (DiGirolamo et al., 2008). 따라서 변화의 필요성을 지각하는 것이 모유수유 산모와 아기를 지원하기 위한 과정의 첫 단계이다. 실제 모든 의료전문가들이 모유수유의 철학과 그에 따른 실천을 적극적으로 장려하는 것은 아니나, 변화에 대한 이질감은 감소하고 있는 추세다. 모유수유 정책을 옹호하는 전문가들이 적극적이고 효율적인 리더십을 발휘해 다른 사람들로 하여금 변화를 받아들일 수 있도록 한다면 모유수유는 문화적 규범으로 확립될 것이다(Mannel, 2007, 2008a, 2008b, 2008c, 2008d). 성공적인 모유수유 장려를 위해서는 개개인부터 병원, 국가에 이르기까지 수많은 변화가 이루어져야 할 것이다.

1. 적극적인 행동

가. 대개 모유수유 전문가들은 계층적이고 남성 중심적인 의료체계 내에서 종사하고 있다 (Manojlovich, 2007).

　　1) 적극적으로 모유수유를 지지하는 행동이 다소 공격적인 행동으로 비춰질까 염려한다.

　　2) 이에 따른 무력함은 수동-공격적 행동과 욕구좌절, 소진 등으로 이어질 수 있다.

나. 적극성을 증가시키기

　　1) 적극적인 행동을 강력한 자산으로 받아들인다.

　　2) 다른 사람들이 강하게 자기주장을 펼칠 때 무엇을 어떻게 말하는지 분석하고 모방해본다.

　　3) 적극성이 요구되는 상황에서 본인이 어떻게 대응하는지 분석한다.

　　　가) 당신이 중요한 말을 할 때 다른 사람들이 경청하는가?

　　　나) 다른 사람들이 당신의 뜻을 따르도록 설득할 수 있는가?

　　　다) 독단적이라고 비춰진 때가 있었는가?

　　　라) 언어 및 비언어적 행동(body language)을 고려해본다. 효과적인 것에는 무엇이 있었으며 다른 방식으로 접근해야 할 것에는 무엇이 있었는가?

　　4) 가족이나 친구, 직장 동료 간의 커뮤니케이션을 통해 결단력을 키운다.

　　　가) 적극적으로 주장을 펼치는 자신을 시각화해본다.

　　　나) 소소한 문제도 적극적으로 접근해본다.

　　　다) 최적의 결과가 아니라면, 그 원인을 검토하고 다른 방안을 살펴본다.

　　　라) 긍정적인 상태로 앞으로의 문제를 해결하기 위한 접근 방법을 조정한다.

2. 문화와 인식의 역할

가. 문화적 신념은 우리가 세상을 지각하는 패러다임에 의해 발달한다.

　　1) 문화적 배경이라 함은 산모의 가족과 지원체계, 출산 환경을 아우른다.

　　2) 병원의 문화 및 신생아 수유에 대한 전통을 참고한다(Mulford, 1995, 2008).

나. 신생아 수유에 대한 인식은 모유수유를 장려하는 데 있어 어려움을 초래할 수 있다.

　　1) 패러다임은 인식에 영향을 준다. **그림 9-1**이 어떤 이에게는 젊은 귀부인으로, 어떤 이에게는 노파로 보여지는 것이 그 예이다.

　　2) 하루아침에 사람들의 인식과 신념을 바꾸라고 설득할 수는 없다. 변화는 내부적으로, 편안한 속도로 이루어져야 한다.

3. 변화에 대한 저항

가. 저항은 변화하는 과정에 있어 자연스러운 부분이다.

　　1) 변화는 긴장감과 스트레스를 초래할 수 있다.

　　2) 변화가 효율적으로 처리되지 못한 경우에는 바뀐 관행이 과소평가되거나 저해될 수 있는 위험이 있다.

　　3) 변화는 직원의 이직, 직원 간의 정치적 갈등, 자원 낭비 등을 불러 올 수 있다.

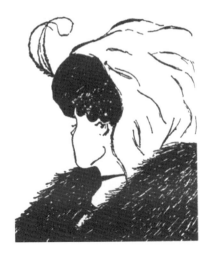

그림 9-1

이 그림에서 젊은 귀부인과 노파의 모습을 모두 볼 수 있다.

4) 병원은 '아기에게 친근한 병원 만들기 운동(BFHI)'을 실시하는 데 있어 '무료' 조제분유 (Merewood et al., 2000; Walker, 2007a, 2007b)를 받지 않음으로써 경제적 난관에 부딪힐 수 있다. 그러나 한 연구 결과에 의하면 '아기에게 친근한 병원 만들기 운동'을 시행하고 있는 병원과 그렇지 않은 병원의 관리비용에는 큰 차이가 없는 것으로 나타났다 (DelliFraine et al., 2011).

나. 다음은 SARAR 인터내셔널에서 개발되고 WNA(World Neighbors In Action)에 의해 출판된 자료에서 발췌한 '변화에 대한 저항의 7단계'이다(Anand, 2005).

1) 전혀 문제될 것이 없다. 모유가 아기에게 좋다는 점은 알지만 분유도 완벽하게 안전하다.

2) 모유수유를 하지 않는 것은 문제일 수도 있지만, 내 책임은 아니다. 모유수유가 더 낫다는 것을 인정하지만 내가 나설 수 있는 것이 아니다.

3) 문제는 있지만, 그것을 바꿀 수 있는 사람은 없을 것이다. 문제가 있는 것은 사실이지만, 분유 업체들의 영향력을 막을 수는 없다.

4) 문제라는 것은 인정하지만 관여하기는 두렵다. 실직의 위험까지 감수하면서 변화를 선동할 생각은 없다.

5) 우리가 할 수 있는 일이 있을 것이다. 해결책을 찾아보도록 해야겠다. 나서기는 해보겠지만 변화가 생길지는 의문이다.

6) 어떠한 걸림돌도 우리를 막지 못할 것이다. 함께한다면 반드시 바꿀 수 있다.

7) 해냈다! 이제 우리의 결과를 다른 사람들과 공유할 때이다. 우리는 비로소 모유수유를 장려하는 정책과 방침을 이끌어냈고, 직원들은 이를 준수하며 시행하고 있다.

다. 개개인이 모여 단체의 노력으로 이루어질 때 비로소 변화가 일어날 수 있다.

1) 각 단계별 변화 과정에는 개인차가 있을 수 있다.

2) 구성원은 자신만의 속도로 나아갈 수 있도록 시간과 인내를 가져야 한다.

3) 저항이 심했던 사람도 필요한 단계를 거쳐 가면서 절대적인 지지자로 바뀔 수 있다.

4) 자신의 의견이나 신념을 절대로 바꿀 의향이 없는 이들도 있을 수 있다.

5) 인내심과 융통성을 가지고 한발 더 나아가도록 한다.

라. 변화에 대한 저항의 이유

1) 사람들은 자신이 어느 위치에서 변화를 접하고 있느냐에 따라 변화에 대한 반응이 나누어진다.

가) 자기효능감이나 권력이 낮아질까 우려하는 사람들

나) 자신이 일으키면 변화는 흥미로운 일이 되지만, 타인이 일으키면 위협적인 일로 받아들여지기 마련이다. 적당한 선택을 할 수 있도록 한다.

2) 변화하도록 제안하는 것에 대해 확신이 없는 사람들도 있다.

가) 어떤 일이 일어나는지 공유하고, 준비 없이 결론으로 건너뛰는 일을 만들지 않도록 한다.

나) 조금씩 작은 과정들로 나누어 충분한 시간을 두고 변화하도록 한다.

3) 어떤 보수적인 이들은 그저 모든 것이 그대로 있기를 희망한다.

가) 안이하고 익숙한 습관들을 버릴 줄 알게 해야 한다.

나) 기존 과정의 변화를 최소화해서 쉽게 적응할 수 있도록 한다.

4) 이전의 행동에 대해 자기 확신이 강한 사람들은 변화에 당황할 수 있다.

가) 이전의 행동은 당시에 적절하다고 생각되는 것에 근거했다고 일깨워 준다.

나) 현재의 요구에 맞춰 기꺼이 변화하도록 부탁하고 그 변화를 긍정적으로 볼 수 있도록 격려한다.

5) 어떤 이들은 변화 후에 그들의 능력이 유효할지 우려한다.

가) 새로운 방침은 종종 새로운 자격을 요구한다.

나) 판단 없이 새로운 기술을 실행하도록 충분한 교육과 긍정적 강화 및 기회를 준다.

6) 변화는 다른 계획이나 개인 시간에 차질이 생길 수 있다.

가) 변화는 많은 에너지와 시간, 정신적인 노동을 필요로 한다.

나) 지원을 아끼지 말아야 한다.

다) 개개인에게 미치는 영향을 감안하여 융통성 있게 변화를 선보인다.

7) 예전의 악감정들이 다시 표면으로 드러날 수 있다.

가) 변화에 대한 노력이 병원 내부의 질투심이나 편파로 인해 수포로 돌아갈 수 있다.

나) 예전의 일을 정리해 현재 업무에 충실할 수 있도록 한다.

8) 변화는 관련 인물들을 승자와 패자로 나뉘게 할 수 있다.

가) 과거를 떨칠 수 있게 지지하는 환경을 만든다.

나) 관습, 전통, 관계의 상실에 민감해하도록 한다.

다) 허위 선언은 피한다.

9) 다음은 성공적인 모유수유를 위한 10단계에 대한 저항의 예('변화에 대한 저항의 7단계' 참고)를 예문으로 표시한 표이다.

표 9-1 성공적인 모유수유를 위한 10단계에 대한 저항과 그의 예

1단계 모든 의료종사자에게 통용되는 모유수유 방침을 문서화한다.

저항의 단계	논점
전혀 문제될 것이 없다.	우리는 이미 이제까지 잘 이행해왔다. 변하지 않아도 충분히 잘하고 있다.
내 책임은 아니다.	안 그래도 업무가 너무 많다. 새로운 방침의 기획을 어디서부터 시작할지도 모르겠다.
변화를 일으킬 수 있는 사람은 없을 것이다.	새로운 방침이 있다 하더라도 그걸 따르는 사람은 없을 것이다. 산모들부터가 모유수유 하기를 꺼려하고 있다.
관여할 수 없다.	반대하는 의료종사자들이 너무 많다. 상사의 지지나 지원을 기대하기는 어려울 것이다.
시작해보자.	타 병원에서 시행되고 있는 방침에 대해 알아봐야겠다. 국제수유상담가협회(ILCA)에 연락을 취해 자료를 찾아볼 것이다.
우리는 할 수 있다.	모든 부서 사람들을 동원해서 함께 방침을 세우자. 설문조사를 실시해 환자들의 만족도를 알아보자.
해냈다!	우리는 목표를 달성했다!

2단계 이 방침을 실행하기 위해 필요한 모유수유 기술을 모든 의료종사자에게 훈련시킨다.

저항의 단계	논점
전혀 문제될 것이 없다.	개중에 IBCLC들도 많은데 굳이 나머지 의료종사자들을 훈련시킬 필요는 없다. 모유수유에 관해서는 간호사들이 이미 잘 알고 있다.
내 책임은 아니다.	모든 의료요원들을 훈련시킬 시간이 없다. 훈련을 어디서부터 시작할지도 모르겠다.
변화를 일으킬 수 있는 사람은 없을 것이다.	18시간이나 되는 훈련을 좋아할 사람은 없을 것이다. 시간적으로나 금전적으로나 무리이다.
관여할 수 없다.	이미 전문가인 사람들에게 훈련이 필요하다고 하면 불쾌하다고 생각할 것이다. 상사의 지지나 지원을 기대하기는 어려울 것이다.
시작해보자.	타 병원이 어떤 훈련을 시키는지 알아봐야겠다. 나 스스로가 집중적인 수유 교육을 받아볼 것이다.
우리는 할 수 있다.	의료요원들에게 설문조사를 실시해 모유수유에 대해 알고 있는 것을 살펴보겠다. 여러 부서와 합동해서 위원회를 만들자.
해냈다!	우리는 목표를 달성했다!

3단계 모유수유의 장점 및 방법을 모든 임산부에게 교육시킨다.

저항의 단계	논점
전혀 문제될 것이 없다.	개중에 IBCLC들도 많은데 굳이 나머지 의료종사자들을 훈련시킬 필요는 없다. 모유수유에 관해서는 간호사들이 이미 잘 알고 있다.
내 책임은 아니다.	산모들은 이미 출산준비를 하며 필요한 지식을 다 익혔을 것이다. 관련 정보를 찾아보고 습득하는 것은 산모들의 책임이다.
변화를 일으킬 수 있는 사람은 없을 것이다.	변화가 필요하다는 것은 알지만 자료가 부족하다. 모유 대신 젖병으로 기르고 싶은 산모를 도와주는 것도 우리의 과업 중 하나이다.
관여할 수 없다.	출산준비 수업을 할 만한 시간적 여유가 없다. 상사의 지지나 지원을 기대하기는 어려울 것이다.
시작해보자.	타 병원의 모유수유 개시율을 알아봐야겠다. 설문조사를 만들어 모유수유에 대한 산모들의 어려움을 파악할 것이다.
우리는 할 수 있다.	설문조사를 실시해 환자들의 만족도를 알아보자. 산부인과 부서에서 개선돼야 할 점이 무엇인지 찾아보자.
해냈다!	우리는 목표를 달성했다!

4단계 분만 후 1시간 이내에 엄마가 모유수유를 시작할 수 있도록 돕는다.

저항의 단계	논점
전혀 문제될 것이 없다.	산모가 입원실로 돌아왔을 때 모유수유를 시작한다. 대부분의 아기들이 졸려 하는 때이기 때문에 바로 모유수유를 하기는 어렵다.
내 책임은 아니다.	분만 후 바로 모유수유를 하게 되면 가족이나 친척들이 아기를 볼 수 있는 시간이 지체된다. 아기의 체온이 떨어질 수 있다.
변화를 일으킬 수 있는 사람은 없을 것이다.	산부인과 스태프들은 절대 이 방침을 지지하지 않을 것이다. 밟아야 하는 절차가 너무 많다.
관여할 수 없다.	의료종사자들 모두가 내 의견을 질려하고 있다. 나는 설득하는 데에 자질이 없다.
시작해보자.	산부인과 스태프들 중 변화를 수긍할 만한 사람을 찾아봐야겠다. 모유수유의 조기 개시의 중요성을 가르치겠다.
우리는 할 수 있다.	단기간 시험 삼아 시행한 후 장단점을 평가하도록 해보자. 아기의 체온이 따뜻하게 유지될 수 있는 방안을 찾아보자.
해냈다!	우리는 목표를 달성했다!

5단계 아기가 떨어져 지낼 때에도 젖을 먹이고 모유수유를 유지하는 방법을 엄마에게 가르친다.

저항의 단계	논점
전혀 문제될 것이 없다.	모유수유는 산모의 본능이다. 가르칠 필요는 없다. 산모의 모유수유를 도와줄 지원 모임들은 이미 충분히 많다.
내 책임은 아니다.	신생아 중환자실(NICU)에 있는 아기라면(모유수유는) NICU 전문간호사들의 책임이 될 것이다. 내가 모유수유를 하는 산모를 한 명 한 명 봐줄 수는 없다.
변화를 일으킬 수 있는 사람은 없을 것이다.	우리는 이만큼의 시간을 할애할 만한 인력이 없다. 대부분의 의료요종사자들은 산모들에게 모유수유를 억지로 떠밀 생각이 없다.
관여할 수 없다.	많은 시간이 필요한 만큼 상사의 지지나 지원을 기대하기는 어려울 것이다.
시작해보자.	내가 회진을 할 때 스태프들의 동행을 권장할 수 있다. 산모들의 퇴원 후에도 전화 연락을 통한 관찰이 가능하다.
우리는 할 수 있다.	환자들에게 설문조사를 실시해 어떤 것들이 모유수유에 도움이 될 수 있었는지에 대해 알아보자. 의료종사자들에게 모유수유를 지도할 수 있을 만한 프로그램을 모색해보자.
해냈다!	우리는 목표를 달성했다!

6단계 의학적 이유가 없다면 신생아에게 모유 이외의 다른 음식이나 마실 것을 주지 않는다.

저항의 단계	논점
전혀 문제될 것이 없다.	의학적 이유에 따라서만 움직이는 게 병원의 방침이다. 나에게는 아기가 탈수되지 않도록 해야 하는 법적인 책임이 있다.
내 책임은 아니다.	나는 의사가 만든 규정에 영향을 줄 만한 능력이 없다. 병원의 분유 구매는 행정 쪽의 관할이다.
변화를 일으킬 수 있는 사람은 없을 것이다.	병원은 원내에서 사용되는 모든 조제분유와 영아섭식물품을 정당한 시장가격으로 구입해야 해야 하는 것에 절대 동의하지 않을 것이다. 분유 업체들의 무료 혹은 대폭 할인된 조제분유나 물품 조달도 없어질 것이다.
관여할 수 없다.	상사의 지지나 지원을 기대하기는 어려울 것이다. 황달에 대해서는 어떤가? 그것은 위험할 수 있다.
시작해보자.	타 병원이 어떻게 시장 가격으로 조제분유 등을 구매하는지 알아봐야겠다. 의료종사자들에게 완전 모유수유의 중요성을 가르칠 것이다.
우리는 할 수 있다.	조제분유와 물을 제공해왔던 이유에 대해 리뷰 시간을 가져보자. 모유수유에 성공한 산모들의 사례도 참고하자.
해냈다!	우리는 목표를 달성했다!

7단계 엄마와 아기가 하루 24시간 내내 같이 지낼 수 있도록 모자동실을 실천한다.

저항의 단계	논점
전혀 문제될 것이 없다.	아기가 신생아실에 있는 것이 우리로서는 더 안전하다. 모자동실은 아기의 질식 위험이 따른다.
내 책임은 아니다.	분만 후의 산모는 매우 지쳐 있다. (아기가 신생아실에서 지내는 것은) 관리직의 결정이다.
변화를 일으킬 수 있는 사람은 없을 것이다.	모자동실을 실천할 경우, 신생아실에서 종사하는 의료종사자들은 실직 위기에 처할 것이다. 산모 본인이 모자동실을 거부하는 경우도 있다.
관여할 수 없다.	행정 부서의 동의를 얻지 못할 것이다. 소아과 의사들이 모자동실의 회진을 거부할 수도 있다.
시작해보자.	타 병원의 모자동실 케이스를 살펴봐야겠다. 아기가 엄마와 함께 지내며 교감하는 것의 중요성을 의료종사자들에게 가르치겠다.
우리는 할 수 있다.	소아과 의사들과 모유수유위원회의 모임을 조성하자. 아기가 엄마와 얼마동안 떨어져 지내는지를 기록하자.
해냈다!	우리는 목표를 달성했다!

8단계 배고파할 때마다 젖을 먹이도록 권장한다.

저항의 단계	논점
전혀 문제될 것이 없다.	정해진 시간에 규칙적으로 먹이는 것이 더 효율적이다. 규칙적 식습관을 가지는 것은 빠르면 빠를수록 좋다.
내 책임은 아니다.	내가 진료하는 산모들에 한해서는 권장할 수 있지만 다 볼 수 있는 것은 아니다. 아기들은 8시간마다 최소 두 번은 먹어야만 한다.
변화를 일으킬 수 있는 사람은 없을 것이다.	의료종사자들의 업무가 너무 흐트러질 것이다. 정해진 시간이 없어 아기들의 저혈당 모니터링을 하기에는 무리가 있다.
관여할 수 없다.	의료종사자들의 업무가 너무 흐트러질 것이다. 혼란스러울 뿐이다.
시작해보자.	엄마와 아기가 직접 교감하며 페이스를 맞춰가는 것의 중요함을 의료종사자들에게 알려야겠다. 산모가 수유할 때가 된 것을 인지할 수 있도록 의료종사자들을 교육시키겠다.
우리는 할 수 있다.	정해진 시간에 젖을 먹이는 것이 과연 더 효율적인지에 대한 통계를 내보자. 6개월간 새로운 방침을 실시해보고 경과를 살펴보자.
해냈다!	우리는 목표를 달성했다!

9단계 모유수유아에게 엄마 젖 이외에 인공젖꼭지나 노리개젖꼭지를 물리지 않는다.

저항의 단계	논점
전혀 문제될 것이 없다.	우리는 아기가 젖을 잘 빨고 삼킬 수 있을지 시험해 봐야 할 필요가 있다. 젖을 강하게 빠는 아기일 경우 젖을 물리지 않았을 때 인공젖꼭지를 사용하여 진정해 있을 수 있도록 한다.
내 책임은 아니다.	부모가 (인공젖꼭지를) 원한다면 내가 막을 일은 아니다. 모두가 다 쓰는 것인데 문제될 것이 뭐가 있겠는가?
변화를 일으킬 수 있는 사람은 없을 것이다.	인공젖꼭지에 문제가 있다고 생각하는 사람은 병원에서 나 혼자뿐일 것이다. 젖병이 그렇듯, 인공젖꼭지도 우리의 문화 속에 깃들어 있다.
관여할 수 없다.	인공젖꼭지 대신 컵이나 수저로 먹일 경우 많은 시간이 낭비된다. 신생아를 컵으로 먹인다는 것은 근거가 없다.
시작해보자.	인공젖꼭지는 젖을 빠는 아기에게 혼란을 줄 수 있다. 인공젖꼭지와 엄마의 젖꼭지 중 한 가지만 선호하게 될 수도 있다. 의료종사자들에게 이 같은 사실을 알리고 컵으로 젖을 먹이는 방법도 가르쳐야겠다.
우리는 할 수 있다.	조제분유와 물을 제공해왔던 이유에 대해 토론의 시간을 가져보자. 산모들이 인공젖꼭지 대신 젖을 물리게 하는 습관이 들도록 교육시키자.
해냈다!	우리는 목표를 달성했다!

10단계 모유수유 지지모임을 만들어 병원이나 의원에서 퇴원 후 엄마를 의뢰한다.

저항의 단계	논점
전혀 문제될 것이 없다.	정보는 우리에게 있으니 본인이 필요로 할 경우 내원하면 될 것이다. 일찍 젖을 떼게 한 엄마의 경우에는 모유수유 지지 모임 자체가 불편하게 생각 될 수 있다.
내 책임은 아니다.	도움을 요청하는 것은 본인의 책임이다. 문제가 있을 경우 의사가 진단서를 써줄 것이다.
변화를 일으킬 수 있는 사람은 없을 것이다.	지원 모임을 조성할 만한 자료가 충분하지 않다. 상담가가 언제나 건전한 조언과 정보를 주는 것은 아니다.
관여할 수 없다.	내 시간까지 할애해가며 할 일은 아닌 것 같다. 의뢰 목록을 갱신할 시간이 없다.
시작해보자.	모유수유 지원 모임을 방문해 모임과 모유수유 개시율에 대한 연관성을 알아보도록 하겠다. 엄마 대 엄마 지원 모임의 상담가들을 교육시키겠다.
우리는 할 수 있다.	모유수유를 하는 엄마들의 이름과 연락처를 확보해보자. 통원 클리닉이나 모유수유 지원 모임에 대해 자세히 알아보자.
해냈다!	우리는 우리의 목표를 달성했다!

출처 : Lauwers, J., & Swisher, A. (2010). Counseling the nursing mother: A lactation consultant's guide(5th ed). Sudbury, MA: Jones and Bartlett.

4. 분쟁 해결책

가. 변화를 추진할 때에는 분쟁이 생겨나기 마련이다.

　　1) 분쟁을 피하거나 무시하려 하는 것은 더 큰 갈등을 초래하게 할 뿐이다(Dana, 2000; Mayer, 2000).

　　2) 분쟁을 표면으로 드러나게 하는 것이야 말로 정직하고 긍정적인 관계 형성의 밑받침이 될 수 있다.

　　3) 분쟁은 사람들을 더욱 수용적으로 만들 수 있으며, 보다 더 창의적인 해결책을 찾게 될 수 있다.

　　4) 분쟁은 타인의 의견을 이해할 줄 알고 협력의 중요성을 깨닫게 되는 계기가 될 수 있다.

　　5) 자신의 요구를 위해서만이 아닌, 타인의 요구에 맞춰주며 일할 줄도 알아야 한다.

나. 공개적인 자리에서 분쟁을 대면하는 것을 피한다.

다. 개인의 문제에 치중하기보다 해결책을 조성하는 데에 힘써라.

라. 분쟁을 통해 행동하도록 집단 구성원들이 모일 수 있는 방법을 모색하라.

마. 적극적인 청취를 통해 감정을 알아차리고 반영한다.

바. 진보적인 토론 전략을 위한 단계를 설정하는 데 있어 공통된 목표를 파악한다.

사. 협력을 통한 문제 해결이 될 수 있게 상호 이익이 창출될 수 있는 결과를 모색한다.

5. 까다로운 사람들에 대한 대처

가. 사람들이 반응하는 방법을 직접적으로 바꿀 수는 없다.

나. 효율적인 소통을 통해 간접적인 영향을 줄 수 있다.

　　1) 성취한 일에 대한 칭찬을 아끼지 말며 그렇지 않은 일에 대한 비난은 되도록 하지 않는다.

　　2) 하고자 하는 말은 발언에 앞서 종이에 적어 정리한다.

　　3) 진중한 신체 언어를 사용한다.

　　4) 전적인 관심을 기울인다.

　　5) 들을 때에는 상대방이 한 말을 머릿속에서 곱씹으며 충분히 이해하도록 하며, 말할 때에는 말을 지속적으로 이어가기에 앞서 상대방의 대답을 경청하는 자세가 갖추어져야 한다.

다. 어떤 이들은 변화에 적대적인 사람들도 있다.

　　1) 다른 사람들이 무엇을 어떻게 해야 하는지 왈가왈부하기를 좋아하는 부류이다.

　　　가) 대개 거칠고 위협적인 사람들이다.

　　　나) 그들의 목적은 자신이 맞고 다른 이들은 틀리다는 것을 증명하는 것이다.

　　2) 아무리 화가 나 있는 사람일지라도 침착하게 대응한다면 화는 오래가지 못한다.

　　　가) 경청하는 자세와 충분한 눈맞춤 및 언제든지 반론할 수 있는 준비 자세를 갖춘다.

　　　나) 상대방이 말을 끊을 때에도 평정심을 잃지 않고 하던 말을 계속 이어나간다.

　　3) 상대방의 언행으로 인해 난처한 상황이 됐다면 그의 잘못을 폭로한다.

　　　가) 상대방에게 긍정적이면서 현실적인 해결책에 대한 의견을 물어보라.

　　　나) 상대방의 의견을 존중한다는 의사를 표현하라.

다) 구성원 모두 참여해 갈등 해소에 대한 지원을 하도록 한다.

라) 상대방의 바로 옆에 앉아 대화를 하는 것은 분쟁의 가능성을 줄일 수 있다.

4) 리더가 유머러스함을 잃지 않는다면 다른 사람들에게 있어서 엄청난 충성심과 열정을 창출해낼 수 있다(Yerkes, 2001).

6. 설득의 기술

가. 자신 있는 태도와 화법은 설득력을 향상시킨다.

나. 벤자민 프랭클린이 고안한 'TALKING' 설득법을 사용하라.

1) Timing(시의성) - 타이밍을 잘 선택해라

2) Appreciation(공감) - 상대방의 문제나 걱정거리를 올바르게 인식해라

3) Listening(경청) - 상대방의 말에 경청하는 습관을 통해 나에게 필요한 것이 무엇인지를 파악하고 이를 상대방에게 납득시킬 수 있다.

4) Knowledge(이해) - 상대방 주장의 배경을 파악해서 대화를 어떻게 이끌어갈지 모색해라.

5) Integrity(진실성) - 절대 당신의 근본적인 신념이나 동기를 거짓으로 꾸미지 마라.

6) Need(요구) - 상대방이 나의 니즈를 채워줄 수 있는 사람이라는 믿음을 줘라.

7) Giving(베풂) - 베풂의 가치를 배워라.

7. 변화의 과정

가. 변화에 있어 첫 번째 단계는 연구 자료의 수집이다.

1) 모유수유에 대한 통계와 모유수유를 하는 환자들의 만족도에 관한 자료를 수집한다.

2) 수집된 자료를 국가, 지역, 현지의 통계와 비교한다.

3) 현재 모유수유에 대한 정책과 방침을 평가한다.

나. 개선이 필요한 분야들을 변화 대상으로 삼는다.

1) 변화에 대해 상세한 이론적 근거를 제시한다.

2) 예상되는 인수와 그에 맞는 대응법을 기재한다.

3) 이행 과정 시 있을 걸림돌을 대비한 대안법도 마련한다.

4) 특정 변화를 가장 효과적으로 제안하고 제도화 시킬 수 있는 사람을 찾아본다.

5) 각 방침의 변화에 영향을 받을 사람들을 파악하고 영향을 받을 모든 분야 혹은 부서의 담당자들을 참여케 한다.

다. 변화의 계획과 실천에 대한 단기간 및 장기간 목표, 목적, 전략 등을 정의한다.

1) 변화의 필요성을 설득하기 위한 과정에서 나올 어려움을 고려한다.

가) 대부분의 사람들에게 지지를 받을 만한 대책부터 시작한다.

나) 다소 덜 어려운 것부터 시작하고 그 이후에 어려운 것을 다룬다.

2) 사람들의 반응들을 모니터해서 예기치 못한 문제들을 예방한다.

3) 변화에 대한 소통과 필요한 직원 교육에 대한 해결책을 만든다.

4) 변화를 전체 조직체계에 접목시키고 이를 표준화시킨다.

8. 변화 과정에서 발생하는 집단 역학

가. 모유수유 위원회의 구성이 변화를 성공적으로 이끌 수 있다.

    1) 구성원을 충분히 확보한다.

    2) 중립이나 대립된 의견을 가진 사람들도 내편으로 만든다.

    3) 변화의 이유에 대한 이해가 되면 반대했던 사람들도 지지자가 될 수 있다.

    4) 질 개선 위원은 활동의 집중을 돕는다(Cadwell, 1997).

    5) 변화의 영향을 받을 모든 분야를 정의한다.

나. 다양한 개성의 구성원들을 확보하는 것은 집단 역동성을 강화시킬 수 있다.

    1) 북아메리카 사람들의 일반적인 6가지 기본 성격은 긍정적으로 기여한다(Kahler, 2008).

        가) 감성가(Feelers) – 인정이 많고 타인의 감정에 대한 반응이 즉각적이다(30%).

        나) 사색가(Thinkers) – 논리적이고 조직적이다(25%).

        다) 악동(Funsters / rebels) – 창의적이고 자발적이다(20%).

        라) 신봉자(Believers / persisters) – 주의 깊고 관찰력이 많고 헌신적이다(10%).

        마) 몽상가(Dreamers) – 상상력이 풍부하다(10%).

        바) 행동가(Doers / promoters) – 계획을 실천한다(5%).

다. 여러 사람과 공감할 줄 알고 격려할 줄 아는 리더가 필요하다.

    1) 구성원들이 문제를 확인하고 변화를 일으킬 방법과 장소를 파악하도록 요청한다.

    2) 한 발짝 물러서고 한 박자 쉴 줄도 아는 여유로움도 겸비해야 한다.

    3) 각 구성원의 요구를 파악하고 해결책을 마련한다.

    4) 업무 활동을 통해 본인의 요구를 스스로 성취할 수 있도록 한다.

        가) 구성원들은 업무의 내용이 흥미롭고 도전적이기를 원한다.

        나) 구성원들은 노력에 대한 칭찬을 받기를 원한다.

        다) 구성원들은 안정된 업무 환경, 적절한 임금과 이 업무가 자기 개발과 성장의 밑거름이 될 수 있다는 바탕 아래 자신이 이 계획에 중요한 인물이 되기를 원한다.

9. 모유수유 증진에 대한 변화

가. 모유수유 장려 운동의 가장 큰 목표는 모유수유가 산모와 산모의 가족에 있어 자연스럽고 당연하게 할 수 있도록 하는 것이다.

    1) 모유수유의 장려는 소셜마케팅의 한 형태이다.

    2) 사람들의 필요사항을 기회로 여기는 것이 효율적인 마케팅이다(Kotler et al., 2008).

    3) 소셜마케팅은 행동에 영향을 주고 사회에 이익이 되기를 추구한다(Weinreich, 2006).

나. 임신과 모유수유에 대한 여성들의 태도를 이해하는 것은 모유수유 장려와 유지를 위한 새로운 전략을 마련할 수 있도록 돕는다(Sandes et al., 2007).

    1) 메시지는 사생활과 공적인 생활의 모든 부분에서 다양한 단계로 엄마들에게 도달하게 할 필요가 있다(Mulford, 2008).

    2) 전략은 사회경제적 혹은 인구통계학적인 특성을 넘어 세대별 특성과 또래 집단 영향을 포

함해야 할 필요가 있다(Fonseca-Becker et al., 2006).

    3) 일하는 여성에 대한 전략은 엄마, 엄마의 사회적 관계망, 그리고 전체 사회(Johnston et al., 2007)뿐만 아니라 모자 애착과 모성 감수성(Yoon et al., 2008)에 맞춰질 필요가 있다.

    4) 장려하려는 노력은 자원이 부족한 상황의 여성들에 대한 동향을 다룰 필요가 있다(Sibeko et al., 2005).

    5) 전략은 여성의 문화적 전통에 대한 이해를 반영할 필요가 있다.

다. 부족한 스태프의 수, 지속성의 결여, 비효과적인 가이드라인, 부족한 투입은 모유수유 정책을 시행하는 데 방해가 된다(Bulhosa et al., 2007).

    1) 현장에서 여성의 모유수유 우대와 효율성을 증진시키는 것은 효과적인 홍보 전략이다(Kang et al., 2008).

      가) 대부분의 여성은 출산 전에 수유를 할 것인지를 결정한다. 하지만 산전에 모유수유 장려 운동은 거의 이루어지지 않는다(Dusdieker et al., 2006).

      나) 전문 소아과 스태프에게 소아와 외래환자를 모유수유에 합류할 수 있도록 장려하게 한다(Bose-O'Reilly et al., 2008).

      다) 병원 정책과 실천은 모유수유를 장려하고 지속하는 데에 역할과 책임이 있다(Manganaro et al., 2009)

      라) 홍보 전략은 진통, 분만, 회복, 그리고 산후기간 동안 모유수유를 방해하는 것들로부터 막아주어야 할 필요가 있다(Komara et al., 2007).

    2) 보건 전문가들은 믿을 수 있는 관계 속에서 지속적으로 보호하고 명확한 교육과 지지를 해야 한다(Cricco-Lizza, 2006).

      가) 호의적인 태도를 보여도, 많은 의사들이 모유수유 엄마들을 지지하는 데에 실패한다(Taveras et al., 2004).

      나) 제공자들의 지식이 아닌 문화와 태도가 모유수유 장려와 지지를 하는 데에 가장 큰 영향을 준다(Szucs et al., 2009).

      다) 태도와 문화에 초점을 맞춘 새로운 전략은 모유수유 장려와 지지를 향상시키는 데 도움이 될 것이다(Barclay, 2008).

      라) 산파와 영양사처럼, 소아과 간호사들은 모유수유를 지지하는 데 중요한 역할을 한다(Hunt, 2006).

      마) 수유상담가의 서비스와 모유수유 지속기간과는 정적인 상관관계가 있다(Memmott et al., 2006; Thurman et al., 2008).

마. 산전과 산후에 개입을 다 하는 것은 산전 혹은 산후에만 개입을 했을 경우보다 모유수유의 기간을 늘리는 데 더 큰 효과가 있다(Hannula et al., 2008).

    1) 또래집단의 지지 혹은 또래집단의 상담을 결합하는 것은 짧은 기간의 모유수유율을 높인다(Chung et al., 2008b).

    2) 십대를 대상으로 한 모유수유 홍보는 발달학적으로 적합해야 한다(Feldman-Winter et

al., 2007).

3) 문화적으로 언어적으로 세심한 모유수유 장려와 산후 지지 서비스가 필요하다(Sutton et al., 2007).

10. 모유수유 증진과 변화를 위한 교육의 역할

가. 모유수유에 대한 교육은 모유수유 이행률에 상당한 영향을 준다(Dyson et al., 2005).

　1) 교육 프로그램은 모유수유의 시작과 단기간 수유에 가장 영향을 미치는 단일 개입 요인이다(Guise et al., 2003).

　2) 위험 요소와 혜택의 교육은 엄마들에게 정보를 주고 모유수유 권리 행사에 헌신하도록 촉진하는 데 도움을 준다(Knaak, 2006).

　3) 위험 기반 메시지는 사회와 제도의 변화를 조장하지만, 엄마들의 인지된 장애물을 알아차리고 반응하는 데에 실패할 위험을 무릅써서는 안 된다(Heinig, 2009).

　4) 아빠가 포함된 교육 프로그램은 완전모유수유를 증진시킨다(Susin et al., 2008).

나. 모유수유 증진을 위한 간호사나 수유상담가들의 노력에는 충분한 지식과 능력, 적절한 태도가 필요하다.

　1) 의학 교육 초기에 모유수유에 대해 배우고, 모유수유가 통상적인 문화 환경에 있는 것이 필요하다(Feldman-Winter et al., 2008).

　2) 레지던트 프로그램은 의학적 근거, 기술, 문제 해결 중심에 초점을 맞추는 것이 필요하다. 기대, 믿음 그리고 모유수유의 건강한 이점을 나타내는 자료를 받아들이고, 효과적인 상담과 지지를 제공할 수 있도록 자신감을 쌓는 것이 필요하다(American Academy of Family Physicians, 2007; Saenz, 2000).

　3) 사회정치적인 문제에 대해 개인적인 고려와 비판적인 참여가 가능한 접근이여야 한다(Dyles, 2006).

11. 지역 사회의 모유수유 장려

가. 모유수유에 대한 교육과 증진 계획은 일반 대중 및 의료종사자를 대상으로 삼아야 한다(Chung et al., 2008a).

　1) 지역사회 내의 효과적인 장려 운동을 위해서는 명확하게 정의된 정책과 계획, 재정 자원이 필요하다(Bhandari et al., 2008).

　2) 지역사회 내에서 모유수유에 대한 사회적, 문화적 변화가 생긴다면 모유수유율도 증가할 것이다(Mordini et al., 2009).

나. 모유수유에 대한 장려가 정부의 차원에서 촉진될 경우 모유수유의 빈도와 지속기간이 증가할 것이다(Merewood et al., 2004; Mitra et al., 2003).

다. 모유수유 증진 운동가들의 로비 활동은 공공정책을 바꿀 수 있는 효과적인 방법이 될 수 있다(Wilson-Clay et al., 2005).

Chapter 10

교육과 조언

Education and Mentoring

Karin Cadwell, PhD, FAAN, RN, IBCLC

학습목표

- 수유에 대한 전문교육과 변화에 대한 자원을 열거한다.

서 론

대부분의 수유와 관련된 국내외의 공식 입장은 의료인에 대한 교육에 발전적인 변화가 있어야 하며 수유 관리도 명확한 근거를 바탕으로 이루어져야 한다는 것을 강조한다. 현재의 관행들을 변화시키는 것은 면밀하고 신중한 계획을 필요로 하는 아주 느린 과정이다. 이 장은 변화를 만들기 위한 기반으로서 근거에 의거해서 상담할 것을 제안한다.

1. 정책입안자가 모유수유를 증진, 보호, 장려하도록 하기 위한 청사진(UNICEF)

　가. 국가 모유수유위원회를 설립한다.

　나. 아기에게 친근한 병원 만들기 운동을 촉진한다.

　다. 모유대체품 마케팅의 국제규약을 시행하고 강화한다.

　라. 모성보호를 강화한다.

　마. 의료 인력과 건강관리직 종사자를 교육시킨다.

　바. 지역사회에서 모유수유 지속과 완전 모유수유를 지원한다.

　사. 지원단체지 집단을 위해 자원을 제공한다.

　아. 모유수유 캠페인을 촉진한다.

　자. 모유수유에 대한 상담과 아동 건강 활동을 통합시킨다.

　차. 여성의 사회적·경제적 지위를 향상시킨다.

2. 정책

정책은 결과물을 변화시키는 데 독립적인 역할을 한다(Rosenberg et al., 2008). 근거에 입각한 모유수유 정책의 예는 아래와 같다.

　가. 신생아에 대한 병원들의 시범적 모유수유 정책(American Academy of Pediatrics, 2009)

　나. 시범적 모유수유 정책(U.K. Baby Friendly Initiative)

　다. 임상지침 7번: 모유수유 정책 모델(Academy of Breastfeeding Medicine, 2010)

　라. 완전 모유수유를 위한 임상지침(국제모유수유 전문가협회, 2005)

　마. 병원의 모성문화를 변화시키는 것: 성공적인 모유수유를 위한 10단계의 명백한 근거(Cox, 2010)

　바. 모유수유에 대한 돌봄의 지속성: 모성 관점에서의 최상의 실천(Cadwell et al., 2009)

　사. 임상의를 위한 모유수유 관리: 근거 이용하기, 2판(Walker, 2009)

　아. 모유수유의학회에서는 모유수유의 성패에 영향을 미칠 수 있는 흔한 의학적 문제를 관리하기 위한 근거중심의 임상지침을 개발하는 것을 주된 목표로 삼고 있다. 이들 지침은 www.bfmed.org에서 찾을 수 있다.

3. 실무 패러다임

근거를 반영하는 실무 패러다임이 정책과 실행의 타당성을 실험하기 위한 새로운 모델로 떠오르고 있다.

　가. 이 패러다임은 속설과 권위 있는 의학, 경험과 전문적인 권위 사이의 긴장을 해결할 도구를 제공할 것이다.

　나. 근거에 기반한 실무는 둘 이상의 분야에 걸쳐있는 논쟁에 대해 토론의 기회를 제공함으로써 해당 문제를 해결할 것이다.

　다. 의학연구 문헌들에서 받아들여지고 있는 근거의 체계(Guyatt et al., 1995)

　　1) 체계적 검토논문(Systematic review)과 메타분석

　　2) 무작위 임상연구

3) 코호트 연구

4) 실험군－대조군 연구

5) 단면연구

6) 증례보고

라. 경험을 반영한 임상실무 과정

1) 듀이(Dewey, 1933)나 수혼(Suchon, 1983) 같은 교육자들은 실무자들과 교육자들에게 자신의 경험을 의식적으로 반영하여 실무를 발전시키도록 독려하기 시작했다.

2) 이론과 실무의 통합은 개인 수준의 임상 과정에서 가능할 수 있다. 경험에 대한 고찰과 반영 없이 임상가들이 관성에 따라 기계적으로 접근하는 것은 자기 자신이나 인구집단, 그리고 조직에 아무런 도움이 되지 못한다는 것을 기억해야 한다.

3) 배움은 일생 동안 지속되어야 한다. 경험이 많은 임상실무자들은 그들의 정보를 지식으로 전환하면서 매일의 경험을 통해 배울 수 있다. 지식이 쌓이면서 임상실무자들은 새로운 상황에 적응할 수 있고 실제로 새로운 전략을 생각해낼 수도 있다.

4) 시스템에 적용된다면, 고찰을 통해 경험을 반영하는 실무 과정은 수혼(Schon 등 1996) 이 말한 '학습조직'을 만들어낼 수 있다.

마. 변화를 계획하기

1) 다분야에 걸친 실행위원회를 조직한다.

2) 돌봄의 철학을 개발한다.

3) 정보를 수집한다.

가) 현재의 상태를 탐구한다.

나) 전문기구가 발표한 표준지침과 가이드라인을 검토한다.

다) 규제기구로부터의 표준지침을 검토한다.

라) 병원 정책이나 절차를 살펴본다.

마) 출판된 문헌을 찾아본다.

바) 다음의 틀에 따라 문헌의 등급을 나눈다.

(1) 사회적 관습 대 합리적 이론: 사회적 관습(늘 이런 방식으로 해왔다는 식의 태도) 이나 합리적 이론(근거에 기반한 과학적 이론이나 표준지침)으로서 현재 수행되는 것들을 분류한다.

(2) 현재의 사용하고 있는 지침들을 평가한다.

(3) 모유수유를 하는 가족을 위한 최상의 행동지침을 개발한다.

바. 현재의 임상실무 과정을 평가하기

1) 이미 연구 게재된 표준지침이나 가이드라인이 아니지만 조사연구가 뒷받침하는 것(예: 조산아의 컵 수유)

2) 이미 연구 게재된 표준지침이나 가이드라인이 아니면서, 조사연구가 뒷받침되지 않는 것 (예: 울혈에 사용되는 양배추 잎)

3) 이미 연구 게재된 표준지침이나 가이드라인이면서, 문헌들이 뒷받침되는 것(예: 제한 없이

자유로운 모유수유의 시기와 빈도)

사. 근거에 기반하며, 경험을 반영한 케어의 장점

    1) 시행할 때 예산 삭감이나 제제에 대응 가능

    2) 다분야 간 협동의 촉진

    3) 환자에 대한 안전성 확보

    4) 법적 책임 감소

아. 연구를 실행에 옮기도록 하는 성공적 요소는 다음 세 가지의 상호작용이다.

    1) 근거의 수준과 특성

    2) 연구가 행해진 맥락이나 환경

    3) 용이하게 실행할 수 있는 방법(Rycroft-Malone, 2004)

4. 수유 관리 교육의 목표 3단계(Naylor et al., 1994)

가. 1단계: 인식

    1) 목표집단: 의대생(선행교육)

    2) 목표 예시: 일반적인 언어로 모유수유에 관한 기초과학 및 사회과학적 발견을 토론한다.

        가) 모유수유가 영아에게 미치는 일반적인 유익한 점을 묘사하라.

나. 2단계: 일반의

    1) 목표집단: 소아과 의사, 산부인과 의사와 레지던트, 가정의학과 레지던트, 전문간호사

    2) 목표 예시: 모유수유와 수유에 관한 기초과학 및 사회과학적 지식을 적용한다.

        가) 아기에게 모유가 미치는 독특한 특징을 서술한다.

        나) 조산아에게 조산모가 만드는 모유가 갖는 장점에 대해 서술한다.

다. 3단계 : 전문의

    1) 목표집단: 심화 또는 독립적인 연구, 연구원

    2) 목표 예시: 기초 및 사회과학에서의 지식을 비판하고, 임상 관리에의 적용가능성을 평가한다.

        가) 모유의 요소와 그 기능에 대해 자세하게 토의한다.

        나) 조산아에게 조산모의 모유의 적합성을 자세하게 서술한다.

5. 교육

WHO와 UNICEF는 아기에게 친근한 병원 만들기를 개정하고 확대한 통합적 케어(2009)로서 모유수유분야에 사용될 수 있는 교육 과정을 개발했다. 네 섹션이 인터넷을 통해 공개되어 있고 다운로드받을 수 있다. 다섯 번째 섹션은 아기에게 친근한 병원 만들기 (BFHI) 관계자에게만 공개되어 있다.

가. BFHI 섹션 1: 배경과 실행

나. BFHI 섹션 2: BFHI의 강화와 지속(의사결정자들을 위한 과정)

다. BFHI 섹션 3: 아기에게 친근한 병원에서의 모유수유 증진과 지원, 모성관련 직원들에 대한 20시간 과정

6. 샤인(Schein)에 따른 전문적인 지식의 요소(1973)

가. 작업수행의 기초를 이루고 있거나 이것을 기반으로 개발이 된 근원적인 학문분야나 기초과학 요소

나. 일상의 진단 절차나 문제 해결의 많은 부분을 담당한 응용과학 또는 '공학' 요소

다. 근원적인 기초지식과 응용지식을 사용하여 고객에게 제공되는 서비스의 실직적인 수행에 관련되는 기술과 태도에 관한 요소들.

7. 전문적인 개발을 위한 조언

가. 조언의 개념은 호메로스의 〈오디세이〉에서 처음 묘사되었다. 조언하기(mentoring)는 조언자와 조언 받는 자 모두에게 장점이 있다. 조언자는 환자나 고객과의 접촉을 통한 과정과 추론, 문제 해결을 전수하면서 경험을 반영하며 근거에 입각해 자신이 임상실무를 공식화할 수 있다는 이득을 얻는다. 조언 받는 자는 전문가 동료로부터 개인적 경험을 간접적으로 체험할 기회를 가질 수 있다. 베너(Benner, 2000)는 〈From Novice to Expert〉라는 책에서 전문적인 발전 과정을 묘사했다.

나. 이상적으로 조언하기는 도전에 직면한 현실 환경에서 발생하고, 조언자들은 파트너를 지지하면서 관련된 경험을 쉽게 설명해주며, 긍정적인 피드백뿐만 아니라 비판적인 조언을 제공하는 것이다.

다. 조언을 받는 사람은 관계에 관련된 업무를 관리한다. 계약의 예는 부록에서 찾을 수 있다.

라. 유럽멘토링 및 코칭위원회(European Mentoring and Coaching Council(2004)는 윤리 항목에 조언하기와 관련된 덕목과 전문가 정신을 정의했다.

마. 파슬로(Parsloe et al., 2000)는 임상실무를 위한 조언 모델을 제시했다.

　　1) 조언의 목적을 분명히 하라.

　　2) 자기 관리와 자기 지침을 분명히 하도록 유도하라.

　　3) 지속적인 지지를 제공하라.

　　4) 평가 과정을 도와라.

바. 베일리(Bayley et al., 2004)는 조언하기를 전환 과정으로 설명하고 개인들이 다음과 같은 특징을 지닌 조언자를 찾도록 제안한다.

　　1) 과거의 경력에 대한 기록이 있는 사람

　　2) 자신의 개인적·전문적인 개발에 몰입된 사람

　　3) 조언에 대한 계약을 충실히 이행할 시간과 에너지가 있는 사람

　　4) 관계가 발전되는 것에 따라 융통성 있게 움직일 수 있는 사람

　　5) 존경받는 사람

사. 국제인증수유상담가시험원(IBLCE)은 경로 3에 대한 고유의 조언 및 지도지침을 개발했다. IBLCE(2011)에 따르면

　　1) 경로 3의 임상실무는 직접적으로 지도받을 수 있어야 한다.

　　2) 직접적인 지도는 다음의 점진적인 3단계 과정에 의해 설명될 수 있다.

가) 현장에서 조언자를 관찰하는 것으로 시작한다.

나) 기술이 숙련될 때까지 조언가의 직접적인 지도 아래 경험을 쌓는 과정으로 진행한다 (예를 들면, 조언가는 파트너와 같은 방에 있으면서 지도해야 한다).

다) 필요하면 조언가가 도와줄 수 있도록 물리적으로 가까운 거리에서 독립적으로 임상실무를 수행하는 것으로 끝낸다.

아. IBLCE(2011)에 따르면 조언자는 반드시

1) 인증 받은 국제수유상담가(International Board Certified Lactation Consultant, IBCLC)여야 한다.

2) 경로 3에 대한 조언자 동의서 형식을 이력서와 함께 작성하고 제출해야 한다.

3) 경로 3의 지원자가 모유수유 가족에게 접촉에 의한 케어를 제공하도록 허락하기 전에 조언자의 임상실무를 관찰할 수 있는 시간을 제공해야 한다.

4) 지원자가 독립적으로 임상을 할 수 있도록 허락하기 전에 지원자의 임상실무를 직접 감독하고 지원자가 임상기술의 숙련 정도를 평가하라.

5) 경로 3의 시간기록지를 작성하고 서명하면서 지원자가 조언자의 직접적인 지도 아래 수행한 임상실무 시간을 기록하라.

6) 필요하다면 지원자에게 추가적인 학습활동이나 읽기, 쓰기 과제를 제시하라.

7) 요구가 있다면 경로 3 지원자에 대한 참고자료를 제공하라.

8. 승인과 인증 심사위원회

모유수유 관련 교육분야에서 승인과 인증 심사위원회(LEAARC; Accreditation and Approval Review Committee)는 국제수유상담가협회(International Lactation Consultant Association, ILCA)와 국제수유상담가시험원(International Board of Lactation Consultant Examiners, IBLCE)의 공동 후원을 받는다. AARC의 임무는 개인이 수유상담 전문가가 되기 위한 최소한의 질에 대한 기준을 충족하는 교육 프로그램을 선별하는 것이다.

가. LEAARC는 연계된 건강교육 프로그램의 인증 업무에 대한 심사위원회(CAAHEP; Commission on Accreditation of Allied Health Education Programs)이다.

나. LEAARC는 AARC 허가 또는 CAAHEP 승인의 형태로 수유 프로그램에 대한 인식을 제공한다.

다. LEAARC에 의해 인정된 모든 프로그램은 재인증된 IBCLC를 가진다.

라. CAAHEP가 인증한 프로그램들은 중등 과정의 교육기관들을 통해 교육이 실시되고, LEAARC 표준교육과정 지침을 만족한다.

마. LEAARC의 승인은 CAAHEP 승인을 위한 필요사항을 만족하지 못하는 독립적인 과정과 교육 프로그램에 대해서도 가능하다.

Chapter 11

통계의 해석과 양적 연구 설계
Interpretation of Statistics and Quantitative Research Design

Patricia J. Martens, IBCLC, PhD, FILCA

학습목표

- 기초적인 통계의 개념과 이것이 양적 연구의 이해와 어떻게 관련되는지,
  그리고 임상실습에 어떻게 적용되는지를 기술한다.
- 기초적 역학 개념과 이것이 연구의 이해 및 임상 적용에 어떻게 관계되는지 기술한다.
- 기초적 자료수집 도구와 이것을 평가하는 방법을 기술한다.
- 양적 연구를 평가하기 위한 구조적 틀을 기술한다.

서 론

이 장은 수적인 자료의 취합과 분석에 기초를 두는 양적 연구를 이해하는 데 초점이 맞추어져 있다. 많은 연구들은 다양한 시점에서의 만삭아의 평균 모유 섭취량이나 모유수유의 개시와 지속률에 대한 연구에서처럼 수적인 접근만을 사용하고 있다. 양적 연구는 전형적인 결과가 무엇인지, 예측된 결과가 얼마나 가변적인지, 표본에 기반하여 해당 모집단의 가치를 예측할 수 있기를 기대한다는 측면에서 '일반화할 수 있다'고 여겨진다. 몇몇 사람들은 양적 연구가 대규모 집단의 수적인 값으로부터 광범위한 정보를 얻을 수 있고 숫자적으로 '보다 좋은' 대처 방법에 대해 생각해볼 수 있지만, 연구목적에 대한 질적인 세밀함이나 연구 결과의 풍부한 문맥상의 의미를 놓칠 수도 있다는 점에서 '넓고 얇다('좁고 깊은' 질적 연구에 비해)'고 말한다. 많은 사람들이 양적 연구와 질적 연구의 강점을 묶어 하나의 연구로 통합하는 접근 방법을 지지한다.

▌기초 통계 개념

1. 양적 자료의 4가지 유형
양적 자료의 유형은 사용할 통계적 방법의 유형을 결정한다.

    가. 범주형 자료의 두 유형

        1) 명목 척도(Nominal): 특유의 명목화된 범주, 순서를 함축하고 있지 않다.

            가) 예: 눈동자 색깔

        2) 서열 척도(Ordinal): 특유의 명목화된 범주, 순서를 함축하고 있다.

            가) 예: 매우 불만족함, 만족하지 않음, 보통, 만족함, 매우 만족함의 범주를 가진 만족도 척도(Likert 척도)

    나. 연속형 자료의 두 유형

        1) 등간 척도(Interval): 연속적. 숫자 사이의 간격이 실제 의미를 갖지만 '진짜 0점(true zero)'은 아닌 연속적 자료. 즉, 만약 숫자를 2배 한다고 하더라도 실제 양은 2배를 의미하지 않는다.

            가) 예: 섭씨온도에서 온도는 일정한 간격을 가지고 있다. 15℃에서 16℃까지의 변화는 30℃에서 31℃로의 변화와 같은 간격이지만 15℃에서 30℃로의 변화가 열의 양이 2배가 되었다는 것은 아니다.

        2) 비율 척도(Ratio): 연속적. '진짜 0점(true zero)'이라고 할 수 있는 자료. 결국 비율이 의미가 있다.

            가) 예: 1분당 120회의 박동률은 1분당 60회의 실제 2배이다.

2. 자료의 집중화 정도에 대한 척도 : 평균, 중앙값, 최빈값과 각각의 사용
평균, 중앙값, 최빈값은 자료에 대한 전형적인 결과를 제시하는 방법이다.

    가. 평균(Mean): 산술평균

        1) 모든 자료값의 총합을 N(N은 자료의 총 개수)으로 나눈다.

            가) 예: 5명의 아기가 출생 시 체중(g)이 2500, 3000, 3500, 3500, 4500일 때, 평균은 체중 총합을 자료의 개수로 나눈 것, 또는 17000g/5 = 3400g이다.

        2) 연속형 자료(비율, 등간척도)에 사용된다.

    나. 중앙값(Median)

        1) 자료 값들의 중간값. 값들의 절반은 중간점의 위에 있고, 절반은 중간점의 아래에 있는 자료값의 중간점이다.

        2) 연속형 자료나 서열형 자료에 사용된다.

        3) 특히 왜도가 큰(skewed) 자료에 유용하다(이후에 정의될 것임).

    다. 최빈값(Mode)

        1) 자료 중에 가장 빈번하게 나타나는 수

        2) 연속, 서열, 명목형 자료에 사용된다.

라. 예: '5명의 신생아의 출생 시 체중(g)은 2500, 3000, 3500, 3500, 4500'의 자료에서 평균은 17000g/5=3400g, 중앙값은 3번째인 3500g, 최빈값은 가장 자주 나오는 3500g이다.

3. 연속자료의 산포도 측정하기: 범위, 분산, 표준편차와 이 측정값의 해석

가. 범위(Range)
   1) 최고값과 최저값 사이의 차이
   2) 계산하기는 쉽지만 전체 데이터를 설명하기 위해 극단값만을 사용하는 단점이 있다.

나. 분산(Variance)
   1) 모든 자료값이 평균에서 떨어진 정도를 측정하여 그 차이를 제곱한 값을 더한 총합을 (n−1), 즉 표본수보다 1 작은 수로 나눈다.
   2) 모든 데이터 값을 사용하지만, 실질적으로 제곱을 한 값으로 이해하기 쉽지 않다.

다. 표준편차(SD; Standard deviation)
   1) 분산의 제곱근
   2) 정규분포된 연속 자료를 설명하는데 유용하다. 왜냐하면 자료의 95%가 평균±2SD('플러스마이너스 2표준편차'라고 읽는다)의 범위 안에 있어야 하기 때문이다(다음 부분에서 표준편차에 대한 설명이 나온다).

라. 예: '5명의 신생아의 출생 시 체중(g) 2500, 3000, 3500, 3500, 4500'의 자료에서, 범위는 4500−2500 또는 2000g, 분산은 550,000g^2(제곱그램), 그리고 표준편차는 742g이다.

4. 연속형 자료에서 정규분포(Normal Distribution)의 중요성

가. 정규분포하는 연속 자료의 특성
   1) 특정 패턴이 있다. 가장 자주 나오는 수(최빈값)는 중간점(중앙값)이 되고, 산술평균(평균)이 된다. 평균에서 멀어질수록 자료값이 드물어진다.
   2) 전체 자료의 68%가 평균으로부터 좌우로 1 표준편차 만큼 떨어진(±1SD) 범위 안에 존재하고, 95%는 좌우 2표준편차(±2SD) 내에 존재한다.

나. 연속 자료를 도표로 나타내기 위해 히스토그램 사용하기
   1) 등간격(주로 8−14정도의 간격)으로 나눈 후 각 간격에 해당하는 자료의 개수대로 분류하고 이를 도표로 그려라.
   2) 정규분포는 대칭적인 종모양의 히스토그램이 되고, 평균값, 중앙값, 최빈값이 모두 비슷하다.
   3) 치우친 자료(왜도가 있는 자료)는 왼쪽으로, 혹은 오른쪽으로 긴 '꼬리'를 가진 히스토그램 모양을 보여준다. 왼쪽으로 긴 꼬리는 음의 왜도라고 하며 적은 숫자들이 많다. 오른쪽으로 긴 꼬리는 양의 왜도라고 하고 높은 숫자들이 많다. 평균값, 중앙값, 최빈값은 동일하지 않으며, 일반적으로 평균값이 가장 큰 의미를 갖는 데 반해, 이 경우는 중앙값이 보다 더 의미가 있는 측정값이 된다.
   4) 두 개의 최빈값을 가진 자료는 두 개의 '정점(peak)'이 있는데, 이는 매우 이질적인 집단

2개가 자료 안에 있다는 것을 의미한다.

다. **그림 11-1**은 신생아 체중에 대한 자료 예시로(N=812), 평균은 3624g, 표준편차 464g, 중앙
값 3605g, 최빈값 3595g이다. 이 자료는 완벽한 정규분포와 매우 흡사한 패턴을 보인다.

1) 3450g부터 3800g 사이에 가장 많은 수의 아기들(n=275명의 아기들)이 모여 있고, 20명
미만의 아주 적은 수의 아기들만이 2300~2600g, 4600~5000g 범위에 있다(완벽한 정
규분포의 모양과 비슷하다.)

2) 평균값, 중앙값, 최빈값은 비슷하며 정점이 히스토그램의 중앙에서 나타난다.

3) '비대칭도'가 없으므로 어느 쪽으로도 꼬리가 없다.

4) 완벽한 정규분포에서는 68%의 자료가 평균에서 ±1SD 떨어진 범위 안(즉, 3624±464g,
혹은 3160g부터 4088g의 범위)에 존재하고, 95%의 자료값은 평균에서 ±2SD 떨어진
범위 안 (즉, 2696g부터 4552g까지)에 존재한다. 이 자료에서 73%의 자료값이 ±1SD안
에, 95%의 자료값이 ±2SD범위 안에 존재하여 완벽한 정규분포와 가까운 분포를 보
인다.

5) 완벽한 정규분포에서는 2.5%의 자료값이 −2SD보다 작은 값을 갖고, 2.5%의 자료값이
+2SD보다 큰 값을 가지므로 결국 총 5%의 자료가 정상(normal)범위 밖에 존재하게 된
다. 이 표본집단에서는 2.5%의 자료가 평균에서 +2SD 떨어진 값보다 크고, 2.8%의 자
료가 평균에서 −2SD 떨어진 값보다 작다.

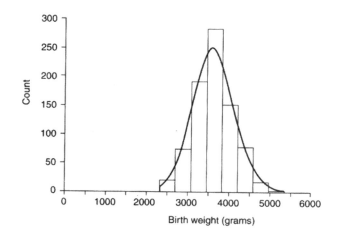

그림 11-1

신생아 출생체중의 히스토그램, 완벽한 정
규분포 곡선과 유사한 분포를 보이고 있다.

라. 임상연구에서 연속형 자료의 해석

1) 표본연구에서 자료는 다음과 같이 해석될 수 있다(Gagnon et al., 2005).

가) 사실: 캐나다 신생아의 병원 입원기간은 평균 29.9시간, 표준편차 5.4시간이었다.

해석: 일반적으로 병원 입원기간은 29.9시간이었으나 신생아의 95%는 29.9±2(5.4), 또는 19.1~40.7시간(거의 하루에서 2일)을 병원에 머물렀다.

수유상담가가 얻는 단서: 이것을 상담가의 환경이나 고객에게 일반화할 수 있는가?

나) 사실: 첫 보충식이 시작 연령의 중앙값은 8.4시간으로, 범위는 1.6시간에서 43.9시간이다.

해석: 신생아의 50%는 8.4시간 이내에 첫 보충식이를 하고, 나머지 50%는 8.4시간 이후에 한다.

수유상담가에게 주어지는 단서: 범위가 나타내는 결과는 흥미롭지만, 극단값일 뿐, '일반적'인 것을 대변해주지는 않는다. 중앙값·평균이 훨씬 더 유용하다. 저자가 평균보다 중앙값을 사용한 것은 정규분포자료보다 '비대칭도'가 있는 자료임을 암시한다(이 경우 높은 쪽으로의 '꼬리').

요약: 평균 ±2표준편차가 음의 값을 산출하게 된다면(음의 입원기간을 가지는 것은 불가능하다), 이때는 비대칭도가 있는 자료이므로 중앙값으로 나타내야 한다.

마. 인구집단의 분포를 정규분포로 변화시키는 것의 중요성

1) 제프리 로즈(Geoffrey Rose, 1992)에 따르면 "위험에 처할 확률이 낮은 많은 수의 사람들이 소수의 고위험군에 비해 질병발생 건수가 더 많을 수 있다"고 한다. 역학자들은 이것을 '로즈의 정리'라고 한다.

2) 정규분포를 나타내는 연속적인 값에 대해 모든 개개인의 작은 변화는 평균 이하에 있는 사람들의 퍼센트에 더 극적인 영향을 미친다(McKinlay, 1998).

3) 정규분포 곡선에서는 평균 이하에 50%가 해당한다. 만약 인구집단의 평균이 표준편차의 1/4 정도에 불과한 상대적으로 매우 적은 수준으로 높아졌다면, 원래 평균보다 아래에 있게 되는 사람들은 40%가 될 것이고, 표준편차의 1/2 정도로 높아진다면 31%만이 평균 아래에 위치하게 될 것이다(**그림 11-2**).

가) 예: 평균 IQ는 100이며 표준편차는 15이다. 크래머(Kramer et al., 2008)의 무작위 병원 중재 연구에서 아기에게 친근한 병원에서 태어난 모유수유 아기들은 아기에게 친근한 병원에서 태어나지 않은 아기들에 비해 완전 모유수유 기간이 더 길었고, 6년 반 뒤 그들의 평균 IQ는 4.2점 더 높았다. 이것은 4.2/15 또는 대약 표준편차의 1/4이 된다. 그래서 모유수유를 실시한 아기들에게 아기에게 친절한 병원에서 태어난 것으로 인한 배타적인 결과는 IQ 100 이하인 아이가 40%로 줄어드는 것이 된다. 전체 평균에서의 미미한 증가가 인구수준에서는 큰 영향을 미침을 알 수 있다.

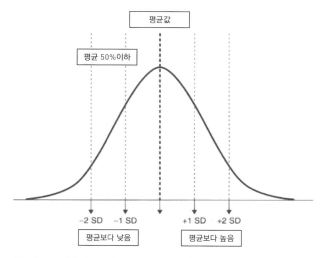

그림 11-2

정규분포와 인구집단분포. 총 평균에서의
적은 차이는 평균아래의 인구퍼센트에서는
큰 차이가 난다. (SD=표준편차)*

*SD : 표준편차. 95%의 신뢰구간은 평균값의
+- 2표준편차이내에 위치해 있다.

SD = Standard Deviation. Approximately 95% of the population values
lie within ±2SDs of the mean value.

5. 표준오차와 95% 신뢰구간

가. 평균의 표준오차(Standard Error : SE)

　1) 작은 표본집단에서 SE는 연구표본에 기반하여 실제 모집단 평균의 범위를 예측하는 데
　　도움을 준다.

　2) 표준오차는 표준편차와 표본수 N으로부터 계산한다. 표준오차 = 표준편차/N의 제곱근

　3) 실제 모집단의 평균은 표본집단의 평균±2SE 사이에 있다.

　4) 표본수가 크면 클수록(N) 표준오차는 작아지고, 실제 모집단의 평균에 점점 더 가까워진
　다(대규모 표본수를 사용하게 되면 결과적으로 실제 모집단의 평균에 가까운 값을 얻게 된다).

나. 평균의 95% 신뢰구간(Confidence interval : CI)

　1) 평균±2SE가 나타내는 간격을 평균의 95% 신뢰구간, 또는 95% 신뢰한계라고 한다.

　2) 실제 모집단의 평균이 이 간격 안에 있을 거라고 95% 신뢰한다(통계는 항상 그 측정값에
　　대한 불확실성을 갖는다).

다. 표본수 = 812명, 평균 = 3624g, 표준편차 = 464g, 그리고 표준오차 = 16g인 신생아 체중에
　대한 정규분포 자료의 예

　1) 이 연구에서 우리는 만삭아의 출생 시 체중의 실제 모집단 평균이 3592g과 3656g 사이
　　에 있을 것이라는 것을 95% 신뢰한다. 계산 방법은 다음과 같다.

　　가) SE=SD/√N, 또는 464/√812 = 16g

　　나) 평균의 95% 신뢰구간 : 3624±2(SE) 또는 3624±2(16)=3594~3656g

라. 평균의 표준오차와 95% 신뢰구간의 실제 임상에서의 해석

　1) 평균±숫자를 보이는 출판물을 읽을 때 주의를 요한다. 이 숫자가 표준편차인지, 2표준편
　　차인지, 표준오차인지, 95% 신뢰구간인지 결정해야 한다. 해석은 다양하다. 표준편차는
　　±1SD가 자료의 68%를 포함하고 ±2SD가 95%를 설명하는 것처럼 전체 자료를 설명할

수 있다. 표준오차는 실제 모집단의 평균을 95% 확률로 기대할 수 있는 평균 ±2SE(또한 95% 신뢰구간이라 불리기도 한다)로 집단의 평균 추정값을 기술한다.

6. 도표 읽기

자료를 표시하는 방법은 몇 가지가 있는데, 오차 막대그래프, 상자그림, 원그래프가 가장 일반적이다.

가. 오차 막대그래프(error bar chart)

1) 이것은 산술평균과 분산을 표시하는 선을 보여준다.

2) 선이 나타내는 것이 무엇인지 결정해야 한다. 왜냐하면 ±1SE, ±2SE, ±1SD, ±2SD 등의 다양한 형태로 나타낼 수 있기 때문이다.

3) 예: **그림 11-3**은 만삭아의 평균 출생체중을 재태연령(N=809)에 따라 보여주고 있다. 선은 ±2SE(즉, 95% 신뢰구간)를 보여주며, 각 재태연령의 집단평균 추정치를 나타낸다.

가) 37주 재태기간(n=32)과 42주(n=14)의 모집단 평균에 근거한 넓은 간격은 상대적으로 40주(n=300)에 비해 표본수가 적다는 것을 의미한다. 표본수가 많으면 많을수록 표준오차가 적어지고 실제 모집단 평균에 더 근접하게 된다.

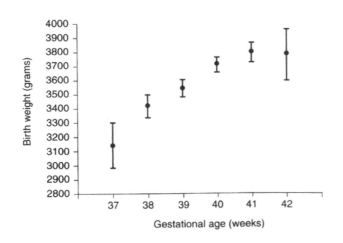

그림 11-3

재태연령에 따른 출생체중의 오차 막대그래프, 각 연령에서 평균 출생체중의 95% 신뢰구간을 보여준다.

나. 상자그림(box plots)

1) 직사각형의 안에 있는 선이 중앙값이다. 직사각형의 아래쪽 말단(Q1)과 위쪽 말단(Q3)은 25%와 75%를 의미하는 선이다. 따라서 Q1 이하의 값들은 25%, 중앙값 이하는 50%, Q3 이하는 75%에 해당한다.

2) 양 말단에서 뻗어 나온 'T'자 모양의 선은 수염(whiskers)라고 부른다. 이 수염을 그리는 방법은 책에 따라 다르다. 예를 들면 10%, 90% 선으로 표시하기도 하고, 또는 최저값과 최고값으로, 혹은 (**그림 11-4**에서처럼) Q1과 Q3 사이의 1.5배 간격으로 표시하기도 한다. 자료값이 이 수염 밖에 존재한다면 특이값(outlier)이라고 여겨진다.

3) 예: **그림 11-4**에서 중앙값은 3600g이고 상자는 3300g과 3900g에 존재하며, 따라서 아기들의 25%는 3300g 이하의 출생체중을, 50%는 3600g 이하를, 75%는 3900g 이하를 가진다. 5개의 표시점(위에 3개, 아래에 2개)은 수염 밖에 위치하기 때문에 특이값이라고 여겨진다.

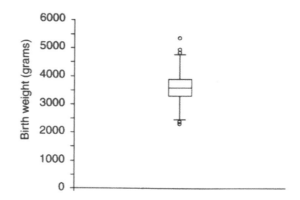

그림 11-4

만삭아의 출생체중을 보여주는 상자그림

다. 원그래프(Pie charts)
1) 원그래프는 전체 원이 자료의 100%를 의미하고, 자료의 몇 퍼센트가 각 범주에 들어맞는지를 보여준다.
2) 예: **그림 11-5**와 **11-6**을 비교해보라. **11-5**의 그림은 각 범주의 상대적인 백분율에 대한 정보를 준다. **11-6**의 그림은 똑같은 정보를 막대그래프의 형태로 보여주고 있다. 그러나 원그래프의 형태를 통해 상대적인 백분율의 의미를 보다 더 잘 파악할 수 있을 것이다.

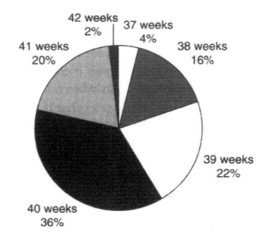

그림 11-5

만삭아의 연구에서 재태연령의 빈도를 보여주는 원그래프

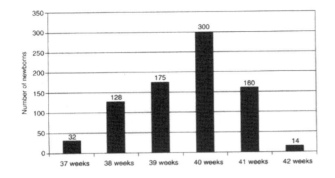

그림 11-6

만삭아의 연구에서 재태연령의 빈도를 보여주는 막대그래프

7. 통계적 검정과 추론적 통계

가. 용어

1) 추론적 통계(Inferential statistics) : 표본을 조사한 것을 일반화하여 모집단에 대한 진술을 하는 것으로 결과에 대한 현실의 불확실성을 내포하고 있다. 모집단에서 뽑은 표본은 이 대상 모집단을 대표해야 한다. 그런 이후에 연구 결과를 표본으로부터 대상모집단으로 일반화해야 한다.

2) 종속변수와 독립변수(Dependent and independent variables) : 종속변수(결과변수 outcome variable라고도 알려져 있다)는 관심을 갖고 있는 연구질문의 결과로 드러나는 측정값이다. 독립변수는 설명변수(explanatory variable(s))라고도 알려져 있는데, 결과값을 설명하는데 사용되는 측정값이다.

　가) 예: 모유수유 기간에 영향을 미치는 요인을 조사하는 연구에서 모유수유 기간은 결과변수이고 설명변수에는 엄마의 나이, 출산경력, 산후상담 형태 등이 포함될 수 있다.

3) 귀무가설과 대립가설(Null Hypothesis and alternate hypothesis) : 통계의 '초기 설정(default setting)'은 독립변수와 종속변수 사이에 아무런 관계가 없다는 것이다. 이것을 귀무가설이라고 한다. 연구자는 귀무가설(관계가 없거나 차이가 나지 않음)을 기각하고 대립가설(관계가 있거나 차이가 있음)을 선택할 충분한 증거를 찾아야 한다.

　가) 예: 귀무가설은 아기가 얼마나 오랫동안 모유수유를 했는지와 여성이 산후에 지지를 받았는지의 여부가 아무런 관계가 없다고 말한다. 대립가설은 모유수유 기간과 산후 지지 사이에는 관계가 있다고 말한다.

4) 일측검정과 양측검정 : 만일 가설이 방향성을 가지고 있다면, 그것은 일측검정이라고 할 수 있다. 그렇지 않다면 양측검정이 된다. 일측검정이 통계적으로 더 높은 검정력을 가지기 때문에 2종 오류를 범할 가능성이 적고, 실제 존재하는 차이를 찾아낼 가능성이 더 높다(뒤에 나오는 6)~8)의 정의를 볼 것).

　가) 예: 귀무가설은 '아기에게 모유수유를 한 기간과 엄마가 출산 후 지원을 받았는지에 관련성이 존재하지 않는다'는 것이다. 대립가설은 '모유수유 기간과 산후지원 사이에는 관련이 있다'라고 할 수 있다. 산후지원은 모유수유 기간을 줄일 수도, 늘릴 수도

있기 때문에 이것은 양측검정에 해당하는 가설이다. 일측검정 가설은 '산후지원은 모유수유 기간의 증가와 관련이 있을 것이다'라고 서술되어야 한다.

5) 유의 확률(P-value)과 P<.05의 의미 : 통계검정은 확률의 개념에 의존한다.

   가) 즉, 귀무가설이 옳고 연구 결과는 아무런 관계가 없는 정규분포의 한 부분이라는 것을 추정하는 값이다.

   나) P<.05는 귀무가설과 일치하는 결과를 단지 5% 미만에서 보게 될 것이라는 뜻이다(.05는 1 중의 0.05이고 또는 100중의 5, 또는 5%이다).

   다) 통계검정의 유의 확률이 5% 미만이라면, 귀무가설을 기각하고 대립가설로 결론짓는다(즉, 통계적으로 유의한(statistically significant)) 관계가 있음을 뜻한다).

   라) P<.05, P<.01, 그리고 P<.001(각각 5%, 1%, 0.1%보다 적은)처럼 '유의 확률이 5% 미만'이라는 것은 통계적으로 유의한 결과라고 결론 내린다.

   마) P<.34, P<.08, P<.20(각각 34%, 8%, 20%)와 같은 유의 확률이 5% 이상의 예는 통계적으로 유의하지 않으므로(NS; not statistically significant), 귀무가설(차이가 없거나 관계가 없음)을 채택한다.

6) 1종 오류(Type 1 error) : 모집단에서 실제로 귀무가설이 옳은데도 불구하고 통계적으로 유의미한 차이가 있다고 결론 내리는 것('지나친 열정가(over-enthusiast)'의 오류로 생각되어질 수 있다 : **표 11-1**).

   가) 유의 확률은 P<.05가 오로지 우연에 의해 차이가 나타날 수 있는 확률이 5%라는 의미를 갖는 것을 통해 1종 오류의 수준을 나타낸다(실제로 귀무가설이 옳다고 하더라도 5%, 20번 중 1번은 잘못된 결과를 도출해낼 수 있다).

7) 2종 오류(Type 2 error) : 실제로는 모집단 수준에서 차이가 있음에도 불구하고 차이가 없다고 결론내리는 것. 즉, 귀무가설이 옳다고 결론 내리는 것('회의론자(skeptic)'의 오류 : **표 11-1**).

   가) 2종 오류는 표본수가 적을 때 일어날 수 있다.

   나) 유의미한 차이가 없다는 결론을 내린 연구에서는 이 연구가 실제로 존재하는 차이를 발견해내기에 충분한 검정력을 가지고 있는지 확인하여야 한다(검정력은 8) 참고).

8) 연구의 검정력(Power of a study) : 주어진 표본수에서, 실제 차이가 존재한다면 그 차이를 얼마나 잘 찾아낼 수 있을 것인가.

   가) 좋은 연구는 적어도 80%의 검정력을 갖도록 기획된다.

   나) 연구에 앞선 통계적 계산으로 적절한 검정력을 확실히 해야 2종 오류를 범할 우려가 적어진다.

9) 통계적으로 유의함과 임상적으로 유의함 : 실제로는 아주 작은 차이지만, 아주 큰 표본수 덕택으로 연구에서 통계적으로 유의하게 나타날 수 있다. 따라서 이 차이가 임상적으로 의미가 있는지, 즉 임상적 영향력이 있는지를 결정해야 한다.

   가) 예: 많은 대상자를 포함하는 연구에서 신약(실제로 사용되는 표준적인 약보다 2배의 비용이 드는)이 적지만 통계적으로 유의하게 24시간당 1ml의 양으로 모유 생성을 증

가시킨다고 한다. 이 통계는 아마도 추가로 드는 비용을 정당화할 만한 임상적 유의성은 갖지 않을 것이다. 대신에 만약 이 약물이 모유 생성을 상당한 양(예를 들어 24시간 동안 50ml)으로 증가시킨다면 통계적으로뿐 아니라 임상적으로도 유의미할 것이다.

나. 통계검정

1) 통계검정은 귀무가설을 기각하고 대립가설을 채택할 만한 충분한 근거가 있는지를 나타낸다.

    가) 만약 P<.05라면, 귀무가설을 기각하고 대립가설(통계적으로 유의한 관계가 있거나 차이가 존재한다)을 채택한다.

2) 통계검정의 유형을 선택할 때는 분석하려는 자료의 유형에 따라야 한다. **표 11-2**는 몇 가지 흔히 사용되는 검정통계를 기술한다.

    가) 모수검정(Parametric tests)은 자료가 정규분포한다고 가정하고, 반대로 비모수검정(non-parametric tests)은 자료가 정규분포한다고 가정하지 않는다.

3) 통계검정은 변수들 사이의 관련성을 보여줄 수 있지만, 반드시 인과관계(하나가 다른 것을 일으키는 관계 : 인과관계에 대한 보다 심도 있는 내용은 Part 2.의 '기초적 연구 디자인' 부분을 참고하라)를 의미하는 것은 아니다.

표 11-1 1종 오류와 2종 오류

		모집단	
		차이가 없음으로 결론 내림 (귀무가설 채택)	대립가설이 사실 (차이 있음)
연구 프로젝트에 기반한 결과	차이가 없음으로 결론 내림 (귀무가설 채택)	옳은 결론	2종 오류
	차이가 있음으로 결론 내림 (귀무가설을 기각하고 대립가설을 채택)	1종 오류	옳은 결론

표 11-2 일반적 통계검정

통계검정	자료 유형	검정 통계량	예시	결론
T-검정 (t-test; Student's t-test)	서로 다른 두 집단의 평균 비교. 종속변수: 연속형 자료 독립변수: 범주형 자료 (두 개의 '집단')	t	만삭아의 여자아이와 남자아이의 평균 출생체중에 차이가 있는가? 남자아기: 3692g(95% CI 3648-3736); 여자아기: 3557g(95% CI 3512-3602); t=4.18, df 809 양측검정, P<.001	그렇다. P<.05 (유의 확률이 실제로 .001로 아주 작다)이기 때문. 남아가 여아에 비해 출생 시 평균체중이 더 크다.
대응표본 T-검정 (Paired t-test)	동일한 대상에서 두 번의 서로 다른 측정값을 비교. 종속변수: 연속형 자료 독립변수: 범주형 자료 (한 개의 '집단'에 2회 측정)	t	만삭아의 퇴원 시 체중이 출생 시 체중보다 적은가? 평균 출생체중은 3629g. 퇴원 시 평균 체중은 3443g. 차이의 평균: −186g(95% CI-179~-194g), 대응표본 T-검정: t=-48.5, df 771, 단측검정, P<.00001	그렇다. P<.05이기 때문. 만삭아의 체중감소는 179-194g 사이 정도이다. 이것은 단순히 차이가 있는가가 아니라 방향이 정해진 가설('적은')이므로 단측검정이라고 부른다는 것에 주목하라. 단측검정이 검정력이 더 크다.
분산분석 (Analysis of variance: ANOVA)	세 집단 이상의 평균비교 (이 집단의 평균이 다른가, 비슷한가?) 종속변수: 연속형 자료 독립변수: 범주형 자료 (몇 개의 '집단'). 요약: P<.05라면 어느 집단이 서로 다른 것인지 찾기 위해 사후검정(예: Duncan이나 Tukey의 다중검정)이 이루어져야 한다.	t	병원입원기간 동안 완전 모유수유, 완전 분유수유, 혼합수유한 만삭아의 출생 시 체중에 차이가 있는가? 각 집단의 평균: 분유수유군 3588g, 혼합수유군 3648g, 완전모유수유군 3618g ANOVA: F=0.71, df 2, 810; P=0.49, NS	아니다. P>.05이기 때문 (유의 확률이 .05나 5%보다 크다) P=.49 '통계적으로 유의하지 않음(not statistically significant)'을 종종 'NS'라고 표기한다. 출생 시 체중이 병원입원기간 동안의 수유유형을 예측한다는 증거는 없다고 결론내릴 것이다.

종속변수가 서열변수이거나, 연속형 자료의 가정에 문제가 있을 때(예: 정규분포하지 않는 연속형 자료), 상기한 검정법에 해당하는 비모수검정을 사용하고, 평균보다 중앙값을 비교한다.
T-검정: 만-휘트니 유(Mann Whitney U) 검정
대응표본 T-검정: 윌콕슨(Wilcoxon) 검정
ANOVA 검정: 크루스칼-월리스(Kruskall-Wallis) 검정

통계검정	자료 유형	검정 통계량	예시	결론
카이스퀘어검정 (Chi-square test)	비율의 비교(2개 혹은 그이상의 집단의 비율에 차이가 있는가?) 범주형 자료	x^2	초산부가 경산부에 비해 제왕절개를 할 가능성이 높은가? N=807명의 여성(초산부 287명, 경산부 520명). x^2=16.1, df 1, P<.0001	그렇다. P<.05이기 때문. 초산부(20.9%)는 경산부(10.6%)에 비해 2배 더 많이 제왕절개를 했다.

카이스퀘어 검정에 대한 대안:
피셔의 정확(Fisher's exact) 검정: 작은 N수에 대해서
맥니마(McNemar) 검정: 짝지은 자료 (즉, 동일인에 대해 2회에 걸쳐 측정한 것)

통계검정	자료 유형	검정 통계량	예시	결론
상관분석 (피어슨의 상관분석)	두 개의 연속변수(동일인에 대해 서로 다른 2가지를 측정하거나, 혹은 많은 사람들의 서로 다른 2가지를 측정했을 때) 사이의 관계를 보고, '선형관계를 가지고 있는가?'를 살펴라. 상관관계는 -1(강한 음의 상관관계, 한 값이 커지면 다른 값은 작아진다)부터 +1(강한 양의 상관관계, 한 값이 커지면 다른 값도 커진다)까지의 값을 취하고, '0'은 관계가 없음을 의미한다. 이 상관관계에 의해 설명되는 분산의 양은 상관계수 r과 동일하다.	r	건강한 만삭아의 출생 시 체중과 병원입원 기간 동안의 체중감소 백분율 사이에는 상관관계가 있는가? r=0.128, df 773; P<.0004	그렇다. 양의 상관관계가 존재한다(즉, 출생 시 체중이 높을수록, 체중 감소값도 높다). 그러나 이 상관관계는 분산의 많은 부분을 설명하지는 않는다(r2=.016, 또는 전체 분산의 1.6%).

피어슨 상관분석에 대응하는 비모수 검정 방법: 스피어만 상관분석(Spearman's correlation, 비정규분포인 연속 범주이거나 서열 범주일 때 사용된다.)

통계검정	자료 유형	검정 통계량	예시	결론
다중회귀분석 (Multiple regression)	연속형 종속변수의 측정값에 대한 몇몇 독립변수의 독특한 영향력을 본다. 독립변수는 연속형 또는 범주형 자료가 될 수 있다.		만삭아의 출생 시 체중의 예측인자는 무엇인가? 출생체중(g)= -2065 + 142(재태기간의 주수)−114(여아수) +142(출산경험수)+129(제왕절개횟수) 모델: F=38.5; df 4,798; P<.0001, r²=0.16. 각각의 독립변수는 유의하다 (P<.05)	이 분석 방법은 출생체중의 분산의 16%(r²=0.16)을 설명하고, 각 독립변수의 개별적인 영향력을 보여준다. 평균출생체중을 이 공식으로 계산할 수 있다(예를 들면, 40주에 경산부에서 질분만으로 태어난 남자아기의 평균 출생체중= -2065+142(40)-114(0)+142(1)+129(0)=3757g.
로지스틱 회귀분석 (Logistic regression)	범주형의 종속변수(네/아니오) 측정값에 대한 몇몇 독립변수의 영향력을 본다. 독립변수는 연속형 또는 범주형 자료가 된다. 대응위험비(Odds ratio : OR)는 결과에 대한 각 독립변수의 영향력을 보여준다.		병원 입원기간 동안의 완전 모유수유아(네/아니오 형의 측정값)에 영향을 미치는 인자는 무엇이 있는가? 독립변수는 출산경력, 아기의 성별, 4000g 이상의 과체중 여부, 분만형태(제왕절개여부), 분만 중 척수 경막외 마취 여부 등을 포함한다. N=696, model P<.001, r²=0.05: 출산경력(P=.71, NS): 성별(P=.20, NS): 분만형태(P<.0005, OR= .42): 경막외마취(P<.02, OR=.63): 정상체중(P<.02, OR=1.6)	출산경력과 아기의 성별은 완전 모유수유에 영향을 미치는 통계적으로 유의한 인자가 아니다. 통계적으로 유의한 인자(p<.05): 제왕절개와 경막외마취를 한 경우 완전 모유수유를 할 기회를 줄이는데 통계적으로 유의하고 (OR이 1보다 작음): 정상체중아는 완전 모유수유할 기회를 유의하게 증가시킨다.

기초 역학 개념

1. 위험률을 결정하는 기초 역학 용어

가. 상대위험도(Relative risk)와 승산비(Odds ratio) : 통계에서는 위험에 노출된 군과 노출되지 않은 군 사이에 질병이 발생할 위험 또는 승산을 비교한다(**표 11-3** 참고).

　1) 상대위험도(RR; Relative risk)는 노출군과 비노출군에서의 질병 획득의 가능성을 비교한다[1]. RR은 직관적인 척도이다. RR이 2라는 것은 노출된 그룹이 비노출 그룹에 비해 2배의 위험을 가지고 있다는 의미이다.

　　가) 예(**표 11-3**) : 체중이 많이 나가는 아기(노출군)가 정상체중 아기(비노출군)에 비해 보충수유(질병)를 하게 될 상대위험도는 비노출군에 대해서 노출군이 질병을 얻을 가능성과 동일하다. 체중이 많이 나가는 아기들은 142명 중 67명이 보충수유를 했고 확률은 0.472이다. 정상체중 아이들은 558명 중 204명이 보충수유를 했고 확률은 0.366이 된다. 그래서 RR=(67/142 ÷ 204/558) = (0.472 / 0.366) = 1.29이다. 이것은 고체중 아이가 보충수유를 할 위험은 정상체중 아이에 비해 1.29배 높다는 것을 의미한다. 또는 보충수유의 위험은 정상체중 아기들에 비해 고체중 아기들에서 29% 높다고 얘기할 수 있다.

　2) 승산비(OR; Odds ratio)는 비노출군에 대해서 노출군이 질병을 획득할 승산(odds)을 비교한 것이다. 승산(odds)은 사건이 일어난 횟수를 사건이 일어나지 않은 횟수로 나눈 값이다[2].

　　가) 예(**표 11-3**) : 체중이 많이 나가는 아기들이 보충수유를 실시할 승산은 67/75, 또는 0.893이며, 정상체중 아기들이 보충수유를 실시할 승산은 204/354 또는 0.576이다. OR은 비노출군에 대해 노출군이 질병을 획득할 승산비로 0.893 ÷ 0.576 = 1.55가 된다. 이것은 RR에 비해 조금 더 복잡한 방식으로 RR처럼 직관적으로 해석하기는 힘들다. 가끔 사람들은 OR을 설명하기 위해 가능성(likelihood)이라는 단어를 사용하기도 한다. 예를 들면, 보충수유를 할 가능성은 고체중 아기들이 정상체중 아기들보다 1.55배 높다. 이것은 RR처럼 직관적으로 해석되기는 힘들다(이전 예를 참고할 것).

　3) 상대위험도와 승산비에서 모두 1은 똑같은 위험도를 의미하고, 1보다 크면 클수록 보다 큰 위험도를, 1보다 작을수록 작은 위험도를 의미한다.

　　가) RR과 OR은 종종 95% 유의구간과 함께 제시된다. 만약 95% 유의구간이 1을 포함한다면, 이는 통계적으로 유의하지 않다는 의미이기 때문에(NS) 노출이 질병의 위험에 유의한 영향력이 없다고 결론내릴 수 있다.

　　나) 예: RR=1.4(95% CI 1.3-1.5). 여기에서 RR이 1보다 크고 95% CI가 1을 포함하지 않

---

[1] 　노출군에서 질병을 얻은 확률 / 비노출군에서 질병을 얻은 확률 - 역자 주

[2] 　노출군에서 질병을 얻은 사람과 질병을 얻지 않은 사람의 대응비 / 비노출군에서 질병을 얻은 사람과 질병을 얻지 않은 사람의 대응비 - 역자 주

표 11-3 모유수유 신생아의 보충수유 정도가 만삭아의 출생체중과 연관되어 있나?*

	병원에서의 모유수유 신생아 : 완전 모유수유 또는 보충수유		
	보충수유 ('질병')	완전 모유수유 ('비질병')	n
높은 출산체중 ('노출')	67(47.2%)	75	142
정상체중 ('비노출')	204(36.6%)	354	558
n	429	271	700

* x^2=5.38, df1, P<.025 (유의 확률이 0.05보다 작으므로 높은 출생체중과 보충수유 사이에는 '통계적으로 유의'한 관계가 있다).

고 있기 때문에, 위험에 노출될 경우 통계적으로 유의하게 높은 질병 발생을 나타낸다고 결론내릴 수 있다. RR이 1.2(95% CI 0.9-1.5, NS)는 95% 유의구간이 1을 포함하기 때문에 통계적으로 유의하지 않다(NS). RR=0.5 (95% CI 0.3-0.7)에서는 RR이 1보다 작고 95% CI가 1을 포함하고 있지 않기 때문에 노출군이 유의하게 낮은 질병발생 위험을 보인다고 결론 낼 수 있다.

4) 유병률이 10% 이하로 낮은 질병에서는 상대위험도와 대응비가 매우 비슷하다.(<10%; Zhang, 1998)

5) 통계분석의 특정유형(예: 로지스틱 회귀분석)과 연구 디자인(예: 실험군-대조군 연구)에서는 상대위험도보다는 승산비 값을 출력한다. 특히 결과변수가 희귀하게 일어나는 사건이 아닐 경우 해석에 매우 주의해야 한다.

6) 이외에도 다양한 측정값이 역학연구에서 사용된다(예: 위험도 차이, 기여위험도(노출), 일반인구기여위험도 : **표 11-4** 참고)

7) 치료가 필요한 숫자 : (NNTN; umber needed to treat)

　가) 약물이나 프로그램 중재와 같은 긍정적인 중재기법을 기술하기 위해 사용된다. 1/RD 로 계산되는데, 이때 RD는 위험도차이(risk difference)이다(**표 11-4**).

　나) 효과를 확인하기 위해서는 몇 명의 사람이 치료를 받아야 하는가?

　다) 예: 영아의 수유와 이후의 제 2형 당뇨병에 대한 장기적 연구에서, 완전 모유수유한 성인의 10%, 완전 분유수유한 성인의 17%가 성인 2형 당뇨병에 걸렸다는 것을 발견했다. 위험도차이(RD)는 17%-10% = 7%(또는 백분율보다 비율을 이용하여 .07)이다. 따라서 NNT = (1/.07) = 14로, 이것은 성인이 되었을 때 1명의 제2형 당뇨병 발생을 예방하기 위해서는 14명의 아기가 완전 모유수유해야 한다는 것을 의미한다.

표 11-4 역학적 개념, 의미, 사례들

측정 방법	다른 이름	의미	표 9-3의 사례	사례 해석하기
상대위험도 (RR; Relative Risk)	Risk ratio Rate ratio	두 집단을 비교한다. 비노출군에 비해 노출군이 질병에 걸릴 위험도가 얼마인가?	700명의 모유수유하는 만삭아 중 출산체중이 높은 아기의 47.2%가 보충수유한 반면 다른 신생아는 36.6%만이 보충수유를 하였다. RR = 1.29 (OR = 1.55)	체중이 높은 신생아는 정상체중의 신생아보다 보충수유를 1.29배(29%) 많이 한다. OR도 RR만큼 직관적이지는 않더라도 (대응위험도(OR) = 1.55)의 더 큰 가능성 혹은 '승산(odds)'이 있음을 보여준다는 점을 주목하라. 결과가 매우 희소할 때는 OR과 RR이 매우 근접해진다.
위험도 차이 (RD; Risk difference)	Rate difference Absolute risk reduction		700명의 모유수유하는 만삭아 중 출산체중이 높은 아기의 47.2%가 보충수유한 반면 다른 신생아는 36.6%만이 보충수유를 하였다. RD = .472-.366 = .106 (또는 10.6% 차이)	10.6% 많은 아기들이 출산체중이 높은 군에서 보충수유를 했다. 이것이 실제 차이가 얼마나 나는지에 대한 것을 알려준다. (요약 : 큰 RR값을 갖더라도 작은 위험도 차이를 보이는 경우가 있다. 예를 들어 출산체중이 높은 아이들 중 단지 1%와 다른 신생아 중 .78%가 보충수유를 했다면 RR은 여전히 1.29지만, 위험도 차이는 아주 작은 양이 된다(1%-.78%=.22%).
기여위험도 (AR;Attributable risk) (노출된 집단)	Attributable fraction exposed(or proportion exposed, or risk percent exposed)W	위험 요인에 '노출된' 사람들 중 노출되었기 때문에 '질병군'이 된 비율은 얼마인가?	기여위험도(노출군) = (RR-1)/RR= (1.29-1)/1.29= 0.225 또는 22.5%	출산체중이 높은 아기들 중 22.5%의 아기가 출산체중이 높다는 이유로 보충수유를 했다. 즉, 이 아기들 중 일부는 비위험 요인의 아기(출산체중이 높지 않은 아기)처럼 보충수유를 했다는 의미이다. 따라서 출산체중이 높은 아기의 22.5%가 높은 출산체중 때문에 보충수유를 한 것이다.
일반인구 기여위험도 (PAR; Population attributable risk)	일반인구 원인 점유율 (Etiologic fraction, Population attributable fraction, Population attributable proportion, Population attributable risk percent)	전체 인구 중 노출로 인하여 질병에 걸리는 비율은 얼마인가?	일반인구 기여위험도 P(RR-1)/[P(RR-1)+1]=.203(1.29-1)/[.203(1.29-1)+1]=.056 또는 5.6% 요약 : 기여위험도 계산을 위해서는 일반인구 집단 중 높은 출생체중아의 비율(P)을 알아야 한다. 표 9-3에서 P는 700명중 142명, 20.3%이다.	전체 보충식이를 한 신생아중 5.6%가 단지 '노출'되었기 때문에, 즉 출생체중이 높기 때문에 보충수유를 했다.

2. 기초적 연구 디자인

가. 연구 디자인은 몇 가지 질문들에 대한 대답을 통해 구분할 수 있다(**그림 11-6참고**).

1) 기술적 연구인가, 분석적 연구인가?

2) 분석적 연구라면 인위적 조작(실험 : experimentation)이 있는가, 없는가?

3) 인위적 조작(실험적 연구 : experimental studies), 즉 중재기법이 연구자의 통제하에 있는가?

　가) 대상자나 장소가 중재를 받거나 혹은 받지 않도록 무작위로 할당되었는가?(무작위 대조군연구 randomized controlled trial)

　예: 산욕기 유두염증을 경험한 여성이 두 종류의 크림을 무작위로 배정받아 어느 것이 빨리 치유가 되게 하는지를 알아본다.

　나) 무작위로 배정받지는 않지만 중재 전에 가능한 비슷하게 대상자나 장소가 선택이 되는가?(준실험 비교집단)

　예: 서로 비슷한 두 개의 병원을 선택하여, 한 곳에서는 모자동실을 운영하는 정책개입을 시작하고, 다른 곳은 하지 않는다. 이 정책이 효과가 있었는가를 보기 위해 몇 달 후 양측 병원에서 병원내 완전 모유수유율을 측정한다.

4) 인공적 조작이 관찰에 의한 연구인가?

　가) 한 번에 모은 정보인가(단면연구), 혹은 시간경과에 따라 모은 정보인가(종적연구)?

　나) 단면연구라면 하나의 요인이 다른 것을 '일으킨다'라고 할 수 없고 다만, '연관되어 있다'라고 말할 수 있다.

　예: 국립 조사 자료를 사용하여 저소득은 낮은 모유수유율과 관련되어 있다는 것을 알 수 있다. 이는 연관성이지, 하나가 다른 하나를 필연적으로 일으키는 것은 아니다.

　다) 종적연구에서라면

　　(1) 코호트 연구 : 미래 질병의 위험에 대한 노출군과 비노출군의 효과를 보기 위해 '노출'에서 '발병'까지 대상자를 쫓는가? 지금부터 시작해서 시간에 따라 앞으로 가는가(전향적 : prospective), 혹은 '코호트집단'의 과거 어느 시점에서부터 앞으로 따르는가(후향적 : historical prospective)?

　　예: 임신 3기의 여성들에게 사회적 지원과 신뢰 수준('노출')에 대해 면담하고, 시간에 따라 그들을 추적해서 모유수유를 하는지 안하는지('질병')를 살피는 것.

　　(2) 환자대조군 연구 : '질병'에서부터 '노출'로 되짚어서 돌아가는가? 즉 질병군과 비질병군이 연구 중인 특정 위험 요인에 과거에 노출되었는지에 대해 비교하는 것이다. 예: 당뇨병이 있거나 혹은 없는 성인 집단('질병')을 선택하여 그들의 과거 모유수유 상태, 식이패턴, 과거의 운동 등 과거의 '노출' 경험을 살펴 두 집단 간 노출 패턴의 차이가 있는지를 보는 것이다.

　　(3) 시계열 연구(Time series study) (비교부문이 있을 수도 있고 없을 수도 있다) : 인구변화의 어떤 흐름(그리고 이 흐름이 지역 내에서 자연적으로 일어나는 중재기법과 관련되어 있는지, 자연 실험(natural experiment)이라고도 불림)을 살피기 위해 시간에 따라 인구율을 측정하는가?

예: 모유수유 추이에 영향을 미치는 것이 무엇인지 알아보기 위해 지역사회의 모유수유율을 15년 이상 동안 매해 추적하고 지역 정책이나 프로그램의 발생에 관련한 질적 자료를 이러한 추이에 겹쳐놓는다.

나. 각각의 연구 디자인은 타당도의 관점에서 보면 강점과 한계를 가지고 있다. 이 외에도 타당도를 위협하는 다양한 요소가 있다(Campbell, Stanley & Gage, 1963).

　1) 내적 타당도: 인과관계에 대한 강력한 증거를 의미한다. 예를 들어, X가 정말로 Y를 일으키는가?

　　가) 내적 타당도의 위협에 대한 예(Martens 2002a, 2002b): 맹검을 하지 않는 것(실험에 참가하는 사람이 자신이 어느 치료집단에 속하는 것인지 아는 것): 선택 편견(selection bias)(중재가 시작되기 전에 집단이 이미 구별되는 것): 성숙(maturation)(중재에도 불구하고 자연적으로 시간에 따라 무언가 변하는 것).

　　나) 무작위 대조군 연구(RCTs: Randomized controlled trials)는 내적 타당도가 높다고 여겨지지만, 윤리적인 문제로 모든 중재기법을 무작위 배정할 수 있는 것은 아니다(아기들을 모유수유군과 비모유수유군으로 무작위 배정할 수는 없다!).

　　다) 증거 유형에 대한 평가기준: 완전 모유수유의 확립을 위한 임상지침(ILCA, 2005)은 **그림 11-8**과 같은 서열에 따라 증거의 강도를 분류하여 연구의 내적 타당도를 고려

　2) 외적타당도: 연구 결과가 연구자체를 넘어 일반화될 수 있는가 없는가를 말한다.

　　가) 연구가 '실제 세계'를 반영하는가? 임상실험에서 등록에 제한이 되거나 세팅, 중재상태로 인해 실제 환경과 얼마나 많이 다른가?

　　나) 비록 무작위 대조군 연구가 내적 타당도가 높다고 하더라도 등록에의 제한이 크고 인공적인 조작이라는 점 때문에 쉽게 일반화하기는 어려운 면이 있다. 따라서 준실험연구나 관찰연구가 '실제 세계'의 환경에는 더 잘 일반화될 수 있을 것이다.

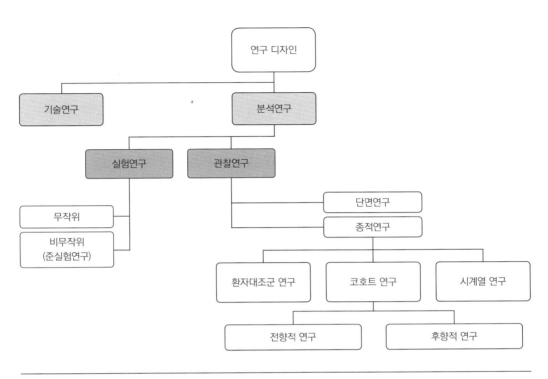

그림 11-7 연구 디자인 개요

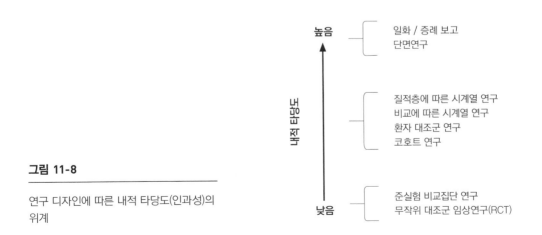

그림 11-8

연구 디자인에 따른 내적 타당도(인과성)의 위계

▌기초연구 도구 및 기구

1. 기구 측정

　가. 자료의 측정은 매우 다양한 방법으로 얻을 수 있는데, 기록검토를 통하거나 기구를 사용한 직접적 측정값 등이 있다. 기구는 체중계 같은 측정기구나 혹은 설문조사 같은 도구의 형태를 취할 수 있다.

2. 신뢰도와 타당도를 평가하기 위해 필요한 도구

　가. 신뢰도 : 그 결과를 잘 재연할 수 있는가?

　　1) 예 : 체중계가 신뢰도가 있다면, 아기를 체중계에 여러 차례 올려놓고 무게를 측정해도 같은(혹은 비슷한) 결과가 나와야 한다.

　나. 타당도 : 그 결과가 진실과 얼마나 근접한가?

　　1) 예 : 체중계가 실제 체중과 얼마나 가까운가? 몇 차례 체중을 재면 비슷한 체중이 나올 수 있지만(신뢰도가 있다), 실제보다 너무 무겁게, 혹은 너무 가볍게 측정된 것일 수 있다(따라서 타당하지는 않다).

　다. 비 타당도 : '정곡을 찌를 수'도 있고(즉, 진실에 가깝다 : 타당도), 또는 타당하지 않으면서 반복적인 결과를 얻을 수도 있다(즉, 서로 근접한다 : 신뢰도)(**그림 11-9**). 만약 재연성이 없다면(비신뢰도), 타당도 역시 확보할 수 없다.

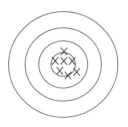 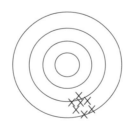 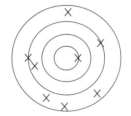

타당하고 신뢰도가 있음　　　신뢰도가 있지만 타당하지는 않음　　　타당하지도, 신뢰도가 있지도 않음

그림 11-9 목표의 '핵심을 찌르는' 관점에서 본 타당도와 신뢰도를 그린 다이어그램

3. 조사 도구

　가. 신뢰도 평가를 위한 필요

　　1) 검사-재검사(Test-retest) 신뢰도(즉, 아무것도 변한 것 없이 얼마간의 시간경과 후 다시 측정했을 때 비슷한 결과를 얻는가?), 검사자 간 신뢰도(검사자가 2명 이상일 때, 비슷한 방법으로 코딩하는가?), 검사자 내 신뢰도(한 명의 검사자가 시간경과에 따라 지속적으로

동일한 방법으로 코딩하는가?)

2) 크롬바하-알파(Cronbach alpha : 0부터 1까지의 수치로 1에 가까우면 높은 신뢰도를 가짐을 의미한다)와 코헨카파(Cohen kappa : 비슷한 측정기준을 가지고 있는지 보기 위해 같은 사건에 두 명의 관찰자가 점수를 매기는 것 : ≥0.7은 동의가 잘 되었다고 생각된다)를 포함한 통계적 검정법이 신뢰도를 나타내기 위해 사용된다.

나. 타당도 평가를 위한 필요

1) 구성 타당도(Construct validity) : 측정도구가 의도된 개념의 모든 면을 잘 측정하는가? 측정도구를 기획할 때 어떤 개념이 포함되어야 하는지 알기 위해 문헌 검색을 할 필요가 있다.

2) 내용 타당도(Content validity), 안면 타당도(face validity) : 조사의 내용이 그 분야의 전문가들에게나 다른 문헌들에서도 이치에 합당한가? 관련분야의 전문가 집단의 검토가 유용하다.

3) 공존 타당도(Concurrent validity) : 이 도구가 비슷한 구성을 측정한다고 여겨지는 다른, 이미 타당도가 검증된 도구와 비슷한 결과를 내는가?

예 : 초기 산욕기의 모유수유의 효용성을 측정하는 새로운 도구가 문헌에서 이미 사용되는 도구의 결과와 유사한 결과를 내는가?

4) 예측 타당도(Predictive validity) : 이 측정도구가 몇몇 논리적 변수의 통계적 예측치를 제공하는가?

예 : 모유수유를 할 경향성을 측정하는 도구가 실제 출생 시 통계적으로 영아의 수유 선택을 예측할 수 있어야 한다고 가설을 세웠다. 만약 그렇다면 이 도구는 예측 타당도를 갖는 것이다.

다. 조사도구 사용 시 확인사항

1) 이 연구에 참여하게 될 사람들과 비슷한 사람들로 항상 사전연구를 하라.

2) 이전에 이미 사용되었고, 신뢰도와 타당도가 검증된 조사를 찾아보라.

3) 조사 중 질문할 때의 흔한 문제들을 조심하라.

가) 이중 부정을 피하라. 나쁜 예 : 개인적이지 않은 상황에서는 모유수유를 하지 않습니까?

나은 예 : 대중적 장소(공개적인)에서 모유수유를 하십니까?

나) 한 질문에서 한 개의 항목 이상을 묻지 말라.

나쁜 예 : 치즈나 피클을 좋아하십니까?("예" 혹은 "아니오"로 답하시오.)

문제 : 대상자가 "예"라고 대답한다면 조사자는 대상자가 치즈만을 좋아하는지, 피클만 좋아하는지, 둘 다 좋아하는지 알 수가 없다. 나은 질문을 위해서는 개별적으로 질문하는 것이다.

다) 겹치는 범주를 피하라.

나쁜 예 : 아기가 2~4개월인가요, 혹은 4~6개월인가요?

문제 : 아기가 4개월이라면 어떤 질문에 체크하여야 하는가?

나은 예 : 당신의 아기는 2~4개월입니까, 5~6개월입니까?

라) 유도질문이나 한쪽으로 치우친 질문은 피하라.

마) 만약 대상자가 질문에 답하지 않고 뛰어넘어도 되는 설문이 아닌 한, 모든 응답자에게 적용되지 않는 질문은 피하라.

바) 조사는 연구디자인 자체가 아니라, 많은 다양한 연구 디자인(종적, 단면, 무작위대조연구 등등)의 자료를 수집하기 위한 도구이다.

4. 정의의 중요성(구성개념에 대한 조작적 정의하기)

가. 구성개념을 조작적으로 정의하는 방법, 즉 어떤 생각이나 개념이 실제로 측정을 위해 어떻게 정의되는지를 이해하는 것은 중요하다.

1) 예: 건강 결과 연구에서 '모유수유'한 아기들과 '모유수유하지 않은' 아기들을 비교했다. 연구를 이해하고 결과를 비판적으로 분석하기 위해 이러한 구성개념('모유수유'군, '모유수유하지 않은'군)이 어떻게 정의되었는지 이해하는 것이 중요하다.

▌ 양적 문헌연구를 비판하는 방법 : 연구 결과의 훌륭한 소비자 되기

1. 문헌 검토

가. 인터넷 검색 엔진, 웹 기반의 다양한 자료를 키워드나 주요 문구를 사용하여 검색한다.

1) PubMed(미 의학국립도서관 및 국립의료기관)에서 무료로 건강관련 출판 논문을 검색할 수 있다(http://www.ncbi.nlm.nih.gov/pubmed). PubMed는 초록을 제공할 뿐만 아니라, 어떤 논문에 대해서는 원문을 제공하기도 한다. 또한 대부분의 대학들이 특수한 PubMed 접근방식이나 검색엔진을 통해 보건과 사회과학에 관한 원문을 제공한다.

나. 출판된 학술대회 초록

1) 엄격한 동료집단의 검토를 받지 못했거나 관련분야의 전문가가 검토하는 저널에 출판되지 않았기 때문에 '회색 정보(grey literature)'라고 불리는 문헌으로, 이 초록은 아마도 일화적인 증거, 예비적이거나 미확인의 흥미에 따른 연구 결과, 혹은 이후의 연구에 대한 제안을 제공할 것이다.

다. 문헌 검색을 위한 조언

1) 단일 연구를 주의하라. 하나의 연구는 실제를 뒷받침할 만한 증거가 충분치 않다. 20번 중 1번이라는 의미를 함축하는 P<.05(유의수준이 0.05보다 작다)라는 개념은 1종 오류로 인해 대립 가설을 채택하는 실수를 범할 수 있다. 비슷한 결과를 내는 수차례의 반복 연구가 실제를 뒷받침할 만한 보다 강력한 근거가 된다.

2) 특정주제의 모든 논문에 대해서 연구 디자인과 연구방법을 비판적으로 평가하고 요약한 '체계적 검토논문(systematic reviews)'을 찾아라.

가) 코크런 도서관(Cochrane Library)는 의학 주제에 대해서 전 세계의 전문가가 수행

한 무작위 대조연구의 체계적 검토논문을 보유하고 있다.

    나) 훌륭한 예: 각각의 관리 전략에 대한 증거를 평가한 완전 모유수유의 확립을 위한 임상지침(ILCA, 2005), 브리튼(Britton et al., 2007)의 모유수유 여성에 대한 지지를 문헌 고찰한 코크런 리뷰.

  3) 메타분석(meta analyses)을 찾아라. 메타분석은 마치 여러 개의 연구가 대규모 단일 연구의 일부분인 것처럼 통계적으로 이 연구들을 묶는 방법이다. 이를 통해 표본수가 증가하고 많은 소규모 연구에서 일어날 수 있는 2종 오류의 가능성을 감소시킨다(AHRQ; Agency for Healthcare Research and Quality; www.ahrq.gov)는 훌륭한 체계적 문헌고찰과 메타분석 연구들을 제공한다.

    가) 예: 아렌즈(Arenz et al., 2009)는 모유수유와 비만율 감소의 관계에 관한 메타분석을 실시했다. 여러 연구들을 결합하여 분석한 결과 0.77(0.72-0.82)의 보정된 OR을 도출해서 비만을 막는 모유수유의 효과를 보여주었다. AHRQ도 비만과 모유수유에 관한 모든 메타분석을 모두 엄격하게 리뷰한 결과(Ip et al., 2007) 긍정적인 효과가 있다고 결론지었다.

2. 양적 연구 논문 비판하기

  가. 연구지침

    1) 연구논문을 비판할 때, 혹은 스스로 연구 디자인을 기획할 때, 특정 기준이 충족되는지 살펴야 한다. **표 11-5**가 요약 점검표이다.

  나. 연구에 대한 국제모유수유상담가협회(ILCA; International Lactation Consultant Association)의 지원

    1) 만일 ILCA의 연구위원회(Research Committee)에 연구 제안서를 제출한다면(예산 집행, 연구 스케줄, 향후의 모유수유 관련 문제에 대한 연구 잠재력 등을 추가적으로 점검하여), 비슷한 점검표가 제안서를 평가하는 데 사용될 것이다. 제출에 대한 정보는 ILCA 웹사이트의 연구 영역에서 이용가능하다 (http://www.ilca.org/i4a/pages/index.cfm?pageid=3355).

표 11-5 양적 연구 평가를 위한 점검표

항목	조언
1. 문제 진술 및 가설	문제 제기가 명료한가? 연구 질문, 목적, 가설이 명료한가? 표본집단, 변수, 그리고 다른 관계가 명확한가? 제기된 문제가 연구 가능한가?
2. 목적/중요성	연구의 필요성이 명확하게 확인되고 지원되는가?
3. 초록	연구를 분석할 때 절대로 초록에만 의지하지 않아야 한다. 중요한 세부사항을 놓칠 수 있기 때문이다. 관심 있어 하는 연구주제와 관련되어 있는 연구를 찾기 위한 선별 도구로서만 초록을 이용하라. 초록이 명확한 방법으로 중요한 발견을 요약했는가? 실제적인 전체 연구의 진실한 결과를 반영하는가?
4. 문헌 검토와 배경	현재의 문제와 관련된 이전의 발견을 개략하는 적절한 문헌 검토인가? 균형 잡힌 검토인가? 검토 논문이 논리적으로 독자가 현재의 연구에 도달하게 하는가? 충분한 배경 사실이 있는가? 문헌 검토가 가능하다면 체계적 검토와 메타분석을 포함하고 있는가?
5. 개념적 틀 또는 이론	연구 변수와 연결되어 있는 개념적 틀 또는 이론이 있는가? 그리고 연구 될 문제나 가설에 대하여 이치가 맞는가?
6. 방법론	
A. 디자인	연구 디자인이 명료하게 설명되었고 적절한가? 이러한 유형의 연구 디자인의 강점과 한계점은 무엇인가? 내적·외적 타당도의 정도는 어떠한가?
B. 변수	독립(설명적), 종속(결과) 변수는 무엇이며, 이 변수들은 어떻게 정의되고, 어떻게 측정되었는가? 이 변수들이 구성을 적절하게 조작할 수 있게 하였는가?
C. 모집단과 표본추출	표본추출의 유형, 선택과정, 그리고 배제·선택 기준이 제시되었는가? 표본의 '대표성'(특정 대상 인구집단에의 대표)이 기술되었는가? 이 표본집단이 특정 임상 모집단을 일반화할 수 있는가?
D. 표본수	표본수가 정당한가? 기대하는 차이를 감지할 만한 적절한 검정력(80%, 혹 그 이상)이 있는가?
E. 진행절차 및 도구	연구 디자인에 따른 자료수집 방법이 적절한가? 기구나 도구가 사용된다면 이 도구의 타당도, 신뢰도 등이 적절하게 기술되었는가?
F. 윤리적 고려사항	참가자가 동의서를 작성하는 절차를 두었는가? 이 연구지침이 신뢰할 만한 윤리위원회의 검토를 받았는가? 연구절차가 윤리적인가? 연구자가 연구대상자의 사생활과 비밀성을 보장하였는가?

항목	조언
7. 자료 분석	
A. 통계적 분석	통계적 검정이 연구 디자인, 표본수, 수집된 자료의 유형에 적합한가? 치우친 자료가 있다면 중앙값이 제시되었는가? 유의 확률이 제시되어 통계적 유의성을 알 수 있고, 2종 오류의 가능성을 결정할 수 있는가?
B. 손실 점검	연구에서 '탈락자(lost to follow-up)'가 누구이며 왜 연구를 종료하지 못했는지에 대한 주의 깊은 설명이 있는가? 이것이 연구 결과를 편향되게 하는가?(즉, 연구를 종료한 이들로부터의 결과와 종료하지 못한 이들의 결과가 다른가?)
8. 결과	연구 질문이 명확한 방법으로 답해졌나? 결과가 임상적으로 유의한가? 혹은 통계적으로만 유의한가? '차이가 없음'으로 결론지어졌다면 적절한 표본수가 확보되었었나?(즉, 연구가 충분한 검정력을 가지고 있었는가?)
9. 토의 및 해석	토의 및 해석이 결과를 따르는가? 또는 연구 결과를 훌쩍 뛰어넘는가? 결론은 연구 결과에 대해 사실인가? 연구의 한계점이 논의되었는가?
10. 일반화 가능성	연구 결과를 실제 세계에서 해석하면 무엇을 의미하는가? 당신의 고객에게 일반화할 수 있는가? 그 결과가 임상적으로 유의미한가 아니면 단지 통계적으로만 유의미한가? 추가적인 부담이 추가비용을 정당화하는가? RR, RD, PAR, NNT의 계산 결과가 있는가? 만약 그렇지 않다면 이 결과가 실제 세계에서 의미 있는지 어떤지를 결정할 수 있도록 직접 계산을 할 수 있는가?
11. 후원	이 연구를 누가 후원하고 기금을 조성하였는가? 이것이 잠재적인 편견에 이르게 할 수 있는가? 그렇다면 사용된 정의, 표본수 그리고 결론을 다시 확인하라. 잠재적인 편견이 존재한다면, 이 연구가 '회색 정보' 문헌으로만 있는 것이 아니라 전문가집단에 의해 점검된 의학 잡지에 출판이 되었는지 확인하여라.

Chapter 12

연구해석: 질적 연구방법론

Interpretation of Research: Qualitative Methodology

Sara L. Grill, PhD, RN, IBCLC and
Lisa M. Cleveland, PhD, RN, IBCLC

학습목표

- 질적 연구를 정의한다.
- 질적 연구방법론에 대해 기술한다.
- 질적 연구과제의 주요 단계에 대해 서술한다.
- 질적 연구에서의 과학적 엄밀성에 관한 문제에 대해 토론해본다.

서 론

질적 연구(qualitative research)는 사회학, 인류학, 각종 보건학 등의 여러 학문분야에서 활용되는 연구방법이다. 이들 학문은 특정한 분야에 관심을 갖고 있거나, 일정한 연구영역이 있다. 질적 연구자는 각 개인들이 삶 속에서 의미를 만들어가는 방식과 인류 공통의 인간행동(human behavior)을 연구하면서 이들에 대한 포괄적 이해를 진전시키려 노력한다. 질적 연구방법론은 깊고, 풍부하고, 복잡한 인간 현상을 탐구하는 방법을 제공한다. 연구자는 스스로가 도구가 되어서 참여자 또는 응답자로 알려진 주요 정보제공자를 면담하고 관찰함으로써 자료를 수집한다. 이들 정보제공자는 연구 중인 현상에 대해 특별히 잘 알고 있기 때문에, 연구자가 추가적인 정보제공자를 찾거나 정보를 얻는데 도움을 줄 수 있다.

1. 질적 연구의 가정

    가. 다양하게 구조화된 현실

        1) 사람마다 현실을 다르게 인식한다.

        2) 질적 연구 수행자는 현상을 충분히 이해하기 위해 다양한 관점을 고려해야 한다.

    나. 주체와 객체의 상호작용

        1) 연구자와 참여자 사이에는 상호작용이 이루어진다.

    다. 참여자는 관심 있는 현상에 대해 개인적 지식을 가지고 있다. 이 지식은 개인의 믿음과 태도를 포함하며, 말이나 글로 표현되지 않을 수도 있다. 이를 암묵적 지식이라고도 한다.

    라. 동시적이고 상호적인 조형

        1) 결과로부터 원인을 분별해내는 것은 불가능하다고 믿는다. 따라서 인과관계를 결정하려 하지 않는다. 질적 연구방법에서는 원인을 보여주려고 하기보다 현상을 이해하는 데 관심이 있다.

    마. 가치가 결합된 연구

        1) 연구를 끌어가는 방법을 선택함에 있어, 연구자에 자신에 의해 영향을 받게 된다.

2. 질적 연구의 전통

각각의 질적 연구방법은 서로 다른 철학에 기반하고 있다. 연구자 이러한 철학을 바탕으로 연구 질문을 던지고 관찰을 수행하며 자료를 해석한다.

    가. 인류학

        1) 영역: 문화

        2) 연구 전통: 민족지학, 민족과학

        3) 예시:

            가) 신생아 집중 치료시설(NICU)에서 행해지는 일상적인 간호 행위의 가치관과 모유수유 증진의 반영(Cricco-Lizza, 2010)

            나) 이 민족지적 연구는 첨단기술과 고도의 통제를 수반하며 긴급을 요하는 간호행위가 간호현장에서 만나는 불확실성을 해결하는 데에는 도움을 주지만, 모유수유 증진을 위한 간호활동을 지속하는 데에는 방해가 된다는 것을 보여주었다.

    나. 철학

        1) 영역: 체험

        2) 연구 전통: 현상학, 해석학

        3) 예시

            가) 초저체중 미숙아 돌보기: 현상학적 연구(Schenk 외, 2010)

            나) 이 형상학적 연구는 초저체중 미숙아를 낳은 엄마의 체험을 기술하는 것이 목적이었다.

            다) 모유수유 대화: 지지에 대한 철학적 탐구(Grassley 외, 2008)

            라) 이 연구는 산모와 모유수유에 대해 도움을 주려는 간호사 사이의 대화 언어 탐구를

목표로 하였다.

다. 사회학

    1) 영역: 사회 상황

    2) 연구 전통: 근거 이론

    3) 예시

        가) 복합 의사 결정: 산후 첫 6주간 여성의 유아수유 의사 결정 이론화(Sheehan 외, 2009)

        나) 이 근거 이론 연구는 모유수유와 분유수유 여성 양측의 의사결정 과정을 조사하는 것이 목적이었다.

라. 사회언어학

    1) 영역: 인간의 의사소통

    2) 연구 전통: 서사 분석, 담론 분석

    3) 예시

        가) 모성, 민족성, 그리고 경험: 동부 런던의 방글라데시 엄마에 대한 보건 서비스 공급에서 문화와 관련된 토론의 서사 분석(Griffith, 2010)

        나) 이 연구에서 저자는 엄마들이 나누는 이야기(서사)를 듣고, 엄마들이 모성에 대하여 만들어내는 문화적 요구를 분석한다.

마. 역사

    1) 영역: 지나간 사건, 행위

    2) 연구 전통: 역사와 관련된 것

    3) 예시

        가) 사회적인 것에서 외과적인 것으로 : 분만 중의 회음부 관리에 대한 역사적 시각(Dahlen 외, 2010)

        나) 분만 중 회음부 관리에 대한 역사적 시각을 얻기 위해 주요 역사상의 문서(서기 98~138년도부터)에 관한 재검토가 이루어졌다

3. 질적 연구의 특징들

가. 조사를 실행하기 위한 자연스러운 상황 조성

나. 연구자가 바로 '도구'다.

    1) 조사도구, 측량기구 또는 관찰 점검표보다는 주로 연구자의 면담과 관찰을 통해서 자료를 수집한다.

다. 정보제공자의 세계를 이해하기 위해 암묵적 지식을 이용한다.

라. 질적 자료와 방법을 사용하기도 한다.

    1) 서사를 연구 자료로 다루기도 한다.

    2) 해석을 연구방법으로 활용하기도 한다.

마. 목적에 맞는 대상 선정

1) 관심 있는 현상에 관하여 잘 알고 있는 참여자를 선정한다.

바. 귀납적 자료 분석: 전체를 만들기 위해 개개 조각 자료를 모아 구성한다.

사. 긴급한 연구 설계: 연구 설계가 연구 이전에 확정적인 것이 아니라, 연구기간 중에 긴급하게 발생하기도 한다.

아. 잠정적인 적용

1) 질적 연구의 목표는 일반화가 아니다. 따라서 질적 연구자들은 연구 결과를 확대 적용하지 않는다.

자. 연구가 주목하려는 바에 따라 결정되는 범위

1) 질적 연구자는 배경, 가치관, 참여자의 인식, 연구 질문 등에 근거하여 연구의 범위를 설정한다.

4. 가장 흔하게 사용되는 해석적 방법론

연구할 현상에 대해 알려진 내용과 문제의 특성에 따라 연구방법을 정한다.

가. 기본 질적 기술

1) 질적 연구의 포괄적인 형식

2) 주제와 관련되면서 시사성이 있도록 사건들을 조사하고 요약한다.

3) 해석을 최소화한 질적 기술

4) 예시

가) 산전산후 기간 열(裂) 기형 진단을 받는 경우에 대한 질적 기술(Nussbaum 외, 2008)

나) 산전산후 기간에 열 기형 진단을 받은 부모의 경험을 기술하는 것이 이 연구의 목적이었다.

나. 현상학

1) 사람들의 체험적 의미를 찾아내는 데에 초점이 맞춰져 있다.

2) 사람들이 체험하는 것과 그 체험이 불러일으키는 인식을 충분히 기술하려고 한다.

3) 자료의 원천은 심층면접이다.

4) 괄호 치기(bracketing), 직관(intuiting), 분석(analyzing), 기술(describing)의 단계로 이루어진다.

가) 괄호 치기: 관심 있는 현상에 대한 연구자 스스로의 선입견을 인지한다.

나) 직관: 참여자의 시각에서 본 현상의 의미에 대해 연구자는 개방적인 자세를 유지한다.

다) 분석: 연구 과정에서 연구자는 현상의 구조를 파악한다.

라) 기술: 연구자는 현상에 대한 특정한 시각과 해석을 표현한다.

5) 예시

가) 출산의 정신적 외상이 모유수유에 미치는 영향(Beck 외, 2008)

나) 현상학을 이용하여 출산의 정신적 외상 후 엄마의 모유수유 경험을 분석하였다.

다. 민족지학

1) 문화적 습성을 기술하고 해석하는 것을 목적으로 한다.

2) 그 집단의 말, 행동 그리고 인공물 등을 통해서 문화를 추정할 수 있다.

3) 문화가 그 집단사람들의 경험 구성 방식을 이끌어간다고 가정한다.

4) 문화 내부자의 관점을 찾는다.

5) 자료의 출처: 참여 관찰, 주요 정보제공자와의 심층면접, 기록물, 도표, 물리적 증거, 사진, 비디오 녹화물

6) 기술, 분석, 해석의 단계로 이루어진다.

7) 예시

가) 유아 수유의 구성적 경험과 신생아 집중치료시설(NICU) 간호사 교육(Cricco-Lizza, 2009)

나) 이 연구자는 민족지를 이용하여 유아 수유에 대한 신생아 집중치료시설의 간호사가 신생아 수유에 대해 갖는 관점을 조사하였다.

라. 근거 이론(grounded theory)

1) 복잡한 과정을 가장 훌륭하게 식별하고 분석한다.

2) 자료로부터 가설을 만들어낸다. 가설은 자료에 기초하고 자료와 연계되어 있다.

3) 현상에 대해서 현실에 기초한 포괄적인 해설을 만들어내는 것이 목적이다.

4) 자료수집, 자료 분석, 그리고 표본 추출은 동시에 일어난다.

5) 자료의 원천: 심층면접(가끔 관찰)

6) 지속적 비교, 범주, 핵심범주, 그리고 기본적인 사회 과정을 포함한다.

7) 예시

가) "잘 해내고 싶었어요": 초조산아의 엄마가 신생아실에서 퇴원한 후 경험하는 '엄마 되기'와 모유수유(Flacking 외, 2007)

나) 초조산아를 낳은 엄마의 관점에서 모유수유를 하는 엄마가 되어가는 과정을 기술하는 것이 이 근거이론 연구의 목적이었다.

5. 질적 연구 설계의 단계

질적 연구방법론은 단선적인 방법보다는 유연한 접근 방법을 사용한다.

가. 방향 설정과 개요

1) 문제 인식

가) 광범위한 논제 또는 초점 논제

나) 가설을 설정하지 않음

2) 문헌 고찰

3) 윤리적인 쟁점 검토

가) 연구자와 참여자 사이의 밀접한 관계 때문에 양적 연구에서보다 윤리적 문제를 중요하게 여긴다.

4) 들어가기(연구자가 관심 있어 하는 상황 또는 참여자에 대한 접근)

나. 초점화한 탐구

　　1) 연구 수행

　　2) 자료가 '포화'된 후에 자료를 분석함.

　　　　가) 자료 수집은 면담이나 참여관찰 동안 새로운 정보를 얻을 수 없을 때까지 계속된다 (자료의 포화점). 이 지점에서 정보의 불필요한 중복이 생긴다.

다. 확인과 종결

　　1) 연구 상황에서 나오기

　　2) 진실성 확보하기

　　　　가) 진실성은 양적 연구에서의 신뢰도·타당도와 유사하다. 어떤 연구가 신뢰할 만할 때 독자는 연구의 결과물이 참여자의 관점과 경험을 정확하게 반영한다고 재보증하게 된다.

　　3) 연구 결과 보급

　　　　가) 연구 결과를 보급하는 것은 새로운 지식을 공유하는 방법으로서 매우 중요하다. 관련 학회와 같은 여러 장소에서 발표를 통해 보급될 수도 있고, 전문잡지나 전공서 출판을 통해서도 가능할 것이다. 그뿐 아니라 그것에 관심이 있는 다른 사람들이나 단체와도 공유될 것이다.

6. 표본 추출

가. 유형

　　1) 의도적인 표본 추출: 연구현상에 관해 잘 알거나 관련 정보를 얻을 수 있는 참여자를 찾는다.

　　2) 편의에 의한 표본 추출: 지원자 표본이라고도 할 수 있는데, 연구자가 적극적으로 나서는 잠재적 참여자를 필요로 할 때 활용될 수 있다. 그러나 편의에 의한 표집은 연구자가 현상을 이해하는 데 필요로 하는 풍부한 자료를 주지 못할 수 있기 때문에, 질적 연구에서 선호하는 표집 방법은 아니다.

　　3) 최대 편차 표본 추출: 흥미로운 현상에 특화되도록 편차가 큰 참여자를 의도적으로 선택하는 것을 포함한다.

　　4) 눈덩이 표본 추출: 이미 참여한 사람에게 살펴보고 있는 현상에 대해 알고 있는 다른 참여자를 알려달라고 요청한다.

　　5) 이론적 표본 추출: 새로운 범주나 주제 또는 이론의 정확성과 타당성을 보증하기 위해 지속적인 분석을 근거로 참여자를 선택한다.

나. 관련된 경험이 있는 사람을 면담·관찰

　　1) 일정 시간을 약속받기 위해 정보제공자가 편한 때로 잡는다.

다. 자료 또는 이론의 포화에 따라 표본 추출을 중단할 시기를 결정한다.

7. 자료의 유형

　가. 면담

　　1) 개방형 질문을 사용한 반 구조화된 면담

　　2) 1~2개의 주제를 세밀하게 검토한다.

　　3) 추가 질문은 참여자가 이끄는 대로 따른다. 즉, 연구자가 유도하는 질문은 피한다.

　　4) 언어 사용에 주의한다.[1]

　　5) 참여자가 말하는 바를 연구자가 이해하고 있는 것이 분명한지 점검한다.

　　6) 면담이 진행됨에 따라 연구자는 부가적인 질문을 할 수 있다.

　　7) 질문의 유형

　　　가) 행동 양식 또는 경험

　　　나) 견해 또는 신념

　　　다) 느낌

　　　라) 지식

　　　마) 감각

　　　바) 배후사정 또는 인구통계

　나. 참여관찰[2]

　　1) 목적

　　　가) 사람들이 그들의 현실을 구성하는 방식을 관찰을 통해서 서술하는 방법

　　　나) 어떤 상황의 상호작용과 활동을 관찰을 통해서 서술하는 방법

　　　다) 자료는 필드노트로 기록된다.

　　2) 참여관찰의 단계

　　　가) 현장 들어가기(연구 수행에 대한 허락)

　　　나) 첫 만남

　　　　(1) 연구자 소개

　　　　(2) 연구목적 설명

　　3) 참여자와의 신뢰 및 협력 관계 발달시키기.

　　　가) 강요하지 않기

　　　나) 정직하기

　　　다) 겸손하기

---

[1]　질적 연구의 면담에서는 정보제공자들에게 친숙한 언어, 일상 어휘로 대화하는 것이 중요하다. – 역자 주

[2]　참여관찰(participant observation)은 상황에 적합한 활동에 참여한다는 내부자적 역할과 그 활동을 관찰하고 묘사하며 기록한다는 외부자적 역할이 결합된 모순적 개념이다. 하지만 바로 그러한 특징 때문에 면담과 더불어 질적 연구의 자료수집 방법을 대표하는 것으로 인정된다. – 역자 주

　　　　4) 관찰

　　　　　　가) 공간(물리적)

　　　　　　나) 참여자

　　　　　　다) 활동

　　　　　　라) 물건

　　　　　　마) 사건

　　　　　　바) 시간 순서

　　　　　　사) 느낌

　　다. 문헌 고찰

　　　　1) 일기, 편지, 신문, 회의록, 법률 문서 같은 기록물 고찰을 포함한다.

　　라. 유물

　　　　1) 수유 용기나 기구처럼 그 문화에 의해 만들어지거나 사용된 물품에 대한 분석을 포함한다.

8. 자료 분석

　　가. 연구자가 자료를 수집하는 처음부터 자료 분석도 시작돼야 한다.

　　나. 반복 과정

　　　　1) 자료 분석을 토대로 이후의 자료수집과 표본 추출 및 분석 방향을 정한다.

　　　　2) 자료 분석은 비교 과정 및 범주 설계와 더불어 시작된다. 자료는 그런 후에 다양한 범주
　　　　　 와의 조응에 따라 코드화될 수 있다.

　　다. 결과물은 풍부하고 중층적인 기술[3] 이다(연구 설정과 상호작용, 현상의 특징 등에 대한 주밀
　　　　한 기술)

　　라. 컴퓨터 소프트웨어 프로그램(HyperResearch, Atlas.ti, QSR NVivo 및 기타)은 질적 자료
　　　　를 조직하고 관리하는 데 유용하다.

9. 진실성

　연구자는 연구 결과물이 참여자의 경험과 관점을 정확하게 반영하고 있다는 것을 독자에게 납득시
켜야 한다. 질적 연구에서 엄밀함과 진실성은 자료수집과 분석이 믿을만하다는 것을 보증해 준다.
질적 연구에 있어 진실성은 양적 연구에서의 신뢰도(reliability) 및 타당도(validity)와 유사하다.

　　가. 신빙성(credibility)

　　　　1) 믿을 만한 연구 결과와 해석이 나올 가능성을 높이기 위한 기술이 사용된다.

---

[3]　중층기술(thick description)은 인류학자인 기어츠(C. Geertz)가 연구 현장의 일차적 자료 이면에 숨은 의미를
　　규명하기 위해 문화에 대한 해석학적 접근을 발전시킨 기술 방법이다. 짙은 묘사, 두터운 기술 등으로도 번역 된
　　다. – 역자 주

2) 설정된 연구 장소에 지속적으로 참여하되, 문화를 배우고 신뢰를 쌓으며 잘못된 정보를 최소화하기 위해 충분히 긴 시간이 필요하다.

3) 문제와 가장 관련이 깊은 상황에서 특징과 구성 요소를 파악하기 위해 끊임없이 관찰해야 한다.

4) 삼각검증(triangulation)에서는 현상에 대한 결론을 내리기 위하여 보강증거를 사용하게 되어 있다. 삼각검증은 관심 현상에 대한 다차원적 관점을 고려한다. 삼각검증은 연구의 신빙성을 높여줄 수 있다. 삼각검증은 다음 중에서 서로 다른 것들을 복합적으로 사용하는 것을 가리킨다.

가) 자료의 원천

나) 자료수집 방법

다) 조사자

라) 이론

5) 동료 보고(peer debriefing)는 연구자로서의 정직성을 지키고 연구가설을 시험하며 방법론적 설계에서의 다음 단계를 시험하기 위해 연구자가 이해관계가 없는 조사자에게 자신을 드러내 보이는 것이다.

6) 부정사례 분석(negative case analysis)은 과거와 미래의 관찰·면담에서 반대자료(disconfirming data, 현상에 대한 연구자의 이해에 이의를 제기하는 자료)를 찾아보는 것이다. 부정적인 자료를 분석하는 것은 새로 등장하는 개념화에 대한 새로운 해석을 제공한다.

7) 구성원 확인(member checks)은 자료와 초기 해석이 연구 참여자에 의해 확정되는 것이다.

나. 의존 가능성(dependability)

1) 모든 시간과 조건에 걸친 질적 연구자료의 안정성에 관한 것으로, 외부 심사자가 자료 수집과 결과 분석을 정밀조사하는 연구 감사는 의존 가능성을 담보한다.

다. 확증 가능성(confirmability)

1) 자료의 객관성을 말하는데, 이를 높이기 위해 연구 감사를 이용한다. 연구자는 자료의 수집과 분석 전략 모두를 문서화하는 연구 과정에서 지속적이면서도 성실하게 기록되고 조직된 자료인 감사 추적을 개발해야 한다. 이것은 독립된 감시관이 그 자료에 관하여 결론을 얻을 수 있도록 한다.

라. 이전 가능성(transferability)

1) 연구자가 현상에 대한 철저한 기술(중층 기술)을 제공하는 정도를 말한다.

2) 연구자는 향후의 잠재적 지원자들이 이전 가능성에 대해 평가할 수 있도록 중층적인 기술을 제공해야 할 책임이 있다.

10. 윤리적 쟁점들

가. 양적 연구에서와 동일한 윤리적 원칙이 질적 연구에도 적용된다. 다만 질적 연구방법의 특성

을 고려할 때, 연구 과정에서 이러한 원칙을 이행하는 것은 서로 다를 수도 있다.

나. 연구 참여로 인한 피해가 없어야 하고 동의절차, 기만, 사생활 보호 그리고 자료의 기밀 유지 등에 주의해야 한다.

다. 자료수집에 앞서, 자료를 수집하게 되는 장소에 대한 허가뿐만 아니라 임상시험윤리위원회 (Institutional Review Board)의 승인도 얻어야만 한다.

라. 동의는 질적 연구 내내 지속된다.

마. 익명성은 계속 유지되어야만 한다.

    1) 단순히 사람 이름을 바꾸는 것 이상의 주의를 요한다.

    2) 가능한 한 많은 개인 식별 정보를 삭제한다.

    3) 집단 자료의 형태로 인구학적 특징들을 보고한다.

    4) 기관, 도시, 지역 등의 이름을 바꾼다.

바. 참여자는 다음과 같은 권리를 갖는다.

    1) 연구목적에 대해 충분한 정보를 제공받을 권리

    2) 소요시간과 연구 참여도에 관해 알 권리

    3) 기밀 유지와 익명성에 대한 권리

    4) 조사자에게 질문할 권리

    5) 참여를 거부해도 손해를 보게 되지 않을 권리

    6) 어떠한 질문에 답하지 않을 수 있는 권리

    7) 언제라도 연구에서 빠져나올 수 있는 권리

    8) 연구 과정 중에 기대할 수 있는 것이 무엇인지 알 권리

    9) 그들 자신에 관하여 얻어지는 정보가 어떤 것인지 알 권리

    10) 누가 이 정보에 접근하게 될 것인지 알 권리

    11) 그 정보가 어떻게 이용될지에 대해 알 권리

11. 질적 연구 비평하기(Beck, 2009)

    1) 연구가 다루는 문제는 분명하게 명시되고, 알아보기 용이했는가?

    2) 연구의 질문들은 명료하게 서술되었는가?

    3) 주제에 대한 현재의 문헌은 새로운 연구를 위해 확실한 근거를 제공하였는가?

    4) 참여자의 권리를 보호하기 위해 적절히 조치하였는가?

    5) 연구방법론은 자료를 수집하고 분석하는 데 사용된 기법에 잘 들어맞는가?

    6) 적절한 표본과 풍부한 자료를 확보하기 위해 최선의 방법이 사용되었는가?

    7) 자료수집 방법은 잘 서술되었고, 또한 그 방법이 적절하였는가?

    8) 자료의 신뢰성을 보장하기 위해 조치하였는가?

    9) 자료 관리와 분석은 방법론과 일치하였는가?

    10) 자료(인용)와 해석(범주, 코드 등) 사이의 관계를 입증하기 위해 보고서에 충분한 근거가 제시되었는가?

Chapter 13
병원의 수유 관련 서비스의 개발과 관리
Developing and Managing a Hospital Lactation Service

Rebecca Mannel, BS, IBCLC, FILCA

학습목표

- 최상의 병원 수유 관리를 기술한다.

- 수유 도움 필요도와 이것이 환자의 안전과 최상의 수유 관리에 어떻게 관련되는지 정의한다.

- 필요한 수유 관련 서비스를 확인하고, 필요한 직원 채용을 결정한다.

- 필요한 정책이 무엇인지 확인하고, 이러한 정책 개발에 필요한 자원이 무엇인지 확인한다.

- 수유상담 직원에게 필요한 전문적인 능력을 기술한다.

- 다른 의료전문가들을 위해 필요한 모유수유 관련 능력을 기술한다.

- 모유수유를 하는 가족들의 의학적인 필요를 확인하는 방법을 기술한다.

- 수유상담가의 기록 작업과 간호사의 기록 작업의 차이점을 설명한다.

- 필수적인 자료를 수집하는 방법을 확인한다.

- 의료 시스템을 담당하는 직원들에 대한 수유 지원을 촉진한다.

서론

전 세계 많은 지역에서 모유수유를 시도하는 데 결정적인 위기는 병원이나 출산장소에서 발생한다. 또한 모유수유를 하는 엄마나 아기들은 모유수유를 계속 할 수 없을 정도의 부상이나 질병으로 입원을 경험하기도 한다. 때문에 세계보건기구(WHO; World Health Organization , 2003), 미연방 복지후생성(Office of the U.S. Surgeon General, the U.S Department of Health and Human Services; 2011), 유럽연합(the European Union, 2004), 호주 장관회의(Australian Health Minister's Conference, 2009) 등의 국제보건기구는 이와 같은 민감한 시기에 전문적인 수유 지원이 필요하다는 것을 역설해왔다. 이번 장에서는 입원 기간 동안 모유수유를 하는 가정의 요구를 충족시킬 병원 수유 관련 프로그램의 주요사항들을 다루고 있다.

1. 병원 관리자들에게 모유수유 관련 서비스 제안

가. 모유수유 가정을 위한 최상의 서비스 시행을 설명한다.

1) 아기에게 친근한 병원 만들기 운동은 모성 서비스에 대한 근거중심의 수행에 대한 윤곽을 보여준다.

가) 성공적인 모유수유를 위한 10단계(WHO, 1998)

나) 모유 대체품에 대한 국제마케팅규약(WHO, 1981)

2) 미연방 공중위생국장의 모유수유 지원 캠페인(Office of the Surgeon General, 2011)에는 의료시스템에서의 시행 사항들이 나열되어 있다.

가) 모성 돌봄 서비스는 모유수유를 전면 지원할 것을 보장한다.

나) 지역사회의 의료보건 시설과 병원 사이에 모유수유에 대한 전문적인 지원을 지속적으로 보장하는 시스템을 개발한다.

다) 여성과 아이들을 돌보는 모든 의료 전문 종사자들에게 모유수유에 대한 교육과 훈련을 제공한다.

라) 국제인증수유상담가(IBCLCs)가 제공하는 모든 서비스에 대한 접근을 보장한다.

3) 미연방 공중위생국장의 모유수유 지원 캠페인에서는 직원 중에 국제인증수유상담가를 두는 것의 영향에 대해 서술했다.

가) '다양한 조사연구를 통해 국제인증수유상담가가 근무하는 병원의 산모들이 그렇지 않은 병원의 산모들보다 모유수유 비율이 높다는 것을 알 수 있다'(Office of the Surgeon General, 2011)

4) 미연방 공동위원회(U.S Joint Commission)는 모성 시설에서의 모유수유 성과를 높이기 위해 완전 모유수유를 핵심측정법으로 채택했다(the Joint commission, 2010).

가) 공동위원회의 핵심 측정은 국가적으로 표준화된 성과측정 시스템을 두어 특정 지역에서 이루어진 돌봄에 대한 평가를 제공한다.

5) 유럽연합(The European Union)의 모유수유를 위한 계획(Blueprint for Action on Breastfeeding, 2004)의 목표는 '모든 산모들이 이용할 수 있고, 그들이 필요할 때 적합한 자격이 있는 수유상담가나 아주 적절한 다른 의료전문가들의 도움을 받는 등의 모유수유 지원 서비스를 받을 수 있도록 보장하는 것'이다.

6) 호주 모유수유 전략(Australian National Breastfeeding Strategy)에서는 '모유수유를 시도하는 시점이 그 효과를 결정하는 데 가장 중요하며' 또한 '개인적으로 받는 전문적인 도움의 정도'가 모유수유 지속기간을 유의하게 증가시킨다고 한다(호주 장관회의, 2009).

나. 모유수유 가정에서 필요한 임상적인 지원의 정도를 결정할 때 수유 도움 필요도의 개념을 정의한다(Mannel, 2011).

1) 엄마와 아기의 수유 도움 필요도의 상승은 너무 일찍 젖떼기를 하는 등 모유수유 관련 결과가 나빠질 위험성을 증가시킨다.

가) **표 14-1** 참고

표 13-1 수유 도움 단계

수유 도움 필요도 1단계 (Acuity Level* 1)	1단계의 환자들은 기본적인 모유수유의 지식과 역량을 가진 간호 인력으로부터 돌봄을 받을 수 있다
엄마의 특성	기본적인 모유수유 교육, 전형적인 관리 젖 물리기와 젖의 이동이 최적으로 보임 산모가 규칙적인 보충을 결정 산모가 모유를 유축해 먹이기로 결정 모유수유를 할지에 대해 망설임 산모가 최소한의 도움으로 젖을 물릴 수 있음 건강한 만삭아의 엄마이면서 출산의 경험이 있고, 이전의 모유수유 경험이 있는 산모
수유 도움 필요도 2단계 (Acuity Level 2)	2단계의 환자들은 가능한 한 빨리 정규 수유상담가의 돌봄을 받아야 하거나 또는 지역사회의 정규 수유상담가에게 연계되어야 한다. 퇴원 후 빠른 후속조치가 중요하다.
엄마의 특성	분만 전 조산 위험이 높아져 입원 제왕절개 분만 모유수유 시작의 지연(일반 질식분만 후 1시간, 제왕절개 후 2시간으로 정의) 산모의 급성질환·상황(임신중독증, 심근증, 산후우울증, 산후출혈) 산모의 나이(18세 미만 혹은 35세 초과) 산모의 만성질환(예: 류머티즘관절염, 전신성 홍반성 루프스, 고혈압, 암, 위우회술, 비만) 인지장애(정신지체, 다운증후군, 자폐증) 내분비이상(다낭성 난소 증후군, 불임, 갑상선질환, 당뇨) 복약에 대한 우려 신체적 장애(하반신 마비, 뇌성마비, 시각장애, 정신질환) 재입원(안정된 모유수유, 치명적이지 않은 문제) 산모의 요청 모유수유의 어려움에 내력이 있는 다산모 초산이거나 처음 모유수유를 하는 건강한 만삭아의 산모 사회적·문화적 문제(의사소통 장애, 가정폭력 혹은 성폭력)
아기의 특성	퇴원일에 LATCH 점수가 <6일 때 [LATCH; ①젖빨기(Latch), ②삼키는 소리(Audible swallowing), ③유두 형태(Type of nipple), ④유방/유두의 상태(Comfort(breast/nipple)), ⑤수유 자세(Hold(position))를 점수로 평가하는 것] 모유수유 평가 점수 5점 젖 물리기의 어려움(예: 통증) 재입원(안정된 모유수유, 치명적이지 않은 문제) 신생아의 출산 시 외상 (예: 견갑만출장애, 두혈종) 어쩔 수 없는 젖 이동으로 인해 의학적으로 보충제 권고

---

* 수유 도움 필요도 단계는 정규 수유상담가나 다른 의료 돌봄 팀 구성원들의 평가를 기반으로 하여 변경될 수 있다.

수유 도움 필요도 3단계 (Acuity Level 3)	3단계의 환자들은 입원 중 정규 수유상담가의 돌보기가 필요하다. 이 환자들은 심도 있는 평가와 계속된 관리가 필요하다. 퇴원 후 빠른 후속조치가 중요하다.
엄마의 특성	유방농양, 유방염 산모의 불안감 유도 수유(induced lactation) 산모의 유방 컨디션(예: 유방 단순기형, 분비샘의 부족, 수술의 과거력) 산모의 질병, 수술 재입원(불안정한 모유수유, 치명적 문제) 병리적 유방울혈
아기의 특성	산모와 태아의 높은 위험(조산, 재태기간에 비해 크거나 작음) 고빌리루빈혈증 저혈당증 신생아 집중케어실 입원 선천적 이상 질병, 수술 구강 또는 운동신경 장애(짧은 소대, 긴장항진, 긴장감퇴) 재입원(불안정적인 수유 혹은 치명적 문제) 태아의 체중 감소-퇴원 전 체중이 출산 시 체중의 7% 이상일 때

2) 수유 도움 필요도가 높은 상황에서 병원이 알맞은 지원을 하지 못할 때 환자의 안전이 위태로워지게 된다.

　가) 병원에서의 부적절한 케어는 산모의 감염과 태아의 탈수, 황달 또는 영양부족을 야기하여 퇴원을 늦어지게 할 수 있다(Martin et al., 2002; Moritz et al. 2005).

3) 담당 직원이 수유 도움 필요도가 높은 환자를 돌볼만한 기술이 없거나 적절한 교육이 안 되어 있을 때 위기관리와 관련된 문제들이 증가한다.

　가) 면역반응이 제대로 발휘되지 못한 모유수유는 태아의 신생아 중환자실의 재입원과 입원기간이 늘어나는 위험을 높인다(MICUs)(Martens et al., 2004; Paul et al., 2006).

　나) 미국의 많은 정식 간호사들은 모유수유 하는 환자들을 위한 알맞은 교육이나 트레이닝을 받지 못했다 (CDC; Centers for Disease Control and Prevention, 2009).

　다) 간호사들은 낮은 수유 도움 필요도의 모유수유 환자들을 관리할 수 있는 교육을 받아야 하고, 반면 높은 수유 도움 필요도가 필요한 환자들은 IBCLC에 의뢰하여야 한다.

　라) 미국에서는 부실한 수유 관리에 관한 소송들이 있다.

　　(1) Clements v. Lima Memorial Hospital, 2010 WL 597368

　　(2) Hall-ex rel Wade v. Henry Ford Health System, 2005 WL473683

　　(3) Garcia V. Lawrence Hospital, 773 N.Y.S 2d 59(2004)

　　(4) Baptist Memorial Hospital-Union Country v. Johnson, No. 98-IA-00175-SCT, 2000

2. 필요 자원 또는 재원 정하기

가. 수유시설의 다양성은 다른 지역에 위치한 병원들의 서비스 레벨에 따라 달라진다(Mannel & Mannel, 2006).

예: 병원에 3단계의 신생아 중환자실(NICU)이 있는가? 아니면 높은 필요도(acuity)의 태아들은 모두 지역센터로 옮겨지는가?

1) 입원환자들의 수유 관련 서비스는 가장 흔하게 실행되며 모유수유 환자들이 찾는 시설의 지역에 상관없이 간호가 이루어져야 한다.

가) 하위 레벨의 지역사회 병원들은 보통 산모들에게만 집중할 수도 있다.

나) 상위 레벨의 지역 센터들은 엄마의 영역, 신생아 중환자실과 소아과 그리고 엄마가 입원할 경우 생길 수 있는 가정의학과 또는 외과 영역에서의 수유 관련 지원을 요구한다.

(1) 보통의 산모나 아기의 상담시간(서류작성 시간 포함)(Mannel et al., 2006)

(가) 첫 방문: 35분

(나) 후속 방문: 32분

(2) NICU의 평균 상담시간(서류작성 시간 포함)(Mannel, 미출간)

(가) 첫 방문: 67분

(나) 직접 수유로의 이행기: 68분

(다) 퇴원 교육: 73분

(3) 모성 서비스가 없는 소아과 병원 또한 전문가의 수유 관련 지원이 필요하다 (Lessen, 2009)

2) 외래환자들의 수유 서비스는 해당 병원이나 지역의 전문 수유 관련 서비스에 의뢰되어 제공될 수 있다.

가) 외래환자의 수유 서비스는 동네의 병원이나 공공 보건소, 개인 수유상담가, 혹은 공공 보건 프로그램에서 이용 가능하다.

(1) 평균적 외래환자의 수유상담시간(서류작성 포함)(Mannel et al., 2006)

(가) 최초 방문: 95분

3) 전화를 통한 수유 관련 지원은 퇴원 후 환자 관리에 중요한 부분을 차지한다(Mannel et al., 2006; Murray et al., 2007).

가) 병원의 수유 관련 서비스는 빠른 후속조치를 위해 능동적으로 퇴원한 모든 산모들에게 제공되거나 산모의 전화상담 지원요청에 따라 제공될 것이다.

(1) 매넬(Mannel et al., 2006)에 의하면, 평균적인 전화 상담은 20분 정도 소요된다. 이 기록은 미국 오클라호마 모유수유 핫라인(U.S. Oklahoma Breastfeeding Hotline)에서 발표한 25분이라는 기록과도 일맥상통한다 (Oklahoma State Department of Health, 2011).

(2) 모든 모유수유 산모들이 퇴원 후 IBCLC로부터 적어도 한 통의 후속 전화를 받는다면 3,915 출산건당 정규직원 1명에 해당하는 인력(FTE; full-time equivalent)을 필요로 한다.

나) 만약 이 서비스가 병원에서 지원되지 않는다면, 각 지역사회의 전화상담 지원을 의뢰하는 것이 필수적이다.

다) 몇몇 나라들은 국가 차원의 모유수유 지원전화 상담센터를 운영하고 있다. 미국에서도 몇몇 주들이 자체적으로 모유수유 지원전화 상담센터를 운영하고 있다.

나. 병원 모유수유 관련 서비스를 위해 필요한 인력 계산하기

1) 병원 수유 관련 프로그램에 대한 미국의 조사에 따르면, 모유수유율 간의(모유수유의 시작과 완전 모유수유, 분만 횟수, 매주 수유상담가들의 도움을 받는 횟수) 사이에 매우 유의한 관계가 있다고 한다.

가) 수유상담가가 정규직일수록 모유수유의 시작의 증가와 깊게 연관되어 있다.

나) 정규직 수유상담가의 증가는 병원의 간호 인력들에 대한 수유 관련 교육시간의 증가와도 깊게 관계되어 있다.

2) 3차 의료기관의 수유 관련 서비스를 위한 직원 고용에 대한 권고사항은 **표 13-2**에 명시되어 있다.

가) 서비스 수준과 다양성은 직원 고용에 대한 권장사항을 결정한다.

표 13-2 직원 비율

서비스	정규직 환산 인력 비율(FTE Ratio)
엄마·아기 관리(입원환자)	1:783 모유수유를 하는 쌍(엄마·아기)
NICU 관리(입원환자)	1:235 입원한 아기
퇴원 후 관리	
(엄마·아기) 외래환자	1:1,292 모유수유를 하는 쌍(엄마·아기)
(엄마·아기) 전화 점검	1:3,915 모유수유를 하는 쌍(엄마·아기)
NICU 외래환자	1:8,181 모유수유를 하는 유아
교육	0.1:1,000 출산
프로그램 개발, 행정	0.1:1,000 출산
연구조사	0.1-0.2 FTE 전체

* FTE=정규직 환산 인력 (full-time equivalent), NICU = 신생아 중환자실

3) 미국수유상담가협회(USLCA; the u.s. Lactation Consultant)와 여성보건·산과 및 신생아간호협회(AWHONN; the Association for Women's Health, Obstetric and Neonatal Nurses)는 다음과 같은 직원 고용의 가이드라인을 제공하고 있다.

    가) 1.9 정규직 환산 인력 : 1,000 출산 (3차 의료기관)

    나) 1.3 정규직 환산 인력 : 1,000 출산 (신생아 서비스는 없음)

    다) 1.0 정규직 환산 인력 : 235 신생아 서비스로 이송/입원하는 아기들의 수

3. 정책 개발

가. 모든 모성 및 소아과 시설은 모유수유를 하는 환자들에 대하여 근거중심의 돌봄과 실행에 기반한 정책을 필요로 한다.

나. 병원의 모유수유 관련 정책을 다룬 수많은 자료가 존재한다.

    1) 국제 수유상담가협회(ILCA; International Lactation Consultant Association's) 완전 모유수유를 성립하기 위한 임상적 지침(Clinical Guidelines for the Establishment of Exclusive Breastfeeding)(ILCA, 2005)

    2) 모유수유 약물학회(ABM; Academy of Breastfeeding Medicine's)의 규약 7번, 병원 모유수유 정책 모델(ABM, 2010).

        가) ABM은 좀더 상황에 따른 정책을 발전시키기 위해 사용할 수 있는 다양한 지침을 가지고 있다.

    3) 미국소아과학회(AAP; American Academy of Pediatrics)의 '병원 모유수유 관련 정책 표본' (미국소아과학회 모유수유 분과, 2009)

    4) 북미모유은행협회(The Human Milk Banking Association of North America)는 기증된 모유, 모유 수집과 저장, 그리고 수유할 때의 실수 등에 대한 정책 개발을 위한 정보를 가지고 있다. 이 자료는 www.hmbana.org에서 이용할 수 있다.

    5) 미국 모유수유위원회(USBC, The U.S Breastfeeding Committee)는 퇴원 시 EBF의 새로운 핵심측정법을 도입하는 권고안을 제공하고 있다(USBC, 2010).

    6) 병원과 의료보건시설들은 모유수유 관련 직원들과 전문가들의 필요성을 드러내야 한다. 인사과 정책에는 고용인과 고용주에 대한 기대와 요구가 나타나 있다. 모유수유 관련 인력에 대한 인사과의 정책 샘플은 www.go.jblearnig.com/corecurriculum에서 찾을 수 있다.

다. 수유 관련 서비스에 특화된 정책들이 있을 수도 있다.

    1) 표본은 www.go.jblearning.com/corecurriculum에서 찾을 수 있다.

4. 수유 프로그램 관리

가. 잘 운영되고 있는 수유 프로그램은 수유 컨설턴트만을 위한 FTE가 있어 모유수유를 하는 가족들이 언제든 빠르게 서비스를 이용할 수 있게 해야 한다.

    1) 국제인증모유수유상담가(IBCLC)의 상담가 자격증은 미국의 전국 자격기관위원회

(National Commision for Certifying Agencies)에서 인증하는 유일한 자격증이다. 미 연방 공중위생국장은 모유수유 지원 캠페인에서 "IBCLC는 모유수유 관리 영역에서 인 증된 유일한 보건 전문가이다"라고 했다(p. 27).

　　　가) IBCLCs는 국제인증수유상담가시험원(IBLCE; International Board of Lactation Consultant Examiners)의 IBCLC의 수행범위와 전문 행동 규약에 충실해야 한다 (IBLCE, 2008, 2011).

　　　나) IBCLC는 ILCA의 수행 표준을 지켜야 한다(ILCA, 2006).

　　　다) IBCLC는 미국 내에서 공인 등록된 수유상담가(RLCs; Registered Lactation Consultants)로도 알려져 있다.

　　2) 새로 고용된 IBCLC는 적절한 교육과 연수가 필요하다

　　　가) IBLCE(2010)는 IBCLC 업무 수행에 대한 임상 역량을 발행했고 이는 연수 과정에서 이루어지는 IBCLC의 역량 확인에 이용된다.

　　3) IBCLC와 다른 모유수유 가족들을 간호하는 의료보건 담당직원들은 모유수유에 특화된 역량 평가와 교육이 매년 필요하다.

　　4) 몇몇 병원의 수유 프로그램들은 IBCLCs의 수유상담에 대한 동료들의 평가(peer review)를 매년 실시하고 있다. 이런 제3자 평가는 감독직급에 있는 IBCLC에 의해 이루어진다.

나. IBCLC에게 상담이나 진료를 받아야 할 환자들을 알아보는 것은 다음과 같은 방법을 통해 이루어질 수 있다.

　　1) 의뢰 시스템: 의뢰는 의사나 간호사 혹은 의료팀의 구성원, 그리고 환자와 가족들이 할 수 있다.

　　2) 모유수유 회진 시스템: IBCLC 담당직원들은 높은 수유 도움 필요도의 모유수유 쌍을 찾기 위해 새로운 산모들을 회진한다.

다. 서류 작성

　　1) 일반적으로 IBCLCs는 간호사들과는 따로 서류를 관리한다.

　　　가) IBCLC는 간호팀의 확장보다는 다학제간 관리팀으로서 역할을 한다.

　　　나) IBCLC는 문서작성 가이드라인을 가지고 있다(IBLCE, 2010).

　　　다) IBCLC는 약어를 쓸 때 서류작성 가이드라인을 따라야 한다. 대부분의 병원들은 인가된 약어를 위한 지정된 참고자료가 있다(예: Stedman's medical Dictionary).

　　　　(1) 모유수유는 정확하게 정의되어야 한다(Labbok et al., 1990).

　　　　　(가) 완전 모유수유는 다른 음식이나 액체류를 주지 않고 모유수유나 모유만을 먹이는 것이다.

　　　　　(나) 부분 모유수유(혼합수유)는 다른 액체류나 음식을 포함하며 모유대체품도 포함한다.

　　　　　　① 높음 = 80% 이상이 모유일 때

　　　　　　② 중간 = 20~80%가 모유일 때

③ 낮음 = 20% 미만이 모유일 때

　　(다) 토큰수유(Token breastfeeding)는 불규칙하며, 최소한의 모유수유를 뜻하는데, 주요 영양공급의 목적이 아니다.

　　(라) 완전 분유수유(Exclusive formula feeding)는 모유대체품으로만 하는 수유를 말한다.

2) IBCLCs와 간호사들은 젖 물리기에 관한 서류작성을 평준화된 젖 물리기 평가 과정(CDC, 2009)에 따라야 한다. Chapter 26을 보면 모유수유를 용이하게 하고 평가를 위한 가이드라인과 젖 물리기 평가 도구에 대한 가이드라인이 있다.

　　가) IBCLCs가 엄마와 아기의 평가와 돌봄에 대한 계획을 기록하는 동안 간호사들은 각 신생아들의 수유에 대한 서류를 작성할 책임이 있다.

　　나) IBCLCs는 보통 엄마와 아기 모두가 병원 환자일 경우 둘 모두에 대한 서류를 작성한다.

3) 모유수유를 하는 엄마들은 주로 수유 중 약물복용에 관한 정보를 얻기 위해 IBCLCs에게 의뢰한다. IBCLCs는 의료진과 가족들에게 근거에 기반한 약물복용에 대한 정보를 제공할 수 있다. 약에 관한 내용은 www.go.jblearning.com/corecurriculum에서 찾을 수 있다.

라. 자료 수집 및 보고

1) 모유수유 자료들은 소수의 나라에서 매년 추적되어, 보고가 가능한 의료 관련 결과물이다.

　　가) CDC는 각 주와 국가의 완전 모유수유 및 다른 종류의 모유수유율을 감시하고 있다. 이 정보는 www.cdc.gov/breastfeeding/data에서 볼 수 있다.

　　　　(1) 많은 병원들이 일상적으로 모유수유의 결과를 추적하는 시스템을 가지고 있지 않다(CDC, 2009).

　　나) 캘리포니아에서는 병원 퇴원시점의 모유수유율과 EBF 비율, 그리고 병원에 의해 공개되는 보고들을 모니터한다(California WIC Association and University of California, Davis, 2008).

　　다) 미연방 공동위원회(The U.S Joint Commission)는 퇴원 시 완전 모유수유 비율을 전체 병원 입원기간 중 모유만 먹은 신생아들/전체 신생아 수로 정의하고 있다.

　　라) 영국은 자국의 모유수유의 시작비율과 6~8주 시점의 모유수유율을 포함한 모유수유 비율을 모니터한다. 이 정보는 www.dh.gov.uk에서 찾을 수 있다.

　　마) 캐나다와 호주에서는 정기적으로 자국의 모유수유 비율을 보고한다.

　　　　(1) 캐나다 자료들은 http://www.hc-sc.gc.ca/fn-an/surveill/nutrition/commun/prenatal/duration-duree-eng.php에서 확인할 수 있다.

　　　　(2) 호주 자료는 Australian National Breastfeeding Strategy 2010-2015의 9페이지에 나와 있으며 www.health.gov.au/internet/main/publishing.nsf/Content/49F80E887F1E2257CA2576A10077F73F/$File/Breastfeeding_strat1015.pdf에서 찾을 수 있다.

바) 유니세프(UNICEF)는 나라마다 국내 모유수유 자료들을 추적한다.

2) 세계보건기구(WHO)는 93개 나라에서 이용 가능한 모유수유 자료를 보유하고 있으며 http://www.who.int/nutrition/databases/infantfeeding/countries/en/index.html 에서 확인할 수 있다.

3) 다른 자료들의 핵심은 해당 시설이 제공하는 서비스의 수준에 따라 달라진다.

가) 자기 엄마의 모유를 먹는 신생아 중환자실의 신생아 비율

나) 유축된 모유나 살균을 거친 기증된 우유를 먹는 신생아 중환자실의 신생아 비율

다) 퇴원 전 직접 모유수유로의 이행에 있는 신생아들의 비율

라) 높은 수유 도움 필요도 비율

마) 모유수유 환자들의 재입원 비율

5. 직원 교육

가. 병원의 수유 서비스는 종종 다른 의료팀원들에게 기본적인 수유 교육과 훈련을 제공한다.

1) IBCLC는 모유수유와 모유영양 관리의 전문가로 인식된다.

나. 소아산부인과 관련분야에서 일하는 간호사들은 첫 해에 20시간에 상당하는 기본적인 모유수유 관련 교육, 트레이닝을 받고 매년 보수교육이 필요하다.(WHO, 1998)

1) WHO의 아기에게 친근한 병원 만들기 운동의 교육 과정(WHO, 2009b)

2) 미 모유수유 위원회의 모든 의료보건 관련 전문가를 위한 모유수유 관련 돌봄과 서비스의 핵심역량(USBC, 2009)

3) 여성의 보건·산과 및 신생아간호협회(AWHONN)의 대차대조표 : 모유수유(AWHONN, 2008)

다. 의사 또는 임상의학자는 기본적인 모유수유 돌봄과 관리에 관한 교육이 필요하다(WHO, 1998).

1) 이용 가능한 자원

가) 의사를 위한 웰스타트 수유관리 자가학습 모듈(Wellstart International, 2009)

나) 의대 및 기타 대학생 교과서의 WHO 영유아 식이모델 챕터(WHO, 2009a). 영어와 스페인어로 가능하다.

다) 미국 소아과학회(American Academy of Pediatrics:AAP) 제공의 의대 전공의를 위한 모유수유에 대한 레지던트 교육 과정(breastfeeding residency curriculum for medical residents) (AAP, 2009)

라) 미국 캘리포니아 스탠포드 대학교의 비디오 자료들은 http://newborns.stanford.edu/Breastfeeding/에서 볼 수 있다.

마) 추가 자료들은 www.go.jblearning.com/corecurriculum에서 목록을 볼 수 있다.

6. 직원들을 위한 병원 수유 관련 서비스

가. 병원은 모유수유를 하는 직원과 의사를 위한 정책 및 시행을 개발해야 한다(Wiseman et al., 2012).

1) 병원은 종종 건강과 웰빙을 촉진하는 노력의 선구자가 된다.

2) 병원은 종종 해당 지역의 주요한 고용주가 된다.

3) 미연방의 노동부(The U.S Department of Labor, 2010)는 모유수유를 지원하는 일터를 요구하는 새로운 규정을 통과시켰다.

4) 병원의 규정과 환경은 환자와 방문자, 그리고 의료전문가와 직원들의 건강과 웰빙에 영향을 준다.

　가) 전 세계 많은 병원들이 금연 환경을 추구하고 있다.

　나) 몇몇 병원들은 모유수유 친화적인 일터와 고용주로 새롭게 인식되고 있다.

나. 수유상담가들은 모유수유와 수유 관리에 숙련되어 있고 직장을 다니는 모유보수유 중인 엄마들을 지원한다(Chapter 7 모유수유와 직장여성을 참고하라).

1) 병원의 직원들과 의사들은 직장으로 복귀한 뒤 모유수유에 어려움을 겪을 때 필연적으로 병원의 수유 서비스에 의뢰하게 된다.

2) 수유상담가들은 모유수유를 하며 일하는 직장 여성들을 지지하는 병원 정책의 개발을 촉진시키기 위한 지식과 기술을 가지고 있다.

3) 수유상담가들은 적절한 공간과 장비가 갖추어진 직원용 수유실을 갖추는 데 중요한 역할을 할 수 있다.

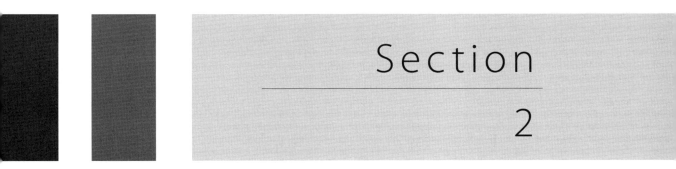

Section
2

수유의 과학

Part

3

모유수유의 해부와 생리

Chapter 14

모유수유와 관련된 해부학

Maternal Breastfeeding Anatomy

Judith Lauwers, BA, FILCA

학습목표

- 유방 발달단계를 기술한다.
- 유방의 주요 구조의 위치를 파악한다.
- 유방의 주요 구조의 기능을 기술한다.
- 유방의 해부학적 구조의 정상변이에 대해 토론한다.

서론

유방의 의학적 명칭은 '유방'을 의미하는 라틴어 'mamma'에서 유래된 '유선(mammary gland)'이다. 유선은 출생 당시 발달이 다 이루어지지 않는 유일한 기관이다. 유선은 태아기, 생후 2년, 사춘기 그리고 임신과 수유기의 4단계에 걸쳐 성장과 발달을 한다. 유방은 영양 공급과 양육이라는 두 가지 기능을 담당한다. 모유수유 상담가는 적절한 모유수유 관리 지침을 제공하고 여러 가지 문제점들을 해결하기 위해 유방의 구조와 기능에 대한 기본적인 내용을 잘 파악해야 한다.

1. 유방 발달(Breast development)

가. 태아기(embryo)와 신생아기(neonate)

1) 3~4주경: 유선은 양쪽 겨드랑이 부위에서 서혜부에 이르는 원시 유선(primitive milk streak)에서 발생하기 시작한다.

2) 4~5주경: 원시 유선은 유방융기(mammary milk ridge)로 발달하고, 양측 유방은 이 선조직으로부터 형성된다.

3) 7~8주경: 조직이 두터워지며 흉벽(chest wall) 안쪽으로 계속 발달한다.

4) 12~16주경: 특수한 세포들이 유두(nipple)와 유륜(areola)의 횡문근(smooth muscle)으로 분화한다.

  가) 상피세포들이 유방눈(mammary buds)으로 발달한다.

  나) 상피세포 분지들이 형성되어 결국에는 선방세포(alveoli)가 된다.

5) 15~25주경: 미래에 모유를 분비할 선방세포(alveoli)를 형성할 상피세포의 덩어리가 만들어진다.

  가) 유관과 그 분지들이 형성되며 유선와(mammary pit)라고 하는 얕은 상피 함요부로 개구한다.

  나) 이 유선와는 점차 융기되어 유두와 유륜을 형성한다.

  다) 함몰유두(inverted nipple)는 이러한 융기가 실패했을 때 초래된다.

6) 32주 이후: 각 분지 체계에서 도관(canal)이 형성된다.

7) 산달(near term)경: 태아의 유선에서 15~25개 가량의 유관이 형성된다.

8) 신생아

  가) 유즙 누출증(galactorrhea): 모체 호르몬 영향으로 신생아 유선조직에서 초유와 비슷한 액체가 분비된다(Collaborative Group, 2002; Lee et al., 2003; Madlon-Kay, 1986).

  나) 신생아 유방염을 일으킬 수 있으므로 이러한 마유(魔乳)는 짜지 않는 것이 권장된다(Collaborative Group, 2002; Lee et al., 2003).

나. 사춘기(Puberty)

1) 유방은 일반적인 신체 발달과 함께 성장한다.

2) 유방실질(유방 선조직)의 성장은 유관(ducts), 소엽(lobes), 선방세포(alveoli)와 주위 지방조직을 만든다.

3) 10~12세경 초경의 시작과 함께 유방의 발달이 계속된다.

  가) 유관의 1차, 2차 성장과 함께 분지가 이루어진다.

  나) 성숙한 여성 유방에서의 선방세포(모유가 분비되는 작은 주머니)가 될 종말아(芽)가 형성된다.

  다) 매 월경 주기 사이에 유관 조직의 활발한 성장과 분화가 일어나며, 대략 35세까지 지속된다.

다. 임신(Pregnancy)

    1) 유방기능의 완전한 발달은 임신시기에만 일어난다.

    2) 유방의 크기가 증가하고, 피부가 얇아지고, 정맥들이 점점 더 눈에 잘 띤다.

    3) 유륜의 직경이 증가하고, 몽고메리선이 확장되며, 유두색이 어두워진다.

라. 유방 발달에 있어서의 기형

    1) 어떠한 질환, 화학요법, 흉부의 치료방사선 조사, 흉부 수술 혹은 흉부 외상 등은 유방발달에 영향을 미칠 수 있다.

    2) 모유수유 경험이 있는 여성에게서 유방암 발생 비율이 낮은 원인 중 하나로 세포사(cell death)가 제안되고 있다(Collaborative Group, 2002; Lee et al., 2003; Tryggvadottir et al., 2001).

2. 성숙 유방(Mature breast)의 해부학

가. 유방 외부(Exterior breast)(**그림 14-1**)

    1) 2~6째 늑골 사이의 표재근막(피부 밑의 섬유성 조직) 내에 위치한다.

    2) 스펜스 꼬리(Tail of Spence): 액와부로 뻗어 있는 유선조직

        가) 유관체계와 연결되어 있으므로 다른 과잉조직과 구분된다.

        나) 모유가 저장되고 유방염을 일으킬 수 있는 잠재적인 지역이다(Lee et al., 2003).

    3) 피부 표면은 유두, 유륜, 그리고 몽고메리선을 포함한다.

    4) 유방의 크기는 기능적 저장량과 비례하지 않는다.

        가) 유방의 지방 조성이 크기와 모양을 결정한다.

        나) 유방의 크기는 모유 저장 용량을 나타낼 수도 있다(Daly et al., 1995; Hartmann et al. 1996).

나. 유두 유륜 복합체(**그림 14-2**)

    1) 유두(nipple)

        가) 유륜 중앙에서 약간 아래에 위치한 원추형 융기

        나) 유두의 특징

            (1) 유두의 평균 직경은 1.6cm이다. 평균 길이는 0.7cm이다(Ziemer, 1993).

            (2) 5~10개의 유관이 개구되어 있다(Ramsay, Kent et al., 2005; Walker, 2011).

            (3) 모유의 지속적인 누출을 막아주는 역할을 하는 횡문근 섬유가 존재한다.

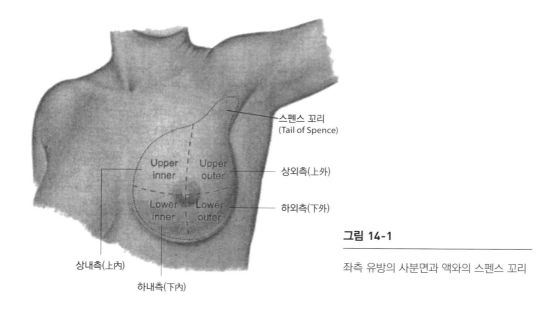

그림 14-1

좌측 유방의 사분면과 액와의 스펜스 꼬리

(4) 유두는 감각신경 말단이 조밀하게 분포되어 있다.

다) 유두의 발기(nipple erection)

(1) 내부의 종주근과 외부의 환상근 섬유의 배열이 수축되었을 때 유두의 발기를 가능하게 한다.

(2) 정맥울혈은 혈류를 느리게 하고 유륜의 표면적을 감소시킨다.

(3) 유두는 수유시 아기가 젖을 무는 것을 도와주기 위해 작고 단단해지며 더욱 튀어 나오게 된다.

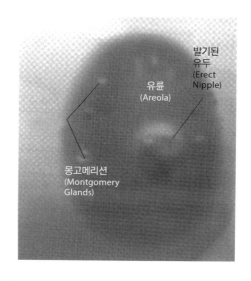

그림 14-2

유두 유륜 복합체

2) 유륜(areola)

　가) 유두를 둘러싸고 있는, 어둡게 착색된 원형의 구역

　　(1) 유두처럼 탄력성을 가지고 있다.

　　(2) 평균 직경은 6.4cm이다(Ziemer, 1993).

　　(3) 횡문근, 교원섬유, 탄력섬유, 결합조직 섬유들이 방사상과 원형 구조를 이루고 있다.

　　(4) 임신기에는 보통 더 어두워지고 넓어진다.

　나) 유륜에 분포하는 몽고메리 돌기

　　(1) 피지선, 유선, 한선의 개구부들이 존재한다.

　　(2) 임신기간 동안 커지고, 작고 볼록한 여드름 모양을 하고 있다.

　　(3) 적은 양의 모유와 유두를 보호하고 매끄럽게 해주는 물질을 분비한다.

　　(4) 몇몇은 적은 양의 모유를 분비한다.

　　(5) 분비물은 아기가 유두의 위치를 찾는 데 도움을 주는 향기를 만들어낸다(Doucet et al., 2009 ; Schall et al., 2006).

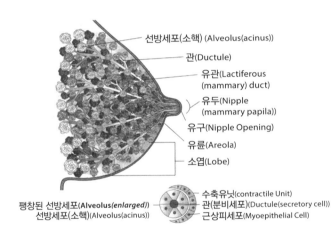

선방세포(소핵) (Alveolus(acinus))
관(Ductule)
유관(Lactiferous (mammary) duct)
유두(Nipple (mammary papila))
유구(Nipple Opening)
유륜(Areola)
소엽(Lobe)

팽창된 선방세포(Alveolus(enlarged))
선방세포(소핵)(Alveolus(acinus))
수축유닛(contractile Unit)
관(분비세포)(Ductule(secretory cell))
근상피세포(Myoepithelial Cell)

그림 14-3

수유하는 유방의 구조

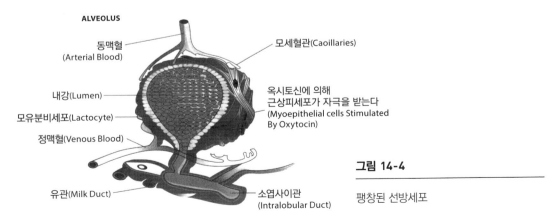

ALVEOLUS
동맥혈 (Arterial Blood)
내강(Lumen)
모유분비세포(Lactocyte)
정맥혈(Venous Blood)
유관(Milk Duct)
모세혈관(Caoillaries)
옥시토신에 의해 근상피세포가 자극을 받는다 (Myoepithelial cells Stimulated By Oxytocin)
소엽사이관 (Intralobular Duct)

그림 14-4

팽창된 선방세포

다. 실질: 유방의 기능적 부분(**그림 14-3**).

　1) 선방세포(소핵이라고도 불림)는 성숙한 유선의 기본적인 구성 요소이다.

　　가) 선방세포는 모유가 생성되는 분비세포들이다(**그림 14-4**).

　　　(1) 선방세포 안쪽의 특별한 상피세포인 모유분비세포는 엄마의 혈액으로부터 영양분, 면역글로불린, 호르몬을 흡수하여 모유를 만든다.

　　　(2) 모유분비세포에 있는 프로락틴 수용체들은 혈액으로부터 프로락틴을 흡수하고 프로락틴을 선방세포 안으로 들어가게 해서 모유 생산을 자극한다.

　　나) 근상피세포는 선방세포를 감싸고 옥시토신에 반응하며, 수축하여 유관으로 모유를 분비한다.

　2) 유방은 선방세포로부터 유두에 이르는 유관을 통해 모유를 운반하는 15~25개의 소엽(lobes)을 포함한다.

　　가) 각각의 소엽은 소엽으로부터 유륜 뒤쪽의 유관으로 수렴하는 유관의 복잡한 체계에 있는 10~100개의 선방세포를 포함한다.

　　나) 초음파 영상은 소엽 간의 연결을 보여준다(Geddes, 2007).

　　다) 유관(ducts)은 사출반사에 의해 일시적으로 넓어지며 수유가 끝나면 다시 좁아진다(Ramsay et al., 2004; Ramsay, Mitoulas, et al., 2005).

　　라) 제거되지 않은 모유는 집합관(collecting ducts)으로 되돌아간다.

　3) 유관은 유두에 있는 5~10개의 유관 개구부로 연결된다.

라. 간질(stroma): 유방의 조직들을 지지한다.

　1) 결합조직, 지방조직, 혈관, 신경, 림프조직

　2) 쿠퍼인대(Cooper's ligament)

　　가) 유방을 관통하여 수직으로 배열된 현수 인대

　　나) 피하 조직의 심부층을 피부의 진피층에 부착시킨다.

마. 혈관계(vascular anatomy)(**그림 14-5**)

　1) 유방은 혈관 분포가 풍부하다.

　2) 내유동맥(int. mammary a.)은 유방 혈액 공급의 60%를 담당한다.

　3) 외측흉동맥(lat. thoracic a.)은 유방 혈액 공급의 30%를 담당한다.

　4) 유방 내의 혈관들은 확장된다.

　5) 에스트로겐 폭발(surge)은 혈관의 성장을 자극한다.

　6) 프로게스테론 폭발(surge)은 선조직의 확장을 유발한다.

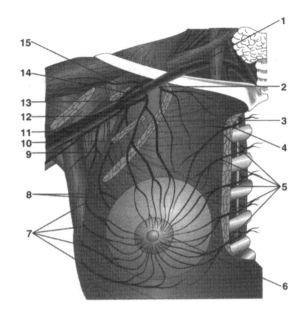

1. 쇄골하동맥
2. 최상흉동맥
3. 내흉동맥
4. 대흉근
5. 내유동맥의 관통분지
6. 유두 주위의 동맥총
7. 늑간동맥
8. 외측흉동맥의 대흉근분지
9. 견갑회선동맥
10. 소흉근
11. 견갑하동맥
12. 외측흉동맥
13. 흉견봉동맥의 대흉근분지
14. 액와동맥
15. 흉견봉동맥의 삼각근분지

그림 14-5 유방으로의 동맥혈 공급

바. 림프계(lymphatic system)(**그림 14-6**)

　1) 조직 사이 공간의 과량의 체액, 박테리아, 흩어진 세포 조각들을 모은다.

　2) 주로 액와 림프절로 배출시킨다.

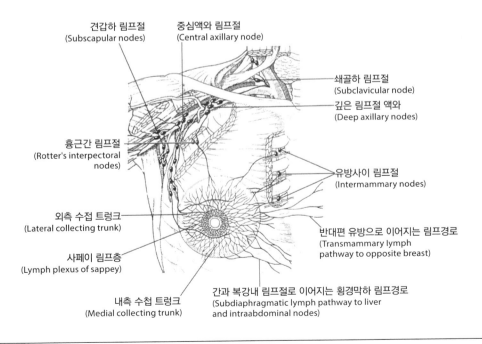

견갑하 림프절
(Subscapular nodes)

중심액와 림프절
(Central axillary node)

쇄골하 림프절
(Subclavicular node)

깊은 림프절 액와
(Deep axillary nodes)

흉근간 림프절
(Rotter's interpectoral nodes)

유방사이 림프절
(Intermammary nodes)

외측 수접 트렁크
(Lateral collecting trunk)

반대편 유방으로 이어지는 림프경로
(Transmammary lymph pathway to opposite breast)

사페이 림프층
(Lymph plexus of sappey)

내측 수첩 트렁크
(Medial collecting trunk)

간과 복강내 림프절로 이어지는 횡경막하 림프경로
(Subdiaphragmatic lymph pathway to liver and intraabdominal nodes)

그림 14-6 유방의 림프 배출

사. 신경지배(innervation)(**그림 14-7**)

    1) 유방의 신경지배는 주로 4, 5, 6번 늑간신경에 의해 이루어진다.

    2) 유방 심부의 신경 분포는 희박하다.

    3) 4번 늑간신경은 유방 뒷면을 관통해서 들어간다.

        가) 좌측 유방의 4시 방향, 우측 유방의 8시 방향 부위와 유륜 대부분의 감각을 지배한다.

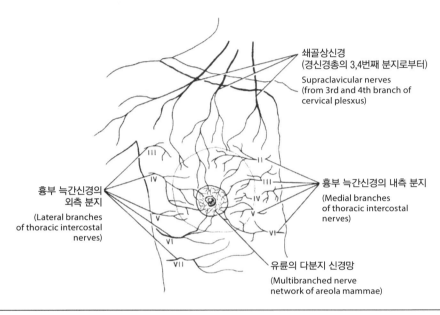

그림 14-7 유선의 신경 분포

        나) 유륜에 가까워질수록 표면으로 나오면서 5가닥으로 분지한다.

        다) 최하측 분지는 좌측 유방의 5시 방향, 우측 유방의 7시 방향으로 유륜에 들어간다.

        라) 이 신경이 손상을 받으면 유방의 감각에 장애가 발생할 수 있다.

        마) 만일 최하측 분지가 절단되면 유두와 유륜의 감각이 소실될 수 있다.

        바) 비정상적 감각 혹은 유두·유륜 복합체의 자율신경 분포

            (1) 젖 사출반사나 프로락틴과 옥시토신 분비에 영향을 줄 수 있다.

            (2) 유방확대술이나 축소술 시 이 신경이 손상되거나 절단될 수 있다.

3. 변이(Variation)

가. 유방의 크기, 형태, 색깔, 그리고 흉벽에서의 위치는 다양하다.(**표 14-1, 그림 14-8**)

표 14-1 형태학적 특징에 따른 유방의 분류

1형	정상적인 사분면을 가진 둥근 유방
2형	하내측 사분면의 저형성
3형	하내외측 사분면의 저형성
4형	심한 위축과 매우 작은 유방저부

1) 임신과 수유 시 유방의 무게가 증가
   가) 비임신 여성: 약 200g에 달하는 성숙된 유방
   나) 분만이 가까운 임신 여성: 400~600g 정도의 유방
   다) 수유기: 600~800g 정도의 유방
2) 비대칭성은 흔하며, 보통 좌측 유방이 우측보다 크다.

나. 유방 기형
1) 과잉유방(hypermastia): 부(accessory)유선의 존재
   가) 액와와 서혜부 사이의 유선(milk line)을 따라 발달하는 부유두 또는 과잉 유두 (Schmidt, 1998 ; Velanovich, 1995).

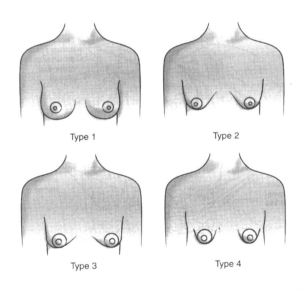

Type 1   Type 2

Type 3   Type 4

그림 14-8 유방의 구분

나) 임신이나 수유기에 종종 두드러진다.

다) 신장이나 다른 기관의 기형과 연관될 수도 있다(Berman et al., 1994).

라) 부 유선조직도 수유가 가능하며, 악성종양으로 발전한다(Collaborative Group, 2002; Lee et al., 2003).

2) 과유두증(hyperthelia): 유선조직이 동반되지 않은 유두

3) 유방비대(hypertrophy): 비정상적으로 큰 유방

4) 유방발육부전(hypomastia): 비정상적으로 작은 유방

5) 과형성(hyperplasia): 유방의 과다 발달

6) 저형성(hypoplasia): 유방의 발달 부족

　　가) 선조직의 부족으로 인한 튜브 모양의 유방

　　나) 유륜이 큰 경우도 있다

　　다) 종종 간격이 넓고 비대칭적이다.

　　라) 젖량이 부족할 수 있다(Huggins et al., 2000).

　　마) 유방의 편측성 저형성은 흉부 근육의 저형성(폴란드 증후군)과 결합되어 있다.

다. 유두의 변이(nipple variations)(**그림 14-9**)

1) 제한된 신장성(protractility)

　　가) 유두는 외번되어 있어야 하고 압박하거나 자극했을 경우 신장성이 있어야 한다.

　　나) 초임부들의 10～35%에서 불량한 신장성이 발견된다.

　　다) 임신 기간 동안 신장성(protractility)이 증가한다. 아기가 유방 조직을 잘 물면 수유에 미치는 영향은 미미하다.

　　라) 함몰유두는 여성의 약 3%에서 발생하고 보통 양측성이다.

　　　(1) 진성 함몰유두(true inversion)는 압박이나 자극을 가했을 때에도 함몰된 상태를 유지한다.

　　　(2) 가성 함몰유두(pseudo-inverted)는 평소엔 함몰되어 있다가 압박이나 자극을 가했을 때 돌출된다.

　　　(3) 짧은목(short shanked) 유두: 평소엔 돌출되어 있다가 압박이나 자극을 가하면 쑥 들어간다.

2) 유두의 다른 변이들

　　가) 공 모양(bulbous): 아기가 붙잡기 어려울 정도의 큰 유두

　　나) 보조개 모양(dimpled): 유두가 유륜에 의해 둘러싸이게 되므로 짓무름(maceration)의 위험이 증가

　　다) 두 갈래 모양(bifurcated)

　　라) 가까이 모여 있는 두 개 혹은 그 이상의 유두

　　마) 피부 꼬리(skin tag): 임신기간 중에 좀 더 잘 보인다.

유두의 유형	자극 전	자극 후

일반적인 유두(Common nipple)

대부분의 산모들이 가지고 있는 일반적인 유두. 평소엔 약간 돌출되어 있다가 자극을 받으면 발기되고 잡기 쉬워진다. 아기가 입천장 쪽으로 당기고 늘리기 위해 유두를 찾고 쥐는 데 아무 문제가 없다.

편평·목짧은 유두(Flat and/or short snaked nipple)

편평 유두는 부드럽고 유순하며 융기될 수 있는 능력이 있어서 아기 입에 맞게 잘 들어맞는 형태로 변형될 수 있다. 편평 유두 중에는 목이 짧아서 융기되기 어렵고 아기가 잘 찾고 쥐는 데 문제가 있는 경우도 있다. 자극을 주어도 형태가 변화되지 않거나, 압박을 하면 쑥 들어가는 경우도 있다. 안쪽과 바깥쪽으로의 약간의 운동성은 있지만 아기가 유방 가운데에서 유두를 찾고 쥐는 데 도움을 줄 만큼 충분하진 않다. 주사기의 사용으로 신전성이 향상될 수 있다.

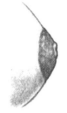 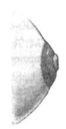

가성 함몰유두(Pseudo-invert nipple)

가성 함몰유두는 평소엔 함몰되어 있다가 압박이나 자극을 가했을 때 돌출된다. 이 유두는 교정이 필요치 않으며 수유에 아무 문제가 없다.

변형 함몰유두(Retracted nipple)

변형 함몰유두는 함몰유두의 대표적인 형태로, 평소엔 정상에 가까우나 자극을 받으면 함몰된다. 신장성을 증가시키는 치료법에 잘 반응한다.

함몰 유두(Inverted nipple)

진성 함몰유두는 평상시와 자극 시 모두 함몰되어 있다. 매우 드물며 아기가 붙잡기 매우 어렵다. 신장성을 향상시킬 수 있는 모든 방법을 다 동원해야 한다. 유두가 함몰된 채로 있다고 하더라도 엄마가 유방이 아기 입속에 잘 들어갈 수 있는 모양으로 만들어주면 아기는 젖을 물 수 있다.

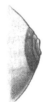

그림 14-9 유두의 기본적인 5가지 유형

Chapter 15

수유와 관련된 유아해부학
Infant Anatomy for Feeding

Catherine Watson Genna, BS, IBCLC

학습목표

- 신생아 두개골의 여러 특징적 부위들에 대한 이름과 위치를 파악한다.
- 뇌신경 12쌍의 이름과 기능을 파악한다.
- 빨기(sucking)와 저작(mastication)에 관련된 근육들의 위치, 이름과 기능에 대해 파악한다.
- 신생아 구강의 해부학적 형태를 파악한다.
- 신생아의 머리와 구강의 정상기준과 비정형 및 비정상의 차이를 구별한다.
- 모유수유와 관련된 구강반사(oral reflex)에 대해 서술한다.

서론

모유수유 시의 문제점들을 교정하고 분석하며 수유와 관련된 정상적인 구조와 기능을 이해하기 위해서는 신생아의 머리에 대한 해부학적인 이해가 매우 중요하다. '기준(reference)'이라는 용어는 비판단적(nonjudgmental) 용어로서 '정상(norm)'이라는 용어에 비해 가장 흔한 예시 또는 모집단의 가장 큰 대표치를 묘사하는 데 사용된다. 모유수유 시 문제를 발생시킬 수 있는 정상변이와 비정상을 구분해야 한다. 수유상담가는 모유 섭취를 가능하게 하는 신생아의 해부학적 구조와 기능이 어떻게 조화를 이루는가에 대한 이해가 필요하다. 신생아 구강의 해부학적 구조는 세상과 연결되는 첫 번째 통로가 된다. 적절하고 정확한 해부학적 평가는 수유전문가로 하여금 정상적이며 눈에 띄는 편차를 평가하는 데 도움을 준다.

1. 해부학 용어의 기본 개념

가. 기준: 가장 흔한 대표치를 설명하는 데 사용됨.

나. 신체 면(Body planes): 신체를 묘사하는 데 통일성을 가능하게 함(Kapit et al., 1993).

  1) 정중시상면: 인체를 정중선을 따라 오른쪽과 왼쪽으로 나누는 수직면

  2) 시상면: 정중시상면 선과 평행한 어떠한 평면. 수직으로 인체를 오른쪽과 왼쪽으로 나눔.

  3) 관상면(정면): 인체를 앞면과 뒷면으로 나누는 어떠한 평면. 시상면과 직각을 이룸.

  4) 수평면: 인체를 위와 아래 부분으로 나누는 평면.

다. 방향과 위치

  1) 머리의, 위의, 머리 쪽(Cranial, superior, rostral): 상부의 또는 위의

  2) 꼬리의, 아래의(Caudal, inferior): 하부의 또는 아래의

  3) 앞쪽의, 배 쪽의(Anterior, ventral): 앞면을 향한

  4) 뒤쪽의, 등 쪽의(Posterior, dorsal): 뒷면을 향한

  5) 내측의: 인체의 정중선과 가까운

  6) 바깥쪽의: 측면을 향한

  7) 근위의: 기원과 가까이의

  8) 원위의: 기원과 멀어지는

  9) 표면의: 표면 위의

  10) 깊은: 표면 아래의

  11) 동측성의: 같은 쪽을 유지하는

  12) 반대 측의: 반대쪽을 유지하는

라. 용어

  1) 선방세포(Alveolus): 작은 공간 – 유방에서 중심관(central lumen)을 둘러싼 모유분비 세포(모유를 생산하는 세포)의 구 모양의 배치. 유관에 의해 배출됨.

  2) 돌기(Process): 뼈의 돌기

  3) 도관(Meatus): 통로, 특히 관의 외부로 난 구멍

  4) 구멍(Foramen): 자연적인 구멍 또는 통로, 특히 뼈를 통해 있는 것.

  5) 관(Lumen): 관이나 관 조직 안에 있는 공간이나 통로

  6) 공동(Sinus): 와(recess), 공동(cavity), 빈 공간

  7) 융기(Protuberance): 돌출된 부분, 돌기 또는 융기한(근육, 건, 인대와 연결을 위해 뼈 위에)

  8) 천문: 거친 막으로 덮힌 두개골의 접합 부분

마. 신체 위치

  1) 복와위: 엎드린 자세

  2) 앙와위: 등을 바닥에 대고 누운 자세

바. 관절

  1) 턱관절: 턱을 열었다 닫았다 함(하악의 외측 편위)

2) 봉합선 : 움직이지 않는 관절(뼈는 얇은 섬유성 조직으로 결합되어 있음)

사. 근육

1) 불수의근 : 자율신경계에 의해 조절되는 근육, 의지로 조절 안 됨.

2) 수의근 : 의지로 조절되는 근육, 중추신경계

3) 내장의·평활근 : 소화기나 호흡기에서 발견됨.

4) 심장의·횡문근 : 횡문 형태를 가진 수의근을 포함하지만 세포 사이 불완전한 분리가 되어 있는 불수의근으로 수축을 조정

5) 골격근·횡문근 : 수의근, 횡문근(대소근육 운동)

6) 기시 : 행동의 기초가 되는 역할을 하는 근육의 보다 고정된 부착 부위.

7) 종지 : 움직임이 발생하는 부위의 움직이는 부착 부위

아. 체계 : 인체를 구성하는 기관들의 그룹

1) 골격계 : 뼈, 연골, 막 구조 등 신체의 연부조직을 보호하고 지지하며 움직이기 위한 지렛대 역할을 함

2) 근육계 : 움직임을 촉진함

3) 심혈관계 : 혈액을 공급하고 배포함

4) 림프계 : 조직 공간에 빠져나와 세포 간 대사산물을 처리하며, 혈액에서 흡수한 지방을 운반함

5) 신경계 : 인지, 움직임, 자율신경 기능을 조절하는 체계

6) 내분비계 : 인체 기능의 화학적 조절자

7) 외피계 : 피부(머리카락, 손톱, 피지선, 땀샘)를 통해 절연, 체온, 수분 조절

8) 호흡계 : 혈액에 산소를 공급하고 이산화탄소를 제거함

9) 소화계 : 음식을 인체가 흡수하고 사용할 수 있는 물질로 변환시킴

10) 비뇨계 : 소변을 만들고 제거하여 항상성을 유지함

11) 면역계 : 질병으로부터 인체를 보호하고 질병과 감염에 대항함

12) 생식계 : 종의 보존

2. 아기의 머리, 얼굴, 목의 골격계

가. 뼈(Diamond et al., 1991 ; Grant, 1956)

1) 후두골 : 두개골의 뒷부분과 기저를 형성(척수가 지나가는 통로인 대후두공을 포함한다)

2) 전두골 : 이마, 비강의 천장, 안와(눈을 포함하는 골와)를 형성한다.

3) 두정골 : 두개골의 측면과 천장

4) 측두골 : 두개골의 측면과 기저, 중이와 내이 구조를 포함한다.

5) 접형골 : 다른 두개골들을 내부적으로 연결하는 나비모양의 뼈로 관자놀이의 일부, 두개골의 바닥(터기 안장 – 뇌하수체 자리), 비중격, 안와의 후벽을 형성한다.

6) 사골 : 코뼈와 접형골의 사이, 앞쪽 두개골 바닥의 일부, 안와의 내벽, 비중격의 일부를 형성한다.

7) 코뼈: 코의 상부 다리

8) 서골: 비강의 뒤쪽, 비중격의 일부를 이룬다.

9) 누골: 안와의 앞쪽, 안쪽 벽

10) 협골궁: 뺨의 돌출 부위와 안와의 바깥쪽 벽과 바닥 부분

11) 구개골: 상악골과 접형골 사이의 비강 뒤쪽

12) 상악골: 위턱

13) 하악골: 아래턱

14) 하비갑개: 비강의 바깥쪽 벽

15) 설골: 편자모양의 뼈가 측두골의 경상돌기에 매달려 있음.

나. 통로

1) 후비공: 코 뒤쪽 구멍, 비강에서부터 비인두로 연결됨. 설소대 단축증이 없다면, 모유수
유는 후비공을 넓힌다(Palmer, 1998).

다. 접합부: 두개골에서만 발견됨

1) 관상봉합: 전두골과 두(two) 두정골 사이의 선

2) 시상봉합: 두 두정골 사이의 중심선

3) 인자(人字) 봉합: 후두골과 두정골 사이의 앞쪽 선

라. 천문: 유아의 두개골 사이의 막으로 덮인 공간

1) 대천문: 전두골과 두정골 사이에 있는 다이아몬드 모양의 공간

2) 소천문: 인자봉합과 시상봉합이 합쳐진 삼각형 모양의 공간

3) 전측두천문: 두개골의 양측에 있는 불규칙한 모양의 천문

4) 후측두천문: 두개골 후부의 양측에 있는 간격

3. 구강의 신경지배와 젖 빠는 동작(Netter, 2006)

가. 뇌신경(cranial nerves)

1) CN I. 1. 후신경(Olfactory nerve): 냄새

2) CN II. 2. 시신경(Optic nerve): 시각

3) CN III. 3. 동안신경(Oculomotor nerve): 눈의 움직임을 위한 외측 근육을 지배

4) CN IV. 4. 활차신경(Trochlear nerve): 눈을 위아래로 움직이게 하는 근육을 지배

5) CN V. 5. 삼차신경(Trigeminal nerve): 3개의 분지(저작근)

6) CN VI. 6. 외전신경(Abducens nerve): 눈을 인체 중심으로부터 멀어지는 방향으로 움직임

7) CN VII. 7. 안면신경(Facial nerve): 안면의 표정근

8) CN VIII. 8. 전정와우신경(내이신경) (Vestibulocochlear nerve): 청각, 평형

9) CN IX. 9. 설인신경(Glossopharyngeal nerve): 미각, 인두의 감각(삼킬 때 중요)

10) CN X. 10. 미주신경(Vagus nerve): 인후

11) CN XI. 11. 척추부신경(Spinal accessory nerve): 목과 어깨의 근육

12) CN XII. 12. 설하신경(Hypoglossal nerve): 혀의 근육

나. 젖 빨기와 관련된 뇌신경(**표 15-1**)

　1) 삼키기와 관련된 뇌신경; 26개의 근육과 6개의 뇌신경이 삼키는 동작을 위해 협응해야
　　한다(**표 15-2**).

표 15-1 젖 빨기와 관련된 뇌신경

유두의 유형	뇌신경·감각	뇌신경·운동
입	CN V(모양/질감)	CN VII
혀	CN VII, IX(맛)	CN XII
턱	CN V(턱관절 위치)	CN V

표 15-2 삼키기와 관련된 뇌신경

유두의 유형	뇌신경·감각	뇌신경·운동
입천장	CN V, IX	CN V, VII, IX, X
혀	CN IX	CN V, VII, XII
인두	CN V, X	CN IX, X
후두	CN X	CN IX, X

4. 젖 빨기(suckling)와 관련된 근육

　가. 씹고 젖 빠는데 사용되는 근육(**그림 15-1, 그림 15-2**)

　　1) 측두근(Temporalis): 턱을 올리고, 입을 닫고, 턱을 뒤쪽으로 뺀다.

　　2) 저작근(Masseter): 턱을 닫는다(Gomes et al., 2006).

　　3) 내측익돌근(Med. pterygoid): 턱을 올리고, 입을 닫는다.

　　4) 외측익돌근(Lat. pterygoid): 턱을 앞으로 뺀다.

　　5) 협근(Buccinator): 뺨을 누르면서 볼을 좁힌다(Gomes et al., 2006).

　　6) 구륜근(Orbicularis oris): 입술을 닫는다.

　　7) 이근(Mentalis): 아랫입술 가운데를 들어올린다.

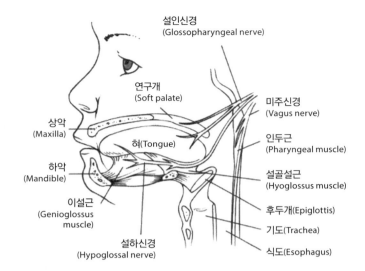

그림 15-1

시상면에서의 빨고 삼키는데 사용되는
근육과 신경들

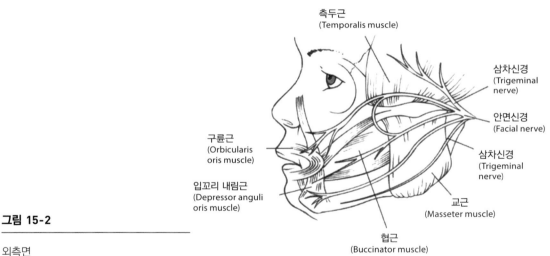

그림 15-2

외측면

　나. 혀를 움직이는 데 사용되는 근육(Takemoto, 2001)
　　　1) 이설근(genioglossus): 혀를 앞으로 내밀거나 아래로 당기기
　　　2) 경돌설근(styloglossus): 혀를 위로 올리기 뒤로 당기기
　　　3) 경돌설골근(stylohyoid): 설골을 당기고 혀를 올리기
　　　4) 악이복근(digastric): 설골을 올리고 입을 열기
　　　5) 악설골근(mylohyoid): 설골을 올리고 구강 바닥을 지지
　　　6) 설골설근(hyoglossus): 혀를 내리기

7) 이설골근(geniohyoid) : 설골을 올리고 앞으로 당기기

8) 혀 내부 근육 : 혀의 모양을 만듦

　가) 상종설근(superior longitudinal) : 혀끝과 옆을 올려 혀를 오목하게 만들기

　나) 하종설근(inferior longitudinal) : 혀끝을 아래로 말아 혀를 볼록하게 만들기

　다) 설횡근(transverse lingual) : 혀를 좁게 해서 두껍게 만들기

　라) 수직설근(vertical lingual) : 혀를 납작하게 해서 넓게 만들기

다. 목(throat) 안에서 움직이는 근육(삼키는 데 중요)

1) 흉골설골근(sternohyoid) : 후두(larynx)와 설골(hyoid)을 내리기

2) 견갑설골근(omohyoid) : 설골을 내리기

3) 흉골갑상근(sternothyroid) : 갑상연골 내리기

4) 갑상설골근(thyrohyoid) : 후두를 올리고 모양을 바꾸기

5. 모유수유와 관련된 신생아의 두경부 해부학(Morris et al., 2000)

가. 구강(입)(oral cavity)

1) 입천장, 바닥, 입술 그리고 뺨으로 경계 지어진다.

2) 입천장은 상악골의 경구돌기와 구개골(경구개)로 이루어져 있다(경구개).

3) 뒤쪽으로 연구개와 목젖으로 이어져 있다.

4) 바닥은 하악골과 악설골근, 이설골근, 그리고 악이복근의 앞부분으로 구성된다.

5) 구륜근은 입술을 둘러싸고 있다.

6) 뺨은 협근과 교근으로 구성되어 있다. 지방조직으로 구성된 볼지방덩이(볼살)는 젖을 빨 때 뺨을 안정적으로 지지한다.

7) 하악골은 작고 후퇴되어 있다.

8) 혀는 입 전체를 가득 채우고, 입천장과 바닥, 뺨 그리고 측면 잇몸을 접촉한다.

9) 설소대(lingual frenulum) : 구강 바닥에서 혀 아래 정중선으로 뻗어 있는 점막 주름으로 임신 중기에 퇴화되어야 한다(Dollberg et al., 2006, Geddes et al, 2008, 2009; Hogan et al., 2005).

10) 순소대(labial frenae) : 위아래로 잇몸 융기와 입술을 연결하는 막(Oldfield, 1955).

나. 인두(pharynx) : 목구멍(throat) 뒤쪽의 튜브 모양의 부드러운 근육조직

1) 구인두(oropharynx) : 들어올려진 연구개와 후두개 사이의 공간으로 이루어져 있다.

2) 비인두(nasopharynx) : 비갑개와 들어올려진 연구개 사이 부분으로 유스타키오관이 개구한다.

3) 후인두(hypopharynx) : 후두개부터 하인두 수축근까지 뻗어 있다.

다. 후두(larynx) : 설골과 경추에 연결된 인대와 근육들이 매달린 연골로 구성되었으며, 기관으로 통하는 관문

1) 음식을 삼킬 때 기도를 막는 후두개(epiglottis)를 포함한다.

2) 역시 음식을 삼킬 때 기도를 보호하기 위해 닫히는 성대주름(vocal fold)을 포함한다.

라. 기관(trachea): 딱딱하지 않은 관상기관으로 1차 기관지(primary bronchi)에 분지를 내려 각각의 폐와 연결된다. 후면의 근육층으로 이루어진 벽은 식도와 연접하고 있다.

마. 식도(esophagus): 얇은 근육으로 이루어진 관상기관으로 위(stomach)와 연결되며 연동운동을 통해 음식이 내려갈 때 확장된다.

6. 구개(Palate)

가. 기능

1) 경구개(hard palate)는 유두가 입안에서 위치를 잡고 안정적으로 놓일 수 있도록 도와준다.

2) 연구개(soft palate)는 혀와 함께 구강 뒤쪽을 막아준다.

3) 연구개는 음식을 삼킬 때 위로 올라가서 후두벽과 접해서 비강을 막아주어 음식덩어리가 후인두로 향할 수 있게 만들어준다.

나. 구개의 기준

1) 경구개는 온전하고 윤곽이 있어야 한다.

가) 자궁 내, 그리고 출생 후 경구개의 모양은 계속되는 입안에서 혀의 압력에 의해 윤곽이 잡혀진다.

2) 연구개의 점막하 구개열(submucous cleft)은 보이지 않는다.

가) 연구개의 가운데에 반투명대가 보일 수 있다.

나) 목젖 갈라짐(bifid uvula)

다) 후비극(posterior nasal spine)이 없거나 절흔의 존재

라) 부비 팽대(코 옆의 횡골능)(Stahl, 1998)

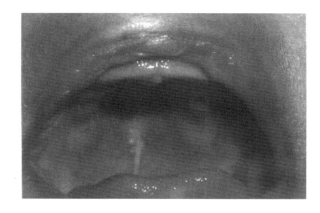

그림 15-3

소대 단축증과 관련되어 있는 높고 좁은 구개

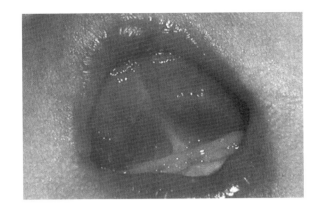

그림 15-4

혀끝의 상승. 이 자세는 하악후퇴증 또는 호흡에 어려움이 있는 아기들에게서 흔하다.

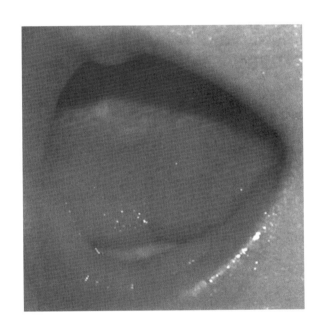

그림 15-5

소대 단축증으로 인한 혀 돌출의 제한

다. 구개의 정상변이와 기형. 혀의 움직임이 구개의 모양을 변화시키는 것에 주의(Palmer, 1998).

　　1) 높은 구개 : 구개가 매우 높아, 얕은 접시 모양으로 만든다(**그림 15-3**).

　　2) 넓거나 평편한 구개 : 만곡을 감소시킨다.

　　3) 좁은 구개 : 구개 수평면을 줄인다.

　　4) 짧고 긴 구개 : 잇몸 융기에서 연구개 주름까지의 전형적인 1인치 정도의 길이보다 짧거나 긴 경우

　　5) 홈이 파인 구개 : 구강기도관을 오래 사용하였을 경우 중앙선을 따라 생기는 홈

　　6) V자 모양 만곡 : 앞쪽으로 좁아지는 높고 좁은 구개

　　7) 골성 융기(bony prominences) : 흔하지 않다. 경구개와 연구개가 만나는 부위에 생기는

엡스타인 진주(Epstein pearl)(상피세포의 축적. 저류성 낭종이라고도 불림)가 더 흔하다.

8) 경사진 구개 : 정상적 만곡의 갑작스런 저하

9) 거품 구개 : 테두리로 둘러싸인 경구개 오목

10) 구개열(cleft) : 양측 구개돌기가 발생 7~8주 사이에 완전히 붙지 않으면 발생하는 경구개 혹은 연구개의 개방(Danner et al, 1986; Miller et al, 1996; Mohrbacher, 1994).

7. 하악골(mandible) 위치

가. 기준

1) 느슨하게 마주보는 위아래 턱

2) 직접 마주하는 양측 잇몸 융기

나. 변이

1) 오목하게 들어간 턱 : 위쪽 잇몸 융기에 비해 뒤쪽에 위치한 아래쪽 잇몸 융기

2) 작은 턱 : 매우 작거나 혹은 뒤쪽으로 위치한 하악골(혀도 역시 뒤쪽으로 위치해 있다)

8. 혀(tongue)

가. 기준

1) 유두를 입속으로 가지고 와서 형태를 잡고 안정적으로 위치시킨다.

2) 뒤쪽 혀와 아래턱이 내려가면 입속의 음압이 유두로부터 젖이 흘러나오게 한다(Ramsay et al., 2005). 앞에서부터 뒤로 압력의 파동이 삼키기를 시작하는데, 양압의 작용을 하여 인두 뒤로 이동하게 한다(Kennedy et al., 2010).

3) 유두를 고정시키는 중심 고랑을 형성해서 젖이 인두로 흘러갈 수 있게 만든다.

4) 삼키기 전에 덩어리를 형성하는 데 도움을 준다.

5) 혀는 부드러우며 끝이 둥글다.

6) 얕은 중심고랑을 가지고 구강 바닥에 놓여 있고, 혀끝은 아래 잇몸을 덮고 있다.

나. 정상변이와 기형

1) 올라가 있는 혀끝 : 혀끝이 위쪽 잇몸 융기나 잇몸 융기 뒤쪽 구개에 마주하고 있다.(**그림 15-4**)

2) 구부러진(humped) : 혀의 전방에서 후방으로

3) 오므라듦(bunched) : 바깥 방향으로 압박을 받음

4) 뒤로 빠짐(retracted) : 아래쪽 잇몸 융기 뒤편으로 당겨져 있음

5) 돌출(protruded) : 혀끝이 입술 밖으로 나옴

6) 설소대 단축증(tongue-tie) : 짧거나 단단한 설소대(Amir et al., 2005; Coryllos et al., 2004; Griffiths, 2004; Jain, 1996; Messner et al., 2000; Riche et al., 2005).

7) **그림 15-5**를 보라.

9. 구강반사(oral reflexes)

가. 적응성

1) 젖 찾기 반사(rooting reflex): 신생아의 입술이나 뺨을 만지거나 톡톡 건드리면 자극이 있는 방향으로 머리를 돌리며 입을 벌리는 반사

2) 빨기 반사(sucking reflex): 유두나 손가락으로 입술이나 혀를 살짝 건드리면 빠는 동작을 하는 반사

3) 삼킴 반사(swallowing reflex): 젖 덩어리에 의해 연구개와 구강 후면의 감각수용기가 자극받아 나타난다(반사적이고도 수의적인 경향이다).

4) 혀 내밀기 반사(protrusion reflex): 젖이 입으로 들어올 것을 예상하고 혀가 아래와 앞쪽으로 움직이는 반사

나. 방어성

1) 구역반사(gag reflex): 식도로 들어가기에 너무 큰 물체를 먹는 것으로부터 아기를 보호하는 반사. 신생아의 혀 중간쯤에서 유발된다.

2) 기침반사(cough reflex): 액체가 기도로 들어가는 것을 막기 위한 반사

다. 기타 모유수유 관련 행동들

1) 스캐닝: 머리를 좌우로 움직여 뺨으로 유방을 찾는 것

2) 보행 반사(stepping reflex): 유방에 기어오르기 위해 보행 반사를 사용함(Colson et al., 2008)

3) 손 움직임: 유방을 자극하고(Matthiesen, 2001), 움직이고, 모양을 만들기 위한(Genna et al., 2010) 예측가능한 손 움직임.

Chapter 16

임신과 수유 중 유방의 생리

Physiology of the Breast During Pregnancy and Lactation

Gini Baker, RN, MPH, IBCLC(2nd edition), Marion("Lou") Lamb, RN, MS, IBCLC(3rd edition)

학습목표

- 임신기간의 유방 발달에 대해 토론한다.

- 모유 생성(lactogenesis) 1, 2, 3기에 대해 서술한다.

- 유즙 분비에 관련된 호르몬들과 그 기능을 파악한다.

- 모유의 사출에 관여하는 신경–내분비 조절에 대해 서술한다.

- 수유에 있어 피드백 억제에 대해 토론한다.

- 모유의 합성(synthesis)을 (국소적으로) 조절하는 자가분비에 대해 정의한다.

- 모유의 합성 과정에 대해 설명한다.

서 론

유방은 호르몬과 여러 자극들의 복합적인 상호작용에 반응하며 성장, 분화, 수유의 과정을 거치는 중요한 내분비 기관이다. 유방 내 유선과 관련 조직의 발달을 포함하는 유방 발달(Mammogenesis)은 태아기, 사춘기, 성년기를 통해 일어난다. 유방은 성장, 기능적 분화, 퇴행의 시간을 겪는다. 수유는 모성 생식주기의 생리적인 완성이다(Creasy et al., 2004). 임신에서 수유에 이르기까지의 유방 변화의 단계는 (1) 유방 발달(mammogenesis) (2) 모유 생성 1기(lactogenesis 1, 분비 분화) (3) 모유 생성 2기(lactogenesis 2, 분비 활성) (4) 모유 생성 3기(lactogenesis 3, 젖 합성) (5) 퇴축(weaning, 이유, 젖떼기)으로 나눌 수 있다.

임신 시의 호르몬 환경은 신생아 출생 후의 영양 공급을 위한 유방의 준비를 마무리한다. 분만 후 호르몬 환경은 신생아의 성장과 발달에 필요한 모유의 생산과 저장에 필요한 신경–내분비 조절체계를 다듬기 위해 중요한 변화 과정을 거친다. 유방은 임신 16주부터 완전한 모유수유가 가능한 상태가 된다. 모유는 어느 순간에 준비 없이 '갑자기 나오는' 것이 아니라 모유 생성 I기에 초유의 형태로 이미 만들어져 있는 것이다.

모유 생산은 태반 만출 전 호르몬에 의해 조절을 받으며 모유 생성 2기 동안 자가분비(autocrine) 조절 체계로 변화된다. 풍부한 양의 유즙 생산은 태반 만출 전까지는 여러 억제 호르몬들에 의해 저해되지만, 만출 후에는 신생아가 빠는 자극으로 인한 호르몬 균형의 변화때문에 활성화된다. 모유수유상담가는 이러한 연속과정과 이것이 수유에 미치는 영향에 대해 친숙하면 도움이 될 것이다. 게다가 중요하고 조심스럽게 프로그램화된 생리적 과정에 영향을 미칠 수 있는 1차 요인(예를 들면, 엄마의 건강)과 2차 요인(예를 들면, 초기 모유수유의 잘못된 관리)에 대해 아는 것은 모유수유상담가를 훈련시키는 데 중요하다.

1. 유방 발달(mammogenesis): 출산 전 유방 발달

가. 임신기간 중의 유방

1) 수유를 위한 마지막 준비

가) 제 1/3분기 초에 유선 상피세포(mammary epithelial cell)들이 분화되고, 유관조직이 자라나고 가지를 뻗으며, 소엽(lobule)의 발생이 시작된다.

나) 유관은 지방 패드로 확산되고, 관의 제일 끝 말단은 선방세포(alveoli)로 분화한다.

다) 유방 내 혈류, 간질액, 전해질 농도가 증가한다.

라) 유방 내 혈관들의 직경이 커지고 소엽 주위에 새로운 혈관들이 만들어진다.

마) 마지막 3분기 동안 분비세포들은 작은 지방덩어리로 채워지고, 선방세포(alveoli)들은 초유로 채워져 늘어나게 된다.

바) 유선세포들은 임신 중기에 모유 단백질들을 분비할 능력이 갖추어지지만 특히 프로게스테론(progesterone) 같은 스테로이드 호르몬들의 높은 혈중 농도로 인해 억제된다.

사) 임신 중 분비된 모유 생산물들은 누설간극(선방세포 사이의 공간)을 통해 혈장으로 되돌아간다.

2) 임신 중의 유방: 호르몬 조절

가) 모유 공급은 호르몬에 의해 유도된다. : 내분비 조절 체계

나) 인간 태반 락토젠(Human placental lactogen), 프로락틴(prolactin), 융모 성선자극호르몬(human chorionic gonadotrophin): 성장을 촉진한다.

다) 유선의 발달과 상피세포 분화에 17 베타 에스트라디올(17 beta-estradiol)이 필요하다.

라) 당질 코르티코이드(glucocorticoid)들은 임신 중 유방 소엽의 형성을 촉진시킨다.

마) 에스트로겐(estrogen)

(1) 임신 중 증가한다.

(2) 유관 발달(ductular sprouting)을 자극한다.

바) 프로락틴(prolactin)

(1) 유선의 완전한 성장에 필요하다(Uvnas-Moberg et al., 1990).

(2) 뇌하수체 전엽에서 분비된다.

(3) 모유 분비가 시작되면서 선방세포 표면에서의 프로락틴 수용체들을 자극한다.

(4) 잘 때와 임신기간 내내 농도가 증가한다(Cregan et al, 2002).

(5) 모유수유를 하지 않으면 산후 2주 정도면 비임신 상태 농도까지 떨어진다.

(6) 젖 사출에 긍정적 영향을 미치는 프로락틴은 임신기간 동안 높아진 프로게스테론 농도에 의해 억제된다.

(7) 프로락틴의 효과를 조절하기 위해 시상하부에서 프로락틴 저해 인자가 분비된다.

사) 프로게스테론(progesterone)

(1) 임신기간 중 증가한다.

(2) 분비기능은 억제하는 대신 소엽과 소포(lobuloalveolar) 성장을 촉진시킨다.

(3) 유선세포들을 인슐린과 성장인자들의 영향에 민감하게 만든다.

(4) 충분한 양의 모유 생산을 위한 유선의 최종 발달에 관여하는 것으로 보인다(모유 생성 2기).

2. 모유 생성 1기(lactogenesis 1) 또는 분비 분화기

가. 분비세포의 활동과 모유 생산의 개시

나. 대략 임신 16주에 시작된다(Lawrence et al., 2011).

다. 유방은 최초로 모유의 특수한 구성 성분들을 합성할 수 있는 능력을 가지게 된다. 인간 태반 락토젠과 성장 인자의 영향인 것으로 생각된다(Buhimschi, 2004).

라. 갑상선 호르몬은 프로락틴에 대한 유선세포들의 반응성을 증가시키고 수유능력을 향상시킨다.

마. 분비 분화에 필요한 주요 생식호르몬은 에스트로젠, 프로게스테론, 태반 락토젠, 프로락틴을 포함한다.

바. 보조적인 대사호르몬으로 인슐린, 코르티솔(cortisol), 갑상선-부갑상선 호르몬, 성장호르몬과 같은 당질코르티코이드(glucocorticoids)가 필요하다(Hurst, 2007).

사. 분만 전 유즙 분비 또는 초유는 점차적으로 락토오스(lactose), 카세인(casein), 알파 락트알부민(alpha-lactalbumin) 농도의 증가를 보인다.

아. 분만 시 초유는 신생아에게 유용하다(모유는 어느 순간에 준비 없이 갑자기 나오는 것이 아니다). 게다가, 초유에서 2가지 면역보호 단백질인 sIgA와 락토페린(lactoferrin) 농도의 증가가 분만 후 일어난다.

3. 모유 생성 2기(lactogenesis 2) 또는 분비 활성기

가. 모유 생성 II기는 풍부한 모유 분비의 시작이다.

1) 태반 만출 후 30~72시간 동안에 일어난다.

2) 여성들은 출산 후 50~72시간(2~3일)동안 보통 유방의 특유한 충만감을 느끼지 못한다(Riordan, 2005).

3) 내분비계의 조절로 시작되며 자가분비체계의 조절 방식으로 전환된다(DeCoopman, 1993; Wilde, Addey et al., 1995; Wilde, Prentice et al., 1995).

나. 태반이 만출되면 인간 태반 락토젠, 에스트로젠, 프로게스테론의 혈중 농도가 급격히 떨어진다.

1) 프로게스테론은 프로락틴의 억제제이기 때문에 프로게스테론 농도의 감소는 모유 생성 2기의 시작으로 여겨진다.
2) 프로게스테론 농도의 감소는 완전한 수유 활성에 필요한 프로락틴, 인슐린, 코르티솔 같은 호르몬들이 존재하는 상황에서 발생한다.
3) 유즙 구성의 변화가 발생하는데, 구연산염과 알파 락트알부민 농도가 가파르게 상승한다.

다. 수유 개시 지연의 위험인자들
1) 분만 중 산모 체액의 과중(Chantry et al., 2011; Cotterman, 2004; Lauwers et al., 2005).
2) 분만 방법: 제왕절개술(Dewey et al., 2007), 긴 분만 2기로 인한 스트레스성 질식 분만(Neville et al., 2001).
3) 산모의 건강상태: I형 당뇨병은 포도당 항상성 유지에 필요한 인슐린과 수유 개시에 필요한 인슐린 간의 일시적인 불균형의 원인이 될 수 있다(Oliveira et al., 2008). 비만(Nommsen-Rivers et al., 2010; Rasmussen et al., 2004), 유방 축소술의 과거력, 유방 저형성(불충분한 유선 조직), 다낭성 난소증후군, 불임(Riordan, 2005), 갑상선기능 이상 등 다른 건강 상태도 관여한다.
4) 초유의 제거를 방해하는 엄마의 어떤 질병이나 상황(Neville et al., 2001)
5) 시한증후군(Sheehan's syndrome): 심한 산후 출혈에 의한 뇌하수체 경색
6) 산과력: 초산모는 지연된 모유 생성의 위험이 높다(Scott et al., 2007).
7) 태반 잔유물의 존재

라. 프로락틴(prolactin)
1) 태반 만출 후 혈중 프로락틴 농도는 가파르게 상승하며, 유두 자극의 강도, 빈도, 지속 시간에 따라 변화한다. 산후 1주일간 프로락틴 농도는 50% 정도 감소한다. 산후 40주까지도 모유 내에 프로락틴이 존재한다(Riordan, 2005). 게다가 프로락틴의 일주기 리듬(circadian rhythm)은 밤에 높고, 아기의 젖 빨기나 유축에 의해 급증한다.
2) 수유 초기에 자주 빨리면 유선세포 표면의 프로락틴 수용체의 숫자가 증가된다. 모유 생산을 좌우하는 것은 혈중 프로락틴 농도가 아니라 프로락틴 수용체의 개수라는 설이 있다(Riordan, 2005). 하지만 최근의 소규모 연구는 재조합(recombinant) 프로락틴 투여가 모유량을 증가시킴을 보여주었다(Powe et al., 2011).
3) 모유 생성 2기는 이전에 모유수유를 한 여성에게서 더 빨리 시작되는데, 증가된 프로락틴 수용체와 관련된 것으로 보인다(Zuppa et al., 1988).
4) 비수유모(nonnursing mothers)에서 프로락틴은 산후 2주에 임신 전 상태로 떨어진다.
5) 모유 분비에 프로락틴이 필요하긴 하지만, 그 농도와 모유 생산량이 직접적으로 비례하진 않는다. 즉, 프로락틴은 그 기능 안에서 '관대해(permissive)'진다.
6) 프로락틴은 신경호르몬 피드백 경로에서 유두·유륜을 직접 자극해야만 분비된다(**그림 16-1**). 이 자가 분비 조절은 다음 단계인 모유 생성 3기에 관여된다.

4. 모유 생성 3기(lactogenesis 3)

가. 성숙한 모유 생산과 공급의 단계로(젖합성(galactopoiesis)으로 알려졌음), 분만 후 9일 뒤로 정의된다(Uvnas–Moberg et al., 1996). 수유의 유지단계로 자가 분비 또는 국소 조절에 의존한다.

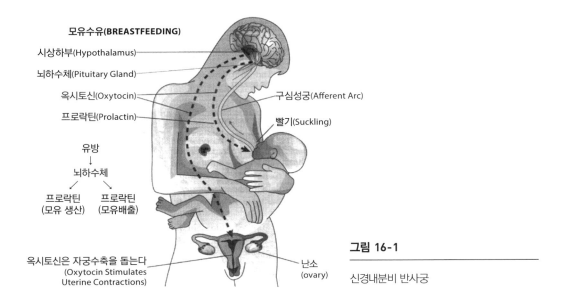

모유수유(BREASTFEEDING)

시상하부(Hypothalamus)
뇌하수체(Pituitary Gland)
옥시토신(Oxytocin)
프로락틴(Prolactin)

구심성궁(Afferent Arc)
빨기(Suckling)

유방
↓
뇌하수체
↓   ↓
프로락틴   프로락틴
(모유 생산)   (모유배출)

옥시토신은 자궁수축을 돕는다
(Oxytocin Stimulates
Uterine Contractions)

난소
(ovary)

그림 16-1

신경내분비 반사궁

나. 모유 합성은 2가지 메커니즘에 의해 조절된다(**그림 16-2**).

1) 수유 피드백 억제(feedback inhibitor of lactation, FIL): 작은 활성 유청 단백질로 모유분비세포(lactocyte)에 의해 합성되는데, 소포 내강(alveolar lumen) 안에 축적된다.

가) FIL은 유방이 가득 찬 정도에 따라 모유 합성을 국소적으로 조절한다.

나) 모유 합성율은 모유가 유방에 축적되어 있을 때 느려지는데, 더 많은 FIL이 모유에 있기 때문이다. 이는 이 화학적 피드백 루프를 개시한다.

다) 유방이 비워지고 FIL의 농도가 낮아지면 모유 합성 속도가 올라간다.

라) 좀 더 자주 수유하고, 완전히 유방을 비우면 이론적으로 더 많은 모유를 생성할 것이다.

2) 프로락틴 수용체 가설: 모유 합성율을 조절하는 덜 이해되고 있는(less understood) 다른 국소 메커니즘은 모유분비세포가 부착되어 있는 선방세포의 기저막에 있는 프로락틴 수용체를 포함한다.

가) 유방에서 모유가 축적되면, 모유분비세포의 모양은 변형되고 프로락틴은 그 수용체에 결합할 수 없게 되어, 모유 생성의 억제효과를 나타낸다(van Veldhuizen–Staas, 2007; Zoubiane et al., 2003).

나) 프로락틴 흡수는 소포(alveolar)의 팽창에 의해 억제되고, 모유 합성을 저하시킨다 (Hale et al., 2007).

다. 전유(foremilk)와 후유(hindmilk)
　　1) 모든 모유는 때때로 후유라고도 불리는 농축된 상태로 나오기 시작한다(Hale et al., 2007).
　　2) 모유가 유방 안에 머무르면, 수분과 락토오스를 흡수해서 좀 더 희석된 전유가 된다.
　　3) 후유는 전유보다 지방 함유량이 높다.

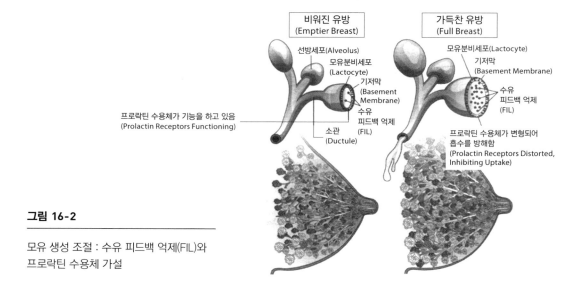

그림 16-2

모유 생성 조절 : 수유 피드백 억제(FIL)와 프로락틴 수용체 가설

라. 성숙유(mature milk)의 칼로리와 지방 함유량(Cregan et al., 1999; Cregan et al., 2002; Daly et al., 1995a, 1995b; Daly et al., 1992; Kent et al., 2006; Mitoulas et al., 2002; Ramsay et al., 2005; Ramsay & Mitoulas, et al., 2005; Walker, 2011).
　　1) 초유의 평균 열량은 67Kcal/dℓ 혹은 18.76Kcal/oz
　　2) 성숙유의 평균 열량은 75Kcal/dℓ 혹은 21Kcal/oz
　　3) 지방 함량의 변화에 따라 열량은 날마다, 수유 시마다 큰 폭으로 달라진다.
　　4) 마지막 수유 시점에 따라 매 수유 시마다 지방의 함량은 달라진다.
　　5) 모유내의 지방 구성과 양은 수유모의 신진대사, 체중(Anderson et al., 2005), 식사 (Kent, 2007) 및 아기의 제태 나이(Molto-Puigmarti et al., 2011), 수유 기간(Mandel et al., 2005) 등의 요인에 따라 영향을 받는다.

5. 모유 생산 중지(involution)
가. 유방에서 젖 생산 체계가 더 이상 사용되지 않으면 발생하며, 분비상피세포의 자멸사 또는

세포사로 이어진다.

나. 모유 생산이 완전히 중지되는 시점은 여성에 따라 다르며, 모유수유를 완전히 중지한 후 40일 정도가 지난 이후에 나타난다.

다. 급격한 혹은 점진적인 젖떼기의 과정에 따라 달라진다.

라. 일례로 적극적으로 오래 젖을 먹이면 먹일수록 젖이 마르는 시간이 더욱 오래 걸린다.

6. 일반적인 정보

가. 모유 생산(milk production)

1) 수유나 유축 시에 유방에서 제거되는 모유의 양은 아기의 요구와 관련되어 있으며, 공급과 수요의 적절한 예(elegant example)이다.

2) 연구들은 출산경험이 있는 여성에게서 전반적인 모유 생성에 영향을 줄 수 있는 프로락틴 수용체의 증가된 민감도를 보여준다.

3) 유방 저형성, 비만, 모체 질병, 대사율, 모체의 약물 복용(특히, 도파민 작용제로 알려진 브로모크립틴과 에르고타민과 같이 프로락틴 분비를 억제하는 프로락틴 억제 요소)에 영향을 받을 수 있다(Riordan, 2005).

나. 모유 합성(milk synthesis)(유방 내 모유의 축적)

1) 모유합성의 속도: 새로이 만들어진 모유는 유방 내에 축적된다.

2) 국소적 혹은 자가분비 조절은 단기간 모유 합성을 조절한다.

3) 모유 합성은 수유 후 유방 내에 남아 있는 모유의 양에 영향을 받는다(FIL 인자).(**그림 16-2**).

4) 수유 시 비워지는 모유의 양이 다음 번 수유를 위해 만들어질 모유의 양을 결정한다.

5) 모유의 합성은 좌우 유방에 대해 독립적으로 조절된다.

6) 유방의 저장 용량은 여성마다 다르다.

7) 저장 용량은 유방의 크기와 비례한다.

8) 작은 유방도 큰 유방만큼이나 24시간 동안 모유를 생성할 수 있다(Ramsay, Kent, et al., 2005).

다. 모유 합성 과정

1) 선방세포와 세유관 안쪽 세포 모두 모유 분비 능력이 있는 것으로 보인다.

2) 유방이 가득 차는 정도와 단기 합성 속도는 반비례한다(Daly, Owen et al., 1993; Daly et al., 1996; Daly et al., 1992; Walker, 2011).

3) 모유 합성 속도는 17-33㎖/h 정도로 개인차가 크다(Arthur, Smith et al, 1989; Arthur, Jones et al., 1989).

4) 모유는 선방세포와 세유관에 저장되며, 이러한 구조에 바로 인접하고 압착해서 사출하는 기능을 하는 세포들이 존재한다.

5) 모유 합성은 엄마의 혈액으로부터 모유 생산에 필요한 물질들을 흡수한 뒤 모유분비세포(또는 분비 상피세포)에서 일어난다(Hale et al., 2007). 5가지 경로가 모유 합성에 관여

된다(Arthur, Smith, et al., 1989; Arthur, Jones, et al., 1989; Daly et al., 1996).

가) 제 1 경로: 단백질 분비

    (1) 유선세포에서 합성되는 가장 중요한 단백질들은 카제인, 락토페린, 알파-락트알부민, 라이소자임이다.

나) 제 2 경로: 락토오스(lactose) 분비

다) 제 3 경로: 모유 지방의 합성

라) 제 4 경로: 모유로의 1가 이온 분비

    (1) 나트륨, 칼륨, 염화물(chloride)

마) 제 5 경로: 모유로의 혈장 단백질 분비

    (1) 혈장 면역글로불린 A(IgA)가 선방세포에 결합하고 모유로 분비되어 질병을 예방하는데 관여한다.

라. 모유의 분비(젖 사출반사)

  1) 젖 사출에 관련된 신경내분비계

    가) 다음과 결과로 발생한다.

      (1) 유륜에 분포하는 감각신경의 직접적인 자극이 뇌하수체 후엽으로의 신경내분비궁을 개시하여 혈액으로 옥시토신을 분비하게 만든다(**그림 16-1**).

      (2) 대뇌피질, 귀, 눈으로부터의 신호 같은 외부수용성 자극(아기의 울음소리를 듣는 것 같은)을 통해서도 역시 옥시토신의 분비가 일어날 수 있다(Uvnas-Moberg et al., 1990).

    나) 어떤 여성들은 유방 내부가 부푸는 느낌이나 따끔거리거나 쏘는 통증 등으로 사출반사를 느끼기도 하지만, 반면에 어떤 여성들은 전혀 사출반사를 느끼지 못하는 경우도 있다.

    다) 뇌하수체 후엽에서 분비되는 옥시토신에 대한 반응

      (1) 수유모, 특히 아이를 여럿 낳은 수유모들은 분만 후 처음 며칠 동안 수유 시에 자궁이 조여드는 느낌(후진통으로 알려짐)을 느낀다.(**그림 16-1**)

      (2) 수유모들은 또한 갈증이 심해지는 듯한, 덥거나 얼굴이 붉어지는 듯한, 유방이 달아오르는 듯한, 졸리거나 평온해지는 듯한 느낌을 얘기할 수도 있다.

    라) 젖 사출 징후는 유방으로부터 모유가 몇 방울 떨어지거나 아기가 젖을 꿀꺽꿀꺽 삼키기 시작할 때 나타날 수 있다(초당 2회 정도의 빠른 젖빨기 형태가 초당 1회 정도로 감소하며 삼키기가 동반될 때)

    마) 사출반사는 유방 내에서 발생하는 저항을 극복하고 젖을 밖으로 내보낼 수 있을 정도로 유관 내압을 높이는 한편, 그 수준을 유지하는 역할을 한다.

    바) 아기에게 전달되는 모유의 양은 수유 시 사출반사의 횟수와 관련되어 있고 수유하는 시간과는 별개(independent)이다(Ramsay et al., 2004).

  2) 옥시토신(oxytocin)

    가) 수유모의 뇌 구역으로 들어가는 동시적이고 폐쇄적인 옥시토신의 분비(Febo et al.,

2005; Jonas et al., 2007; Mezzacappa et al., 2001; Uvnas-Moberg et al., 2004; Winberg, 2005).

(1) 편안한 느낌을 준다.

(2) 수유모의 혈압을 떨어뜨린다.

(3) 코르티솔 수치를 내리며, 불안하고 공격적인 행동을 감소시킨다.

(4) 친밀하고 유대감 있는 행동과 관련된 대뇌 구역에 스며든다.

나) 선방세포를 둘러싸고 있는 근상피세포의 수축을 유발해서 젖이 유방내의 집합관으로 들어갈 수 있도록 압력을 가한다.

다) 유두를 자극하면 3~4초 동안의 짧은 옥시토신 분비가 유발되는데 이로 인해 매 5~15분마다 혈류로의 급작스런 유입이 발생한다(Neville, 2001).

라) 가변적이고 간헐적인 옥시토신의 급격한 분비는 수유 전 자극이나 유축기 사용으로 인한 기계적인 자극으로도 유발된다(Fewtrell et al., 2001).

마) 옥시토신은 유관을 수축시키지 않고 길이를 줄여 젖의 압력을 높인다(Neville, 2001).

바) 옥시토신 분비는 통증이나 스트레스(Lawrence, 2005; Newton et al., 1948), 알코올(Cobo, 1973; Menella et al., 2005)에 의해 억제될 수 있다. 유도분만이나 합성 옥시토신을 이용한 분만은 체내서 생성되는 옥시토신의 분비를 방해할 수 있다(Jonas et al., 2009; Jordan et al., 2009).

Chapter 17

젖 빨기의 해부학과 생리

Anatomy and Physiology of Infant Suckling

Amy Spangler, MN, RN, IBCLC, and Maece Howett, PhD, APRN, IBCLC

학습목표

- sucking(빨기)과 suckling(젖 빨기)을 정의한다.
- 빨기의 영양적, 비영양적 모드를 정의한다.
- 구강의 움직임과 섭취과정의 발달에 대해 서술한다.
- 젖 빨기의 주기에 대해 서술한다.
- 비정상적인 빨기를 유발하는 요인들을 나열한다.
- 조기 출산한 유아 수유의 독특한 취약성을 이해한다.

서 론

신생아의 생존에 있어 호흡과 영양을 이해하는 것은 필수적이다. 신생아는 자궁 밖의 삶을 시작하면서 호흡을 하고, 유방으로부터 영양을 공급받는다. 신생아의 행동상태에 기초한 빨기와 삼키기, 숨쉬기 사이의 역동적이고 복잡한 조정을 통해 신생아는 엄마의 자궁 밖에서 생존하기 위해 숙달해야만 하는 가장 복잡한 기술인 모유 섭취가 가능하게 된다(Reynolds et al., 2010; Wolf et al, 1992). 임신 중의 태아는 태반 순환을 통해 영양을 공급받고 노폐물은 모체 순환을 통해 배출한다. 출산 후 신생아는 독립적으로 입을 통해 음식물을 섭취하고 소화하며 흡수하고, 대사 후 발생한 노폐물들을 배설한다. 이러한 모든 활동들은 신생아의 급성장, 높은 영양 요구량, 미성숙한 신체 체계를 가지고 있을 때 발생한다. 구강 내 구조물들의 운동발달, 젖 빨기의 메커니즘, 그리고 효과적인 빨기 행동을 조절하는 과정을 이해하는 것은 모유수유상담가에게 많은 도움이 된다. 불량한 수유는 신경학적 손상의 징후와 중추신경계 질환의 민감한 지표가 될 수 있다(Reynolds et al., 2010). 정상 태아와 유아의 해부학과 발달에 대한 지식은 변이를 평가하고 신경발달 지연과 수유 문제에 위험이 있는 유아를 조기에 발견하는 데 기준을 제공한다.

1. 구강 해부학(oral anatomy)

구강의 해부학은 코, 입, 인두, 기도, 식도로 구성되어 있다. 근육의 운동과 압력 경사의 변화가 조화되어 비강과 구강으로부터 위(胃)로 공기와 음식을 이동시킨다(Kennedy et al., 1988; Ramsay et al., 2004). 공기와 음식물의 안전한 이동을 촉진하기 위해 입술, 연구개, 혀, 후두개, 그리고 윤상인두 괄약근을 포함하는 밸브 체계는 공기와 음식을 적절한 시간과 방향으로 이동시킨다(Morris, 1982). 휴지상태 밸브의 위치는 숨쉬기에 적합한데, 음식을 삼키는 동안에는 대부분 밸브들의 위치가 변화한다. 태아가 자라면서, 부드럽고 잘 휘어지는 조직들은 점점 더 호흡과 수유에 필요한 기계적인 안정성을 제공할 수 있다. 신생아가 자라면서, 안정화의 방법은 위치에서 자세로 바뀌어간다. 해부학 구조의 근접함과 많은 양의 피하지방은 신생아에게서 위치적인 안정성을 제공한다. 유아가 자라나기 시작하면서, 많은 양의 결합조직, 연골, 고도로 특별화된 근육 조절은 자세를 안정성을 제공할 것이다. 만삭아에서는 덜 보이지만 조산아에게서는 빨기-삼키기-호흡 간의 상호작용이 성숙하는 진행이 있다(Reynolds et al., 2010).

   가. 출생(임신 37~42주)에서 6개월까지

     1) 구강은 입천장에서 바닥까지 짧으며 천장, 바닥, 입술, 뺨으로 경계 지어진다.

     2) 경구개(hard palate)는 짧고 넓고 물결무늬(주름) 면으로 약간 휘어 있다.

     3) 연구개(soft palate)와 후두개(epiglottis)는 가깝게 붙어 있다.

     4) 뺨 안쪽에 볼살(sucking fat pad)이 있다.

     5) 혀가 구강을 채우고 있다. 혀끝은 잇몸 능선을 지나 아랫입술에 접촉하고 있다.

     6) 설소대는 혀를 구강 바닥에 붙들어 매고 있다.

     7) 턱은 오목한데, 아래 잇몸선이 윗 잇몸선보다 약간 뒤쪽에 있다.

   나. 6개월에서 돌까지

     1) 구강은 수직방향으로 길어지고 전체적으로 더 넓어진다.

     2) 연구개(soft palate)와 후두개(epiglottis)는 이전에 비해 가까이 붙어 있지 않다. 삼키는 동안 후두개가 덮일 수 있도록 후두(larynx)는 더욱 위쪽으로 올라가게 된다.

     3) 혀는 입 안쪽으로 들어간다. 혀끝은 잇몸 능선 뒤쪽에 위치한다. 혀 옆 부분의 움직임은 음식물을 다루는 데 도움을 준다.

     4) 볼살과 뺨의 다른 지방조직들은 감소한다. 이로 인해 입술과 뺨의 운동성이 증가한다.

     5) 이가 난다.

2. 구강반사 발달(Delaney et al., 2008; Wolf et al., 1992)

   가. 빨기와 삼키기: 빨기와 삼키기는 신생아의 생존과 발달에 결정적인 역할을 한다(Bosma, 1985; Prichard, 1966). 태아는 다음과 같은 모습을 보인다.

     1) 임신 12~14주에 삼키기가 관찰된다(Bosma, 1985; Ianniruberto et al., 1981).

     2) 빨기는 15~18주경이면 나타난다(Ianniruberto et al., 1981).

     3) 자궁 밖 환경에서는 빨기가 신생아 때 관찰된다.

       가) 27~28주경에 빨기가 나타나지만 그 패턴은 조화롭지 않고 불규칙적이다.

나) 32주까지는 단속(burst-pause)적 형태가 분명히 나타나지만, 아직까지 조화로운 상태는 아니다.

다) 34~35주경엔 빨기와 효과적인 음식 섭취를 위한 관련요소들이 나타난다(Delaney et al., 2008).

나. 구강반사 : 수유 중 기도를 보호하면서 수유를 돕는 두 가지 범주의 구강반사가 있다.

　1) 적응성(젖 찾기 반사와 빨기 반사)

　2) 방어성(구역반사와 기침반사)

다. 반사의 기능적 중요성이 없어지면 감소하거나 없어진다. 구역반사(gag reflex)나 기침반사(cough reflex)처럼 생존에 필수적인 반사들은 계속 유지된다.

라. 삼키기는 임신 기간 동안 양수의 양과 조성, 태아 환경으로부터의 용질의 재순환, 태아 위장관계의 성숙을 조절하는 기능을 한다(Ross et al., 1998).

　1) 분만시기가 다가오면 태아는 매일 양수의 절반가량을 삼킨다(Diamant, 1985).

　2) 양수량은 기관-식도 누공, 십이지장 폐쇄증, 신장의 기형, 자궁 내 성장 지연(IUGR)과 같은 주산기 사망률 및 질병과 직접적으로 관련된다. 폐쇄나 신경학적 손상으로 인한 삼키기의 불가능은 양수과다증을 야기하고, 비뇨기의 이상은 양수과소증과 종종 관련된다(Harman, 2008).

마. 구역반사(gag reflex)

　1) 자극: 혀 뒷부분, 인두

　2) 발생: 임신 18주에 발생해서 40주에 최고치에 이른다(Ianniruberto et al., 1981; Tucker, 1985).

　3) 소멸: 생후 6개월까진 감소하나 이후 성인까지 지속된다.

바. 씹기 반사(phasic reflex)

　1) 자극: 잇몸

　2) 발생: 임신 28주

　3) 소멸: 9~12개월

사. 젖 찾기 반사(rooting reflex)

　1) 자극: 입 안쪽, 입술, 뺨

　2) 발생: 임신 32주에 발생하여 40주에 최고치에 이른다.

　3) 소멸: 생후 3~6개월에 사라진다.

아. 빨기 반사(sucking reflex)

　1) 자극: 입, 혀

　2) 발생: 임신 15~18주

　3) 소멸: 6~12개월

자. 삼킴(연하)반사(swallowing reflex)

　1) 자극: 입, 혀

　2) 발생: 임신 12~14주

3) 소멸: 6~12개월

차. 혀 내밀기 반사(tongue protrusion reflex)

1) 자극: 입, 혀

2) 발생: 임신 28주

3) 소멸: 6개월

3. 젖 빨기(suckling)의 과학

젖 빨기(suckling)와 빨기(sucking)는 아기가 젖을 먹을 때나 먹지 않을 때에 관계없이 입의 운동을 묘사할 때 혼용되어서 사용된다.

- 어떤 저자들은 젖 빨기와 빨기를 분명히 구분한다(Arvedson et al, 1993; Lawrence, 2011; Wolf et al, 1992).

- 출생 첫 주 동안에는, 자궁 안의 제한적인 공간으로 인한 생리적인 몸의 굴곡(flexion)이 성공적인 구강수유에 기여한다(Arvedson et al., 1993). 아베슨(Arvedson) 등은 젖 빨기와 빨기를 구분했다.

가. 젖 빨기(suckling)

1) 발달의 첫 번째 양상이다.

2) 혀를 앞뒤로 움직이는 것을 포함한다.

3) 빨기 패턴에서 절반은 혀가 앞으로 향해 움직이는데, 대부분 소리 나는 것은 혀가 뒤로 향할 때이다.

4) 혀를 내미는 것은 입술의 경계를 넘지는 않는다(Arvedson & Brodsky, 1993).

5) 혀의 측면은 중앙 홈으로부터 앞으로 움직이는데, 이는 액체덩어리를 형성해서 뒤로 넘어가도록 돕는다.

나. 빨기(sucking)

1) 6~9개월 사이에 발달되는 두 번째 단계는, 구강이 위아래도 넓어지기 때문에 혀는 움직이기에 더 많은 공간을 가진다.

2) 빨기 동안에 혀는 올라갔다 내려갔다 하며 턱은 작은 수직운동을 한다.

다. 로렌스(Lawrence, 2011)는 다음과 같이 젖 빨기와 빨기를 구분했다.

1) 젖 빨기는 영양을 유방에서 취하는 것, 즉 모유수유를 의미한다.

2) 빨기는 부분적인 진공상태를 만들어 입으로 음식물을 가져오는 것, 즉 젖병수유를 말한다.

라. 울프(Wolf et al., 1992) 등은 빨기는 아래와 같은 상황 중 아기의 입과 혀의 리듬 있는 움직임을 나타낸다고 했다.

1) 영양을 얻기 위해 젖병 또는 유방으로

2) 노리개 젖꼭지, 손가락 또는 다른 물질로 상태를 조절하거나 환경을 탐구하는 것(Arevedson et al., 1993; Lawrence, 2011)

마. 포유동물의 빨기: 모든 포유동물은 수유능력에 의해 특징지어진다.

1) 젖 빨기의 양상은 각각의 포유동물 종마다 독특하다.

2) 건강한 만삭의 신생아를 출생 직후 엄마의 복부에 올려놓으면, 아기는 한 시간 이내에 유방을 찾아서 움직여서 젖을 물고 빨 수 있다(Righard et al., 1990). 이것은 모유수유 개시와 모유수유 기간, 해(harm)를 지속적으로 만들어내는 방해의 정도에 엄마와 아기를 분리하는 것의 영향에 대한 의문을 갖게 한다(Faturi et al., 2009; Illingworth et al., 1964; Righard et al., 1990). 모든 포유동물에게 공통적인 젖 추출의 원리는 뇌하수체 후엽의 옥시토신의 영향하에 유선 근상피세포의 수축반응이다. 이는 젖 사출반사(MER; the milk ejection reflex, Lawrence, 2011)로 알려져 있다.

가) 아기의 젖 빨기(suckling)는 젖 사출반사(MER)를 자극한다.

나) 젖 사출은 비영양적에서 영양적인 양상으로 변화하기 위한 젖 빨기 패턴을 야기한다 (Mizuno., 2005).

3) 젖 사출을 조절하는 중추신경계(CNS)는 효율적인 젖 추출에 도움이 되는 환경에서 발생하는 MER에 기여한다.

4) 효율적인 젖 공급은 다음을 필요로 한다.

가) 저장체계(선방세포)

나) 배출통로(유관)

다) 잡을 수 있는 부속물(유륜)

라) 배출 메커니즘(MER)

마) 유지 메커니즘(Lawtence, 2011)

4. 빨기의 비영양적, 영양적 패턴

가. 영양적 빨기(nutritive sucking)는 영양분을 얻는 과정이다.

나. 비영양적 빨기(non-nutritive sucking)는 영양액의 흐름이 없을 때 발생하며, 신생아의 기본적인 빨기 욕구를 충족시키거나 상태를 조정하기 위한 메커니즘으로 나타난다(Wolf et al., 1992).

다. 손가락이나 노리개 젖꼭지를 신생아 입 안에 넣었을 때 나타나는 자발적인 빨기인 비영양적 빨기는 다음과 같은 메커니즘으로 작용할 수 있다.

1) 위장관의 연동운동을 증가시킨다(Widstrom et al., 1988).

2) 소화액 분비를 증가시킨다(Widstrom et al., 1988).

3) 신생아의 울음을 감소시키고, 신생아가 다시 조용한 상태로 될 수 있게 돕는다.

4) 영아돌연사증후군(SIDS; Sudden Infant Death Syndrome)의 위험을 감소시킨다 (Hauck et al., 2003; Kahn et al., 2003).

라. 노리개 젖꼭지

1) 미소아과학회(AAP)는 영아돌연사증후군의 위험을 감소시킬 목적으로 신생아가 잠들 때 노리개 젖꼭지를 사용하는 것을 권장한다(AAP Task Force on Sudden Infant Death Syndrome, 2005). 왜 이 전략이 보호하는 역할을 하는지는 분명하지 않다. 노리개 젖꼭지의 사용이 수유, 임신, 치아 발생 등에 미치는 영향에 대해 정확한 판단을 하기 위해서

는 더 많은 데이터가 필요하다(Ingram et al., 2004; Ullah et al., 2003; Viggiano et al., 2004).

2) 미국 소아과학회는 현재 모유수유가 잘 확립되는 생후 1개월까지는 노리개 젖꼭지의 사용을 늦출 것을 권장한다(AAP Task Force on Sudden Infant Death Syndrome, 2005; Howard et al., 2003).

5. 젖 빨기의 메커니즘

초음파 영상이 출현하기 전까지 유아의 수유 정보는 젖병수유에 대한 것만 수집되었다. 발전된 초음파 기술을 사용함으로써, 연구자들은 수유 중의 유방이나 수유하는 신생아를 시각화할 수 있게 되었고, 모유수유아와 젖병수유아의 차이를 명확하게 할 수 있게 되었다(Ramsay et al., 2004; Taki et al., 2010).

가. 역사적으로 아기는 젖을 빨고(suck) 엄마는 젖을 먹인다(suckled). 앞에서 언급한 것처럼 현대에 정의가 바뀌었다.

나. 젖 빨기(suckling)는 아기가 유방에서 젖을 추출하는 것, 즉 모유수유를 말하는 것이다.

다. 젖 추출량은 모유의 흐름에 의해 결정된다. 젖 사출반사(MER)는 모유의 흐름을 조절한다. 만약 MER이 발생하지 않는다면, 유아는 충분한 모유를 먹을 수 없다(Taki et al., 2010).

젖 추출을 촉진하는 추가적인 메커니즘은 다음과 같다.

1) 구강 내의 음압

2) 젖꼭지와 유륜을 누르는 혀의 양압

3) 유관 내 압력의 증가(Ramsay et al., 2004)

라. 젖 사출은 신경 내분비 조절에 의해 지배된다.

1) 유아의 젖 빨기는 뇌하수체 후엽의 옥시토신의 분비를 촉진시킨다. 옥시토신은 선방세포를 둘러싼 근상피세포를 수축하게 만들어, 선방세포에 있는 모유가 유관으로 나오게 만든다(Ramsay et al., 2004; Taki et al., 2010).

2) 빠는 과정에서의 양압이나 음압은 젖 사출을 자극하지 않는다.

마. 효과적인 젖 빨기

1) 효과적인 젖 빨기를 위해 아기는 빨기, 삼키기, 호흡이라는 3가지 복잡한 작업을 조정해야 한다. 부즈락(Bu'Lock)과 그의 동료들(1990)은 조산아들에게서는 보이는 무호흡증상이 만삭아들에서는 보이지 않는다는 것을 관찰한 후에, 이러한 신경근육의 조정이 생후 빨기 경험보다 태아 성숙의 기능이라고 결론지었다. 타키(Taki)와 그의 동료들(1990)은 성숙의 가설을 뒷받침하면서, 수유의 효율(총 수유시간과 삼킨 모유의 양)이 시간이 흐름에 따라 증가한다는 것을 발견했다.

2) 코로 숨 쉬는 것이 유리하다는 자료들이 있지만 반드시 그래야만 하는 것은 아니다 (Rodenstein et al., 1985).

가) 신생아들은 한때 입으로 숨을 쉬지 못하고 코로만 숨을 쉴 수 있다고 여겨졌다.

나) 신생아들은 비록 효율은 떨어지더라도 입을 통해 호흡할 수 있는 능력을 가지고 있다

(Miller et al., 1985).

3) 수년간 빨기와 삼키기는 호흡과는 독립적으로 일어난다고 믿어져왔다.

　　가) 윌슨(Wilson)과 그의 동료들(1980)은 삼키기 동작이 발생하면 호흡이 멈춘다고 처음으로 보고했다.

　　나) 웨버(Weber)와 그의 동료들(1986)도 빨기를 동반한 리드미컬한 삼키기는 호흡을 중단시킨다고 하는 비슷한 발견을 보고했다.

　　다) 이러한 발견들은 신생아의 모유 섭취에 있어 빨기와 삼키기, 호흡이 잘 조화를 이루어야 한다는 최근의 견해를 뒷받침하고 있다. 완전하게 조정된 주기에서 빨기와 삼키기, 호흡은 1:1:1의 비율로 진행되고 호흡은 연속되면서 중단되지 않는다(Bu'Lock et al., 1990). 수유하는 동안 잘 조정되지 않는다면 호흡은 삼킴에 의해 항상 중단되고, 실제로 삼킴에 종속될 수도 있다(Bu'Lock et al., 1990; Reynolds et al., 2010). 타키(Taki)와 그의 동료들(2010)은 젖병수유아에서의 빨기 패턴(사출당 빨기 횟수와 사출시간)이 모유수유아의 패턴에 의해 정의된, 생리학적으로 적절한 범위 바깥에 있는 것을 발견했다. 더욱이 그들은 몇몇 젖병수유아들이 연속된 빨기의 긴 시간을 견딜지라도, 상부 호흡기 문제로 고통 받게 되는 경우 그들은 젖병수유를 하는 데 어려움을 겪는 경향이 있음을 발견했다(Taki et al., 2010).

바. 빠는 속도

1) 만삭아들은 첫 수유 시도에서 종종 일시적으로 미성숙한 빨기 패턴을 보인다. 이 패턴은 3~5번의 짧은 빨기와 삼키기로 특징지어진다. 이후 24~48시간이 지나면 사출당 빨기 횟수가 10~30번으로 늘어나고, 삼키기는 빨기 동안에 일어난다(Gryboski, 1975). 타키(Taki)와 그의 동료들(2010)은 생후 1개월 모유수유아들은 사출당 평균 17.8번의 빨기를 하고, 6개월이 되면 사출당 평균 32.4번의 빨기를 하는 것을 발견했다. 빠는 속도는 막 태어난 신생아기에는 분당 55회(초당 1회보다 약간 적게)부터 생후 1개월이 될 무렵에는 초당 1회 이상(분당 70회)의 속도가 된다(Qureshi et al., 2002).

2) 유아는 중간에 다양한 간격으로 빨기를 멈추기도 한다.

　　가) 이러한 멈춤은 전체적인 빨기 과정 중의 한 요소(예를 들면 매 8~12번의 빨기·삼키기 과정 후의 몇 초간의 멈춤)이지만 예측하기는 어렵다(Arvedson et al., 1993).

3) 빠는 속도는 비영양적 빨기에서 평균적으로 초당 2번 정도로 더 빠르다(Wolf et al., 1992).

사. 젖 빠는 속도와 젖의 흐름은 반비례 관계에 있다. 젖이 빨리 흐를수록 젖 빠는 속도는 느려진다(Bowen-Jones et al., 1982; Ramsay et al., 2004).

아. 젖 빠는 속도는 구강의 크기와 관련이 있을 수도 있다. 신생아가 성장하면서 구강이 커지게 되면 삼키기 전에 더 많은 양의 젖을 입에 머금을 수 있기 때문이다(Wolf et al., 1992).

자. 커레쉬(Qureshi)와 그의 동료들(2002)은 16명의 젖병수유아들의 연구에서 한 번 빨고 삼키는 평균 우유량이 1개월 동안 거의 2배가 되는 것을 발견했다. 평균 빠는 양은 0.17mL에서 0.3mL로 증가했다. 평균 삼키는 양은 0.23mL에서 0.44mL로 증가했다. 커레쉬와 그의 동

료들(2002)은 또한 시간이 흐를수록 유아들이 빨기:삼키기의 비율을 2:1, 3:1 등으로, 효율을 높이기 위해 그들의 수유 패턴을 조절하는 능력을 얻는 것을 발견했다. 비슷한 결과가 16명의 모유수유아와 8명의 젖병수유아를 포함한 타키와 그의 동료들(2010)의 연구에서도 보고되었다. 그들은 1개월에서 6개월 사이의 모유수유아에서 빨기당 평균 모유량이 거의 2배가 되는 것을 발견했는데, 생후 1개월에 빨기당 0.15mL에서 생후 3개월에 빨기당 0.25mL로 증가했다. 타키와 그의 동료들(2010)은 또한 수유 효율(분당 mL)이 생후 1개월 6.6mL/분에서 생후 6개월 21.2mL/분으로 증가하는 것을 발견했다.

차. 섭취되는 젖의 양은 젖 사출의 횟수와 정비례한다(Ramsay et al., 2004).

카. 브로웬-존스(Browen-Jones)와 동료들(1982)은 젖 사출이 신생아가 빨기 시작한 후 평균적으로 2.2분 후에 발생한다는 것을 발견했다. 그러나 램지(Ramsay)와 동료들(2004)은 빨기 시작 후 평균 56초 후에 사출반사가 일어남을 보고했고, 유관 이완으로 정의되는 사출반사는 평균 1.5분 지속되었다. 유관 직경의 증가에 의한 젖 사출반사는 유아의 빨기 패턴의 변화와 동시에 일어났다(Ramsay et al., 2004).

타. 젖 섭취의 조절은 생후 한 달간은 아기의 본능에서 온다(Woolridge et al., 1982). 유아의 식욕이 모유 섭취를 조절한다는 가설과 일치하게, 램지와 동료들(2004)은 여러 번의 젖 사출반사를 하는 39%의 여성에서 유아는 젖 사출 동안 수유를 끝낸다는 것을 발견했다.

파. 영양상태가 좋은 집단에서 모유량의 변이는 모유의 생산이 불충분해서가 아니라 신생아의 요구가 다양해서 나타난다(Dewey et al., 1986).

하. 빠는 압력은 젖의 흐름을 조절하는 데 중요한 역할을 한다. 혀로 젖꼭지를 누르는 양압(compression)보다 구강 내에서 발생하는 음압(suction)이 더 큰 것으로 보인다(Ramsay et al., 2004).

거. 빠는 압력은 상태와 행동요인에 따라 달라질 수 있다(Delaney et al., 2008). 졸린 아기는 똘망똘망한 아기에 비해, 배고픈 아기는 배부른 아기에 비해 압력을 많이 발생시킨다. 제태연령 또한 중요한데, 만삭아에 비해 후기 조산아나 조산아들은 음압을 덜 발생시킨다. 이는 모유수유 행동이 시간에 따라 성숙된다는 것을 뒷받침한다(Lang et al., 2010).

6. 젖 빨기의 주기(그림 17-1)

아드리안(Adran) 등은(1958a, 1958b) x-ray 영화 방사선촬영술을 이용해 유아의 젖 빨기와 젖 추출의 박리이론(stripping theory)을 제안했다. 이 가설은 유관동(lactiferous sinuses)의 압박과 혀의 연동운동이 젖 추출을 촉진한다는 내용이다. 초음파 영상에 기반한 이후의 발견은 유방의 해부학과 젖 추출 메커니즘에 대한 이해를 바꾸었는데, 구강 내 진공 가설이라는 2번째 가설을 제시하게 된다(Geddes et al., 2008; Smith et al., 1988, Taki et al., 2010). 유관은 원래 기술되었던 것보다(대략 2mm) 더 직경이 작고 유륜에 분지가 가깝기 때문에, 유관 체계는 모유를 저장하기보다는 운반하는 것이다(McClellan et al., 2010; Ramsay et al., 2008). 박리이론(stripping theory)과 달리 구강 내 진공이론은 유방 내 있는 유관동의 존재에 의존하지 않는다.

가. 유두, 유륜 그리고 아래 기저조직은 대단히 탄력적인 구조를 형성한다.

나. 유아는 입 안으로 젖꼭지를 끌어가서 진공상태로 만든다.

다. 진공상태의 적용은 유방에서 젖을 제거하는데 적절한 자세에 유두를 위치할 수 있게 하고, 구강에서 젖을 빤다. → 진공상태가 됨으로써 유두는 유방으로부터 젖을 추출하고 구강으로부터 떼어내기에 적절한 위치에 자리하게 한다(유두는 경구개와 연구개 접합부[HSPJ]로부터 대략 6~8mm 떨어져 있음).(**그림 17-1**)

라. 입술과 뺨은 구강에서 음압을 만들어내는 역할을 한다.

마. 구강 내 음압은 유두와 유륜을 일정한 위치로 잡아주는 역할을 한다. 턱은 혀, 입술, 뺨 등 구조물들의 움직임을 위한 든든한 기초가 되어준다.

바. 혀는 피스톤과 같은 방식으로 아래로 끌려 내려가고, 유두를 고르게 확장시키고, 유두관 직경을 증가시키고, 유두를 HSPJ(4–5mm)에 가깝게 위치시키며, 진공을 증가시킨다. 결과적으로, 모유는 유아의 구강 안으로 흘러들어온다(빨기 주기의 전반 중).

사. 혀가 아래로 내려가면서, 연구개 역시 아랫방향으로 끌려내려와 혀와 함께 모유를 위한 공간을 만든다.

아. 혀는 (기울여져서) 위로 올라가고, 모유는 구강에서부터 연구개 아래로 흘러들어간다. 이 과정(빨기 주기의 후반 과정) 동안 진공은 감소하고 유두는 압박된다.

자. 혀는 다음 빨기 주기가 시작될 때까지 (모유를 머금지 않은 상태로) 입천장과 같이 놓이게 된다.

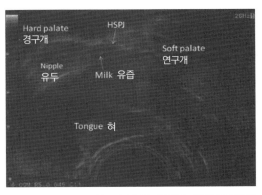

그림 17-1a

혀가 위로 되어 있을 때: 진공상태가 되고 유두는 HSPJ로부터 7~8mm에 위치한다. 유두는 압박되고 늘려진다. 혀와 구개가 같이 놓이게 된 경우 모유는 보이지 않는다.

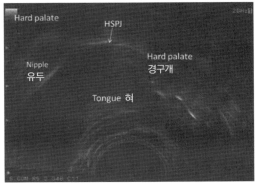

그림 17-1b

혀가 아래로 되어 있을 때: 빨기 주기 전반에 유두는 확장되고 HSPJ에 가깝게 움직이며, 진공이 증가함에 따라 구강 안으로 모유가 흘러 들어온다(Ramsay et al., 2004).

7. 빨기 또는 비효율적인 빨기에 관여된 요인들

기능장애에 관한 모든 가능한 원인들을 열거할 수는 없지만 몇 가지 범주로 나누어 각각의 예와 함께 서술한다.

    가. 얼굴, 입 혹은 인두의 기형

        1) 구순·구개열

        2) 대설증: 비정상적으로 큰 혀

        3) 소하악증: 후퇴된 턱과 뒤쪽으로 위치한 혀

        4) 단설소대증: 짧고 팽팽한 설소대, 보통 설소대단축증으로 알려짐.

        5) 높은 구개궁(palatal arch): 거품 구개(bubble palate)

    나. 중추 혹은 말초신경계 혹은 근육계의 기능 이상

        1) 미숙아

        2) 다운증후군 또는 다른 유전학적 증후군

        3) 질식

        4) 두개강 내 출혈

        5) 중추신경계 감염(톡소플라즈마증, 사이토메갈로바이러스 혹은 박테리아성 뇌막염 등)

    다. 기타

        1) 인공 젖꼭지의 조기 사용

        2) 고 빌리루빈혈증·핵황달(Bertini et al., 2001; Hall et al., 2000; Nylander et al., 1991)

        3) 통증

            가) 단순포진 바이러스에 의한 손상

            나) 아구창

            다) 분만 시 겸자, 흡입 분만, 구강 흡인이나 삽관 등으로 인한 출생 시 외상

            라) 산모의 마취(신생아 반사의 2차 우울과 병존)

결 론

발전된 초음파 기술로 인해 연구자들이 모유수유아와 수유하는 유방을 영상화할 수 있게 되었고, 모유수유와 젖병수유 사이의 분명한 차이점들이 드러나고 있다. 요즘은 유아가 신경학적으로 성숙한 것이 얼마나 중요한지 잘 알려져 있다. 태아 발달에 대한 이해는 조산이나 산달이 다되어 태어난 유아들을 돌보는 수유상담가들에게 도움이 된다. 여러 가지 발견들 중 제일 중요한 점은 호흡하기와 빨기, 삼키기를 효과적으로 조정하는 신생아의 놀라운 적응력이다.

Part

4

영양과 생화학

Chapter 18

수유부를 위한 영양 공급

Nutrition for Lactating Women

Michelle Scott, MA, RD/LD, IBCLC

학습목표

- 동일 연령의 일반 여성과 수유부의 식이가 어떻게 다른지 알아본다.
  청소년 수유부의 식이에 대해서도 알아본다.
- 수유부의 영양 상태에 영향을 미치는 질병에 대해 알아본다.
- 과체중과 저체중이 수유능력과 모유성분에 미치는 영향을 알아본다.
- 수유부가 섭취하는 개별 영양소가 모유 영양소의 양에 어떤 영향을 미치는지 알아본다.
- 특정 음식이 모유에 어떤 영향을 주는지 살펴보고, 건강기능식품의 사용 가이드를 제공한다.
- 지역사회의 도움을 받아 엄마가 더 건강한 식단을 선택하도록 하는 방법을 배운다.
- 섭식장애가 있는 경우는 의사나 영양사(수유부에 전문성이 있는)에게 의뢰한다.

서 론

임신기는 여성이 본인의 영양 상태에 대해 가장 관심을 가지는 중요한 시기이다.(Olson, 2005). 유사하게(마찬가지로) 수유모 역시 양질의 모유를 공급하기 위해 영양에 지속적인 관심을 갖게 된다. 모유수유는 문화적·사회적 영향을 많이 받기 때문에 수유 상담가는 때로 민간요법에 대해 엄마와 토론하기도 할 것이다. 민간요법에 대해 수유 상담가는 과학적 근거를 가지고 엄마에게 알려주어야 하며, 엄마가 스스로 결정을 할 수 있도록 도와야 한다. 모유의 질은 영양 섭취에 영향을 받고 건강한 식단은 여성의 에너지 수준뿐 아니라 건강에도 기여한다. 엄마들은 먹어도 되는 음식과 피해야 하는 음식이 무엇인지 자주 묻는다. 수유기간에는 엄마가 식품알레르기만 없다면 음식 제한은 필요 없다. 피해야 하는 음식 리스트를 만들면 엄마들이 모유수유를 어렵게 느낀다. 엄마의 식단이 좋지 않더라도 모유의 대부분의 영양소는 충분하기 때문에 엄마는 모유수유가 가능하다. 이 장은 기본적인 영양 필요량을 배워 환자의 영양부족을 평가하는 것과, 필요하다면 영양 전문가에게 의뢰하는 것에 대해 배울 것이다.

1. 평가와 의뢰

가. 인터뷰: 평가방법. 임신기 영양 관련 문제, 영아의 체중증가와 짜증에 관한 문제, 영양과 음식에 관한 엄마의 걱정거리를 적는다.

   1) 엄마가 스스로의 식단과 음식에 관해 설명할 기회를 갖도록 개방형 질문을 사용한다 (Miller et al.,2002).

   2) 정보를 얻기 위한 질문을 한다.

   예) "보통 아침식사로 무엇을 드시나요? 어제 하루 동안 식사와 간식을 포함해서 먹은 것을 모두 말해주세요."

   3) "식사는 잘 하세요?" 같은 단답식의 대답이 나올 수 있는 질문은 피한다.

   4) 의료인의 자격으로, 엄마의 하루 일과를 물어본다. 하루에 몇 번 수유를 하는지, 엄마는 모유수유가 잘되고 있다고 생각하는지, 엄마는 하루에 언제 무엇을 먹고 마시는지 묻는다.

   5) 일반적으로 수유부는 적어도 하루 4회 제공량 이상의 단백질(우유, 치즈, 고기, 달걀, 견과류, 콩(legumes))과 하루 4~5회 제공량 이상의 과일이나 채소를 먹어야 한다. 탄수화물 부족은 문제가 되는 경우가 드물지만, 통곡물을 포함해서 4~6회 제공량을 먹어야 한다.

   6) 엄마가 어떻게 먹고 있는지 물어보는 과정을 통해, 수유 상담가는 엄마가 식이장애가 있는지, 자신을 돌보지 않는지, 다른 문제가 있는지 알아내야 한다.

   7) 수유 상담가는 엄마가 보충제나 약(처방받은 약, 처방전 없이 살 수 있는 약, 약초)을 먹고 있는지도 확인해야 한다.

나. 위험 요소

   1) 체질량지수(BMI; Body Mass Index)는 체지방 비율을 측정하는 도구이다. 상당히 넓은 정상체중 범위에서 상한선과 하한선을 정해주는 좋은 지표가 된다. 예를 들면 키 162cm의 정상체중 범위는 54.5-70.4kg이다.(**표 18-1**)

   가) 정상: 18.5 < BMI < 25

   나) 저체중: BMI < 18.5

   다) 과체중: 25 ≤ BMI < 30

   라) 비만: BMI ≥ 30

   2) 체중문제: 저체중

   가) 불충분한 식사 때문에 엄마는 영양 저장분이 부족할 것이고 이는 미량영양소의 부족을 초래할 수 있다.

   나) 비만수술(bariatric patients)과 같은 수술력이 있거나, 크론병이나 다른 소화기계통 병력으로 인한 흡수장애(malabsorption)가 있는지 묻는다.

   다) 저체중은 식이장애를 의미하기도 한다. 식이장애는 모유의 지방량이나 일부영양소의 부족을 유발하여 수유에 영향을 미친다.

   3) 체중문제: 과체중

   가) 과체중인 여성도 건강한 식사를 하고 있을 수 있다(Durham et al., 2011).

표 18-1 BMI에 따른 성인 저체중, 과체중, 비만의 국제분류표

분류	체질량지수[BMI(kg/m)]	
	일반적인 기준 (Principal cut-off points)	세분화된 기준 (Additional cut-off points)
저체중(Underweight)	**< 18.50**	**< 18.50**
심각한 저체중(Severe thinness)	< 16.00	< 16.00
중간 저체중(Moderate thinness)	16.00-16.99	16.00-16.99
약한 저체중(Mild thinness)	17.00-18.49	17.00-18.49
정상(Normal range)	**18.50-24.99**	18.50-22.99
		23.00-24.99
과체중(Overweight)	**> 25.00**	**> 25.00**
전비만(Pre-obese)	25.00-29.99	25.00-27.49
		27.50-29.99
비만(Obese)	**> 30.00**	**> 30.00**
비만 1(Obese class I)	30.00-34.99	30.00-32.49
		32.50-34.99
비만 2(Obese class II)	35.00-39.99	35.00-37.49
		37.50-39.99
비만 3(Obese class III)	> 40.00	> 40.00

출처 : Adapted from WHO,1995, WHO,2000 and WHO 2004.

나) 비만인 엄마는 모유 생성 2기(Lactogenesis II)가 지연될 수 있으므로, 엄마에게 초유가 나오는 기간 동안 활용할 수 있는 모유수유 가이드라인을 제공하는 것이 필요하다(Jewitt et al., 2007).

다) 모유 생성 2기(Lactogenesis II)는 제왕절개 출산 후 합병증이 생긴 경우거나 난산으로 인해 제왕절개한 경우에 지연될 수 있다.

라) 모유수유가 엄마와 아기 모두의 비만을 줄일 수 있을지라도, 비만한 여성은 통계적으로 모유수유를 시작하고 유지하는 수가 적다. 이유는 출산합병증을 앓거나 큰 유방으로 인해 유두가 짧거나 편평하기 때문이다(Jewitt et al., 2007).

마) 비만한 엄마는 거대아를 출산할 확률이 높아지고 모유수유 기간이 짧을 가능성이 높다(Leonard et al., 2011).

바) 비만한 엄마가 전형적인 미국식 식사를 하고 있다면 비타민 A, E, C와 엽산이 결핍

될 위험이 있다. 나라별로 각각 부족한 영양소가 다를 수 있다(Durham et al., 2011; Kimmons et al., 2006).

　4) 초경 시작 후 4년 이내의 청소년

　　가) 청소년의 식사는 보통 철분, 칼슘, 기타 다른 영양소가 부족하다. 식습관의 문제와 더불어 스스로도 성장해야 하고 태아의 요구량도 채워야 하기 때문이다. 그럼에도 청소년 역시 모유수유를 할 수 있고 장려해야 한다(IOM; Institute of Medicine Food and Nutrition Board, 2010).

　5) 의학적 상태: 1형 당뇨, 2형 당뇨, 임신성 당뇨, 비만수술을 받은 여성, 위장관 흡수저하(크론병, 과민성대장증후군[IBS]), 페닐케톤뇨증(PKU)같은 대사성 질환, 또는 섭식장애

　　가) 출산은 인슐린에 영향을 준다. 임신 이후 호르몬 불균형이 생기고 대부분의 경우 인슐린 필요량이 줄어든다. 아직 태아의 인슐린 요구량이 없기 때문이다. 출산 후 혈당을 관찰해야 한다. 1형 당뇨인 경우, 모유 생성기가 지연될 수 있다.(Hartmann et al.,2001). chapter 38의 불충분한 모유 공급에서 더 자세한 내용을 볼 수 있다.

　　나) 비만수술을 받은 여성은 영양소가 결핍될 가능성이 높아진다. 열량이 부족하고, 특히 비타민 B_{12}와 같이 흡수조직에 영향을 받는 영양소가 결핍되기 쉽다.

　　다) 알레르기 때문에 식품 섭취를 제한하거나, 스스로 식단을 제한하면 특정 영양소가 부족해질 수 있다.

　　라) 쌍둥이나 세쌍둥이는 단백질과 영양소 요구량을 증가시킨다. 엄마를 영양사에게 의뢰하여 식단을 평가받도록 한다.

　　마) 현재의 체중이 정상범위 안에 있다고 하더라도, 최근의 체중 감소나 체중 증가는 영양소 저장 또는 식이 제한 또는 이상한 식사패턴으로부터 초래되는 위험을 암시하기도 한다.

　　바) 잦은 임신(간격이 18개월 미만, 유산을 포함. King, 2003)은 영양요구량을 높인다.

　　사) 영양섭취 불량은 다른 건강문제의 지표가 될 수 있다.

　　아) 가난, 모자가정, 신체장애, 지능장애, 정신과적 문제는 모두 식품 섭취에 영향을 줄 수 있다.

　　자) 음식을 구하기 힘들거나 부족할 때, 특별한 식단 가이드를 위해 영양사에게 의뢰한다. 식품 섭취와 선택에 영향을 미치는 다른 문제에 도움을 받기 위해 사회복지 서비스에 의뢰한다. (미농무부의 WIC 프로그램 WIC; The U.S. Department of Agriculture Special Supplemental Nutrition Program for Women, Infants and Children)은 엄마들을 위해 영양가 있는 음식을 제공하는 데 도움을 준다. 푸드뱅크, 식료품저장실(pantries), 무료급식소(soup kitchens), 지역사회의 가족 지원 프로그램에서도 도움을 받을 수 있다.

2. 모유수유를 위한 일반적인 영양권장 사항

　가. 임신 전 영양과 체중은 임신과 모유수유에 영향을 준다. 비타민과 미네랄 저장량 부족과 나

쁜 식단이 계속될 때 그렇다. 임신 전 체중을 줄여 BMI를 정상범위에 가깝게 하고, 철분과 엽산의 상태를 검사하여, 식품매개 질환(foodborne illness)을 줄인다(식품매개 질환은 미국 식품의 약국 FDA; U.S. Food and Drug Administration의 웹사이트를 보거나, 영국식품 규격청(Food Standards Agency in the United Kingdom)의 웹사이트를 보라. 우리나라 식약청같이 각국에 비슷한 기관이 있다).

나. 영양 평가 및 지원은 산후 지원 프로그램에 포함되어야 한다.

    1) 수유 여성을 위한 일반적인 추천 식단: 모유수유는 건강한 여성에게는 생리적인 과정이다. 아이를 보살피는 일(mothering)은 고되지만 대개의 여성들은 특별한 식단변화 없이 수유가 가능하게 되어 있다(Butte et al., 2001). 매일 완벽하게는 아니더라도 어린 아기를 돌보는 모든 엄마는 잘 먹어야 필요가 있다.

    2) 임신과 모유수유는 인체의 에너지 사용 효율과 칼슘 같은 몇몇 영양소의 흡수율을 높인다.

    3) 여성들은 다양한 음식을 먹어야 한다. 일반적인 권고안과 채식주의 식단 및 다른 특별한 식단들은 www.choosemyplate.gov/mypyramidmoms에 있는 USDA My Plate를 참고하라.

    4) 임신 수유부는 물을 비롯하여 주스나 우유 같은 건강한 음료로 갈증을 해소하는 게 좋다. 적은 양의 커피나 차, 탄산음료도 가능하다. 맑은 소변색은 충분한 수분이 보충되고 있다는 것을 말해준다. 더 많은 수분보충이 모유량을 늘리지 않을뿐더러 과다한 수분보충은 실제로 젖량 감소의 원인이 될 수 있다(Morse et al., 1992).

    5) 출산 후 체중 감소는 모유수유를 할 때 더 잘되는 경향이 있지만(Onyango et al.,2011) 활동량, 음식 선택, 소모 칼로리, 개인의 대사율에 따라 달라진다.

    6) 수유부의 식단은 50~55% 탄수화물(도정되지 않은 것을 추천), 12~15% 단백질(정상체중일 경우 1g/kg), 20~30% 지방(지방의 대부분은 불포화지방)이어야 한다. 트랜스 지방은 안 된다)(Mozaffarian et al., 2006)으로 구성되어야 한다.

다. 에너지(energy)와 체중패턴

    1) 임신 중 열량(calorie) 권장량은 정상체중과 과체중(BMI 20-29)일 경우 체중당 평균 필요 열량을 기본으로 하며, 임신 초기 3개월(임신 1분기)까지는 추가열량이 거의 필요하지 않고, 이후(임신 2분기, 3분기)에는 하루 300칼로리의 추가열량이 필요하다.

    2) 수유 중에는, 산후 6개월까지는 하루 약 500칼로리가 추가적으로 필요하다(500칼로리는 대략 땅콩버터젤리 샌드위치나 고기샌드위치 하나 정도의 양이다). 나머지 칼로리는 임신 중에 저장된 지방으로 공급된다. 적합한 칼로리에 대한 처방은 대체로 필요치 않다(IOM Food and Nutrition Board, 2005).

    3) 1L의 모유를 만들기 위해 필요한 열량은 약 940칼로리이다. 대부분의 엄마는 하루 750mL의 모유를 만든다.

    4) 모유 1mL는 약 0.67칼로리에 약간의 대사를 위한 에너지가 소요된다.

    5) "모유수유에 필요한 하루 500칼로리라는 값"은 엄마의 지방 저장량과 음식 소비에 따라 달라지는 평균값이다(Butte et al., 2001).

라. 단백질: 권장 섭취량은 초기 6개월까지 하루 65g, 12개월까지 하루 62g이다.

예) 4온스의 고기(28g의 단백질) + 24온스의 우유(24g의 단백질)＋4회 제공량의 탄수화물(15g의 단백질) = 총 단백질 67g

마. 채식주의자들(Vegitarians), 완전 채식주의자들(vegans)과 유제품, 달걀 채식주의자들(lacto-ovo) 식단: 채식주의자들(Vegitarians)은 대부분의 단백질을 유제품, 콩류, 견과류와 탄수화물에서 섭취할 수 있다. 완전 채식주의자들(vegans)은 동물성식품을 전혀 섭취하지 않기 때문에 비타민 B_{12} 부족의 위험이 있다. 어떤 채식주의자들은 해산물과 알, 경우에 따라서는 닭고기와 같은 고기를 먹기도 한다(Butte et al., 2005). 단백질과 비타민 B_{12}를 위한 식단 평가가 필요하다.(IOM Food and Nutrition Board, 2005).

바. 지방: 지방의 적절한 양은 전체 칼로리의 20~35%이다. 모유수유하는 여성에게 권장되는 지방은 약간의 포화지방(동물성지방), 트랜스지방은 피하고, DHA가 들어 있는 약간의 오메가-3 지방산(α-linolenic)이다. DHA는 해산물(수은이 들어 있지 않은 것), 난류(eggs)와 보충제에 들어 있다. 모유수유하는 여성은 하루 1.3g의 DHA가 권장된다(IOM Food and Nutrition Board,2005).

사. 비타민과 미네랄(**표 18-2**)

1) 수유기간 동안, 비타민과 미네랄의 필요량은 증가되지만 음식 섭취량도 증가한다.

2) 비타민 보충제의 섭취는 자주 권장된다. 보충제는 하루권장량(RDI; Recommended Daily Intake)의 20% 이상을 초과하면 안 된다. 왜냐하면 어떤 비타민은 조직에 축적되고 독성이 있기 때문이다(IOM Food and Nutrition Board, 2005).

3) 만약 미량영양소 섭취 부족이나 과다섭취의 문제가 있을 때는 수유부를 영양사에게 의뢰한다. 엄마가 너무 걱정한 나머지 모유수유를 포기하지 않도록 신중을 기한다.

4) 일반적으로 엄마의 낮은 혈중 농도가 모유의 농도에 영향을 주는 미량영양소는 티아민(thiamin), 리보플라빈(riboflavin), 비타민 B_{12}, 비타민 D, 비타민 A, 셀레늄(selenium)이다. 결핍이 확실히 밝혀지지 않는 한 대부분은 엄마의 섭취량을 늘리면 바로 보충된다.

5) 엄마의 상태에 영향을 받지 않는 영양소: 아연, 철분, 엽산, 칼슘, 구리

6) 영양 상태가 좋은 여성들에게 더 염려되는 부분은 영양강화된 에너지바나 드링크 혹은 보충제를 섭취하여 미량영양소의 과다복용이 되는 것이다.(**표 18-2**)

7) 비타민 D 결핍은 대량 투여(megadose) 요법으로 교정될 수 있으므로, 의사의 처방하에서 복용해야 하고, 혈중농도가 정상화되면 줄여야 한다(Basile et al., 2006; Hollis, 2007).

8) 철분

가) 가장 이상적인 것은 빈혈은 임신 이전에 교정되어야 한다는 것이다.

나) 임신 중에는 늘어난 혈액량으로 인해 혈액이 묽어져 헤모글로빈 수치에 영향을 줄 수 있으므로 헤모글로빈보다는 혈청 페리틴이 더 좋은 지표가 된다. 보충제는 선택적으로 사용해야 하는데, 보충제는 기형 유발이나 변비, 설사 같은 부작용이 있기 때문이다(Tran et al., 2000).

다) 수유기간 동안 추가적인 철분은 필요치 않다. 왜냐하면 모유로는 적은 양만이 분비되고, 엄마는 더 이상 태아를 키우거나 생리를 하지 않기 때문이다. 멀티비타민이 가임기의 모든 여성에게 권장된다. 왜냐하면 멀티비타민은, 예상치 않은 임신의 가능성뿐아니라 여성 자신과 모유의 미량원소를 적절하게 유지시켜주기 때문이다.

9) 칼슘

가) 통곡물에는 피틴산(phytate)이 들어 있는데, 피틴산은 칼슘과 결합하는 성질이 있어 통곡 위주의 식사를 하는 경우는 칼슘이 부족할 수 있다. 식이장애가 있거나 통곡물을 주식으로 하는 나라에서는 문제가 될 수 있다.

나) 유제품 알레르기가 있거나 유당불내성이 있는 여성들은 하루 600mg의 칼슘을 보충한다. 구연산칼슘(Calcium citrate)은 탄산칼슘(Calcium carbonate)보다 흡수율이 좋다. 칼슘은 철분보충제와 따로 복용해야 한다.

다) 칼슘을 보충하더라도 모유수유 중에는 골질이 감소한다. 월경이 돌아오면 재침착이 이루어지므로 잘 먹고 여럿을 출산 수유한 엄마일수록 골밀도가 높아진다. 또 여러 아기를 오래 수유한 엄마일수록 골다공증의 위험이 낮아진다(Henderson et al., 2000; Lenora et al., 2009).

아. 운동 : 매일 한 시간 이상의 격한 운동을 하는 엄마는 에너지 소비가 늘어난다. 극히 심한 강도의 운동 이후에 젖산 수치가 올라가서 아기가 모유를 거절할 가능성은 생긴다. 그러나 이는 최근의 두 연구에서 반박되었다(Lovelady, 2011; Wright et al., 2002).

자. 모유수유 중 특별한 영양 요구가 있는 경우

1) 20살 이하의 어린 엄마, 특히 초경 4년 이내의 경우: 철분, 엽산, 칼슘 결핍 때문에 영양사의 식단 평가가 추천된다. 영양에 대한 지식은 없지만 아기에게 좋은 것을 해주겠다는 바람 때문에 영양교육을 할 좋은 기회가 된다.

2) 다양한 질병의 영향

가) 당뇨: 1형 당뇨는 췌장이 인슐린을 생산하지 않아 생기며, 탄수화물 섭취량을 계산하고 인슐린을 보충해야 한다. 2형 당뇨는 세포의 포도당 수용체가 제대로 기능을 하지 못하는 것이다. 이 경우 환자들은 당뇨약을 먹고 식이요법을 해야 한다. 임신당뇨는 위 두 원인의 결합이라 식단을 조정하거나 인슐린에 반응을 한다. 임신 시 혈당조절이 안 되면 거대아가 될 수 있다.

나) 크론병, IBS, 위장절제술을 받은 환자와 같은 위장질환: 이 환자들은 다양한 흡수의 문제나 특정음식 회피와 같은 이유로 세심한 평가가 필요하다. 특히 위장절제술을 받은 환자는 불충분한 흡수의 문제가 있다.

다) PKU와 같은 대사질환이나 낭포성섬유증(cystic fibrosis) : 수유 상담가는 이 환자들의 컨디션을 세세히 조절하고, 이 질환을 전문으로 하는 영양사에게 의뢰해야 한다.

3) 영양결핍의 여성(malnourished women)

가) 미량영양소는 빠르게 젖으로 분비되므로, 엄마의 영양을 보충하는 것이 엄마와 아기에게 효과적이다. 아기에게 분유를 공급하는 것보다 엄마에게 영양을 공급하는 것이

더욱 저렴하고 안전하다.

나) 엄마의 영양결핍의 원인을 알려주어서 모유수유를 지속할 수 있도록 한다. 도움을 받을 수 있도록 적절한 사회보장을 찾아 의뢰를 한다.

다) 영양결핍인 엄마의 아기는 오히려 대체로 같은 정도의 영양결핍을 보이지 않는다. 왜냐하면 아기들은 필요한 영양분을 엄마에게서 젖을 통해 끌어오기 때문이다. 섭취량에 영향을 받는 영양소에 대한 정보는 **표 18-2**에 있다.

4) 식이장애(eating disorders)

가) 신경성 식욕부진증(거식증)이나 폭식증(혹은 둘 다)이 있는 여성은 전문가에게 상담하는 것이 좋다. 아기에 대한 걱정과 관심이 변화를 촉발할 수 있다(Micali, Simonoff, Treasure, 2009). 만약 수유 상담가가 이런 상황이 의심된다면, 엄마가 무안하지 않도록 가능한 세련되게 의뢰를 해야 하고, 후속 전화나 방문을 해야 한다.

나) 신경성 식욕부진증(거식증): 수용성비타민, 유당, 지방 부족으로 모유 성분에 영향을 줄 수 있다.

다) 폭식증: 섭취의 변화폭이 심한 것이 엄마의 영양 상태와 모유에 영향을 줄 수 있다. 폭식증과 모유 생산과의 관계에 대해서는 거의 정보가 없다.

5) 다태아(multiples)

가) 임신기간 동안, 특히 마지막 3개월간 엄마는 조금씩 자주 먹어야 한다. 왜냐하면 자궁이 위로 압박을 하여 위장이 음식을 조금밖에 받아들이지 못하기 때문이다.

나) 모유수유하는 동안 영양소 필요량은 한 명만 수유하는 엄마의 필요량보다 많다. 그러나 비타민미네랄 보충제를 두 배로 먹는 것은 위험할 뿐더러(비타민 A가 너무 높아지기 때문) 그에 대한 연구도 없는 실정이다. 영양소는 열량 필요량을 충족하는 식품을 늘리는 것으로 늘어날 수 있다. 과도하거나 빠른 체중 증가는 피하도록 주시해야 한다.

6) 모유수유와 임신

가) 임신 초기에는 아주 적은 양이고, 수유하는 아기의 연령에 따라 다르긴 하지만, 영양 필요량은 일반적으로 증가한다. 비타민 보충제를 두 배로 먹는 것은 권장되지 않는데 비타민 A를 과량 복용하는 것은 임신한 여성에게 태아의 기형을 유발하기 때문이다.

나) 큰아이를 모유수유 하는 중에 둘째를 임신하는 것은 흔한 일이다. 엄마가 모유수유를 계속할지는 엄마의 건강상태와 의사의 지시, 엄마가 계속하고 싶은 의지가 있는지에 달려 있다. 어떤 아기는 스스로 젖을 떼는 경우도 있다. 젖떼기는 모유수유 빈도, 아기의 연령과 의학적 상태에 따라 다르다. 엄마의 유산 위험성은 엄마, 의료진, 수유상담가가 함께 논의해야 한다(Lawewnce et al., 2005; Merchant et al., 1990).

7) 채식주의 여성(vegetarian women)

가) 채식주의 식단은 건강할 수도 아닐 수도 있다. 건강한 채식주의 식단이란 단백질 공급원을 유제품에만 의지하지 않고 견과류, 씨앗과 콩 단백질이 다양하게 포함된 식단이다.

나) 임상에서는 다음과 같은 채식주의 유형을 볼수 있다.

(1) 완전 채식주의자(Vegan): 달걀, 우유 같은 어떤 동물성 단백질도 먹지 않음

(2) 반 채식주의자(Semi vegitarian): 채소 콩, 유제품, 해산물, 닭·오리 같은 가금류 가능

(3) 유제품 채식주의자(Lactovegitarian): 채소와 유제품 가능

(4) 유제품, 달걀 채식주의자(Lacto-ovo vegitarian): 유제품, 채소와 달걀 가능

(5) 프루테리어니즘(fruitarian): 과일 견과류, 올리브오일, 꿀 가능

(6) 마크로바이오틱(Macrobiotic): 유기농이며 신선한 제철음식을 섭취. 유제품과 동물성식품은 먹지 않는다. 완전 마크로바이오틱 식단은 모유수유하는 엄마에게 영양학적으로 비타민 B_{12}가 부족할 수 있지만 엄마가 하고자 한다면 적용할 수 있다.

다) 채식주의 엄마가 비타민 D 강화 우유를 먹지 않거나 햇볕을 쐬지 않는다면 비타민 D 결핍이 될 수 있다. 대부분의 비타민 보충제는 400~600 IU가 들어 있다(IOM Food and Nutrition Board, 2010).

라) 비타민 B_{12}는 동물성 식품을 먹지 않는 여성에게 부족할 수 있고, 반드시 보충해야 한다. 보충제 대신 영양가 있는 효모, 강화시리얼, 두유를 먹을 수도 있다.

8) 음식 선택에 있어 사회경제적 영향

가) 교육수준이 높을수록 더 나은 식단을 선택한다.

나) 경제적 궁핍은 음식을 마련하고 저장하는 주방용품들과 마찬가지로 음식 선택에 제한이 된다. "가스레인지(스토브), 오븐, 전자레인지, 냉장고가 있습니까?" 같은 질문을 해봐야 한다.

다) 엄마에게 식량보조 프로그램(미국의 WIC 등), 지역 푸드뱅크나 비슷한 보조를 받을 수 있는 기관에 대한 정보 및 전화번호를 준다. 가족이 보조를 받을 수 있는지 정기적으로 연락한다.

라) 엄마들이 알고 있는 정보의 대부분은 제품 광고에서 나온 것이다.

마) 건강한 식단에 대한 견해는 무엇을 먹을지, 어디서 언제 먹을지 만큼 상당히 다양할 수 있다.

바) 식단에 대한 엄격한 규칙을 꼭 따라야 한다고 하면 어떤 여성들은 모유수유를 어렵다고 여길 수도 있다. 더 도울 수 있는 접근방법은 여러 가지 중에서 선택하게 하는 것이다.

사) 요리 솜씨가 없거나 식사를 준비하는 데 도움이 필요한 엄마들은 쿠킹클래스나 적절한 요리법을 배울 수 있도록 의뢰한다.

9) 시간

가) 장을 보고, 요리를 하고, 식사를 하기 위해 시간이 필요하다. 엄마들은 시간이 많이 필요하기 때문에 간편조리식으로 가볍게 먹는 것이 스스로 할 수 있다고 느끼게 하는 방법이 될 수 있다.

나) 엄마가 시간을 절약하면서 건강한 음식을 먹는 방법은 신선하고 가공되지 않은 음식을 먹는 것이다. 왜냐하면 많이 가공된 음식일수록 비용은 많이 들고 영양가는 떨어지기 때문이다.

표 18-2 수유부를 위한 비타민과 미네랄

비타민이나 미네랄	하루권장량 (RDA)	수유 중 하루 권장량	섭취 상한선(UL)	모유와 엄마에 대한 정보	함유식품
Vitalmins					
비타민 A (Vitamin A)	700RE	첫6개월까지 1,300RE 12개월까지 1,200RE	여성은 50,000IU	비타민 A는 개털도상국국처럼 엄마의 결핍이 있지 않은 한 모체에 저장된 것으로 모유에 충제된다. 결핍된 경우에는 보충해야 한다. 카로틴은 비타민 A로 전환된다.	무른잎채소, 호박, 주황색채소 강화된 시리얼과 유제품 베타카로틴은 섬유 상한선이 없지만 섬유 상한선 이상의 비타민 A 보충은 기형을 유발할 수 있고 엄마와 아기에게 긴막 신경의 문제를 일으킬 수 있다.
비타민 D (Vitamin D)	600IU	수유 중400-600IU 아기는 400IU	엄마는4,000IU 아기는 1,000IU	1,000-4,000IU를 섭취했을 때 모유에서 비타민 D가 증가한다. 비타민 D 독성위험 없이 보충제와 햇빛으로 얻을 수 있는 양은 엄마 600IU, 아기 400IU이다.	달걀, 연어, 정어리 같은 지방이 풍부한 생선, 비타민 D 강화우유. 어떤 에너지바에는 첨가되어 있다. 생선은 수은과 PCB 오염 때문에 주의해야 한다. 해산물 선택은www.montereybayaquarium.org 을 참고 한다.
비타민 E (Vitamin E)	15mg	19mg	100-800mg	결핍은 드물다. 과량 복용의 장점은 알려져 있지 않다.	견과류, 무른잎채소, 씨드, 콩기름, 옥수수기름, 해바라기씨유
비타민 K (Vitamin K)	90mcg	90mcg	언급없음	출생 시 비타민 K 주사로 신생아 결핍은 예방된다. 모유보량은 보충제로 변화되지 않는다.	무른잎채소 100g당 50-800mcg가 포함되어 있다. 다른 음식에는 매우 작은양이 들어있다. 멀티비타민에 들어있다.
엽산 (Folate)	400mcg	500mcg	800mcg	대부분의 경우 엄마의 지방량으로 모유에 공급하기 충분하다. 임신중신경관결손을 예방하기 위해 고용량을 계속 사용하는 것에는 주의가 필요하다.	강낭콩, 대두, 병아리콩 같은 콩류, 시금치, 집은 무른 잎채소, 오렌지주스, 간탈루프, 고구마. 보충제를 복용 하는 동안 과량첨가된 음식으로 주의를 준다.
티아민 (Thiamin)	1.1mg	1.4mg	알려진바 없음	결핍증은 드물다. 모유의 티아민으로 대체로 모유 750mL 당 0.2mg이다.	통밀, 오트밀과 같은 도정되지 않은 곡식, 지방많은 돼지 고기, 콩류, 씨앗류, 견과류, 영양강화된 밀가루와 시리 얼에도 티아민이 첨가된다.
리보플라빈 (Riboflavin)	1.1mg	1.4mg	알려진바 없음 과량은 흡수가 안 됨	결핍증은 드물다. 모유의 작은양이 아기에게 이용된다.	동물성 단백질, 영양강화된 곡물, 브로콜리, 순무, 아 스파라거스, 시금치와 같은 대부분의 무른잎채소,
나이아신 (Niacin)	14mg	18mg	35mg	모유수유 중에는 콜레스테롤을 낮추는 용도로 고용량 의 나이아신을 쓰는 것은 부적절하다.	고기, 달걀, 유제품을 먹는다면 충분하다. 부족한 경우 에는 강화된 곡류나 보충제를 이용한다.

영양소			UL	설명	급원식품
판토텐산 (Pantothenic acid)	5mg	7mg	알러진바 없음	판토텐산이 다수는 모유로 분비된다. 심한 영양결핍이 아닌 한 결핍증은 드물다.	곡식, 동물성식품, 콩류에 들어있고, 우유, 채소, 과일에 소량 들어 있다.
비타민 B6 (Vitamin B6)	1.2mg	2.0mg	80mg 고용량에서 신경, 소화기, 피부문제 유발됨	모유의 B6는 미네랄 섭취에 영향을 받고, 음식과 보충제로 쉽게 증가한다.	풍부한 음식 : 닭고기, 생선, 신장, 간, 돼지고기, 달걀, 현미, 대두, 오트밀, 통밀, 땅콩, 호두
비타민 B12 (Vitamin B12)	2.6mcg	2.8mcg	결정된바 없음	여성에 있어 결핍증이 대부분은 동물성식품을 먹지 않거나 소화가 잘 안돼 문제로 내재성인자(intrinsic factor)에 장애가 있기 때문이다. 소변의 메틸말론산(methylmalonic acid)이 결핍의 지표가 된다.	동물성 음식은 대장의 박테리아가 합성으로 얻어진다. 식물성 음식은 발효과정에서 B12가 생기는 경우 외에는 거의 없다.

Minerals

영양소			UL	설명	급원식품
철	15mg	15mg	45mg	철분부족인 여성과 정상인 여성 모두 같은양이 모유로 분비된다.	두 종류의 철분 : 고기의 헴철은 효율적으로 흡수되지만, 식물의 비헴철은 비효율적이다. 고기, 빵, 수박, 건과류, 씨앗류, 콩류가 철분의 공급원이다.
아연	8mg	12mg	40mg	고용량을 장복하면 구리흡수를 방해, 면역억제, HDL을 낮춘다.	굴, 고기, 닭고기, 강화 시리얼, 콩류, 견과류
칼슘	19세 미만 1300mg 19세 미만 1000mg	비수유부와 같은 하루권장량	2500mg	모유의 칼슘량은 엄마 식이에 영향을 받지 않는다.	유제품, 잎은 무른잎채소, 참깨, 브로콜리, 보존제를 사용한 많은 식품에 소량 포함되어 있다.
구리	900µgm	1300µgm	10000µgm	윌슨병으로 혈청구리가 감소하는 경우 맡고는 문제가 되는 경우가 거의 없다.	내장, 해산물, 견과류, 씨앗 상수도관을 구리파이프로 사용한 경우
마그네슘	310mg	310mg	보충제로 350mg	음식속의 마그네슘은 과량섭취의 문제가 없다.	통곡, 견과류, 콩류, 무른채소가 가장 좋은 공급원
셀레늄	55mg	70mg	400mg	엄마가 보충제를 복용하고 있다면 아기에게 전달되는 양이 증가될 수 있다.	해산물, 신장, 간, 고기, 곡식, 콩류
망간	2.6mg	2.6mg	11mg	문제가 되는 경우 거의 없음	홍차 씨드, 오트밀, 견과류, 간, 고기, 조기, 녹식, 다크초콜릿, 호박씨, 참깨, 아마씨, 해바라기씨

RDA : 생애주기와 성별을 포함하는 건강한 사람 거의 전부(97~98퍼센트)의 영양요구량에 충족되는 평균적인 일일 영양소 섭취량
UL : 일반적인 인구분포에서 거의 모든 사람에게 건강상에 부작용의 위험이 없는 일일 최대 섭취량, 일일 최대 섭취량 이상일 때 많이 섭취할수록 잠재적인 부작용은 증가할 수 있다.
http://fnic.nal.usda.gov/dietary-guidance/dietary-reference-intakes에서 정보 검색함.

3. 엄마의 음식섭취가 젖 먹는 아기에게 미치는 영향

(Chapter 19 모유수유 중 영유아의 영양을 참고하라)

가. 엄마가 매우 심한 영양결핍이나 탈수가 아니라면 엄마가 열량과 수분 섭취를 높여도 젖량은 늘어나지 않는다(Morse et al., 1992).

나. 엄마의 식이에 따라 모유의 지방총량은 변하지 않지만 모유의 지방산 종류는 영향을 받는다. 그래서 저지방식이를 하는 엄마는 아기를 위해 적절한 지방을 섭취해야 한다. 트랜스지방산은 피하는 것이 좋다.(Chapter 20, 엄마젖의 생화학 편 참조)

다. 모유의 탄수화물 농도는 엄마의 섭취에 영향을 받지 않는다. 엄마의 당뇨 역시 모유의 탄수화물 농도에 영향을 주지 않는다.

라. 영양소 외의 다른 요인, 특히 수유패턴과 스트레스가 젖 공급량에 큰 영향을 미친다. 좋은 식단만큼 엄마의 정신건강도 강조되어야 한다.

마. 면역학적 영향

1) 모유의 철분은 면역학적 이익이 있고, 엄마의 저장철을 사용하여 모유에 우선적으로 공급된다.

2) 모유나 모유 속 성분에 대한 산통(colic)과 알레르기(allergy) : 수유중인 엄마가 특정 음식을 가려야 한다는 연구결과는 우유 말고는 거의 없다. 그러나 특정 음식이 아기에게 불편감을 일으키는 것 같다고 이야기하는 엄마들이 있으니, 알려주는 것은 좋다.

3) 어떤 문화에서는 출산 후 몇 주간 엄마의 음식을 제한하거나 특정한 음식을 권하는 경우가 있다. 그러나 대부분의 문화에서는 엄마는 출산 전에 먹었던 음식을 먹게 된다.

4) 만약 음식이 문제의 원인인 것 같다면 2주간 제거해보고, 음식을 다시 먹었을 때 증상이 나타난다면 몇 주간 피하는 것이 좋다. 유제품 같은 주식을 피하는 엄마들은 성분표를 꼼꼼히 읽어 훼이, 카세인과 같은 모든 유단백을 피해야한다. 모유에도 이 같은 단백질이 들어있긴 하지만 소의 훼이나 카세인이 아니기 때문에 변의 혈흔(blood in the stool) 같은 문제를 일으키지 않는다.

5) 만약 엄마의 식단에서 유제품을 뺐다면, 많은 어려움이 있을 수 있다. 엄마가 우유와 시리얼, 치즈피자, 치즈크래커, 크림샐러드드레싱, 마카로니치즈, 스무디와 같은 것을 먹고 있다면, 영양사에게 도움을 받아 대체식을 찾도록 해야 한다. 왜냐하면 카세인과 훼이는 많은 가공식품에 들어 있기 때문이다. 어떤 연구에서는 피부 테스트에서 우유알레르기가 있는 아기가 엄마가 유제품 제거식을 한 후 좋아졌다는 보고가 있다(Moravei et al., 2010).

6) 습진 : 습진은 보통 먹는 걸로 유발되지 않는다. 일부 의료인은 모유수유를 습진의 원인으로 잘못 이해하여 엄마에게 모유수유를 일시적으로 중단하도록 하기도 한다. 하지만 엄마는 다른 방법을 찾아보도록 생각해야 한다(The Joint Commssion, 2011). 엄마가 일시적으로 젖을 떼는 것을 선택한다면, 엄마는 젖 공급량을 유지하기 위해 규칙적으로 유축을 해야 한다. 아기는 아미노산분유를 5~7일간 먹게 될 것이고, 그 이후에는 모유수유를 즉시 재개해야 한다.

7) 알레르기와 모유수유: 최근 미국 소아과학회 권고사항에 따르면 임신이나 수유 중에 고알레르기 유발 음식을 피하는 것이 필수는 아니다. 그러나 연구들은 권고사항에 대한 혼재된 결과를 보여준다(Greer et al., 2008). 알레르기 과거력이 있는 엄마는 우유, 달걀, 땅콩을 임신과 수유기간 동안 피하게 하는 것은 도움이 될 수 있다. 이런 음식들은 18개월 이후에 아기에게 먹이기 시작한다. 연구결과가 더 확실해질 때까지 이렇게 하더라도 아무런 해가 없다(West et al., 2010).

8) 카페인
   가) 엄마가 하루 300mg 이하의 카페인을 섭취하는 것은 대부분의 아기에게 문제가 생기지 않는다. 왜냐하면 아기에게 전달되는 카페인 양은 엄마의 양의 0.96%~1.5% 정도이다(Hale, 2010).
   나) 조산아나 아픈 아기는 카페인 대사가 잘 안 될 수 있어서 축적되어 잠을 안 자고, 칭얼거릴 수 있다.
   다) 커피는 8온스(1온스는 29.57cc로 8온스는 236.58cc) 한 컵에 80~100mg의 카페인이 들어 있다. 홍차와 녹차는 8온스 한 컵에 30~60mg의 카페인이 들어 있다. 초콜릿의 테오브로민(theobromines)은 신경계에 비슷한 효과를 일으킬 수 있다. 대부분의 아기는 괜찮지만 아기가 보챈다면 예민함의 징후로 볼 수 있다.

9) 약초와 약초티
   가) 요리에 쓰이는 일반적인 약초의 용량은 아기에게 영향이 없다.
   나) 모유수유 엄마를 위한 약초는 많은 문화권에서 쓰인다. 그러나 떡갈나무 덤불(chaparral), 컴프리(comfrey), 저먼더(germander), 페니로열(pennyroyal), 블루코하쉬(blue cohosh) 같은 약초는 간독성(hepatoxicity), 항콜린증(anticholinergic symptoms), 심독성(cardiotoxicity)이 있으므로 주의를 요한다. 토마스 헤일(Thomas Hale)의 약물과 모유(Medications and Mothers' Milk)는 약초에 대한 정보를 담고 있기 때문에 수유 상담가에게 좋은 정보를 제공한다. 모유수유 교과서 역시 약초에 대한 논의를 담고 있다(Lawrence et al., 2005; Riordan, 2010).
   다) 의료인과 부모들은 약초를 쓸 때 주의해야 하는데, 미국 FDA는 약초의 기원과 약초의 생육환경 조제 포장에 대해 관여하지 않기 때문이다.[1]

10) 알코올
   가) 많이 마시면 젖 사출반사가 약해질 수 있다. 2g/kg(66kg의 여성이라면 4온스 정도의 술) 이상의 용량은 젖 사출반사를 완전히 막을 수 있다(Breslow et al., 2007; Chien et al., 2009).
   나) 몸무게, 지방조직의 양, 위 안의 음식물 종류, 술을 얼마나 빨리 마셨는가, 얼마나 많은 양을 마셨는가 등 여러 가지 요인이 엄마의 혈중 알코올 농도에 영향을 준다.

---

[1] 한국 식품의약품안전청(KFDA)은 한약에 대해서 인증제와 검사를 시행하고 있기 때문에 식약청 인증마크가 부착된 한약을 사용하는 것은 안전하다.

다) 젖에서 가장 알코올 농도가 높아지는 때는 위가 비어있는 상태면 30~60분 후, 음식과 함께 마셨다면 60~90분 후 나타난다. 어른은 1온스의 알코올 대사에 대략 1시간 반에서 2시간이 소요된다. 젖에서의 알코올 농도는 혈중 농도가 떨어짐에 따라 같이 떨어지기 때문에 젖에서 엄마의 혈액으로 알코올이 거꾸로 확산되기도 한다.

라) 알코올은 젖으로 자유롭게 통과되므로 많은 양을 마셨을 때 아기가 졸려하고, 성장이 느려지고, 신경발달이 지체될 수 있다.

마) 생후 첫 한 달 동안은 신생아의 알코올 분해 능력이 어른의 약 절반수준이다. 조산아는 독성의 위험이 더 높다.

바) 고용량의 알코올 섭취는 엄마가 아기를 안전하게 양육하는 능력을 손상시킨다.

11) 맛

가) 엄마젖의 맛은 엄마가 먹는 음식과 향신료에 따라 변할 수 있다. 향미가 매우 강한 음식을 포함하여 다양한 음식을 먹는 엄마의 아기들은 이유식을 시작할 때 다양한 맛을 더 잘 받아들이는 장점이 있다(Mennella et al., 2011; Sullivan & Bitch, 1994).

나) 아기들은 젖에서 마늘향이 날 때 50% 더 길게 빨았는데 이는 바닐라향이 날 때보다 긴 시간이었다(Mennella, 1995).

12) 인공감미료와 식품첨가물(food additives)

가) 아스파탐(aspartam)은 대사되어 필수아미노산인 페닐알라닌(phenylalanine)과 아스파틱산(aspartic acid)이 된다. 아스파탐은 본태성 PKU가 있는 사람에게는 위험할 수 있다. 대부분의 상품에는 아스파탐이 들어 있다는 경고 문구가 붙어 있다.

나) 인공감미료를 사용하는 것은 비만 발생률을 줄이지 않는다. 사실 연구결과는 비만의 증가와 다양한 인공감미료의 사용이 다양한 감미료가 소개된 이후에 같이 증가했음을 보여준다.

다) 비록 연구결과는 부족하지만, 적절한 양의 아스파탐이 함유된 음료나 음식은 해롭지 않다. 헤일(Hale, 2010)은 50mg/kg의 수치를 언급하면서, 정상량을 소비하면서 하루 3~4회 수유하는 여성은 모유에 매우 적은 양이 분비될 수 있다고 했다.

라) 인공감미료와 식품첨가물에 대한 주의가 필요하다. 왜냐하면 빠르게 자라는 아기에게 어떤 영향이 있는지에 대한 연구결과 없이 이미 팔리고 있기 때문이다.

4. 상담 진찰

영양에 초점을 맞춰 상담을 진행하는 수유 상담가는 다음과 같은 것이 도움이 된다.

가. 엄마의 섭취를 평가하기 위한 기본 영양학 지식. 엄마에게 하루 동안 먹은 음식과 음료가 무엇인지 물어본다.

나. 문화에 따른 다양성을 숙지. 만약 당신이 그 문화에 익숙지 않다면 질문을 많이 한다.

다. 정보를 수집하고 선택사항을 논의하기 위한 상담기술, 동기강화 상담기술을 사용한다.

라. 모아진 정보를 기록하기 위한 간단한 차트 기록

마. 엄마에게 정보를 제공하기 위한 교육전략

바. 이용 가능한 식이상담이나 교육 서비스에 대한 정보 및 의뢰방법

사. 수유 상담가는 영양사에게 환자를 의뢰하여 의료돌봄 제공팀(a team of healthcare providers)의 일원으로 같이 일할 수 있도록 할 수 있다.

Chapter 19

모유수유 중 영유아의 영양
Nutrition for the Breastfeeding child

Rachelle Lessen, MS, RD, IBCLC

학습목표

- 모유수유 중인 정상 아기의 영양 권장사항에 대해 토론한다.
- 모유수유 아기에게 적합한 '에너지, 단백질, 지방산, 철, 아연, 비타민 D' 등의 중요 영양소의 섭취량에 대해 토론한다.
- 아기의 식사가 영유아 식이에서 가정식으로 정상적으로 이행되는데 양육자의 행동이 중요하다는 것을 이해하고, 이 점에 대해 기술한다.
- 영양사 혹은 의료인에 의뢰가 필요한 경우를 평가한다.

서 론

인간의 모유는 생애 첫 6개월간 성장, 발달, 건강에 충분한 양의 영양을 공급한다. 모유는 건강한 만삭아에 적합한 이상적인 열량과 단백질을 공급하기 때문에 완전 모유수유아는 성장의 표준이 된다. 생애 첫 6개월간 모유수유 중 아기는 다른 종류의 음식이나 음료수를 전혀 필요로 하지 않는다. 영양상태가 좋은 엄마를 통해 모유수유 중인 건강한 만삭아는 비타민 D 이외의 비타민이나 미네랄 보충제는 필요로 하지 않는다. 보완식(이유식)은 모유수유 외에 추가적인 영양소를 보충하는 의미가 있다. 아기가 가정식에 적응하는 것이 필요한 생후 6개월 정도 되었을 때 보완식(이유식)을 시작한다. 특히 철분과 아연이 많이 함유된 음식이 아기의 음식에 포함되어야 한다. 아기가 성장함에 따라 철분과 아연 요구량은 늘어나는데 모유 속에서는 총량이 줄어들기 때문이다. 그러나 모유는 완전 모유수유 기간인 생후 6개월을 넘어서도 여전히 중요한 영양소 공급원으로서의 역할을 담당한다. 아기 식사에 제공되는 보완식(이유식)의 양이 증가함에 따라 모유의 섭취는 점차 줄어들 것이다. 모유수유 중 아기를 성장시키는 데에 필요한 영양 요구에 맞추려면 보완식(이유식)은 적절한 때에, 적합하게, 안전하고 적절하게 제공되어야 한다. 그리고 양육자는 아기에게 민감하게 반응하는 먹이기 테크닉을 익혀야만 한다.

1. 정상 영아 식이에 관한 세계보건기구의 권장사항(PAHO; Pan American Health Organization & WHO; World Health Organization, 2003)

　가. 영유아 수유 가이드라인

　　1) 생애 첫 6개월 동안 완전 모유수유

　　2) 생후 6개월에 보완식(이유식) 소개

　　3) 아기의 수유 요구 신호에 따라 모유수유를 2년 이상 지속

　나. 영양적 측면에서의 우려

　　1) 아기들은 이유식을 처음 시작하는 이행시기에 영양적 측면에서 위기가 생긴다.

　　2) 개발도상국과 자원이 풍부한 선진국의 가난한 아이들은 부적절한 영양상태에 놓여 있을 수 있다(Palmer, 2011).

　　3) 시리얼이나 오트밀 죽 같은 탄수화물만 많은 식품, 과일이나 채소, 시리얼과 같은 미리 조리되어 준비된 식품들은 철분과 아연과 같이 필수 영양소가 부족한데도 모유를 대체할 가능성이 있다.(Palmer, 2011).

　　4) 영양학적 요구에 맞추기 위한 이유식의 조건은 다음과 같다.

　　　가) 적절한 시기(Timely): 모유 단독으로는 모든 영양학적 요구를 맞추기가 갈수록 어려워지고, 발달 과정상 다른 음식이 필요한 6개월 이후에 소개되어야 한다.

　　　나) 적절한 영양요구량(Adequate): 충분한 에너지와 단백질, 미량 영양소가 아기의 영양학적 요구량 증가에 적합해야 한다.

　　　다) 안전(Safe): 젖병과 젖꼭지가 아닌 깨끗한 기구를 이용하여 깨끗한 손으로 위생적으로 저장하고, 준비하여 먹이도록 한다.

　　　라) 적절한 먹이기(Properly fed): 아기의 식욕과 포만감의 신호에 맞춰, 아기 월령에 맞는 적당한 섭취 빈도와 방법에 맞춰 일관성을 가지고 먹여야 한다.

　　5) 건강한 식사습관과 비만 예방

　　　가) 건강한 식사습관은 조기에 시작되어야 한다(Horodynski et al., 2011).

　　　나) 어릴 때의 식사 경험은 과체중, 비만, 식이장애로 이어지는 평생에 걸친 해로운 식사습관을 발달시키는 데 영향을 미칠 수 있다(Palmer, 2011).

　　　다) 맛에 대한 기호는 어린 시절에 발달하는데 과도한 단맛, 짠맛, 고열량 또는 영양이 부족한 음식은 피해야 한다.

　　　라) 건강한 식사는 과일과 채소를 섭취를 늘리고, 단맛이 나는 음료를 피하는 것을 포함한다.

　　　마) 양육자가 과도한 통제를 하는 것(강압적으로 먹이는 것)과 같이 아기의 반응에 민감하지 않게 먹이는 것, 아기가 섭취 상황을 스스로 통제하게 놔두는 것(하고 싶은 대로 하게 하는 식이), 또는 식사 동안 양육자가 전혀 관여하지 않는 것은 향후 과체중이나 비만 발생과 관련이 있다(Horodynski et al., 2011).

　다. 아기의 반응에 민감한 먹이기 기술(모유수유아를 위한 이유식 먹이기 가이드[PAHO & WHO, 2003]를 따름)

1) 생애 첫 6개월간은 모유 단독으로 온전하게 영양 요구량을 맞춘다. 그 이후로는 영양요구량에 맞게 적절하게 이유식을 섭취할 필요가 있다.

2) 아기는 직접 먹여주어야 하며 더 큰 아이들은 도움을 받으며 스스로 먹을 수 있다.

3) 양육자는 아기의 배고픔과 포만감의 신호에 민감할 필요가 있다.

4) 아이에게 먹일 때는 천천히, 참을성 있게 격려하며 먹여야 하며 강압적으로 먹어서는 안 된다.

5) 만약 아이가 다양한 음식을 거부하면 다른 음식들의 조합이나 다른 맛, 다른 질감, 다른 격려의 방법들을 시험해보는 게 도움이 될 수 있다.

6) 아기가 쉽게 흥미를 잃는다면 오락 활동은 최소화한다. 식사를 하는 동안 긍정적인 환경을 만들어주어야 한다(텔레비전은 좋지 않으며 가족이 함께 앉는 것 등을 의미함).

7) 식사시간은 배우고 사랑을 나누는 시간이 되어야 한다. 아이가 먹는 동안 눈을 마주치며 대화해야 한다.

8) 이유식을 먹는 빈도는 아기 월령이 증가함에 따라 같이 늘어난다. 다음과 같이 권장한다.
   가) 생후 6~8개월 이유식은 하루 2~3차례
   나) 생후 9~24개월 아기는 하루 1~2회의 간식과 3~4회의 이유식

9) 영양 요구량을 맞추려면 다양한 음식이 제공되어야 한다.
   가) 고기, 가금류, 생선, 달걀은 매일 혹은 가능한 자주 제공되어야 한다(Greer et al. & 미국소아과학회의 영양과 알레르기 면역에 관한 분과위원회, 2008).
   나) 비타민 A가 풍부한 과일과 채소는 매일 먹어야 한다.
   다) 지용성 비타민 흡수를 촉진하며 에너지를 제공하는 필수지방산을 공급받으려면 적절한 지방을 섭취해야 한다.

10) 영양 강화된 이유식이나 비타민 미네랄 보충제가 필요한 경우 사용될 수 있다.

2. 모유수유아를 위한 영양

가. 좋은 영양 상태를 지닌 엄마로부터 건강하게 태어난 만삭아는 생애 첫 6개월간은 완전 모유수유를 통해, 그리고 생후 6개월부터 12개월까지 이유식을 병행하는 모유수유를 지속하여 대부분의 영양소(비타민 D 제외) 섭취가 가능하다.

나. 출생 직후~생후 6개월: 이때의 영양 요구량은 생후 2~6개월 사이의 모유 속 영양소의 평균 농도에 기초한다. 평균적인 섭취량은 하루 780mL이다(Otten et al., 2006).

다. 완전 모유수유 기간 중 생후 첫 달은 모유 섭취량이 급격하게 증가하며 그 이후 6개월까지는 완만하게 증가한다.

라. 비타민 결핍증은 완전 모유수유아기의 경우 드물다. 그러나 엄마의 영양 섭취가 충분하지 않을 때는 아기도 비타민 A, 리보플라빈, 비타민 B_6, 비타민 B_{12} 섭취량이 낮아진다. 어린 아기에게 보충제를 먹이는 것보다는 엄마가 보충제를 복용하거나 충분한 영양 섭취를 하는 게 더 좋다(PAHO & WHO, 2003).

마. 철분과 아연의 외에 생후 6개월이 지나서 다른 영양소의 요구량이 높아진다는 증거는 없다.

바. 7~12개월: 적절한 영양 섭취는 하루 600mL의 모유섭취와 이유식의 정상적인 섭취에 기반한다.

3. 핵심 영양소의 요구량

가. 에너지

1) 에너지 요구는 인체 기능, 호흡, 순환, 활동, 대사, 단백질 합성, 성장과 조직 축적을 유지하기 위한 요구량에 기초한다.

2) 에너지량의 추산은 에너지의 소비와 저장(즉, 성장)에 기반하여, 아기의 월령과 몸무게를 고려하여 계산하였다.

가) 0~3개월 = (89×몸무게(Kg)−100)+175

나) 4~6개월 = (89×몸무게(Kg)−100)+56

다) 7~12개월 = (89×몸무게(Kg)−100)+22

라) 13~35개월 = (89×몸무게(Kg)−100)+20

3) 모유수유아를 위한 에너지 섭취 권장량(Dewey, 2001).

월령	하루 에너지 요구량	모유 속 에너지량	이유식의 에너지량
6-8개월	682	486	196
9-11개월	830	375	455
12-24개월	1,092	313	779

나. 단백질(Otten el al., 2006)

1) 출생 직후부터 6개월까지의 단백질 요구량은 모유 속 단백질의 평균 소비량에 기초한다. 생후 6개월 이후의 단백질 요구량은 새로운 조직의 성장을 위한 질소의 균형과 단백질 저장량에 기초한다. 생후 1~3년, 전체 열량의 5~20%를 단백질이 담당한다.

2) 하루 단백질 권장량은 아기의 월령과 몸무게를 고려하여 계산한다. 몸무게당 단백질 요구량은 아기가 크면서 줄어든다.

가) 7~12개월: 1.0g/kg/일

나) 1~3년: 0.87g/kg/일

다) 4~8년: 0.76g/kg/일

3) 단백질 공급원

가) 모유는 100mL당 대략 0.9g의 단백질을 제공한다.

나) 완전단백질은 9가지 필수아미노산을 함유하고 있는 동물 원료에서부터 공급된다. 예) 육류, 가금류, 달걀, 생선, 우유, 치즈, 요구르트.

다) 불완전 단백질은 한 가지나 그 이상 필수아미노산이 빠진 상태로 식물 원료에서부터 공급된다. 예) 콩류, 곡류, 너트류, 씨앗류와 채소

4) 결핍증

    가) 단백에너지 영양실조(PEM; protein-energy malnutrition)를 예방하는 데에 단백질과 비단백 에너지(탄수화물과 지질)가 유효하다(Otten el al., 2006).

    나) 단백질을 이용하기 위해서는 아미노산이 적절한 균형을 이루어야 한다.

    다) 전 세계적으로 단백에너지 영양실조가 흔하고, 해마다 육백만 명의 아이들이 사망하는 것과 관련이 있다.

    라) 단백질 결핍은 뇌와 뇌기능, 면역, 장기능, 장 투과성에 영향을 미친다.

    마) 단백질 결핍의 신체 징후는 부종, 성장부진, 근력 저하, 피부탄력 저하, 가늘고 약한 모발이 나타나는 것이다.

다. 수분(Fluid)

1) 출생 직후에서 6개월까지는 하루 700mL를 섭취하는 것이 적절하다. 이것은 보통 모유로 하루 평균 780mL를 섭취하는 것에서 근거한 것이다. 모유는 대략 87%가 물이다.

2) 출생 후 7개월에서 12개월까지는 모유 섭취량을 기본으로 이유식과 다른 음료를 통해 수분을 섭취한다. 하루 800mL에 해당한다.

3) 생후 1년에서 3년까지의 적절한 수분 섭취량은 하루 1,300mL이며 생후 4년에서 8년 사이에는 하루 1,700mL를 섭취한다. 수분 섭취량에는 음식, 음료수, 마시는 물에 포함된 모든 수분이 포함되어 있다.

4) 물은 생명 유지에 필수적인 것이며 인체의 가장 많은 부분을 차지하는 단일 성분이다. 모유는 아기의 성장에 필요한 수분을 제공하고 피부, 폐, 대변, 소변을 통해 소실되는 수분을 대체한다(CDC; Centers for Disease Control and Prevention, 1994).

5) 수분 섭취가 부적절하면 탈수로 이어진다.

6) 발열, 설사, 열에 노출되는 것은 수분 손실을 증가시킨다.

7) 과도한 수분 섭취는 저나트륨혈증을 일으킨다(혈액 속에 나트륨 농도 저하). 생후 6개월보다 어린 아기들이 뚜렷한 이유 없이 나타나는 경련 발작의 가장 주된 원인은 바로 물을 과도하게 섭취하여 생긴 중독 증세이다(Moritz & Ayus, 2002). 생후 6개월 이전의 아기들은 어떠한 다른 물(병에 담긴 물)도 보충해서는 안 된다(CDC, 1994).

4. 비타민

가. 비타민 A

1) 비타민 A는 정상적인 시력, 성장, 면역기능을 위해 중요하다.

2) 동물성 음식에서 미리 형성된 비타민 A(레티놀) 혹은 체내에서 비타민 A로 전환되는 카로티노이드 형태로 이용 가능하다. 비타민 A는 간에 저장되는데, 보충제나 비타민 A가 강화된 식품을 통해 미리 형성된 비타민 A를 과다섭취하게 되면 독성이 발현된다. 그러나 카로티노이드는 과다섭취한 경우라도 독성이 나타나지 않는다.

3) 비타민 A의 좋은 원료는 유제품, 고기, 당근, 브로콜리, 호박, 완두콩, 시금치, 칸탈루프다. 채소를 요리하면 흡수가 더욱 좋아진다.

4) 비타민 A가 결핍되면 안구건조증이 나타난다. 해마다 3백만에서 1천만 명의 어린이가 결막과 각막의 비가역적 건조증상으로 인해 실명에 이른다. 또 면역기능이 떨어지며 감염위험이 증가하는 것도 비타민 A의 결핍증이다.

나. 비타민 B군

1) 엽산

가) 핵산과 아미노산 대사의 조효소이다.

나) 음식 원천 : 강화된 곡류제품, 진한 녹색 채소, 콩류

2) 비타민 B_{12}(코발라민)

가) 호모시스테인을 메티오닌으로 전환시키는 데에 매우 중요한 역할을 담당하는 조효소이다. 또한 지방산과 아미노산 대사에도 조효소 역할을 한다.

나) 혈액 생성과 신경학적 기능을 정상적으로 유지하는 데에 필수적이다.

다) 채식주의 엄마로부터 모유수유를 한 아기들 중 비타민 B_{12}가 결핍되면 생후 4~8개월 사이에 성장부진, 발달지연, 심각한 대적혈구성 빈혈, 허약, 근위축, 정신운동 쇠퇴, 근긴장 저하, 중요한 발달 단계의 소실 등이 나타나게 된다(CDC, 2003).

라) 채식주의 엄마의 아기는 생후 6개월까지는 하루 400μg의 비타민 B_{12}가 보충되어야 하고, 생후 7~12개월까지는 하루 500μg이 보충되어야 한다. 왜냐하면 아기도 저장해둔 것이 없고 모유로도 아주 적은 양만 공급되기 때문이다. 생후 1~3년까지의 아이는 하루 900μg가 필요하다.

마) 비타민 B_{12}는 자연의 동물성 음식에서 발견된다. 특별히 내장육, 수렵육, 정어리, 청어, 송어 등에 풍부하다. 우유와 쇠고기도 비타민 B_{12}를 함유한다. 채식주의자의 식사 원료에는 강화시리얼, 강화쌀 또는 두유, 영양효모, 그리고 강화 고기대체품으로 포함되어 있다.

다. 비타민 C

1) 수용성 영양소로서 항산화제로서 역할을 하며 효소와 호르몬 대사과정에서 보조인자로서의 역할을 한다.

2) 철분 흡수를 촉진한다.

3) 심한 비타민 C 결핍(괴혈병)은 산업화된 국가에서는 드물다.

4) 영아의 비타민 C 결핍(영아 괴혈병)은 뼈 이상, 출혈 증상, 빈혈 등을 일으킨다. 모유는 적당량의 비타민 C를 공급한다(PAHO&WHO, 2003).

5) 과일과 채소는 비타민 C를 충분히 공급하는 원료이다. 특히 감귤류 과일과 즙, 토마토와 즙, 감자, 싹양배추, 콜리플라워, 브로콜리, 딸기, 양배추, 시금치에 많다.

라. 비타민 D

1) 뼈의 건강과 관련이 있다. 장에서 칼슘과 인의 흡수를 도와 혈청에서 미네랄 농도를 유지하도록 한다.

2) 비타민 D 수용체는 체내 거의 대부분의 세포와 조직에 있다. 비타민 D 결핍은 많은 만성 질환과 관련이 있다. 암, 자가면역질환, 심혈관질환 등이다(Holick, 2007).

3) 자연적으로는 매우 적은 음식에서 발견된다. 신선한 지방질 있는 생선, 몇몇 생선의 간유 등이다. 보통 비타민 D가 강화된 유제품과 아침 시리얼이 좋은 공급원이다.

4) 비타민 D는 지용성이다. 햇빛의 B형 자외선에 노출되면 피부에서 합성된다. 피부를 통한 합성은 자외선 차단제의 사용, 어두운 피부색, 적도에서 멀리 떨어져있는 정도, 낮의 길이, 계절적 요인 등에 의해 제한적이다(Otten et al., 2006).

5) 비타민 D 결핍은 구루병을 일으킨다. 대부분의 아기들은 피부를 통해 비타민 D를 적절히 생산할 수 있을 만큼의 햇볕이 노출되지 못한다. 모유도 보통 아기의 수요에 충분히 맞출 만큼 비타민 D를 함유하지 않는다. 단 엄마가 비타민 D 보충제를 고농도로 먹고 있는 경우 모유 속에서 비타민 D 농도가 증가했다(Hollis et al., 2004; Saadi et al., 2009; Taylor et al., 2008).

6) 아기와 유아, 어린이, 청소년의 구루병과 비타민 D 결핍을 예방하기 위해서는 적어도 하루 400IU를 섭취하도록 권장한다(Chehade et al., 2011; Hatun et al., 2011; Lowdon, 2011; Misra et al., 2008; Narchi et al., 2011; Pludowski et al., 2011; Rajakumar et al., 2005; Wagner et al.&Section on Breastfeeding & Committee on Nutrition of the American Academy of Pediatrics, 2008; Ward et al., 2007). 모유수유 혹은 부분 모유수유 중인 아기는 생애 첫 며칠은 보충제를 시작해야만 한다. 비타민 D 보충제는 아기가 젖을 떼어 하루에 1L의 비타민 D 강화우유나 조제유를 먹기 전까지 지속한다.

7) 비타민 D 결핍은 천식과 알레르기 질환의 위험도를 증가시키는 것과 관련이 있다(Ehlayel et al., 2011; Kozyrskyj et al., 2011).

8) 비타민 D를 과다하게 섭취하면 고칼슘혈증이나 고칼슘뇨증을 일으킨다.

5. 미네랄

가. 철분

1) 생후 1년간 빠르게 성장하기 때문에 철분 요구량이 상대적으로 높다(하루에 0.7mg의 철분 흡수).

2) 출생 후 4~6개월 사이에는 출생 시에 저장되어 있던 철분을 이용한다.

3) 신생아 시기의 철분 80%는 임신 3기에 받은 것이다.

4) 엄마가 빈혈, 흡연, 자궁 내 성장제한과 병발된 고혈압, 당뇨 등이 있었을 경우 태아의 철분 저장량의 감소에 영향을 준다(Baker et al. & Committee on Nutrition of the American Academy of Pediatrics, 2010; Rao et al., 2007). 신생아 때 철분 결핍을 예방하기 위해서는 모체 개입이 가장 좋은 방법이다(Rao et al., 2007).

5) 태어날 때 철분 저장량이 적었던 아기들은 좀 더 빨리 소모할 것이다. 분만 시 30~120초 정도 늦춰서 탯줄을 끊는 것이 생후 2~3개월 무렵의 철분 저장량에 도움을 준다(Hutton et al., 2007; Van Rheenan et al., 2004).

6) 모유 속 철분의 생체이용률은 높다. 모유의 철분 농도는 0.2~0.8mg/L로 다양하며 흡

수율은 20~50%에 이른다. 인공조제유의 철분 흡수율이 4~20%인 것과 대조적이다 (Rao et al., 2007). 완전 모유수유를 하고 우유를 피하며 철분 함량이 낮은 인공조제 유를 피하는 것이 건강한 만삭 아기의 철분 결핍을 예방하는 가장 효율적인 전략이다 (Rao & Gerogieff, 2007).

7) 생후 6개월 이내의 완전 모유수유아기의 철분결핍성 빈혈은 유병률이 낮다(3%)(Ziegler et al., 2009).

8) 모유의 철분 함량은 생후 6개월까지 서서히 감소하다가 6개월을 넘으면서 뚜렷하게 감소 한다(Raj et al., 2008).

9) 철 결핍과 철 결핍성 빈혈은 전 세계적인 우려 사항이다. 빈혈 발생 위험이 있는 모유수유 아는 보충제를 복용하도록 할 수 있다.

10) 철 결핍성 빈혈과 철 결핍은 아기의 정신운동 발달을 지연시키고, 철분 보충 치료를 해도 효과가 없이 비가역적 인지기능의 손상을 초래할 수 있는 심각한 상황이다(Baker et al., 2010; Otten et al., 2006).

11) 철 결핍은 납의 흡수를 증가시키고 나아가서는 신경학적 발달 장애를 일으킬 위험을 높 인다.

12) 철분 권장량은 7~12개월 아기는 하루 11mg이며, 생후 1~3년에는 하루 7mg이다.

13) 미숙아는 철 결핍 위험도가 증가한다. 왜냐하면 출생 시 철분 저장량이 감소되어 있는데 다 영아기의 성장이 가속화되기 때문이다. 미숙아는 하루에 kg당 2mg의 경구 투여 철분 제를 생후 1개월에 복용을 시작해야 하며 12개월간 지속하도록 한다(Dee et al., 2008).

14) 이유식 초기에 육류를 시작하는 것은 완전 모유수유아에게 권장된다. 왜냐하면 아연 과 철분의 훌륭한 공급원이기 때문이다(Krebs et al., 2006; Palmer, 2011). 6개월 이 후에 철분이 풍부한 음식이 모유수유아의 식단에 포함되지 않으면 철 결핍과 철 결핍성 빈혈의 위험에 놓이게 되며, 생후 두 번째까지 지속될 수 있다(Chantry et al., 2007; Domellöf et al., 2002; Dube et al., 2010; Yang et al., 2009).

15) 육류, 가금류, 생선에서 얻는 헴(heme) 철분은 매우 잘 흡수된다. 내장육, 조개, 굴은 특히 더 많은 함량의 철분이 있다(Baker et al., 2010; Krebs et al., 2006; Palmer, 2011).

16) 헴(Heme)이 없는 철분은 육류를 포함한 모든 음식에 존재한다. 흡수는 다른 음식의 물 질들과 상호작용하여 영향을 받는다(Otten et al., 2006).
    가) 아스코르브산은 철분 흡수를 촉진한다.
    나) 동물의 근육 조직(육류, 생선, 가금류)은 비헴철의 흡수를 증가시킨다.
    다) 콩류의 피트산(Phytate), 정제되지 않은 쌀과 곡류는 철분의 흡수를 방해한다.

17) 생후 1년 이전의 아기는 육류는 적게 섭취하고 시리얼과 채소 섭취량이 많기 때문에 이 유식을 통한 철분의 생체이용률은 대략 10%정도이다. 육류를 보다 많이 섭취하는 생후 1년 이후의 소아의 철분 생체이용률은 18%이다.

18) 철분이 충분한 아기에게 철분 보충제를 투여하는 것은 오히려 나쁠 수 있으므로 피해야

한다(Rao et al., 2007; Schanler et al., 2011). 헤모글로빈이 정상인 모유수유 아기한테 철분 보충제를 투여하면 성장에 오히려 좋지 못하다(Dewey et al., 2002).

나. 아연

1) 전 세계적으로 영유아의 아연 결핍은 널리 퍼져 있다. 종종 철 결핍과 동반되기도 한다(Klebs eet al., 2006).

2) 아연은 성장과 발달에 필수적이다(Otten et al., 2006).

3) 모유 속 아연은 생후 첫 6개월 이내에는 아기의 필요량에 딱 맞춰져 있다(Otten et al., 2006).

4) 모유 속 아연은 시간이 흐르면서 감소하는데, 6개월 이후 요구량을 만족시키는 데 충분하지 않다고 하더라도 모유는 여전히 아연의 중요한 공급원이다(Otten et al., 2006).

5) 육류는 아연의 훌륭한 공급원이다(Krebs et al., 2006). 그리고 7~12개월까지는 아기의 아연 요구량에 맞추도록 한다.

6) 아연의 하루 권장량은 생후 7개월에서 생후 3년까지는 3mg이다.

7) 아연의 다른 공급원은 모든 정제하지 않은 곡류, 몇몇 조개류, 영양 강화된 시리얼이다.

8) 모유 속 아연은 우유의 아연보다 생체이용률이 매우 높다(Otten et al., 2006).

다. 칼슘

1) 칼슘의 체내 역할은 뼈와 치아를 형성하는 것이다. 99% 이상의 칼슘은 체내 뼈와 치아에 저장되어 있다. 칼슘은 혈관 수축과 확장, 근육의 수축, 신경전달, 분비샘의 분비에 중요한 역할을 한다.

2) 부적절한 칼슘 섭취는 골다공증(뼈의 미네랄 밀도가 정상보다 낮은 것)을 일으키거나 골절 위험도가 증가하게 한다.

3) 미숙아는 칼슘 요구량이 더 높으며 모유의 강화를 요구할 것이다(Kleiman, 2009).

4) 칼슘이 풍부한 음식은 우유, 요구르트, 치즈, 양배추, 케일, 브로콜리이다. 칼슘은 옥살산(Oxalic acid)이 많은 것(시금치, 고구마, 대황, 콩)이나, 피틴산(phytate)이 많은 것(씨앗류, 너트류, 곡류)과 같이 섭취하면 흡수율이 떨어진다.

5) 아기가 모유에서 이유식으로 옮겨가는 과정에서 칼슘 요구량을 맞추는 것은, 유제품을 식단에 포함시키지 않으면 어려울 것이다(Kleinman, 2009).

라. 불소

1) 치아와 뼈의 건강에 필수적이다.

2) 부적절한 불소 섭취는 충치 위험을 증가시킨다.

3) 1차 공급원은 불소화된 물이다.

4) 유치가 있으며 영구치가 맹출되기 전 시기에 만성적인 불소의 과량 섭취는 향후 치아 변색이 있는 불소침착증을 일으킨다(CDC, 2001; Institute of Medicine of the National Academies, 2006; Ismail et al., 1999). 마시는 물에서 과량 불소에 노출되면 아이의 IQ에 좋지 않은 영향을 줄 수 있다(Tang et al., 2008).

5) 엄마가 불소화된 물을 마시거나 적당한 보충제를 섭취하였다면 모유에는 적당량의 불소를

함유하고 있다. 임신 중 불소 보충제 사용은 아이의 충치를 감소시키지 않았다(Leverett et al., 1997).

6) 생후 6개월이 넘은 아이는 물이 불소화되지 않았다면 불소 보충제를 필요로 한다. 해당 지역사회의 물에서 0.3ppm 이하의 불소가 함유되어 있는 지역에 사는 충치의 고위험에 놓여 있는 소아에 대하여 하루 0.25mg의 보충이 추천된다(CDC, 2001; Kleinman, 2009 ;Otten et al., 2006). 그러나 불소침착증을 예방하기 위해 불소공급원에 대한 엄격한 평가를 필요로 한다.

6. 음료

가. 우유(Cow's milk)

1) 생후 1년 전에는 우유를 주어서는 안 된다(Kleinman, 2009).

2) 우유는 빠르게 성장하는 아기를 지지하는 영양소로 부적당하다.

3) 생후 1년이 되어 우유를 아기에게 주기 시작할 때는 오직 전유만 주어야지, 저지방유는 주지 않아야 한다.

나. 주스와 다른 음료

1) 주스는 생후 6개월 이전에 주어서는 안 된다.

2) 100% 주스만 컵에 담아 주어야 한다.

3) 주스는 생후 6개월~6년 사이에는 하루 4~6온스로 제한한다.

4) 차, 커피, 설탕 함유 음료와 같이 저영양 음료는 피하도록 한다.

7. 특수한 상황

가. 비타민과 미네랄 보충제

1) 생후 2년 내에 비타민과 미네랄 보충제를 섭취하는 아이들이 많다. 대다수의 아이들은 비타민 D를 제외하고는 식사만으로도 적절한 영양을 공급받는다(Gilmore et al., 2005).

2) 영유아를 위한 비타민 D 액상 보충제는 권장사항에 맞추도록 개별적으로 줄 수 있다. 영유아에 대한 종합비타민과 보충제가 필요하다는 증거는 없다.

3) 만약 영유아가 음식을 통해 철분을 적당히 섭취하지 못한다면 액상 철분 보충제나 씹어먹는 철분 태블릿을 줄 수 있다(Baker et al., 2010).

나. 채식주의 아이(American Dietetic Association, 2003)

1) 엄마가 유제품이나 비타민 B_{12}가 강화된 음식을 사지 않거나 비타민 B_{12} 보충제를 따로 복용하지 않는다면 아이도 비타민 B_{12} 결핍 위험이 있다.

2) 철분과 비타민 D의 가이드라인은 비채식주의 아이와 다르지 않다.

3) 저성장은 매우 엄격한 식이 제한에서 나타난다. 아연의 보충이 필요할 수 있다.

4) 평균적인 단백질 섭취는 보통 적당하다. 채식주의 아이들은 약간 더 높은 단백질을 필요로 한다. 왜냐하면 식물성 단백질에 있는 단백질이 다르기 때문이다.

5) 채식주의 아이를 위해서는 으깨거나 퓌레로 만든 두부, 콩, 요구르트, 계란, 코티지치즈, 치즈, 으깬 아보카도, 콩 스프레드와 같이 영양이 풍부한 이유식을 섭취하도록 한다.

6) 상업적으로 제조된 지방이 강화된 두유나 우유는 생후 1년이 지나서 주도록 한다.

다. 도코사헥산(docosahexaenoic acid, DHA)

1) DHA는 다중불포화긴고리 오메가3 지방산으로 뇌발달과 생후 2년간 시력의 정확성 발달에 필수적이다. 인간이 아닌 영장류 연구에서 DHA 결핍에서 인지기능과 시야의 정확성이 떨어지는 것이 증명되었다(Neuringer et al., 1986.)

2) 소아의 DHA는 성장과 대사, 면역에 영향을 준다(Gibson et al., 2011).

3) 모유에서의 DHA 수준은 엄마가 섭취하는 식단에 근거한다. 엄마가 섭취하는 지방산의 종류는 지방조직에 저장되어 있다가 모유 지방산 구성에 영향을 준다. 생선 혹은 생선 지방산 보충제를 많이 섭취하는 여성들의 모유에서 DHA 함량이 높았다(Bergmann et al., 2008; Francois et al., 1998; Ruan et al., 1995). 과거 30~40년동안 오메가6 지방산 섭취가 늘면서 모유 지방산 구성이 드라마틱하게 바뀌었다(Gibson et al., 2011). (Chapter 18 수유부를 위한 영양 공급을 참고)

4) 모유수유 중 엄마가 섭취하는 보충제가 아기의 뇌발달과 성장을 돕는다는 증거는 제한적이다(Delgado-Noguera et al., 2010; Helland et al., 2003; Innis, 2007; Innis et al., 2001). 그러나 미숙아에 있어서의 이익은 조금 더 중요하다.

5) DHA를 보충해주는 음식은 난황, 닭고기, 지방이 많은 생선이다(Hoffman et al., 2004).

8. 안전성

가. 질산염 중독(메트헤모글로빈혈증)(Greer et al., 2005).

1) 영아에게 청색증을 유발하는 질산염 중독의 가장 큰 위험은 인공조제유를 준비할 때 오염된 우물물을 사용할 때 일어난다.

2) 자연적으로 생기는 질산염은 그린빈, 당근, 호박, 시금치, 비트와 같은 데에 있다. 이러한 음식은 생후 3개월 이전에 아기한테 주어서는 안 된다. 생후 6개월 이전의 건강한 아기에게 이러한 음식을 보충하는 것에 대해서 영양학적인 지침은 없다. 따라서 이러한 음식들이 적절한 때에 제공되었을 때는 위험이 없다.

3) 엄마가 고농도의 질산염이 포함된 물을 마셨다 하더라도 모유수유 중 아기가 질산염 중독이 되진 않는다. 왜냐하면 모유에는 질산염이 농축되지 않기 때문이다.

나. 적당한 질감

1) 12개월 이전의 아기나 유아가 섭취하는 음식은 부드럽고, 반고형식이어야 하고, 으깨져있어야 하며, 퓨레 형태인 것이 좋다. 흡인의 위험이 없이 음식을 삼킬 수 있도록 하기 위해서이다(AAP, 2009). 상업적으로 제조된 아기 식품은 필수적이지 않다. 씹기 기술을 발달시켜야 할 때 아이에게 부드러운 가정식을 주도록 한다.

2) 생후 8개월쯤 된 아기는 스스로 '핑거 푸드(Finger foods, 손으로 집어먹는 음식)'를 먹을 수 있다.

3) 12개월쯤 된 아이는 가족들이 섭취하는 것과 같은 형태의 음식을 먹을 수 있다.

4) 음식의 농도는 아이가 나이가 들면서 점점 증가시킨다. 덩어리 음식을 아기에게 소개하는

데는 '결정적 창(Critical window)'이 있다고 한다. 생후 10개월 이상(덩어리 음식의 소개를) 연기하는 것이 이후의 식이에서의 어려움을 초래할 수 있다.

5) 만 4세 이하 아이의 질식 위험은 핫도그, 넛트, 포도, 건포도, 생 당근, 팝콘, 둥글고 단단한 사탕에서 발생한다.

다. 위생과 음식의 관리

1) 양육자와 아이의 손은 음식을 준비하고 먹기 전에 씻도록 한다.

2) 음식은 안전하게 저장되어야 하며 준비 후에는 즉시 음식을 주도록 한다.

3) 깨끗한 컵과 그릇을 사용하도록 한다.

4) 깨끗한 주방기구가 음식 준비나 제공에 이용되도록 한다.

9. 권장하는 먹이기 기술

가. 처음 이유식을 아기에게 소개할 때는 한 번에 한 가지 음식만 제공하도록 한다. 새로운 음식을 아기에게 줄 때, 발생 가능한 알레르기를 관찰하기 위하여 양육자는 새로운 음식을 주는 데에 3~5일 정도 기다려야 한다.

나. 이유식과 알레르기

1) 고형식과 생선, 달걀, 땅콩과 같은 알레르기 고위험 음식군의 시작을 생후 6개월 이상 지연시키는 것이 아토피질환의 발현에 유의한 보호효과가 있다는 것은 확정적이지 않다(Greer et al., 2008). 미량의 음식에 노출되는 것은 내성을 유도해낼 수도 있다. 몇몇 연구에서는 7개월 이상을 지연시켜 유제품과 다른 종류의 음식을 소개하는 것도 습진과 아토피질환의 위험도를 증가시키는 것과 관련이 있다고 하였다(Kneepkens et al., 2010; Snijders et al., 2008; Zutavern et al., 2004).

2) 모유수유를 하는 7개월 전의 아기에게 모유수유를 지속하면서 소량의 글루텐이 포함된 음식(밀가루, 보리, 호밀)을 제공하는 것이 셀리악병의 위험을 줄여줄 수 있다는 연구도 있었다(Agostoni et al., 2008; Radiovic et al., 2010).

다. 다양한 음식은 생후 1년이 되어서야 아기에게 주도록 한다.

라. 소금과 설탕은 이유식에 넣지 않도록 한다. 소금과 설탕은 음식의 수용에 필요하지 않다. 마늘, 바닐라, 계피, 레몬과 기타 약초와 향신료 같은 향미증진제의 추가는 아기가 잘 받아들일 수 있게 한다.

마. 질병

1) 아플 때는 모유수유를 더 자주하는 등 수분 섭취량을 늘여야 한다. 그리고 아기에게 부드럽고 다양하며 입맛을 돋우는 좋아하는 음식을 주어 격려한다.

2) 수분은 아픈 동안 더 종종 필요하다.

3) 아픈 아이는 모유수유를 더 좋아하는 것처럼 보인다. 좀 더 자주 모유수유를 하도록 조언한다.

4) 아프고 난 후에는 감소한 체중과 부족해진 영양을 보강하기 위해 더 많은 양의 음식 섭취가 요구된다.

10. 의뢰가 필요한 경우

가. 아이가 정상적인 성장 패턴(30장 모유수유와 성장을 참고)을 보이지 않는다면 1차 의료인에게 진료를 의뢰하거나 소아 영양전문가에 의뢰해야 할 것이다.

나. 아이가 월령 발달에 적합한 보충 음식을 거부하거나, 음식을 거의 안 먹거나, 충분한 양의 음식을 섭취하지 못한다면 소아 식이나 영양전문가의 평가를 위해 의뢰하도록 한다.

다. 아이가 구토, 혈변, 설사, 발진, 습진 등을 포함한 음식불내증(food intolerance)을 나타낸다면 1차 의료인이나 알레르기 전문가 혹은 소화기전문의에게 의뢰하도록 한다.

라. 가족을 위한 적절한 음식을 살 재정이 부족한 부모는 사회보장서비스를 의뢰하도록 한다.

Chapter 20
엄마젖의 생화학
Biochemistry Of Human Milk

Linda J. Smith, BSE, FACCE, IBCLC

학습목표

- 수유 전반에 걸친 모유의 생성과 조성을 설명한다.
- 모유의 성분과 기능을 설명한다.
- 모유의 양과 성분에 관련된 엄마의 영양에 대해 논한다.
- 엄마젖과 상품화된 분유를 비교한다.

서 론

모유는 아기의 필요에 맞게 특별히 고안된 독특한 음식이다. 성장 촉진 성분, 영양소의 소화와 흡수를 돕는 효소, 뇌의 성장과 발달을 최적화하는 지방산들 같은 영양소와 항 감염 성분이 잘 짜여 있다. 엄마젖의 성분은 분유나 다른 동물성 영양소, 콩과 같은 식물성 영양소와 동등하거나 대체할 수 있는 것이 아니다. 모유의 단백 및 지방 성분은 친밀한 접촉과 잦은 수유를 해야 하는 종의 특징을 반영한다. 모유는 아기에게 영양을 공급하는 수단 이상의 의미가 있다. 모유는 어린 인간을 영양하기 위해 자연이 계획한 음식인 동시에 면역 보호성분, 조절호르몬, 살아있는 세포, 생리활성효소와 다른 성분들을 공급한다. 모유수유상담가는 모유 성분에 대한 지식을 알아야 아기들에게 모유를 먹이는 중요성을 부모에게 교육할 수 있을 것이다.

1. 모유의 생성과 수유과정에 걸친 모유의 구성 성분

가. 유방 발달(Mammogenesis)은 여성의 출생부터 첫 임신에 걸쳐서 이루어지는 유선의 발달이다(Chapter 16 임신과 수유 중 유방의 생리 참조). 유선의 발달은 태아기에 시작된다. 이것은 유아기에 걸쳐 천천히 증식하고 지방 축적이 되는 사춘기에 증가하며 각 생리기간에 유선 발달이 이루어진다.

나. 모유 생성 1기(Lactogenesis 1)는 임신기간 동안 내분비기관이 유도한다.

1) 모유분비세포(lactocyte)는 한 겹의(single layer) 세포층에서 관(duct) 모양으로 분화하여(basement membranes), 겉은 모세혈관과 근상피세포로 둘러싸여 있고 가운데는 내강이 있는 한 겹의 세포층으로 된 구(alveoli, 선방세포)를 형성한다. 태반 락토젠, 프로락틴, 에스트로겐과 프로게스테론이 세포를 발달시킨다. 세포 성장은 출산 후 적어도 6주간 계속된다. 유방 발달의 패턴은 다양하여 모유수유의 성공 여부를 예상할 수가 없다.

2) 모유 분비는 첫 삼분기인 대략 재태 16주에 시작된다(Lawrence et al., 2011).

3) 젖 성분의 합성 경로는 5가지이다.

　가) 세포 외분비(exocytosis): 단백질, 락토오스(lactose), 시트르산(citrate)은 피드백 시스템의 일부이다.

　나) 지방은 소립(droplet)으로 분비; 리파아제가 동시에 분비되어 소화를 돕는다.

　다) 막을 통한 삼투압이 이온과 수분평형에 기여한다.

　라) 면역글로불린의 이동은 세포막을 통해서 이루어진다.

　마) 세포 사이의 연접 사이로 백혈구와 수용성 물질들이 이동한다.

다. 모유 생성 2기(Lactogenesis 2)는 풍부한 젖 분비의 시작이다(이른바 'milk coming in').

1) 시작은 태반이 배출되면서 프로게스테론이 줄어들기 때문에(withdraw), 프로락틴은 경쟁이 없게 된다. 인슐린, 코르티솔, 시트르산 역시 젖 생산을 증가시킨다.

2) 출산 후 30~40시간에 (유방의) 변화가 시작된다. 그 시기는 빨기 자극과 관계가 없으며, 아기의 상태와 상관없이 일어날 것이다.

3) 무경쟁의 프로락틴은 알파 락트알부민을 분비시키고, 이는 모유분비세포(lactocyte)에서의 유당합성(lactose synthesis)을 촉진한다. 증가된 유당은 삼투압에 의해 물을 빨아들여 젖량이 종종 아기의 필요량을 초과하기도 한다.

라. 모유 생성 3기(Lactogenesis 3(galactopoiesis))는 젖 분비를 유지해준다.

1) 젖 생산량의 최대치는 출산 후 몇 주 이내에 정해진다. 옥시토신은 만들어진 젖을 밀어낸다. 프로락틴 급상승으로 유선세포의 성장은 끝나지만 영향은 계속되어 젖 생산이 유지된다.

2) 자가분비 피드백(Autocrine feedback)은 젖 분비의 단기 조절에서 큰 역할을 차지한다. 현재까지 3가지 성분이 밝혀졌는데 FIL(Feedback inhibitors of lactation)로 통칭된다. 저류된 펩타이드(단백질)가 단백질을 생산하는 세포외배출(exocytosis) 과정을 억제한다. 지방산 축적이 지방합성을 느리게 한다. 모유의 프로락틴이 유세포의 프로락틴 수용체를 억제한다.

3) 모유 합성은 모유에 의해 조절된다(autocrine control). 모유가 선방세포의 내강 (alveolar lumen)에 축적될수록 FIL 성분의 화학적 피드백과 물리적 압력에 의해 합성 속도는 느려지게 된다. 물리적 압력이란 유세포의 모양을 변화시키는 저류된 모유의 압력 이다.

4) 유방의 가득 참과 비워짐의 정도가 모유의 합성 속도를 결정한다. '빈' 유방은 빨리 다시 채워지려 하고(시간당 58mL(2온스)까지도) '가득 찬' 유방은 시간당 11mL(0.33온스)로 천천히 분비된다. 아기들은 한 번 먹을 때마다 평균 67.3~67.8%를 비워낸다(Kent et al., 2006).

마. 시간에 따른 변화

1) 수유 2년차에 들어서면 모유의 지방과 칼로리는 상당히 증가한다(Mandel et al., 2005).

2) 세로토닌(serotonin)과 라이소자임(lysozyme)은 시간이 흐를수록 증가한다. 아연은 시 간이 흐를수록 감소한다.

3) 이유동안 모유량은 급감하고, 보호인자가 전체 모유량에서 중요성과 차지하는 비율이 높 아진다. 보호인자는 수유 전체기간 동안 아기와 유방을 보호하는 기능을 한다.

2. 모유의 성분과 기능

가. 초유: 대략 임신 16주부터 분비되기 시작(Lawrence et al., 2011).

1) 고밀도: 진하고 거의 젤 같은, 일반적으로 노란색(베타카로틴)

2) 신생아의 위장 크기가 커짐에 따라 모유량도 급격히 증가함(Scammon et al., 1920; Zangen et al., 2001).

　　가) 출생 1일의 양: 평균 37.1mL(7~122.5mL), 위장 용적 7mL(2mL/kg)(초유)

　　나) 출생 3일의 양: 평균 408mL(98.3~775mL), 위장 용적 27mL(8mL/kg)

　　다) 출생 5일의 양: 평균 705mL(425.5~876mL), 위장 용적 57mL(17mL/kg)(이행유)

　　라) 칼로리 평균: 67kcal/dL(18.76kcal/oz; 2% fat)

3) 일차적 기능은 보호이다. 장을 코팅하여 병원체가 장에 부착하는 것을 막는다. 장벽차단 (gut closure)을 증진한다.

4) 분비성 면역글로불린 A(SIgA)는 특히 출산 후 즉시 높아진다.

5) 백혈구, 특히 다형핵 백혈구(초유에 들어 있는 세포의 90%)

6) 락토페린, 라이소자임, 상피 성장인자, IL-10

7) 완화효과: 빌리루빈이 축적된 태변을 배출한다.

8) 성장인자가 아기의 시스템을 자극한다. 21개의 항산화제

9) 위장관에 비피더스균 총(병리적인 것이 아님)이 자리 잡게 도와준다.

10) 성숙유와 비교: 유당, 지방, 수용성비타민은 더 낮고, 비타민 A, E, 카로티노이드, 단백 질, 나트륨, 아연, 염소, 칼륨은 더 높다.

나. 수분

1) 수분은 모유의 대부분(87.5%)을 차지한다.

2) 다른 성분들은 물에 녹아있거나 분산되어 있다.

3) 모유는 아기가 필요한 수분을 모두 공급할 수 있고, 덥고 건조한 기후에서도 가능하다.

다. 성숙유에 들어 있는 단백질과 비단백 질소화합물

    1) 훼이(Whey 유장(乳漿): 젖 성분에서 단백질과 지방 성분을 빼고 남은 맑은 액체) 대 카세인 비율

        가) 수유시기에 따라 다양하다. 수유 초반에는 90:10, 성숙유에는 60:40, 후기에는 50:50(Kunz et al., 1992).

        나) 모유에는 훼이가 많고, 소젖에는 카세인이 많다.

    2) 성숙유의 총 단백은 0.8~1.0%이다 ; 모든 포유류 중 가장 낮다.

    3) 19개의 아미노산은 인간의 발달에 필수적이다.

        가) 타우린: 뇌와 망막을 발달시킨다. 막을 안정화, 억제성 신경전달물질이 소젖에는 없다.

        나) 타이로신: 모유에는 낮다.

        다) 페닐알라닌: 소젖에 더 많다.

    4) 카세인 단백질

        가) 인단백질이 칼슘과 결합하여, 흐리고 불투명한 흰색이 된다.

        나) 쉽게 소화되는 부드럽고 솜털 같은 커드를 형성한다.

    5) 훼이 단백질은 소화가 잘되고 특별한 기능을 한다.

        가) 알파 락트알부민

            (1) 소젖에는 베타락토글로불린이 풍부한데 모유에는 없다.

            (2) 모유 합성을 조절한다.

            (3) 뮤신은 병균과 결합: 생체 외 실험에서 암세포를 죽인다(Aits et al., 2009).

        나) 락토페린

            (1) 철분 수송과 흡수

            (2) 철분과 결합하는 박테리아와 경쟁한다.

            (3) 항 박테리아

            (4) B와 T림프구의 필수 성장인자

            (5) 락토바실리의 성장을 증진한다.

            (6) 유방의 상피세포, 유선, 몸의 다른 부분에서 생산된다. 부분적이고 전신적인 보호 작용을 하는 것으로 추측된다.

        다) 분비성 면역글로불린 A(SIgA)

            (1) 다른 면역글로불린은 IgG, IgM, IgE이다.

            (2) SIgA는 가장 중요한 면역글로불린으로 점막 표면을 코팅하여 병균의 부착과 통과를 막는다.

        라) 라이소자임은 염증 없이 병균을 '소화하는 것'을 돕는다. 시간이 갈수록 증가한다.

        마) 효소(현재까지 확인된 것 401개 이상)

            (1) 모유에 들어 있는 영양소의 소화를 돕는다.

(2) 보충적 소화효소

(3) 신생아의 발달을 자극한다.

(4) 리파아제는 지방을 소화한다. 지방산 사슬로 분해한다.

(5) 담즙산염이 자극하는 리파아제는 원생동물에 대한 항균작용: 지알디아(Giardia) 및 다른 설사를 유발하는 생물체에 작용한다.

(6) 라이소자임은 염증을 유발하지 않으면서 병균의 세포벽을 공격(apoptosis)한다. 시간이 흐를수록 증가한다.

(7) 아밀라아제는 다당류와 전분을 소화한다.

(8) 알칼라인 포스파타제(Alkaline phosphatase)

(9) 페록시다제(Peroxidases)는 과산화수소처럼 작용하여 박테리아를 산화시킨다.

　(가) 잔틴 산화효소(Xanthine oxidase), 설프하이드릴 산화효소(Sulfhydryl oxidase), 글루타티온 페록시다제(Glutathione peroxidase)

바) 호르몬과 호르몬 비슷한 물질

(1) 젖의 프로락틴(엄마의 혈청 프로락틴과는 다르다)

(2) 항염증작용이 있는 프로스타글란딘

(3) 옥시토신, 부신, 난소 스테로이드, 릴렉신, 인슐린

(4) 갑상선 호르몬: TRH, TSH, thyroxine(T4)

사) 성장인자

(1) 상피 성장인자는 장과 다른 조직의 성숙을 돕는다.

(2) 신경 성장인자는 출산과 관련된 손상으로부터 중추신경계가 회복되는 것을 돕는다.

(3) 인슐린 유사 성장인자

6) 비단백 질소화합물

가) 요소(Urea), 크레아틴, 크레아티닌, 요산, 글루코사민, 알파아미노질소(Alpha-amino nitrogen)

나) 핵산, 뉴클레오타이드, 폴리아민(Polyamines)

7) 탄수화물

가) 모유에 들어 있는 기본 탄수화물은 유당이다. 다당류(갈락토오스 + 포도당)는 모유에만 들어 있다.

(1) 아기의 에너지 요구량의 40%를 공급한다.

(2) 모유 생성(Lactogenesis) 2기에 합성이 시작되는데 이것은 출산 후 약 30~40시간 후이다.

　(가) 세포 안에 락토오스가 증가하면 삼투압에 의해 물을 빨아들이고 이것은 젖량에 직접적으로 영향을 준다.

　(나) 초유는 첫날에는 락토오스가 4%에 불과하다가 이후 급격히 증가한다.

(3) 모유는 모든 포유류 중에서 유당이 가장 높다.

(가) 태어날 때부터 모든 동물 중에서 가장 뇌가 크다. 큰 뇌는 많은 유당을 필요로 한다(Hale et al., 2007).

(나) 7.2g/100mL 모든 젖 중에 가장 달다.

(다) 갈락토리피드(galactolipids)의 성분은 CNS 구조의 발달에 필요하다.

(4) 유당은 모유의 일차적인 탄수화물이면서 가장 변동이 적다(가장 일관적이다).

(가) 인간은 2살 반에서 7살까지 많은 양의 락타아제(유당 분해효소)를 생산한다.

(나) 락타아제는 태아기의 24주까지 소장의 융모(Brush border)에 존재하는 효소이다.

(다) 출산 시 농축되어 생후 2개월에서 11개월보다 2~4배 높게 된다. 락타아제가 계속 생산될지는 유전적으로 정해져 있으나 나이에 따라 감소한다.

(라) 락타아제는 칼슘과 철분의 흡수를 돕는다.

(마) 일차적인 유당불내성은 극히 드물다. 모든 인종의 유아는 일반적으로 높은 유당내성을 가진다.

나) 올리고당(oligosaccharides): 130개 이상의 성분들이 병균에 대항하여 작용한다.

(1) 락토바실러스 비피더스를 자극한다.

(2) 병균이 장에 붙는 것을 막는다.

(3) 박테리아에 붙어서 장을 장독소(enterotoxin)로부터 보호한다.

다) 비피더스 인자: 여러 가지 다른 올리고당의 조합

(1) 유당이 있을 때, 유아의 장에서 락토바실러스 비피더스의 성장은 증진된다. 유당은 장을 차지하고 병균을 몰아내고, 병균의 성장을 막는 산을 만들어낸다.

(2) 비피더스 인자는 병균을 억제하고 완전 모유수유아의 대변에서 나는 독특한 향을 내는 것으로 생각된다.

라) 다른 탄수화물

(1) 글리코펩타이드(glycopeptides), 과당(Fructose), 갈락토오스(Galactose)

8) 지방(Lipids): 모유에 들어 있는 가장 다양한 화합물로 칼로리의 50%를 공급한다.

가) 성숙유의 지방 함량은 41.1g/L(22.3~61.6g/L)인데 수유 빈도와는 관계없고(Kent et al., 2006), 직접적으로 유방의 가득 참이나 비워짐과 관련이 있다. 각각의 수유 동안 유방이 '비워짐'에 따라 지방 비율이 높아진다.

나) 포화 대 불포화지방산의 비율은 상대적으로 포화 42%: 불포화 57%로 안정화되어 있다. 흡연은 모유 중 일부 필수지방산의 수치를 낮춘다(Agostoni et al., 2003).

다) 리파아제(효소)는 계속적으로 분비된다.

(1) 긴고리 지방산을 쪼개어 소화를 돕는다.

(2) 유리지방산은 박테리아와 기생충(Giardia와 비활동성 바이러스 포함)을 죽인다.

라) 지방의 98%는 소구체(globules)로 싸여있다. 막으로 싸여 있어 응고되는 것을 막는다.

마) 지방 수치의 다양성

(1) 총지방량만이 엄마의 식단과 어느 정도 관계가 있다. 지방산 고리의 길이는 엄마

의 식이에 따라 다양하다(차후 내용 참조).

(2) 지방 수치는 한 번의 수유 중에도 전유보다 후유에서 높아지고, 유방이 '비워질수록 증가한다.

(3) 지방의 다양성의 약 70%는 유방의 상대적인 채워짐 혹은 비워짐과 관계된다.

(4) 지방 수치는 수유 2년차에 크게 증가한다.

바) 중성지방(triglycerides, TG) 우세

(1) 리파아제는 TG를 자유지방산으로 쪼갠다.

사) 모유의 콜레스테롤

(1) 독특한 대사효과

(2) 모든 막의 필수적인 부분

(3) 콜레스테롤은 뇌조직의 중요한 구성요소로 DHA(docosahezaenoic acid), AA(arachidonic acid)와 더불어 뇌의 신경전달과 관련된 미엘린수초(myelin sheath)의 구성에 필수적이다.

(4) 모유수유아는 분유수유아보다 콜레스테롤 수치가 높다.

아) 지방산

(1) 긴고리 불포화지방산은 아기의 요구에 맞춰져 있다.

(가) 인지 발달, 시력, 신경의 수초화에 중심적인 역할을 한다.

(나) 신생아에게는 더욱 필수적이다(Koletzko et al., 2000).

(다) DHA와 AA는 특히 뇌의 성숙에 중요하다.

(2) 전구체(리놀렌산, 리놀레산)에서 합성되기 힘들다.

(3) 식이 DHA는 리놀렌산으로부터 합성된 것보다 신경조직으로 합성이 더 잘된다.

자) 인지질(Phospholipids)

차) 스테롤(Sterols), 지질막의 성분

9) 지용성 비타민(fat-soluble vitamins)

가) 비타민 A와 카로틴

나) 비타민 D는 구루병(rickets)과 관련된 지용성화합물로 젖에서는 수용액 형태로 발견된다.

(1) 완전 모유수유는 소아의 뼈 미네랄 조성을 정상적으로 한다. 엄마의 비타민 D 수치가 적당하면서 아기가 규칙적으로 태양광에 노출될 때; 모유수유아는 기저귀만 한 상태에서 일주일에 태양광 30분 노출로 충족이 되며, 모자 없이 옷을 다 입은 상태에서는 주 2시간 정도면 된다. 검게 착색된 아기는 노출시간을 늘려야 한다 (Sprecker et al., 1985). 만약 아기나 엄마가 태양광에 정기적으로 노출하지 못할 경우거나(특히 어두운 피부색을 가졌거나 태양광이 거의 없는 북쪽지방에 사는 경우) 엄마가 비타민 D를 적게 섭취하고 있는 것이 엄마나 아기에게 보충제를 줄 수 있는 경우이다(Lawrence et al., 2011, pp. 299~300). 엄마에게 높은 용량의 비타민 D(하루 6400IU)를 보충하는 것이 모유의 비타민 D를 올리는 효과적인 방

법이다(Hollis et al., 2004; Wagner et al., 2008; Basile et al., 2006).

다) 비타민 E: 항산화 기능

라) 비타민 K: 초유에 가장 많다. 나중에 아기의 장에서 만들어진다.

    (1) 후유의 유지방구막(milk fat globule)에 들어 있는 비타민 K는 유축한 젖에 들어 있는 양의 2배 정도이다.

10) 수용성 비타민: 수유 단계, 엄마의 섭취, 조산 여부에 따라 다양하다. 유방은 이러한 수용성 비타민을 합성하지 않기 때문에 모유의 수용성 비타민은 엄마의 식이로부터 혈장으로 흡수된 것들이다.

가) 티아민, 리보플라빈, 니아신, 판토텐산, 비오틴, 엽산, 비타민 B_6

나) 비타민 B_{12}: 아기의 신경계 발달에 필요하다. 비타민 B_{12}는 동물성 조직에서 유래하고 단백질에 붙어 있어서 식물성 단백질에는 거의 없다. 동물성 식품을 전혀 먹지 않는 채식주의 엄마들은 모유에 비타민 B_{12}가 결핍되므로 적당한 섭취원이 필요하다.

다) 비타민 C: 엄마의 혈장농도보다 모유에 높다.

라) 이노시톨

마) 콜린(choline)

11) 세포

가) 대식세포(macrophages)

    (1) IgA를 포함한다.

    (2) 성숙유에 들어 있는 세포의 90%

    (3) 식세포 작용(미생물 병원균을 활발히 파괴한다)

    (4) 락토페린과 보체를 만든다.

나) 백혈구

다) 림프구: 세포의 10%. T세포와 B세포. 체액성 면역

라) 상피세포

마) 중성구 과립구(neutrophil granulocyte)

바) 모유 및 손상·염증조직 내의 세포가 생산하는 화학 매개체는 감염을 예방하기 위해 백혈구가 염증이 있는 영역으로 이동하도록 한다.

사) 줄기세포는 여러 가능성을 가진다(Patki et al., 2010).

12) 미네랄

가) 대량미네랄

    (1) 모유의 수많은 인자들이 모유의 미네랄 함량에 영향을 준다. 임신기간, 자궁퇴축, 유선염을 앓는 동안 꽈리세포 사이의 융합막이 열리면서 나트륨과 염소가 젖으로 들어오게 되고 수분을 끌어당긴다. 이런 상황에서 모유는 나트륨과 염소의 농도가 높아지고 유당과 칼륨의 농도는 낮아지게 된다.

    (2) 모유의 높은 나트륨 농도는 유선염 같은 병리적 상태나 젖량 분비가 적은 것을 의미한다.

(3) 칼슘, 인산, 마그네슘, 칼륨, 나트륨, 염소, 황산, 구연산

나) 미량원소(소량미네랄)

(1) 구리, 크롬, 코발트

(2) 철

(가) 만삭아는 간과 헤모글로빈에 생리적으로 충분한 양의 철분을 가지고 태어난다. 완전 모유수유를 한다면 저장철과 모유의 철분으로 첫 6~9개월간 철분 필요량을 충족할 수 있다.

(나) 모유에서는 철분의 50% 정도가 흡수되는 반면 철분 강화 분유에서는 7%, 강화된 아기를 위한 시리얼(아기용 선식)에서는 4%가 흡수된다.

(다) 모유의 철분 농도는 엄마의 철분 상태나 섭취에 영향을 받지 않는다. 모유에 풍부한 유당은 철분 흡수를 증진한다. 특히 유당이 전혀 들어 있지 않은 몇몇 분유와 비교하면 그렇다.

(3) 요오드, 플루오르, 아연, 망간, 셀레늄

13) 영양분 이상의 기능을 하는 구성 요소

가) 엄마젖의 독특한 특성은 모든 성분들이 단순한 영양분 이상의 작용을 한다는 것이다. 이 체계는 정밀해서 배울수록 배울 게 많아진다(J. Hopkinson).

나) 알파 락트알부민

(1) 영양소 합성

(2) 금속이온을 이동시킨다.

(3) 감염을 예방한다.

다) 락토페린

(1) 철을 이동시킨다.

(2) 감염을 예방한다.

(3) 괴사성장염(NEC)을 포함한 염증을 예방한다.

(4) 조직 성장과 장의 락토바실리의 성장을 증진한다.

라) sIgA, 가장 중요한 면역글로불린

(1) 소아는 첫 달에 0.5~2.5g/dL를 받고 시간이 지나 소아 자신의 sIgA가 발달할수록 점차적으로 줄어든다. 초유의 sIgA 농도는 첫 24시간 이내가 가장 높다(Goldman et al., 1982; Hennart et al., 1991).

(2) 염증을 예방한다.

(3) 외피 바이러스(enveloped virus), 로타바이러스(rotavirus), 폴리오바이러스(poliovirus), 호흡기세포융합바이러스(RSV), 장과 호흡기의 박테리아, 장내 기생충에 대항하여 작용한다.

(4) 소아의 sIgA의 생산을 자극한다.

(5) 병균에 대해 일반적이고 특이적 보호를 한다.

마) 상피 성장인자(epidermal growth factor)

(1) 염증을 예방한다.

(2) 성장을 증진한다.

(3) 촉매작용

바) 지방: 외피 바이러스와 장내 기생충에 대항하여 산물(자유지방산)을 분해한다.

사) 올리고당(oligosaccharides): 장과 호흡기의 박테리아에 대항하여 작용한다.

아) 베타카로틴: 항산화 효과와 영양소

자) 항염증작용과 약리학적 활성이 있는 성분

(1) 프로스타그란딘(prostaglandin), 난소스테로이드(ovarian steroids), 고나도트로핀(gonadotropins), 소마토스타틴(somatostatin), 프로락틴, 인슐린

차) 유전자 발현을 조절한다(Chankin et al., 2010).

카) 자유 올리고당은 아기의 장을 보호한다(Zivkovic et al., 2010).

타) 초유와 모유는 신생아의 출산 시 통증을 효과적으로 경감시킨다(Shah et al., 2006, 2007; Zanardo et al., 2001).

14) 항염증물질은 모유의 많은 성분에서 발견된다.

가) 지방

나) 단백질

(1) 락토페린, 분비성 IgA, 라이소자임

(2) 효소들. 담즙산이 자극하는 리파아제는 원충(proto zoa)에 대항하여 작용한다.

다) 비특이성 인자들

(1) 보체, 인터페론, 비피더스인자, 항바이러스인자

라) 세포

(1) T, B림프구

(2) 대식세포

(3) 중성구

15) 모유 성분의 변화

가) 한번 수유하는 동안에도 변한다(지방은 후유에서 증가한다).

나) 유방 간에도 차이가 있다. 24시간 내에도 차이가 생긴다.

(1) 지방수치는 유방이 '비워질' 때 증가한다.

다) 짧거나 긴 수유 기간(며칠, 몇 달, 몇 년)에도 차이가 생긴다.

(1) 아연은 조금 줄어든다.

(2) 훼이 대 카세인의 비율이 변한다. 다시 말하면 훼이에 대한 카세인의 비율이 증가한다.

(3) 칼슘은 줄어든다.

(4) DHA수치는 엄마의 식이에 따라 다소간 변한다.

라) 조산아의 모유

(1) 성숙유보다 단백질, 나트륨, 염소의 양이 많다.

표 20-1 모유의 양과 조성에 엄마의 식이가 미치는 영향

젖성분	엄마의 식이에 영향을 받는가?
총 젖량	아니다. 엄마가 기아상태일 경우는 예외적으로 가능
탄수화물	아니다
단백질	아니다
지방	지방산 종류만(총지방량은 영향 받지 않음)
세포조성	아니다
면역인자	아니다
지용성 비타민	모유의 지방수치에 따라 약간 변화가 있다.
수용성 비타민	그렇다. 엄마의 식이가 부적절할 경우 결핍이 생길 수 있다(예를 들면 비타민 B$_{12}$).
미네랄	아니다 : 다량영양소 ; (철, 크롬, 코발트) 약간·가능 : 요오드, 플루오르, 아연, 마그네슘, 셀레늄, 납

      (2) 성숙유보다 유당이 적다.

      (3) 지방산이 자궁 내 수치와 같다.

    마) 색깔 있는 모유

      (1) 엄마의 식이나 약물에 들어 있는 뭔가에 의해 영향을 받았을 것으로 추측됨.

      (2) 아기에게 어떤 해로운 영향이 있다고 알려진바 없음.

      (3) 밝은 붉은색 혹은 녹슨 색깔은 아기에게 수유를 계속하면서 원인을 조사해봐야 한다. 확실한 혈액은 엄마의 주치의에게 정기진료를 받아야 한다.

    바) 맛과 향은 엄마의 식사에 의해 영향을 받는데 이는 나중에 가족의 식사 기호에 아기가 적응하는데 도움이 된다고 여겨진다(Mizuno & Ueda, 2004).

3. 모유의 양과 조성에 대한 엄마 식단의 영향

    가. **표 20-1**은 모유의 양과 조성에 엄마의 식이가 미치는 영향을 요약해 놓았다.

4. 모유와 분유의 비교(엄마젖은 종 특이적이다)

    가. 분유는 적당한 것일 수는 있으나, 최적의 것은 아니며, 사람에게 완벽하게 들어맞는 것은 아니다. 분유는 모유와 비교해서 단백질, 지방, 탄수화물을 함유하고 있다는 것 외에 모유와 비슷하지 않다. 분유는 효소, 리간드, 면역성분이나 감염에 대항하는 성분들을 가지고 있지 않

다. 분유는 굶주림은 없애주지만 비만의 원인을 만든다(R. A. Lawrence, 2006).

나. 모유는 아기의 유전형질과 50% 이상이 일치한다. 다른 종의 젖이나 식물성 액체는 유전적으로 아기와 다르다. 모유는 영양소와 다른 성분의 독특한 균형을 이룬다. 엄마의 양육과 잦은 수유를 하는 종의 특성에 가장 알맞게 되어 있다.

다. 모유의 성분은 분유처럼 고정되거나 획일화된 것이 아니다. 초유(출생 후 1~5일)는 이행유(출생 후 6~13일)로 바뀌고 성숙유(14일 이후)로 바뀐다. 초기 몇 주간의 초유라 불리는 성분은 수유기간 전체동안 지속되는 '면역층(immune layer)'으로 정확하게 표현할 수 있다.

라. 다른 젖보다 생체이용율이 높다.

1) 모유는 잔류량이 거의 없다. 용질이 적다. 영양소가 효율적으로 이용된다.

2) 모유는 철분흡수가 잘된다(Chapter 19의 미네랄 부분을 참고). 모유는 철분의 대략 50%가 흡수되지만, 분유는 철분이 7% 이하로 흡수된다.

마. 다른 동물의 젖은 한 가지 이상의 성분이 결핍되거나 과할 수 있다. 그중 일부만이 아기의 소비량에 맞춰질 수 있다.

1) 반추동물(소, 염소)이나 식물에게서 추출한 것은 백퍼센트 이종 단백질

가) 알레르기 출현이 증가한다. 소젖과 콩의 단백질과 유전적으로 감수성이 있는 아기에게 당뇨를 유발하는 것으로 알려져 있다(American Academy of Pediatrics Committee on Nutrition, 1998; American Academy of Pediatrics Work Group on Cow's Milk Protein and Diabetes Mellitus, 1994; Vaarala et al., 1999).

나) 각성능력(arousability)을 줄인다. 영아돌연사증후군과 연결되어 있다(Horne et al., 2004); 심장리듬을 위태롭게 한다(Zeskind et al., 1991).

다) 소젖은 페닐알라닌이 높아서 신경발달에 문제가 있는 PKU의 위험을 높인다(Riva et al., 1996).

2) '두유'는 식물유래 에스트로겐(phytoestrogens, 13000~20000 높다), 알루미늄, 마그네슘 등의 생체활성이 있는 성분이 들어 있다.

3) 미엘린수초를 보호, 상처치유, 중추신경 발달 같은 능력이 없는 다른 동물의 지방은 다발성경화증(Pisacane et al., 1994), 콜레스테롤 대사이상, 시력과 인지발달의 위험을 증가시킨다.

4) 중추신경과 인지발달에 필요한 유당이 없거나 결핍되어 있다.

5) 어떤 성분이나 특수 분유는 규제가 없다. 실수나 오염을 일으킨다.

가) 가루분유는 멸균상태가 아니다. 대략 14%가 태아감염을 유발하는 크로노박터 사카자키(Cronobacter sakazakii, 예전에는 Enterobacter)에 오염되어 있는데, 이것은 치명적인 감염을 일으킬 수 있다.

나) 제조 오류

다) 실험실에서 생산된 것들, DHA, AA 같은 첨가물들은 효과와 안전성에 대한 근거가 없다.

라) 미국 FDA는 유아분유를 GRAS(Generally Recognized As Safe)로 분류했다.

6) 차선의 성장패턴(WHO, 2006)

　가) 분유수유아는 키에 비해 더 통통하고, 머리 둘레는 더 작고, 발달이정표에 늦게 도달한다(Chapter 21 분유 : 모유 참고).

　나) 급성질병에 자주 노출된다(Chapter 22 면역, 감염성 질환, 알레르기 예방 참고).

　다) 만성질병에 자주 노출된다(Chapter 23 모유수유 아기와 엄마를 위한 만성질환의 예방 참고).

　라) 수유를 지속하지 않는 여성의 대사변화(Chapter 23 모유수유 아기와 엄마를 위한 만성질환의 예방 참고).

바. 모유에 어떤 '이점'이 있지는 않다. 오히려 모유수유를 하지 않을 때 결함이 있는 것이다. 아기에게 먹이기 위해 사용될 수 있는 다른 모든 물질들은 결함이 있고 보고된 문제점이 있다.

Chapter 21

모유와 분유

Infant Formulas : Artificial Baby Milks

Marsha Walker, RN , IBCLC

학습목표

- 모유 성분과 분유(artificial baby milk)의 성분을 비교한다.
- 모유수유와 분유수유아의 뇌 및 면역계, 급성 및 만성 질병에 대한 분유수유의 영향을 밝힌다.
- 분유의 위험을 설명한다.
- 아기에게 보충식이 필요한 기준을 평가한다.

서 론

분유는 모유와 다르다. 모유는 종 특이성이 있고 지난 천 년간 아기의 정상적인 성장발달을 촉진하도록 진화해왔기 때문이다. 모유는 극히 복잡하며, 모유의 구성은 출산 전후를 통틀어 엄마와 아기 간에 화학적 소통에 의해 프로그램 되었다. 분유는 그런 복잡성을 복제하지 않았고 질병을 예방하는 다양한 단계를 제공할 수 없으며, 모유처럼 역동적으로 작용할 수 없다. 분유는 그저 정상범위에서 성장과 발달을 유지하는 역할을 충족할 뿐이다.

1. 분유의 성분

가. 일반적 개념

1) 모유는 분유의 영양성분 가이드로 사용된다.

2) 분유는 모유에 들어 있는 단백질, 지방, 탄수화물, 비타민, 미네랄 같은 영양소와 비슷한 범주를 포함하고 있지만, 모유를 복제한 건 아니다.

3) 분유는 생리활성을 가진 성분이 없는 비활성의 매체이다.

　가) 분유는 자라나는 소아의 변화되는 수요를 맞추기 위해 구성을 바꾸지 않는다.

　나) 모유와는 달리 분유는 성장인자 호르몬, 살아 있는 세포, 면역학적 인자, 효소를 포함하지 않는다.

4) 분유의 지방산 개요는 모유를 닮지 않았다.

5) 일반적으로 분유에 들어 있는 영양소의 농도는 모유보다 높은데, 이는 감소된 생체이용율을 보완하고 제품의 유통기한 동안 남아 있게 하기 위해서이다.

6) 상업적인 분유는 서로 매우 비슷하지만, 영양소의 질과 양적인 면에서 다른 첨가물과 차이가 매우 클 수 있다.

7) 분유의 영양소를 감독하고 권고하기 위해 전 세계적으로 많은 단체가 있다.

　가) 미국 소아과학회의 영양위원회(The Americal Academy of Pediatrics, Committee on Nutrition.)

　나) 유럽 소아위장병학, 간장학 및 영양학회(ESPGHAN; The European Society of Paediatric Gastroenterology and Nutrition)

　다) 식량농업연합(The Food and Agriculture Organization, a part of the United Nations)

　라) 국제식품 규격 위원회(Codex Alimentarius)

　마) 유럽 공동체(European Communities)

　바) 미 식품의약품안전청(FDA; The United States Food and Drug Administration)

　사) 미국에서 소아 분유에 첨가되는 새로운 원료의 안전성평가는 부적절하고 엄격하지 않은 것으로 밝혀졌다. 미국의학원(The Institute of Medicine, 2004)은 가이드라인을 더 제시했다.

8) 분유에는 여러 종류가 있다.

　가) 일반적인 소젖으로 만든 것

　나) 유당을 줄이거나 유당을 없앤 소젖으로 만든 분유

　다) 콩

　라) 성장기 분유. 6개월 이상 아기들을 위한 분유가 시중에 있다.

　마) 완전 가수분해된 것(저자극성, hypoallergenic)

　바) 부분 가수분해된 것

　사) 미숙아 분유

　아) 대사장애아를 위한 특별한 분유

자) 아미노산으로 된 것

차) 콩 섬유질을 첨가한 것(설사용)

카) 쌀을 첨가한 것(게우는 아기용)

타) 미숙아용 성장기 분유

9) 분유는 바로 수유할 수 있는 것, 농축액상, 가루형태 등 3가지 형태로 이용 가능하다.

　　가) 각각의 형태에 따른 분유의 조성은 다를 수 있다. 심지어 같은 회사 제품 사이에서도 차이가 생긴다.

　　나) 분유의 성분은 회사마다 나라마다 다른데, 지역의 법적 요구사항에 맞추어진다.

10) 분유제품은 성분이 자주 바뀌고, 새로운 라벨이 붙고, 통의 크기가 변화되고, 제품이 중단되거나 사용법이 바뀌기도 한다(Walker, 2001).

11) 분유는 폐기해야 하는 유통기한이 있다.

12) 분유 라벨은 언제라도 존재하기로 된 성분이 아주 미미한 양이라도 표시해야 한다.

13) 어떤 성분의 과잉함량은 유통기한 중에 분해되는 것을 보완하기 위해서이다.

14) 분유는 종종 건강이나 안전상의 이유로 마트에서 리콜되거나 수거된다.

　　가) 미국에서 리콜된 분유의 목록은 www.naba-breatfeeding.org에서 찾아볼 수 있다.

2. 대량영양소의 선택적 차이점

　가. 단백질

　　1) 분유는 모유보다 50%까지 많은 단백질이 들어 있다.

　　2) 몸무게 1kg당 단백질 섭취율은 모유수유아보다 분유수유아에서 55~80%가 높다. 어린 시기에 많은 단백질을 섭취하면 소아기에 몸무게 증가가 높아지고 후에 비만의 위험이 높아질 수 있다(Koletzko et al., 2005).

　　3) 모유의 훼이 대 카세인 비율은 초기에 90:10에서 성숙유 60:40, 이후 50:50으로 시간이 흐를수록 바뀐다.

　　4) 분유에서 소젖의 단백질은 브랜드에 따라 일정하게 유지되는데 수치는 18:82, 60:40, 100% 훼이다.

　　5) 소젖의 카세인은 잘 소화가 안 되고 아기의 위장에서 거칠고 질긴 응어리를 형성한다. 이 것으로 분유를 수유한 아기는 위가 비어지는 시간이 느린 것을 설명할 수 있다.

　　6) 모유와 분유는 카세인과 훼이의 성분기능상 다음과 같은 차이점이 있다.

　　　가) 소젖의 알파 락토알부민은 잘 소화가 되지 않는다.

　　　나) 분유에는 박테리아 세포를 파괴하는 것을 돕는 단백질인 락토페린이 없다(Hanson, 2004).

　　　다) 분유에는 분비성 면역글로불린 같은 면역글로불린이 없다.

　　　라) 분유에는 소화나 방어를 하는 효소가 없다.

　　　마) 모유에는 비단백질에서 유래한 질소화합물이 거의 없다.

　　7) 소젖으로 만든 분유는 초유, 우유의 지방 소립구막, DNA를 포함하는 부분을 최종 생산

품에서 제외시키는 생산과정을 거친다. 이런 성분들은 송아지에게 종 특이적으로 질병 보호를 하는 부분이다.

나. 지질(지방)
1) 지질은 소젖으로 만든 분유에서 전체 열량의 40~50%를 차지한다.
2) 생산과정에서 소젖의 지방(butter fat)은 제거되고 소화성과 흡수성을 높이기 위해 동물성 지방과 식물성 지방을 섞거나 식물성 오일로 대체한다.
3) 이런 지방에는 코코넛오일, 팜유, 콩기름, 옥수수기름, 홍화유, 팜올레인, 고 올레산 홍화유, 고 올레산 해바라기유, 올레오(저 스테아린 우지방), 중간사슬 중성지방(medium-chain triglycerides)이 포함된다.
4) 지방산 프로파일과 여러 특별한 구조들은 모유와 분유 간에 다른 것만큼 분유 간에도 큰 차이가 있다(Straarup et al., 2006).
   가) 식물성 긴 고리 불포화지방산(LCPUFAs; Long chain polyunsaturated Fatty acids)이 트리아실글리세롤(triacylglycerols)에 구조적으로 분포하는 것은 엄마젖의 그것과 차이가 있다. 트리아실글리세롤이나 트리글리세라이드(triglycerides)는 몸에서 저장되는 지방의 형태이다. 그것들은 글리세롤에 붙은 3개의 지방산으로 구성된다.
   나) 글리세롤에 붙은 지방산의 위치는 구조특이적 넘버링(stereospecific numbering, sn)에 의해 구별된다. 어떤 지방산은 특정 위치에 더 잘 붙는다.
   다) 분유는 모유에 들어 있는 대부분의 지방산 구성을 복제하려고 하지만, 트리아실글리세롤의 구조는 복제가 안 돼서 모유수유를 하지 않는 아기의 지질대사를 변형시킨다(Nelson et al., 1999). 분유가 DHA(docosahexaenoic acid)와 AA(arachidonic acid)를 보충하긴 했지만 분자구조가 모유의 DHA와 AA와는 다르다.
   라) 모유의 DHA와 AA는 sn-1, sn-2에 존재하지만, 단세포유지(single cell oils)에서는 3군데에 모두 존재할 수 있다(Myther et al., 1996). 모유에서는 DHA의 55%가 sn-2에서 발견된다.
   마) 모유의 트리글리세라이드는 보통 한 분자 이상의 DHA 혹은 AA를 포함하지 않지만 어떤 단세포유지는 2개, 심지어 3개의 DHA와 AA를 갖고 있다. 분유에 들어 있는 대부분의 LCPUPAs는 트리아실글리세롤 분자의 바깥쪽에 위치하고 이것은 느린 흡수나 흡수저하의 위험이 있다.
   바) 분유에 첨가되는 DHA와 AA는 사람의 DHA와 AA의 인체 활성이 다른데, 트리글리세라이드 분자의 어느 위치에 있느냐에 따라 달라진다. 이런 분자구조와 위치의 차이가 대사과정과 기능에서 어떤 차이를 유발하는지에 대해 알려진 바는 없다.
5) 분유지방에는 DHA와 AA, 긴 고리 다중불포화지방산 LCPUFAs이 들어 있지 않은데, 모유에는 들어 있다. 이들은 두뇌성장과 발달에 필요한 것으로 여겨진다.
   가) 일부 분유브랜드에 이런 LCPUFAs를 첨가했으나 모유의 복잡한 지방산 패턴을 복제할 수는 없다.
   나) 이런 첨가제의 원료는 어유, 달걀노른자, 달맞이꽃 오일, 해조류, 진균류를 포함하는

데, 성장 문제를 피하기 위해 수정된 비율로 공급되어야 한다.

다) 많은 임상적 노력에도 불구하고 분유에 DHA, AA를 첨가하는 것의 이점을 밝히려는 시도에는 근거(evidence)를 거의 찾을 수 없다. 인지발달과 운동능력 발달에 도움을 준다는 것은 전혀 없고, 시각이나 일반적인 발달에 좋은 영향을 준다는 연구도 거의 없다(Simmer, 2003; Wright et al., 2006).

라) FDA는 판매되기 전까지는 분유를 승인하지 않는다. 그러나 미국에서 판매되는 분유는 반드시 연방정부에서 정한 영양요구량을 충족해야 하고, 분유 생산자들은 새로운 분유를 판매 전에 FDA에 알려야 한다(U.S. Department of Health and Human Services, Food and Drug Administration, Center for Food Safety and Applied Nutrition, 2006).

6) 분유를 먹는 아기의 뇌 구성은 모유를 먹은 아기의 뇌와 수치적으로 화학적으로 차이가 있다. 분유를 먹는 만삭아의 DHA 수치는 일정하게 유지되고, 미숙아에서는 떨어지며, 모유수유아에서는 증가한다(Cunnane et al., 2000).

7) 분유는 콜레스테롤이 거의 없거나 없다. 콜레스테롤은 모유 속에 들어 있고 젖을 먹이는 동안 증가한다. 콜레스테롤은 모든 막의 필수적인 부분을 차지하고, 뇌의 신경전달을 빠르게 하는 미엘린수초의 안착과 관계가 있다.

다. 탄수화물

1) 유당은 모유의 기본이 되는 당으로 대부분의 포유류의 젖에 들어 있다.

2) 모유의 유당

가) 아기의 장에서 외부에서 유입된 병원균과 경쟁하는 미세균총의 번식에 이득을 준다.

나) 뇌성장의 주요인자인 갈락토세레브로사이드(galactocerebrosides)의 공급을 확보한다.

다) 칼슘 흡수를 높인다.

3) 유당이 제거된 소젖으로 만든 분유, 콩으로 만든 제품, 유당이 전혀 없는 가수분해 분유 브랜드는 뇌 발달과 질병에 효과가 있는지 알려진 바가 없다.

4) 모유에는 대략 130개의 올리고당(oligosaccharides, 비유당탄수화물)이 있다. 소젖은 이 중 약 10%만이 함유되어 있다.

5) 인간의 올리고당(oligosaccharide)은 장과 점막에서 병원체가 수용체에 붙는 것을 방해한다.

6) 혈액형에 따른 항체를 가지고 있어서, 혈액형마다 각각의 엄마와 아기 내에서 정확히 맞춰진, 병원균으로부터 보호작용에 기여하는 구별되는 패턴이 있다.

7) 각각의 종마다 젖의 올리고당은 그 종의 어린세대에게 보호력을 준다. 모유의 올리고당은 인간에게 특이성이 있어서 합성 복제할 수 없다.

라. 비타민과 미네랄

1) 분유는 수용성·지용성 비타민이 강화되어 있다.

2) 대부분의 비타민에는 상한선과 하한선이 있다.

3) 대부분의 분유 브랜드에는 모유보다 상당히 많은 양의 비타민이 포함되어 낮은 흡수율을 상쇄하려 한다.

4) 성분의 과다, 결핍, 누락은 생산과정에서 발생할 수 있고 발생한다.

5) 모유에 들어 있는 철분은 대략 50%가 흡수되는 반면 철분강화 분유에서는 7%, 철분강화 시리얼에서는 4%가 흡수된다(AAP; American Academy of PediatricsCommittee on Nutrition, 1999).

마. 방어 제제

1) 분유는 인간의 아기를 급성 만성 질환으로부터 보호할 수 있는 방어제제를 포함하고 있지 않다.

2) 분유의 어떤 브랜드는 인간 이외에서 추출한 뉴클레오티드나 올리고당을 포함하고 있어 면역반응을 증진시킨다고 주장하고 있다. 이런 첨가제의 임상적 의미는 아직 밝혀지지 않았다.

3. 인공수유가 뇌와 면역체계에 미치는 영향

가. 분유수유한 유아와 소아는 모유수유아에 비해 인지발달 면에서 뒤쳐진다(Anderson et al., 1999).

1) 모유수유아의 유아기 동안 뇌파는 분유나 두유수유아와는 다르지만, 분유수유아에서는 일반적으로 비슷하다. 뇌파(EEG)의 다양성은 뇌구조의 발달과 기능이 식이에 영향을 받는다는 것을 보여준다. 이는 유아들을 인지와 뇌기능 발달 과정 같은 뇌 발달을 다른 궤도로 이끌 수 있다(Jing et al., 2010).

나. 낮은 정신발달과 IQ 점수는 분유수유한 어린이에게 청소년기를 거쳐 모든 연령에서 보여진다.

다. 분유를 먹은 유아는 소뇌의 회백질과 백질에서 상당히 낮은 DHA 수치를 보인다. 뇌의 이 영역은 움직임의 협조와 균형을 담당하는 부위이다(Jameeson et al., 1999).

라. 분유수유아의 낮은 IQ 점수는 많은 연구에서 보고된다(Angelsen, Vik, Jacobsen, & Bakketeig, 2001; Angelsen et al., 2001; Kramer et al., 2008).

마. 분유와 모유의 가장 핵심적인 차이는 모유에서 발견되는 일부 지방산(DHA, AA)이 분유에는 없다는 것이다.

바. DHA와 AA는 유아의 뇌와 망막 중추신경계에서 구조를 이루는 지질로서 많은 양이 발견된다.

사. 아기의 뇌 발달은 빠르게 이루어지기 때문에 충분한 LCPUFAs가 필요하다. 모유에는 LCPUFAs가 풍부하지만 분유는 그렇지 못하므로, 분유에 DHA, AA의 전구체인 리놀렌산과 리놀산을 첨가하여 유아의 미성숙한 간이 LCPUFAs를 합성하도록 돕는다.

아. IQ 연구는 눈에 띄게 일관적인 결과를 보여주는데, 높은 IQ는 어린이가 완전 모유수유를 한 개월 수에 용량 의존적으로 비례하는 것으로 나타난다(Lucas et al., 1992).

자. 분유를 먹는 1주짜리 유아는 신경행동 협조작용에서 최상의 결과를 보여주지 못(suboptimal)한다(Hart et al., 2003).

차. 분유수유하는 미숙아의 신경 성숙은 모유 먹는 아기에 비해 결핍을 보인다(Rao et al., 2002). 조산아에게 모유수유를 하지 않는 것은 5세가 됐을때 인지 저하의 예측인자가 될 수 있다(Beaino et al., 2011).

카. 시력성숙의 지연은 분유 수유하는 만삭아와 미숙아 모두에게서 나타날 수 있다(Birch et al., 1993; Williams et al., 2001).

타. 시력성숙의 지연은 후에 다른 인지기능, 육체적 기능발달에 영향을 줄 수 있는데, 이는 그러한 기능이 이른 시각처리 능력과 관련이 있기 때문이다.

파. IQ가 100에서 103으로 겨우 3점(표준편차의 0.2) 올라가는 것도 사람을 전체 인구에서 50%에서 58%로 이동시킨다. 이것은 잠정적으로 더 높은 교육적 성취와 직업적 성취, 사회적 적응과 연관된다.

　　1) IQ 1점은 수입능력과 경제생산력으로 14,500달러의 가치가 있는 것으로 평가된다(Grosse et al., 2002).

하. 방어제제(agent)는 소젖에서는 거의 없다(Jensen, 1995).

거. 소의 초유와 그 항균제제(antimicrobial agent)는 소에게 특이성이 있고 공정과정에서 제거된다.

너. 모유는 수동면역을 제공할 뿐만 아니라, 질병감수성이 있는 유아의 면역발달을 직접적으로 조절한다(Goldman et al., 1998).

더. 분유를 먹는 유아와 소아는 다음의 위험이 높아진다.

　　1) 알레르기(van Odijk et al., 2003). 아프리카계 아기들이 모유수유를 오래하는 것은 3살이 됐을 때 알레르기 비염의 위험을 줄인다(Codispoti et al., 2010).

　　2) 괴사성 장염(NEC; Christensen et al., 2010; Updegrove, 2004).

　　3) 설사(Duijts et al.,2010; Scariati et al., 1997).

　　4) 중이염(Scariati et al., 1997). 분유수유아는 중이염 이환율이 높고, 헤모필루스 인플루엔자(Haemophilus influenza)에 대한 항체가 낮다(Sabirov et al, 2009).

　　5) 하부 호흡기 질환(기관지염, 후두염, 모세기관지염, 폐렴)(Duijts et al., 2010)

　　6) 영아돌연사증후군(Vennemann et al., 2005). 모유수유는 영아돌연사의 위험을 유아기를 통틀어 50% 정도 줄일 수 있다(Vennemann et al., 2005).

　　7) 패혈증(Hanson et al., 2002). 분유나 비모유 보충식을 먹는 것과 감염성 원인으로 입원하는 것에는 강한 상관관계가 있다(Hengstermann et al., 2010).

　　8) 비뇨기계 감염(Levy et al., 2009; Pisacane et al., 1992).

　　9) 살모넬라 감염(Rowe et al., 2004).

러. 생후 첫해동안 특이 항원(백신 같은)에 대한 체액성 세포성 면역 반응은 모유수유아와 분유수유아에서 다르게 발달한다(Dorea, 2009).

머. 분유수유아는 예방접종에 대한 항체수가 낮거나 없는 것으로 나타날 수 있다(Hahn-Zoric et al., 1990; Zoppi et al., 1983).

버. 콩을 원료로 하는 분유를 수유한 유아는 항체역가가 더 낮고, 어떤 백신에는 전혀 반응이 없는 것으로 나타났다.

서. 모유수유를 한 번도 하지 않은 아기는 4개월 이상 완전 모유수유를 한 아기에 비해 대근육협
응이 50% 지연되는 것으로 나타난다(Sacker et al., 2006).

어. 분유수유만 한 아기는 대장균(Escherichia coli), 클로스트리듐 디피실리균(Clostridium
difficile), 박테로이데스(Bacteroides), 락토바실리균(lactobacilli)같은 병원성 세균 감염이
모유수유아보다 잦다.

저. 알레르기 감수성이 있는 가족의 경우, 태어난 직후 3일간 신생아실에서 수유한 단 한 병의
분유로 인해 우유단백질에 민감해질 수 있다(Cantani et al., 2005; Host 1991; Host et
al., 1988).

처. 만약 모유수유가 불가능하고 의학적으로 보충식이 필요하다면, 아토피가 있는 가족의 모
유수유아는 첫 6개월간은 가수분해 분유를 수유해야 한다(Miniello et al., 2008).

커. 비피더스균(bifidobacteria)이 대부분을 차지하는 모유수유아에서 발견되는 세균군은 루미
노코쿠스(Ruminococcus) 속이다(Morelli, 2008). 루미노코쿠스는 보호작용을 하는데, 루
미노코신(ruminococcin)을 만들고 이것은 클로스트리디움(Clostridium) 같은 병원체의 발
달을 방해하기 때문이다(Dabard et al., 2001). 모유수유아와 분유수유아의 미생물총의 차
이점 중 하나는 모유수유아에서는 클로스트리디아(clostridia)가 적다는 것이다. 분자생물학
기술의 발달은 분유수유아의 미생물총에는 디설포비브리오(Desulfovibrio) 속이 거의 없다
는 것을 밝혀냈다(Hopkins et al., 2005; Stewart et al., 2006). 이런 미생물들은 염증성
장질환과 관련되어 있다.

4. 분유의 위험 요소

가. 유전자 조작 성분

  1) 유전자 조작된 옥수수와 콩은 수많은 분유 브랜드에서 나타난다.

  2) 유전자 조작된 원료는 유아에게 새로운 독소, 새로운 항원을 소개하고 항생제 내성이 증
  가하는 위험성에 노출시킨다.

  3) 미국에서 유전자 조작 원료를 표시하는 것은 필수사항이 아니어서, 부모들은 그들이 그
  들에 아기에게 유전자 조작 식품을 먹이는지조차 알 수가 없다.

  4) 분유수유아에 대한 이런 원료들의 장기적 영향에 대해서는 알려진 바가 없다.

나. 콩을 원료로 한 분유

  1) 미국에서 팔리는 모든 분유 중 25%가 콩을 원료로 한 것이다.

  2) 콩 분유는 미국 외에서는 널리 사용되지 않는다.

  3) 우유단백질에 알레르기가 있는 유아에게 콩 분유 역시 알레르기를 일으킬 수 있다
  (ESPGHAN Committee on Nutrition, 2006).

  4) 설탕(sucrose)을 포함한 많은 콩 조제용 성분은 콩 분유를 젖병수유하는 아기들에게 충
  치 유발인자가 된다.

  5) 콩은 1,800g 미만의 체중으로 태어난 미숙아에게는 추천되지 않는데, 산통이나 알레르

기를 예방하기 위해서이다. 또한 우유단백질로 인한 장염이나 장 마비가 있는 유아에게도 추천되지 않는다(ESPGHAN Committee on Nutrition et al., 2006).

가) 콩분유를 수유한 유아는 혈중 식물성 에스트로겐(phytoestrogen) 농도가 생애초기의 정상치보다 13,000에서 22,000배 높다(Setchell et al., 1997).

나) 이런 용량은 서양여성의 생리주기를 수정하기 위해 호르몬 조절에 사용되는 수치보다 6~11배 높은 수치의 이소플라본을 섭취하는 것이다.

다) 신생아기에 성호르몬의 높은 혈중농도는 미래 여성의 생식기능에 역효과가 있음을 예상할 수 있다(Jefferson et al., 2010).

6) 콩분유의 소비는 푸에르토리코에서 유방의 조숙증(premature thelarche, 8살 미만의 소녀들에게서 유방이 발달되는 것)의 발병 증가와 관련이 있다. 특히 18개월 미만의 여아에게 많았다(Fremi-Titulaer et al., 1986).

7) 이런 생물활성 화합물들이 어떤 다른 효과를 낼지는 알려진 바가 없다. 이런 화합물은 스테로이드와 약물을 대사하거나 성선기능에 영향을 주는 효소와의 경쟁으로 인한 스테로이드 호르몬 불균형을 만든다.

8) 분유, 특히 콩이나 가수분해 분유는 모유보다 35~1,500배 많은 알루미늄을 포함한다.

9) 알루미늄은 뼈와 뇌에 축적될 수 있고, 유아에게 대량 사용 시의 효과에 대해서는 알려진 바가 없다.

10) 콩분유와 자가면역 갑상선 질환 발병 사이에는 양의 상관관계가 있다.

11) 콩분유의 성분은 갑상선 과산화효소(thyroid peroxidase)를 억제하여 갑상선호르몬을 억제하는 역할을 한다. 그래서 요오드를 추가하더라도 갑상선호르몬의 기능을 떨어뜨릴 가능성이 있다.

다. 성장기(follow-on) 분유

1) 성장기 분유는 4개월 이상인 유아와 유아용 선식이나 다른 고형식을 먹는 유아용으로 팔리고 있다.

2) 이 범주에 속하는 제품의 가장 큰 차이점은 모유나 다른 분유에 비해 지방이 적다는 것이다.

3) 보통의 분유와 모유는 지방이 열량의 45~50%를 차지한다.

4) 성장기 분유는 지방이 열량의 37% 정도만 차지한다.

5) 통용되는 소아 영양 권장사항에서는 2살 이하의 유아와 어린이의 지방 섭취를 줄이는 것에 반대한다(Kleinman, 2004).

6) 출생 후 첫해에는 다른 지방공급원이 없고, 이 시기에는 빠른 성장과 발달로 높은 에너지가 요구된다.

라. 신경독소와 행동패턴 변화

1) 독성 오염물질은 여러 방법들로 뇌에 영향을 줄 수 있다.

2) 모유의 망간 농도는 매우 낮다(4~8mg/L). 우유로 만든 분유는 모유보다 망간 농도가 10배 높고(30~60mg/L), 콩분유는 모유보다 50~75배 높다.

3) 망간은 세로토닌과 도파민 같은 뇌신경전달물질의 수치를 낮춘다. 이런 신경전달물질은 계획과 자극 조절과 연관된다.

4) 뇌세로토닌 수치가 낮으면 기분장애, 자극조절이 안 됨, 과격행동의 증가를 유발한다고 알려져 있다.

5) 나이가 어릴 때는 망간 흡수를 거의 조절하지 못하는데, 분유수유하는 유아들, 특히 콩분유를 먹는 아기들은 체내 망간 축적량이 많을 것이다. 모유는 4~6mcg/L 의 망간을 함유하는 반면 분유는 30~50mcg/L, 콩분유는 200~300mcg/L를 함유하고 있다. 망간은 세포가 에너지를 획득하는 것을 돕는 필수미네랄이지만 높은 농도에서는 독성이 있다. 콩분유는 대략 모유보다 80배 높은 망간을 함유하고 있다. 아기가 대사할 수 없을 정도로 많은 망간은 아기의 장기에 저장되고 8% 정도는 도파민을 함유하는 뉴런에 근접한 뇌에 저장된다. 이는 청소년기 신경발달과 관계가 있다.

6) 분유에는 가공된 자유글루타민산(monosodium glutamate)과 자유아스파틱산(신경독소로 알려짐)이 포함된 원료가 쓰인다.

　가) 이런 원료들은 저알레르기 분유 브랜드에서 높은 수치로 발견되며 아기들은 혈관-뇌장벽(blood brain barrier)이 발달되지 않았기 때문에 뇌에 더 흡수가 되어 신경독소로 작용할 수 있다.

7) 정신분열증 환자는 모유를 덜 먹은 경향이 있다(McCreadie, 1997). 이른 단유(2주 이하의 모유수유)는 정신분열의 위험을 높인다(Sorensen et al., 2005).

8) 1978~1979년 사이에 염소(Cl)가 결핍된 브랜드의 분유를 수유한 유아들 중 일부가 8살에서 9살 사이에 인지능력 지체, 언어장애, 시각운동 혹은 미세운동 곤란증, 주의력 결핍장애를 보였다(Kaleita et al., 1991).

마. 분유와 분유를 탈 때 쓰이는 물의 오염

1) 분유에서 실리콘 오염은 746~13,811ng/mL의 범위에서 보일 수 있다. 실리콘 보형물이 없는 여성의 모유에서는 대략 51.05ng/mL 실리콘이 들어 있는 반면, 보형물이 있는 여성에게서는 55.45ng/mL가 나왔다(Semple et al., 1998).

2) 납중독은 수도에서 뜨거운 물을 받아쓰거나 납이 포함된 물을 끓여서 농축 혹은 가루분유를 탔을 때 발생할 수 있다(Shannon et al., 1992).

3) 끓이는 것은 물에 들어 있는 납, 비소, 카드뮴, 다른 오염원을 농축시킨다.

4) 질산염에 오염된 물이나 검사를 거치지 않은 우물물로 탄 분유를 먹는 유아는 잠정적으로 메트헤모글로빈혈증(methemoglobinemia)의 위험이 있다. 아기의 몸은 질산염을 아질산염으로 전환하여 헤모글로빈이 산소분자와 결합하지 못하는 메트헤모글로빈으로 바뀌게 된다(Dusdieker et al., 1994).

　가) 모유수유아는 엄마가 질산염이 많이 포함된 물을 먹었더라도 질산염 중독의 위험이 없다. 질산염은 모유내 농축이 되지 않기 때문이다(Greer et al., 2005).

　나) 이런 위험은 아기가 6개월 이하이고, 완두콩(green bean), 바나나 같은 질산염이 고농도로 들어 있는 음식을 먹을 때 증가한다.

5) 아트라진은 농업지역에서 공급되는 물에서 발견되는 제초제로, 고농도에서 발암물질로 작용한다. 분유를 먹는 유아는 5살까지 생애 전체에 먹는 용량을 섭취할 수 있다. 대부분의 (바로 먹일 수 있는 액상타입) 분유는 아트라진이 걸러진 물을 사용한다(Houlihan & Wiles, 1999).

6) 가루분유는 멸균된 것이 아니어서 만삭 또는 조산아에서 많은 수의 뇌수막염, 괴사성 소장결장염, 패혈증과 연루되어 있다(CDC; Centers for Disease Control and Prevention ,2002, 2009). 분유는 액상조제분유 혹 액상농축분유에서는 볼 수 없는 병원균인 크론노박터(Cronobacter)(엔테로박터 사가자키(Enterobacter sakazakii))에 오염될 수 있다.

   가) 생후 4주 이하의 유아는 가루로 된 분유가 추천되지 않는다(Bowen et al.,2006; European Food Safety Authority, 2004).

   나) 가루분유를 물에 탈 때는 물은 보글보글 끓인 다음 70℃로 식혀서 분유를 넣어야 한다. 이렇게 탄 분유는 수유하기 전에 반드시 체온보다 차가워야 한다(Drudy et al., 2006).

7) 우유로 만든 가루분유(유당이 들어 있는)는 다른 종류의 분유와 비교하여 과염소산염 (perchlorate)의 농도가 상당히 높다.

   가) 과염소산염은 쉬어(Schier)와 동료들(2010)이 실험한 시중에 유통되는 거의 대부분의 가루분유에 들어 있었다.

   나) 우유로 만든 가루분유(유당이 들어 있는)는 콩분유, 유당 없는 제품, 기본적인 가루분유에 비해 과염소산염의 농도가 상당히 높다.

   다) 과염소산염의 양은 어떤 우유로 만든 가루분유를 과염소산염이 포함된 물에 탔을 때 과량이 될 수도 있다.

바. 용기 위험

1) 가소제로 쓰이는 프탈레이트(phthalate)는 고환독성이 있고 에스트라디올(estradiol)과 유사한 구조이다. 많은 브랜드의 분유는 프탈레이트를 사용하고 있다(Nollet et al., 2011).

2) 비스페놀-A는 폴리카보네이트 플라스틱의 생산에 쓰이고 플라스틱 젖병에서 발견된다. 이 화학물질은 용기에서 녹아 나올 수 있는데 1938년부터 여성호르몬과 유사한 것 (estrogenic)으로 알려져 있다(Larkin, 1995).

   가) 비스페놀-A 수지는 통조림 같은 금속 제품을 코팅하기 위한 칠로 이용된다. 이 화학물질은 자비 소독 중에 캔의 내용물 안으로 녹아 나올 수 있다. 검사한 캔 중 일부는 우유를 원료로 한 분유에 농축된다.

3) 젖병 수유하는 아기는 가스레인지(stove)나 전자레인지로 데워진 젖병에 의해 화상을 입을 위험이 있다.

4) 젖병으로 수유하는 아기들은 부정교합의 비율이 높아진다(Labbok et al., 1990). 모유수유와 관계된 근육들이 인공수유 중에는 저활동(교근과 구륜근), 과활동(턱근육)하거나 위치이상(혀가 뒤로 밀린다)(Inoue et al., 1995)이 어린이의 비정상 치아, 안면 발달에 영향을 준다(Palmer, 1998).

5) 젖병수유는 상악아치와 구개 형성 장애를 일으킬 수 있는 손가락 빨기와 양적인 상관관계가 있다(Viggiano et al., 2004).

6) 분유는 산성이어서 유아의 초기 충치 발생에 커다란 역할을 한다(Sheikh & Erickson, 1996).

사. 분유를 준비하는 과정에서의 실수와 부적절한 음식

1) 가루분유를 수유하는 아기들은 고 삼투압(고농축의) 식이를 할 우려가 있다. 보고서에서는 엄마가 계량스푼을 잃어버리거나 병원에서 집으로 가져온 젖병의 눈금을 사용하거나, 작은 아기를 빨리 키우기 위해 분유를 더 넣거나, 오래먹이기 위해 분유를 희석하거나, 가루분유를 탈 때 수도에서 뜨거운 물을 받아 그냥 쓰거나, 젖병을 전자레인지로 데우거나, 젖병을 상온에 방치하거나 한다는 것을 보고한다(Fein et al., 1999).

2) 엄마가 분유를 오래쓰기 위해 덜 사용하는 아기들은 저 농도의 식이를 할 우려가 있다.

3) 먹는 물로 인한 중독은 지나치게 희석된 분유로 인한 것 뿐 아니라, 수돗물, 주스, 차, 탄산음료, 아기용이라고 표시된 병에 든 생수 등의 보충식이에 의해서도 생길 수 있다(Keating et al., 1991).

4) 짧은 시간에 물을 빨리 마시는 것은 저 나트륨성 경련이나 뇌부종을 유발할 수 있다.

5) 상대적으로 짧은 시간(90~48시간)동안 순수한 물 260~540mL(9~19온스)를 마신 유아는 증상이 나타날 수 있다.

6) 유아의 식사지도 연구(The Infant Feeding Practices Study Ⅱ(Labiner-Wolfe et al., 2008))는 다음과 같은 결과를 보여준다.

가) 77%의 엄마는 분유를 준비하고 보관하는 방법에 대해 의료인에게 교육받은 적이 없다.

나) 55%는 분유를 타기 전에 항상 비누로 손을 닦지는 않는다고 했다.

다) 30%는 라벨에 붙어 있는 분유 타는 법을 읽지 않았다.

라) 32%는 사용 중간 중간에 젖꼭지를 항상 잘 세척하지 않는다고 했다.

마) 35%는 전자레인지에 젖병을 데웠다.

바) 6%는 타놓고 2시간이 지난 분유를 버리지 않는다고 했다.

아. 비용

1) 미국에서 일 년간 가족 당 분유값은 1,000달러에서 3,000달러 이상이다. 개발도상국에서는 분유비용이 연간 가족수입을 초과할 수도 있다.

2) 미국 정부는 여성·유아·어린이의 보충음식 프로그램(the Women, Infants, and Children supplemental food program)을 위한, 세계에서 단일로는 가장 큰 분유구매자이다.

5. 먹이기: 모유와 음식

가. 혼합수유 대 완전모유수유

1) 모유수유에 대한 표준적인 정의가 없는 것은 정책입안과 임상수준에서 부정확성과 혼란을 유발하여 연구의 정확성과 결과 비교를 어렵게 한다.

2) 모유수유를 정의하기 위한 도식이 고안되었다. 완전모유수유(full), 부분모유수유(partial), 토큰수유(token)과 같은 용어를 사용한다(Labbok et al.,1990). 이 용어들을 세분하는 것은 수유패턴에 기초한다.

3) 이러한 모유수유 패턴은 소아들의 생애 중 어떤 시기에라도 나타날 수 있으며 나이와 관련되는 것은 아니다.

4) 통제가 잘된 연구에서 모유수유의 정확한 정의는 모유의 보호효과가 용량-결과의 방법을 쓸 수 있음을 보여준다.

5) 아기가 모유수유를 적게 할수록 질병이나 인지발달장애의 위험이 높아진다.

6) 부분 모유수유조차도 질병 예방에 기여를 한다.

7) 4개월 미만의 유아에 대한 완전 모유수유율은 아프리카의 19%에서 동남아시아 49% 범위이다.

8) 미국 모유수유율이 높아지긴 했지만, 완전 모유수유율은 그대로이다(**표 21-1** 참조). 연구상으로 병원에서 분유를 수유한 아기의 숫자는 늘어났다.

9) 건강한 만삭 모유수유아는 의사가 의료적 적응증이 있다고 처방을 내리지 않는 한 물, 포도당, 분유 혹은 다른 수분을 보충해줄 필요가 없다(AAP Section on Breastfeeding, 2005).

10) 보충식이는 모유섭취를 줄여 치사율을 높이고, 조기 수유 중단, 모유 속에 들어 있는 어떤 중요 영양소나 질병방어인자의 생체이용율을 낮출 수 있다.

11) 어떤 아기들은 문화적으로 귀한 보충음식이나 종교적인 음식을 먹게 될 것이다. 예를 들면 차, 비타민, 꿀, 버터 같은 것들이다(다만 매우 소량). 이런 보충음식들이 아기 성장에 필수적이지 않지만, 대부분은 모유수유에 해가 되지 않는다. 그러나 꿀은 유아에게 보툴리즘 감염의 가능성이 있어, 1살 이하의 유아에게는 주지 않는다(Brrok, 2007).

표 21-1 태어났을 때부터 모유수유를 한 미국 아이의 비율, 국가필수 예방접종 조사, 미국(National Immunization Survey, United States)(퍼센트 ± 표준편차 (percent ± half) 95% 신뢰구간)

	1999	2000	2001	2002	2003	2004	2005	2006	2007 임시적 (provisional)
출생직후	68.3±2.9	70.9±1.9	71.6±1.0	71.4±0.9	72.6±0.9	73.1±0.8	74.1±1.0	74.0±0.9	75.0±1.2
6개월	32.6±2.9	34.2±2.0	36.9±1.2	37.6±1.0	39.1±0.9	42.1±0.9	42.9±1.1	43.5±1.1	43.0±1.3
12개월	15.0±2.1	15.7±1.5	18.2±0.9	19.0±0.8	19.6±0.8	21.4±0.8	21.5±0.9	22.7±0.9	22.4±1.1
3개월간 완전 모유수유	–	–	–	–	29.6±1.5	31.5±0.9	32.1±1.0	33.6±1.0	33.0±1.2
6개월간 완전 모유수유	–	–	–	–	10.3±1.0	12.1±0.7	12.3±0.7	14.1±0.8	13.3±0.9

2007년생 아기들의 보호자를 2010년까지 인터뷰한 것이다. 2007년생 아기들에 대한 최종평가는 2011년에 할 것이다. 자세한 연구설계는 설문조사방법을 참조하라.

표 21-2 태어났을 때부터 분유수유를 한 미국아이의 비율, 국가필수 예방접종 조사, 미국(National Innunization Survey, United States)(퍼센트 ± 표준편차(percent ± half) 95% 신뢰구간))

	2003	2004	2005	2006	2007 임시적(provisional)
2일 이내	22.3±1.6	23.5±1.0	24.9±1.1	24.2±1.1	25.4±1.4
3개월 이내	38.1±2.2	37.4±1.3	38.1±1.4	36.7±1.4	37.2±1.8
6개월 이내	47.4±2.6	44.5±1.5	45.9±1.7	43.6±1.6	43.8±2.0

2007년생 아기들의 보호자를 2010년까지 인터뷰한 것이다. 2007년생 아기들에 대한 최종평가는 2011년에 할 것이다. 자세한 연구설계는 설문조사방법을 참조하라.

나. 보충식이: 고형식 시작하기
　　1) 몇 십 년간, WHO는 보충식이를 시작하는 적절한 연령에 대한 권고안을 발행했다(WHO, 1998).
　　2) 이 권고안은 다양하고, 권고안이 4~6개월 범위의 연령이어야 하는가 혹은 만약 '약 6개월'이 바라왔던 유연성과 유아의 건강을 보호한다는 것을 표현하는지에 대한 논란이 있다.
　　3) 연구들이 시사하는 바는 풍족한 인구집단에서, 6개월 이전에 고형식을 소개하는 것은 총에너지 섭취나 성장에 거의 영향이 없다는 것이다.
　　4) 연구에서는 개발도상국에서 6개월 이전의 모유수유아에게 보충식이를 하는 것은 성장에 아무런 이득이 없다는 것을 보여준다. WHO의 조직적인 리뷰결과는 6개월간은 완전모유수유를 추천하는 것을 지지한다(Kramer et al., 2009).
　　5) 미국 소아과학회는 완전 모유수유가 생후부터 약 6개월까지 이상적인 영양이며 최적의 성장 및 발달에 충분하다고 말한다(AAP, 2005).
　　6) 6개월에는 정상유아도 철분저장량을 사용하기 시작한다.
　　7) 완전 모유수유아는 생후 6개월 이후에 철분, 열량, 아연, 비타민 A 와 칼슘의 추가 공급원이 필요할 수도 있다.
　　8) 근신경계와 위장관계는 생후 6개월 무렵에 성숙되기 시작한다.
　　　　가) 이 시기의 유아가 물리적으로는 음식을 먹을 수 있더라도 여러 가지 음식을 먹는 것에 대한 효용성은 연령에 따라 매우 다양하다.
　　9) 실제로는 가공되지 않은 보충식이로 6개월에서 11개월 사이의 영아가 필요로 하는 산술적인 필요량을 만족하는 충분한 철분을 공급하는 것은 불가능하다. 비현실적으로 많은 동물성 식품을 섭취하지 않는 한 그렇다.
　　10) 철분 강화된 시리얼(유아용선식)이나 다른 철분이 들어 있는 음식(고기 같은)은 보통 첫 번째 고형식으로 소개된다.
　　11) 철분 결핍은 생후 6개월에서 12개월 사이에 철분강화 시리얼과 전유(whole milk)를 먹었을 때 생긴다. 이런 상황은 시리얼에 들어 있는 전기 분해된 철분의 낮은 생체이용률과 유

아 철분이용률을 낮추는 우유의 성분 때문에 생기는 결과이다.

12) 영아에게 커피나 차를 주는 것은 같은 음식이나 철분제를 먹더라도 철분 흡수를 강하게 방해하는 효과가 있다.

13) 만약 생후 6개월 전에 보충식이가 소개된다면, 특별한 이행기 음식(예를 들면 반고형식, 적절한 에너지와 영양가가 들어 있는 것)이 추천된다.

14) 6개월에서 8개월 사이의 모유수유아는 모유수유와 별도로 하루에 2~3회의 식사를 할 수 있다(모유에 추가해서). 횟수는 지역의 영양학적 상태와 보충식이의 열량에 따라 결정된다.

15) 8개월 이상의 유아는 적어도 하루 3회 이상의 식사를 할 수 있다.

다. 부적절한 음식(WHO·UNICEF, 2003)

1) 부적절한 음식의 정의는 나라마다 차이가 있다.

2) 일반적으로 소나 다른 종의 젖은 영아기 동안에는 추천되지 않는다. 왜냐하면 모유를 먹는 양이 줄 수 있고(displacement of breastmilk), 미생물 감염, 영양소의 부적절한 혼합, 생우유를 먹었을 때 위장관 출혈의 가능성이 있기 때문이다.

3) 영양가가 낮은 지역음식은 영양이 강화되어야 한다.

4) 시리얼(유아용선식)과 같은 고형음식을 아기를 밤에 잘 자게 하려는 목적으로 사용하면 안 된다(Hall et al., 2000).

5) 고형식을 어린 아기에게 먹이기 위해 희석하거나 젖병에 담아주면 안 된다.

6) 반고형식을 받아들이는 것이 성숙의 징표가 아니다.

7) 부모들은 6개월 전에 아기에게 고형식을 먹이려는 조부모, 아기음식을 만드는 회사, 의료진들의 압박을 이겨내는 데 도움이 필요하다.

8) 물과 과일주스는 생후 첫 6개월간은 완전 모유수유아에게 필요치 않다. 더운 날씨일지라도 모유만으로 충분하다(American Academy of Pediatrics, 2012).

9) 만약 상품화된 아기음식을 사용한다면, 부모들은 유전자 조작 전분이나 첨가된 설탕, 소금 혹은 여러 가지 성분들을 피할 수 있는 방법을 상담 받아야 한다.

10) 두유로 분유를 보충하거나 대체하는 것은 바람직하지 못하다.

11) 커피크리머, 밀가루와 물을 섞은 반죽, 어른용 음료, 탄산이나 알코올 음료는 부적절하다.

Chapter 22

면역, 감염성 질환, 알레르기 예방

Immunology, Infectious Disease, and Allergy Prophylaxis

Linda J. Smith, MPH, IBCLC, FILCA

학습목표

- 모유 구성 성분이 질병을 예방하는 것과 그 기전을 기술한다.
- 만성질환과 알레르기를 장기적으로 예방하는 모유수유의 역할에 대해 토론한다.
- 모체가 감염성 질환에 이환되었을 때 모유수유를 지속할 수 있는지에 대해 알아본다.
- 모유수유 중 금기사항을 기술한다.

서 론

엄마는 완전 모유수유 기간 동안, 특히 출산 첫 6개월 동안 아기의 면역체계를 담당한다(Hanson, 2002). 모유수유와 모유는 '면역학적 공백기(immunologic gap)'를 채운다. 면역학적인 공백기란 출생 전에 태반에서 획득된 면역으로서 태아를 보호하는 시기와 어린아이가 스스로의 면역이 튼튼하게 자리잡을 때인 3~4세가 되는 때 사이를 의미한다. 최근 국제적인 권고안은 출생 직후 즉각적인 피부접촉과 모유수유(출생한 지 30분 이내), 6개월간의 완전한 모유수유, 향후 유아식을 동반한 2년 이상의 모유수유 등이다. WHO의 유엔아동기금의 영유아 식이전략, 완전모유수유의 적정기간에 대한 시스테믹 리뷰 WHO 어린이 성장표준[United Nations Children's Fund's Global Strategy for infant and Young Child Feeding(WHO, 2003), Systematic Review of the Optium Duration of Exclusive Breastfeeding(Kramer & Kakuma, 2004), WHO Child Growth Standards(WHO, 2006)]의 세 가지 주요 정책을 통해 이 권고안을 강조하고 있다. 실제로 전 세계의 모든 주요 건강정책기관은 세 가지 권고사항을 반영하여 실행하고 있다.

모유의 성분이 젖먹이 아기를 보호하는 데는 다양한 기전들이 있다. 비활성화(inactivation), 결합(binding), 파괴(destruction), 병원체가 필요로 하는 영양소와 결합하는 것, 병원체가 성장이나 번식에 부적합한 환경을 만드는 것, 성장을 촉진하는 것, 아기의 면역체계를 촉진하고 활성화시키며 효율적으로 만드는 것 등의 기전이다(Goldman, 1993). 엄마로부터 얻은 분비면역은 아기가 노출될 병원체로부터 아기를 표적 보호했다. 감작된 B림프구는 분비 면역글로불린 A(sIgA)를 만들기 시작한다. 림프구와 표적 면역 sIgA는 유방과 모유로 이동되며 아기에게 흡수되어 아기의 장을 보호하게 된다. 모유에는 물에 잘 녹는 면역물질과 특이면역이 있는 살아 있는 세포들이 포함되어 있다

(Hanson, 2002; Hanson et al., 2003; Hanson, 2004).

"모유수유를 하지 않은 아기는 획득 면역의 결핍으로 감염이나 다른 질환의 위험이 증가한다. 모유의 항균, 항염, 면역 조절하는 물질에는 다양한 기전이 있으며 서로 상승작용을 하고 아기의 발달을 도와준다"(Labbok, 2004).

모유수유는 알레르기로부터 아이들을 보호할 뿐 아니라 병의 시작을 지연시키고 증상을 줄여준다. 임신 기간과 완전 모유수유 기간인 6개월 동안(예전에 권장되었던 것처럼 4~6개월이 아니다; Chantry et al., 2006)은 질병을 예방하는 효과가 있다. 모유수유는 아기가 음식 알레르기원에 노출되는 것을 막아주며 장에 알레르기원이 흡수되는 것을 지연시키거나 예방한다. 모유수유를 했을 때 아기와 엄마에게 나타나는 장단기 이로움에 대한 역학적 증거는 계속 드러나고 있으며 축적되고 있다(Chen et al., 2004; Dewey et al., 1995). 모유수유는 여성의 생식계에 좋은 영향을 미치고 스트레스를 조절하며 몇 가지 암 발생의 위험을 줄여준다. 모유수유는 수많은 감염으로부터 아기를 보호하며 아기의 인지 성장과 신경발달을 증진하며 장기적이고 만성적인 질환을 예방한다.(Loletzko et al., 2000). 모유수유가 늦어지면 신생아 사망률이 높아진다.(Edmond et al., 2006). 모유수유는 엄마가 감염이 된 경우라도 금기인 경우가 거의 없다(Lawrence et al., 2011, pp. 406-473).

1. 엄마는 아기의 면역체계(immune system)를 맡는다(Hanson, 2000)

가. 태아기와 분만 직후

　　1) 태반은 모체의 항체를 아기에게 전달하며 이러한 예방은 수주에서 수개월간 지속된다. 태아는 호흡하고 양수를 흡수하며 소화시키는데 이를 통해 중요한 면역 관련 단백질을 다량 공급받는다.

　　2) 초유(colostrum)에는 항감염 물질(anti-infective property)들이 농축되어 있다. 진화의 증거에서 볼 수 있듯이 초유의 가장 일차적 기능은 아기를 보호하는 것이며 영양학적인 이유는 이차적이다(Goldman et al., 1982; Hennart et al., 1991).

　　3) 인간의 아기는 다른 포유동물들보다 초유 수유기간이 더 길다.

나. 아기와 유방을 보호하는 모유 성분의 역할과 특징

　　1) 모유의 면역 성분은 병원체와 능동적으로 결합하여 아기의 장 점막에 병원체가 흡수되는 통로를 막는다. 모유 면역 성분은 외부에서 들어온 병원체를 타깃으로 하여 작용하고, 아기의 건강한 장 점막층에 염증을 일으키지 않는다(Hanson, 2000).

　　2) 모유의 면역 성분은 영양소, 비타민 혹은 미네랄에 결합하여 병원체가 이용할 수 없도록 한다.

　　3) 모유의 면역세포들이 포식 작용을 통해 직접 병원체를 공격한다.

　　4) 모유 성분은 아기의 면역체계의 발달과 성숙을 촉진한다. 아기 면역의 효율성도 증가시킨다.

　　5) 모유 성분은 아기의 장과 호흡기, 요로의 면역체계 성장과 발달을 최적화 하는데 도움을

준다.

    6) 아기의 장에 감염을 줄이거나 예방한다.

    7) 아기의 면역을 자극하여 대식세포와 T림프구(T-lymphocyte)가 사이토카인을 생산하도록 한다. 이러한 과정을 통해 면역학적으로 성숙시킨다(Buescher, 1994; Goldman et al., 1997; Goldman et al., 1998).

다. 모유수유를 통한 분비면역 체계(장-유방과 기관지-유방 경로)는 엄마와 아기를 감염원으로부터 보호한다(Hanson, 2002).

    1) 엄마는 식사, 호흡, 접촉 등을 통해 병원체에 노출이 된다. 이 병원체는 아기도 함께 노출이 된다. 병원체는 장 점막이나 기관지에 붙어 엄마의 면역체계에서 '경고'를 발생시킨다.

    2) 엄마의 장 점막에 위치해있던 T림프구(T-lymphocyte)[1]와 기관지[2]는 새로운 병원체가 들어온 것을 알아차린다. 알아차린 정보는 근처의 B림프구(B-lymphocyte)에 '경고' 메시지를 보내고 즉시 그 기관을 표적으로 하는 분비면역글로불린 A(sIgA)를 보낸다.

    3) 감작된 B림프구(B-lymphocyte)는 모체의 분비기관이나 점막 표면으로 이동한다. B림프구(B-lymphocyte)는 분비면역글로불린 A(sIgA)를 모체의 혈액 내로 분비한다. 분비면역글로불린 A(sIgA)는 유선의 분비세포로 이동되고 모유로 들어간다(유선 세포에서 합성된 것 같이 보인다).

    4) 분비면역글로불린 A(sIgA)는 모체가 원래의 병원체에 노출된 직후에 모유에 나타난다. 감작된 B림프구(B-lymphocyte) 중 어떤 것들은 모유로 들어가서 아기에게 흡수된다. B림프구(B-lymphocyte)는 아기의 장으로 특이적 분비면역글로불린 A(sIgA) 항체의 부산물을 옮겨다 놓기도 한다.

    5) 아기는 표적화된 항체나 감작된 림프구들을 모유수유를 통해 흡수한다. 덕분에 아이들은 잘 아프지 않고 엄마가 아프더라도 아기는 질병을 심하게 앓지 않는다(Hanson, 2002).

2. 모유의 특이적 면역물질(Special protective component, Butte et al., 1984)

가. 모유의 면역세포는 병원체를 직접 공격하며, 다른 방어물을 형성하고, 수용성 물질을 활성화시킨다. 모유 속 대부분의 세포들은 아기의 소화기관에서 살아남아 지속적으로 작용하지만 냉동, 끓이는 것 혹은 다른 열처리에 의해 손상된다.

    1) 면역학적 특이인자: T림프구(T-lymphocyte), B림프구(B-lymphocyte)

    2) 부수적인 세포: 중성구, 대식세포, 내피세포(epithelial cells)

나. 수용성 물질은 다양한 예방 기능을 갖고 있다. 병원체와 결합하기도 하고 화학 표지자를 분비하며 병원체가 필요로 하는 영양소와 결합하기도 한다.

    1) 면역글로불린(Immunoglobulin): sIgA, IgE, IgG, IgM

    2) 비특이인자: 보체(complement), 인터페론(interferon), 비피더스 인자(bifidus factor), 항바이러스 인자(antiviral factors)

---

[1] 파이어 판(Peyer's patches)이나 장과 관련된 림프 조직에 있다.

[2] 기관지와 관련된 림프조직

3) 운반 단백질(Carrier proteins): 락토페린(lactoferrin), 트랜스페린(transferrin)

4) 효소: 리소자임(lysozyme), 지질단백 지방분해효소(lipoprotein lipase), 백혈구 효소 (leukocyte factor)

5) 인터페론(interferon)과 인터루킨(interleukins)을 포함한 사이토카인(cytokines)

6) 호르몬과 호르몬 유사 물질: 표피 성장인자(epidermal growth factor), 프로스타글란딘(prostaglandin), 릴렉신(relaxin), 성장억제인자(somatostatins), 성선자극호르몬(gonadotropins)과 난소 스테로이드(ovarian steroids), 프로락틴(prolactin), 인슐린(insulin)

다. 항염증 물질(Anti-inflammatory properties): 모유는 감염시 발생하는 염증 물질을 줄이고 염증 현상을 자극하지 않고 병원체를 파괴한다.

1) 특이적 항염증 물질: 락토페린(lactoferrin), 분비면역글로불린(sIgA), 리소자임(lysozyme), 프로스타글란딘(prostaglandins), 올리고당(oligosaccharides), 표피성장인자(epidermal growth factor).

라. 항염증 물질과 항감염 물질간의 상호 작용은 상승적이어서 더 예방 효과가 커지기 때문에 유선과 아기를 수많은 병원체로부터 예방할 수 있게 된다.

마. 면역학적 물질은 아기에게 '발달상 지연'된다. 따라서 모유에 의해 제공받는다(Labook, 2004).

1) 항균성 물질: 락토페린(lactoferrin), 리소자임(lysozyme), 분비면역글로불린(sIgA), 기억 T 세포 (memory T cell), T세포에 독립적인 항원(T-cell-independent)에 대한 항체

2) 항염증 물질: 락토페린(lactoferrin), 리소자임(lysozyme), sIgA, 인터루킨(IL)-10, 혈소판활성화인자-아세틸가수분해효소(platelet activating factor-acetylhydrolase)

3) 면역학적 조절: sIgA, 인터페론-감마(IFN-γ), IL-8, IL-10.

3. 모체의 질병과 모유수유(모유대체품을 사용해야 하는 의학적 이유(Acceptable Medical Reasons for Use of Breast-Milk Substitutes[WHO, 2009]를 참고)

가. "엄마가 감염이 되었다 하더라도 모유수유를 할 수 없는 부적응증이 거의 없다." "모체에서 아기로 전염된다는 것은 모유 속에 감염 요소가 있다는 것을 증명한 것이어야 한다. 또 납득할만한 감염 경로에 의해 아기가 임상적으로 중대한 감염이라는 것을 보여주어야 한다." (Lawrence et al., 2011, pp.406-473)

나. 일반적 예방 조치. "질병관리본부(CDC; Centers for Disease Control and Prevention)에서는 모유를 감염 위험이 있는 체액으로 간주하지 않는다."(Lawrence et al., 2011, pp.407; appendix B on universal precautions 참조)

다. 전염성 질환(contagious disease)

1) 박테리아 감염(bacterial infection): 대부분의 박테리아는 차단된다.

가) 엄마는 치료를 받아야 하며, 모유수유를 계속한다.

나) 그룹 B연쇄상구균(GBS; Group B Streptococcal infections)에 감염된 엄마는 태내기나 분만 진통 중일 때도 치료받는다. 그룹 B연쇄상구균(GBS; Group B Streptococcal infections)은 모유나 모유수유를 통해 거의 감염되지 않았다. 아기가 그룹 B연쇄상구균(GBS; Group B Streptococcal infections)에 감염되었다면 모유를 배양해보고 엄마를 치료해야 하며 모유수유는 계속해야 한다(Lawrence et al., 2011).

2) 바이러스 감염(viral infections)

가) 많은 질병의 바이러스 조각들은 모유에 나타난다. 그러나 바이러스가 아기에게 전이되어 실제 감염이 발생하지 않는 것으로 드러났다. 바이러스 관련 조각들은 특정 질병을 억제하는 '백신' 역할로 작용할 수 있다(예: 사이토메갈로바이러스 cytomegalovirus).

나) 모유에는 소아마비 바이러스, 호흡기계 바이러스, 로타바이러스(rotavirus), 독감(influenza) 바이러스를 포함한 바이러스에 대항하는 특정 물질들을 포함하고 있다.

다) 아기가 막 태어났을 때 엄마가 바이러스에 감염된 경우에 어떻게 모유수유를 할지에 대한 가이드라인이 주기적으로 출판된다.

(1) 로렌스(Lawrence et al., 2011)와 특정 질병을 치료하는 프로토콜에 관한 참고문헌을 보아야 한다. 모든 감염성 질환에서 모유수유가 가능한 것은 아니지만 대부분 모유수유는 정상적으로 지속할 수 있다. 바이러스 조각이 나타났다 하더라도 아기는 일반적으로 증상이 없다.

(2) 아기가 막 태어났을 때 엄마가 감염이 되었다면 주의가 필요하다. 예를 들어 출산 당일날 엄마가 결핵이나 수두에 감염되었을 때는 엄마와 아기 모두 치료되었거나, 엄마가 전염성이 없어질 때까지 신생아로부터 격리시켜야 한다. 엄마의 모유를 통해서는 이 병이 전이되지 않기 때문에 모유를 줄 수 있다.

(3) 활동성 감염(예: 헤르페스)으로 인한 상처가 유방에 있을 때는 상처 부위가 건조해질 때까지 아기를 잠시 동안 엄마에게서 떼어놓는다. 손씻기에 주의하고 다른 상처 부위를 덮어 놓고 상처 부위가 아기에게 접촉되지 않도록 하는 것들이 필요하다.

라) 2011년 중반까지는 에볼라(Ebola)나 말버그(Marburg) 바이러스와 같이 치명적인 출혈성 발열을 일으키는 바이러스에 엄마가 걸렸다면 모유수유를 하는 것이 좋은지 위험한지에 대한 정보가 없다. 최근의 의학참고서를 살펴보아야 한다(Lawrence et al., 2011).

마) 평범한 감염성 질환에 노출된 것일 때는 모유수유는 더욱 필수적이다. 또 집에 다른 아이들이 있거나 면역학적으로 잘 대응이 되지 않는 개인들과 조화를 이루어야 한다면 더욱 모유수유를 해야 한다(Labbok, 2004).

3) 인간면역결핍 바이러스·후천성 면역 결핍증(HIV·AIDS; Human immunodeficiency virus·acquired immune deficiency syndrome)

가) 모체에서 아기로 인간면역결핍 바이러스가 전이되는 것은 주로 출산 직후나 자궁 내 태반을 거쳐 혈액을 통해 직접 전이되어 발생하는 것처럼 보인다. 모체에서 아기에게로 전파가 일어나는 비율을 추산해보면, 아무런 의학적 개입이 없고 모유수유를 하지 않았을 때 15~25%였으며 모유수유를 평소와 같이 한 경우에는 5~20%에 이르렀다 (WHO, 2010 #48712)

나) 모유수유를 통해 아기에게 전염되는 것과 모유수유를 하지 않아 생기는 영양결핍의 치명적인 상황 사이에 균형을 맞추어야 한다. 2010년에 항레트로바이러스제를 사용하지 않다 하더라도 모유수유를 통해 아기에게 인간면역결핍 바이러스가 전달되는 위험이 증가하는 것은 4%에 불과했다.

다) 개별 국가와 의학협회는 각 지역별 경제, 건강, 다른 조건들에 따라 특별한 정책을 설립한다. HIV 증상 없이 생존하는 데에 가장 중요한 점은 항레트로바이러스제를 투여 받으면서 모유수유를 하거나 모유수유를 완전히 피하는 것이다.

라) 모유를 통해 HIV-1이 전파되는 것은 모유수유 기간이나 모유수유의 총량보다는 모유수유 방법이나 유방질환, 갈라진 유두 혹은 칸디다 감염과 같은 잠재적 요인에 더 많이 달려 있다.

마) 완전 모유수유를 3개월 이상 한 아기들과 전혀 모유수유를 하지 않은 아기들을 비교했을 때, 6개월간의 HIV 전파를 살핀 결과 더 위험하진 않았다(Coutsoudis et al., 2001; Iliff et al., 2005).

바) 2010년 WHO 원칙에서 HIV 감염과 모유수유에 다음과 같은 권장사항을 제시한다.

(1) 항레트로바이러스제 투여가 즉시 이루어지지 않는다 하더라도, HIV에 감염된 엄마의 아기가 생존하는 데 모유수유가 여전히 필요하다.

(2) HIV에 감염된 엄마들은 모유대체품에 대해 알 수 있도록 해준다. 아기 수유에 대한 숙련된 상담·지원과 항레트로바이러스제제 투여를 통해 모든 임산부와 엄마가 HIV 증상 없이 생존할 수 있도록 해야 한다.

(3) HIV에 감염되었다고 알려진 엄마들이나 HIV에 감염되었는지 알지 못하는 엄마들에게 6개월간 완전 모유수유를 할 수 있도록 상담을 한다. 또 24개월이나 그 이상 모유수유를 지속 할 수 있도록 보충 유아식을 소개한다.

(4) HIV에 감염되었는지 알지 못하는 엄마들은 검사를 받도록 한다.

(5) HIV에 감염되지 않은 엄마들도 HIV 감염을 예방할 수 있도록 상담 받도록 한다. 그리고 감염되지 않은 상태를 지속할 수 있도록 가족계획과 같은 유용한 방법을 알려준다.

(6) HIV에 감염되었다고 알려진 엄마들에게는 WHO 권장사항에 따라 모유수유를 통해 아기에게 전달되지 않도록 하기 위하여 항레트로바이러스제로 치료하거나 예방적으로 항생제 투여가 제공되도록 한다.

(7) HIV에 감염되었다고 알려진 엄마(엄마의 아기는 HIV에 감염되지 않았거나 아직 감염 여부를 모르는 상태)에게 6개월간 완전 모유수유를 할 수 있도록 하며 그

이후에는 12개월까지 모유수유를 지속하면서 적절한 보충식을 먹일 수 있게 소개한다. 모유 외에 영양학적으로 적절하고 안전한 음식이 있을 때만 모유수유를 중단하도록 한다.

(8) HIV에 감염되었다고 알려져 있는 엄마들이 모유수유를 중단하려면 1개월에 걸쳐 서서히 중단하도록 한다. 항레트로바이러스제를 예방 투여하는 엄마와 아기는 모유수유가 완전히 중단된 후 1주 동안은 예방적 항생제의 투여를 지속해야 한다. 모유수유를 갑자기 중단하는 것은 권장하지 않는다.

사) HIV 양성이며 모유수유를 하지 않기로 한 엄마에게 모유의 HIV 바이러스가 감염이 될 수 있다는 가정 아래 다음과 같은 여러 가지 수유 방법을 제안했다. 2011년까지의 연구에 따르면 이러한 가정은 아직 증명된 것이 아니다.

(1) 열처리에 의해 바이러스가 비활성되어 변형된 모유
- 저온 살균(Holder pasteurization, 유지살균)
- 뜨거운 물에 담그기(hot water baths), 순간 가열(flash heating), 프리토리아식 살균(Pretoria pasteurization), 30분 동안 섭씨 60도에서 모유를 데우는 등의 가정용 살균(Hartna, Berlin, & Howett, 2006; Israel-Ballard et al., 2005, Jeffery & Mercer, 2000).
- 항말라리아 약으로 모유수유 엄마에게 항생제 치료
- 황산염(alkyl sulfates)으로 모유를 살균 처리하는 방법
- 모유은행에 기증된 모유의 이용. 모유은행의 모유는 모두 스크린 테스트를 통해 걸러졌으며 살균처리된 모유이기 때문이다(HMBANA; Human Milk Banking Association of North America, 2011).
- 상업적 분유
- 가정에서 만든 분유

아) 모유수유상담가는 최신연구와 권장사항을 모으고 축적하여 아기 엄마와 엄마의 주치의(primary care provider)와 공유해야 한다. 또 모유수유상담가는 이유와 모유수유 중 벌어지는 문제를 도와주어야 한다. 수유상담가는 질환을 갖고 있는 가족을 돌보는 데 무엇인가를 결정할 권한은 없다.

라. 교차감염(Cross infection)

1) 아기의 입과 엄마의 유방은 모유수유 중 하루에 여러 차례 접촉한다. 유두 표면과 아기 입 사이에 감염은 서로 빠르게 전달된다.

2) 두 사람은 동시에 모든 접촉 부분이 건강해질 때까지 치료받아야 한다.
   예: 아구창(oral thrush)과 유두의 칸디다(Candida), 패혈성 인두염(strep throat)이 있는 아이가 엄마의 유두에 감염을 일으켰을 때. 모유수유는 치료와 동시에 지속되어야 한다.

3) 의료인은 표준 지침을 이용해야 한다. 모유에 관해서는 다음과 같다.
   가) 모유에 접촉하는 것은 미연방 직업안전 보전국(OSHA; Occupational Health and

Safety Administration)의 기준에 정의된 직업적 노출에 포함되어 있지 않다(U.S Department of Labor, 1992).

나) 모유를 다룰 때 일반적으로는 장갑을 끼도록 권장하진 않는다. 그러나 모유에 지속적으로 노출되는 모유은행과 같은 곳에서 일하는 의료인은 장갑을 끼어야 한다(CDC, 2010).

4) 모유수유 중 모체의 감염성 질환과 가능성에 대한 요약은 **표 22-1**에 언급되어 있다. 최신 지견이 있는 의학 문헌을 참고하라. 각각의 개인적인 상황은 일차의료진이 개별적으로 판단해야 한다. 모유수유가 금기인 경우는 드물다. 인플루엔자 H1N1을 포함한 새롭게 나타나는 감염성 질환에 대한 업데이트를 CDC 홈페이지를 통해 이용할 수 있다(http://www.cdc.gov/h1v1flu/infantfeeding.htm).

5) 모유수유를 하려는 여성은 다음과 같은 질병에 대해 예방 백신을 맞도록 권장한다(Lawrence et al., 2011, p.401).

가) 홍역, 볼거리, 풍진, 파상풍, 디프테리아, 인플루엔자, 연쇄상폐렴구균(Streptococcus pneumoniae), A형 간염 바이러스, B형 간염바이러스, 수두, Rh 면역글로불린(Rh immune globulin)

나) 비활성화된 소아마비 바이러스가 유행하는 고위험 지역을 여행한 경우

다) 천연두·우두 접종은 권장하지 않는다. 만약 필요하다면 접촉 주의 격리(contact precaution)를 지켜야 한다.

라) 최신 권장사항은 미국 질병관리본부에서 펴낸 '여행 중 모유수유(Breastfeeding During Travel)'를 참고한다(http://www.cdc.gov/breastfeeding/recommendations/travel_recommendations.htm).

표 22-1 모체의 감염성 질환과 모유수유 가능성에 관한 요약

질병	가능 여부	조건
급성 감염성 질환	Yes	호흡기, 생식기, 소화기계 감염
A형 간염	Yes	출산 당시 활동성 감염이면 엄마가 치료를 받을 때까지 아기와 격리한다. 모유 자체는 괜찮다.
B형 간염	Yes	–
C형 간염	Yes	아기가 퇴원 전 첫 번째 B형간염 예방주사를 맞은 후
단순포진 (Herpes simplex)	Yes	HIV와 같은 교차감염이 없다면
거대세포바이러스 (Herpes/cytomegalovirus)	Yes	아기가 접촉할 유방의 표면에 병변이 있을 때를 제외한다. 반대로 아기의 입술에 병변이 있다면 모유수유를 중단할 필요가 없다.
엡스타인바 바이러스 (Herpes/Epstein-Barrvirus)	Yes	–
수두 (Herpes·Varicella-zoster)	Yes	–
라임병 (Lyme disease)	Yes	출산 당시 활동성 감염이면 엄마가 비감염상태가 될 때까지 아기와 격리되나 아기는 모유를 받아먹을 수 있다.
감염성 유방염 (infectious Mastitis)	Yes	엄마가 치료를 시작하자마자
톡소플라스마증 (Toxoplasmosis)	Yes	모유수유를 지속하며 더 늘려야 한다. 모유가 울체되는 것은 질병을 더욱 악화시키기 때문이다.
성병사마귀 (Venereal warts)	Yes	–
에이즈 (HIV or HIV-1)	No	HIV 양성인 경우는 WHO·UNICEF의 지침을 참고

출처 : 로렌스 R(Lawrence R, 1997)의 "미국에서 모유수유 엄마의 약 복용 시의 장점과 금기 사항에 대한 리뷰(엄마와 아이의 건강 정보에 대한 보고)"를 나타내는 표 7을 변형한 것이다.

4. 모유수유의 알레르기 예방 효과

가. 모유는 종 특이성이 있다. 아기는 엄마의 모유에 알레르기를 일으키지 않는다. 아기와 엄마는 50%는 같은 유전 형질을 공유한다. 아기에게 엄마의 모유에 반응하는 항체가 생겼다는 보고는 없다. 모유의 분비면역글로불린 A(sIgA)는 음식에서 알레르기를 일으키는 물질과 결합하고 운반을 막기 때문에 아기의 장에 알레르기 물질이 흡수가 덜 되도록 한다. 아기가 스스로 분비면역글로불린 A(sIgA)를 분비할 때까지 초기 면역에서 중요한 역할을 하게 된다.

나. 모유의 다양한 효과

  1) 인간에게 없는 단백질과 병원체에 노출되는 것을 예방한다.

  2) 아기의 장으로 병원체가 흡수되는 것을 느리게 하거나 예방한다.

다. 아토피(알레르기) 가족력이 있는 아기의 예방

  1) 알레르기 질환은 강한 유전성을 띤다.

    가) 양 부모가 알레르기가 있다면 47%에서 알레르기가 나타난다.

    나) 한쪽 부모가 알레르기가 있다면 29%에서 알레르기가 나타난다.

    다) 양 부모에게 알레르기가 없더라도 13%에서 알레르기가 나타난다.

  2) 유일한 효과적인 치료는 알레르기를 일으키는 물질에 노출되는 것을 줄이는 것이다.

  3) 강한 유전력을 지닌 가족에게는 특히 먹을 것을 예방하는 것이 효과적이다.

    가) 임신 중에는 특히 유제품, 생선, 계란, 땅콩과 같이 알레르기를 흔히 일으키는 음식을 피하는 것이 좋다.

    나) 산후 6개월간은 완전 모유수유를 한다.

    다) 완전 모유수유를 오래할 수록 알레르기 가족력이 있는 아기에게는 더욱 이롭다.

라. 알레르기 질환은 1/3은 소아과 방문 이유, 1/3은 17세 이하의 만성질환, 1/3은 천식으로 학교를 결석하는 이유가 된다(Lawrence et al., pp. 614-629). 알레르기 질환은 인공수유, 습진, 천식, 건초열(hay fever), 소화기계와 호흡기계 감염, 궤양성 장염과 영아돌연사와 관련이 있다.

마. 가수분해가 되었거나 '저 알레르기(hypoallergenic)' 물질이 포함되어서 인공 수유에 이용된 제품들조차 민감한 아기에게는 과민증을 일으킨다고 보고되고 있다(AAP, 2000; Ellis, Shory & Heiner, 1991; Saylor & Bahna, 1991).

  1) 인공 수유 제품은 '첫 번째' 노출에도 심한 반응이 일어날 수 있다. 신생아실에서 몰래 분유를 먹여 심한 반응을 보인 아기가 발견되었다(Host, Husby & Osterballe, 1988).

  2) 저 알레르기성 분유도 완전하게 알레르기를 차단하지 못한다. 민감한 아기에게는 아나필락시스 쇼크를 일으킬 수 있다. 저 알레르기라는 것은 90%는 알레르기를 일으키지 않을 것이라는 의미이다.

  3) 우유에 알레르기가 있는 17%~47%의 아이들은 콩에도 알레르기 반응이 나타날 수 있다 (ASCIA; Australsian Society of Clinical Immunology and Allergy, 2006). 미소아과학회(AAP; American Academy of Pediatrics)는 우유로 만든 인공수유제품에 알레르기가 있다고 할 때 콩으로 만든 수유제품을 권하지 않는다. 왜냐하면 콩으로 만든

제품이 아토피가 있는 아기나 아이들에게 아토피를 줄인다고 증명되지 않았기 때문이다(AAP, 1998).

바. 5.8~6%의 아이들에게서 음식 알레르기가 일어난다. 우유 알레르기의 범주는 0.5~7.5% 사이이다(Lawrence et al., 2011).

  1) 출생 15주 이전에 고형 음식을 접하게 되면 재채기, 호흡기 질환, 습진(eczema)의 발현 가능성이 높아진다. 모유를 제외하고 다른 어떤 음식물도 반응을 일으킬 수 있으며 반응은 용량과 관련이 있다.

  2) 음식 알레르기와 아나필라시스 네트워크(Food Allergy and Anaphylaxis Network)에 따르면 다음 8개는 대부분 음식알레르기를 일으키는 항원이다.

    가) 우유와 유제품(우유 단백질)

    나) 달걀

    다) 땅콩

    라) 견과류(호두, 캐슈너트 등)

    마) 생선

    바) 조개

    사) 콩과 콩제품(두부, 두유, 콩으로 만든 너트 등)

    아) 밀가루

  3) 엄마는 아이가 음식 알레르기나 불내성에 문제가 있다고 생각하고 있는데 아기의 담당 의료인은 이를 무시하고 있다면 엄마가 알레르기 전문가에게 가도록 상담해주어야 한다. 증상이 다음과 같을 때이다.

    가) 만성적인 습진(eczema): 오랜 기간 반흔(scar)이 있으며 가렵고 붉게 되어 있을 때

    나) 가렵고 붉은 띠가 있는 두드러기가 종종 나타날 때

    다) 만성적인 원인 모를 소화불량과 호흡기 문제

    라) 산통(colic): 만성적이며 이유 없이 극심하게 울어대는 것

    마) 주의: 아나필락시스는 치명적일 정도로 심한 알레르기 반응이다. 아나필라시스 반응을 목격하면 응급서비스에 즉시 전화를 걸어야 한다. 심한 두드러기나 다른 반응과 동반된 두드러기, 얼굴 부종, 입술과 인후의 부종(인후의 수축은 매우 위험하다. 목구멍이 막힐 수 있기 때문이며 아이가 이로 인해 호흡을 멈추고 산소 부족으로 청색증이 나타날 수 있기 때문이다), 구토, 설사, 경련, 혈압 저하, 창백, 죽음 등이 아나필락시스 반응에 해당한다.

  4) 장벽차단(Gut closure)[3]은 알레르기 민감성에 영향을 미친다.

    가) 총 모유수유를 한 기간보다 우유를 먹은 기간이 긴 것이 출생 후 6년간 생겨나는 아토피와 관련이 있다.

---

[3] 출생 직후 신생아의 장벽에서 대분자 물질의 흡수가 차단되는 현상 – 역자주

나) 매우 민감한 시기인 생후 3일 이내에 임의로 꼭 필요한 것도 아닌데 우유로 만든 제품을 인공수유하게 되면 생후 1년 안에 우유 단백질에 대한 알레르기 반응이 촉발될 수 있다(Walker, 2011, pp. 228~229).

(1) 우유 단백질은 신생아가 태어나자마자 처음 만나는 외부 항원인 셈이다. 음식 항원에 대해 특이적 면역반응을 만드는 아주 중요한 시기인 생후 두 달 사이에 장 점막에서 흡수하는 가장 큰 분자인 셈이다. 아기의 장벽은 불완전하고 흡수력은 커져있기 때문에 면역반응이 바뀔 수 있다.

(2) 영아는 우유에 알레르기가 생기기 쉽다. 따라서 병원에서 우유로 인공수유(분유)를 잠깐이라도 했거나 모유수유를 하면서 종종 분유를 조금씩이라도 먹었다면 특이 IgE 항체가 자극된다. 그러나 분유를 다량으로 자주 먹었다면 IgE 없이 우유에 지연형 과민반응이 나타난다.

(3) 우유 단백질(베타 락토글로불린; beta-lactoglobulin)은 모유로 전해져 우유에 과민반응 소인이 있는 아기를 자극할 수 있다(Jakosson et al., 1985).

(4) 생후 8일 이내에 분유를 먹은 아기들은 유전적으로 취약한 경우 I형 당뇨병을 일으킬 위험이 커진다. 미국 소아과학회(AAP)에서는 I형 당뇨병의 가족력이 있는 경우 생후 1년간 우유를 먹이지 않도록 권장한다(Lawrence et al., pp. 564~571).

사. 알레르기에 민감한 사람들은 항원에 노출되면 작은 용량이라 하더라도 알레르기가 나타날 수 있다. 습진(eczema)과 음식 알레르기는 만 1~3세 사이에 가장 많고 호흡기 알레르기는 만 5~17세 사이에 가장 많다.

1) 모유수유는 알레르기 민감성을 장기간 낮춰주는 역할을 한다.

가) 분유를 먹이지 않고 생후 1개월 이상 모유를 먹인 경우 만 3세까지의 음식 알레르기와 17세까지의 호흡기 알레르기를 예방한다(Saarinen & Kajossari, 1995).

나) 6개월간 모유수유를 한 경우 생후 3년의 기간과 청소년기에서 습진(eczema)이 현저히 줄어든다(Kusunoki et al., 2010; Saarinen et al., 1995).

다) 알레르기 표현은 다음과 같다. 재채기가 빈발하는 것, IgE 농도가 올라가는 것, 습진, 아토피 피부염, 설사나 구토, 장출혈과 같은 소화기계 증상 등

라) 6개월간의 완전 모유수유를 하면 이전 권장 기간이었던 4~6개월간 모유수유를 한 것보다 호흡기계 감염 예방에 더 효과적이다(Kramer et al., 2001).

아. 완전 모유수유를 한 기간과 아기가 전체 수유 중 모유수유를 얼마나 했는지가 장단기 질환 및 알레르기와 관련이 있다. 생후 6개월간 완전 모유수유를 했던 아기일수록 질환과 알레르기가 적게 나타났다. 전적으로 인공수유를 했던 아기와 완전 모유수유를 했던 아기 사이에는 큰 차이가 나타났다.

자. 모유수유에 관한 WHO의 권장사항을 우선순위에 따라 기술하면 다음과 같다(WHO, 2003# 6142).

1) 직접 수유(짜놓은 모유는 그 다음)

2) 다른 여성의 모유(wet-nursing)

3) 모유은행으로부터 얻은 살균처리된 기증 모유

4) 상업적 인공 수유

　　가) 동물성(우유)

　　나) 식물성(두유)

5) 가수분해된 분유에 알레르기가 있다고 판명된 아기는 아미노산이 제거되거나 기초 물질만 있는 분유제품을 먹는다.

5. 모유수유아는 인공수유아와 건강·성장·발달 면에서 다름

가. 2006년에 출판된 WHO의 새로운 성장기준

1) WHO는 영아와 5살까지의 어린이를 위한 새로운 어린이 성장기준표(global child Growth Standards)를 출판했다. 이 새로운 WHO 어린이 성장기준표는 어린이가 얼마나 자라야 하는지를 보여주는 것이 가능하다. 세계 각지에서 태어난, 최적의 출발을 한 어린이들은 1년 동안 키와 몸무게가 같은 범위 내에서 성장하고 발달할 수 있는 가능성이 있다는 것을 처음으로 보여준 것이다(WHO,2006).

2) 2006 WHO의 성장기준은 표준(최적 상태에서 아이들이 어떻게 자라야 하는지)이 되며 참고사항(특정 상황에서 어떻게 자라는지)이 아니다. 데이터는 전 세계 6개 지역에서 축적된 것이다.

3) 30장에서 WHO의 성장기준에 대해 더 논할 것이다. 2011년까지 국가 저액의 표준으로 이 기준을 채택하고 있다(Grummer-Strawn et al., 2010).

나. 인공수유아는 다음과 같은 위험에 노출된다(AAP Section on Breastfeeding, 2005; Horta et al., 2007; Ip et al., 2007; Labbok et al., 2004; Scariati et al., 1997).

1) 소화기계 질환

　　가) 설사(diarrhea): 박테리아, 바이러스 기생충(Newburg et al., 2005).

　　나) 괴사성 소장결장염(necrotizing enterocolitis)

2) 호흡기계 질환

　　가) 중이염(otitis media)

　　나) 상하부 호흡기계 감염(Howie et al., 2005)

　　다) 천명(wheezing)

　　라) 천식(Oddy, 2004)

　　마) 알레르기(Oddy, 2004; Oddy, 2006; Zieger, 2000)

3) 요로계 감염

4) 유아기 면역저하 반응(Hahn-Zoric et al., 1990; Zopp et al., 1983)

다. 인공수유아와 모유수유아는 뇌의 조성에 있어서 차이가 있다. 인공수유아는 모유수유아에 비해 DHA(docosahexaenoic acid)가 1/2이다. 또한 다음과 같은 경험을 기술하고 있다(Kramer et al., 2008; Lanting et al., 1994; Walker, 2011).

1) 인공수유아가 좌우 시력 불일치 경향이 높았다.

2) 인공수유아가 IQ가 더 낮았다.

3) 학업 능력이 인공수유아가 더 낮았다.

4) 인공수유아가 신경학적 결함 위험이 증가한다(Tanoue et al., 1989).

5) 인공수유아가 특정 언어 능력에 손상 위험이 증가한다.

6) 인공수유아가 소뇌의 회색질과 백색질에 DHA가 적기 때문에 운동과 조절의 협조능력이 떨어진다.

7) 인공수유아가 다발성경화증의 위험이 높다.

Chapter 23

모유수유 아기와 엄마를 위한 만성질환의 예방

Protection Against Chronic Disease for the Breastfed Infant and Lactating Mother

Carol A. Ryan, MSN, RN, IBCLC, FilCA

학습목표

- 모유수유의 영향을 받는 만성질환을 뽑아 나열한다.

- 모유를 장기간 먹은 후의 결과에 대해 토론한다.

- 세계보건기구(WHO, 2009)가 제시하는 근거 기반 지지와 미국 소아과학회(AAP, 2005)의 권장사항을 보여준다. 이는 엄마와 아기의 만성질환을 예방하려는 목적으로 생후 첫 6개월간의 완전 모유수유, 1년, 2년까지도 모유수유를 하도록 하는 권장사항이다.

서론

모유수유의 즉각적인 이로움은 의학연구나 임상실험을 통해 오랫동안 인정되어왔다. 종적 연구에선 아기 때부터 어른이 될 때까지를 다루었다. 모유를 먹은 아이가 장기간 나타내는 이점을 찾아낸 연구들 덕에 모유수유가 더욱 지지를 많이 받게 되었다(Kramer et al., 2002; WHO, 2007). 이러한 근거는 모유수유에 대한 의료계와 공공의 지지와 격려를 더욱 강화했다. 연구 결과를 통해 가장 주목할 만한 것은 바로 다음과 같다. 크론병(Crohn's disease), 궤양성 장염(ulcerative colitis), 1형 당뇨병(이전에 인슐린 의존형 당뇨병이라고 알려졌다), 2형 당뇨병(이전에 비인슐린 의존형 당뇨병), 비만, 소아 림프암, 백혈병을 조사한 연구 결과에서이다. 이러한 질병들은 아이들의 삶과 가족, 공동체, 의료체계에 재앙이 된다. 모유수유 상담가는 이러한 질환에 대해 총체적 지식을 갖고 건강을 돌보는 계획을 세워 산전 및 산후에 모두 상담을 해주어야 한다. 모유수유를 하지 않은 아기는 이러한 질병이 발생할 가능성이 높아졌다. 아기를 모유수유 한 엄마는 폐경기에 유방암과 난소암, 골다공증, 고지혈증, 심혈관질환의 발생률이 줄어들어드는 장점이 있었다. 모유수유는 엄마와 아기에게 장단기적 영향을 미쳤다. 모유를 인간 아기에게 먹여야 하는 절대적인 이유가 여기에 있다. 이번 챕터에서는 모유수유와 관련된 영유아의 상태에 대해 논의할 것이다.

1. 천식과 알레르기

가. 건강한 신생아의 위장은 저 산성 환경이다. 이 환경은 살균하는 역할을 하며 아직 성숙하지 않았으며 면역이 부족하며, 락토페린과 비피도박테리아가 풍부하다.

나. 아기에게 첫 번째 음식으로 부적절한 형태의 첨가물을 준다면 질병과 불편을 일으키며 성장하는 아기 장의 정상적인 통합에 필요한 호르몬 대사와 점막 형성에 불균형이 생길 것이다.

다. 병원성 세균을 막아주는 비피도박테리아가 줄어들면 아기는 알레르기가 생길 수 있다 (Salminen et al., 2005).

라. 다른 음식과는 달리 모유는 아기의 장 성숙을 빠르게 촉진한다(Newburg et al., 2007).

마. 미성숙하고 민감한 아기의 장은 단백질 특히 우유단백질(Van Odikj et al., 2003)에 천식 (Oddy et al., 1999)과 아토피 피부염(Strassburger et al., 2010)을 발생하여 고착시킨다.

바. 6개월간 완전 모유수유와 부적절한 음식, 보충제, 첨가제를 피하여야 아기의 미성숙한 장이 장기적인 천식과 아토피, 다른 여러 만성질환이 발생하는 것을 피할 수 있다(Spatz et al., 2011; Strassburger et al., 2010).

2. 크론병(Crohn's Disease), 염증성 장질환

가. 크론병은 이 병을 인식한 이후부터 늘어나고 있는 추세이다. 왜냐하면 크론병이 조형결핵균 (mycobacterium avium) 아형의 부결핵(paratuberculosis)에 의해 발생한다는 증거가 제시되면서부터이다(Stewart et al., 2010; Timms et al., 2011; Uzoigwe et al., 2007).

나. 북유럽과 앵글로 색슨 문화권에 있는 서양 사람들에게서 주로 나타난다.

다. 아프리카계 미국인과 히스패닉계열 사람들에게서도 늘어나고 있다.

라. 남녀에게서 비슷하게 발생한다.

마. 유대인들에게도 흔하다.

바. 가족력이 있으며 궤양성 장염과 겹치기도 한다.

사. 보통 14~24세에 가장 많이 발생한다(Rigas et al., 1993).

아. 장 점막에 반점형 염증성 궤양이 종횡형 궤양과 섞여 나타나며 사이사이 점막이 붓는다.

자. 크론병은 입부터 항문까지 소화기계 전체에 다 나타날 수 있지만, 대부분 소장에 염증이 나타나며 회장에 가장 빈발한다.

차. 장벽의 가장 두꺼운 부분까지 염증이 침투할 수 있다.

카. 대부분의 증상은 복통을 동반한 설사, 발열, 식욕부진, 체중감소, 출혈, 우측 하복부의 덩어리 또는 팽만이다.

타. 크론병이 있는 아이들은 성장발달이 지연되는 경향이 있다(Calkins et al., 1986).

파. 모유는 장 점막의 면역력을 발달시키는 데 필수적이다(Lawrence et al., 2011).

하. 크론병이 있는 사람들을 살펴보면 모유수유를 적게 했거나 한 적이 없는 그룹에서 주로 나타난다(Kane et al., 2005).

3. 궤양성 대장염(Ulcerative colitis), 염증성 장질환

가. 만성적, 비특이적 염증과 궤양성 질환이 결장 점막에서 발생한다.

나. 출혈이 나타나며, 점액질 설사, 강도나 기간이 다양한 복부 경련, 간헐적으로 악화와 방출을 동반한 특징적 증상이 나타난다(Lawrence et al., 2011).

다. 합병증이 생명을 위협할 정도이다.

라. 엄마의 음식에 포함되어 있는 소의 b-글로불린 단백질이 알레르기를 일으켜 모유수유 중에 발생할 수 있다(Shmerling, 1983).

마. 15~30세 사이에 가장 많이 나타나며 50~70대에는 덜 나타난다(Langholtz, 2010).

바. S상 결장에서 시작하여 전체적인 대장에 모두 나타난다. 직장 안쪽과 대장의 내층까지도 염증과 궤양이 나타난다.

사. 모유는 장점막의 면역력을 높여 박테리아와 바이러스, 염증을 유발하는 외부 단백질의 침투로부터 보호한다(Andrew et al., 2009; Klement et al., 2004; Koletzko et al., 1989).

아. 모유는 소화기계가 입은 상처를 회복시킨다(Howie et al., 1990; Kramer et al., 2001).

4. 당뇨병(Diabetes)

가. 1형 당뇨병은 모든 연령에서 발생할 수 있으며 인슐린 주사제나 펌프에 평생 의존하게 된다(Juvenile Diabetes Research Foundation, 2011).

나. 미국에서는 해마다 15,000명의 아이들과 15,000명 이상의 성인, 하루 80명이 1형 당뇨병으로 진단받는다(Juvenile Diabetes Research Foundation, 2011).

다. 1형 당뇨병은 고혈당으로 인한 당뇨병성 케톤산증(혼수), 감염, 신부전, 동맥경화성 심장혈관 및 말초혈관 질환(atherosclerotic coronary and peripheral vascular disease), 신경계 질환, 당뇨병성 망막증 때문에 매우 중요하다(Gerstein, 1994).

라. 1형 당뇨병은 유전학적, 면역학적 원인에 의해 인슐린을 분비하는 췌장 B세포의 90% 이상이 파괴된 병이다. 이는 환경적 문제, 독소에 노출, 생애 초기에 우유 인슐린에 노출된 것, 혹은 바이러스 감염에 의해서 촉진된다(Karjalainen et al., 1992; McKinney et al., 1999; Vaarala, 2002; Vaarala et al., 1999; Young et al., 2002).

마. 제왕절개로 태어난 아기들의 1형 당뇨병 발생 위험도가 20% 증가했다(Cardwell et al., 2008).

바. 당뇨병이 있는 아이들은 대부분 인공수유를 했던 경향이 있었다.

　　1) 적어도 4개월간은 모유수유를 했던 아기들은 1형과 2형 당뇨병의 위험이 현저하게 줄어들었다(Ip et al., 2007; Pettitt et al., 1998; Stueve, 2009; Young et al., 2002; Ziegler et al., 2003).

　　2) 모유수유 기간이 늘어나는 것과 1형 당뇨병 발생비율이 낮아지는 것이 관련이 있다(Holmberg et al. & ABIS Study Group, 2007; Jarrett, 1984; Malcova et al., 2006; Sadauskaite-Kuehne et al., 2004).

　　3) 장기간, 완전 모유수유를 하는 것이 1형 당뇨병을 예방하는 것으로 보인다(Norris et al., 2003).

4) 모유수유를 장기간 하는 것이 혈당의 항상성을 높여 어릴 때와 중년 여성의 2형 당뇨병을 감소시키는 것과 관련이 있다(Knip et al., 2005).

사. 몸무게가 느는 것은 1형 당뇨병과 관계가 있다(Jahansson et al., 1994).

아. 모유수유가 예방 효과를 갖는 기전에 대해서는 잘 알려지지 않았다.

1) 새롭게 1형으로 진단받은 아이들에게서 소의 베타 락토글로불린(beta-lactoglobulin)의 항체인 IgA와 IgG가 증가하여 나타났다(Savilahti et al., 1993).

2) 췌장의 베타세포에서 자가면역성 파괴가 일어난다(Vaarala et al., 1999).

3) 당뇨병을 일으키는 몇 가지 열성 유전자가 있다 하더라도 한 가지 이상의 환경 인자 (environmental factors)가 있어야 1형 당뇨병을 일으킨다.

4) 우유는 당뇨병을 일으키는 주요 환경 요인이다.(Karjalainen et al., 1992).

5) 우유의 유장단백질 중 알부민은 환경요인이 될 수 있다. 이 알부민에 대한 항체는 췌장의 베타세포 표면 단백질에 결합하여 면역반응을 파괴한다(Wasmuth et al., 2000).

6) 장벽차단(Gut closure)의 시기, 트립신과 같은 소화효소, 소화기계 감염, 구강 저항력 등이 함께 영향을 주어 자가면역반응을 자극한다(Goldfarb, 2008; Newburg et al., 2007).

7) 3개월 전에 우유와 고형식에 노출이 되면 당뇨병 위험이 특히 더 높아질 수 있다(Monte et al., 1994; Scott, 1990; Vaarala, 2002; Vaarala et al., 1999).

가) 인슐린이 포함되지 않은 인공조제분유는 인슐린의 요구량을 높여 베타세포의 항체 발생이 늘어나게 한다. 1형 2형 당뇨병이 인슐린 요구량이 높은 기간에 발생하는 경향 으로 설명할 수 있다(Karjalainen et al., 1992; Young et al., 2002).

나) 모유수유는 2~3개월 이내로 하고 일찍 소젖을 기반으로 한 조제유를 섭취하면 베타 세포의 자가면역을 촉진하여 유전적으로 민감한 아기에게 1형 당뇨병을 발생시킬 수 있다(Karjalainen et al., 1992; Young et al., 2002).

자. 유전적으로 매우 민감한 신생아를 충분히 모유수유하지 못하면 베타 세포에 감염이 생겨 후에 1형 당뇨병이 생길 수 있다(Lawrence et al., 2011).

5. 소아암(Childhood cancers)

가. 세망내피계(reticuloendothelial system)와 림프계의 종양

1) 사회경제적 계층을 막론하고 면역이 결핍된 아이들은 면역 조절(면역능력 발현이 막힌 상 태)이 변화되어 림프종(lymphoma)이 생길 위험이 크다. 이로 인해 림프세포증식성 질환 의 위험이 커진다(Kwan et al., 2004).

2) 2005년 메타분석에 따르면 '50~100%까지 모유수유를 늘리면 소아의 급성 백혈병(acute leukemia)이나 림프종을 거의 5%까지 예방할 수 있다'고 한다(Martin et al., 2005).

나. 만성 감염과 관련된 복합세포면역 부조화(complex cellular immune disorder)와 호지킨 병(Hodgkin's disease)

1) 이것은 원인을 모르는 림프세망내피(lymphoreticular) 증식성 만성질환으로 한 곳에 국

한되어 있거나 퍼져 있다.

    2) 15~34세 사이에 가장 많이 발생하며 60대에 다시 가능성이 높아진다.

    3) 증상은 질병의 진행에 따라 매우 다양하다. 모두 나타나는 것은 아니지만 다음의 증상이 있다. 심한 가려움증, 발열, 야간의 땀, 체중 감소, 림프절의 압박, 내장 폐쇄 등

    4) 질환이 한 곳에서 다른 곳으로 퍼질 때 증상이 나타난다.

    5) 병이 천천히 진행되기도 하며 매우 빠르게 진행되기도 하는 등 다양하다.

    6) 모유수유를 한 적이 없거나 짧은 기간 동안 만 모유수유를 한 아기들은 6개월 이상 모유수유를 한 아기보다 호지킨 병의 발생 위험이 커진다. 비 호지킨성 림프종 발생위험은 별도이다(Martin et al., 2005).

  다. 백혈병(leukemia): 백혈병은 서구에서 흔한 소아암이다. 1/3의 15세 이하의 소아에서 발생한다(Belson et al., 2007).

    1) 모유수유 기간이 4개월에서 더 길수록 급성 백혈병 발생률이 낮아진다(Davis et al., 1988; Davis, 1998; Guise et al., 2005; Lawrence et al., 2005; Stuebe, 2009).

    2) 6개월간 완전 모유수유를 하면 급성림프구성백혈병(ALL; acute lymphoblastic leukemia)과 급성골수성백혈병(AML; Acute Myelogenous leukemia)의 발생 위험도를 감소시킨다(Ip et al., 2007).

    3) 특이적 혹은 비특이적 항감염 효과와 모유의 면역 자극 효과는 서로 상승적으로 작용한다. 혹은 급성 백혈병으로부터 아이들을 독립적으로 보호한다(Shu et al., 1995, 1999).

6. 비만(Obesity)

  가. 산업화된 사회에서 과체중과 비만은 소아와 청소년에게 영향 불균형을 의미한다.

  나. 과체중과 비만은 점차 늘고 있으며 전 세계적인 근심거리가 되고 있다(CDC, Child Obesity Facts, 2011; Grummer-Strawn et al., 2004).

  다. 취학아동에게 흔한 과체중과 비만에 미치는 모유수유 기간의 효과는 근거가 있다(Burdett et al., 2006; Dubois & Girard, 2006; Koletzko et al., 2005; Kvaavik et al., 2005; Owen et al., 2005; Stuebe, 2009; Tulldahl et al., 1999; Von Kries et al., 2000).

  라. 모유수유의 예방효과는 과체중과 비만을 줄이는 세포 프로그래밍 효과이다(Dewey, 2003; Gillman et al., 2001; Knip et al., 2005; Plagmann et al., 2005).

  마. 인공수유아기는 인슐린의 혈장 농도가 더 높아서 지방세포의 침착과 발달을 자극한다(Knip et al., 2005).

  바. 모유수유를 한 아기는 인공수유아기보다 더 많은 에너지와 단백질을 소비하지 않는다. 모유수유를 한 아기와 청소년의 체질량지수(BMI)가 줄어들게 된다(Gillman et al., 2001; Weyermann, et al., 2006).

  사. 이유식, 행동 모델, 운동은 평생 동안의 식습관과 관련된다.

  아. 모유수유아는 생후 1년은 인공수유아보다 더 날씬하며 1~2파운드 정도 덜 나간다(Dewey et al., 1993; WHO, 2006).

자. 건강과 기본적인 돌봄의 필요성이 적절히 일치하면 어린이들은 전 세계적으로 비슷하게 자란다(WHO, 2006; 30장 참조).

차. 6개월간 완전 모유수유를 하고 적절하게 이유식을 하면 아기가 적절한 성장과 발달을 이룬다(Gartner et al., 2005).

7. 모유수유 기간과 관련된 여성의 장기간 건강상 고려사항

가. 12개월 이상 모유수유를 하면 고지혈증, 당뇨병, 고혈압, 관상동맥질환의 위험도가 평균보다 줄어든다(Schack-Nielsen et al., 2006; Sxhwarz et al., 2009).

나. 12개월에서 그 이상 모유수유를 한 젊은 여성의 2형 당뇨병은 점차 좋아진다. 왜냐하면 혈당 항상성이 개선되기 때문이다(Knip et al., 2005; Rudnika et al., 2007; Schwarz et al., 2010; Stuebe et al., 2005; Taylor et al., 2005).

다. 모유수유를 오래한 여성은 폐경기에 유방암, 난소암 발생률이 줄어든다(Lipworth et al., 2000; Stuebe, Willet ae al., 2009; Whittmore, 1994; Zheng et al., 2000).

라. 30세 전에 첫 출산을 하고 모유수유를 오래한 여성은 폐경기에 유방암 발생률이 줄어드는 것이 증명되었다(Collaborative Group on Hormonal Factors in Breast Cancer, 2002; Desilva et al., 2010; Fishman, 2010l Ip et al., 2007; Newton, 1996; Zheng et al., 2001).

마. 모유수유를 한 여성은 폐경기에 엉덩이뼈 골절과 골다공증이 줄어들었다(Dursun et al., 2006; Turck, 2005).

바. 모유수유는 폐경기에 여성의 뼈 미네랄 밀도에 나쁜 영향을 미치지 않았다(Lenora et al., 2009; Riordan et al., 2010; Specker et al., 1991).

사. 혈청의 칼슘과 인 농도는 모유수유를 하지 않은 여성보다 모유수유를 한 경우에 더 높았다. 모유수유는 칼슘의 흡수를 증가시키며 젖을 뗀 후 혈청의 칼시트리올(calcitriol)이 증가한다(Kalkwarg et al., 1995).

아. 장기간 모유수유를 하는 것은 여성의 심혈관 질환을 줄이는 것과 관련이 있다(Jarvisalo et al., 2009; Martin et al., 2005; Martin et al., 2009; Stuebe, Michaels et al., 2009).

자. 어려서 모유수유를 한 경우 어른이 되어 콜레스테롤 수치가 개선되었다(Hamosh, 1988; Leon et al., 2009; Martin et al., 2009; Smithers et al., 2010).

차. 비만은 모유수유를 하고자 하는 의욕을 줄이고 처음 시작과 기간을 줄이는 것과 관련이 있다(Kulie et al., 2011).

카. 벨라지오 컨센서스 컨퍼런스(Bellagio Consensus Conference)에서 다음과 같이 결론 내렸다. 산후 6개월까지 완전 모유수유를 지속하면 월경이 없어 98%가 임신을 하지 않게 되고, 산후 56일 후에는 질출혈이 없었다(Huffman et al., 1994; Short et al., 1991).

타. 모유수유로 월경을 하지 않는 방법(LAM; Lactational amenorrhea method)은 경구피임약과 비교하여 임신을 방지하는 효과적이며 경제적이고 문화적으로 받아들여지는 방법이다(Kennedy et al., 1998).

파. 모유수유를 13개월 이상 한 엄마들은 류머티즘 관절염이 줄어든다(Karrlson et al., 2004; Pikwer et al., 2009).

하. 월경 없이 완전 모유수유를 하면 산후에 재발형 다발성경화증의 위험도를 줄인다(Langer-Gould et al., 2009). 환자의 임신 전과 임신기간의 재발형 다발성경화증 사례는 산후에 재발되는 민감성을 예측할 수 있게 한다. 그러므로 산후에 재발형 다발성경화증 위험도가 높은 여성은 모유수유를 지속하도록 조언해주어야 한다(Portaccio et al., 2011). 모유수유 중 호르몬 효과가 모체의 면역 체계에 위험을 격화시키는데 영향을 주지 않는다(Nelson et al., 1988).

결론

모유수유의 장단기적 건강상 장점은 엄마와 아기의 건강을 개선시킨다. 의료인, 가족, 공동체, 국가는 완전 모유수유를 오랜 기간 할 수 있도록 지지해주는 체계를 제공해야 한다.

Chapter 24

모유수유의 약물학

Lactational Pharmacology

Thomas W. Hale, RPh, PhD
Revised Frank J. Nice, RPh, DPA, CPHP

학습목표

- 모유 속으로의 약물의 유입을 기술한다.
- 아기의 약물 노출을 최소화한다.
- 의약품의 필요성을 결정할 수 있다.
- 모유수유 아기를 평가한다.
- 처방약, (의사의 처방없이 살 수 있는 의약품 OTC; Over-the-counter), 약초의약품(Herbal medications)에 대해 평가한다.

서 론

젖먹이 엄마가 약물을 안전하게 사용하는 데는 약물이 어떻게 모유로 들어가는지에 대한 기초지식을 필요로 한다. 어떤 약물이 잠재적 위험도를 지니는지, 어떤 요소가 아기의 약물에 대한 민감도를 줄이거나 늘리는지에 대한 지식들이다. 약물이 모유에 들어가는 양은 대개 젖먹이 엄마의 혈장 역동학과 지질의 용해성, 분자량과 기타 요소들에 의해 결정된다. 이러한 역동학적 척도 덕분에 약물의 위험도 특히 새로운 약물의 위험도를 결정하는 것에 어려움을 덜었다. 많은 예외가 있지만 첫 번째 원칙은 모유에서는 엄마 몸속 약물의 1% 이하보다 적게 발견된다는 것이다(이어서 아기에게도 나타난다). 또한 아기의 무게에 따른 하루 용량(모유를 통해서 섭취된다)은 엄마의 무게에 의해 보정된 하루 약물 용량과 비교할 수 있다. 아기의 무게별 약물 용량이 엄마의 것보다 10% 이하면 그 약물은 아기에게 안전하다고 일반적으로 생각할 수 있다.

1. 약물의 필요성 결정

    가. 약을 참는다.

        1) 엄마들의 협동조합에 의해 불필요하다고 리스트에 올라있는 의약품은 사용을 피해야 한다. 필요하지 않은 의약품은 사용하지 말라.

        2) 어떤 의약품은 효과가 매우 적고 필요하지 않을 것이다.

        3) 의약품이 효과가 없으면 사용을 권하지 않아야 할 것이다.

        4) 약초의약품, 건강기능식품, 비타민 고용량 요법 등과 같은 약들이 필요하지 않을 수 있다. 이러한 것을 사용하는 것의 위험이 장점을 넘어설지도 모른다.

    나. 비약물성 치료를 시도한다.

        1) 진통제 대체: 이완 기술, 마사지, 따뜻한 목욕

        2) 기침, 감기, 알레르기 의약품 대체: 생리식염수로 코 세척, 시원한 분무, 스팀

        3) 항히스타민제 대체 : 알레르겐 회피, 특히 동물 회피

        4) 제산제 대체: 음식을 조금 먹는다. 머리를 위로 받친다. 머리를 굽히는 행동을 하지 않는다. 가스가 함유된 음식을 피한다.

        5) 변비약 대체: 섬유소가 풍부한 시리얼이나 프룬을 먹는다. 아침에 따뜻한 음료를 마신다. 하루 종일 물을 더 많이 마신다.

        6) 지사제 대체: 단단한 음식을 12~24시간 중단한다. 수액 섭취를 증가시킨다. 토스트나 짭짤한 크래커를 섭취한다.

    다. 치료를 지연한다.

        1) 젖을 뗄 준비를 하려는 엄마라면 약물 선택이나 수술을 늦출 수 있다.

        2) 치료를 하기 전 몇 개월 기다려 볼 수 있다. 예를 들어 발톱무좀 치료, 혹은 미용성형 시술 등

        3) 이것은 우울증이나 공포 혹은 다른 여러 가지 질환을 치료하는 것을 미루란 의미가 아니다. 엄마의 건강이 항상 우선되어야 한다.

2. 아기에게 약물 노출을 최소화하기

    가. 모유로 적게 분비되는 약을 선택한다.

        1) 약물 분류 내에 같은 분류의 약물이라 하더라도 모유로 분비되는 양에는 큰 차이가 있다.

    나. 모유수유와 양립 가능한 용량과 형태를 선택하도록 한다.

        1) 권장 용량 중 가장 적은 용량을 선택한다. 특별한 효과가 있으며 오랫동안 지속되는 의약품은 피해야 한다. 여러 성분을 혼합하는 것은 피한다.

    다. 대체약물 투여 경로를 선택한다.

        1) 엄마 몸에 약물을 국소적으로 사용하면 모유 속의 약물 농도가 줄어들며 아기에게도 적게 섭취된다.

    라. 모유에 가장 약물 농도가 높아지는 때를 피하여 수유한다.

        1) 약물이 투여되기 전에 수유하는 것은 농도가 가장 높아지는 때인 경구 투여 후 1~3시간

을 피할 수 있다.

2) 이 방법은 반감기가 짧은 약에만 가능하다.

3) 항우울제나 항경련제에는 효과가 없다. 왜냐하면 반감기가 길기 때문이다.

4) 오랫동안 효과가 지속되는 약은 반감기가 길 것이라고 추정한다.

마. 아기가 가장 길게 잠을 자기 전에 약을 먹는다.

1) 아기에게 영향을 미치는 약의 농도가 줄어들도록 한다. 하루에 한 번 먹는 지속시간이 긴 약을 사용하는 데 유용한 방법이다.

2) 반감기가 짧은 약이나 가끔 투여하는 약에만 효과가 있다. 짧은 반감기란 2~3시간을 말한다.

바. 일시적으로 모유수유를 참는다.

1) 약물 치료 기간을 계산하여 모유수유를 일시적으로 참는다.

2) 엄마는 충분한 모유를 치료기간 전에 유축해 놓는다. 약물의 약동학은 모유수유를 재개하기 전에 점검되어야 한다.

3) 모유 생산을 지속하기 위해 치료 중에 정기적으로 유축을 해두어야 한다.

사. 모유수유 중단

1) 몇몇 약물은 너무 독성이 강해서 모유수유를 할 수 없다.

3. 약물 전달에 영향을 미치는 모체 요인

가. 약의 투여량

1) 산후 얼마나 되었는지를 먼저 알아야 한다. 산후 2~4일이 되었다면 아기는 모유를 통해 약이 전달되더라도 소량을 섭취한다. 왜냐하면 초유의 양이 30~60ml/day이기 때문이다. 산후 12개월이나 그 이상이 되었다면 모유량은 점점 줄어들기 때문에 모유를 통해 전달되는 약의 양이 줄어든다. 아기의 신체 대사가 9~12개월쯤 되면 최고에 달하기 때문에 모유를 통해 약이 전달되어도 부담이 크지 않다.

2) 약의 양이 정상 범위보다 양이 많은가 적은가? 만약 지나치게 많은 양이라면 모유수유에 주의를 당부한다.

3) 모체에서 이용된 용량에 따라 약의 혈장 농도가 어떻게 변화되는가?(예를 들어 엄마가 25,000단위의 비타민 A를 이용했다면 5,000단위보다는 더 위험한 것이다.)

4) 약물 제형이 급속 감소되는 것인가 혹은 점진적으로 감소되는 형태인가?

가) 어떻게 이러한 약물이 모체의 혈장 농도를 변화시키며 아기에게 해가 되는가?

나) 점진적으로 감소되는 약물은 반감기가 긴 약물처럼 간주될 수 있다.

5) 언제 약을 투여해야 하며 약물 투여 간격을 두는 것이 혈장 농도와 모유의 농도에 어떻게 영향을 미치는가?

가) 밤에 약을 복용하고 다음날 아침까지 모유수유를 하지 않았다면 모유수유를 두 시간마다 한 경우와는 차이가 있다.

6) 엄마가 입으로 흡수되는 약을 먹었는가?

가) 그래서 모체의 혈장 농도는? 혈장 농도가 높은가 아니면 낮은가?

나) 혈장 농도는 거의 모든 경우에서 모유와 동일하다.

다) 혈장 농도가 높을수록 모유에서도 높다는 것을 의미한다.

7) 대부분의 천식약은 흡입을 통해 이용된다. 따라서 모체의 혈장에는 실제로 존재하지 않으며 모유에는 전혀 나타나지 않는 것 같다.

8) 대부분 국소적으로 사용되는 약은 모유로 나타나지 않는다. 안과 조제약들은 거의 혈장에 나타나지 않으며 모유에 전혀 나타나지 않는다.

4. 모유 속으로의 약물 유입

가. 여러 가지 요인들에 의해 약물의 양이 모유로 분비된다.

1) 약물의 지용성

2) 산성 정도, pKa(약물의 산염기 해리 정도)라 불린다. 약물이 얼마나 극성을 띠고 있는지, 얼마나 모유 분획으로 들어가는지를 알아낸다.

3) 분자 크기

4) 모체 순환에서 얻어지는 혈액 속 농도

5) 모체에서의 약의 분포도(maternal volume of distribution)

6) 모체 순환 내에서의 단백 결합

7) 구강 투여 시 아기와 엄마에게서의 생체내 유용성(bioavailability)

8) 엄마와 아기의 혈장 내에서의 반감기

나. 위와 같은 기술은 복잡하고 모호한 체계에 대한 설명을 다소 단순화한 것이다. 그렇다 하더라도 이러한 약동학 용어들은 약이 모유로 침투하는 것과 아기에게 노출되는 정도를 평가하는데 합리적인 체계를 제공한다.

5. 모유 속 구획별 약물의 유입

가. 약은 일차적으로 모체의 혈장과 모유 사이의 힘의 평형에 의해 확산되어 모유로 유입된다.

1) 약이 모체 혈장으로부터 이동되어 모유로 들어간다. 모세혈관 벽을 통과하고 유선세포의 내피를 통과하여 모유 부분으로 들어간다.

2) 산후 4일간은 유선세포 사이에 큰 간극(gaps)이 존재한다.

3) 이 공간 때문에 초유가 나오는 기간엔 약이 모유로 들어가기가 쉽지만 대부분의 흡수되는 약은 여전히 낮은 농도이다(**그림 24-1**).

4) 산후 4~6일 이후에는 꽈리세포(alveolar cell)가 점점 커진다. 세포 간 간극이 없어지며 모유로 들어가는 약의 양이 줄어든다.

5) 유선세포의 내피가 다소 강하게 결합되어 있기 때문에 대부분의 약물은 유선세포의 이층 벽을 통과하면서 용해된다.

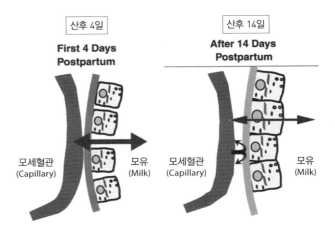

그림 24-1

산후 4일과 초유 기간의 유선세포 간 간극
출처: 토마스헤일, 약물과 모유, 2010.

6) 두 층의 지질벽을 통과하여 용해되는 것들 중 대부분의 약물, 특히 이온화되거나 극성을 띠고 있는 약물들은 통과하기 어렵다.

7) 지용성이 높을수록 모유에 더 잘 유입된다.

8) 중추신경계에서 활성화되는 약물은 일반적으로 모유에서 높게 나타난다. 화학 조성이 유입되기 좋기 때문이다.

9) 모체 혈장에서의 약물은 모유와 완벽한 평형을 이루고 있다. 모유에 다소 많거나 적을 수도 있으나 여전히 평형상태에 있다.

10) 펌프 시스템이 있는 약물이 몇 가지 있다. 그중 하나가 매우 중요하다.

　　가) 예를 들어 요오드는 모유·혈장 비율이 다소 높고 모유로 펌프를 통해 쉽게 들어간다.

　　나) 그러므로 요오드의 용량이 높으면 피해야 한다. 이는 요오드를 경구로 섭취하는 것 즉, 해초와 나트륨 요오드 알약, 질에 사용하는 포비돈 요오드(베타딘)를 포함한다.

　　다) 방사성 요오드(I-131, I-125, I-123)는 모유수유 중에 피해야 한다. 모유수유 중 아기에게 매우 위험할 수 있다.

11) 많은 전해질(염화나트륨, 마그네슘 등)은 유선세포에서 철저하게 통제된다. 모체에서 높다 하더라도 모유의 전해질 조성에는 영향을 미치지 않는다.

나. 단백 결합(protein binding)과 모유의 약이 농도에 미치는 영향

　1) 대개 대부분의 약은 혈장 알부민에 결합되어 혈액에 전달된다. 혈장 알부민은 분자량이 큰 단백질로 혈장에 존재한다.

　2) 혈장 단백과 많이 결합할수록 다른 세포 특히, 모유로 들어가기 위해 혈장에 자유롭게 남아 있지 못한다.

　3) 약물 결합이 증가할수록 모유 속 약의 농도는 감소한다.

　4) 단백 결합률이 높은 약은 모유에서 약의 농도를 줄이기 위해 선택될 수 있다.

다. 지용성(lipid solubility)

　1) 일반적으로 지질용해도가 높을수록 모유에도 많이 나타난다.

　2) 극성이거나 수용성일수록 모유에는 적게 나타난다.

3) 대부분의 화합물의 지질용해성을 알아보기는 어렵다. 다만 뇌로 들어가는 약물이라면 모유로 들어가기 쉽다는 것을 알아두어야 한다.

4) 뇌에서 활성화되는 약은 그렇지 않은 것들보다 더 철저하게 통제되어야 한다. 예를 들어 간질, 정신질환 치료제나 마약성 마취제 등이다.

라. 약물의 반감기(half-life)

1) 반감기는 약물 투여 후 약이 몸 밖으로 반 정도 나갈 때까지 걸리는 시간을 기술한 것이다.

2) 반감기가 짧은 약물을 선택하는 것이 좋다. 왜냐하면 아기가 모유를 통해 약물에 노출되는 시간이 줄어들기 때문이다.

3) 약물 반감기를 기다렸다가 모유에 가장 높은 농도로 나타날 때를 피하여 수유한다면 모유 속의 약의 농도는 더 줄어들 것이다.

4) 반감기가 긴 약물은 아기에게 더 많이 나타날 수가 있다.

　가) 많은 경우에 반감기는 어른보다 아기에게 더 길어진다.

5) 반감기가 긴 약에 지속적으로 노출되면 아기의 혈장 내 약물 농도가 점차 높아질 수 있다.(예를 들어 플루옥세틴[Prozac®] 항우울제)

6) 결국 반감기가 긴 약물은 엄마가 오랫동안 먹어야 할 때만 문제가 된다. 왜냐하면 아기의 혈장에 많이 나타날 수 있기 때문이다.

　가) 반감기가 긴 약물의 응급 사용은 대체적으로 문제되지 않는다.

7) 반감기가 긴 약물이라도 항상 피할 수는 없다.

　가) 이런 경우에는 아기에게 모유를 통해 전달되는 투여 용량에 대해 알아야 한다.

　나) 이러한 용량이 낮다면 축적은 아기에게 거의 일어나지 않을 것이다.

8) 일반적인 지침에서는 대체적으로 약물이 완전히 제거되기까지 다섯 번의 반감기를 거친다.

마. 생체 내 유용성(bioavailability)

1) 약물의 생체 내 유용성이란 약물이 개인의 혈장에 얼마나 도달하는지를 측정하는 것이다.

2) 아기에 대한 생체 내 유용성 데이터가 충분히 없지만 성인과 크게 다르지 않을 것이라 생각한다.

3) 퍼센트로 측정된 경우, 50%의 생체 내 유용성을 가진 약은 투여 후 50%만 실제로 모체나 아기의 혈장에 도달한다는 뜻이다.

4) 생체 내 유용성이 낮은 약은 다음과 같은 이유로 혈장 부분에 도달하기 어렵다.

　가) 간에서 걸러져서 존재하지 않는다.

　나) 소화기관에서 파괴된다(단백질, 펩타이드, 아미노글리코사이드aminogicosides 등).

　다) 소장에서 흡수되지 않는다(반코마이신vancomycin).

　라) 장벽에서 대사된다(돔페리돈 domperidone)

5) 생체 내 유용성이 가장 낮은 약이 모유수유를 하는 엄마에게 처방되어야 한다. 왜냐하면 아기에게 노출을 줄일 수 있기 때문이다.

바. 약물의 분자 크기(질량은 달톤(Daltons)으로 측정된다[D])

1) 일반적으로 분자 크기가 클수록 모유로 덜 유입된다.

가) 투여된 약이 모유로 전달되더라도 분자량이 (>900D)이면 실제로 모유 분획 밖으로 배출된다.

2) 아주 거대한(25,000~200,000D) 약물은 임상적 투여 용량에서는 모유로 거의 들어가지 않는다.

3) 분자 크기가 아주 거대한 약물은 헤파린(heparin), 인슐린(insulin), 인터페론(interferon), 저분자량 헤파린(low-molecular-weight heparin) 등이다.

사. 모유/혈장 비율(Milk/plasma ratio)

1) 과학적으로 모유/혈장 비율은 모유 대비 혈장의 상대적 약물 농축을 평가하는 데 유용한 잣대이다.

2) 모유/혈장 비율이 높은 약물은 모유로 들어가기가 쉬우며 모유/혈장 비율이 낮을수록 모유에 덜 들어간다.

가) 혈장과 모유의 농도를 모두 모른다면 모유/혈장 비율은 약을 사용하는 데 위험성을 알리지 못한다.

3) 모유/혈장 비율이 높다 하더라도 아기에게 위험할 수도 위험하지 않을 수도 있다. 예를 들어 요오드는 체내에서 16~25배 흡수되는 매우 효과적인 펌프가 있다. 과량의 요오드 양이 모유에서 검출될 것이며 아기에게 위험하다. 라니티딘(Ranitidine)은 체내에 6배의 펌프로 흡수된다. 그러나 혈장 농도는 매우 낮기 때문에 모유에서도 낮은 용량이다.

4) 모체 혈장 농도에 대해서는 많이 알려지지 않았다면 모유/혈장 비율은 의사에게 잘못된 정보를 줄 수 있다.

5) 약이 아기에게 노출되는 것을 가장 현실적으로 측정하는 도구는 영아 상대적 용량(RID; Relative infant dose)이다. RID는 약의 용량이다.(mg/kg/day). 이는 의료진에게 모유 속 약이 모유로 얼마나 들어가는지 알려준다. 만약 RID가 10% 이하라면 약은 상당히 안전한 것이다.

6. 아기에 대한 평가

가. 미숙아는 모체의 약물 투여에 보다 민감하게 반응한다는 것을 가정해야 한다.

1) 이러한 상황에서는 종종 약물이 사용되나 위험에 대한 주의가 보장되어야 한다.

2) 8개월 된 아기에게 약을 사용하는 것은 미숙아나 만삭 신생아에게 약을 사용하는 것보다는 덜 위험하다.

나. 항상 아기의 건강과 상태에 대해 물어야 한다.

다. 어떤 약물들을 아기가 먹고 있는가?

1) 약물 간의 상호작용은 엄마가 먹는 것과 아기가 먹는 것 사이에서도 일어날 수 있다.

라. 진정제는 피해야만 한다.

1) 디아제팜과 같은 약물(Valium®), 바비튜레이트(barbiturates), 구세대 항히스타민(older antihistamine)은 특히 아기에게 무호흡을 일으키거나 영아돌연사증후군을 일으킬 수 있다.

2) 그러나 응급 시에 한 번의 사용은 덜 문제가 된다.

마. OTC 약물(Over-the-counter; 의사의 처방 없이 살 수 있는 의약품)

    1) OTC와 약초는 모두 약물이다.

    2) 전문가와 상담하지 않고 많은 엄마들이 자가 처방을 한다.

    3) 엄마들은 특별한 약효, 최대 약효 혹은 지속적인 작용이 있는 약물은 피해야만 한다.

    가) 보통, 가능한 한 가장 적은 용량으로 추천되며 적당한 약력으로 표시된 것들이어야 한다.

    4) 가능하면 다양한 구성요소들로 되어있는 약물은 피해야만 한다(표 21-2에서 21-4).

바. 모체의 약물 투여가 아기에게 미치는 영향을 최소화하기

    1) 지속시간이 긴 약물은 피한다. 아기의 미성숙한 간이 독소를 걸러내는 것을 어려워하기 때문이다.

    2) 최소량만 모유로 들어가도록 모유수유 직전이나 직후에 약을 투여하도록 한다.

    3) 아기에게 보통과 다르거나 이상한 신호나 증후가 나타나는지 관찰해야 한다. 예를 들어 수유패턴의 변화, 잠의 변화, 울음소리, 각성 정도, 발진, 대변 변화 등이다.

    4) 약물은 모유에 가장 적은 양이 분비되는 것을 선택해야 한다.

사. 방사성 약물(Radioactive drugs)

    1) 방사성 약물을 투여하는 것은 적은 양이라도 모유로 방사능을 분비할 것이다.

    가) 분비되는 양과 시간은 방사성 약물마다 다양하다.

    나) 모유수유의 중단은 아기에게 흡수되는 방사능의 양, 약의 위험도, 방사능의 반감기에 달려있다.

    다) 모유의 방사성을 분석하여 안전할 때 모유수유를 재개하는 것이 가장 이상적인 방법이다. 그러나 대부분의 경우에서 불가능하다.

    라) 모유수유를 중단하는 시기와 위험도를 정확히 평가하는 방법은 해일을 통해 미국 핵안전위원회에서 제공하고 있다(Hale, Medications and Mother's Milk, 2010).

    2) 기본적으로 방사성 약물과 모유수유를 놓고 선택할 수 있는 사항이 세 가지이다.

    가) 모유수유의 중단

    (1) 방사성 물질 I^{131}을 사용한 다음에는 모유수유를 중단해야만 한다. 왜냐하면 아기에게 갑상선암을 유발할 위험이 있기 때문이다.

    (2) 방사성 요오드가 꽤 높은 용량일 때에도 중단이 필요할지 모른다.

    나) 5~7회의 방사능 반감기 동안 모유수유 중단

    (1) 유축기로 모유를 짜내고 중단 기간 동안 저장해놓고 사용한다.

    (2) 모유 생산을 유지하기 위해 정기적으로 유축해야 한다.

    (3) 모유는 5~7회 반감기를 거치는 동안 보관해두었다가 안전할 때 사용한다.

    다) 모유수유를 중단하지 않는다.

    (1) 몇 가지 방사성 약물을 사용할 때 중단하지 않아도 된다. 예를 들어 테크니티움(Technetium-99)과 같은 약물이다. 해일의 책을 참조하라(Hale, Medications and Mother's Milk, 2010).

3) 핵연구소의 지침(The Office of Nuclear Regulatory Research)에서는 모유수유 기간 동안의 방사성 약물 사용에 대한 권고와 기준을 담고 있다. 부가적으로 젖먹이 엄마에게 투여하는 약의 용량을 수학적으로 계산하여 첨부했다(Hale, 2010).

7. 수유상담가 참고사항

가. 텍사스 기술대학 보건학센터의 인펀트리스크센터 : www.infantrisk.com

나. 인펀트리스크센터 모바일 앱 : www.infantrisk.com/mobile

다. 텍사스 기술대학 보건학센터 방사성 금기에 대한 권장사항 :
www.infantrisk.com/content/recommendations-radiocontrast-agents

라. 의약품과 모유수유 데이터베이스 :
http://toxnet.nlm.nih.gov/cgi-bin/sis/htmlgen?LACT

Chapter 25

모유수유 독성학

Lactational Toxicology

Teresa Baker, MD, and Thomas W. Hale, RPh, PhD

학습목표

- 모유에 들어 있는 환경 화합물에 관한 논쟁에 대해 논의한다.
- 모유수유를 하는 여성이 기분전환용 약물과 법적으로 금지된 약물을 남용하는 것에 대해 논의한다.

서 론

독소가 모유로 들어가는지를 알기 위해서는 모체 혈장에서 모유 분획으로 약물성분이 전달되는 지를 알려주는 약물 정보를 이해하는 것이 제일 먼저 확립되어야 한다. 분자량, pKa(약물의 산염기 해리 정도), 지질친화도는 모유로 약물이 전달되는지를 알려주는 특징적인 정보이다.

어떠한 약물 혹은 독소가 모유로 전달되는 것은 다음의 조건에 맞아야 한다(Hale, 2010)

1. 모체의 혈장 분획 내에 고용량으로 있어야 한다.
2. 작은 크기여야 한다(분자량이 500달튼(D)이하).
3. 혈장 단백질과 결합하지 않는다.
4. 뇌로 쉽게 들어간다.

아이와 영아는 독성에 노출될 위험이 높다. 왜냐하면 아이들은 체중에 비해 더 많은 공기를 마시고, 더 많은 음식을 섭취하며, 아기가 숨 쉬는 위치는 독성 먼지가 있는 땅에 가까우며, 중금속과 다른 독성물질이 장내로 더 잘 흡수된다. 신생아는 특히 신장 사구체와 간기능이 저하되어 있다(Sudak et al., 2007).

1. 공기 오염

가. 석면: 공장이나 건물 건축에서 지연제로 사용되는 금속섬유이다.

　1) 미국 환경보호국(EPA; U.S. Environmental Protection Agency)은 몇몇 석면 제품 판매를 막도록 했다. 제조사 또한 석면 생산을 자발적으로 제한하고 있다. 왜냐하면 석면이 장기적인 복부암, 흉부암, 폐암과 관련이 있기 때문이다.

　　가) 석면은 오래된 집, 페인트, 계단 타일에서 가장 흔히 발견된다. 공기 중의 석면의 농축이 증가하는 것은 석면이 포함된 물질이 파괴되면 발생할 수 있다. 예를 들면 절단, 사포질, 리모델링과 같은 행위다(Agency ,2012).

　2) 어떠한 연구에서도 석면이 모유로 전달된다고 가리킨 것은 없다. 석면이 모유로 전달되는 것은 사실상 불가능하다. 환경적으로 엄마와 아기가 노출된 것은 부담이 될 가능성이 있다.

나. 일산화탄소(Carbon monoxide, CO): 무취, 무색, 무미의 독성 기체

　1) 일산화탄소의 저농도 노출은 두통, 어지럼증, 구토, 피로와 같은 증상을 나타낸다. 일산화탄소에 고농도 노출 시 일산화탄소 헤모글로빈이 혈액 속에서 형성되어 산소 흡수를 방해하게 되어 치명적이다(EPA, 2011).

　2) 통풍구가 없는 곳에서 석유 혹은 가스히터, 굴뚝과 찜통, 수증기 히터, 장작 난로, 가스난로 발전기, 낡은 자동차 등은 가정에서 이산화탄소가 누출되는 경우이다.

　3) 가스난로가 없는 가정에서의 일산화탄소의 평균 수준은 0.5~5ppm까지 다양하다. 가스난로가 제대로 조절되어 있을 때 일산화탄소의 적합한 수준은 5~15ppm이다. 조절이 제대로 되지 않은 가스난로가 있으면 일산화탄소 농도는 30ppm 혹은 그 이상이다.

　4) 미국 직업안전건강국(OSHA; U.S. Occupational Safety and health Administration)은 허용가능한 일산화탄소 노출 수준을 공기 중에서 8시간 동안 50ppm(50mg/m³)으로 제한했다. 평균적인 노출 수준은 8시간 동안 35ppm으로 권장했다.

　5) 일산화탄소는 헤모글로빈에 매우 빠르게 결합하고 모유에서는 빠르게 제거된다. 모유로 일산화탄소가 전달되는지에 대한 연구가 확실하진 않으나 이러한 전달은 발생할 가능성이 낮다. 따라서 환경적 일산화탄소에 노출되는 것은 엄마와 아기가 함께 노출돼 생기는 문제이며, 일산화탄소가 직접 모유로 전달되진 않는다.

다. 아산화질소(Nitrous oxide): 아산화질소 가스는 심각한 무통각증(analgesia), 무감각증(anesthesia)을 일으킨다. 아산화질소는 체내에서 기관지 소엽을 통해 빠르게 질소로 전환하여 제거되기도 한다(1분 이내)(Adriani, 1983).

　1) 아산화질소는 지질친화도가 낮기 때문에 지방조직에 흡수되는 것이 상대적으로 약하다. 아산화질소 가스 노출이 중단된 후에는 혈액 내 대사에서 발견되진 않는다.

　2) 모유로 아산화질소가 전달되었다는 데이터는 없다. 있다고 하더라도 거의 0에 가까울 것이다. 치과에서 일하는 근로자와 같이 만성적으로 아산화질소에 누출되면 태아에 대한 위험이 증가할 것이다(Adriani, 1983).

　3) 아산화질소는 체내에서 빨리 제거되기 때문에 모유수유 중 엄마가 아산화질소를 사용한다고 모유수유를 중단하지 않도록 한다.

라. 라돈(Radon): 무취, 무미, 눈에 보이지 않는 가스로 토양이나 물에서 우라늄이 자연적으로 붕괴하면서 생산되는 것이다. 라돈은 매우 흔하여 집 안팎에서 발견할 수 있다.

1) 라돈은 인간을 대상으로 한 연구에서 폐암을 일으키는 발암물질이라 증명되었다.

2) 집안의 공기압력은 집이 있는 토양의 압력보다 낮다. 따라서 라돈이 균열이나 문이 열려 있는 곳을 통해서 집안으로 들어온다. 어른들에게 폐암이 발생하는 것보다 아이들이 더 위험하다는 증거는 없다(EPA, 2010).

3) EPA에서 권고하는 가정에서의 라돈 양은 4pCi/L(picocuries per liter)이다. 미국 가정의 평균적인 라돈 농축량은 1.3pCi/L이다. 밖의 평균적인 라돈 농축량은 0.4pCi/L이다.

4) 라돈은 모유로 잠재적으로 들어갈 수는 있다. 그러나 가정의 공기에 아기가 환경적으로 노출된 위험이 더 크다.

2. 휘발성 기체

가. 벤젠, 퍼클로로에틸렌(perchloroethylene) 배출(드라이클리닝 세탁 원료, 메틸렌 클로라이드·도료희석재·유착 방지제·에어로졸 스프레이): 휘발성 유기 성분이 모유로 전달되는 지에 대해서는 알려진 바가 거의 없다.

1) 생체에 얼마나 농축되었는지는 노출 농도, 시간과 시기에 따라 달려 있다. 모유수유 중인 엄마가 이러한 성분들에 노출되었는지에 대해 조언하기 전에 더 많은 데이터가 필요하다 (Fisher, 1997).

2) 김(Kim et al, 2007)은 아기가 흡입을 통해 섭취하는 양이 모유를 통해 흡수되는 것의 25~135배가량에 달한다고 관찰했다. 일반적으로 실내의 공기에서 아기에게 영향을 미치는 것을 의미한다. 공기 오염을 컨트롤하는 것이 더 중요한 전략인데, 아기에게 공기오염에 노출되는 것을 줄이는 것이기 때문이었다(Kim et al, 2007).

나. 포름알데히드(Formaldehyde): 실험실이나 시체 방부를 위한 환경에서의 노출은 일반적인 규정인 2ppm 내에서 엄격하게 통제하도록 한다. 1~4ppm의 포름알데히드에 노출되면 점막이 심하게 자극받아 화상과 유루(lacrimation)가 발생할 수 있다(Ellenhorn, 1978).

1) 포름알데히드는 점막과 조직 효소를 빠르게 파괴한다. 엄마가 환경오염에 노출된 후 아기에게 모유를 통해 포름알데히드가 전달될 가능성은 없다. 그러나 매우 고용량의 포름알데히드가 엄마의 경구 혹은 흡입을 통해 급성으로 노출되면 모체 혈장에 포름산(formic acid)이 유의하게 올라가며 모유로 들어갈 수는 있다.

2) 모체가 환경에 보통 존재하는 포름알데히드에 약간 노출되었을 경우 모유수유 중 아기에 대한 부작용 데이터는 없다(Hale, 2010).

3) 엄마는 가능한 한 포름알데히드 노출을 최소화해야 한다. 환경에 존재하는 포름알데히드에 노출되는 것도 미국 직업안전건강국(OSHA) 가이드라인에 따라 조절해야 한다. 직접적으로 포름알데히드가 모유로 전달될 가능성은 매우 낮다.

3. 중금속

가. 아연: 세포내에서 효소의 기능을 위해 필수적인 요소

1) 하루 권장 용량은 성인의 경우 12~15mg/day이다. 보충제로 투여하는 평균적인 경구 투여 용량은 25~50mg/day이다. 감기를 치료하기 위해서 사용되는 용량은 13.3mg/day를 매 두 시간마다 투여한다.

2) 황산아연(zinc sulfate)은 사용하지 않는다.

3) 음식에서의 아연은 임신 전보다 수유 중에 더 많이 흡수된다. 13명의 여성을 대상으로 조사해본 결과 아연의 임신 전 흡수율은 14%, 모유수유 중 아연의 흡수율은 25%이었다 (Fung, 1997).

4) 모유수유를 통해 아기가 흡수하는 아연의 용량은 41%로 매우 높다. 만삭아의 하루 최소 권장량은 0.3~0.5mg/kg/day로 다양하다.

5) 모유를 통해 하루에 섭취되는 아연의 양은 0.35mg/kg/day로 추산되며, 17주가 지나면서 점점 줄어든다. 왜냐하면 아기의 성장 속도가 둔화되면서 아연 요구량이 감소하기 때문이다.

6) 하루 25~50mg/day의 아연섭취는 안전하다. 과량을 섭취하는 것은 권장되지 않는다. 왜냐하면 신생아와 유방에 아연이 신속하게 흡수되기 때문이다. 어떤 연구자는 모유의 아연 농도 변화는 모체의 아연 농축양이나 식이 섭취량에 영향 받지 않는다고도 했다 (Krebs, 1995).

7) 최근 데이터에 따르면 아연을 비강 내에 사용하는 것은 후각세포에 심각한 손상을 주며 후각을 상실하는 것으로 알려졌다(Lim et al, 2009). 아연을 비강 내에 사용하지 말아야 한다.

나. 납: 정상적인 환경에서 2-5μg/L가 모유에 나타난다.

1) 납은 환경오염물질이다. 납은 인체 내에서 전혀 유용하지 않은 물질이다. 환경오염에 노출되면 체내 뼈 조직에 축적되는 경향이 있다. 아이들은 신경계 발달이 빠르기 때문에 납 농도가 높은 수준으로 올라가게 되면 아이들이 더 민감하다.

2) 모체 혈액 내에 납이 일정 용량이 되면 모유로 전달된다. 그러나 모유로 전달되는 정도에 대해서는 논쟁 중이다.

3) 모유 속 납 농도를 측정하는 것은 매우 어려운 일이다.

4) 고용량 납이 존재하는 환경에 노출된 적이 있는 엄마는 첫 임신에 납중독이 나타날 가능성이 높다. 모유수유 중 모유로 전달되기 때문에 모체 혈액 중 납 농도는 산후에 가장 높아진다.

5) 아기는 태아일 때 납에 노출될 가능성이 가장 높다. 모유를 통해 전달되어 장에 흡수되는 납 농도는 낮다(Manton et al., 2009).

6) 모유로 납이 전달되는 것을 평가한 연구에 따르면 엄마의 혈액 중 평균 납 농도는 45μg/dL이다. 모유 속 납의 평균 농도는 2.47μg/dL이다. 이러한 기준을 이용해보면 아기가 섭취하는 납의 농도는 평균 8.1μg/kg/day에 해당한다. 세계보건기구(WHO)에 의한 하루

허용 가능한 농도는 5㎍/kg/day이다.

7) 모체가 납에 오염되어 있으면 모체내 납 농도가 킬레이션 치료를 통해 떨어질 때까지 모유수유를 해서는 안 된다.

8) 많은 수의 상하이 엄마들(n=165)을 대상으로 한 연구를 살펴보면 납이 태아로 전달되는 것은 모체 혈액내 납 농도와 깊은 관련이 있었다. 탯줄과 모유 속 납 농도가 모체 혈액 속 농도에 따라 증가하는데, 각각의 상관계수는 0.714와 0.353이다.

9) 직업적으로 납에 노출 된 여성 12명의 모유 속 납 농도는 평균 52.7㎍/dL이었다. 이는 직업적으로 납에 노출되지 않은 사람들의 납 농도(4.43㎍/dL)보다 12배 이상 높은 것이다. 이러한 데이터들을 통해 모체 혈장에 납 농도가 높을 경우에 한해 모유 속 납 농도는 모유수유 중 아기에게 잠재적 위해가 될 수 있다는 것을 알려준다(Li et al., 2000).

10) 사격훈련장에서 군인들이 납에 노출되는 것이 문제이다. 사격을 자주 하는 사람들은 피복이 벗겨진 총탄이나 뇌관총에 있는 납에 자주 노출된다. 모유수유 중인 엄마는 통풍이 되지 않거나 제한된 환경을 피해야만 한다. 그러나 통풍이 잘된 환경에서 피복이 벗겨지지 않은 총탄으로 훈련하며 짧은 기간 노출되는 경우는 비교적 안전하다. 개인은 그러한 납 노출 환경에서 있게 되면, 청소를 하거나 재를 치워서 먼지를 피해야만 한다(Gelberg, 2009).

11) 지난 수십 년간, 아이들의 납 허용 농도는 질병관리본부(CDC; Centers for Disease Control and Prevnetion)에 따르면 10-25㎍/dL 이하이다. 납중독은 유의하게 아이들의 지능과 신경행동학적 발달에 변화를 일으킨다.

12) 모유를 통해 고농도의 납을 섭취한 아기는 엄밀하게 관찰하도록 한다. 엄마와 아이 모두 킬레이션 치료가 필요하며 아이는 필요한 경우 모유수유를 중단하고 인공조제유를 섭취할 수 있다.

다. 수은: 1.4-1.7㎍/L 정도의 수은이 일상적 환경에서 생활하는 엄마의 모유에서 검출된다.

1) 수은은 여러 가지 염 형태(salt form)로 존재하는 환경오염물질이다. 수은중독은 뇌병증 (encephalopathy), 급성신부전, 심각한 소화기관 괴사, 다른 여러 가지 시스템에 중독을 일으킨다.

• 상온에서 존재하는 형태인 원소수은(elementary mercury)은 경구 투여 시 잘 흡수 되지 않는다(0.01%). 그러나 코로 흡입할 경우 완전히 흡수된다(>80%)(Woff, 1983).

2) 무기수은(inorganic mercury)은 여러 가지 다양한 수은중독을 일으킨다. 무기수은은 수은 디스크 전지에 이용된다(경구 투여시 생체이용률 7~15%).

3) 유기수은(organic mercury)은 경구로 쉽게 흡수된다(메틸수은 함유 곰팡이제거제, 페닐 수은).

4) 수은은 형태에 따라 여러 가지 모유/혈장 비율로 모유로 흡수된다. 피킨의 보고에 따르면 수은에 노출되지 않은 100명의 여성의 모유에서 수은의 양이 0.9㎍/L 검출되었다(Pickin et al., 2000).

5) 모유에서 수은이 농축되는 것은 대형 생선을 많이 섭취한 사람들에서 많이 나타났다. 오

스카슨은 스웨덴 여성들의 모유를 연구한 결과 모유의 수은으로 인해 아기가 수은에 노출되는 함량이 0.3μg/kg/day 이하라고 했다(Oskarsson et al., 1990). 이 수은 함량은 WHO에서 제시한 하루 허용 가능한 용량의 절반에 해당할 뿐이다(Oskarsson et al., 1990).

6) 5개의 연구에서 치과에서 사용하는 아말감 수은이 아기에게 전달될 수 있다고 결론 내렸다. 가장 많은 경우는 태아로 전달되는 경우라 결론 내렸다. 가능하다면 임신이나 모유수유 기간에는 아말감 치료는 연기하도록 한다. 왜냐하면 모유수유 중에 아말감을 제거하는 것은 수은이 모유수유 중 아기에게 전달될 가능성을 높이기 때문이다. 이는 치과의사에게 전적으로 달려 있다(Ramirez et al., 2000).

7) 수은이 모유로 전달되는 것은 분만 직후에 가장 높으며 생후 2개월쯤 떨어진다. 메틸수은은 미국의 소아 백신에서 실상 모두 제거되지만 어떤 나라에서는 아직도 그렇지 않다. 생후 6개월까지 3개의 B형간염 백신과 3개의 DTP백신(디프테리아, 파상풍, 백일해)을 아기가 접종받으면 각 백신마다 25μg의 수은에 노출된 것이다. 아기 모발의 수은 농도를 살펴보면 생후 6개월까지는 446%이다. 반면 엄마 모발의 수은 농도는 57% 정도이다. 이는 모유보다는 아기들이 백신을 통해 수은에 많이 노출된다는 것을 보여주는 증거이다.

라. 카드뮴: 환경에 흔히 존재한다.

1) 카드뮴은 정상적인 환경에서 모유 속에서 1μg/L 이하로 나타난다. 그러나 환경적으로 혹은 직업적으로 카드뮴에 노출되면 모유 속에서 카드뮴이 고농도로 발견될 수 있다.

2) 카드뮴은 아연, 구리, 철분, 칼슘과 같은 인체의 필수적인 요소와 결합한다. 특히 카드뮴은 뼈와 신장, 장에서 칼슘과 비타민 D의 대사를 방해한다.

3) 칼슘은 카드뮴과 경쟁하여 장에서 흡수가 저하된다. 카드뮴은 모체의 뼈에서 많은 칼슘을 유리시키며, 모유수유를 통해 아기에게 전달된다(Ohta et al., 2002).

마. 알루미늄 : 마록스(Maalox)와 같은 제산제로 흔히 사용된다.

1) 평소와 같은 상황에서는 소화기관에서 알루미늄 흡수율은 매우 낮다. 따라서 모유로 알루미늄이 전달되지 않을 것이다. 과일주스, 감귤류, 아스코르브산, 젖산은 수산화알루미늄(aluminum hydroxide)의 흡수를 증가시킨다(Domingo, 1995).

2) 알루미늄의 독성은 신장이 손상된 환자에게서 일어날 수 있다. 오랫동안 알루미늄을 복용하여 치료하면 다른 약의 흡수를 방해한다. 알루미늄은 위장에서 산도와 흡수율에 영향을 주어 다른 약과 결합을 변화시키며, 소변의 산염기도 변화시킨다.

3) 임신 혹은 수유 중인 엄마는 알루미늄이 포함된 제산제를 매일 과량 섭취하는 것을 피해야 한다.

4. 농약(살충제)

가. 유기염소제(Organochlorine, DDT): 인도와 다른 나라의 보고에서 유기염소제는 지질친화적이고 모유와 혈액에서 발견된다고 했다.

1) 유기염소제로 오염된 인도의 농업지역에서 시행한 연구에 따르면 유기염소 농약의 농도는

혈액 속에서 3.3~6.2mg/L이었으며, 모유 속에서는 3.9~4.6mg/L이었다(Kumar et al., 2005).

2) 지질친화적인 유기염소제 농약은 모체 지방 조직에 축적되며 쉽게 모유수유 중인 아기에게 전달된다. 엄마가 DDT에 심하게 오염되었다면 모유수유를 하지 않도록 한다.

나. DEET(디에틸메타톨루아마이드(N, N-diethyl-meta-toluamide)): 많은 방충제에 쓰이는 유효 성분이다.

1) 미국 인구의 1/3은 해마다 DEET에 노출된다. 인간을 대상으로 직접 사용하는 제조품의 경우 4~100% DEET이다.

2) EPA는 DEET를 인체에 직접 사용한다고 하더라도 인체에 건강상 우려는 없다고 했다.

3) DEET는 손과 눈, 어린아이들의 입, 속옷에 사용해서는 안 된다.

4) DEET의 소아 사용에 대해 연구한 결과 EPA는 소아의 연령과 농도에 따른 사용 제한이 없다고 했다.

5) CDC는 DEET에 노출 된 것보다 라임병(Lyme disease)의 위험이 훨씬 더 크다고 했다.

6) DEET가 포함되어 있는 제품이나 옷을 모유수유 중인 엄마가 사용하는 것은 안전하다고 여겨진다. 그러나 아기의 입이 접촉하는 엄마의 유방에 DEET 성분이 묻지 않도록 해야 한다.

다. 퍼메트린(permethrin): 가정과 산업 현장 모두에서 가장 많이 쓰이는 살충제이다.

1) 퍼메트린은 곤충의 신경 막의 나트륨 채널을 생화학적으로 변화시킨다. 퍼메트린은 재생할 수 있는 양성 종양 두 가지와 관련이 있다(폐와 간).

2) EPA는 퍼메트린의 장점이 위험을 넘어선다고 했다.

3) 퍼메트린은 미국에서 가장 많이 사용되는 모기 살충제이다. 시장에서 쉽게 구입할 수 있고 이(Lice)를 퇴치하는 데도 쓰인다.

4) 퍼메트린의 장점은 영장류에 가장 적은 독성을 나타내며 환경에서 존재할 때 반감기가 가장 짧다는 점이다.

5) 현재 환경적 노출이 퍼메트린 제품 성분이 모유에 영향을 주어 아기에게 전달되는지를 조사하는 연구가 EPA의 지원을 받아 진행 중이다.

5. 미용보조제품과 화장품

미용보조제품이나 화장품은 직접적으로 사용할 때에도 독성이 적다(Caraccio et al., 2007). 대부분 아이들이 모르고 화장품을 섭취하는 경우가 있다. 그런데 헤어 스트레이트 제품이나 손톱 매니큐어 제거제는 잠재적 위해가능성이 있는 성분이다. 이러한 성분들이 모유로 들어가는지에 대해서 증명할 만한 유용한 연구는 없다.

가. 헤어 제품: 아이가 직접 섭취한다면 유독하다.

나. 쾰른·향수: 이러한 제품들은 에탄올을 포함하고 있다. 만약 피부에 닿으면 피부점막으로 약간 흡수된다.

다. 손톱관리 제품

1) 손톱 매니큐어 제거제: 이 제품은 아세톤, 아세토니트릴(Acetonitrile) 혹은 에탄올을 함유하고 있다. 아이가 직접 이 제품들을 먹을 경우 매우 유독하다. 모유수유 중 여성이 사용할 경우 피부로 약간 흡수되거나 거의 흡수되지 않는다.

6. 방사성 화합물

가. 요오드: 방사성 요오드는 모유뿐 아니라 갑상선에도 농축된다. 아이가 방사성 요오드를 섭취하면 갑상선 기능을 억제하며 향후 갑상선암 발생의 가능성을 높인다(Hale, 2000).

1) 방사성 요오드는 임상적으로는 갑상선 악성종양을 진단하거나 갑상선을 제거하기 위해서 사용된다.

2) 방사성 요오드를 섭취하고 나면 갑상선과 모유수유 조직에 농축된다. 방사능 총합의 27.9%가 모유를 통해 분비되는 것으로 추정된다(Robinson et al., 1994).

3) 방사성 요오드에는 두 가지 반감기가 있다.

가) 첫째, 방사능의 물리적 반감기이다. 분자의 방사능 붕괴에 전적으로 달려 있다.

나) 둘째, 생물학적 반감기이다. 인체 내에서는 물리적 반감기보다 더 짧다. 인체 내에서 요오드는 신장과 다른 경로를 통해 제거되기 때문이다(Hale, 2010). 생물학적 반감기는 소변, 대변, 모유로 분비하기 때문에 보다 빠르다(Palmer, 1979). 방사성 요오드에 노출된 엄마가 아기를 유방 혹은 갑상선에 오랜 동안 가까이 두면 아기도 감마 광선(gamma irradiation)에 노출된다. 부모는 아기에게 방사성 요오드 노출이 우려된다면 방사능 전문가를 찾아서 상담해야 한다.

4) 방사능은 정해진 비율로 붕괴되기 때문에 냉장고에 적어도 8~10번의 반감기를 거치는 동안 모유를 저장해두었다가 아기에게 먹이면 문제가 발생하지 않는다. 8~10번의 반감기를 거치면 방사능은 거의 사라진다(Hale, 2010). 방사능은 저장되는 기간에 방출되기 때문에 방사능에 오염된 모유는 창고에 있는 냉장고에 저장해두는 것이 가장 좋다. 만약 이렇게 하는 것이 불가능하다면 방사능 물질과 접촉하는 것을 피해야 한다. 방출된 방사능은 저장하고 있는 음식에 손상을 주지 않는다. 아기는 모유를 통해 방사능을 전달받거나 엄마와 피부접촉을 하고 있어서 방사능에 노출된다. 엄마는 방사능에 노출되었다면 용량에 따라 3~23일간 아기나 배우자와 같이 잠을 자서는 안 된다. 또 이 기간 동안은 최소 6피트(feet)는 떨어져 있도록 한다. 물론 기저귀를 갈아주거나 단순한 행동을 같이 하는 것도 아기에게 위험할 수 있다. 엄마는 가까이서 아기와 접촉하여 지속하는 것은 피해야 한다. 방사성동위원소에 대한 권장사항과 아기와의 접촉에 관하여 영아위험 센터(InfantRisk Center, www.infantrisk.com)에서 확인하면 된다.

5) I^{131}: I^{131}의 반감기는 8.1일이다(Dydek, 1988). Dydek은 I131의 추적과 붕괴 용량이 전달되는 것을 살펴보았다. 추적 용량은 최소(0.1μCi 혹은 3.7kBq)로 유지되었으며, 모유수유는 8일 만에 시작할 수 있었다. 그러나 더 많은 추적 용량이 사용될 경우 모유수유는 46일이 지나서야 재개되었다(Dydek, 1988).

6) I^{125}: I^{125}의 반감기는 60.2일이다. 이 제품을 사용하게 되면 일반적으로 모유수유를 중단

해야 한다.

7) I^{123}: I^{123}의 반감기는 13.2시간이다. I123 2mCi 이하를 사용할 경우, 환자는 12~24시간 동안의 모유는 짜버리도록 권고 받는다. 모유는 저장하여 5~7번의 반감기(대략 3~4일)를 거친 후 사용하도록 한다. 모유수유 중 방사성 동위원소를 사용하는 것에 대한 가이드를 이용한다(Hale, 2010).

나. 탈리움(Thallium, T^{131}): 탈리움의 반감기는 73.1시간이다. 모유수유 중인 엄마는 3mCi 이하를 사용한다면 최소 48시간 동안은 모유수유를 하지 않도록 한다. 그러나 탈리움에 전적으로 노출되는 것은 피해야 하며 아기는 2주간은 떼어놓는다. 짜놓은 모유는 저장해두었다가 21일 후에 사용한다.

다. 갈리움(Gallium67): 갈리움의 반감기는 78.3 시간이다. 모유수유 중 엄마는 4mCi의 갈리움을 3주 이상 사용할 경우 모유수유를 하지 않도록 한다. 모유는 짜두었다가 한 달이 지난 후에 사용 가능하다.

라. 테크네티움(Technetium99): 테크네티움의 반감기는 6.02시간이다. 반감기가 짧기 때문에 아기에게 위험이 적다. 그러나 테크네티움을 사용한 경우 모유수유 중인 엄마는 12~24시간 기다렸다가 모유수유를 하도록 한다. 모유는 짜두었다가 24~42시간이 지나 사용할 수 있다.

7. 잔류성 유기오염물질(persistent organic pollutants)

잔류성 유기오염물질은 쓰레기를 소각할 때 나오는 부산물이나 다른 목적의 제조 과정에서 나오는 화학물질이다. 잔류성 유기오염물질은 공기, 토양, 물에 분포하며 음식 체인으로 들어간다.

가. 인체에 잔류성 유기오염물질이 시간이 지나 체내에 쌓이면 나이가 들어가면서 인체에 부담이 된다(Nickerson, 2006).

나. 이러한 오염물질들은 체내지방과 모유지방에 친화성이 있기 때문에 모유로 전달되는 지 의문에 제기된다. 잔류성 유기오염물질을 섭취하면 지방조직에 축적된다. 반감기가 매우 길기 때문에 나이가 들면서 노출되는 수준에 따라 점점 더 축적될 수 있다.

다. 인체는 대변을 통해 이러한 오염물질을 천천히 배출한다. 여성은 모유수유를 할 때 지방 조직에서 동원된다. 지방조직에 저장되어 있던 오염물질도 함께 동원되기 시작한다. 잔류성 유기오염물질의 농축은 보통의 음식에 있는 지질에 비해 모유 지질 속에서 10배는 더 높다(Kreuzer et al., 1997).

라. PCB/다이옥신의 모체 용량이 완전 모유수유 6개월이 되면 20~70%로 줄어든다고 추산했다(Kreuzer et al., 1997). 엄마가 첫 아이를 모유수유 할 때 가장 많이 전달되며, 그 다음 아이들을 출산하면 전달량이 줄어든다.

마. 잔류성 유기오염물질의 신생아 영향에 관한 연구는 매우 적다.

바. 주산기에 PCB와 DDE에 노출되는 것이 타너 단계(Tanner stage, 여아 사춘기 발달 단계)와 월경의 시작에 근거해서 봤을 때 사춘기 발달에 영향을 미치지 않는 것으로 보인다(Gladen et al., 1988). 신경발달에 관한 연구도 진행 중이나 결론이 나진 않았다.

사. 10살이 될 때까지 모유수유아와 분유수유아를 비교해보니 체내 축적량은 비슷했다

(Kreuzer et al., 1997). 많은 양의 PCB와 다이옥신이 모유를 통해 아기에게 전달되더라도 모유수유는 분유수유에 비해 신경학적 장점이 더 많은 것으로 보인다(Koopman-Esseboom et al., 1994; Patadin et al., 1999).

아. 세계보건기구에서는 "모유수유의 장점은 환경오염물질로부터 발생할 수 있는 잠재 위험을 훨씬 넘어선다. 엄마와 아기에 대한 모유수유의 장단기 장점을 고려하여 WHO는 거의 극한 환경이라 하더라도 모유수유를 하는 것을 권장한다"라고 했다.

자. 폴리염화바이페닐(PCBs; polychlorinated biphenyl; 1979년 미국에서 금지됨): 전자기기, 열전달 기기, 유압식 기기, 플라스틱, 고무, 염료, 색소, 카본지가 없는 복사지에 존재한다.

　1) 제조업이 큰 선진 공업국에서는 PCB는 모유 속에 가장 많이 퍼져 있는 화학 오염물질일 것이다.

　2) 유럽과 북미의 모유 속 PCB는 비공업국의 여성보다 더 높을 것이다.

　3) 미시간에서 256명의 어린이를 대상으로 한 연구에서 혈청의 PCB 농도는 분유수유아가 0.3±0.7ng/mL이었으며 생후 6개월까지 모유수유를 한 아이들은 5.1±3.9ng/mL였다(Kreuzer et al., 1997).

　4) 출생 후 모유수유를 통해 오염물질에 노출되는 것이 생애 초기에 오염물질 농도를 결정한다. 또 오염물질은 모체 내 농도와 관련이 있으며 모유수유를 시행한 기간과 용량에 근거한다(Jacobsen at al., 1990; Karmaus et al., 2001; Kreuzer et al., 1997).

차. 다이옥신(polychlorinated dibenzodioxins, polychlorinated dibenzodifurans, polychlorinated biphenyls, polybrominated biphenyls, polybrominated diphenyl ethers): 다이옥신은 염소처리 한 화합물이 연소될 때 나오는 부산물이다. 다이옥신의 반감기는 성인에서 4.2~5.6년이다(Smith, 1999).

　1) 미국 거주자 8,132명을 연령, 지역, 성별, 영아, 유아에 총망라하여 PBDE(polybrominated diphenyl ethers)농축에 관하여 조사했다. 연구에서 아기의 PBDE 농축은 일차적으로 모유에서 기인했다는 결과를 보여주었다(Toms et al., 2008).

　2) 다이옥신의 농도는 선진산업국가에서 높게 나타난다(LaKind et al., 2009). 다이옥신의 환경 노출의 주요 요인은 육식 즉, 고기, 유제품, 생선이었다(Papke, 1998).

카. 유기염소살충제(DDT, DDE): 살충제는 미국에서 1972년 금지되었다. DDT와 DDE의 모유 속 농도는 유기염소살충제 사용을 금지한 지역에서 감소했다.

8. 비잔류성 유기오염물질

가. 프탈레테이트(phthalates)와 디에틸헥실 프탈레테이트(DEHP; diethylhexyl phtalates): 광범위한 소비재(건물, 차, 옷, 식품 포장, 장난감 등)의 제조과정에서 염화폴리비닐의 가소제로 많은 양이 사용된다. 의료기기들 특히 정맥주사 가방(IV bag)과 정맥주사 줄(IV line)에도 염화 폴리비닐이 사용된다.

　1) 대중은 DEHP 포함 물질에서 나온 먼지, 음식, 음료를 섭취하여 DHEP에 노출될 수 있다. 미국인들이 노출되는 DEHP를 추산해보면 1~30㎍/kg/day였다.

2) 집중치료실에서 치료를 받은 남자 아기들이 DEHP에 노출되어 남성 생식기 발달에 부작용을 일으킬 수 있다는 것이 심각하게 우려되고 있다. 임신 수유 중 여성이 DEHP에 고농도로 노출될 수 있는 진료를 받은 후 남자아기를 출산하면 그 아이가 생식기 발달 문제가 나타날 우려가 있다(DEHP의 잠재적 인간 생식기 발달 영향에 관한 모노그래프, 'NTP-CERHR Monograph on Potential Human Reproductive and Developmental Effects of Di(Ethylhexyl) Phthalate(DEHP)', 2006). 생후 1년이 안 된 아기들의 생식기 형성 발달에 DEHP 노출의 영향을 우려하고 있다. DEHP를 경구 투여해도 비슷한 부작용이 나타날 수 있다. 음식으로 섭취하고 의학적 처치를 하면 일반적인 경우보다 DEHP에 더 많이 노출된다.

3) 노스캐롤라이나의 33명 모유수유 중 여성에 대한 리뷰 연구를 보면 프탈레이트 대사물은 모유수유 중 여성의 소변에서 검출되었고 혈청, 모유, 침에서는 덜 검출되었다(Hines et al., 2009).

나. 비스페놀 A(BPA; Bisphenol A): 비스페놀 A는 음식 포장용기와 많은 플라스틱 제품을 제조하는 데 필요한 폴리카보네이트 플라스틱(polycarbonate plastics)과 에폭시 레진(epoxy resins)에 많이 사용하는 대량생산 화학물질이다. 폴리카보네이트를 제조하는 데 거의 혹은 전부 사용되며, 에폭시 레진을 제조하기 위해 대부분이 비스페놀 A 단위체가 사용된다. 방연제와 같은 것을 제조하기 위해서도 사용된다.

1) 대중들은 아기 젖병, 아기 컵, 아기 숟가락, 어른들이 마시는 병과 같은 제품에 BPA가 없는 제품을 제조하길 바라고 있다.

2) BPA가 에스트로겐과 도파민의 활동을 촉진한다는 것이 일반적인 의견이다. 이는 생식기와 신경행동학적 발달에 영향을 미칠 수 있다. 동물실험에서 50mg/kg/day보다 더 많은 양을 섭취시킬 경우 암수 쥐의 성적 발달이 지연되었다. 235mg/kg/day보다 더 많은 양을 섭취시킬 경우 태아의 체중이 줄어들며 수컷 쥐의 고환에 영향을 미쳤다. 500mg/kg/day을 넘어서 많은 양을 섭취시킬 경우 생식능력이 저하되었으며 암컷 쥐의 생식활동 주기(에스트로겐 주기)에 변화가 나타났고 태아의 생존율이 줄었다. 저용량(1mg/kg/day 이하)에서의 부작용에 대해서는 논란이 많다. 캐나다에서는 영유아의 BPA 노출을 제한하는 조치를 취하고 있다.

3) 그러나 많은 연구가 모순된다. 라이언은 BPA와 경구 투여 피임제인 에티닐 에스트라디올(EE; Ethinyl estradiol)을 비교하여 다음을 발견했다. 자궁 내에 저용량 EE는 암컷 쥐에 성적 변화를 일으켰다. 그러나 BPA는 저용량에서 아무런 영향이 없었다(Ryan et al., 2010). 그런데 다른 연구에서는 자궁 내에서 EE와 BPA 각각 노출되었던 경우 아무런 영향이 없었다(Howdeshell et al., 2008). 그러나 뉴볼드는 임신 중 BPA에 노출된 쥐는 나중에 생식기에 부작용이 나타났다.

4) BPA는 인체 생체조직에서 발견되었다(혈청, 모유, 소변, 태아 혈액, 탯줄 혈액).

5) 많은 과학자 그룹은 BPA에 대해 연구했고 여러 성분을 섞은 권장사항을 제안했다. 왜냐하면 저용량에서는 위험도가 높지 않았기 때문이었다.

6) 모유수유는 신생아에게 BPA 노출을 예방해준다. 왜냐하면 플라스틱 젖꼭지나 병에 BPA 가 함유되어 있는데 모유수유를 하면 BPA에 노출이 줄어들기 때문이다(Agency, 2010)

9. 실리콘(삽입보형물과 조제분유)

양측 유방에 실리콘 보형물을 삽입하고 모유수유를 한 여성 15명을 대상으로 한 연구에서 실리콘은 모유로 전달되었다(Semple et al., 1998).

가. 모유와 혈액, 우유, 26개의 인공조제분유에서 실리콘이 검출되었다. 실리콘을 유방에 삽입한 여성과 그렇지 않은 경우를 비교했을 때 평균 실리콘 농도는 모유(각각 55.45 ± 35과 51.05 ± 31ng/mL)와 혈액(각각 79.29 ± 87과 103.76 ± 112)에서 큰 차이가 없었다. 식품점에서 구입한 우유에서 실리콘 농도를 측정했더니 708.94ng/mL였으며 26개의 인공조제분유는 4,402.5ng/mL였다. 연구자는 모유와 혈액의 실리콘 농도는 실리콘 삽입자나 그렇지 않은 자 사이에 거의 비슷했다고 결론 내렸다.

나. 이 연구에서 우유가 모유보다 10배 정도 실리콘 함량이 높았으며 인공조제분유는 더욱 높은 것을 보여준다.

다. 만약 삽입된 유방의 실리콘이 새어나와 아기가 섭취할 경우 위험도에 대해서는 잘 알려져 있지 않다. 한 연구에서 식도협착을 일으킨다고 보고했으나 저자에 의해 철회되었다.

라. 자연에 존재하는 실리콘은 극히 비활성화 상태이며 모유수유 중 아기의 소화기로 흡수되지 않는다. 그러나 좋은 연구가 부족하다.

마. 실리콘은 흔한 물질이며 모든 음식과 음료에서 발견된다(Hale, 2010)

10. 탄저병, 탄저균(Antrax, Bacillus anthracis)

탄저병은 그람양성, 포자형성세균(spore forming bacteria)인 탄저균(Bacillus anthracis)에 감염 시 발생한다.

가. 탄저병은 호흡기, 경구, 피부 접촉을 통해서 발생한다.

나. CDC는 최근 모유수유 중 엄마들을 위한 가이드라인을 발표했다(CDC, 2012). 항생제로 치료하는 것은 가장 신중해야 하는 선택이다. CDC 웹사이트에는 최근의 권장사항을 포함하고 있다. 생물학적 테러에 의해 살포된 탄저병 계열 세균은 시프로플록사신(ciprofloxaxin), 독시사이클린(doxycucline), 페니실린계 항생제(penicillin)에 민감하다. 탄저병은 페니실린에 민감하고 모유수유 중 여성에겐 아목시실린 복용이 권장되는데, 세균을 예방하려면 모유수유 중 여성은 아목시실린(amoxicillin, 80mg/kg/d를 하루 세 번에 나누어 복용)을 선택한다. 미국 소아과학회(American Academy of Pediatrics)는 시프로플록사신과 테트라사이클린(tetracyclines)을 모유수유 중 병행할 수 있다고 여긴다(독시사이클린(doxycycline)포함). 왜냐하면 아기에게 흡수되는 양이 적기 때문이다. 다만 장기간 사용의 안전성에 대해서는 알려진 바가 거의 없다. 문화-민감도 테스트가 완료되기 전까지는 모유수유 중 엄마는 시프로플록사신(오플로플록사신(oflofoxcin) 혹은 레보플록사신(levofloxacin)으로 대체 가능 혹은 독시사이클린(3주 이내 간 투여)으로 치료하는 것이 권장된다. 연구들은 모유수유 중

엄마가 독시사이클린을 사용할 때는 치아 변색이 생길 수 있기 때문에 장기간(60일) 사용하는 것을 권장하지 않는다. CDC는 몇 가지 다른 항생제도 제시하고 있다. 리팜핀(rifampin), 반코마이신(vancomycin), 이미페넴(imipenem), 클린다마이신(clindamycin), 클라리트로마이신(clarithromycin)과 같은 약을 환자의 알레르기를 고려하여 선택한다. 모체가 탄저병에 감염되었을 때는 치료를 받고 난 후 검사에서 음성이 나와야 모유수유를 할 수 있다.

11. 예방 백신(Vaccines)

가. 홍역(measles), 볼거리(mumps), 풍진(rubella) 백신: 일반적으로 모유수유 중 엄마에게 안전하다.

나. 황열(Yellow fever) 백신: 약간 위험하나 질환에 걸리는 것보다는 안전하다.

다. A형간염 백신: 모유수유 중 엄마에게 안전하다.

라. B형간염 백신: 모유수유 중 엄마에게 안전하다.

마. 디프테리아(Diphteria), 백일해(pertussis), 파상풍(tetanus) 백신: 모유수유 중 엄마에게 안전하다.

바. 인플루엔자 비강 내 주입(FluMist) 백신: 비교적 안전하나 권장하진 않는다. 주사제를 대신 사용하도록 한다.

사. 인플루엔자 주사 백신: 모유수유 중 엄마에게 비교적 안전하다.

아. 바리셀라(Varicella) 백신: 모유수유 중 엄마에게 비교적 안전하다.

자. 인체 유두종바이러스(papilloma virus) 백신(HPV; 가다실 Gardasil): 모유수유 중 엄마에게 비교적 안전하다.

12. 기분전환을 위한 약물과 오남용(Recreational Drugs/Drug of abuse)

가. 담배

1) 엄마들에게는 모유수유 중 흡연을 중단하라고 한다. 그러나 엄마가 흡연을 하더라도 아기를 위해서 모유수유를 지속하도록 한다. 니코틴이 흡연하는 엄마의 모유에 존재하더라도 아기에게 전달되어 부작용을 일으켰다는 보고는 없다. 2차 흡연은 아이의 장기간 건강을 고려하여 분리해야 할 수도 있다(CDC 웹사이트).

2) 미국 소아과학회는 간접흡연이 영아돌연사증후군(SIDS)의 위험을 높이고 호흡기 알레르기를 일으킬 수 있기 때문에 강하게 금지되어야 하지만, 모유수유에 금기는 아니라 여긴다(AAP, 2012).

3) 바쿠어(Bachour, 2012)와 그 동료들은 흡연이 모유의 지질을 26%, 단백질을 12% 감소시키고 아기 성장률을 떨어뜨린다고 보고했다. 흡연하는 엄마의 아기는 지속적인 팔로업 관리가 필요하며 종종 체중 증가를 체크해야 한다. 이러한 아기들은 보다 더 자주 수유를 하도록 한다.

4) 한 연구에서 흡연 중인 엄마와 인공조제분유 수유를 하는 아기들의 급성 호흡기질환 발생률이 흡연 중 엄마와 모유수유를 한 경우보다 높았다(Woodward, 1990). 이것은 인공

조제분유 수유를 하면서 엄마가 흡연하는 것보다 모유수유하면서 엄마가 흡연하는 것이 덜 위험하다는 것을 의미한다(Nafstad, 1996; Chatzimichael et al., 2007; Kuiper et al., 2007).

5) 우드와드는 흡연을 하면서도 활발하게 모유수유를 하는 엄마들에 대해 연구했다. 생후 3 개월이 된 101명의 아기의 소변에서 코티닌을 측정하여 엄마의 흡연율과 아기 소변에서의 코티닌 수준 사이에 용량 반응을 관찰했다. 간접흡연은 아기 소변에서 코티닌 수치를 증가시키지 않았다(Woodward et al., 1986).

6) 일마즈는 간접흡연에 노출되어 성장제한과 호흡기 감염, 중이염 위험도가 높아지는 아기들에 대해 모유수유의 보호 효과를 연구했다. 연구자들은 모유수유가 감염을 5.4% 줄인다고 증명했다(Yilmaz et al., 2009).

7) 베커는 흡연하는 엄마의 생후 2주가 된 507명의 아기의 소변 내 코티닌 수치를 측정하여 약간 증가하는 것을 밝혔다. 흡연을 하지 않고 모유수유를 하는 엄마의 아기들보다 흡연하면서 모유수유 하는 엄마의 아기 소변에서 코티닌 수치가 5배 높았다(Becker et al., 1999).

8) 달스트롬은 산후에 모유를 통해 니코틴이 아기에게 전달되면 아기의 자율적 심혈관 컨트롤에 영향을 미친다는 것을 발견했다. 흡연하는 엄마의 혈청과 모유 속의 니코틴이 서로 밀접하게 관계가 있다는 것을 밝히기도 했다(Dalhstrom et al., 2008; Dalhstrom et al., 1990).

9) 일레는 금연을 위해 니코틴 패치 부착을 하고 있는 모유수유 중 여성 15명을 비교해보았다. 모유 속 니코틴과 코티닌 수치는 하루 평균 17개의 담배를 피우는 여성과 21mg/d 패치를 붙인 여성 사이에 유의한 차이가 없었다. 직접 흡연하거나 21mg/d 패치를 붙인 경우에서부터 14mg, 7mg 패치를 붙인 경우로 갈수록 아기에게 전달되는 양이 감소했다. 7mg 패치를 붙인 경우 21mg 패치를 붙인 경우에 비하여 니코틴과 그 대사물인 코티닌은 대략 70%가 감소했다(Ilett et al., 2003).

나. 술(알코올, alcohol)

1) 알코올 성분은 모유로 빠르게 흡수된다. 모유/혈장 비율이 1.0에 달한다.

2) 모유로 들어가는 알코올의 절대량은 일반적으로 낮으며 엄마가 섭취한 양에 따른다.

3) 오렌지주스에 0.3g/kg의 에탄올을 넣어 섭취한 모유수유 중 엄마 12명에 대한 연구에서 모유에 에탄올 용량은 최대 32mg/L이었다(Mennella,2001).

4) 한번에 0.4g/kg의 알코올을 섭취한 5명 여성의 모유와 혈청 내 농도는 비슷했다. 모유 내 알코올 수치는 가장 높을 때가 평균 0.44g/L였으며 180분이 지나서는 0.09g/L로 떨어졌다(da-Silva et al., 1993).

5) 아기에게 알코올이 지나치게 많이 전달되면 졸음, 깊은 잠, 무력증, 성장 둔화가 나타난다. 모체의 혈액 내 알코올 수치는 아기에게 부작용이 나타나는 것을 방지하기 위하여 300mg/L 이내로 유지해야 한다.

6) 적당량의 술이라도 마신 지 2시간 이내에는 모유수유를 피한다. 과음한 경우에는 조금

더 오래 기다려야 한다.

다. 마리화나(Marijuana)

1) 대마(cannabis)는 임신과 수유 중에 사용해서는 안 된다. 테트라하이드로카나비놀 (THC; Delta-9-tetrahydrocannabonol)은 모유로 전달되고 축적되며 모유수유 중 아기에게 흡수된다(Astley et al., 1990).

2) THC는 장기적으로는(수주에서 수개월간) 지방조직에 축적된다.

3) 모유로 적은 양이 분비된다고 보고되었다. 마리화나를 하루 한 개씩 사용하던 한 엄마의 모유에서 THC가 105μg/L가 검출되었다(Perez-Reyes et al., 1982).

4) 마리화나를 하루에 7~8회 사용하던 다른 엄마의 모유에서 THC가 340μg/L 검출되었다 (Perez-Reyes et al., 1982).

5) 마리화나를 오랜 기간 많이 사용해왔던 엄마의 모유를 분석해본 결과 혈장보다 모유에서 8배의 THC가 검출되었다.

6) 생후 1년에 마리화나에 노출된 68명의 아기들과 그렇지 않은 아기들을 비교해본 결과, 마리화나에 노출된 아기들의 운동발달이 지연되었다(Astley et al., 1990).

7) 임신과 수유 중에는 마리화나를 사용하지 말도록 조언해야 한다.

라. 헤로인(Heroin)/메타돈(Methadone)

1) 헤로인은 디아세틸모르핀(diacetyl-morphine), 디아모르핀(diamorphine)이다. 약물의 전구체로서 혈장 콜린에스트라제(plasma cholinseterase)에 의해 아세틸 모르핀(acetyl morphine)과 모르핀으로 천천히 전환된다.

2) 헤로인은 모르핀이며 모유로 전달된다고 알려져 있다.

3) 헤로인에 중독되면 헤로인을 더욱 많은 용량을 사용하게 된다. 이때 모유수유를 하게 되면 아기에게 위험할 가능성이 높다.

4) 헤로인에 심하게 중독된 사람은 모유수유를 하지 않고 인공조제분유를 먹이도록 조언한다.

5) 메타돈은 강하고 지속적인 효과가 있는 아편계 진통제(opiate anagesics)이다. 메타돈은 주로 아편중독에서 금단증상을 예방하려 할 때 사용한다.

6) 잰슨은 신생아기를 지나 모유수유를 하면서 메타돈 복용을 지속하고 있는 4쌍에 대해 혈액과 모유에 메타돈이 농축되어 있는지를 연구했다. 혈액과 모유 내의 메타돈 용량은 낮았고 메타돈을 지속하는 여성들은 모유수유를 할 수 있다고 권장했다(Jansson et al., 2008).

7) 캐나다의 마더리스크 팀에서는 아편중독의 치료에 메타돈을 사용하는 것에 대해 이론적으로 나타날 수 있는 작은 위험은 모유수유의 장점을 넘어선다고 했다(Glastein et al., 2008).

8) 메타돈을 10~80mg/day를 섭취하던 10명의 여성에 대한 연구에서, 평균 모유/혈장 비율은 0.83이었다. 다양한 용량을 사용했기 때문에 10mg/day를 섭취했던 한 환자에서는 모유에서 0.05mg/L 검출되었다. 80mg/day를 섭취하던 환자에서는 모유 속에서 0.57mg/L 검출되었다(Blinick et al., 1975).

9) 40~105mg/day 메타돈을 섭취하던 엄마와 아기 8쌍에 대한 우수한 연구가 있었다. 이 연구에서 평균 R-메사본(R-methadone)과 S-메사본(S-methadone)의 평균 함량 (average concentration, AUC)은 각각 42~259μg/L와 26~126μg/L로 나왔다. 상대적 유아용량(RID; relative infant dose)은 모체 용량의 2.8%에 해당했다. 흥미롭게도 메타돈의 모유 속 용량은 성숙유와 미성숙유 사이에 차이가 없었다(Begg et al., 2001).

마. 코카인(Cocaine)/암페타민(Amphetamines)

1) 코카인은 강력한 중추신경계 자극제이다.

2) 코카인 복용 후 나타나는 부작용은 불안, 신경증, 초조, 과도한 행복감, 환각, 진전, 경련, 부정맥이 있다.

3) 코카인의 약리효과는 상대적으로 짧다(20~30분). 반감기가 50분으로 짧고 뇌 밖으로 재배포 되기 때문이다.

4) 코카인 대사체는 7일이나 그 이상까지 소변 샘플에서 양성이 나타난다. 그렇지만 코카인 대사체는 불활성을 띤다.

5) 모유수유 중인 아기는 엄마와 달리 소변검사에서 꽤 오랜 기간 코카인 양성반응이 나올 것이다.

6) 모유로 코카인이 유의하게 분비되는 것은 아마도 높은 모유/혈장 비율 때문으로 의심된다.

7) 분만 3일 전에 코카인을 사용한 엄마에 관한 연구에서 6일 지나 체크해보니 모유 속에서 8ng/mL이 검출되었다. 이 엄마는 0.5g 코카인을 사용했고 아기는 0.48mg의 코카인으로 1kg당 모체 용량의 1.62%에 해당한다(Sarkar et al., 2005).

8) 임신 중 코카인을 사용한 11명의 엄마에 관한 연구에서 코카인이 6개의 샘플에서 검출되었다. 가장 높은 코카인 함량은 12μg/mL이었다(Winecker et al., 2001).

9) 코카인을 유두에 외용제로 사용하는 것은 매우 위험하며 절대적으로 금기이다(Chney, Franke & Wadlington, 1988).

10) 모유수유 중 엄마는 코카인을 절대로 피해야 한다. 코카인을 섭취한 사람이 있다면 모유를 24시간 동안은 짜서 버리는 것을 권장한다.

11) 코카인을 사용하는 것은 모유수유 중 강하게 금지한다.

12) 모체가 코카인에 노출된 후 아기에게 얼마나 전달되는지에 대해서는 논쟁이 있다. 차스노프(Chansnoff), 바이네커(Winecker), 사카르(Sarkar)는 다양한 연구를 보고했다 (Chansnoff et al., 1987; Winecker et al., 2005; Sarkar et al., 2001).

13) 소변검사에서 코카인 양성으로 나온 모든 아기들은 증상이 있다.

14) 메틸암페타민(methylamphetamines)과 암페타민은 몇 개의 케이스 리포트가 있다.

  가) 바투(Bartu)는 두 가지 케이스를 관찰하여 암페타민이 모유로 전달되는지를 발견했다(Bartu et al., 2009).

  나) 기분을 전환하기 위해 암페타민을 사용한 후에는 48시간이 지나서야 모유수유를 하도록 한다(Bartu et al., 2009).

바. 환각제(Hallucinogens)

1) 인체에 대한 연구가 없다.

2) 카우프만은 어린 약물중독자의 모유에서 펜사이클리딘(phncyclinine, PCP)가 검출된 것을 보고했다(Kaufman et al., 1983).

3) 니콜라스는 10마리의 수유중인 쥐를 연구하여 PCP가 빠르게 모유로 흡수되어 혈장보다 10배로 농축되는 것을 보고했다(Nicholas et al., 1982).

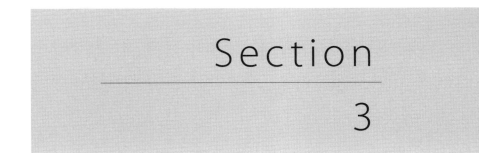

Section

3

모유수유 관리

Part

5

모유수유 관리

Chapter 26

아기의 구강 구조 평가
Assessment of Infant Oral Anatomy

Barbara Wilson-Clay, BSEd, IBCLC, FILCA

학습목표

- 아기의 구강-안면 구조와 구강의 운동기능을 평가하기 위한 주요한 관점을 알아본다.
- 아기의 비정상적인 구강 구조에 대해 알아보고, 이러한 구조가 모유수유에 미치는 영향에 대해 논한다.
- 구강의 수유반사를 열거하고, 비정상적인 상태에 대해서도 기술한다.
- 빨기-삼키기-숨쉬기(SSB; suck-swallow-breathe)의 조화와 이것이 모유수유에서 가지는 중요성에 대해 논한다.
- 아기의 구강 구조와 엄마 유방의 '적합성(fit)' 문제에 대해 논한다.

서 론

Chapter 26에서는 수유행동 및 이후의 치아 발생, 언어능력, 외양에 영향을 미치는 안면과 구강의 구조와 기능에 대해 개략적으로 설명하고 있다. 정상적인 외양과 기능에 대해 잘 알고 있어야 비정상적인 상태도 알아볼 수 있고, 때로는 임상의가 도움이 필요한 엄마와 아기를 위해 근거 중심의 의학적 개입을 시기적절하게 해줄 수 있다(Bosma, 1977; Genna, 2008; Lawrence et al., 2011; Merkel-Piccini et al., 2003; Ogg, 1975).

1. 개요

가. 모유수유아의 구강 평가를 할 때는, 먼저 수유 상담가가 아기의 긴장도(tone), 안색, 상태별 행동(state behavior), 좌우 대칭성, 호흡 등을 관찰하면서 전반적인 평가를 한 후에 구강 평가를 시작한다. 다음 사항에 초점을 두고 구강 평가를 한다.

    1) 아기의 구강-안면 구조를 관찰한다.

        가) 입술, 볼, 턱, 혀, 구개, 콧구멍

    2) 아기의 비정상적 구강 구조를 식별하고, 이러한 구조가 수유 행동에 어떤 식으로 문제를 일으킬 수 있는지 생각해본다.

    3) 아기의 수유 반사와 비정상적인 모양을 관찰한다.

        가) 젖 찾기 반사, 빨기 반사(빨지 않는 경우, 약한 빨기, 잘못된 빨기를 포함함), 삼킴 반사, 구역반사, 기침반사를 관찰한다.

        나) 영양적 빨기(NS; nutritive suck)와 비영양적 빨기(NNS; non-nutritive suck)에 대해 설명한다(NNS; Mizuno & Ueda, 2006).

    4) 수유의 효율성(빨기-삼키기-숨쉬기의 조화; Bamford et al., 1992)을 관찰한다.

    5) 아기의 구강과 엄마 유두의 '적합성'을 관찰한다.

2. 아기의 구강 구조

가. 중요성

    1) 구강 구조는 수유, 호흡, 치아 발생, 언어 능력에 영향을 미친다.

    2) 얼굴, 목, 몸통 부위 근육의 긴장도 및 기능이 수유에 영향을 미친다.

    3) 일부 구강 구조는 아기가 성장하면서 변하기도 하고 혹은 수술로 교정할 수 있는 경우도 있다(Bosma, 1977).

    4) 가벼운 상처(예를 들어 출산 시에 생긴 타박상이나 기계분만에 의한 외상)가 있을 때는 완쾌되면 구강-안면 구조가 달라지는 경우도 간혹 있다(Caughey et al., 2005).

    5) 상해(Smith et al., 1981), 선천성 기형(congenital malformation), 신경학적 결함, 조산 (prematurity), 질병 등에 의해 구강-안면 구조와 기능이 손상될 수 있다.

        가) 손상(impairment)은 수유에 부정적인 영향을 미칠 수 있다.

        나) 위와 같은 요인이 있다면 평가할 때 더욱 관심을 기울여야 하며 수유를 위해 더 많은 지원이 필요한 엄마와 아기가 있는지 확인해야 한다(Genna, 2008; Ogg, 1975; Wolf et al., 1992).

나. 입술(Morris, 1977; Ogg, 1975; Wolf et al., 1992)

    1) 아기는 입술을 이용해 엄마의 유두를 입 안으로 끌어당겨 고정시킨다.

    2) 상처가 없이 온전하고, 갈라진 흔적이 없으며, 잘 움직이고, 윤곽이 뚜렷하며, 풍부한 표정을 가진 입술이 정상적인 입술이다.

    3) 수유 시에 입술이 유방 주위에 부드럽게 잘 밀착되어 틈이 생기지 않아야 한다.

    4) 비정상적인 모양

가) 입술의 약한 근 긴장도(weak lip tone)

    (1) 저긴장성(hypotonic) 입술을 가진 아기는 유방 주위에 밀착해 공기가 새는 것을 막아주는 입술의 힘이 약하기 때문에 젖을 빠는 양이 줄어들 수 있다. 입술이 젖에 밀착되지 않고 틈이 생기면 계속 입술을 젖에 밀착시켜야 하기 때문에, 젖을 먹기 위한 수고가 증가하게 된다. 이처럼 비효율적인 수유는 아기를 지치게 해서 결과적으로 모유 섭취량이 줄어들게 된다.

    (2) 입술을 젖에 밀착시키는 힘이 약하면 수유 중 액체의 손실이 생긴다(젖을 흘리게 됨).

    (3) 입술의 약한 근 긴장도는 입술의 운동·근육 조절 약화를 나타낸다. 젖을 빨다 때때로 중단한다면 입술의 근 긴장도가 약하다는 것을 알 수 있다(혀 차는 소리).

    (4) 근 긴장도가 낮거나 (조산이나 근력 약화, 질병으로 인해) 허약한 경우에는 아기의 체력이 부족해져 입술을 엄마 젖에 밀착시키는 힘이 약해지게 된다. 피로성 흡인(fatigue aspiration)처럼 체력과 연관된 문제는 수유가 끝나갈 무렵에나 나타나기 때문에, 이런 문제를 발견하기 위해서는 수유의 전 과정을 관찰하는 것이 좋다.

나) 혀의 움직임이 비정상적이거나 턱 운동(jaw excursions)이 비정상적으로 큰 경우에도 입술이 젖에서 떨어져 틈이 생길 수 있다. 이런 문제가 직접적으로 입술에 영향을 미치지는 않지만, 아기가 입술을 엄마 젖에 밀착시키고자 해도 자꾸 틈이 생길 수 있다.

다) 팽팽한 순소대(labial frenum: 윗입술을 윗잇몸에 부착시키는 조직)

    (1) 팽팽한 순소대는 (단설소대(tongue-tie)와 마찬가지로) 정중선의 가벼운 선천적 결함으로 분류되며, 치아 발생 및 충치 형성에 영향을 미칠 수 있다(Kotlow, 2010).

    (2) 앞쪽으로 붙어 있는 소대가 앞니 사이에 틈을 만든다.

    (3) 상순소대가 탄력이 없다면 젖을 먹을 때 입술이 오므라들 수 있으며, 이로 인한 마찰 때문에 엄마의 유두에 상처가 생길 수 있다. 정상적으로 윗입술을 유방에 밀착시키지 못하는 것이 모유수유를 어렵게 하는 원인이 된다는 사례가 보고된 바 있다(Wiessinger et al., 1995).

라) 입술의 과도한 근 긴장도(excessive lip tone)

    (1) 아기 입술의 근 긴장도가 과도하거나, 아기가 입 안에 유방을 물고 있기 위해 입술의 움직임이 증가한다면 혀, 턱, 또는 얼굴 신경의 신경학적 이상이나 손상 때문일 수 있다(Smith et al., 1981).

    (2) 혀나 턱의 기능이 약하거나 안면신경 손상이 있다면, 아기는 유방을 꼭 잡기 위해 입술 기능을 강화해서 이를 보상하고자 할 수 있다.

마) '복주머니 모양의 입술(purse string lips)'을 가진 아기는 물체를 입에 넣고자 입을 벌리려 해도 입이 제대로 벌어지지 않는다.

    (1) 양쪽 입꼬리가 당겨 올라가 있는 것을 보고 복주머니 모양의 입술을 알 수 있다. 입술 주위의 긴장도도 증가한다.

(2) 과긴장성 입술은 신경학적인 문제의 연관을 나타내는 지표일 수 있다(Wilson-Clay et al., 2005).

바) 구순열(cleft lip)

(1) 산후 초기에 보통 교정하는 비교적 흔한 정중선의 선천적 결함

(2) 구순열은 비록 외관상 보기에 안 좋지만 성공적인 모유수유에 심각한 방해가 되지는 않는다(Garcez et al., 2005).

5) 입술 평가

가) 수유(원칙적으로는 수유의 전 과정)의 시각적인 평가 시에는 아기가 입술을 유방에 부드럽게 잘 밀착시킬 수 있는지, 그리고 젖 먹는 동안 일찍 지치는 기색 없이 그 상태를 잘 유지하는지 관찰한다.

나) 입술 모양을 관찰한다. 인중의 윤곽이 뚜렷하고 윗입술이 활 모양을 이루고 있으면 일반적으로 입술의 근 긴장도가 정상이다.

다) 상순소대가 팽팽한지 관찰한다.

라) 아기가 젖 먹는 동안 입술이 제대로 밀착되지 않아 공기가 새지는 않는지 귀를 기울인다.

마) 입술 오므림(lip retraction)과 입술 떨림(lip tremors)이 있는지 관찰한다.

바) (모유수유와 대체수유 가릴 것 없이 모두 다) 젖이 새는지 관찰한다.

사) 입술을 손가락으로 부드럽게 눌러 본다. 이때 누르는 힘에 대한 적당한 저항감이 느껴져야 한다.

아) 심상치 않은 경우에는 주의를 기울인다.

(1) 3개월 미만의 어린 아기가 침을 흘린다면 이는 약한 연하 조절능력과 연관되어 있거나 혹은 인두폐쇄(pharyngeal obstruction)나 식도폐쇄(esophageal obstruction)를 나타낼 수 있다(Riordan, 2005).

(2) 아기가 울 때 비대칭적 우는 얼굴(asymmetric crying facies)의 징후가 있는지 관찰한다. 비대칭적 우는 얼굴은 신생아 160명당 1명 꼴로 나타나는 비교적 흔한 문제인데, 아기가 울 때만 입술의 비대칭적인 움직임을 볼 수 있는 것이 특징적이다(Sapin et al., 2005).

자) 흡유 수포(sucking blisters)가 있는지 확인한다.

(1) 입술을 오므리고 젖을 먹으면 마찰에 의한 찰과상 때문에 흡유 수포가 생긴다.

6) 입술의 구조적인 이상이나 비정상적인 근 긴장도 때문에 발생하는 수유 문제를 도와주는 방법

가) 수유하기 전에 아기의 입술에 충분한 압력 자극(가볍게 두드리기, 스트레칭)을 주면 근 긴장도가 좋아져서 입술이 젖에 잘 밀착될 수 있다(Alper et al., 1996).

나) 깨끗한 손가락이나 둥글고 다소 단단한 고무젖꼭지를 이용해 아기와 줄다리기 놀이를 한다. 손가락이나 고무젖꼭지를 부분적으로 아기 입 밖으로 빼서 아기가 이것을 다시 잡아당기게 유도한다. 이런 놀이는 아기가 입술로 물체를 꽉 물 수 있는 능력을

훈련하고 강화한다.

다) '크게 벌린' 입 모양을 보여줘서 아기가 입술 움직임을 따라하게 한다.

라) 아기가 이런 활동에 참여할 때 스트레스 신호를 보내는지 잘 관찰하면서 만약 아기가 피곤해보이면 활동을 중단한다.

마) 구순열 아기의 엄마에게 손가락이나 유방조직을 이용해 입술의 갈라진 틈을 막는 방법을 가르쳐준다.

바) 평가와 교정은 언어병리학자(speech and language pathologist)나 작업치료사(occupational therapist)에게 문의한다.

(1) 모유수유를 위해 구순·구개열(cleft lip·palate) 전문팀에게 연락해 도움을 받는다.

사) 구순열 교정 수술 후의 모유수유가 안전하며, 젖병으로 먹일 때보다 체중도 더 잘 증가하게 된다는 사실을 입증하는 연구 결과를 얘기해준다(Darzi et al., 1996; Weatherly-White et al., 1987).

아) 입술을 오므리는 아기의 경우, 엄마에게 손가락 끝으로 아기 윗입술의 위쪽 피부를 부드럽게 당겨 바로잡아주는 법을 보여준다. 아기 입술이 나팔꽃처럼 바깥쪽으로 잘 펴질 수 있도록 엄마가 필요할 때마다 손으로 바로잡아 주면 되는데, 특히 아기가 입술을 오므리는 것 때문에 유두 통증이 생길 때 이런 방법을 쓴다. 순소대가 팽팽해서 분리해야만 모유수유가 가능해보일 때에는 평가를 위해 적합한 전문가에게 문의한다.

자) 입술의 근 긴장도는 아기가 성숙하고 성장함에 따라 좋아진다고 부모를 안심시킨다. 잠재적인 원인이 영구적인 신경학적 장애 혹은 구조적인 이상과 연관된 문제라 하더라도, 근 긴장도는 아기가 성장함에 따라 향상되는 경향이 있다.

다. 볼(Genna, 2008; Wolf et al., 1992)

1) 안면근육 긴장도가 구강기능에 영향을 미친다.

가) 아기의 구강과 인두가 움직일 때 볼에 축적된 피하지방이 구조적으로 지지를 해주는 역할을 한다.

나) 아기들의 '볼록한 볼(puffy cheek)'은 지방 패드(fat pads) 때문인데, 이러한 외모는 6개월에서 8개월 사이에 두드러져 보인다(Wolf et al., 1992).

2) (조산이나 출생 시 저체중 때문에) 지방 패드가 충분하게 발달하지 못하고 볼이 홀쭉한 경우 안면근육 긴장도에 나쁜 영향을 미치게 된다.

가) 근육 긴장도가 낮거나 약하다면 아기가 적정 수준의 빨기를 시작하고 유지하기 어려울 수 있다.

3) 볼의 비정상적인 모양

가) 볼의 약한 근 긴장도(weak cheek tone)·홀쭉한 볼(thin cheeks)

(1) 안면근 긴장 저하(hypotonia; 약한 근육 긴장도)와 근력 약화(weakness)가 있으면 볼의 안정성(cheek stability)이 떨어진다.

(2) 아기가 입술을 엄마 가슴에 밀착할 때 볼이 영향을 미친다. 따라서 얼굴의 근 긴장도가 약할 때는 입술을 제대로 움직이는 것이 더 힘들어지게 된다.

(3) 홀쭉한 볼은 아기의 구강 안쪽 공간이 보통의 경우보다 더 크다는 것을 의미한다. 이런 경우 아기는 더 큰 공간을 진공상태로 만들어야만 젖 빨기를 시작하고 유지할 수 있기 때문에, 정상적인 경우보다 젖을 먹기 위해 더 많은 애를 쓰게 되고 결국 젖을 다 먹기도 전에 일찍 지칠 수 있다.

4) 볼 평가(Wilson-Clay et al., 2005; Wolf et al., 1992)

  가) 지방 패드의 두께를 알기 위해서 장갑을 낀 손가락 하나를 아기의 입 안에, 그리고 엄지를 볼 바깥쪽에 놓고 볼에 축적된 피하지방을 평가한다.

    (1) 많은 아기들에게 이 검사를 시행해보면, 검사자는 지방 패드의 두께가 매우 다양하다는 것을 알게 될 것이다. 아기의 볼이 홀쭉한 경우에는 손가락이 거의 맞닿는 느낌이 들 것이다.

  나) 휴식 중일 때와 수유 중일 때의 볼의 모양을 관찰한다.

    (1) 아기의 눈 아래쪽에 홀쭉한 볼의 지표로 볼 수 있는 깊은 주름이 있는지 확인한다.

  다) 만약 볼의 근 긴장도가 약하거나 홀쭉하거나 불안정하다면, 젖을 빨 때 볼이 푹 꺼지게 된다. 볼이 푹 꺼지는지 확인한다(볼이 옴폭해지는 것(dimpling)을 보고 알 수 있음).

  라) 아기의 피로도를 알기 위해 수유 지속시간을 관찰한다.

    (1) 수유할 때 아기가 피로해보여서 수유를 일찍 끝내면 아기의 모유섭취량이 부족해지고 모유 생성 자극 또한 부족해질 수 있다(체중 측정(test weights)으로 확인한다; Sachs et al., 2002).

5) 볼이 홀쭉하거나 안면근육의 긴장도가 저하되어 수유 문제나 성장 지연이 생겼을 때 도와주는 방법(Wilson-Clay et al., 2005)

  가) 수유할 때 이른바 댄서 핸드 테크닉(Dancer's hand technique)으로 볼 바깥쪽에 역압(counter-pressure)을 가해서 볼의 안정성을 높여주는 방법을 사용한다(Danner, 1992; Wilson-Clay et al., 2005, p.175, Figs. 357~358).

  나) 아기의 성장을 도와주기 위해 (원칙적으로는 엄마 젖으로) 보충을 한다. 볼의 지방 패드가 발달하면 얼굴의 안정성도 좋아지고 이에 따라 수유 능력도 향상될 것이다.

라. 턱(Palmer, 1993; Wilson-Clay et al., 2005; Wolf et al., 1992)

1) 혀, 입술, 볼이 움직일 때 턱이 안정성을 부여한다.

2) 어느 정도의 하악 후퇴(mandibular retrognathia; 쑥 들어간 아래턱)는 아기들에게 특징적으로 나타나지만, 보통 출생 후 첫 4개월 사이에 아래턱이 앞쪽으로 급격히 성장한다(Ranley, 1998).

3) 수유 시 정상적인 턱 움직임은 너무 넓지도 않고 좁지도 않아야 하며, 입을 벌리고 닫는 움직임은 부드럽고, 단계적이고, 규칙적이어야 한다.

4) 조산아는 대개 턱이 불안정한 편인데, 이는 충분히 발달하지 못한 근육과 낮은 근육 긴장도 때문이다(이것은 조산아의 특징이다; Palmer, 1993).

5) 턱의 비정상적인 모양

가) 소하악증(micrognathia): 비정상적으로 아래턱이 쑥 들어가 있는 것은 집안 내력인 경우도 있지만 염색체 장애와 관련된 경우, 혹은 (둔위 분만에서처럼) 아래턱이 앞쪽으로 자라는 데 방해가 되는 자궁 내 태아의 위치 때문인 경우가 있다.

(1) 소하악증이 심한 경우에는 피에르 로빈 증후군(Pierre Robin syndrome)에서 보듯이 혀가 뒤에 위치하게 돼 기도를 막을 수 있다(Bull et al., 1990).

(2) 아기의 아래턱이 쑥 들어가 있는 경우에는 턱을 유방에 밀착시키기 위해 아기의 머리를 뒤로 기울여서 약간 뻗은 자세로 만들어주어야 한다. 이렇게 하지 않으면 유두가 쓰리고 아플 수 있다.

(3) 턱 비대칭(jaw asymmetry)은 턱의 기능 저하와 수유 불안정을 초래하며 때로는 수유를 아예 할 수 없게 되기도 한다. 출생 시 외상, 비대칭적인 근육 긴장도(사경(torticollis)), 외상, 마비, 둔위(breech position), 또는 구조적 변형(structural deformity) 때문에 턱 비대칭이 생긴다(Wall et al., 2006). **그림 26-1**의 아기의 얼굴이 오른쪽으로 처진 것에 주목하라. 턱 비대칭과 안면근 긴장 저하 때문에 비효율적인 수유를 할 수밖에 없었던 이 아기는 결국 성장 장애(failure to thrive) 문제를 겪게 되었다.

나) 비정상적으로 큰 턱 운동(jaw excursions)

(1) 턱의 움직임에 문제가 있으면 엄마의 유방과 아기의 입술이 제대로 밀착되지 않아 젖을 빨 수 없게 된다. 결과적으로 아기는 젖을 먹기 위해 더 많이 애를 쓰게 되고 모유 섭취량은 감소할 수 있다.

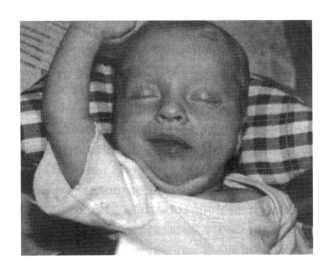

그림 26-1

안면 비대칭과 안면 근 긴장 저하.

출처 : 바바라 윌슨-크레이(Barbara Wilson-Clay)의 허가를 받아서 게재함.

다) 턱 악물기(jaw clenching)

    (1) 간혹 아기들은 젖 흐름을 빠르게 유지하기 위해 턱을 악물기도 한다. 이런 경우를 제외하면, 턱을 악물거나 내미는 행위는 일반적으로 과긴장(hypertonia)을 나타낸다. 턱을 악무는 것은 다른 부분이 약한 것을 보상하려는 행동인 경우도 있다 (예를 들어 혀의 기능 저하나 입술 긴장도 저하가 있는 아기는 유두를 꼭 물고 있기 위해 필요 이상으로 턱에 힘을 주게 된다). 그런데 이처럼 아기가 턱을 악물고 젖을 먹으면 엄마에게 유두·유방 통증이 생길 수 있다.

6) 턱 평가

  가) 비대칭성을 관찰한다.

  나) 소하악증을 확인한다.

  다) 젖 먹는 모습을 관찰하면서 턱이 부드럽게 움직이는지, 턱을 악물거나 턱이 떨리지는 않는지 확인한다.

  라) 장갑을 끼고 (새끼)손가락을 아기의 입 가장자리 쪽 잇몸 사이로 넣어본다.

    (1) 이때 일어나는 반사적인 깨물기(씹기)의 횟수를 센다.

    (2) 아기는 한 쪽당 각각 약 10회 정도 잠깐씩 깨무는 반응을 보일 것이다.

    (3) 반사적인 깨물기를 나타내는 데 어려움이 있는지 혹은 이러한 평가에서 아기가 스트레스 신호를 보내지는 않는지 관찰한다.

    (4) 이와 같은 움직임을 제대로 수행할 수 없다면 턱이 약하다고 보아야 한다 (Palmer, 1993).

7) 턱이 기형적이거나 부실하거나 외상이 있어서 이와 관련된 수유 문제가 생겼을 때 도와주는 방법

  가) 턱 운동 거리를 제어하고 안정시키기 위해 아래턱의 골질부(bony part) 아래를 손가락으로 받쳐서 외부에서 턱을 지지해 준다.

  나) 아기의 엉덩이를 구부리고 몸통 부위를 안정감 있게 잡아주면 수유를 더 안정적으로 할 수 있다(Redstone et al., 2004).

  다) 매번 수유 시 1분 정도 (앞에서 기술한 것처럼 아기가 반사적인 깨물기를 더 많이 하도록 하는 평가 방법과 동일한 방법을 이용하여) 턱 운동을 시키되, 아기가 스트레스를 받지 않게 주의한다.

  라) 아기의 자세를 조심스럽게 잡아주고, 아기의 머리를 신전 상태로 둬서 아래턱이 유방에 더 가까워질 수 있게 한다.

  마) 비정상적인 근 긴장(muscular tension) 때문에 턱을 움직일 때 문제가 생기는 아기의 경우, 물리치료, 작업치료(occupational therapy), 아기마사지 등이 도움이 된다.

  바) 안정적인 수유 자세를 찾기 위해 주의를 기울인다. 옆으로 누워 수유하는 자세가 매우 유용하다.

마. 혀(Palmer, 1993; Wolf et al., 1992)

1) 정상적인 혀는 부드럽고 얇고 잘 움직이고, 끝이 둥글고 긴장도도 적당하다. 아기는 유두

를 빨기 위해 입술과 함께 혀를 사용한다.

2) 혀는 입술이 구강을 밀봉하는 것을 돕는 역할을 한다. 수유 중 아기의 볼이 안쪽으로 끌어당겨질 때, 찻잔처럼 움푹한 모양을 한 혀의 일부가 입 가장자리에서 보인다.

3) 구강 경조직(hard tissue)과의 관계에서, 혀는 가만히 있을 때 혀 주위 구조의 형태에 영향을 미친다. 따라서 혀는 치아 발생과 언어능력에 영향을 미친다(Merkel-Piccini et al., 2003).

4) 수유 중 젖을 빨아내는 주요 기전에 대하여 다른 수유 생리학자들은 흡인과 혀의 압박의 역동적 상호작용이라고 기술하고 있지만, 람세이(Ramsay)의 연구(2004a)에서는 주요 기전이 흡인(suction)이라고 제시하고 있다. 어느 기전이 지배적인 것으로 밝혀지든지 간에 혀의 긴장도(tone)와 운동성(mobility)은 젖 제거(milk removal)에 아주 중요하다.

5) 아기가 혀를 자유롭게 들어 올릴 수 있어야 유두를 경구개 쪽으로 밀어붙여 얇게 만들 수 있고 뒤이어 혀를 내릴 때 음압이 생기게 된다. 이렇게 혀를 들어 올려야만 음압이 만들어질 정도로 구강이 충분히 확장된다(Ramsay, Langton, et al., 2004).

6) 혀의 가운데 부분에 홈이 만들어져 모유방울들이 홈을 통과하면서 아기가 안전하게 삼킬 수 있게 된다.

7) 혀끝은 아랫잇몸 위쪽까지 닿기 때문에 수유 중 어느 정도 보호대 역할을 하며 엄마의 유두를 보호한다.

8) 혀를 제대로 움직이지 못하는 아기는 젖을 빨고 삼키고 숨 쉬는 것을 효율적으로 할 수가 없다. 따라서 젖을 먹기 위해 아기는 더 많이 노력해야 하고, 이 때문에 조기 이유와 섭취량 부족이라는 위험에 직면할 수 있다. 엄마의 유방 또한 완전히 비워지지 않아 문제가 생기게 된다.

9) 혀의 운동성이나 힘이 부족한 아기는 젖을 먹을 때 보상행동이 필요하다. 턱의 움직임이 증가(턱을 악물기)하거나 입술을 오므리는 등의 보상행동이 나타나게 된다. 이때 실제로는 젖 빠는 힘이 약한데도 엄마는 '강하다'고 표현할 수 있다. 이와 같은 보상행동은 대개 유두에 상처를 입힌다.

10) 혀의 비정상적인 모양

가) 설소대 단축증(ankyloglossia; 단설소대(tongue-tie))

(1) 정중선의 선천성 기형으로, 혓바닥과 구강저를 연결하는 점막(설소대)이 혀의 운동 범위를 제한한다(Fernando, 1998; Lalakea et al., 2003; Messner et al., 2000).

(2) 일반적으로 혀끝이 '하트 모양'이다. 그러나 단설소대 중 어떤 것은 뒤쪽으로 혀와 구강저 사이에 비탄력적인 유착이 있어서 발견하기 힘들지만 의료인은 이것이 모유수유를 방해할 수 있다는 것까지 알고 있어야 한다(Coryllos et al., 2004; Hong et al., 2010).

(3) 설소대 단축증은 0.02~5%의 아기에게서 나타나며, 남자아이에게 좀 더 흔하게 나타난다. 일반적으로 설소대 단축증은 독립적인 해부학적 변이(anatomic

variation)로, 가족력이 있을 수 있다. 설소대 단축증은 선천성 증후군과 관련이 있을 때 그 발생 빈도가 증가하는 것 같다(Flinck et al., 1994; Lalakea et al., 2003; Ricke et al., 2005).

(4) 일부 아기는 어려움 없이 모유수유를 할 수 있다(Messner et al., 2000).

(5) 설소대 단축증이 있으면 수유 중 엄마가 불편함을 느낄 수 있으며, 효율적으로 젖 제거를 할 수 없다. 결과적으로 모유 생성에 악영향을 미치게 되고 아기에게 는 성장 장애가 나타날 수 있다(Ballard et al., 2004; Forlenza et al., 2010; Neifert, 1999; Powers, 1999).

(6) 설소대를 단순하게 절단해서 분리하는 설소대 절단술(frenotomy) 혹은 설소대를 절제하는 설소대 절제술(frenulectomy)·설소대 성형술(frenuloplasty)로 치료하 며, 이러한 시술을 통해 모유수유아의 젖을 빠는 힘이 달라지게 된다(Ramsay, Langton, et al., 2004).

　(가) 설소대 절단술은 대개 마취 없이 하는 시술로, 만족률이 높고 합병증이 거의 없다(Amir et al., 2005).

　(나) 설소대 절제술과 설소대 성형술은 좀 더 복잡한 외과적 시술로 회복기간도 더 길지만, 심각한 설소대 단축증 교정에 효과적인 것 같다(Ballard et al., 2004).

나) 융기되거나 뒤로 당겨지는 혀(a bunched or retracted tongue)

(1) 비정상적으로 높은 근 긴장도나 설소대 단축증에 의해 야기될 수 있다.

다) 혀 내밀기(tongue protrusion)

(1) 혀의 비정상적인 발달(큰 혀)이나 낮은 근 긴장도(다운증후군) 때문에 혀를 내미는 경우가 있는데, 이런 경우 빨기와 삼키기의 조화가 잘 이뤄지지 않는다.

라) 끝이 올라간 혀(tongue-tip elevation)

(1) 혀끝이 올라가면 유두 삽입을 방해하므로 유두를 입에 넣기 힘들다.

(2) 혀끝을 건드리면 아기는 반사적으로 혀를 내밀기 때문에 아기는 무엇이든 입 밖으로 밀어내려고 하게 된다.

마) 혀 비대칭(tongue asymmetry)

(1) 혀 비대칭은 (혀 지배 신경을 손상시키는 겸자 외상과 같은) 외상 때문에 생길 수 있다(Smith et al., 1981).

(2) 증후군으로 인한 이상과 연관되어 있을 수도 있다.

11) 혀 평가

가) 때로는 수유 중 아기의 잘못된 머리 위치가 혀 위치에 부정적인 영향을 미치기도 한다. 따라서 수유 중의 혀를 평가하기 전에 수유 자세를 바로잡아 준다.

나) 시각적인 평가로 혀의 모양과 위치를 확인해서 단설소대와 다른 비정상적인 모양을 배제한다.

다) 손가락 검사(digital exam)를 시행하는데, 장갑 낀 깨끗한 손가락 끝으로 혀 중간부

의 표면을 부드럽게 눌러본다. 이때 저항이 있어야 하며, 검사하는 사람은 아기 혀가 자신의 손가락을 위로 밀어 올리는 것을 느끼게 된다.

라) 수유 상담가가 손가락을 삽입하면 밀봉과 흡인이 유도되므로, 아기 혀가 자신의 손가락을 찻잔 모양으로 둥글게 감싸는 것을 느낄 수 있다. 검사할 때는 (구역 반사를 일으키는 것을 피하기 위해서) 손가락을 너무 깊숙이 넣지 않도록 주의한다.

마) 아기가 젖을 먹고 있을 때, 유방을 서서히 아기의 볼에서부터 먼 쪽으로 잡아당기면서 입술 가장자리에 혀의 측면이 보이는지 관찰한다. 혀는 입술이 흡인을 유지하기 위해 구강을 밀봉상태로 만드는 것을 돕는 역할을 하기 때문이다.

바) 밀봉상태가 풀리는 소리가 나지 않는지 주의 깊게 들어본다(혀를 차는 소리).

　(1) 혀가 약하면 유방에서의 밀봉 상태를 유지하기 힘들 수 있다.

　(2) 정상적인 아기가 빠른 젖 흐름 때문에 힘들어서 일부러 유방에서의 밀봉상태를 풀 수도 있다(그 결과 혀를 차는 소리를 동반함).

　(3) 면역반응이 제대로 발휘되지 못하는 아기의 경우, 이러한 소리는 종종 턱이 너무 아래로 처져서 혀와 유방이 맞닿지 못하고 떨어질 때 나는 소리를 의미하기도 한다.

　(4) 턱을 너무 크게 움직이고 밀봉 상태가 자주 풀리면 일반적으로 젖 이동(milk transfer)이 부족해진다.

사) 아기가 입을 크게 벌렸을 때, 입의 정중선 이상으로 혀가 올라갈 수 있는지 관찰한다.

　(1) 혀가 구개까지 올라가야 한다.

　(2) 앞쪽에 분명한 설소대의 징후가 없다 하더라도, 혀가 올라가는 것이 제한적인 경우는 설소대 단축증을 나타낸다(Coryllos et al., 2004).

아) 혀의 신전(tongue extension)을 관찰하기 위해, 아기의 혀끝을 가볍게 두드려 혀를 내미는 반응을 유도한다.

　(1) 아기가 잇몸 위로 혀를 뻗을 수 있는지, 이상적으로는 아랫입술선 위로 혀를 뻗을 수 있는지 관찰한다. 혀를 뻗는 데 문제가 있다면 설소대 단축증일 수 있다.

자) 아기가 혀를 옆으로 움직일 수 있는가?

　(1) 이것은 또 하나의 운동성 평가 방법이다.

　(2) 검사하는 사람의 손가락이 좌우로 움직일 때 아기의 혀는 그 손가락을 따라갈 것이다.

　(3) 옆으로 움직이는 것이 제한적이라면 설소대 단축증일 수 있다.

12) 혀의 기능 장애나 기형 때문에 발생하는 수유 문제를 도와주는 방법

가) 혀가 약해서 운동시키고자 할 때도 입술을 튼튼하게 하기 위해 사용하는 운동이 마찬가지로 도움을 줄 수 있다.

나) 만약 아기의 혀가 지쳐 있다면 짧게 자주 수유해서 아기에게 회복시간을 준다.

다) 아기 머리를 신전시키면 아기의 아래턱이 유방 쪽에 더 가까워지게 된다.

　(1) 혀의 길이가 짧거나 운동 범위가 제한적인 경우 수유 시 유두에 상처가 생기기 쉬운데, 이와 같은 방법으로 아기가 혀를 (아랫잇몸 위까지 뻗기 위해) 내밀어야 하는

거리를 줄여주면 유두에 상처가 생기지 않도록 보호하는 데 도움이 될 수 있다.

라) 엄마에게 유두 상처를 관리하는 방법을 알려준다(개방 상처 부위를 국소적으로 깨끗이 하는 방법, 유축과 모유수유를 번갈아 하는 방법 등).

마) 설소대 단축증의 분리에 대해 평가하기 위해서는 아기를 소아과 의사, 가족 주치의, 소아이비인후과 전문의, 혹은 소아치과 의사에게 의뢰한다.

바) 혀에 상처가 있거나 설소대 성형술 후 회복 시기에 혀에 힘이 없는 경우, 혹은 증후군으로 인한 이상 때문에 혀가 약한 경우에, 작업치료나 언어치료(speech and language therapy)를 하면 더 쉽게 기능을 개선시킬 수 있다.

사) 단설소대를 간단하게 절단한 후 즉시 젖을 잘 먹는 아기도 있지만, 혀가 완전히 나을 때까지 모유수유를 잘 하지 못하는 아기도 있다는 것을 부모들에게 설명하여 안심시킨다.

아) 아기의 안정적인 성장을 위해 필요하다면 유축한 젖으로 보충을 하고, 필요한 기간만큼 유축을 통해 모유 생성을 보호한다.

바. 구개 평가(Cleft Palate Foundation, 2006; Glenny et al., 2004; Goldman, 1993; Gorski et al., 1994; Kogo et al., 1997; Paradise et al., 1994; Snyder, 1997; Turner et al., 2001; Wilson-Clay et al., 2005; Wolf et al., 1992).

1) 구개의 모양은 유전적 요인이나 환경적 요인의 영향을 받는다. 유전성이 있어 유전 인자의 영향을 받을 수도 있고, 혹은 임신 기간 중 혀에 의한 경구개 모양의 정상적인 형성을 방해하는 환경적 요인의 영향을 받을 수도 있다(예컨대 설소대 단축증이나 태아의 둔위).

가) **그림 26-2**는 앞쪽에 위치한 설소대를 잘라내는 간단한 설소대 절단술을 받은 아기를 보여주고 있다. 하지만 여전히 아기는 혀를 윗잇몸까지 충분히 올리지 못하는 모습을 보여주고 있다(Coryllos et al., 2004).

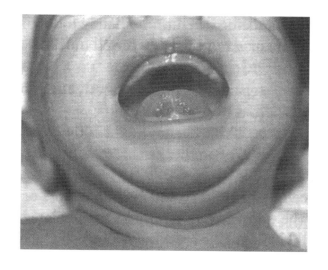

그림 26-2

버블 경구개(Bubble palate; 혀를 충분히 다 올리지 못하는 모습에 유의하라).

출처 : 윌슨-클레이, 바바라와 후버, 케이 (Wilson-Clay, Barbara, & Hoover, Kay) 의 허락을 받고 게재하였다(2008). 모유수유 아틀라스(The breastfeeding atlas), Austin TX, LactNews Press, 2005.

나) 설소대 단축증 때문에 생긴, 경구개의 버블 형태를 유의해서 본다.

2) 경구개

　가) 골질의 경구개는 혀의 맞은편에 있기 때문에, 혀와 함께 양쪽에서 유두를 마주 눌러 주고 입 안에서 유두가 제 위치를 유지할 수 있게 도와주는 역할을 한다.

　나) 갈라진 흔적이 없이 온전한 상태여야 한다.

　다) 경사가 적당하고 완만해야 하며 모양이 혀의 형태와 비슷해야 한다(Merkel-Piccini et al., 2003).

　라) 경구개 융기를 따라 있는 작고 둥근 흰색의 낭포(엡스타인 진주; **그림 26-3**)를 흔히 관찰할 수 있다(이 낭포가 잇몸에 보이기도 하는데, 이때는 치아로 확인되는 경우도 있다). 간혹 구강 아구창(thrush)으로 잘못 판단하는 경우도 있지만, 이 낭포는 양성으로 생후 2개월쯤에 사라지며 수유를 방해하지 않는다(Riordan, 2005).

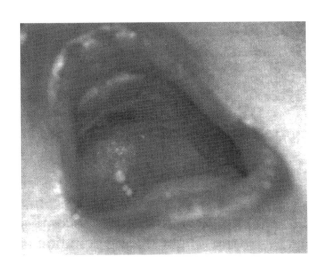

그림 26-3

구개에 있는 엡스타인 진주(Epstein's pearls) (간혹 아구창으로 착각하기도 함).

출처 : 윌슨-클레이, 바바라와 후버, 케이 (Wilson-Clay, Barbara, & Hoover, Kay) 의 허락을 받고 게재하였다(2008). 모유수유 아틀라스(The breastfeeding atlas), Austin TX, LactNews Press, 2005.

3) 연구개

　가) 연구개는 혀와 함께 구강 뒤쪽을 밀봉하여 흡인을 할 수 있게 작용하는 근육이다.

　나) 손상이 없이 온전해야 하며 젖을 삼킬 때 연구개가 올라가야 한다.

4) 경구개와 연구개의 비정상적인 모양

　가) 구개 기형이 있으면 모유수유가 힘들다(Lawrence et al., 2011).

　나) 아기가 젖을 빨기 위해서는 유두가 제 자리를 잡은 상태에서 경구개와 혀가 함께 유두를 눌러줄 수 있어야 한다. 그러므로 유전적으로 높은 아치형 경구개나 홈이 파인 형태의 경구개, 버블 형태의 경구개를 갖고 있으면 수유에 곤란을 겪게 된다.

　다) 장기간의 삽관, 혹은 다운증후군이나 터너증후군(Turner syndrome)과 같은 증후군 이상으로 인해 경구개에 홈이 생길 수 있다. 따라서 이런 아기들을 모집단으로 하면

수유 문제 발생률이 높아지게 된다(Lawrence et al., 2011). 이후에도 음식이나 기타 씹은 것이 경구개의 홈이나 버블에 낄 수 있다(Rovet, 1995).

5) 구개열(cleft palate)

가) 구개열은 신생아 600명 내지 800명 중 1명 정도의 발생률을 가질 정도로 흔하게 나타나는 정중선(mid-line)의 선천성 결함으로 아메리카 원주민, 마오리족, 중국인에게 더욱 흔하게 나타난다.

나) 구개열은 일측성 또는 양측성으로 나타나며, 부분 구개열, 불완전 구개열, 완전 구개열로 분류한다.

　　(1) 부분 구개열이나 불완전 구개열은 독립적인 문제이다.

　　(2) 완전 구개열은 입술부터 연구개까지 갈라져 있는 것으로 코까지 이어진 경우도 있다.

다) 구개열의 크기에 관계없이 경구개열이나 연구개열이 있는 아기는 정상적인 경우처럼 구강을 밀봉 상태로 만들어 흡인을 유도할 수 없기 때문에 충분하게 젖을 먹는 게 힘들거나 불가능하다. 따라서 구개열은 아기의 성장과 모유 생성(milk production)에 부정적인 영향을 주게 된다.

라) 구개열이 넓은 일부 아기는 구강내 근육의 움직임에 문제가 있기 때문에 젖을 삼킬 때 부가적인 문제가 생기기도 한다. 혀를 움직일 때 구개가 뒤쪽에서 보호대 역할을 전혀 하지 못한다(Lawrence et al., 2011).

마) 구개 폐쇄장치(palatal obturator)는 구개열이 있는 아기의 수유 효율성을 증진시켜 줄 수 있는 보철장치이다(Kogo et al., 1997; Turner et al., 2001) 그러나 마사레이(Masarei, 2007) 등은 이러한 수술 전 장치(presurgical device)가 수유 효율성을 향상시키지 못했다고 보고했다. 그러므로 세척을 위한 깨끗한 물을 이용할 수 있고 냉장고를 사용할 수 있어서 인공영양(bottle-feeding)이 더 안전한 지역에서는 구개 폐쇄장치를 거의 사용하지 않는다. 한편 개발도상국의 사례 보고에서는 구개 보철물 사용의 이유로 초기 수유능력 향상을 언급하였다(Radojicic et al., 2009; Sultana et a., 2011). 그리고 가장 심각한 유형의 치조와 구개 파열이 있을 때는 구개 보철물을 사용하면 구개 성장을 유발하여 수술 봉합이 필요한 부분을 줄여주고 결과도 좋아지게 하는 것으로 보여진다(Tomita et al., 2010).

바) 구개열이 있는 아기는 끊임없이 젖을 먹기도 하는데, 대개는 엄마 젖을 물고 자는 것이다. 정확한 저울로 체중을 측정해서 섭취량을 실증적으로 평가해야 하며, 성장을 주의 깊게 체크해야 한다. 구개결함이 있는 아기는 잠재적으로 대사요구량이 증가해 있기 때문에 성장부진의 위험성이 높아지므로 주의 깊게 관찰해야 한다(Lawrence et al., 2011).

사) 수유 튜브 장치와 특별히 고안한 병이 도움이 되기도 하지만, 이기가 충분하게 성장할 수 있게 할 확실한 수유방법을 찾기 위해서는 대개의 경우 상당한 실험이 필요하다. 흡인(사레; aspiration) 때문에 젖 먹는 데 시간이 걸리고 일반적으로 스트레스를 많이 받는다(Glenny et al., 2004).

아) 점막하 파열(submucosal clefts)

    (1) 구개 위로 자라난 피부층 때문에, 경구개판의 폐쇄 결함을 확인하기 힘들다.

    (2) 구개 쪽에 빛을 비추면 구개 표면의 투명한 부위가 드러나게 되는데, 이런 방법으로 점막하 파열을 확인한다(즉, 피부 아래쪽에 있는 갈라진 틈을 볼 수 있다).

자) 구순열 혹은 구순구개열의 가족력이 있을 때 수유 상담가는 구개를 좀 더 주의 깊게 검사해야 한다.

6) 약한 연구개(weak soft palate)

가) 연구개가 근육이기 때문에, 전반적인 근육 긴장도 저하(조산 또는 증후군 이상에 의해 발생)가 연구개 기능에 나쁜 영향을 줄 수 있다.

나) 아기의 약한 체력이 연구개 기능에 영향을 줄 수 있다. 아기가 젖을 삼키고 숨을 쉴 때 연구개가 혀와 함께 유기적으로 작용하여 구강을 밀봉해 줘야 하는데, 아기가 지쳐서 근육 조절이 안 되면 연구개가 제 기능을 수행할 수 없기 때문이다.

다) 젖을 안전하게 삼킬 수 있도록 조절하는 능력에도 부정적인 영향을 미쳐서, 피로 흡인(fatigue aspiration)으로 알려진 질식(choking) 위험이 증가한다(Wolf et al., 1992).

7) 경구개와 연구개의 평가

가) 구개의 시각적 평가 시 목젖(구개수)의 존재를 확인하고 목젖의 구조가 온전한지 확인해야 한다.

나) 목젖이 갈라져(bifid; forked) 있거나 목젖이 없다면 연구개 발달도 비정상적이라는 것을 알 수 있다(즉, 연구개열).

다) 장갑 낀 손가락을 입 안으로 넣어 윗잇몸 바로 뒤에서 시작하여 경구개를 따라 손가락을 미끄러뜨리듯이 천천히 움직인다.

    (1) 경구개의 사면을 평가할 때 뼈의 돌출 부위 또는 갈라진 곳, 비정상적으로 튀어나온 주름(융기)이 있는지 살핀다.

라) 코로 젖이 역류하는지 알기 위해 수유과정을 관찰해서 정보를 얻어낸다. 코로 젖이 역류하거나 코가 심하게 막힌다면 연구개 밀봉이 약하다는 사실을 알 수 있다(혹은 드물게는 점막하 파열 때문일 수 있다; Morris, 1977).

8) 경구개나 연구개 이상 때문에 발생하는 수유 문제를 도와주는 방법

가) 비정상적인 구개 발달과 연관된 수유 문제는 교정하기 힘들다.

나) 구개열 결함은 다양한 연령대에서 수술로 교정할 수 있다.

다) 아기의 섭취량을 주의 깊게 추적 관찰하면서, 유축한 엄마의 젖이나 모유은행의 모유로 보충한다. 모유(human-milk)만 먹는 아기의 경우 (구개 결함이 있는 아기들에게 나타나기 쉬운) 만성 중이염의 발병률이 감소한다(Paradise et al., 1994).

라) 엄마가 수유를 하려고 할 때 똑바로 선 자세(upright positions)로 아기를 안도록 도와준다. 아기가 두 다리를 벌리고 앉을 수 있게 아기의 자세를 잡아주는 것을 예로 들 수 있다. 안정감 있게 젖을 물리기 위해 아래턱을 지지하는 것을 보여준다. 아기의 입 안으로 젖을 짜내기 위해 유방을 눌러주는 방법을 가르쳐 준다(Mohrbacher et al., 2003).

마) 아기에게 스트레스를 주지 않으면서 효과적인 대안적 수유 방법을 엄마가 찾을 수 있도록 도와준다(Wilson-Clay, 2005).

바) 스트레스 상황에서 계속 수유를 하면 이후 아기가 수유 혐오(feeding aversions) 반응을 보일 수도 있으므로, 이를 방지하기 위해 엄마에게 아기의 스트레스 신호를 관찰하는 법을 가르쳐 줌으로써 수유를 돕는다(Abadie et al., 2001).

사) 알맞은 유축 스케줄을 세워서 젖 공급을 보호한다.

아) 구개열 전문가 팀을 포함한 적절한 전문가에게 의뢰한다.

사. 비강(Alper et al., 1996; Bosma, 1977; Wilson-Clay, 2005; Wilson-Clay et al., 2005; Wolf et al., 1992)

1) 코로 호흡하는 게 당연하지만, 비강이 막혀 있다면 아기는 구강호흡(mouth breathing)에 적응하게 될 수 있다.

2) 비강호흡에 문제가 있는 아기는 구강호흡을 보호해야 하기 때문에 젖을 먹지 않으려고 저항할 것이다.

3) (호흡기 질환의 증상이 동반되지 않는) 비충혈(nasal congestion)은 수유 중 흡인한 젖이 말라서 모인 것 때문에 나타난 증상일 수 있다.

4) 비폐색(nasal stuffiness)은 역류 증상 발현 시 흡인한 액체 때문에 나타날 수 있다.

5) 비강의 비정상적인 모양

가) 간혹 비정상적으로 작은 콧구멍을 관찰할 수 있다.

(1) 후비공 폐쇄(choanal atresia)는 선천적으로 비강의 한쪽 또는 양쪽 구멍이 부분적으로 혹은 완전히 뼈나 막에 의해 막혀서 생긴 이상이다.

나) 분만외상(birth trauma)이나 기계보조분만(instrument-assisted delivery)에 의해 생긴 얼굴의 상처 때문에 코에 부종이 생겨 호흡을 방해할 수 있다.

6) 비강 평가

가) 아기가 호흡할 때 코가 막히는 소리가 나거나 젖을 먹을 때 아기가 버둥거리면서 숨이 막혀서 밀쳐내려고 한다면 비강의 시각적인 평가가 필요하다.

나) 분만외상, 기계보조분만, 상처, 비역류(nasal regurgitation) 등의 정보에 대해 물어서 알아낸다.

7) 비강과 관련된 수유 문제를 가진 아기를 도와주는 방법

가) 아기에게 적합한 생리식염액 점비제가 비강을 깨끗하게 하는 데 도움이 될 수 있다. 코 속의 찌꺼기를 뽑아내기 위해 쓰는 구형 고무 주사기(bulb syringes)는 코 안의 부종을 증가시킬 수도 있으므로 주의한다.

나) 수유 중 안정적인 호흡을 위해 페이스 조절법(external pacing methods)을 사용한다(Wilson-Clay, 2005).

다) 비강 문제가 수유에 지장을 주는 경우에는 후속 평가를 위해 아기를 일차의료기관이나 소아 이비인후과 전문의에게 의뢰한다.

3. 아기의 수유 반사

가. 젖 찾기 반사(Wolf et al., 1992)

　1) 아기가 유두를 찾는 것을 돕는다.

　2) 머리의 어떤 부분이라도 건드리면 자극을 받는다.

　　가) 젖 물리기(latch-on)를 하는 중에 머리를 밀치게 되면 아기는 유두 쪽으로 향하는 데 집중하지 못할 수 있다.

　3) 젖 찾기 반사는 모유수유아의 경우 더 오래 지속되기도 하지만, 일반적으로 출생 시에 반사가 나타나다가 2~4개월 사이에 사라진다.

　4) 젖 찾기 반사가 없거나 약한 경우가 있는데, 이는 촉각에 대한 감수성이 부족하거나 신경 통합이 완전하지 않다는 신호일 수 있다.

　5) 젖 찾기 반사가 과도하고 지나치게 과민한(과도하게 반응하는) 경우에는 젖 물기를 방해할 수 있다.

　　가) 이때 시도해볼 수 있는 방법은 다음과 같다. 주위 환경의 자극을 줄이고 아기의 머리를 건드리지 않도록 주의하면서, 아기가 졸려서 각성이 약할 때 수유를 하는 방법을 시도해 본다.

나. 빨기 반사(Premji et al., 2000; Wolf et al., 1992)

　1) 임신 15~18주 정도에 태내에서 관찰된다.

　2) 영양적 빨기(NS; nutritive sucking)와 비영양적 빨기(NNS; nonnutritive sucking)의 두 가지 형태로 분류한다(Mizuno et al., 2006). (Chapter 17 젖 빨기의 해부학과 생리 참조).

　　가) NS는 효율적 혹은 비효율적일 수 있다.

　3) 혀 주위에 생기는 압력(그리고 어쩌면 화학적 수용체), 경구개와 연구개의 접합점 근처의 자극에 의해 반사가 일어난다.

　4) 재태 기간 34~35주의 아기들 중 일부는 단기간 동안은 효율적인 수유를 유지할 수 있다. 그러나 조산아는 수유 중 피로를 쉽게 느끼고, 잘 먹지 못해서 병원에 재입원할 가능성이 있으므로 유의한다(Kramer et al., 2000).

　5) 아기의 젖 빨기가 약해서 유방이 충분히 비워지지 않을 때는 모유 생성이 아주 급속하게 감소할 위험이 있다(Kent et al., 1999).

　6) 아기의 젖 빨기가 약하다면, 아기의 성장에 대해 주의 깊게 추적 관찰해야 한다.

　　가) 아기에게 보충이 필요할 수도 있는데, 원칙적으로는 엄마가 유축한 후유로 보충하는 것이 좋다.

　　나) 유축을 해서 젖 공급을 보호한다(Alper et al., 1996; Hill et al., 2001; Kavanaugh et al., 1995; Scanlon et al., 2002; Valentine et al., 1994).

　7) 젖을 빨지 않거나 빨기가 감소한 경우는 중추신경계(CNS)의 미성숙, 조산, 성숙 지연, 중추신경계 발달이상(CNS maldevelopment; 다양한 삼염색체증(trisomies)), 태아기의 CNS 손상(분만 중 약물 투여, 질식(asphyxia), 외상)의 징후이거나, 혹은 전신의 선천적인 문제

(심장 질환, 패혈증, 아기의 갑상선기능 저하증)의 징후일 수 있다(McBride et al., 1987).

8) 빨기가 약한 경우는 저긴장증(hypotonia), 골수의 병변(medullary lesions), 중증근무력증(Myasthenia gravis) 또는 보툴리누스중독증(botulism)과 관련이 있는 중추신경계 이상의 징후이거나, 혹은 입과 볼(뺨)의 근육조직 약화를 초래하는 근육 이상의 징후일 수 있다(McBride et al., 1987).

9) 부조화한 빨기(discoordinated sucking)란 정상적인 움직임의 타이밍을 놓치거나 과반사로 인해 방해를 받는 것이 특징적이다.

　가) 질식(asphyxia), 주산기 대뇌 손상(perinatal cerebral insults), CNS 발달이상 때문에 부조화한 빨기가 나타날 수 있다(McBride et al., 1987).

10) NS(Alper et al., 1996; Palmer, 1993; Wolf et al., 1992)

　가) NS는 연속적으로 빨다가 멈추는 일련의 과정이 유기적으로 잘 구성되어 있으며, 구강에 액체가 있을 때만 일어난다.

　나) 호흡하는 사이사이 젖을 삼켜야 하기 때문에, NNS에 비해 NS의 빠는 속도가 느리다. 아기가 연속적으로 젖을 빨다가 중간에 젖 빨기를 멈추고 쉴 때 호흡률(breathing rate)이 증가한다(Geddes et al., 2006).

　다) 신기술이 빨기-삼키기-숨쉬기(SSB; Suck-Swallow-Breathe Triad)의 관계를 더 정확하고 자세하게 설명해 줄 수 있을 것으로 기대한다(Geddes et al., 2006).

　라) 연속적으로 젖을 빠는 횟수를 세는 방법이 유용하다.

　　(1) 아기가 길게 연속적으로 젖을 빨지 못하는 것(한 번 연속적으로 빨 때, 10 SSBs 이하인 경우)은 젖 빨기가 약하거나 미성숙하다는 증거이다(Bamford et al., 1992; Palmer et al., 1993).

　마) 만약 조산으로 인해 연속적으로 길게 빨지 못하고 짧게 빠는 경우라면, 36~38주쯤 되어 성숙해지면 젖 빨기의 안정성도 정상화되기 시작할 것이다(Palmer et al., 1993).

　바) 앞서 기술한 것과 같은 다른 문제들이 연관된 젖 빨기 문제는 오래 지속될 가능성이 있으며 더욱 해결하기 어려울 수 있다.

11) NNS(Alper et al., 1996; Palmer et al., 1993)

　가) NNS와 비효율적인 빨기(ineffective suck)는 같은 것이 아니다. NNS는 다만 영양 공급이 아닌 다른 이유, 즉 젖 사출반사 자극, 흥분 상태 조절, 통증 관리 등의 이유 때문에 아기가 젖을 빠는 것을 말한다(Gray et al., 2002; Mizuno et al., 2006; Premji et al., 2000).

　나) NNS는 빠르고 얕게 젖을 빨고, 삼키기보다 빨기가 더욱 잦은 것이 특징이다.

　다) 삼키기는 아주 드물게 나타나며, 이것은 주로 자신이 삼키는 침이나 고인 젖을 삼키기 위한 것이다.

　라) NNS에서 빨기와 삼키기의 비율은 대체로 빨기 6~8회, 삼키기 1회의 비율로 나타난다.

다. 삼키기 반사(Wolf et al., 1992)

　1) 태아 초기(임신 12~14주)에 발달한다.

　2) 혀 뒤쪽으로 많은 양의 액체가 흘러가면 유발된다.

3) 혀의 화학적 수용체에 의해서도 반사가 유발된다.

4) 혀와 구개의 이상이 있는 경우는 젖을 삼키는 기능에 문제가 있을 수 있고, 이 문제 때문에 흡인(aspiration)이 생겨 위험할 수 있다.

5) 젖을 삼키는 기능에 이상이 있으면 아기의 체중이 잘 늘지 않고 아기가 수유 혐오 반응을 보일 수 있다.

6) 역류(reflux)는 삼키기 장애로 분류한다.

　　가) 대부분의 아기가 어느 정도의 역류를 경험하긴 하지만 역류가 심한 경우에는 아기에게 심각한 문제를 초래할 수 있다.

　　나) 아기가 먹는 것과 통증을 연관시키기 시작하기 때문에 수유 혐오(feeding aversion)가 생길 수 있다.

　　다) 역류가 심한 아기는 스스로 섭취량을 제한할 수도 있는데, 이처럼 섭취량을 제한하면 성장 부진으로 진단을 받게 될 수 있다.

　　라) 올라오는 액체를 흡인하는 것 때문에 기도와 비강에 염증이 유발되어 호흡기 질환이 발생할 수도 있다.

라. 구역 반사(Morris, 1977)

1) 구역 반사(gag reflex)의 기능은 커다란 물체가 기도로 넘어가지 않게 해서 기도를 보호하는 것이다.

　　가) 구역질은 일반적으로 혀 뒤쪽에 압력에 가할 때 유발되지만 어린 아기의 경우는 입 안쪽에서 좀 더 얕은 곳을 자극해도 일어날 수 있다(Wolf et al., 1992).

2) 구역 반사가 비정상적으로 과민하게 일어날 수도 있다.

3) 엄마의 긴 유두가 지속적인 자극을 주는 경우, 혹은 이기가 침습적 시술(invasive procedures)을 받은 경우에는 수유 혐오 반응이 나타날 수 있다.

4) 아기에게 젖을 물릴 때 구역질하는지 관찰한다.

5) 구강으로 얕게 살짝 손가락을 넣었을 때 일어나는 구역 반사를 확인하기 위해, 장갑을 낀 손으로 부드럽게 손가락 검사(digital exam)를 해 본다.

　　가) 구역 반사가 쉽게 일어나는 아기의 경우 그저 단순히 아기가 미성숙해서 반사가 잘 일어난다고 볼 수도 있지만, 경우에 따라서는 작업치료를 통해 입 안으로 물체를 받아들이는 능력을 향상시켜줘야 하는 아기들도 있으므로 이 점에 유의해야 한다.

마. 기침 반사(Wolf et al., 1992)

1) 기도 안으로 액체가 흡인되는 것을 방지한다.

2) 조산아의 경우 기침 반사가 미숙하게 나타날 수 있고, 심지어는 만삭 신생아 중에서도 일부는 기침 반사가 미숙하게 나타날 수 있다.

3) 아기가 무호흡(apnea; 호흡정지(breath-holding)) 상태로 있다가 뒤늦게 기침을 하면서 액체를 삼키려고 하는 경우가 있는데, 이와 같은 반응은 기도에 액체가 들어왔을 때 나타나는 미숙한 반응(immature response)이다.

4) 무증상 흡인(silent aspiration)은 무호흡 상태로 있다가 아무런 기침의 징후도 없이 액체

를 흡인하는 것으로, 미숙아에게서 볼 수 있다(Law-Morstatt et al., 2003).

　　5) 수유 중에 하는 기침은 일반적으로 내려가는 액체를 흡인했을 때 나타나는 반응이다.

　　6) 수유와 수유 사이에 하는 기침은 올라온 액체(역류)를 흡인했을 때 나타나는 반응이다.

4. 빨기-삼키기-숨쉬기 세 가지(SSB; Suck-Swallow-Breathe Triad)의 조화

　가. 수유 평가 시 SSB 세 가지 측면을 모두 함께 고려해야 한다(Glass et al., 1994).

　나. 빨기, 삼키기, 숨쉬기는 기능적, 해부학적으로 밀접하게 관련되어 있다(대뇌 신경과 구조의 중복된 기능).

　다. 면역력이 약화된 아기(compromised infants)의 수유를 관찰할 때는 반드시 수유의 전 과정을 관찰하면서 피로, 리듬감 상실, 호흡곤란(respiratory distress) 징후, 피부색 변화 등에 대해 확인해야 한다(Alper et al., 1996; Wolf et al., 1992).

　라. 젖 빨기가 리드미컬하지 않고 SSB의 조화가 부족한 현상은 생후 처음 며칠간은 만삭아에게도 흔히 나타나는 현상이다(Bamford et al., 1992).

　　1) 다음 사항을 수유 중에 관찰한다.

　　　가) 천명(stridor): 기도가 좁아지거나 폐색되어서 숨을 들이쉴 때 귀에 거슬리게 들리는 호흡 잡음(respiratory noise)으로, 후두연화증(laryngomalacia)이 있을 때는 흡기 시 천명이 생기고 기관연화증(tracheomalacia)이 있을 때는 호기 시 천명이 생긴다.

　　　나) 천음(wheezing): 염증 혹은 수유 중 무증상 미세 흡인(silent microaspiration)에 의해 발생한 반응성 기도 질환 때문에 기도협착(airway constriction)이 생겨서 숨을 내쉴 때 나는 새된 소리를 말한다.

　　　다) 수유 중 무호흡(apnea): 아기가 젖을 삼키려고 시도하는 동안 간헐적으로 호흡정지가 일어나는 것을 말한다(Law-Morstatt et al., 2003).

　　　라) 수유 중 피로(fatigue): 아기가 원하는 대로 젖을 먹을 수 없거나 스트레스를 받아 수유 중에 너무 일찍 잠들어버리는 것을 말한다.

　　　마) 섭취량 부족(poor intake): 젖 먹는 것이 아직 안정되지 않은 상태의 아기들의 섭취량을 평가할 때는 신뢰도가 높은 정밀한 저울로 체중을 측정하는 것이 아주 중요하다(Sachs et al., 2002; Scanlon et al., 2002).

　　　바) 성장 부족(poor growth): 신생아의 체중 손실이 8%를 초과하면서 출생 시 체중을 빨리 회복하지 못한다면, 아기를 위한 차선의 수유 행태를 찾아야 한다. 이때는 신속하고 주의 깊은 수유 평가가 필요하다(Dewey et al., 2003).

　　　사) 수유 혐오(feeding aversion): 흡인, 호흡 곤란(respiratory compromise), 질식(choking), 역류, 혹은 감각에 기초한 문제 때문에 발생할 수 있다(Palmer et al., 1993).

5. 아기의 구강 구조와 엄마의 유방·유두 구조의 '적합성'

　엄마의 유방 변형은 모유수유에 영향을 미칠 가능성이 있다. 그러므로 엄마가 편평 유두, 함몰 유두, 큰 유방, 큰 유두를 갖고 있을 때에는 아기의 성장을 세심하게 추적 관찰해야 한다(Gunther, 1955; Neifert, 1999; Vazirinejad et al., 2009; Wilson-Clay et al., 2005).

가. 모유수유 하는 엄마와 아기는 한 쌍을 이룬다.

나. 사정할 때 양쪽 모두 평가한다.

다. 엄마 유두의 직경, 단단한 정도, 길이, 탄성 및 모양이 아기의 입과 잘 맞는 경우도 있지만, 잘 맞지 않는 경우도 있다(Chapter 14 모유수유와 관련된 해부학 참조).

    1) 어떤 유방·유두 형태는 어떤 구강 기형(oral anomalies)을 가진 아기에게는 더 편할 수도 있고 덜 편할 수도 있다.

        가) 부드럽고 탄력 있는 유방을 가진 엄마라면, 본인의 유방으로 구순열의 틈을 막아줄 수 있다.

        나) 유방조직이 팽팽할 때는 위와 같은 방법으로 아기의 수유를 도와줄 수는 없다.

Chapter 27

모유수유 장려와 평가를 위한 지침
Guidelines for Facilitating and Assessing Breastfeeding

Marie Davis, RN, IBCLC

학습목표

- 자궁 내 생활에서 자궁 외 생활로의 전환기에 있는 아기를 도울 때 고려해야 할 두 가지 요소에 대해 알아본다.
- 분만 직후 엄마와 신생아의 첫 번째 접촉(first contact)을 일찍 하는 것이 엄마와 아기에게 생리적·심리적으로 이로운데, 여기에 해당하는 예를 최소 두 가지 제시한다.
- 엄마와 아기에게 반드시 필요한 첫 번째 젖 물리기(first attachment)를 방해하는 일상적인 병원 내 처치 (routine hospital procedures)로 어떤 것이 있는지 최소 두 가지 알아본다.
- 엄마와 신생아 사이의 피부 대 피부 접촉(skin-to-skin contact)의 근거를 밝힌다.
- 엄마 주도의 젖 물리기(mother-led attachment)와 아기 주도의 젖 물리기(infant-led attachment)에 적합한 수유 자세의 핵심 요소가 무엇인지 알아본다.
- 적절한 젖 물리기(latch-on)의 구성 요소를 기술한다.
- 젖 이동(milk transfer)과 젖 삼킴의 징후를 열거한다.
- 젖 섭취량의 평가 기준 세 가지를 기술한다.
- 모유수유 평가 내용을 상세한 기록으로 남긴다.

서 론

모유수유의 확립(establishment of lactation ; 모유수유의 기반)은 먼저 태반 배출로부터 시작된다. 엄마의 모유수유 경험은 '분만 후 최초 몇 시간 내에 일어나는 일에 의해 크게 영향을 받을' 수 있다(Newman et al., 2000a, p.43). 분만 직후 엄마와 아기의 자연스러운 상호작용을 방해하는 분만 중 간섭행위(개입)는 장기적으로 모유수유의 성공에 나쁜 영향을 줄 수 있으므로 분만 중에 개입을 하지 않아야 한다. 분만 후 엄마와 아기가 첫 번째 수유를 위해 접촉을 하고 있을 때 수유 상담가가 그 자리에 없을 수도 있다. 그러나 수유 상담가는 아기의 부모와 의료기관을 대상으로 한 교육을 통해, 성공적인 모유수유를 위해서 분만 후 첫 단계가 얼마나 중요한지, 그리고 모유수유를 어떻게 안전하고 효과적으로 할 수 있는지에 대해 알려줄 수 있다.

수유 상담가가 성공적인 모유수유를 원하는 엄마들을 돕기 위한 계획을 세울 때는 과학적, 사회·

문화적, 심리적 훈련에 기초하여 수유 계획을 작성해야 한다. 수유 상담가는 엄마와 아기의 전반적인 생리적, 심리적 건강 상태 및 수유 자세, 젖 물리기(latch-on), 젖 이동 등에 대해 종합적인 평가를 할 수 있어야 한다(ILCA: International Lactation Consultant Association, 2005b). 모유수유를 하는 엄마와 아기의 지속적인 관리를 위한 권고안은 근거중심의 임상·진료 및 문화적, 심리사회적, 영양학적인 면을 통합하여 만든다. 수유 상담가는 의뢰인과 협조 및 지원 관계를 유지하면서, 가족중심관리(family-centered care)를 원칙으로 삼는다. 수유 상담가는 수유에 대해 평가한 내용과 관리 계획을 다른 의료인에게 전달할 수 있도록 평가와 권고사항에 대해 의무기록에 상세히 기록해야 한다(IBLCE: International Board of Lactation Consultant Examiners, 2010).

1. 주산기의 모유수유 장려 방안

　가. 입원 전에 분만을 도와줄 사람을 구하고 출산과 수유 계획(Coates & Riordan, 2010)을 작성하라고 부모에게 권유한다.

　　1) 분만 중에 엄마를 계속 지원했을 때 출산, 아기와의 유대 관계, 모유수유의 성공에 긍정적인 효과가 나타난다(Hodnett et al., 2011; Kennell et al., 1991; Langer et al., 1998; Morhason-Bello et al., 2009; Perez, 1998).

　　　가) 둘라(doula)[1]의 지원과 가족 구성원 중 여성의 지원이 함께 있을 때 가장 효과적이고 긍정적인 출산 경험을 갖는 것으로 보인다(Rosen, 2004).

　　　나) 둘라의 지원은 분만 시 강력한 영향력을 가진다(Berg et al., 2006).

　　　　(1) 의료비가 감소한다 : 피토신(Pitocin; 옥시토신 주사), 경막외마취(epidural anesthesia), 제왕절개술(cesarean sections) 등 의료 개입(medical intervention)의 필요성이 감소한다(Grodon et al., 1999; Klaus et al., 1991)

　　　　(2) 분만 시간 단축 (초산부의 경우 평균적으로 6시간보다 약간 적게 걸림)

　　　　(3) 산후 둘라(postpartum doula)는 모유수유를 도와준다(Bonaro et al., 2004; Kroeger et al., 2004).

　나. 분만 중 개입을 제한한다.

　　1) 인공적인 양막 파열(rupture of membranes)

　　2) 유도분만(induction)과 분만촉진제(augmentation; 피토신·프로스타글란딘)

　　3) 분만 시와 산후의 일상적인 수액 공급(fluid loading)

　　　가) 과도하게 많은 정맥 내(IV; intravenous) 수액: 많은 양의 IV 수액(특히 피토신을 추가한 경우) 때문에 엄마에게는 수액 정체와 유륜 부종이 나타날 위험이 커지고, 아기에게는 출생 시 체중이 급격히 증가할 위험이 커진다.

---

[1] 임산부에게 조언을 해 주는 출산경험이 있는 여자 – 역자 주

나) 수액 중 필요 이상의 양은 소변으로 배출되는데, 비정상적인 체중 손실로 잘못 해석될 수도 있다(Chantry, Nommsen-Rivers, Peerson, Cohen, & Dewey, 2010; Cotterman, 2004; Merry et al., 2000; Walker, 2009).

4) 진통제(analgesics): 분만 중 약물 치료를 받았던 엄마는 모유수유를 확립하지 못한 상태에서 퇴원하게 될 가능성이 더욱 높아진다.

가) 약물 치료는 초기 젖 빨기(early suckling)의 효율을 감소시키고, 아기의 각성상태 및 운동(motor) 능력을 떨어뜨릴 수 있다. 그리고 약물 치료는 젖 찾기, 젖 물리기, 젖 빨기처럼 엄마의 유방을 자극하는 중요한 신생아 행동을 방해하거나 지연시킬 수 있다(Jordan et al., 2009; Lieberman et al., 2000; Perlman, 1999; Petrova et al., 2001; Phillip et al., 1999; Ransjo-Arvidson et al., 2001; Walker, 1997).

나) 마취제(narcotics), 바비튜레이트(barbiturates)는 아기에게 진정 작용을 유발할 수 있다.

다) 경막외마취(epidural analgesia): 경막외마취는 엄마에게 분만 중 발열 위험을 증가시켜 결과적으로 엄마와 아기의 분리, 아기의 패혈증 정밀검사(septic workup), 항생제 사용으로 이어지게 만든다(Dashe et al., 1999; Gross et al., 2002; Leighton et al., 2002; Lieberman et al., 1997; Lieberman et al., 2002; Negishi et al., 2001; Torvaldsen et al., 2006).

(1) 경막외마취 때문에 엄마에게 발열이 생긴 경우, 아기의 경련(seizure) 발생 위험이 증가한다(Lieberman, Eichenwald, Mathur, et al., 2000).

(2) 경막외마취를 한 엄마는 입원 기간 중 아기와 함께 보내는 시간이 적다(Sepkoski et al., 2005).

5) 일상적으로 행해지는 회음절개술(episiotomy) 때문에 10일 또는 이보다 오랫동안 엄마가 편안한 수유 자세를 취하기 힘들 수 있다(Stainton et al., 1999).

6) 기계보조분만(instrument-assisted delivery)을 줄이기 위해 엄마가 분만 중 더 자연스러운 분만 자세를 취할 수 있게 도와준다.

가) 흡입분만(vacuum extraction)과 겸자(forceps) 사용은 두개내출혈(intracranial hemorrhage)과 경막하혈종(subdural hematoma)처럼 매우 심각하고 때로는 치명적일 수 있는 질환의 위험을 증가시킨다(FDA; Food and Drug Administration, 1998; Towner et al., 1999).

나) 흡입분만으로 태어난 아기는 빨기 반사(suckling reflexes)가 손상되어 성공적인 모유수유의 시작이 늦어질 수 있다(Hall et al., 2002; Vestermark et al., 1991).

다) 두부 압박 때문에 아기들은 출산 후 처음 며칠간 두통이 약간 있을 수 있는데, 기계보조분만으로 태어난 아기에게는 특히 두통이 극심하게 나타날 수 있다.

다. 엄마와 아기의 첫 번째 접촉(first contact)을 방해하는 산후 처치는 되도록 늦추거나 최소화하거나 혹은 아예 하지 않는 것이 좋다. 산후 처치가 신생아에게 주는 스트레스로 인해 감각 과부하(sensory overload)가 나타날 수 있으며, 신경계 재편성을 위한 일시적인 셧다운(shut down) 현상도 나타날 수 있다(Bystrova et al., 2007; Karl, 2004).

1) 흡인을 최소화한다.

 가) 구형 고무 주사기로 입과 콧구멍의 점액을 제거하면 상처나 코의 부종, 코 막힘을 유발해 젖 물기(latch-on)와 호흡을 힘들게 할 수 있다.

 나) 위(胃) 내용물을 습관적으로 흡인하는 행위는 건강한 만삭 신생아에게도 해로울 수 있다(Kiremitci et al., 2011).

  (1) 인두 중앙부(oropharynx)에 상처를 낼 수 있다.

  (2) 구역질, 구토를 유발할 수 있다.

  (3) 혈압 증가, 심장 박동 변화, 전해질 불균형과 같은 생리적인 변화를 유발할 수 있다.

 다) 수유 전 행동(pre-feeding behavior) 혹은 수유 신호를 방해한다(Widstrom et al., 1987).

 라) 인두 중앙부의 통증과 상처가 며칠간 아기의 젖 물기 욕구에 악영향을 줄 수 있다. 아기가 구강 방어(oral defensiveness)를 나타낼 수도 있다(AAP; American Academy of Pediatrics, 2005).

 마) 태변 흡인(meconium aspiration)의 가능성 때문에 성대 아래쪽 기관과 기관지의 삽관(intubation), 노출(visualization), 심층 흡인(deep suctioning)을 해야 할 때, 흡인은 가능한 한 부드럽게 해야 한다.

2) 양수 냄새의 소실과 체온 손실 및 이에 따른 저혈당증을 예방하기 위해서, 아기 목욕은 적어도 첫 번째 유대 형성기 이후로 늦춰야 한다.

 가) 태지(vernix)는 피부를 매끄럽게 하고 보호하므로 피부에 스며들게 놔두어야 한다.

 나) 아기는 입으로, 촉각으로, 후각으로 엄마를 인지한다(Marlier et al., 1997).

 다) 냄새(odors)는 아기의 초기 행동 조정에 중요한 역할을 한다(Varendi et al., 1998).

  (1) 아기는 자궁 내의 양수(amniotic fluid) 냄새에 익숙해졌기 때문에, 어떤 대상의 표면에 양수가 묻어 있을 때 그 대상을 선호하는 모습을 보여준다(Schaal et al., 2004; Varendi et al., 2001).

  (2) 양수에 대한 선호는 출산 후 4~5일 내에 엄마 젖 냄새에 대한 선호로 바뀐다.

 라) 아기의 손과 팔뚝을 제외한 부분의 물기를 없애준다. 손과 팔뚝에 있는 양수를 그대로 두는 이유는, 아기를 엄마의 가슴 위에 올렸을 때 엄마 유방에 양수가 묻어서 젖 물리기에 도움을 줄 수 있기 때문이다(Mennella et al., 2001).

 마) 현재 일부 병원에서는 신생아 목욕을 최소 24시간 혹은 퇴원 후로 늦추고 있다(BFHI listserv communication, 2011).

 바) 즉시 신생아 목욕을 시켜야 하는 의학적 적응증으로는 모체의 인체면역결핍바이러스(HIV; human immunodeficiency virus) 감염과 B형 혹은 C형 간염이 있다.

3) 눈 처치는 안검경련(blepharospasm; 아기가 눈을 뜨지 못하게 할 수 있음)을 유발할 수 있으므로 늦추도록 해야 한다. 그리고 엄마들은 출산 후 즉시 자신의 아기와 눈맞춤(eye-to-eye contact)을 하려는 정서적 욕구가 크다.

4) 비타민 K 주사(vitamin K injection)는 첫 접촉 이후로 늦춰야 한다.

5) 포피 절제(circumcision)와 같은 고통스런 처치는 아기가 며칠 동안 수유를 잘할 때까지 미뤄야 한다.

라. 출산 후 엄마와 아기가 함께 있게 한다. 출산 후 엄마와 아기가 떨어져 있으면 모유수유가 어려워지고, 엄마와 아기 사이의 유대(bonding)가 생기기 힘들어진다.

1) "건강한 만삭 신생아가 있어야 할 곳은 바로 엄마와 밀착 접촉이 가능한 엄마의 품이다"(Christensson et al., 1995).

가) 출산 직후와 산후 최초의 몇 시간 동안은 엄마와 아기가 피부 대 피부 접촉(skin-to-skin(STS) contact; 캥거루 케어)을 하게 한다(Anderson et al., 2003).

나) 피부 대 피부 접촉은 재태 기간 34~36주의 조산아가 분만 관련 피로(birth-related fatigue)에서 회복 중일 때 돕기 위한 목적으로도 시행하곤 한다(Lawn et al., 2010; Ludington-Hoe et al., 1999).

다) 피부 대 피부 접촉은 아기가 복사 온열기(radiant warmer)나 인큐베이터에 있을 때보다 체온, 호흡, 심장 박동을 더 빨리 조절할 수 있게 도와준다(Chiu et al, 2005; Walters et al., 2007).

라) 제왕절개 분만이나 엄마의 건강 상태 때문에 엄마가 피부 접촉을 할 수 없는 경우라면, 아빠가 피부 대 피부 접촉을 해야 한다(Christensson, 1996).

2) 아기들은 엄마와의 분리에 반대하도록 유전적으로 암호화되어 있는 것 같다. 엄마와 떨어진 아기는 흥분해서 울면서 '분리 고통 신호(separation distress calls)'를 보이다가 엄마를 다시 만나면 울음을 그친다(Christensson et al., 1995; Michelsson et al., 1996).

마. 출산 직후

1) 첫 번째 접촉은 출산 후 가능한 한 빨리, 1시간 이내에 이루어져야 한다(AAP, 2005; WHO & UNICEF, 2009).

2) 엄마와 아기는 언제라도 수유를 할 준비가 되어 있는 상태이다(Riordan, 2010).

3) 조용한 각성 상태가 출산 후 2시간까지 지속될 수 있다. 이때가 지나면 아기는 졸려하며 24시간 동안 젖을 먹지 않으려고 할 수도 있다(Riordan, 2010).

4) 본인이 기대했던 것처럼 아기가 열심히 젖을 먹지 않는다고 걱정을 하는 엄마가 있다면 엄마를 안심시켜주도록 한다.

5) 수유 상담가, 간호사, 의료인은 조용한 관찰자 역할을 수행한다.

바. 아기의 부모와 의료인에게 아기가 스스로 젖 물기(self-attachment) 반사를 나타내는 것을 인지하고 도와주게 한다.

1) 건강한 아기에게 배고픔을 표현하고 적절한 반사를 나타내며 엄마 유륜에 가까이 다가가 스스로 젖 물기를 할 수 있게 한다(Lawrence et al., 2011).

2) 분만 후 1시간 이내에 모유수유를 시작하는 엄마들의 경우, 이보다 늦게 아기와 접촉을 한 엄마들에 비해 수유를 더 오래 지속한다(Mikiel-Kostyra et al., 2002; Nakao et al., 2008).

3) 인위적 의료 개입이 없이 자연분만(unmedicated births)으로 태어난 아기들 대부분이 50분 이내에 스스로 엄마 젖을 찾아서 물고 제대로 젖을 빤다(Righard et al., 1990).

　가) 아무런 방해 없이 아기를 엄마와 함께 있게 하면 아기는 수유에 대한 학습 경험이 없음에도 불구하고 젖을 찾아 무는 행동 양식을 보여주는데, 이런 과정은 선천적인 것이다(Righard et al., 1990).

　나) 아기가 스스로 엄마 젖을 찾아 젖 물기를 할 때, 유두만이 아닌 유륜 전체를 제대로 문다(Righard et al., 1990).

4) 출산 직후 시작된 아기의 일련의 행동은 아기가 유두를 단단히 붙잡고 빨다가 잠드는 것으로 끝나게 되는데, 이러한 아기의 모습을 잘 관찰한다.

　가) 출산 직후의 울음이 멎으면 아기는 움직임 없이 평온한 상태를 잠깐 거친 후 더욱 각성이 된다. 아기는 다음과 같은 행동 패턴을 보여준다.

　　(1) 각성기(awakening phase)

　　(2) 팔다리를 움직이며 젖을 찾아 움직이고, 엄마의 얼굴을 보는 활동기(active phase)

　　(3) 젖을 찾는 소리를 내면서 움직이는 포복기(crawling phase)

　　(4) 유륜을 핥는 행동이 나타나는 친숙기(familiarization phase)

　　(5) 흡유기(suckling phase)

　　(6) 수면기(sleeping phase)

　나) 감각기관의 기능 저하(depressed sensory system) 때문에 출생 시 타고나는 모유수유 반사가 다소 약하게 나타날 수도 있다.

　다) 엄마와 아기가 피부 대 피부 접촉을 한 평온한 상태에서 아기가 아홉 가지 행동 단계(behavioral phases)－울음(cry), 평온(relaxation), 각성(awakening), 활동(activity), 포복(crawling), 휴식(resting), 친숙화(familiarization), 흡유(suckling), 수면(sleeping)－를 거칠 수 있어야만 아기가 최적의 자기 조절(self-regulation) 능력을 빨리 갖게 되고 엄마 품에서 수유를 성공적으로 하게 된다는 가설이 있다(Widström et al., 2011).

　라) 아기가 각성 상태일 때는 젖 찾기 반사(rooting reflex) 전후에 핥는 동작(licking movements)을 보여준다.

　마) 이처럼 아기가 젖을 찾고 있을 때, 혀는 구강저에 위치하고 있다.

　바) "입과 입술을 움직이며 입맛을 다시기 시작하고, 아기는 침을 흘리기 시작한다. 그리고 나서 아기는 차츰 앞쪽으로 천천히 움직이다가, 머리를 좌우로 돌리기 시작하고, 유두 가까이 가면 입을 크게 벌린다. 몇 번의 시도 끝에, 아기의 입술이 유두가 아닌 유륜 부위를 물게 된다"(Kennell et al., 1998, p.6).

5) 엄마와 아기를 분리하면, 아기는 젖 빨기를 처음 시도할 때 어려움을 겪는다(AAP, 2005).

6) 초기 수유 반사(early suckling reflex)가 주는 만족감을 느끼는 시기가 늦어지게 된 아기는 장차 젖 빨기를 더욱 어려워할 수 있다(Riordan, 2010).

7) 인간의 각인(imprinting): "위안을 위한 빨기(comfort sucking)와 유두 선호(nipple preference) 형성은 엄마 유두의 각인을 위해 유전적으로 결정되는 행동이다"(Lawrence et al., 2011, pp.223-224; Mohrbacher et al., 2003, p.83).

8) 아기 스스로 젖 물기를 하는 반사 행동(self-attachment reflexes)은 신생아기 이후까지 지속되는 것으로 보인다(Colson, 2005a, 2005b; Colson et al., 2008).

사. 첫 번째 접촉의 생리적인 효과

1) 여자에게 있어 분만 후 최초의 몇 시간은 엄마와 아기와의 긴밀한 유대를 위한 민감기(sensitive period)이다(Lawrence et al., 2011).

2) 엄마와 아기 사이의 피부 접촉은 상호 연관되고 상호 의존적인 수많은 생체활성을 유발한다(Hamosh, 2001).

가) 엄마에게서 분비되는 호르몬인 프로게스테론, 옥시토신, 프로락틴은 양육 행위(mothering behaviors)와 관련이 있는 것으로 여겨진다(**표 27-1** 참조).

나) 인슐린, 콜레시스토키닌, 소마토스타틴, 가스트린과 같은 위장관 호르몬(gastrointestinal(GI) hormones)의 분비를 촉진한다.

다) 이외에도 엄마와 아기의 장 호르몬에 변화를 주는 호르몬이 분비되어 대사를 조절한다(Kennell et al., 1998).

라) 엄마와의 첫 번째 피부 접촉을 통해 아기는 낯선 비멸균 환경(nonsterile environment)에 적응할 수 있게 된다.

(1) 엄마의 상재균(maternal body flora)이 아기의 피부, 호흡기, 위장관에 군체를 형성하는데, 주로 비병원성 미생물이나 분비면역 글로불린 A(sIgA; secretory immunoglobulin A)와 같은 면역학적 인자가 이에 해당된다.

(2) 간호사나 의사 혹은 다른 사람이 아닌 엄마가 자신의 아기를 처음으로 안아야만 엄마의 정상 상재균(normal body flora)이 아기 몸에 군체를 형성할 수 있다(Lauwers et al., 2010).

마) 초유(colostrum)를 삼키면 소화관의 연동운동이 유발된다.

(1) 빌리루빈을 함유한 태변의 조기 배출을 도와 신생아 황달을 감소시킨다.

(2) 태변은 초유를 통해 들어온 비피더스 유산균(lactobacillus bifidus)을 위한 최초의 배지이다.

표 27-1 호르몬

호르몬	엄마	신생아
프로락틴	흔히 '모유 생성 호르몬(the milk-making hormone)'으로 불린다. '모성 호르몬(mothering hormone)', '사랑의 호르몬(hormone of love)' 분비량은 유두 자극량에 비례하며, 유두를 자극하면 바로 분비된다. 산후 출혈을 다스리기 위해 사용하는 맥각 제제(ergot preparations)가 프로락틴 분비를 억제할 수 있다.	젖에 존재하는 프로락틴은 아기를 달래고 평온하게 할 수 있다. 프로락틴은 생물학적 효능이 강하며 아기가 흡수한다. 신생아의 경우 프로락틴은 나트륨, 칼륨, 칼슘뿐만 아니라 장액(intestinal fluid)과 전해질 흡수에 영향을 미친다(Lawrence and Lawrence, 2005; Riordan, 2005).
옥시토신 아기가 젖 빨기를 쉽게 할 수 있게 도와서 옥시토신이 가장 많이 분비될 때 엄마와 아기 사이의 상호작용을 최적화하는 것이 좋다(Kennell and Klaus, 1998, p.8; Lawrence and Lawrence, 2005, p.249).	자궁 수축을 유도하고, 태반을 배출하고, 과도한 출혈을 방지한다. '포옹 호르몬(cuddle hormone)'으로 알려져 있으며(Lauwers and Swisher, 2005), 엄마의 유대(maternal bonding)와 연관되어 있다. 모성행동(maternal behavior) 형성을 돕는다. 옥시토신은 유방에 있는 근상피성 세포를 표적으로 할 뿐만 아니라, 뇌 안의 폐쇄계(closed system)에 전달되어서 사회적 선호(social preferences)와 친밀행위(affiliative behavior)를 담당하는 영역에 영향을 준다. 경막외 차단(epidural block)을 하였을 때 옥시토신 결핍이 있었다고 보고되었다. 아편제(opiates)는 아기의 젖 빨기에 의해 유도되는 옥시토신의 분비를 억제할 수 있다(Lindow et al., 1999). 엄마로 하여금 느긋함, 안정감, 평온함을 느끼게 한다. 피부 온도가 증가한다(홍조(flushing)). 갈증이 증가한다.	엄마 젖에 함유된 옥시토신은 아기의 위에서 파괴된다. 신생아의 혈장에서 발견되는 옥시토신은 아기가 생성한 것이다. 옥시토신이 신생아의 장이나 다른 기관에 생리적인 영향을 미치는지에 대해서는 밝혀져 있지 않다(Lawrence and Lawrence, 2005).
기타 호르몬 미주 신경의 신호에 의해 분비되는 호르몬이 엄마와 아기의 장 호르몬(gut hormones)을 변화시켜 대사를 조정한다(Kennell and Klaus, 1998).	엄마의 통증에 반응해 수치가 높아진 엔도르핀이 모유를 통해 아기에게 전달된다.	엔도르핀은 아기가 느긋하고 평온해질 수 있도록 도와서 새로운 환경에 쉽게 적응할 수 있게 한다. 분만 스트레스(birth stress) 극복에 도움을 줄 수 있다. 코르티솔: 아기의 췌장 성장을 도와주고 위장관으로의 체액 및 염분의 수송을 조절한다. 카테콜아민은 아기를 각성(alert) 상태로 만들어준다.

3) 엄마와 아기의 조기 접촉(early mother-infant contact)의 정서적 효과는 아주 크다 (Newman et al., 2005a, p.44).

　가) 엄마: 양육에 대한 자신감이 고양된다.

　나) 아기: 평온해지고, 긴장이 풀리고, 울음을 그친다.

4) 약물 치료를 많이 받고 있거나 매우 졸린 상태에 있는 엄마 혹은 그 밖의 다른 사람에게 만 맡겨둔 채로 아기를 침대에 홀로 내버려두지 말아야 한다.

　가) 아기를 가벼운 담요로 덮어서 엄마의 가슴 위에서 피부 대 피부 접촉을 하고 있게 해 야 한다.

　나) 엄마가 졸고 있거나 잠들어 있다면 엄마 옆의 침대나 소파, 의자에 아기를 두지 말아 야 한다.

　다) 아기의 안전 여부를 방심하지 않고 지켜볼 수 있는 주의 깊은 보조자를 선정한다.

아. 이후의 주산기 수유(Henderson et al., 2001)

1) 엄마에게 신체적·정서적(심리적)인 편안함을 제공한다.

　가) 다음과 같은 환경을 만들어준다.

　　(1) 사생활 보호: 방문객과 가족이 함께 있을 때 엄마가 편안해하는지 평가한다. 불편 감을 표현한다면, 방문객과 가족에게 자리를 비켜주고 수유 후에 돌아오도록 요 청한다.

　　(2) 집중을 방해할 만한 것들을 없애서 조용한 환경을 만들어 준다(예를 들어 실내 온도를 조절하고 전화와 텔레비전을 꺼놓는다).

　나) 만약 필요하다면 수유 전에 진통제를 투여한다.

　다) 엄마는 손을 씻어야 한다.

　라) 유두와 유륜을 씻는 행동은 불필요하다.

자. 아기가 젖 물기를 거부하거나 할 수 없는 경우의 주의사항

1) 아기가 젖 물기를 제대로 할 수 없을 때 모유 생성을 유지하고 보호한다(조산아 부분도 참조).

　가) 일부 아기는 출산 후 젖을 먹고 싶어 하지 않거나 젖 빨기가 서툴다.

　나) 분만 중 약물 투여, 분만 외상, 강한 흡인(vigorous suctioning) 또는 얼굴·목·입의 기형

　다) 진통과 출산 때문에 힘들었던 아기는 최초 24시간 사이에 건강을 회복해야 한다.

　라) 대부분의 경우 시간이 흐르면서 문제가 고쳐진다.

2) 건강한 정상 신생아가 최초 24시간이 지난 후에도 젖 물기를 못하거나 효과적으로 젖을 먹지 못할 때는, 젖 공급을 확립하기 위해 유방을 자극하고 젖을 비워 주는 것이 대단히 중요하다.

　　*유의사항 : 조산아 엄마는 만약 체력적으로 가능하다면 분만 후 6시간 안에, 혹은 그보다 빨리 모유 생성을 자극해야 한다.

3) 초유를 유축하면 젖 물기를 하지 못하는 아기에게 영양 공급을 할 수 있고, 모유 생성을

증가시킬 수 있다.

　　가) 초유를 일찍 짜낼수록 모유수유에 성공할 가능성이 높다(Neville et al., 2001).

　　나) 잦은 자극은 모유량을 증가시키고(DeCarvalho et al., 1983), 젖 물기를 더 오래 지연시킬 수 있는 유방 울혈을 방지한다.

4) 유즙 생성 1기에는 손으로 젖 짜기(manual expression)를 추천한다(Morton et al., 2009).

　　가) 초유는 진하고 양이 적어서 쉽게 짜지지 않는다.

　　나) 따뜻하게 하고 마사지를 하고 중력을 이용해 초유가 잘 흘러나오게 도와준다.

5) 초유를 모으기 위해 적절한 크기의 용기를 사용한다.

　　가) 엄마가 처음에는 단지 몇 방울만 짤 수도 있다.

　　나) 초유가 용기나 유축기에 달라붙어서 초유를 얻기 힘들 수도 있다(Yerge-Cole, 2010).

6) 엄마에게 모유의 적절한 보관 방법과 표시 방법을 가르쳐 준다.

7) 유축한 초유나 모유는 가능하다면 대안적 방법을 이용해 전부 아기에게 먹여야 한다 (ABM Protocol 3; Acadamy of Breastfeeding Medicine Protocol Committee, 2009).

8) 일단 모유량이 증가하면, 유축기의 흡인, 유방 압박, 손으로 젖 짜기('유축하고 손으로 젖 짜기(hands-on-pumping)'로 불림)를 조합하는 것이 젖 공급 유지에 효과적인 것으로 밝혀졌다(Morton et al., 2009).

9) 만약 건강한 신생아가 24시간이 지난 후에도 젖 물기를 못하거나 효과적으로 먹지 못한다면, 엄마에게 이런 상황을 해결하기 위한 방법을 가르쳐준다(ABM Protocol 3; Academy of Breastfeeding Medicine Protocol Committee, 2009; American Academy of Pediatrics Section on Breastfeeding, 2009).

　　가) 아기가 스스로 젖을 찾아 무는 반사가 가능하도록 피부 대 피부 접촉을 장려한다.

　　나) 아기의 부모에게 수유 신호(feeding cues)를 자세히 관찰하라고 가르쳐준다.

　　다) 조용한 각성 상태일 때 수유를 시도해보는데, 언제든 아기가 흥미를 보일 때 또는 적어도 3~4시간마다 시도해본다.

　　라) 수유 직전에는 젖 물기 반사(attachment reflexes)를 방해할 만한 행동을 하지 않는다(예를 들어 기저귀 갈기, 목욕, 옷 갈아입히기).

　　마) 수유 시도 시에 엄마에게 유방을 마사지하고 본인의 유두나 아기의 입에 초유를 손으로 짜내라고 권한다.

　　바) 인내, 실천, 끈기가 필요하다고 격려한다.

10) 만약 아기가 계속 젖을 불충분하게 먹고 있다면, 모유 유축을 위한 일상의 과정 (routine)을 확립한다.

　　가) 모유 유축의 빈도와 지속시간은 바로 모유 생성량과 일치한다(Hill et al., 2005).

　　나) 아기가 젖 물기와 수유를 효율적으로 할 수 있을 때까지 사용할 효과적인 유축기를

구할 수 있게 도와준다.

다) 엄마는 24시간에 최소 8번 모유를 유축해야 한다.

라) 젖 흐름이 멎을 때까지 대략 10~15분 유축하고 그 다음에 유방을 마사지하고 나머지 젖을 손으로 짠다(Morton et al., 2009).

마) 밤에 유축 시간(expression session)을 놓치지 않는 것이 중요하다고 설명해준다.

11) 임상적 상황에 따라서는 추가적인 수유 지원을 위해 엄마와 아기의 퇴원을 늦추는 게 적절할 수도 있다(Academy of Breastfeeding Medicine Protocol Committee, 2010).

12) 퇴원 후 24시간 이내에 추적조사(follow-up)를 위한 방문 일정 혹은 연락 일정을 잡아야 한다. 젖 물리기가 제대로 되지 않는 아기의 수유 상담을 위해 개입할 때 필요한 지침에 관해서는 www.go.jblearning.com/corecurriculum를 참조한다.

2. 엄마의 수유 자세와 젖 물리기 방법을 교육할 때의 주요점

가. 엄마와 아기의 적절한 수유 자세는 성공적인 모유수유가 가능하도록 도와준다(Maffei et al., 2004; Mohrbacher et al., 2005; Morton, 1992). **표 27-2**와 **그림 27-1**부터 **27-5**까지 참조.

1) 효과적인 수유 자세와 젖 물리기는 젖 이동을 용이하게 하고, 유두 외상을 최소화하며 수유 지속기간을 증가시킨다(Tully et al., 2005).

2) 수유 자세에는 수많은 대안과 변형이 존재하며 각각의 엄마-아기 한 쌍에 맞게 조정할 수 있다.

3) 엄마가 모든 수유 자세를 알 필요는 없으며, 본인이 선호하는 수유 자세를 존중해주어야 한다.

4) 아기가 젖 물기(latch-on)에 가장 좋은 상태에서 엄마가 편안한 자세를 찾는 것이 수유 자세를 잡는 주요 목적이다.

가) 효과적인 젖 물기와 젖 이동을 위해서는 아기를 유방과 같은 높이에 두는 것이 중요하다.

나) '정확한' 수유 자세가 딱 하나만 있는 게 아니다. 엄마가 자신과 아기에게 제일 잘 맞는 자세를 선택해야 한다.

다) 등을 기대고 수유하는 동물적 양육, 아기 주도의 젖 물기(infant-led attachment), 엎드린 자세(ventral positioning)는 신생아에게 젖 물기(latch-on)를 가능케 하는 반중력 반사(antigravity reflexes) 능력이 있으며, 신생아가 배로 양육되는 존재라는 사실을 나타낸다(Colson, 2005; Colson et al., 2008; Smilie, 2007).

(1) 모유수유의 시작(breastfeeding initiation)은 사람들이 이전에 생각했던 것처럼 학습에 의한 것이 아니라 엄마나 아기 모두에게 선천적인 것으로 보인다.

(2) 아기는 젖 물리기를 위해 필요한 반사 기능 프로그램을 미리 갖추고 있다.

(3) 엄마가 몸을 약간 비스듬히 기대고 있는 자세(semireclined posture)에서 신생아 반사 자극이 가장 잘 된다.

(4) 아기는 엄마의 도움이 거의 없거나 전혀 없더라도 스스로 젖을 찾아 문다(이 장에

서 앞서 나온 '마. 출산 직후' 부분 참조).

　　　　(5) 이 방법은 젖 물리기에 어려움을 겪고 있는 엄마에게 특히 유용하다.

　　라) 엄마와 아기가 편안한 자세를 찾을 때까지 엄마가 다양한 수유 자세를 시도해보도록 권장한다.

　　　　(1) 수유를 하기 위해 엄마의 자세를 잡는 것이 엄마나 아기에게 정서적 고통을 주거나 수유가 늦춰질 정도로 성가시고 복잡하게 되어서는 안 된다.

　　　　(2) 엄마들은 종종 조기 수유 중단의 이유로 '너무 많은 규칙'을 들곤 한다.

나. 엄마 주도의 젖 물리기 자세의 포인트

　1) 엄마

　　가) 엄마가 편한 자세를 취해야 한다.

　　나) 엄마의 몸과 아기가 정렬이 잘 되어 있고 아기의 몸무게가 엄마에게 피로를 유발하지 않도록 엄마의 몸을 지지해줘야 한다.

　　다) 엄마가 (유방을 아기 쪽으로 가져가기보다는) 아기를 유방 쪽으로 당긴다.

　　라) 아기의 머리 뒷부분(후두부)을 건드리면 아기가 활 모양으로 몸을 구부리면서 유방에서 멀어지기 때문에 이를 예방하기 위해 엄마의 손은 아기의 머리 아랫부분에 둔다.

　　마) 아기의 머리를 잘 받쳐줘서 목이 신전되거나 (아래턱이 가슴에 닿도록) 굴곡되지 않게 한다.

　2) 아기

　　가) 아기가 쉽게 엄마 젖을 물 수 있는 자세여야 한다.

　　나) 코와 입이 엄마의 유두, 유륜과 나란히 있어야 한다.

　　다) 몸은 수평을 유지하며 약간 구부린 상태로, 잘 받쳐줘야 한다.

　　라) 아기가 팔다리를 마음대로 휘두르지 않도록 아기의 몸 앞쪽으로 모아준다.

　　마) 아기의 얼굴이 엄마의 몸을 향하게 하며 귀와 어깨, 엉덩이가 일직선상에 있게 한다.

다. 아기 주도의 젖 물기 자세의 포인트(Colson, 2010)

　1) 엄마가 몸을 약간 비스듬히 기대는 수유 자세(semireclined position)를 취한다.

　2) 아기가 엄마의 유방 사이에 엎드려 있게 한다.

　3) 아기가 엄마 몸에서 떨어지지 않기 위해 엄마의 도움이 필요한 경우를 제외한다면, 아기는 엄마의 도움이 거의 없거나 전혀 없더라도 스스로 젖을 찾아 문다.

표 27-2 기본적인 수유 자세 검토

자세	용도	요점	단점 / 주의사항
엄마가 앉아 있는 경우			
등 대고 누워 수유하기 생물학적 양육 (그림 27-1)	아기의 자연스러운 모유수유 본능을 북돋운다. 젖 물리기를 어려워하는 엄마에게 잘 맞는 자세이다.	침대나 등받이가 뒤로 넘어가는 의자에 몸을 잘 받치고 상체를 뒤로 젖히되 완전히 눕지는 않고 편안하게 '뒤로 기댄다.' 아기는 기저귀만 채운다. 아기의 붙은 엄마의 연가슴 가까이에 있게 되고, 아기의 가슴은 엄마의 가슴과 맞닿게 된다. 아기의 몸을 엄마가 안전히 받치고 있게 된다. 아기가 스스로 젖을 찾을 수 있도록 놓아둔다.	엄마는 아기가 떨어질까 봐 걱정한다.
		젖을 먹이려는 유방과 같은 쪽 아래팔에 아기를 걸쳐 눕힌다. 아기의 머리를 엄마의 팔꿈치가 굽혀진 곳이나 엄마의 팔뚝 중간쯤 아는 곳이든 편안한 곳에 두도록 한다. 엄마는 팔 높이를 유지하면서, 아기 엉덩이를 손으로 받쳐준다. 아기의 아래쪽 팔은 엄마의 등 쪽에 두르거나 혹은 아기의 몸 옆에 두도록 한다. 아기를 유방 쪽으로 더 밀착시키기 위해 필요하다면 엄마 허리 근처에서 아기의 다리를 감싸 안아도 된다. 아기의 몸 전체가 엄마 쪽을 향해야 한다. 아기의 가슴이 천장과 마주보는 것이 아니라, 아기의 가슴과 엄마의 가슴이 마주 보아야 한다. 아기의 입이 엄마 유두와 같은 높이에 있어야 한다. 엄마 무릎 위의 아기를 받치기 위해 쓰는 베개는 아기가 미끄러져 내려가는 것을 방지하는 데 도움이 될 수 있다. 엄마의 등과 팔을 받치기 위해 필요하다면 베개를 사용한다.	아기의 머리 위치를 조절하기가 가장 힘들다. 병원 침대에 앉아 좋은 자세를 취하는 것이 힘들기 때문에, 가능하다면 의자를 사용한다. 앉아 있어야 하는데, 회음절개나 제왕절개 수술 부위, 치질이 있을 때는 앉아서 좋은 자세를 취하기 힘들다. 아기 쪽으로 유방을 기저귀려고 엄마가 등을 구부리는 경향이 있다. 엄마의 팔이나 유방, 또는 아기의 팔이 방해가 될 수 있다. 아기가 아래쪽으로 멀리 내려갈 때 유방에 압박이 가해질 수 있는데, 이렇게 되면 젖을 물린 상태가 달라지거나 아기 입 밖으로 엄마 유방이 빠져나오게 될 수 있다.
성모 마리아 자세 요람 자세 (그림 27-2)	가장 일반적인 수유 자세. 엄마가 가장 자연스럽다고 느낀다.		

표 27-2 기본적인 수유 자세 검토 (계속)

자세	용도	요점	단점 / 주의사항
엄마가 앉아 있는 경우			
옆구리에 끼고 수유하는 자세 또는 풋볼 자세 (그림 27-3)	수유 경험이 없는 엄마가 젖 물리기에 어려움을 겪을 때 대개 선호하는 자세이다. 엄마가 자신의 유두와 유륜과 아기의 입을 더 잘 볼 수 있다. 제왕절개분만 후 유용하다. 특히 유방이 큰 엄마에게 유용하다.	엄마 바로 옆에 아기를 눕히며 유방과 같은 높이로 맞춘다. 아기의 고관절이 굴곡된 상태에서 아기의 엉덩이는 의자·소파·침대의 등받이에 기대게 하고 발은 천장을 향하게 된다. 또는 아기가 전신의 엄마 쪽으로 향하게 하고 (옆을 감싸서) 모로 눕힌다. 아기의 팔은 잡아서 아기의 가슴이나 엄마의 유방 근처에 둘 수 있다. 엄마의 팔은 주에에 놓을 수 있다. 엄마는 손으로 아기의 머리 아랫부분을 받치고 팔로 아기의 등을 받쳐주면 된다. 베개는 필요하다면 엄마 옆쪽에 두고 팔을 받친다.	대개 병원침대에서 이 자세를 취하기는 어렵다. 엄마가 아기의 머리를 조절하기 쉽다. 발을 누르면 굽힘 방향 반사(arching reflex)와 보행 반사(stepping reflex)가 일어날 수 있다. 아기의 후두부를 누르면 굽힘 방향 반사가 일어날 수 있다. 엄마가 졸음이 오는 약물을 투여 받은 경우에는 아기에게 질식의 위험이 있을 수 있다.
아기를 앉혀서 옆구리에 끼고 수유하는 자세	옆구리에 끼고 수유하는 자세와 동일한 장점이 있다. 아기의 몸이 움직이지 않고 안정적으로 유지되는 데 도움이 된다. 엄마는 곧반듯 앞으로 살짝 앉아 회음부다 양겨페 쪽이 좀 더 바닥에 닿게 앉을 수도 있는데, 이렇게 하면 비스듬히 뒤로 기대는 자세가 된다. 아기의 선천적인 모유수유 행동을 자극하기에 가장 좋은 자세일 수 있다.	아기의 엉덩이를 베개 위에 두고 똑바로 '앉힌' 자세이다. 이때 아기의 (다리는 경이 쌓여 있고) 고관절과 슬관절은 굴곡된 생태로, 아기의 몸 전체가 엄마와 마주 보게 된다. 아기의 팔은 아기의 가슴 쪽에 접어두거나, 또는 엄마의 유방 아래쪽이나 옆쪽에 둘 수 있다. 엄마의 팔로 아기의 등을 받치고 손으로 아기의 목덜미(머리 아랫부분을 받쳐준다. 베개로 엄마의 등 아래쪽을 베개로 받쳐주고 뒤로 기대라고 권한다.	
교차 요람 자세 (그림 27-5)	원래는 요람 자세와 동일하다. 조산아를 위해서도 사용할 수 있는 자세이다.	젖을 먹이려는 유방이 반대쪽 팔로 아기를 안아 팔꿈치에 눕힌 다(예를 들어 오른쪽 젖을 먹이려 한다면 왼쪽 팔꿈치에 아기를 눕힌다). 아기 머리는 목덜미와 귀 바로 아래쪽 부분을 잡아서 받쳐준다. 젖을 먹이려는 유방과 같은 쪽에 있는 손으로 유방을 지지한다.	아기의 가슴이 천장과 마주 보는 것이 아니라, 아기의 가슴과 엄마의 가슴이 마주 보아야 한다는 사실을 명심한다.

표 27-2 기본적인 수유 자세 검토 (계속)

자세	용도	요점	단점 / 주의사항
엄마가 누워 있는 경우			
옆으로 누워 수유하는 자세 (그림 27-4)	엄마들은 누워서 수유하는 동안에는 피로를 적게 느낄지도 모른다. 일부 엄마들은 사용해야 할 베개 개수에 대한 우려를 표현하거나 혹은 없이 편안히 누워 수유할 때 남의 도움 없이 본인들 스스로 베개를 놓는 것이 성가신 일이라고 표현하기도 한다.	엄마가 옆으로 누워서 등 위쪽을 베개로 받치고 등을 약간 구부린다(베개가 엄마의 자세를 안정시킨다). 아기도 엄마 유방을 향하게 침대 위에 눕힌다. 엄마 팔로 아기의 자세를 유지해 줄 수 있다. 그리고 옆으로 누웠을 때 아래쪽에 있는 손으로 유방을 지지해준다. 아기의 기슴과 엄마의 기슴이 마주 보는 자세를 유지하기 위해 아기의 뒤쪽에 담요를 감싸 주는 담요를 접어서 받쳐준다. 엄마는 베개에 등을 약간 기대고 몸은 매트리스 쪽으로 살짝 기울여야 한다.	수유 자세를 편하게 하기 위해 필요한 베개 때문에 질식 위험이 있을 수도 있다. 엄마가 졸리게 하는 약물을 투여 받은 경우에는 아기에게 질식 위험이 있을 수 있다. 엄마의 몸이 침대와 완전히 90도를 이루며 꼿꼿하게 옆으로 누우면 아기가 젖을 물기 힘들다. 유방이 침대에서 너무 멀어지면 아기가 유두와 유륜에 접근하기 힘들다.
호주식 수유 자세 특정 수유 자세 (비스듬히 엎드린 자세)	엄마가 경막외마취나 척추마취를 해서 문제가 있을 때 이 수유 자세가 필요할 수 있다. 아기가 놀랄 정도의 강한 젖 사출반사가 되는 엄마가 사용하는 자세이다. 다음과 같은 아기들에게 도움이 되는 자세이다. a. 아기가 하품 깨물거나 으므리서 문제가 될 때 이 자세를 취하면 아기의 턱과 하악이 전하방으로 움직이게 돼 수유에 도움이 된다. b. 기관연화증, 후두연화증과 같은 상기도 장애를 가진 아기에게 수유할 때 도움이 된다.	엄마가 등을 대고 바로 누워서 아기의 배와 엄마의 기슴이 맞닿게 한다. 이 자세가 수유를 위한 가장 좋은 자세는 아니다. 엄마 유방에 가해지는 아기의 체중 때문에 아픔을 느낄 수도 있다. 아기의 얼굴이 엄마 기슴에 파묻힐 수도 있다.	아기의 머리가 앞으로 떨어지는 것을 막기 위해 엄마의 손바닥으로 아기 이마를 지지해야 할 수도 있다. 이 수유 자세로 젖을 먹일 때 젖이 충분히 비워질 수 있도록 주의를 기울여야 한다.

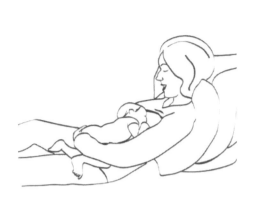

그림 27-1 등 대고 누워 (레이드백)수유하기

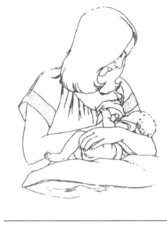

그림 27-2 성모 마리아 자세 또는 요람 자세

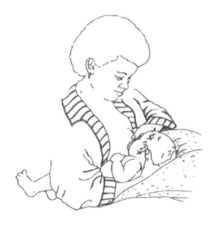

그림 27-3 옆구리에 끼고 수유하는 자세 또는
풋볼 자세

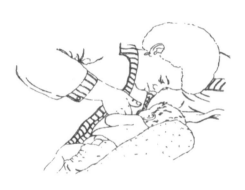

그림 27-4 옆으로 누워 수유하는 자세

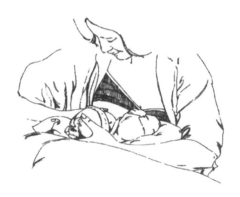

그림 27-5 교차 요람 자세

라. 유방 지지

  1) 손과 손가락의 위치

    가) 아기가 유두를 아래로 끌어당기거나 아기 입에서 젖이 빠져버리는 것을 방지하기 위해 엄마가 유방의 무게를 지지해야 한다.

    나) 신생아의 구강의 힘(oral strength)은 엄마 유방의 무게를 버티고 있을 만큼 충분하지 않다.

    다) 아기가 유륜을 깊숙이 물 수 있도록 엄마의 손가락을 충분히 유륜 뒤쪽에 두어야 한다.

      (1) 엄지손가락은 유방 위쪽을 잘 잡지만, 다른 손가락은 아래쪽 유륜에 너무 가깝게 붙여 잡는 여성들이 많다.

      (2) 엄마가 유방에 얹은 자신의 손가락 위치를 스스로 쉽게 볼 수 없다.

      (3) 엄마에게 거울 앞에서 유방을 잡는 연습을 하라고 권유한다.

    라) 유방이 클 때는 작은 수건이나 타월을 돌돌 말아서 유방 아래쪽에 받쳐서 유방을 살짝 올려주면 수유에 도움이 된다.

    마) 유방이 작을 때는 굳이 유방을 지지할 필요가 없을 수도 있지만, 아기가 유방 쪽으로 향하는 것을 돕기 위해서는 손바닥의 불룩한 부분을 유방 아래쪽이 아닌 흉곽 쪽에 두어야 한다. 이렇게 해야 엄마의 손이 아기의 접근을 방해하지 않는다.

  2) C 모양 잡기(C-hold; 엄지손가락을 유방의 맨 윗부분에 두고, 나머지 네 손가락은 모두 아래쪽에 두는 방법)는 대부분의 엄마에게 잘 맞는다.

  3) 가위 잡기(scissors hold; 검지와 중지 사이에 유방을 잡는 방법)는 손가락을 유륜으로부터 충분히 떨어뜨려 놓는다면 일부 엄마들에게 도움이 되는 방법일 수 있다.

  4) 댄서식 잡기(Dancer hold; 엄마 손을 U 모양으로 해서 유방 아래로부터 유방을 잡아 지지하는 방법으로, 이때 아기의 아래턱은 엄지와 검지 사이의 살이 많은 부분인 어제(漁際穴)부위에 놓이게 함)는 조산아에게 수유하거나 턱의 지지력이나 조절 능력이 떨어지는 아기에게 수유할 때 필요할 수 있다.

  5) 샌드위치에 비유하기(sandnwich analogy): 엄마는 샌드위치를 잡듯 엄지와 다른 손가락으로 유방을 잡은 채 유방을 흉벽 쪽으로 뒤로 민다(Wiessinger, 1998).

    가) 유륜을 길게 늘이고 작아지게 해서 아기가 젖을 좀 더 쉽게 물 수 있게 한다.

    나) 유방이 큰 여성에게 도움이 될 수 있다.

    다) 엄마의 손가락이 아기 입술과 평행하게 놓이게 해서 아기가 유륜을 깊게 물 수 있게 도와줘야 한다.

마. 젖 물기(Latching): 아기가 젖 물기를 잘 하면 유두 통증·외상 및 유방 울혈과 같은 많은 수유 문제를 예방할 수 있다(Blair et al., 2003)

바. 아기 주도로 젖 물기를 하는 것이 이상적이다. 젖 물리기 과정에 도움이 필요한 엄마와 아기를 위한 방법을 아래에 제시하고 있다.

  1) 아기를 유방 쪽으로 강제로 밀어붙이지 않도록 강조하는 것이 중요하다.

    가) 아기를 유방 쪽으로 누르거나 떠밀거나 붙잡아두는 행동은 역효과를 낳는다.

나) 엄마와 아기 모두에게 정신적인 충격을 주게 된다.

다) 우는 아기는 주의가 흐트러져 있기 때문에 진정이 될 때까지 젖을 물지 못할 수 있다.

2) 아기가 젖 물기를 하기에 가장 알맞은 행동 상태(behavioral state)는 약간 졸린 상태부터 활발한 각성 상태 사이이다. 가장 이상적인 상태는 조용한 각성 상태이다(이 장에서 뒤에 나올 '3. 수유 상담가의 평가' 중 '마. 수유 전후 아기의 행동 상태 평가' 부분 참조).

가) 아기가 수유 신호(feeding cues)를 보낼 때는 언제든 수유를 하도록 엄마를 격려한다.

나) 아기는 심지어 잠에서 깨기 전에도 수유 신호를 보인다.

(1) 처음 수유 신호는 아기가 잠자리에서 꼼지락꼼지락 움직이거나, 엎치락뒤치락하거나, 또는 제대로 잠들지 못하는 모습을 보여준다.

(2) 아기는 손을 입 쪽으로 가져가기 시작하고 나중에는 손이나 입 가까이 있는 무엇이든 빨기 시작할 수도 있다.

다) 수유 신호를 초기에 인지하지 못하면 아기는 보채다가 마침내는 주의가 흐트러지게 된다(Marasco et al., 1999).

3) 젖 찾기 반사(rooting reflex)를 끌어내기 위해 유두로 아기의 입술을 가볍게 쓸어준다.

가) 위의 행동을 할 때 유방을 서서히 부드럽게 위아래로 움직여야 한다.

나) 엄마의 손가락을 아기 입에서 멀리 떨어뜨려 놓아야 한다고 주의를 준다.

(1) 검지를 이용해 아기의 입을 억지로 열고 싶어 하는 엄마들도 있다.

(2) 아기의 입이나 턱을 건드리면 아기가 입을 꽉 다물어버릴 수 있다(물기 반사(bite reflex)).

(3) 윗입술을 자극할 때 입을 더 크게 잘 벌리며 반응하는 아기들도 있다.

4) 아기가 입을 크게 벌려서 혀가 구강저에 닿을 때까지 기다린다.

가) 아기가 울고 있을 때는 입은 크게 벌릴지 모르지만, 이때는 혀가 입천장에 있게 되므로 젖을 물리기에 적합하지 않다.

나) 아기에게 말로 신호를 보내거나 시각적인 신호를 보내면 젖 물리기에 도움이 된다. 예를 들어 엄마가 "아, 입을 크게 벌려보자"라고 아기에게 말하면서 자신의 입을 크게 벌리는 모습을 보여주면 도움이 될 수 있다.

다) 아기는 처음에 약간 입을 벌리고 머리를 뒤로 젖히고, 이어 입을 더욱 크게 벌리면서 유방 쪽으로 움직이려 할 것이다.

5) 아기가 입을 크게 벌리면 엄마는 아기를 재빨리 유방 쪽으로 끌어당겨야 한다.

가) 팔을 급하게 움직이면 보통 아기가 깜짝 놀라 역효과를 낳을 수 있으므로, 서둘러 움직이지 않는다.

나) 아기의 아래턱이 먼저 유방에 닿아야 하는데, 이때 아래턱과 코끝이 모두 유방에 닿게 된다.

다) 턱이 닿은 채 아기의 입은 유륜 전체를 물어야 한다.

6) 아기의 코와 호흡 능력에 대한 배려

가) 아기는 코로만 숨을 쉬기 때문에, 건강한 정상 신생아는 숨을 쉴 수 없다면 수유를

하지 않으려 할 것이다.

나) 아기의 코끝은 단단하고 위쪽이 뾰족하며 옆쪽에 콧구멍이 있어서 심지어 유방에 바싹 붙어 있을 때에도 아기가 숨을 쉴 수 있다.

다) 엄마가 아기의 코끝을 볼 수 있어야 한다.

라) 많은 엄마들이 유방과 아기의 코를 떨어뜨리려고 자연스럽게 유방을 누르곤 한다.

　(1) 아기 입 밖으로 유방이 빠져나와서 젖 물리기가 달라질 수 있다.

　(2) 유두 통증이나 유관 막힘의 원인이 될 수도 있다.

　(3) 만약 엄마가 아기의 코를 볼 수 없다면, 아기의 자세나 엄마의 손 위치를 바꿔야 한다.

　　(가) 머리와 수평이 되도록 아기의 엉덩이를 약간 올려서 아기의 코가 유방에 파묻히지 않게 한다.

　　(나) (아기를 엄마 쪽으로 더 가까이 끌어당겨서) 아기의 다리를 엄마 허리 주위에서 감싸 안아주는 것도 또한 도움을 줄 수 있다.

　　(다) 유방 밑을 살짝 쳐들어주면 아기의 코가 시원해질 수 있다.

사. 수유 시 아기의 입의 위치

1) 엄마가 유방을 아기 입에 넣는 것이 아니라, 아기가 유방을 자기 입 안으로 끌어당기는 것이다.

2) 아기 입이 유륜의 어느 부위에 오게 되느냐에 관해서는 의견이 다양하다.

가) 어떤 사람들은 유륜의 중심이라고 말한다.

나) 어떤 사람들은 위턱보다 아래턱이 유륜을 더 많이 덮는 비대칭적인 형태라고 말한다 (Newman et al., 2000).

다) 가장 중요한 요인은 엄마의 편안함, 유륜까지 젖 물리기, 충분한 젖 이동이다.

3) 젖 물리기를 할 때, 아기가 입을 크게 벌려야 한다.

가) 입을 벌릴 때 윗입술과 아랫입술이 벌어진 각도가 130~150도 혹은 그 이상이어야 한다(Hoover, 1996).

4) 젖을 빨 때 아기의 뺨이 옴폭 들어가지 않아야 한다.

가) 뺨이 옴폭 들어간다는 것은 아기가 빨대로 빨 때처럼 혀가 아랫잇몸 뒤로 당겨져 있을 가능성을 시사한다.

나) 설소대가 짧을 가능성이 있다.

다) 아기의 양쪽 입술은 바깥쪽으로 젖혀져야 한다.

　(1) 아기들은 흔히 윗입술을 움츠리곤 한다.

　(2) 위와 같은 현상이 일어나면, 윗입술을 바깥쪽으로 젖혀주거나 젖을 다시 물려야 한다.

　(3) 팽팽한 (상악) 순소대는 위쪽이나 아래쪽 입술을 바깥쪽으로 젖혀지지 못하게 만들 수 있으며 이후 충치 형성의 위험 요인이 될 수 있다(Kotlow, 2010; Wiessinger et al., 1995).

라) 유두와 유륜의 대략 1/4 정도(약 0.5 inch)까지 입에 물려야 한다. 아기가 유륜 전체

를 자신의 입 안으로 끌어당길 필요는 없다.

아. 모유 생성 2기 젖 이동(삼키기)의 징후

1) 훅 내뿜는 콧김(puff of air from the nose)

2) 목구멍에서 들리는 "카" 소리

3) 매번 젖을 삼키기 전에 턱 운동이 더 커짐

4) 얼굴 중 측두부 가까이 귀 바로 앞쪽에서 미세한 움직임을 볼 수 있다.

5) 아기의 목에 청진기를 대면 젖을 삼키는 소리를 들을 수 있다.

6) 유륜의 맨 윗부분이 아기 입 안쪽으로 움직인다.

3. 수유 상담가의 평가(Tully et al., 2006; Walker, 1989a, 1989b)

모유수유의 다양한 측면을 평가하고 상세히 기록하기 위해 다양한 수유 평가 도구를 이용하고 있다. 일부 평가 도구에 대한 타당성과 신뢰도 연구에서 각 평가 도구의 장단점을 보여주고 있다 (Adams et al., 1997; Jenks, 1991; Riordan, 1998; Riordan et al., 2001; Riordan et al., 1997; Schlomer et al., 1999). 수유 상담가는 포괄적인 상담(comprehensive consultation)을 도와줄 수 있는 평가 도구를 이용하거나 개발해야 한다.

가. 개인 상담소인 경우, 수유 상담가는 상담 전에 엄마에게서 동의서에 사인을 받는다.

나. 수유 경험(lactation history)

1) 정확하고 완벽한 병력 청취(history taking)가 수유 상담에서 특히 중요하다(Dewey et al., 2003).

가) 수유에 어려움이 있다면, 이는 다른 문제나 질환의 조짐이거나 징후일 수 있다.

나) 수집한 정보가 불충분하다면 수유 상담가가 가설이나 수유 계획을 수립할 수 없다.

2) 정보를 수집할 때는 주관적인 정보와 객관적인 정보를 모두 구한다.

가) 주관적인 정보는 수유 경험을 이야기하는 사람이 진술한 사실, 느낌, 사건의 해석에 기초한다. 대부분의 경우, 이런 유형의 정보는 입증할 수 없다.

나) 객관적인 정보는 입증할 수 있으며 다음의 예처럼 직접적인 관찰이나 측정에 근거한다.

(1) 아기의 수유 능력에 관한 평가(몸무게, 재태 기간, 피부색, 빌리루빈 수치나 혈당 수치, 두혈종(cephalohematoma) 등)

(2) 엄마의 수유 위험 요인에 관한 평가(유방 크기, 유두 형태 및 돌출 정도, 부종이나 홍반의 유무, 수술 상처 등)

(3) 수유 자세, 젖 물기(latch-on), 젖 빨기(suckling), 수유 후 아기의 행동 상태(behavioral state)

3) 수유 경험과 현재 상태에 대해 구두로 (그리고 가능하다면 서면으로 된 의료 기록으로) 엄마에게 확인해야 할 정보는 다음과 같다.

가) 이전의 수유 경험

(1) 이전에 자녀들에게 모유수유를 했는가? 만일 그렇다면 당시 얼마나 오래 했는가?

(2) 유두 통증·외상 또는 다른 문제가 있었는가?

(3) 이유(離乳)의 시기와 이유

나) 이전의 모유수유 교육(강좌, 책, 비디오 등)

다) 문화적인 영향

라) 수줍음에 관한 엄마의 우려 정도를 평가한다.

마) 엄마를 도와주는 역할을 하는 사람은 누구인가?

바) 분만 시(intrapartum)

(1) (만약 약물을 투여했다면) 분만 중 어떤 약물을 투여했는가? 일부 약물은 아기에게 진정작용이나 반응불량(poor responsiveness)을 유발할 수 있다(Kroeger & Smith, 2004; Walker, 1997).

표 **27-3** 모유수유 평가 도구(Breastfeeding Assessment Tools)

모유수유아의 체계적 평가(SAIB; Systematic Assessment of the Infant at Breast) (Shrago & Bocar, 1990) 1. 수유 자세·젖 물리기·삼키기의 기술적인 측면을 평가한다. 2. 타당성과 신뢰도에 대한 연구가 철저하게 이루어지지 않았다.	**아기의 모유수유 평가 도구(Infant Breastfeeding Assessment Tool)** (Matthews, 1988) 1. 아기가 젖을 먹을 준비가 되어 있는지 살핀다. 2. 젖 삼킴 또는 젖 이동에 대해 계량화할 수 있는 평가 기준이 부족하다.
젖빨기(Latch), 삼키는 소리(Audible swallowing), 유두 형태(Type of nipple), 유방/유두의 상태(Comfort(breast/nipple)), 수유자세(Hold(position)) ; LATCH (Jensen, Wallace, and Kelsay, 1994) 1. 엄마가 실제로 모유수유를 하기 위해 필요로 하는 도움이 어느 정도인지 평가하는 도구이다. 2. 젖 물리기의 구성요소에 대해 알기 쉽게 평가하는 도구는 아니다.	**엄마아기 평가 척도(MBA; Mother Baby Assessment Scale)** (Mulford, 1992) 아기에게 언제 수유를 해야 하는지, 그리고 어떻게 수유를 해야 하는지에 대한 엄마의 인지기술의 발달 정도를 확실하게 평가하는 도구이다.
초기의 잠재적인 모유수유 문제에 대한 평가 도구(Potential Early Breastfeeding Problem Tool) (Kearney, Cronenwett, and Barrett, 1990) 1. 23가지 질문으로 구성되어 있으며, 각 문항은 리커트 4점 척도(four-point Likert scale)로 되어 있다. 2. 모유수유를 하는 엄마들에게 가장 많이 나타나는 수유 문제가 어떤 것인지 알기 위해 개발되었다. 3. 점수가 높을수록 모유수유 문제가 더 많이 발생했음을 의미한다.	**엄마에 대한 모유수유 평가 척도 (Maternal Breastfeeding Evaluation Scale)** (Leff, Jeffries, and Gagne, 1994) 1. 세 가지 하위 척도로 구성되어 있다. 엄마로서의 기쁨·역할 완수 / 아기의 만족감·성장 / 생활양식·엄마의 신체상(body image) 2. 엄마들이 성공적인 수유를 정의할 때 중요하게 생각하는 모유수유의 긍정적인 측면과 부정적인 측면이 어떤 것인지 판단하기 위해 만들어졌다.
	젖 물리기와 수유 자세의 변수(LAT™; Latch-on and Positioning Parameters) (Cadwell, 2004) LAT는 젖 물리기와 수유 자세를 최적화하도록 만들어진 중재 방법뿐 아니라 모유수유 문헌에 언급된 평가 변수도 포함하고 있다.

(2) 질식 분만(vaginal delivery)을 했는가?

　(가) 회음절개술로 인한 통증이 엄마를 불편하게 하고 수유 자세에 영향을 미친다.

　(나) 보조 분만(흡입 분만(vacuum extraction) 혹은 겸자(forceps)를 이용했는가?)

(3) 제왕절개 분만(cesarean delivery)을 했는가?

　(가) 절개 유형과 위치

　(나) 통증 때문에 수유 초기에 자세를 취할 때 제한이 있을 수 있다.

　(다) 제왕절개 분만은 모유 생성 2기 지연의 위험 요인이다.

(4) 분만 이후 통증 제어를 위해 어떤 약물 치료를 받았는가?

　(가) 현재 엄마가 진통제(pain medication)를 복용하고 있는가?

　　• 진통제에 대한 반응은 개체 차이가 매우 크다.

　　• 회음절개나 제왕절개로 인한 산후 초기 절개 부위 통증은 엄마가 아기에게 편하게 젖을 먹이는 것을 방해할 수 있고, 젖 사출반사(milk ejection reflex)를 억제할 수 있다.

　　• 수유하기 20분 전에 진통제를 복용하면 엄마가 더 편안해져서 아기에게 집중할 수 있다.

　　• 마약성진통제(narcotic pain medication)는 엄마에게 진정작용을 나타낼 수 있으며 잠재적으로 아기에게 진정작용을 나타낼 수 있다.

　　유의 사항: (예를 들어 황산마그네슘(magnesium sulfate) 투여의 부작용으로) 엄마에게 진정작용이 나타나거나 엄마의 근 긴장도가 낮아진 경우에는, 건강 상태가 양호한 사람의 계속적 감시(continuous supervision) 없이는 아기를 침대에 엄마와 함께 두지 말아야 한다.

(5) 정기적으로 복용하는 약물, 비타민, 영양보충제(nutritional supplements), 약초(herb)가 있는가?

사) 분만으로 인한 합병증이 있는가?

(1) 회음절개 부위의 벌어짐(extension of episiotomy) 또는 열상(tears)

(2) 방광, 경추, 자궁, 직장, 회음부의 문제

(3) 발열, 감염

(4) 통증 정도 및 위치

아) 엄마의 한계는 무엇인가?

(1) 육체적

(2) 심리적·사회적

　(가) 무능하다는 느낌

　(나) 자신감 결여

　(다) 비평과 비판에 대한 예민함

　(라) 우울증 때문에 약물 치료를 받고 있는가?

　(마) 압도된 느낌(overwhelmed)

(바) 피로감(fatigued)

        (3) 의학적

    자) 환경에 대한 관심

        (1) 엄마가 집에서 어떤 지원을 받을 수 있는가?

        (2) 엄마가 집 밖에서 일할 것인가?

다. 평가

  1) 유방과 유두의 상태

    가) 유방의 크기와 형태

    나) 유두가 가리키는 방향이 아기의 입 위치에 영향을 미친다.

    다) 유방충만감(breast fullness) 또는 유방 울혈

    라) 기형(관 모양(tubular), 비대칭)

    마) 유두와 유륜의 상태

        (1) 돌출(everted), 편평(flat), 함몰(retracted·inverted)

        (2) 정맥 수액(intravenous fluid) 때문에 유륜이 부었을 때는 유두가 종창성 유륜조직(swollen areolar tissue)에 덮여서 정상 유두도 편평해질 수 있다.

    바) 유두 기형(nipple anomalies), 부유방 조직이 있거나 혹은 없는 과잉 유두(supernumerary nipples)

  2) 아기의 전신 상태(Thureen et al., 1999)

    가) 출산 후 아기가 어려움을 겪었는가? "큰 폭의 체중 감소(weight loss), 저혈당증(hypoglycemia), 수유횟수 부족, 수유량이 부족하다는 엄마의 이야기는 예측할 수 있는 수유 초기의 문제들이다." (Dann, 2005)

    나) 현재 체중(Vazirinejad et al., 2009)

        (1) 꾸준한 체중 증가(모유 생성 2기 이후 대략 하루에 1온스 증가)로 영양 섭취를 확인한다.

        (2) 큰 폭의 체중감소는 수유 문제가 있을 수 있음을 나타내는 징후이다.

        (3) 피부색: 피부가 눈에 띄게 노래지는 황달은 50% 이상의 신생아에서 나타난다(AAP, Subcommittee on Hyperbilirubinemia, 2004; Brown et al., 1993).

        (4) 분명한 신체적 기형 (Chapter 26 아기의 구강 구조 평가 참조)

라. 현재의 섭취와 배설 패턴(모유수유 아카데미 임상프로토콜 위원회(Academy of Breastfeeding Medicine Protocol Committee), 2009; 아리조나 건강한 엄마, 건강한 아기 연합팀(Arizona Healthy Mothers, Healthy Babies Coalition Breastfeeding Task Force), 1989).

  1) 아기가 분유(formula)나 다른 액체(liquids)를 먹은 적이 있는가?(젖병, 고무젖꼭지)

  2) 하루 24시간 동안의 배뇨와 배변 횟수 및 대변의 색과 굳기

    가) 배뇨(voids)

        (1) 생후 첫 5일간: 아기의 배뇨 횟수는 첫째 날 최소 1회로 시작해 매일 1회씩 증가하

며, 배변 횟수는 하루 최소 1회이다.
　　　(2) 출생 5일째까지
　　　　　(가) 24시간 동안 최소 6회 이상 담황색에서 투명한 색의 소변을 배설한다.
　　　　　(나) 출생 4일 이후 나타나는 요산 결정(urate crystal)은 탈수를 시사한다
　　　　　　　(Neifert et al., 1986, p.35).
　　　　　(다) 배설 패턴의 변화는 섭취량 부족의 징후 중 늦게 나타나는 징후이다.
　　나) 배변(stools)
　　　(1) 태변을 배출하고 생후 5일까지 정상 모유수유아의 변 상태로 바뀌지 않거나 대변을 자주 보지 못할 때는 섭취량이 불충분한 것이다.
　　　(2) 생후 한 달간은 수유 후에 황색의 물 같은, 응유 모양의 변(curdy stools)을 본다.
　　　(3) 생후 6주 이후, 완전 모유수유아가 며칠에 한 번씩 대변을 보는 것은 흔히 있는 일이다. 체중이 계속 적절하게 증가하고 있다면 아무 문제가 없다고 할 수 있다.
　　　(4) 대변을 자주 보지 않거나 작고 딱딱한 변을 보는 것은 영양실조의 징후이다.
마. 수유 전후의 아기의 행동 상태 평가(Karl, 2004)
　　1) 깊은 잠(deep sleep): 늘어진 팔다리, 몸의 움직임이 없음, 평온한 얼굴, 조용한 호흡, 쉽게 깨울 수 없음
　　2) 얕은 잠(light or active sleep): 움직일 때 팔다리에 저항이 있음, 뭔가 입에 넣거나 빠는 동작, 찌푸린 얼굴을 하고, 보다 쉽게 잠에서 깨며, 수면을 방해받으면 잠에서 깬 상태로 있을 가능성이 더 많다. 하지만 아무런 방해도 받지 않는 상태에서는 다시 쉽게 잠에 빠져든다.
　　3) 졸음(drowsy): 눈을 간헐적으로 떴다 감았다 하며(웅얼거리는 소리나 속삭이는) 소리를 내기도 하고, 하품하거나 기지개를 켜기도 한다.
　　4) 조용한 각성(quiet alert): 주위를 둘러보며 환경과 상호작용을 하는데, 몸은 움직이지 않고 가만히 있으면서 주위를 유심히 살핀다. 호흡이 고르고 규칙적이다. 모유수유하기에 아주 좋은 때이다.
　　5) 활발한 각성(active alert): 팔다리를 움직이며, 눈은 크게 뜨고, 호흡이 불규칙적이며, (젖은 기저귀나 과도한 자극) 등의 불편함에 보다 예민하게 반응한다.
　　6) 울음(crying): 흥분한 상태로, 통제하기 힘들며, 위안이 필요하다. 모유수유를 시도하기에는 안 좋은 상태이다.
바. 수유 기간의 체계적 평가
　　1) 엄마와 아기의 수유 자세 평가
　　2) 효과적인 젖 물리기 평가
　　　가) 크게 벌린 입
　　　나) 밖으로 젖혀진 입술(flared lips)
　　　다) 엄마의 유방에 닿는 턱
　　3) 엄마의 편안함

가) 설령 아기가 젖을 삼키고 있다 하더라도 유두 통증이 지속된다면, 이는 젖 물리기가 잘못되었다는 것을 시사한다.

나) 좋은 젖 물리기는 엄마 본인이 편안한 것을 기본으로 하기 때문에 오직 엄마만이 확인할 수 있다.

4) 엄마의 젖 사출반사 징후 평가

가) 수유하는 동안 유방이 부드러워지는 느낌

나) 긴장이 풀리거나 졸림

다) 갈증

라) 수유 중이나 수유 후의 자궁 수축 혹은 오로 배출 증가

마) 수유하는 동안 반대편 유방에서 젖이 흐름

5) 아기의 젖 삼킴 징후 평가

가) 지속적이고 리드미컬한 빨기-삼키기-숨쉬기의 패턴이 나타나는데, 주기적으로 일시 멈춤이 있음

나) 삼키는 소리를 들을 수 있음

다) 긴장이 풀린 팔과 손

라) 촉촉한 입

6) 꼭 필요한 경우에만 수유 상담가가 자세 잡는 방법과 젖 물리는 방법을 교정해준다.

가) 수유 상담가는

(1) 엄마를 '대신하는(take over)' 행동은 하지 않도록 한다.

(2) 엄마를 대신해 아기의 자세를 잡아주고 젖을 물리는 행동을 하지 않도록 한다.

(3) 아기의 머리 뒤쪽을 밀지 않도록 한다.

(4) 엄마의 유륜 부위를 압박하지 않도록 한다.

(5) 아기의 입 안으로 유륜을 밀어 넣지 않도록 한다.

나) 젖 물리기 과정을 쉽게 할 수 있도록 도와줘서 엄마가 스스로 해보고 배울 수 있게 한다.

사. 수유 후에

1) 즉시 유두의 모양을 주의 깊게 살핀다.

가) 유두가 아기 입 밖으로 나왔을 때, 둥글고 유륜 부위와 같은 색깔을 띠고 있고, 외상의 흔적이 없다.

나) 유두 형태가 비정상적인지, 물집이 있는지, 아니면 아주 창백해 보이는지 주의해서 살펴본다.

2) 엄마가 긴장이 풀리고 편안해 보인다.

3) 엄마가 어깨나 목, 혹은 허리 부위의 통증이 없다고 말한다.

4) 아기가 평온하고 만족스럽고 긴장이 풀려 보여야 한다. 만약 아기가 화를 잘 내거나 신경질적이라면 주의해서 살펴보아야 한다.

아. 개입을 위한 적절한 임상 계획(clinical strategy)을 실행한다.

1) 엄마에게 수유기술 시범을 보인 후 엄마가 배운 내용을 따라하는 것을 관찰한다.

2) 엄마가 본인과 아기의 수유 자세를 말로 표현한다.

3) 엄마의 주된 걱정에 즉시 초점을 맞춘다.

　가) 모유량이 부족하다고 여기는 것은 엄마들이 흔히 하는 걱정이며, 이런 생각 때문에 분유로 보충을 하게 된다.

　나) 수유 관련 통증을 해결하지 않으면 조기 이유(premature weaning)로 이어진다.

4) 엄마에게 앞으로 해야 할 자가 관리(self-care)에 대한 지시사항을 적은 것을 준다.

자. 상담한 모든 내용을 상세한 기록으로 남긴다.

1) 입원 환자의 경우, 엄마와 아기의 의료기록에 상담 내용을 상세히 기록한다.

2) 외래 환자의 경우, 체계적인 수유 상담 서식을 이용해 상담 내용을 상세히 기록한다 www.go.jblearning.com/corecurriculum의 샘플(samples) 참조).

차. 후속 관리(follow-up care) 계획을 세운다.

1) 적당한 시일 내에 직접 만나서 후속 관리를 한다.

2) 만약 적절하다면 전화로 후속 관리를 할 수도 있다.

카. 필요하다면 다른 의료인과 상의한다.

1) 정식 인가를 받은 의료기관에 즉시 연락을 취한다.

2) 엄마와 아기를 돌볼 의료인에게 서면 보고서를 제공한다(ILCA, 2005b).

Chapter 28

조산아의 모유수유
Breastfeeding a Preterm Infant

Mary Grace Lanese, RN, BSN, IBCLC, and Melissa Cross, RN, IBCLC

학습목표

- 조산과 관련된 문제점 및 이것이 모유수유 확립에 미치는 영향을 이해한다.
- 조산아의 영양상의 요구와 모유(human milk)의 중요성을 이해한다.
- 엄마 젖을 먹일 수 없는 경우에는 기증 모유(donor human milk)를 왜 이용하는지 그 중요성에 대해 이해한다.
- 조산아 모유수유의 과학적 근거를 열거한다.
- 조산아의 성숙도가 빨기, 삼키기, 숨쉬기의 조화에 미치는 영향과 모유수유 능력에 미치는 영향에 대해 기술한다.
- 성공적인 모유수유에 도전하는 조산아의 특성을 열거한다.
- 부모와 아기 모두에게 유익하며 성공적인 모유수유 확립을 위해서도 중요한 캥거루 케어(kangaroo care)에 대해 이해한다.
- 신생아 집중치료실(intensive care nursery) 내의 발달에 민감한 환경(developmentally sensitive environment)의 중요성에 대해 기술한다.
- 조산아를 위한 퇴원 시 수유 계획(discharge feeding plan)을 기술한다.

서 론

조산아의 모유수유 확립은 어려운 도전일 수 있다. 최적의 성장과 발달을 하기에 충분한 양의 영양분을 아기가 흡수해서 이용할 수 있도록 미성숙한 아기에게 불필요한 스트레스를 주지 않으면서 어떻게 제공할 것인가 하는 문제가 있기 때문이다. 사실 엄마 젖은 질병과 감염으로부터의 보호뿐만 아니라 충분한 영양을 제공하기 위한 목적에도 가장 적합하다. 세계 전 지역에서 엄마 젖을 먹지 못하는 아기의 질병률과 사망률이 증가하고 있는데, 엄마 젖을 먹일 수 없는 경우에는 기증 모유(donor milk)가 차선의 선택이 될 수 있다.

아기가 모유수유를 바로 시작할 수 없을 때 성공적인 결과를 이끌어내기 위해서는 모유 생성을 확립하고 유지하기 위한 지원과 적절한 관리가 가장 중요하다. 수유 상담가는 조산아의 특별한 요구를 고려하는 동시에, 이러한 요구를 건강한 만삭아 모유수유의 생리적 과정에 관한 지식과 통합해서 적용해야 한다. 원칙적으로 수유 상담가는 다분야 협력팀(multidisciplinary collaborative team)의 일원으로 활동하게 되며, 이 협력팀에는 부모 이외에 간호사, 의사, 영양사, 작업치료사, 마사지 치료사, 사회복지사, 성장전문가, 퇴원계획사도 포함될 수 있다. 수유 지원 시 팀 전체가 공동으로 노력해야 하며, 연구 중심적이고 포괄적으로 진행해야 한다. 특히 조산아의 모유수유에는 엄마의 시간과 정력의 헌신, 그리고 건강관리팀의 양육 지원 및 이해와 공감이 필요하다.

모유수유의 성공에 영향을 주는 중요한 요인은 모성 이환율(maternal morbidity)이다. 많은 엄마가 임신 합병증을 경험하는데, 질병이나 장기간의 요양, 제왕절개 분만이 이러한 예에 포함된다. 또는 모유수유에 대한 엄마의 지식이 부족한 경우도 있다. 성공적인 모유수유에 영향을 미치는 또 다른 요인으로는 부모의 사회적·경제적 요인과 아기의 재태 기간, 체중, 질병률 등이 있다. 기술 향상의 결과로 미숙아의 생존 연령이 높아져서 23주 내지 24주의 재태 연령의 아기도 생존하고 있지만, 아기가 단기적으로 영양 공급을 적절하게 받고 장기적으로 육체적·인지적 발달을 이루기 위해서는 특별한 장애를 극복해야만 한다. 그리고 조산아의 엄마는 출산과 같이 결과가 불확실한 일생의 사건(life event)과 관련된 스트레스뿐만 아니라 조산이라는 특수한 상황에 대한 어려운 도전까지 경험하게 된다.

1. 조산아의 정의

가. 임신 37주 이전에 출생

나. 체중

    1) 2,500g 미만은 저체중 출산아(low birth weight)로 부른다.

    2) 1,500g 미만은 극저체중 출산아(VLBW; very low birth weight)로 부른다.

    3) 1,250g 미만은 흔히 초극저체중 출산아(ELBW; extremely low birth weight)로 부른다.

다. 자궁 내 성장 지연의 결과로 재태 기간에 비해 아기가 작은지 혹은 재태 기간에 맞게 적절한지 혹은 재태 기간에 비해 큰지 결정하기 위해 재태 기간과 체중을 함께 평가해야 한다.

라. 각 조산아들마다 발달 과정도, 필요한 관리도 다르다. 임신 24주에 태어나 35주가 된 조산아(35-week preterm infant)와 35주에 태어난 조산아는 발달 상태가 다르다.

2. 병원에서 조산아의 모유수유에 방해가 되는 요인

가. 일관성이 없거나 부정확한 정보

    1) 정보는 연구에 근거한 것이어야 하며, 개인적 경험이나 견해에 근거한 것은 안 된다.

    2) 동일한 정보라 하더라도 말하는 방식에 따라 다르게 받아들일 수 있어 엄마가 혼란스러워하기도 하므로, 각본처럼 써주는 것이 유용하다. 문구를 준비해서 쓰고 설명을 덧붙여두는 것이 좋다.

    예: '당신의 아기에게 적어도 3시간마다 수유하세요'와 '당신의 아기에게 하루에 적어도 8번 수유하세요'. 이 두 문장은 사실 동일한 내용을 말하고 있지만 듣는 사람에 따라서는 내용이 다르다고 생각하고 일관성이 없다고 볼 수도 있다. 그러므로 한 가지 문장을 선택

한 후 모든 교육자료를 만들고 엄마들 대상으로 교육할 기회가 있을 때 내내 이 문장만을 일관성 있게 사용하도록 한다.

나. 아기를 돌볼 때 부모가 적극적으로 참여하고 아기발달상황을 고려하는 가족 중심의 발달관리(developmental care) 철학의 결여(Huppertze et al., 2005)

다. 젖을 먹이거나 유축하기 위한 사적인 공간의 부족

라. 적합한 장비의 부족

마. 모유(human milk)의 가치에 대한 인식 부족

바. 조기 퇴원의 압력

3. 조산아가 정상적인 성장과 발달을 하기 위한 요구사항

가. 정상 범위 내에서 유지되는 안정적인 호흡(respiratory rate)

나. 혈당을 2.5mM/L(40mg/dL) 이상으로 유지

다. 정상범위 내의 체온 유지

라. 각 아기에게 적합한 영양

  1) 신진대사 에너지 요구량은 조산아의 재태 연령, 체중, 건강상태에 따라 다르다. 109~140kcal/kg/day로 요구량이 다양하게 나타난다.

  2) 출생체중이 2,000g, 재태 기간 32주 이상인 조산아의 수유는 만삭아와 비교 시 일반적으로 수유의 양과 빈도만 다를 뿐이다.

마. 가능하다면 매일 정기적으로 캥거루 케어를 해서 부모와 아기가 피부 대 피부 접촉을 한다(Anderson, 2003).

4. 조산아 엄마와 아빠를 위한 요구사항

가. 조산아의 엄마가 임신 합병증이나 분만 합병증으로 아픈 것은 흔히 있는 일이다. 엄마에게 특별한 의학적 고려가 필요할 수 있다.

나. 모유수유 혹은 아기에게 모유(human milk)를 제공하는 것에 관해 정보에 근거한 결정을 내릴 수 있도록, 엄마에게 정보를 제공해야 한다.

  1) 모유수유를 하지 않겠다고 하거나 모유를 주지 않겠다고 선택한 엄마가 죄의식을 느끼지 않을까 우려하여 정보를 주지 않는다면, 이는 잘못된 것으로 사실적 정보(factual information)에 기초하여 결정을 내릴 수 있는 여성의 권리를 부정하는 행위이다(Miracle et al., 2004).

  2) 엄마는 아기를 돌보는 전문가의 조언의 영향을 많이 받는다. 전문가의 (강제성은 없는) 지도에 감사를 느끼는 경우도 있고, 때로는 분유도 똑같이 괜찮다고 잘못 알고 있던 엄마는 심지어는 화를 내기도 한다(Miracle et al., 2004).

다. 조산아 부모 역할에 대한 지원과 교육

라. 신생아실(nursery)에서 부모가 아기를 돌보도록 장려함

마. 정기적으로 자주 유축을 해서 모유 분비가 자리 잡힐 수 있게 한다.

1) 유축과 모유수유는 엄마에게 아주 중요하다.

　가) 아기 보육에서 이 두 가지는 오직 엄마만이 기여할 수 있는 행동이다.

　나) 유축과 모유수유를 통해 조산아도 만삭아와 마찬가지로 정상적으로 성장하게 된다.

　다) 모유수유는 아기를 돌보는 기본적인 행위이므로, 조산아라고 해서 모유수유를 포기해서는 안 된다.

바. 유축한 모유를 적합하게 저장하는 조건에 대한 지식(Human Milk Bank Association of North America, 2011)

사. 부모와 아기를 위해 접견실 또는 편의시설을 개방한다.

　1) 부모들에게는 자신의 아기와 밀접한 신체 접촉을 하고자 하는 욕구가 있다. 캥거루 케어와 같은 신체 접촉을 빨리, 자주 하기를 원한다.

　　가) 피부 대 피부 접촉은 모유량 증가와 모유수유 지속 기간 증가 및 모유수유 성공 여부와 밀접하게 연관되어 있다(Furman et al., 2002).

아. 모유수유 관리에 관한 지식이 있는 숙련된 의료종사자는 모유수유의 목적을 달성하려는 엄마의 지원에 중요한 역할을 담당한다.

　1) 엄마와 건강관리팀은 모유수유 계획을 세워야 한다.

　2) 엄마의 모유수유 계획을 정기적으로 검토해서, 계획이 아기의 현재 발달 상태를 잘 반영하고 있는지 확인해야 한다.

자. 조산아 엄마들은 조산아에게 모유수유한 자신의 경험에서 얻을 수 있었던 다섯 가지 긍정적인 성과 또는 보상을 다음과 같이 밝히고, 이러한 보상이 본인이 들인 노력보다 훨씬 크다고 말했다(Kavanaugh et al., 1997).

　1) 모유의 건강상의 이점

　2) 본인이 자신의 아기에게 인생을 시작하는 최선의 환경을 제공했다는 것을 인식함

　3) 신체적 친밀감(physical closeness)에서 오는 기쁨과 아기가 젖병 수유보다 모유수유를 더 좋아하는 것을 알 게 될 때 느끼는 기쁨

　4) 아기를 돌봄에 있어 그 누구도 대신할 수 없는 기여를 하고 있음을 아는 것

　5) 모유수유가 보다 편리했다는 믿음과 경험

5. 조산과 관련된 일반적인 상황과 모유수유에 미치는 영향

가. 호흡곤란증후군(respiratory distress syndrome): 예정일보다 일찍 태어난 신생아의 경우 폐의 미성숙으로 호흡기능에 심각한 장애가 나타나는 것

나. 괴사성 소장결장염(NEC; necrotizing enterocolitis): 창자 내벽의 세포 괴사를 동반하며 잠재적으로 치명적인 염증

　1) 모유를 먹는 아기의 괴사성 소장결장염 발병률이 감소한다(Guthrie et al., 2003; Henderson et al., 2007; Thompson et al., 2011).

다. 고빌리루빈혈증(hyperbilirubinemia)

라. 두개내출혈(intracranial hemorrhage)

마. 저혈당증(hypoglycemia)

바. 기관지폐 형성 장애(bronchopulmonary dysplasia): 양압환기(positive pressure ventilation) 기간 후의 조산아에게 나타나는 의원성 만성 폐질환(iatrogenic chronic lung disease)

사. 조산아의 최적의 성장

아. 앞에서 열거한 질환과 그에 따른 치료 때문에 조산아와 엄마의 분리가 길어지면 대개 모유수유의 지연 또는 중단을 초래하게 된다.

6. 조산아를 위한 모유의 이점

가. 엄마 자신의 젖이 조산아를 위한 최적의 젖이다.

   1) 모유를 먹지 않는 아기의 질병률과 사망률이 유의하게 증가한다(Schanler, 2001, 2011).

   2) 모유를 먹는 조산아는 면역체계 증강, 위장관 성숙, 영양소 이용률 증가의 이익을 얻는다(Schanler, 2011).

   3) 엄마 자신의 젖을 먹일 수 없다면, 강화한 기증 모유(donor human milk)나 조산아 분유(preterm formula)를 선택한다(Wight et al., 2008; Ziegler et al. & the 'Food For Thought' Exploratory Group NIC/Q 2005, 2007). **그림 28-1**은 수유 상담가가 기증 모유를 저장하고 있는 사례를 보여주고 있다(Chapter 35 모유은행 참조).

나. 장관영양에 대한 내성(enteral feeding tolerance)이 더 커져서 완전한 장관영양으로 더욱 빨리 진행한다.

   1) 생리적인 아미노산과 지방산이 이러한 영양소의 소화와 흡수를 높여준다.

   2) 낮은 용질 부하(solute load)

다. 분유를 먹은 조산아의 위 배출시간(gastric half emptying time)은 모유를 먹은 아기에 비해 2배까지 걸릴 수 있다(51 vs. 25분; Van den Driessche et al., 1999).

라. 미성숙한 장이나 장관 계통에 부족한 활성효소(예를 들어 리파아제, 아밀라아제, 라이소자임)가 있으며, 조산아의 장관 계통의 성숙을 촉진시키는 영양인자를 제공한다(Lawrence et al., 2010).

마. 아토피 가족력이 있는 아기의 알레르기 발생 위험을 감소시킨다(AAP; American Academy of Pediatrics, 2005; Saarinen et al., 1995).

바. 지방과 수분뿐만 아니라 뼈와 다른 조직의 증가에 의한 체중 증가

사. 시력(visual acuity)과 망막 건강(retinal health)의 발달 최적화(Schanler, 2011).

아. 모유를 먹은 조산아의 지능지수(IQ)가 더 높고, 인지 및 뇌신경 발달 결과가 좋다(Lucas et al., 1992; Vohr et al., 2006).

   1) 많은 분유에는 없으면서 모유에 있는 긴고리 불포화지방산(long-chain unsaturated fatty acid)이 이러한 결과와 밀접한 관련을 가진 것으로 간주된다(Lucas et al., 1992; Vohr et al., 2006).

자. 환경 병원균(environmental pathogens)으로부터의 보호(Schanler, 2011)

1) 수많은 의료진이 들락거리며 침습적인 치료(invasive treatments)가 이루어지는 신생아 특수치료실(special care nursery)에서 특히 고려해야 할 문제이다.

차. 조산아 산모의 모유는 조산아의 신체기관의 성숙, 면역학적 요구, 성장에 가장 적합하다.

1) 모유(human milk)는 아기와 엄마 모두를 위한 약이다. 모유 자체는 아기에게 이롭고 모유수유 행위는 엄마에게 이롭다.

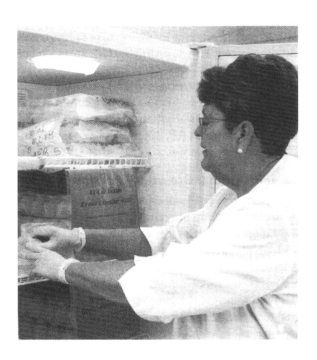

그림 28-1

7. 조산아 산모의 모유 성분

가. 만삭아 산모의 모유와 비교했을 때, 조산아 산모의 모유에는 더 높은 농도의 열량, 지질, 고질소 단백질(high nitrogen protein), 나트륨, 염화물(chloride), 칼륨, 철분(iron), 마그네슘이 함유되어 있다(Gross et al., 1980; Lawrence et al., 2010).

나. 칼슘과 인은 일반적으로 가장 부족한 대량미네랄(macrominerals)이다(Polberger et al., 1993).

다. 극소저체중 출산아(VLBW)에게는 여분의 영양분, 비타민, 미네랄의 추가가 필요하다.

라. 조산아는 소변 농축 능력과 희석 능력이 부족하고, 체중에 비해 체표면적이 크고, 불감성 수분 손실(insensible water loss)이 일어나기 때문에, 조산아에게는 엄마의 모유가 가장 적합

하다.

마. 조산아 산모의 모유는 4~6주 정도 지나면 만삭아 산모의 모유와 같이 성숙유로 변한다.

바. 극소저체중 출산아에게 영양소와 열량을 강화한 모유(human milk)를 먹이는 것이 표준관리지침이라는 것을 연구를 통해 확인할 수 있다(AAP, 2004; Wight et al., 200; Ziegler et al., 2007).

8. 조산아를 위한 영양적 고려와 최적의 성장

가. 최적의 성장은 일반적으로, 조산아가 자궁 내에 그대로 있었더라면 따랐을 성장 곡선을 근거로 한다.

  1) 재태 연령이 높은 아기일수록 목표를 더욱 쉽게 달성한다.

  2) 초극소저체중 출산아(ELBW)는 에너지 요구도는 높지만 받아들일 수 있는 용적이 제한적이어서 섭취량을 제한해야 할 수도 있다.

나. 아기가 실제로 입으로 먹을 준비가 되기 전, 때로 소화관(gut)을 준비시키기 위한 목적으로 모유를 조기 장관영양(EEF; early enteral feedings)으로 공급하는 방법을 사용한다(Wight et al., 2008).

  1) EEF는 점적영양(trickle feeds), 장관성숙영양(trophic feeds), 또는 위장관준비영양(GI priming feeds)으로 다양하게 불린다. 3시간 혹은 6시간마다 비위관(nasogastric tube)을 통해 0.5~1mL를 점적한다(McClure et al., 2000).

  2) EEF는 아무것도 먹지 않은 아기의 소화관에는 위장관 호르몬이 없다는 개념에 근거하고 있다.

  3) 영양 수유는 유익한 장내 세균(gut flora)을 증식시키고, 태변 배출을 도와주고, 괴사성 소장결장염의 발병률과 사망률을 감소시킨다.

  4) 이와 같은 소량의 영양 공급으로도 소화관에서 보다 성숙한 운동 패턴이 나타난다(Schanler, Schulman et al., 1999a).

  5) 주입 펌프(infusion pump)로 영양을 공급할 때는 지질이 주사기의 루어(Leur)까지 올라와서 먼저 주입될 수 있도록 주사기를 25~45도 각도로 위쪽으로 기울여야 한다.

다. 조산아 모유수유 과정을 위한 지침이 전 세계에 많이 있다.

  1) 조산아 모유수유의 실행은 각 나라와 각각의 개별적인 신생아실의 기술 수준과 유용성에 따라 다를 수 있다.

  2) 많은 신생아실에서 캥거루 케어를 실행하고 있으며, 이로 인해 조산아 모유수유의 시작 및 지속을 위한 대규모 정책에 대한 수요가 감소 내지 변화하고 있다.

9. 모유 강화

가. 시중에서 구입할 수 있으며 우유단백질, 전해질과 다량의 비타민, 미네랄을 포함한 강화제(fortifiers)로 모유를 강화할 수 있다(Schanler, 1996).

나. 칼슘, 인과 같은 특정 영양분으로 모유를 강화할 수 있다.

다. 강화(fortification)는 주로 완전 수유가 확립된 후에 시작해서 집중치료실이나 특수치료실에서 퇴원하기 전에 중단한다.

라. 지질의 농축된 공급원으로 유축한 젖의 후유 부분을 사용(모유 분리 과정(lacto-engineering))해서, 저삼투성·저용적의 체내 흡수가 잘 되는 고열량 보충식을 제공한다(Kirsten et al., 1999).

마. 후유와 시중에서 구입하는 강화제는 그 사용 목적이 다르다.

　　1) 시중에서 구입하는 강화제는 필수 영양분을 보충하기 위해 사용한다.

　　2) 후유는 지질과 열량을 집중적으로 공급하며, 엄마의 젖량이 아기의 요구에 비해 많은 경우 열량 섭취를 높이기 위해 사용할 수 있다(Wight et al., 2008).

바. '모유 분리 과정'을 통해 특정한 아기의 요구에 맞게 모유를 더욱 잘 정제할 수 있다(Meier et al., 1996). 후유의 장기간 사용과 함께 강화에 대한 더 많은 연구가 필요하다.

사. 일부 임상 환경에서 적용 가능한 특수 검사 기술을 이용하여 모유를 분석할 수 있으며 검사 결과는 아기에게 강화가 필요한지 결정하기 위한 목적으로 사용할 수 있다.

아. 모유의 지질과 열량 함량은 유지 분리(creamatocrit)로 측정할 수 있다(Griffin et al., 2000).

　　1) 유지 분리(creamatocrit)는 모세관에 있는 소량의 모유 검체를 원심분리해서 지질 부분을 분리한 후, 모유 전체 부피에 대한 비율로 지질의 함량을 측정하는 방법이다(Meier et al., 1996).

10. 모유 강화와 관련된 문제

가. 위 배출시간(gastric emptying time)이 의미 있게 느려지며, 그 결과 수유 불내증(feeding intolerance)이 나타날 가능성이 있다(Ewer et al., 1996).

나. 모유의 일부 항감염(anti-infective; 락토페린(lactoferrin)) 특성을 중화시키는 효과(Quan et al., 1994).

다. 감염 위험이 증가할 수 있다.

라. 중쇄 중성지방(MCT; medium chain triglyceride) 기름과 같은 첨가제의 불완전 흡수

마. 강화 모유는 삼투압이 높아져서 위장관 질환 유병률을 증가시킬 수 있다.

바. 비위관을 통과할 때 일부 영양소가 손실될 수 있다.

　　1) 지질이 영양관 안쪽에 달라붙어서 아기에게 도달하지 못할 수 있다. 이러한 현상은 장관 영양을 연속해서 할 때 더 흔하게 나타난다.

　　2) 주입을 연속적으로 느리게 할 때 지질 손실이 가장 크다. 그러므로 가능하다면 집중식 영양법(간헐적인 위관 영양법)을 추천한다.

사. 강화가 단기적인 결과(예컨대, 체중 증가와 뼈의 미네랄화(bone mineralization))에 영향을 줄 수 있지만, 장기적인 성장 및 발달이 증진되지는 않는 것으로 나타났다(Lucas et al., 1999).

　　1) 조산아로 태어나서 모유를 먹고 자란 8~12세 아이들의 뼈 미네랄 함량은 만삭아로 태어난 아이들과 같거나 더 높았다(Lucas et al., 1999).

아. 분말강화제(powdered fortifiers) 사용에 대해서는 논란이 많기 때문에 주의 깊은 관찰과 추가적인 연구가 필요하다(Schanler, 1996).

    1) 분말강화제와 조산아용 분유(powdered preterm formula)는 무균 상태가 아니다.

    2) 미국식품의약국(FDA; Food and Drug Administration), 유럽식품안전청(EFSA; European Food Safety Authority), 미국질병통제예방센터(CDC; Centers for Disease Control and Prevention)에서 조산아나 면역력이 약화된 아기에게 분말로 된 분유를 주어서는 안 된다고 명시한 지침을 공표했다(CDC, 2002; U.S. Food and Drug Administration, 2002).

자. 분말강화제 사용의 대안으로 액상강화제(liquid fortifiers)를 사용한다.

    1) 대개 모유와 1:1의 비율로 사용하는데, 결과적으로 모유 섭취량이 감소하게 된다.

    2) 모유가 충분하지 않을 때 사용할 수 있다.

차. 병원에서는 구할 수 있다면 저온살균, 영양강화한 기증 모유를 사용하고 있다. 엄마 젖을 즉시 먹일 수 없는 경우라면 임상의는 저온살균한 기증 모유를 고려해야 한다. 저온살균한 기증 모유는 신선한 모유의 속성(면역글로불린, 성장과 발달을 촉진하는 호르몬, 효소, 항염증 인자 등)은 대부분 가지고 있으면서도 살균된 상태로, 수유 내성(feeding tolerance)은 향상시키면서 NEC의 발생은 감소시킨다(Lucas et al., 1990; Wight et al., 2008; Ziegler et al., 2007; Ziegler et al., 2002).

11. 조산아 모유수유에 대한 과학적 근거

가. 조산아가 젖병수유를 아직 못 한다고 해서 모유수유의 시작을 늦추거나 포기해야 할 어떠한 정당한 과학적 증거도 없다.

    1) 직접 수유(direct breastfeeding)의 시작 시기를 퇴원 후로 미루게 하거나 직접 수유를 단념하게 했을 때, 결국 조기 이유(premature weaning)로 이어지거나 또는 수유를 계속한다 하더라도 최선이 아닌 차선의 방법으로 모유 섭취를 하게 된다는 확실한 증거를 찾아볼 수 있다(Buckley et al., 2006; Callen et al., 2005).

    2) 최근까지도 사람들은 일반적으로 모유수유가 더 힘들고 젖병수유가 덜 힘들다고 생각했다. 그 결과, 조산아가 젖병으로 먹을 수 있을 때까지 모유수유의 시작을 늦추곤 했다.

    3) 임상의가 유두 혼동 위험이 있는 신생아를 확인해서 이런 아기들의 젖병 사용을 최소화하는 것은 현명한 조치로 보인다(Neifert et al., 2011).

    4) 일찍 모유수유를 하는 것이 조산아에게는 젖병으로 젖을 먹는 것보다 스트레스를 덜 주는 것으로 드러났다(Meier et al., 1987).

    5) 작은 아기에게 젖병수유를 하면 다음과 같은 부정적이고 달갑지 않은 생리적, 생화학적 변화를 일으킨다. 저산소증, 무호흡, 서맥, 산소포화도 감소, 과탄산혈증, 분당 호흡량 및 일회 호흡량 감소를 동반한 저체온증, 불규칙한 호흡 등이다(Chen et al., 2000).

    6) 모유수유를 목표로 둔 엄마가 젖병수유를 한다면, 아기를 위해 젖을 유축해서 주는 자신의 모든 노력이 부질없어질 수 있다.

12. 아기의 성숙 과정 및 빨기, 삼키기, 숨쉬기의 조화에 미치는 영향

가. 아기의 모유수유 능력은 선천적 반사인 빨기, 삼키기, 숨쉬기의 조화에 달려 있다.

1) 식도의 연동운동과 연하작용이 임신 11주의 태아에서 보인다.

2) 빨기는 18주에서 24주 사이에 나타난다.

3) 젖당을 소화시키는 소장의 미세융모 효소인 락타아제는 24주에 존재한다.

4) 혀와 위의 리파아제는 26주에 발견할 수 있다.

5) 구역 반사(gag reflex)는 26~27주의 조산아에게서 보인다.

6) 젖 찾기(rooting)는 32주경에 보인다.

7) 빨기, 삼키기, 숨쉬기 동작의 조화가 32~35주에 보인다.

8) 28주 아기 중 일부는 엄마의 유두에서 짜낸 젖을 핥을 수 있다.

9) 28~30주 된 아기 중 일부는 엄마 유방에서 경구 수유(oral feeding)가 가능할 수도 있다.

10) 32~34주 된 아기 중 일부는 하루에 한 번 내지 두 번 완전한 모유수유를 할 수도 있다 (Wolf et al., 1992).

11) 35주부터는 적절한 성장 유지를 위한 효율적인 모유수유가 가능하다(Wolf et al., 1992).

12) 성공적인 모유수유를 힘들게 하는 조산아의 몇 가지 특징

가) 약하고 미숙하고 규칙성이 없는 빨기

나) 빨기, 삼키기, 숨쉬기의 조화의 부족

다) 체력 저하

라) 낮은 근 긴장도

13) 미숙한 빨기 패턴

가) 3~5번 연달아 빨기

나) 동일한 시간만큼 잠시 멈추고, 자주 유방에서 떨어짐

14) 이행기의 빨기 패턴(Palmer, 1993)

가) 6~10번 연속적으로 빨기

나) 동일한 시간만큼 잠시 멈추고, 이따금 유방에서 떨어짐

15) 성숙한 빨기 패턴

가) 10~30번 연속적인 빨기

나) 잠시 멈추는 시간이 짧음

다) 빨기와 삼키기가 1:1의 비율

16) 불규칙한 빨기(disorganized sucking)는 전체적으로 젖을 빠는 동작에 리듬감이 없는 젖 빨기를 이르는 말이다.

17) 역기능적 빨기(dysfunctional sucking)는 혀와 턱의 비정상적인 운동이 수유 과정을 방해하는 젖 빨기를 이르는 말이다.

나. 비영양적 빨기(NNS; non-nutritive sucking) (의미 있는 정도의 모유 섭취가 이루어지지 않는 젖 빨기)

1) 특징

가) 임신 18주부터 관찰 가능하다.

나) 1초당 2번 빠는 비율

다) 빨기가 약하고 근육 협동이 잘 되지 않는 불규칙한 젖 빨기

라) 젖을 삼키지 않음

2) 비영양적 빨기의 장점

가) 입원 기간을 줄여준다(Schanler et al., 1999).

나) 위관 영양(gavage feedings) 중 비영양적 빨기를 하게 하면, 아기는 빨기 행위와 배가 부른 만족스러운 느낌을 연관시켜 생각한다.

다) 때로는 젖이 배출되어 부드러워진 엄마의 유방이나 고무젖꼭지로 비영양적 빨기를 할 수 있는 기회를 제공한다.

3) 가능하면 위관 영양을 할 때 엄마의 '빈(empty)' 젖을 대상으로 비영양적 빨기를 하게 하는 것이 유익하다.

가) 인공 젖꼭지에 대한 각인을 피하기 위해서

나) 조기 모유수유 능력(빨기, 삼키기, 숨쉬기의 조화)을 발달시키기 위해서

다) 엄마의 모유 생성 증가를 위해서

라) 아기를 돌볼 때 엄마가 더 많이 관여할 수 있게 하기 위해서

13. 캥거루 케어(피부 대 피부 접촉)

가. 아기가 삽관을 하고 있더라도 상태가 안정적이라면 캥거루 케어를 시작할 수 있다(Gale et al., 1993).

나. 아기와 부모가 피부 대 피부 접촉(skin-to-skin contact)을 계속한다.

1) 아기는 기저귀만 채우고 벌거벗긴다.

2) 아기를 일반적으로 똑바로 세워서 엄마의 양쪽 가슴 사이나 아빠의 맨 가슴에 대고 아기를 껴안는다.

3) 아기의 등을 감싸준다.

가) 부모의 셔츠 안에

나) 부모의 손으로

다) 옷으로

라) 담요로

다. 캥거루 케어가 아기에게 유익한 점(WHO; World Health Organization, 2003, Anderson, 2003)

1) 안정적인 심박수를 유지한다(De Leeuw et al., 1991; Ludington-Hoe et al., 2004).

2) 보다 규칙적인 호흡을 유지한다.

가) 호흡 정지 현상(apneic episodes)이 75% 감소한다(De Leeuw et al., 1991; Ludington-Hoe et al., 2004).

3) 산소포화도 수준이 향상된다(Acolet et al., 1989).

4) 한랭 스트레스(cold stress)가 발생하지 않으며, 더욱 안정적인 체온을 유지한다(Acolet et al., 1989).

5) 수면시간이 더 길어진다(Ludington-Hoe et al., 1995).

6) 체중이 더 빠르게 증가한다(Charpak et al., 2001).

7) 열량 소비가 감소한다(Ludington-Hoe et al., 1995).

8) 두뇌 발달이 더 빨라진다(Feldman et al., 2002).

9) '무의미한' 움직임(팔다리를 마구 휘두르는 것)이 감소한다.

10) 덜 울게 된다(Ludington-Hoe et al., 2002).

11) 각성시간이 더 길어진다(periods of alertness).

12) 더욱 성공적인 모유수유 경험을 하게 된다(Whitelaw et al., 1988).

13) 모유수유 지속기간이 증가한다(Hurst et al., 1997; Whitelaw et al., 1988).

14) 퇴원시기가 더욱 빨라진다(Charpak et al., 2001).

라. 캥거루 케어가 엄마에게 유익한 점(WHO, 2003)

1) 혈청의 옥시토신 수준 증가로 인해 유대가 돈독해진다(Uvnas-Moberg et al., 1996).

2) 아기를 돌보는 일에 대한 부모들의 자신감이 커진다(Affonso et al., 1989).

3) 부모들은 더 많은 자신감을 가지게 된다.

4) 신생아 집중치료실에 아기가 있는 부모들의 스트레스가 경감된다(Boyd, 2004).

5) 엄마의 모유 생성이 증가한다(Mohrbacher et al., 2003).

6) 입원기간 단축으로 인해 비용이 감소한다(Charpak et al., 2001).

7) 퇴원을 더 일찍 하게 된다.

마. 캥거루 케어를 할 때, 엄마가 아기와 피부를 맞대고 있으면서 점차 모유수유를 시도하는 식으로 일찍 모유수유를 할 수 있다(Anderson, 2003; WHO, 2003).

14. 발달중심 관리(Developmental Care)

가. 신생아의 개별적 발달 상황을 고려한 관리는 모든 신생아 집중치료실이나 신생아 특수치료실에서 통합할 수 있다.

1) 발달중심 관리는 시각, 청각, 미각, 촉각, 후각 등 오감의 완전한 발달에 기초를 두고 있다(Als et al., 2004).

나. 발달 상황에 민감한 환경의 이점은 다음과 같다.

1) 부모가 신생아 관리에 더 많이 관여하고 아기를 양육할 수 있다.

2) 아기가 적절한 휴식을 취할 시간이 더욱 많아져, 두뇌 발달을 촉진한다.

3) 과잉 자극(overstimulation)을 방지한다.

가) 심박수 감소

나) 산소 요구량 감소

4) 인공호흡기를 보다 빨리 제거하게 된다.

5) 모유수유를 일찍 시작하게 된다.

6) 더 나은 체중 증가를 보여준다(Charpak et al., 2001; Ludington-Hoe et al., 1996).

7) 감염 발생률이 감소한다(Charpak et al., 2001).

8) 입원하는 기간이 더욱 짧아진다(Charpak et al., 2001).

9) 의학적, 신경발달학적 결과가 좋아진다(Gupta et al., 2001).

다. 발달 상황에 민감한 신생아 특수치료실의 사례는 다음과 같다(Als, 1996; NIDCAP, 1996).

1) 조명을 60 푸트캔들(foot candles) 아래로 조절한다(Committee to Establish Recommended Standards for Newborn ICU Design, 1999).

2) 담요로 덮은 미숙아 보육기(isolette)를 충분히 낮은 곳에 둬서 아기의 눈을 보호한다.

3) 낮과 밤의 주기성(rhythmicity)을 고려한다(Mirmiran et al., 2000).

4) 한꺼번에 여러 진료과가 연계한 통합 관리를 해서, 아기가 더 오래 잘 수 있게 한다.

5) 소음 수준을 조절한다.

가) 50 데시벨 미만(AAP, 1997; AAP & ACOG; American College of Obstetricians and Gynecologists, 2002)

나) 목소리를 낮추고, 특히 교대할 때 유의한다.

다) 쓰레기 처리를 조용하게 한다.

라) 미숙아 보육기를 조용하게 닫는다.

마) 모니터나 통풍장치 경보기를 조용하게 한다.

바) 전화벨 소리가 지장을 주지 않도록 한다.

6) 아기가 안전한 느낌을 가질 수 있게 해준다(즉, 아기가 기대어 눕거나 발로 밀 때 경계를 제공할 수 있도록 아기의 옆쪽과 발치에 뭔가 말아서 받쳐 놓음).

7) 손으로 감싸주기(hand containment) – 가급적 부모가 하는 것이 좋다.

가) 손을 펴서 아기의 등이나 가슴을 가볍게 눌러주면 아기가 스스로 안정하는 데 도움이 된다.

8) 반듯이 누워 있거나 엎드려 있을 때는 담요로 아기를 지지해준다.

9) 팔과 다리를 몸통 쪽으로 구부리도록 해서 잘 감싸준다.

10) 주위에 경계를 만들어준다.

11) 아기가 엎드려 누워 있을 때, 주먹에 모유를 묻혀 코와 입 가까이에 갖다 댄다(Sullivan et al., 1998).

12) 구강 관리(oral care)에 모유를 사용하면 아기가 엄마의 냄새와 모유의 맛을 식별하는 데 도움을 줄 수 있다.

13) 조산아는 냄새에 대한 예민한 감각을 갖고 있어서 일반적으로 모유에 반응할 때 혀를 내밀어서 맛보고 난 뒤에 입을 벌린다.

가) 일단 아기가 유방에 편안하게 자리를 잡으면 엄마는 유두 끝에 있는 젖 한 방울을 짜서 아기가 냄새를 맡고 맛볼 수 있게 해준다.

나) 조산아는 자극에 대한 반응이 느리므로 엄마가 참을성을 가져야 한다.

14) 조산아는 빨 때의 압력이 낮기 때문에 젖을 삼킬 때 더 많은 어려움을 겪는다.

가) 조기 수유의 목적은 아기의 모유수유 능력과 체력의 점진적인 향상인데, 이는 시간과 인내심을 갖고 노력해야 이루어지는 것이다.

나) 너무 일찍부터 체중과 젖 이동(milk transfer)에 초점을 맞추면 오히려 엄마의 자신감을 저하시켜 모유수유가 힘들어질 수 있다.

15) 모유수유를 하는 능력은 아기가 성장함에 따라 발달하기 때문에 신경행동학적으로 준비가 되면 모유수유를 잘 하게 된다.

16) 엄마나 부모가 있을 때, 계속 피부 대 피부 접촉이나 캥거루 케어를 하도록 격려한다.

17) 적절한 통증 관리

18) 마사지 요법(Als et al., 2004; Lindrea & Stainton, 2000)

15. 직접수유로 넘어가기(Readiness to Breastfeed)

가. 직접수유를 할지는 아기의 신호(cues)에 달려 있다(Nyqvist & Ewald, 1999).

1) 과거에는 엄마 유방에서 직접 수유를 시도하기 위해서는 그 전에 아기가 일정 체중 혹은 일정 재태 연령이 되어야 한다고 했지만, 사실 이러한 기준에 대한 과학적 근거는 없었다. 유방에서 직접 수유를 언제 시작하는가에 관해 보편적으로 합의된 기준은 없다.

2) 상당한 양의 모유를 유방에서 직접 먹을 수 있는 능력은 아기에 따라 많이 다르며, 첫 수유 준비 시 개별적 접근이 필요하다는 관측을 입증하는 보고가 있다.

3) 아기 주도의 모유수유

가) 표 28-1은 구강 수유 기회를 놓치지 않기 위해 아기의 개별적인 요구에 맞춘 아기 주도의 모유수유 평가의 한 예이다. 아기의 개별 발달 수준의 점수에 근거하여 수유 계획을 세운다. 매번 수유를 하기 전, 아기가 구강으로 젖을 먹을 준비가 되어 있는지 평가할 수 있다.

4) 직접수유로 이행할 때는, 필요하다면 매일 캥거루 케어를 하면서 젖을 일부분은 짜낸 유방을 제한된 시간 동안 빨리는 방법으로 나아가면서 서서히 진행하는 것이 좋다.

5) 직접수유로 이행하기 위해 사용하는 수많은 프로토콜이 있다. 엄마가 없을 때 젖병을 사용하기도 하지만, 현재는 대부분 엄마가 없을 때 위관영양(gavage feeding)이나 컵 수유(cup feeding)를 하라고 하고 있다(Kliethermas et al., 1999; Lang et al., 1994; Valentine et al., 1995).

나. 조산아에게 적합한 모유수유 자세

1) 머리를 지탱하는 약한 목 근육 조직에 비해 조산아의 머리가 무거운 편이다.

가) 머리와 턱이 모유수유에 적합하게 안정되지 않으면 아기가 효과적으로 젖 물기를 할 수 없거나, 너무 빨리 지치거나, 젖 물기(latch)를 유지하기 위해 유두를 깨물거나, 아니면 유방에서 자주 미끄러지게 된다.

나) 조산아 수유 시 아기의 머리와 몸통을 특별히 지지해주는 자세를 취하는 게 일반적으로 조산아에게 도움이 된다.

2) 조산아에게 적합한 두 가지 자세는 교차 요람 자세와 풋볼자세이다.

3) 아기의 아래턱이 먼저 유방 쪽으로 올 수 있도록, 엄마의 손가락으로 아기의 머리를 지지하고 손바닥으로 어깨를 지지해서, 머리와 목과 몸통을 받쳐주는 것이 좋다. 아기의 코가 유방 쪽으로 먼저 오면 안 된다.

가) 아기가 입을 벌릴 때 턱이 먼저 유방 쪽으로 오게 하면 효과적인 젖 물기(latch)의 성공률이 높아진다. 그리고 나서 엄마의 반대쪽 손으로 U자 모양을 만들어 유방을 지지해주는데, 이때 손가락으로 유방을 집지 말고 가볍게 밀어주도록 유의한다(**그림 28-2**).

나) 아기의 턱에 가해지는 압력과 무게를 줄여주기 위해 수유 중에 유방을 지지해주면 도움이 된다.

다) 엄마 젖을 잘 물 수 있을 정도로 충분히 입을 크게 벌리는 것이 조산아에게는 어려울 수도 있다.

4) 아기의 머리 전체를 엄마 손으로 둘러싸기 위해, 혹은 아기의 턱을 안정감 있게 지지하기 위해 댄서 핸드 포지션(Dancer hand position)을 취하는 것이 좋다.

가) 이 자세는 특히 상대적으로 더 큰 조산아와 신경발달장애를 가진 아기에게 수유할 때 유용할 수 있지만, 작은 조산아에게 모유수유를 할 때에는 덜 유용하다.(Chapter 37 선천적 이상, 신경계 합병증, 분만외상 참조)

표 28-1 아기 주도의 모유수유 평가

관찰	점수	수유 기법(Feeding Technique)
수유 전 졸린 상태이거나 각성 상태, 또는 보채는 상태. 젖을 찾거나 손을 입에 가져가거나 손가락과 엄지를 빰. 근 긴장도가 좋음.	1	모유수유를 시도한다.
졸려하거나 한 번 건드리면 잠깐 깨어남. 젖을 찾거나 손가락을 빠는 동작이 약간 나타남. 근 긴장도가 적당함.	2	
수유하면 잠깐 깨어남. 배고픈 신호(hunger cue)가 없음. 근 긴장도 변화 없음.	3	아기를 20분간 엄마와 피부 대 피부 접촉을 하게 한다.
수유하는 동안 내내 잠을 잠. 배고픈 신호가 없음. 근 긴장도 변화 없음.	4	아무 변화도 없다면, 비위관 영양(N/G feeding)을 시작한다. 점수가 1 또는 2로 향상되면 위의 방법대로 한다.
수유할 때 산소 공급을 늘려야 함. 수유 중 무호흡과 서맥이 보임. 수유 중 기준치를 넘는 빈맥.	5	비위관 영양만 한다.

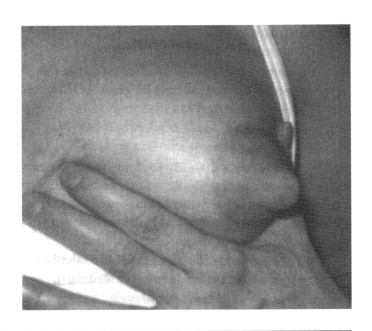

그림 28-2 조산아의 모유수유를 위한 자세

출처 : 허가 받고 사용함.

다. 모유수유 중 모유의 섭취량

   1) 정밀도가 높은 체중계가 있다면 체중 측정(수유 전과 수유 후의 체중 측정으로도 알려져
      있음)을 이용해서 섭취량을 추정할 수 있다. 수유 전과 후에 체중 측정을 하면 보충할 양
      이나 젖 이동 문제의 확인과 관련해서, 혹은 엄마나 의료진(staff)을 안심시키기 위해서
      결정을 내려야 할 상황일 때 도움이 된다(Meier et al., 1996).

   2) 엄마의 젖 공급으로도 아기의 섭취량을 평가한다.

     가) 필요한 보충량을 결정할 때 엄마의 젖 공급 상태를 아는 것이 유용하다.

     나) 젖 공급이 적다면 더 많은 보충이 필요하다.

   3) 아기가 엄마 유방에서 젖을 더 많이 먹고 보충량이 줄기 시작하면, 매일 혹은 격일로 체
      중을 측정한다.

   4) 조산아들은 대개 교정 만삭 연령(corrected term age)에 가까워질 때까지 예측할 수 있
      는, 신호에 의한 수유 패턴(cue-based feeding pattern)을 보이지 않는다.

   5) 섭취량에 문제가 있을 때는 아기가 유방에서 젖을 빨 때, 추가적으로 젖을 공급해주는 튜
      브 수유 기구를 유방에 붙여 사용하면 도움이 되기도 한다(Chapter 33 모유수유 도구와
      용품 참조).

   6) 유방에 튜브 수유 기구를 붙여 사용하는 적응증

     가) 아기가 젖을 물기는 하지만 빠는 힘이 약할 때

나) 젖 빨기 리듬(sucking rhythm)이 없을 때

다) 엄마가 유방에서 보충하고 싶다고 요청할 때 사용한다. 어떤 엄마는 아기의 섭취량을 보고 싶어 하는 반면, 어떤 엄마는 대체 수유 도구를 사용하기보다는 유방에서 직접 보충하는 것을 선호한다.

라) 엄마의 젖 공급이 부족할 때

마) 젖 사출반사가 약해졌을 때

7) 아기가 유두나 유륜을 충분히 잘 물지 못해서(혹은 유륜 부위가 부어 있거나 유두가 아기의 입에 비해 너무 커서) 섭취량이 부족해졌다면, 아기가 스스로 젖꼭지를 잘 물 수 있을 때까지 일시적으로 얇은 유두 보호기(nipple shield)를 잘 사용한다(Meier et al., 2000).

8) 조산아 엄마들의 가장 주요한 관심 중 하나는 아기가 수유 시 충분한 양의 젖을 먹고 있는가 하는 것이다(Kavanaugh et al., 1995).

가) 젖 이동은 젖 공급, 젖 사출, 아기의 빨기에 달려 있다.

(1) 빨기 능력이 미숙한 경우에 개입(intervention)할 때는 미약하거나 미숙한 빨기 패턴으로 인한 손실을 보상하기 위해 모유 생성과 젖 사출의 최적화를 목표로 삼는 것이 좋다.

(2) 아기가 다른 쪽 젖을 먹기 전에 첫 번째 젖을 충분히 먹어서 완전히 부드럽게 만들어야 한다.

나) 엄마는 아기가 젖을 충분히 먹고 있지 않다고 생각할지도 모른다.

다) 아기는 유방에서 미끄러지거나, 잠들어 버리거나, 혹은 단순히 젖을 그만 먹을지도 모른다.

라) 아기가 만삭 교정 연령(term-corrected age)에 가까워지면, 미숙한 수유 패턴은 점차 더욱 성숙한 패턴으로 바뀐다.

16. 완전 모유수유 확립

가. 1단계: 모유를 유축하고 수집함으로써 젖 생산(lactation)을 시작하는 단계

1) 분만 후 가능한 한 빨리 6시간 이내에 손으로 젖을 짜거나 유축기를 사용해서 젖 생산이 시작되게 해야 한다(Chapter 32 모유 짜기와 저장, 관리 참조).

2) 유축기로 젖을 짜는 것이 비현실적이거나 불가능한 곳에서는 손으로 젖을 짜는 것이 효과적일 수 있다(Stanford School of Medicine Newborn Nursery at LPCH, n.d.).

3) 엄마는 적절한 젖 공급을 위해 처음 7~10일간은 매 24시간마다 8~12번 손이나 유축기로 젖을 짜도록 계획해야 한다. 만일 젖 생산 수준이 유지된다면, 유축 횟수를 줄일 수도 있다. 유축기 사용과 손으로 젖 짜기를 조합하면 젖 생성이 의미 있게 증가할 수 있다(Stanford School of Medicine Newborn Nursery at LPCH, n.d.).

4) 7~10일까지는 매일 800~1000mL의 젖을 생산하도록 계획해야 한다.

5) 이때 젖 공급이 충분하면 이후에 젖이 부족할 위험이 크게 줄어든다(Hill et al., 2005).

6) 모유 공급량이 아기의 필요량보다 50% 많다면, 여유가 있다.

가) 만약 젖 생산이 어떤 이유로든 줄어든다면, 후유(hindmilk) 보충을 위해 저장한 젖을 분리할 수 있다.

나) 과잉 공급인 경우, 꽉 찬 엄마 젖에서 쉽게 젖이 나오기 때문에 아기에게 도움이 된다.

7) 젖을 유축할 때, 각 유방을 마사지하고 눌러주면 젖 공급을 늘릴 수 있을 뿐 아니라 젖을 완전히 더 비우고 유축한 젖의 지방 함량을 높일 수 있다(Foda et al., 2004).

8) 가능하다면 양쪽을 동시에 유축할 수 있는 병원용(hospital-grade) 자동 유축기를 사용하도록 계획한다(Chapter 33 모유수유 도구와 용품 참조).

9) 양쪽을 동시에 유축하면 프로락틴 수준이 증가하고 젖 생산이 증가하며 유축시간을 줄일 수 있다.

10) 가능하면 엄마 젖을 유축한 후 즉시 조산아에게 먹여야 한다. 신선한 모유가 조산아에게 더욱 좋다(Jones et al., 2006).

11) 만약 처음 며칠간 장관영양을 할 수 없었다면 아기에게 신선한 모유를 주기 전에 미리 냉동해둔 초유를 먼저 주는 것이 좋다.

가) 초유는 미성숙한 다공성 장(porous intestine)을 코팅해서 해로운 세균과 음식 항원의 흡수를 감소시킨다.

12) 신선한 모유는 사용 전 24시간에서 48시간 냉장 보관할 수 있다(Jones et al., 2006).

13) 모유를 나중에 사용하기 위해 냉동할 수 있다. 이때 유축한 순서대로 사용해야 한다. 냉동된 젖은 녹인 후 24시간 내에 다 사용해야 한다.

14) 모유의 양이 적은 것이 일반적인 문제인데, 특히 아기가 몇 주 동안 모유수유를 할 수 없거나 너무 일찍 태어난 경우에 문제가 된다. 많은 중재법들이 유용한 것으로 입증되었다(Clavey, 1996). (Chapter 41 불충분한 모유 생산 참조)

가) 캥거루 케어를 자주 한다.

나) 아기에게 빈 젖을 빨도록 격려한다.

다) 피부 대 피부 접촉 중 혹은 직후에 유축을 한다(Ehrenkranz et al., 1986).

라) 아기 곁에서 유축한다.

마) 일부 엄마들에서는 약물이 젖 공급을 증가시킬 수 있다.

(1) 메토클로프라마이드(metoclopramide), (Budd et al., 1993)는 일부 여성에게는 부작용을 야기하는 것으로 알려져 있다.

(2) 돔페리돈(domperidone), (da Silva et al., 2001)

(3) 옥시토신을 비강 스프레이로 사용해서 젖 사출반사를 자극해 왔다(Ruis et al., 1981). 그러나 최근의 무작위 대조군 임상시험(randomized controlled trial)에 의하면(Fewtrell et al., 2006), 옥시토신을 비강 스프레이로 사용했을 때 모유 수집에 유의한 차이가 나타나지 않았다.

바) 침술(Acupuncture), (Clavey, 1996)

사) 사람의 성장 호르몬(human growth hormone), (Gunn et al., 1996)

(1) 엄마나 아기에게 부작용 없이 모유의 양을 증가시키는 것으로 나타났다.

(2) 비용 때문에 널리 쓰이지는 않는다.

나. 2단계: 아기가 처음으로 엄마 유방에서 젖을 먹기 시작하는 단계

1) 처음에는 유축한 모유로 위관영양을 계속해야 할 것이다.

2) 유축으로 젖 공급을 유지한다.

3) 아기가 신호에 의한 수유(cue-based feeding)를 시작할 만큼 충분히 성숙할 때까지는 일반적으로는 스케줄대로 3시간마다 수유한다.

4) 신호에 의한 수유 빈도가 매 2시간마다로 점차 증가할 수 있다(Saunders et al., 1991).

5) 수유를 전적으로 유방에서 할 수 있을 정도로 아기가 성숙할 때까지 모유수유와 보충 수유를 병행한다.

다. 3단계 : 초기 수유의 최적화 단계

1) 최적의 수유 자세와 젖 물리기

가) 풋볼 자세(옆구리에 끼고 수유하는 자세), 교차 요람 자세, 큰 조산아를 위한 댄서 핸드 포지션(Dancer hand position)

2) 캥거루 케어를 지속적으로 자주 한다.

라. 4단계 : 신호에 의한 완전 모유수유로 이행하는 단계

1) 완전 모유수유로 이행할 준비가 되어 있는지 의료인이 평가한다(이 장의 앞쪽에 있는 '15. 직접수유로 넘어가기' 부분 참조).

2) 시간이 흐르면 신호에 의한 수유를 하게 되는데, 대부분의 조산아들이 만삭아의 출생 시 평균 재태 기간에 도달할 때까지는 성공할 것이다.

3) 아기는 젖을 빨고 싶다는 신호를 보여준다.

4) 아기가 원할 때마다 완전 모유수유(full breastfeeding)를 할 수 있고, 아기의 체중이 적절하게 증가한다.

5) 수유할 때 깨어 있고 각성 상태로 있다.

6) 주먹을 빤다.

7) 입을 오물거린다.

8) 완전 모유수유를 유지할 수 있다.

9) 젖을 먹고 싶을 때마다 완전 모유수유를 할 수 있는 체력과 적절한 체중 증가

마. 공표된 수유 프로토콜의 몇 가지 실례

1) 수유 계획(feeding regimens)

가) 조산아를 위한 6단계 수유 계획(Valentine et al., 1995)

(1) 유축한 모유 10~20mL/kg/day를 (경구위관(oral-gastric)이나 집중식(bolus)으로, 혹은 자동 주사기펌프(automated syringe pump)를 사용한 지속적인 점적식으로) 아기가 먹기 시작해서, 150mL/kg/day를 먹는 목표에 도달할 때까지(아기가 받아들일 수 있다면) 먹는 양을 매일 똑같은 비율로 증가시킨다. 이 기간 동안 아기는 비경구 영양(parenteral nutrition)을 그만두게 된다.

(2) 일단 아기가 150mL/kg/day를 먹기 시작하면, 유축한 모유 100mL당 분말로 된 모유강화제를 두 팩 첨가한다. 24시간 동안 잘 받아들이는지 본 후, 첨가량을 유축한 모유 100mL당 네 팩으로 증량한다.

(3) 아기의 성장이(15g/kg/day 미만으로) 주춤하면, 강화모유의 양을 160~180mL/kg/day로 증량한다. 성장 지연과 관련된 기타 임상 요인을 먼저 배제한다(예를 들어, 산독증, 빈혈).

(4) 성장이 계속 15g/kg/day 미만인 경우, 180mL/kg/day의 강화후유를 사용해서 위와 같이 강화한다.

(5) 만약 성장이 주춤하면 0.5mL의 옥수수기름을 3시간마다 주는데, 우유에 섞지 않고 일시에 집중식(bolus)으로 투여한다.

(6) 만약 성장이 주춤하면 네 번은 조산아 분유로 대체하고, 네 번 강화모유를 주는 것은 계속한다.

2) 모유수유로의 이행

가) 조산아에게 비강영양튜브로 보충하는 이행기 : 모유수유의 가능성 증가(Kliethermas et al., 1999)

(1) 엄마가 수유할 수 없거나 추가 보충 수유가 필요한 경우에는 삽입한 비강영양튜브(#3.5 French)로 보충한다.

(2) 매일 아기의 체중 측정 결과 20~30g/day 의 체중 증가 기대치를 꾸준히 충족시키거나 그 이상일 경우 보충량을 점차 줄인다.

(3) 퇴원하기 24~48시간 전에 비강영양튜브를 제거하고 필요한 경우 컵으로 보충한다.

(4) 젖 물기(latch)의 정의와 모유수유의 능력

(가) 모유수유를 잘 한다(Breastfeeds well).

- 입을 크게 벌리고 입술은 바깥쪽으로 활짝 젖혀지는 바른 젖 물리기(latch-on)
- 빨 때 유륜을 빤다.
- 혀가 아래쪽으로 가서 찻잔처럼 움푹한 모양을 이룬다. 아기의 이마를 유방에서 살짝 밀어낼 때 아기는 밀봉한 진공상태를 유지한다.
- 아기의 볼이 옴폭해지지 않아야 한다.
- 리듬감 있게 오래 빨다가 꿀꺽 삼키는 소리가 난다.
- 자세를 취하고 젖 물리기를 할 때 엄마는 최소한의 도움만 필요로 한다.
- 모유수유하는 시간이 5~8분 이상이다.

(나) 모유수유를 어느 정도 한다(Breastfeeds fairly).

- 이따금 젖 물리기(occasional latch-on)
- 짧게 빨며, 길게 빠는 횟수가 더 적고, 삼키는 소리가 좀처럼 들리지 않으며, 엄마는 자세를 취할 때 도움을 요청한다.
- 활발하게 빠는 시간이 5분 미만이다.

(다) 모유수유가 서툴다(Breastfeeds poorly).
- 젖을 찾는 동작이나 빠는 동작이 다소 보인다.
- 젖 물리기를 전혀 못한다.
- 엄마가 자세를 취할 때 보조해줘야 한다.

17. 퇴원 계획

가. 부모들은 퇴원 후 자신의 조산아의 관리 및 양육을 위한 상세한 계획이 필요하다.

  1) 현재 진행되고 있는 관리와 정보에 대해 다음 내용을 포함시켜야 한다(Academy of Breastfeeding Medicine Protocol Committee, 2004).

    가) 아기가 모유를 충분히 먹고 있다는 신호: 체중 체크. 필요하다면 체중 측정. 젖은 기저귀 숫자와 배변 상태

    나) 기대되는 수유 패턴: 24시간 동안 적어도 8번 수유하며, 단 한 번 오래 잠을 잘 때 최대 5시간까지 연속으로 잔다. 아기가 젖을 먹을 준비가 되어 있음을 가리키는 신호.

    다) 아기가 직접수유를 완전히 확립해서 적절하게 체중이 증가하여 보충수유를 할 필요가 전혀 없을 때까지 유축을 계속한다.

    라) 아기가 퇴원한 뒤에도 엄마들은 일반적으로 유축을 계속할 필요가 있다; 매번 수유 후마다 유축이 필요할 수도 있고, 혹은 매일 몇 번 정도만 유축이 필요할 수도 있는데, 이는 보충수유 횟수에 따라 다르다.

    마) 젖량을 증가시키면 빨기가 약할 때에도 젖이 잘 흐르도록 도와주기 때문에, 전문가들은 엄마에게 퇴원 시 아기가 필요로 하는 것보다 50% 가량 더 많은 젖을 생산하도록 권한다.

    바) 보충수유 기구를 적절하게 사용한다.

      (1) 컵

      (2) 유방에 수유 튜브(feeding tube)를 붙여서 사용

      (3) 유두 보호기(nipple shield) 사용을 제한함

      (4) 완전 모유수유로 진행하고 나서도 후속 관리(follow-up)를 철저하게 한다.

  2) 아기의 입원기간 중에 부모가 모유(human milk)를 젖병으로 먹이기로 한 경우에는, 수유 상담가가 퇴원 전이나 퇴원 후에 아기가 직접수유로 이행할 수 있도록 도와주는 것이 좋다.

  3) 수유 상담가는 퇴원 후 전화 추후 관리를 해야 한다(Elliott et al., 1998).

나. 부모에게 퇴원 후 이용 가능한 지원 서비스에 대한 정보를 제공해야 한다.

  1) 일차 의료 기관

  2) 국제 인증 수유 상담가(IBCLC; International Board Certified Lactation Consultant)

  3) 조산아 모유수유에 대한 전문 지식을 갖추고 있는 의료종사자(health professional) (예를 들어, 특별 훈련을 받은 산파, 둘라, 동배 상담원(peer counselor); Elliott et al., 1998)

4) 지역 사회의 지원 단체

5) 사회 복지 사업(social services)

6) 라 레체 리그(La Leche League International; 국제모유수유연맹)

7) 미국 농무부의 WIC 프로그램(여성, 아기, 어린이를 위한 특별 영양 보조 프로그램; Special Supplemental Nutrition Program for Women, Infants and Children)

18. 후기 조산아

후기 조산(late preterm)이라는 용어는 재태 연령 34주 0/7일~36주 6/7일에 태어난 아기에게 적용된다(Acadamy of Breastfeeding Medicine Protocol Committee, 2011; Engle, 2006; Raju et al., 2006). 후기 조산아의 출생률은 다음과 같은 이유 때문에 증가하고 있다고 보고된다.

- 모성연령의 증가, 비만과 당뇨병, 영양부족, 흡연, 알코올, 그리고 다태 분만(multiple delivery)을 야기하는 보조생식술(assisted reproductive technology)에 의한 출산(Goldenberg, Culhane, Iams, & Romero, 2008; Hamilton et al., 2010; Shieve et al., 2004)
- 엄마와 태아의 상태를 알아보기 위한 분만 감시(obstetrical surveilance)가 증가하면서 의료개입형 분만(medically indicated birth)이 늘어나고 있다(예를 들어 유도분만이나 제왕절개 분만) (Goldenberg et al., 2008; Hamilton et al., 2010; Schieve et al., 2004).
- 후기 조산아(late preterm infant)는 입원 중에도, 그리고 퇴원 후에도 일정하게 체중이 늘고 성장하는 것을 보여줄 때까지 특별한 감시가 필요하다.
- 후기 조산아는 만삭아와 비슷해 보이고 체중도 거의 일부 만삭아와 비슷하기 때문에 보호가 특히 취약해지기 쉽다. 그러나 후기 신생아는 저혈당증, 저체온증, 호흡기질환, 무호흡, 심각한 고빌리루빈혈증, 탈수, 수유 곤란, 인공 분유 보충의 장기화, 체중 손실, 재입원의 위험이 더 높다.

가. 출산

1) 재태 기간 34~36/7주는 그 범위가 넓기 때문에 이 시기의 아기에게는 각각의 재태 연령과 능력에 따른 개별화된 관리 계획이 필요하다.

2) 보통 아기의 재태 연령과 안정성에 따라 아기를 신생아 집중치료실(ICN; intensive care nursery)에서 관리할 것인지, 혹은 신생아실(well-baby nursery)에서 관리할 것인지를 결정한다.

가) 아기를 ICN에서 관리하는 경우에는 대개 조산아의 관리와 유사한 관리를 한다.

나) 비강영양튜브(nasogastric tube)를 삽입하고, 아기를 미숙아 보육기(isolette)에 두고, 혈당, 체온, 심박수, 산소포화도를 관찰할 수 있다.

3) 아기의 상태가 안정적이라면 출생 직후 되도록 빨리 아기를 엄마 가슴에 올려놓아 피부 대 피부 접촉을 할 수 있게 주어야 한다.

가) 아기가 엄마와 피부 대 피부 접촉을 하는 동안 젖은 것을 닦아주고 아프가(Afgar) 점수를 매기면 된다.

나) 따뜻한 담요로 엄마와 아기를 덮어주고 아기의 머리에 모자를 씌워줘도 된다.

4) 피부 대 피부 접촉을 오래 하면 아기를 따뜻하게 하고, 울지 않게 하며, 수유를 자주 할 수 있게 되어 저혈당증과 저체온증을 예방할 수 있다(Bergman et al., 2004).

    가) 피부 대 피부 접촉을 일찍 하면 아기가 엄마와 상호작용을 더 많이 할 수 있고, 모유 수유를 할 가능성이 더 많아지며, 수유를 보다 오래 하게 되며, 심폐기능의 안정성이 더 좋아진다(Moore et al, 2003).

5) 수유에 지장을 주는 과정(예를 들어 과도한 처치, 불필요한 흡입, 비타민 K 투여, 안질환 예방 처치, B형 간염 백신 접종)은 하지 않거나 늦춤으로써 아기의 체온과 대사 스트레스를 최소화하고, 최초의 수유 행동을 향상시키고, 출산 직후 엄마와 아기의 조기 상호작용을 강화한다.

    가) 목욕은 늦추어야 한다(Black, 2001; Voucher & Wight, 2007).

나. 유방과 같은 높이에 아기를 둔다.

1) 아기를 유방 높이에 둬서 아기가 목과 몸통을 지나치게 구부리지 않게 도와주어야 한다.

    가) 교차 요람 자세가 잘 맞다(수유 자세에 대한 정보는 Chapter 27 모유수유 장려와 평가를 위한 지침을 참조)

    나) 풋볼자세로 수유할 때, 유방 무게가 아기의 가슴에 부담을 주지 않게 주의한다.

2) 후기 조산아의 근 긴장도는 약할 수 있으며, 엄마 유방에서 젖 물기를 유지하지 못할 수도 있고, 젖 이동이 일어날 만큼 충분히 강한 젖 빨기를 유지하지 못할 수도 있다.

    가) 댄서식 잡기(Dancer hold)를 이용해 유방과 턱을 지지하면 아기의 턱을 안정시켜 도움을 줄 수 있다.

    나) 젖 물리기가 어렵거나, 젖 물리기를 유지하지 못하거나, 혹은 젖 이동이 비효율적이라는 것을 보여주는 증거가 있다면, 아주 얇은 실리콘 유두보호기(ultrathin silicone nipple shield)의 사용을 고려해 볼 수 있다(Meier et al., 2000).

3) 후기 조산아는 만삭아에 비해 보다 많이 자려고 하기 때문에, 수유를 시도하기 위해 2~3시간마다 깨워야 할 수도 있다(CPQCC; California Perinatal Quality Care Collaborative, 2007, p.6).

4) 매일 2회 이상 서로 다른 두 명의 숙련된 수유 전문가가 젖을 먹는 아기를 면밀하게 관찰하고 평가하게 해야 한다(Academy of Breastfeeding Medicine Protocol Committee, 2011).

    가) 젖 이동(milk transfer)을 확인하는 것이 가장 중요하다.

    나) 수유평가도구(LATCH), 아기의 모유수유평가(IBFAT; Infant Breast Feeding Assessmeut Tool)와 같은 모유수유 평가 도구를 사용하면 유용하다(Chapter 27 모유수유 장려와 평가를 위한 지침 참조).

    다) 대소변 패턴을 매일 면밀하게 관찰(monitoring)하는 것이 중요하다.

    라) 젖 섭취량과 수유의 효율성에 문제가 있다면, 가끔 시험 체중 측정으로 확인해보는 것이 도움이 될 수 있다.

5) (전문적인 평가와 증거 자료를 통해 확인했을 때) 후기 조산아가 2~3시간마다 효율적으

로 젖을 먹고 있지 않다면 엄마에게 유축을 시작하라고 해야 한다.

가) 손으로 젖 짜기와 전동유축기 사용을 조합하는 것이 가장 효율적이다(Morton et al., 2009).

나) 유축기를 사용해서 젖을 유축했는데 초유가 충분히 나오지 않았다면 유축 후 손으로 젖을 짜면 젖을 더 많이 모을 수 있다.

6) 피부 대 피부 접촉을 자주 하면 수유가 더 쉬워지고 모유 생산이 잘 될 수 있다(CPQCC, 2009).

7) 보충수유를 할 때 엄마 유방에 대고 보충하거나 컵 수유(cup feeding)와 같은 대체 수유 방법을 사용하면 아기가 젖병에 익숙해지지 않게 할 수 있다(Howard et al., 1999; Howard et al., 2003; Ianese, 2011; Marinelli et al., 2001).

가) 아기가 쉽게 지치면 비강영양튜브를 삽입할 수 있다(Meier et al, 1987).

8) 엄마의 젖 공급이 충분해질 때까지 만약 보충이 필요하다면, 우선 엄마 자신의 젖이 최선의 선택이고 그 다음으로는 저온살균 기증 모유(pasteurized donor milk), 그 다음이 아기용 조제분유(infant formula)이다.

9) 수유 후 보충하는 양은 적어야 한다. 첫째 날은 수유 후 5~10mL, 그 이후는 매 수유 후 10~30mL(Academy of Breastfeeding Medicine Protocol Committee, 2011).

10) 보충이 필요할 때는 아기가 수유 시 적절한 양의 젖을 섭취할 수 있고, 아기의 체중이 증가할 정도로 엄마 젖이 충분해질 때까지 계속 적은 양으로 보충해야 한다.

11) 아기가 24시간당 최소한 8번 수유를 계속할 수 있고 시간이 지나면서 체중이 적절하게 증가할 때까지는 엄마가 유축을 계속해야 한다.

12) 후기 조산아의 관리 계획에 부모를 포함시켜야 하며, 아기에게 수유 시 부모가 전적으로 참여해야 한다고 교육한다.

다. 퇴원

1) 아기가 태어났을 때 부모와 함께 퇴원 계획을 세워야 한다.

가) 특히 후기 조산아를 건강한 신생아실(well-baby nursery)에서 함께 돌보고 있을 때 부모에게 안내할 내용에는 다음 논의 내용이 포함되어야 한다. 후기 조산아는 만삭아와 달리 출산 후 36~48시간 이내에 집으로 퇴원하지 못할 수 있다고 안내한다.

2) 아기와 엄마가 입원 중 함께 있을 수 있도록 모든 노력을 기울여야 한다.

가) 퇴원 후에 엄마는 모자동실(rooming-in)에서 자신의 아기와 함께 있을 수 있다. 아기가 준비가 되면 엄마와 아기가 함께 동시에 집으로 갈 수 있다.

3) 퇴원 준비 : 모유수유를 잘 하거나, 대체 수유 방법을 함께 활용해서 보충을 적절하게 하면서 수유를 하고 있는 상태로, 체중이 안정적으로 유지되거나 증가하고 있어야 한다.

가) 엄마의 젖 공급 확립의 증거

나) 개방형 아기용 침대에서 정상 체온을 유지할 수 있는 능력

다) 빌리루빈 수치가 안정적이거나 감소함

4) 퇴원 계획

가) 대체 수유가 필수적인 경우라면, 부모가 대체 수유 방법을 편하게 이용할 수 있어야 한다.

나) 엄마가 수유에 자신감을 느낀다.

다) 퇴원 후 24~48시간 이내에 의료인(healthcare provider)과의 후속 내원(follow-up visit) 일정을 잡아주고, 이후에는 아기가 완전 모유수유를 할 때까지 매주 일정을 잡아준다(AAP, 2005).

라) 퇴원 후를 위한 수유 계획은 가족, 수유 상담가, 의료인이 함께 개발한다(Walker, 2009).

마) 수유 횟수, 소변량, 대변 패턴을 상세하게 기록하는 수유 일지(feeding log)를 포함한다.

바) 수유 문제 상담 전화 서비스(Lactation Warm Line)의 전화번호

사) 퇴원 후 수유를 지원하는 단체에 의뢰한다.

Chapter 29

다태아의 모유수유

Breastfeeding Twins and Higher Multiple-Birth Infants/Toddlers

M. Karen Kerkhoff Cromada, MSN, IBCLC, FILCA

학습목표

- 다태아 출산 후 모유수유에 영향을 미치는 임신, 출산, 산후의 건강상태와 질병에 대해 논의한다.
- 다태아의 모유수유에 도움이 되는 방법들을 기술한다.
- 다태아의 모유수유에 영향을 미치는 신체적, 심리사회적인 요소를 확인한다.

서 론

쌍둥이나 그 이상의 다태아를 출산한 여성에게 모유수유상담을 할 때, 수유상담가는 다음과 같은 내용을 고려해야 한다.

- 인간은 일반적으로 한 명의 아기를 임신하고 출산한다. 따라서 다태아를 출산하는 것은 엄마의 육체적·정신적 능력을 상하게 할 수 있으며, 이것은 향후 모유수유에도 영향을 미친다.
- 다태아 개개의 아기들과 엄마는 모유수유를 할 동등한 권리를 가지고 있으며, 건강한 신체 및 심리사회적 상태가 아기들과 엄마의 모유수유에 긍정적인 영향을 줄 수 있다.
- 다태아에게 모유수유를 하는 것은 두 명 이상의 아기에게 모유수유를 할 때 사용하는 기술이나 수유관리법을 따라하는 것 이상의 능력이 필요하다.
- 분만 중에 생긴 신생아와 엄마의 복잡한 문제들은 모유수유의 시작, 모유수유의 지속기간, 모유수유 패턴에 지속적인 영향을 줄 수 있다.
- 서로 다른 빨기 능력과 수유 스타일을 가진 다태아들의 모유수유에 개별적으로 맞춰주다 보면, 엄마는 이것이 다태아에게 생기는 일반적인 일이 아니라 자신의 모유수유 방법에 문제가 있다고 생각할 수도 있다.
- 아기들이 자라면서 수유하는 동안 자신들끼리 상호작용을 하게 되며, 이러한 상호작용은 엄마와 아기의 수유에도 영향을 미칠 수 있다.
- 다태아에게 모유수유를 할 때에는 보다 더 전문적인 모유수유 지식과 정서적 지지가 필요하다.

1. 다태아 출산율의 증가

가. 서양에서 쌍둥이와 다태아의 출산증가율이 증가하고 있다. 인용한 통계는 미국의 경우지만 대부분의 산업화된 국가는 다태아 출산율이 증가하는 것으로 보고된다(Australian Bureau of Statistics, 2010; D'Addato, 2007; Martin et al., 2011; Statistics Canada, Ministerog Industry, 2009)(**그림 29-1** 참조).

  1) 쌍둥이: 1980년부터 2009년까지 76%가 증가했다.

    가) 1980년: 출생아 100명당 1.89명이 쌍둥이

    나) 2009년: 출생아 100명당 3.33명이 쌍둥이

  2) 세쌍둥이 이상의 다태아 : 1980년 이후부터 400%이상 증가하여 1998년에 최고조에 이름.

    가) 2009년: 출생아 100,000명당 153.5명이 세쌍둥이 이상의 다태아. 이 수치는 1998년보다 약 20% 감소한 것이다.

    나) 1980년: 출생아 100,000명당 37명이 세쌍둥이 이상의 다태아

  3) 최근 몇 년 동안 유럽 및 다른 산업국가들에서 다태아 출산율이 감소하는 것으로 보이는데, 이것은 보조생식술(ART) 시술의 변화와 연관성이 있다(Cook et al., 2011; de Mouzon et al., 2010; Wang et al., 2008).

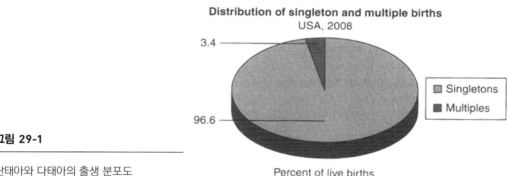

그림 29-1

단태아와 다태아의 출생 분포도

나. 다태아 출산율의 증가는 불임치료 시술과 연관성이 높다(Bowers et al., 2006; Cook et al., 2011; de Mouzon et al., 2010; Martin et al., 2010)

  1) 불임치료를 위한 배란 유도제 혹은 난자의 성장과 발달을 증가시키는 난소자극 약물들.

  2) 자궁내 인공수정(IUI), 체외 수정(IVF), 세포질 내 직접 정자 주입술(ICSI) 같은 보조생식술(ART).

  3) 불임시술로 인하여 증가한 다태아는 이란성 다태아(독립된 정자가 둘 이상의 난자와 수정됨)이다.

    가) 산모의 나이가 많을수록 이란성 다태아를 임신할 확률이 높다.

나) 보조생식술 또한 일란성 쌍둥이 임신율이 높아지는 것과 관계가 있으며, 단일융모막 태반의 발달과 높은 연관성이 있다.

2. 엄마와 아기의 모유수유에 대한 권리

가. 모유를 직접 수유하거나 유축하여 수유하는 것은 수유하는 여성과 아기에게 종(species) 특이성의 신체적, 심리사회적 장점이 있다(Ip et al., 2007; León-Cava te al., 2002; Stuebe, 2009).

1) 다른 동물이나 식물 종에서 추출한 우유는 다태아 아기들과 엄마들에게 모두 위험요소가 될 수 있다(McNeil et al., 2010; Stuebe, 2009).

가) 다태아 출산으로 발생할 수 있는 위험요소는 모유량의 부족으로 인해 분유를 먹일 잠재적 위험성이 증가하는 것이다.

2) 다태아 아기와 엄마는, 단태아 아기와 엄마들과 마찬가지로 모유수유를 할 수 있는 권리가 있다(Gromada, 2007; Leonard, 2000, 2003; Leonard et al., 2006; MBF; Multiple Birth Foundation, 2011).

가) 다태아를 출산할 예정인 여성은 잘 알고 결정할 수 있게 사실에 기반한 정보를 제공받아야 한다.

나) 다태아 출산은 젖 분비의 시작과 모유수유를 지속하는 데 더 복잡한 문제가 발생할 수 있다.

3) 다태아에게 직접 모유수유를 하거나 유축한 모유를 수유할 때에는 다태아에게 적합한 방법을 사용할 수 있도록 의료진, 가족, 사회 네트워크의 교육과 지원이 필요하다(Damato et al., 2006; MBF, 2011; Ooki, 2008; Östlund et al., 2010; Welsh, 2011; Yokoyama et al., 2004).

가) 엄마들이 말하길 근거중심보다는 추측 혹은 일부 경험을 근거로 의료 종사자로부터 다태아 모유수유에 대해 부정적인 의견을 들었다고 한다.

나) 다태아 모유수유에 대한 부족한 지식을 가진 의료 종사자는, 모유수유나 유축을 하고자 하는 엄마의 결심에 영향을 미치게 되며, 이것은 모유수유를 시작하고 지속하는 데 영향을 미친다.

3. 다태아의 모유수유 시작에 영향을 미치는 요인

가. 모유수유 개시율

1) 다태아 엄마들은 단태아 엄마들과 비슷하거나 혹은 더 높은 비율로 모유수유 혹은 유축을 하려고 한다(Damato et al., 2005b; Geraghty, Pinnet et al., 2004; Mothers of Supertwins, 2007; Ooki, 2008; Östlund et al., 2010; Yokoyama et al., 2006).

가) 쌍둥이 모유수유 개시율: 64%~89.4% 사이로 보고됨.

나) 세쌍둥이 이상의 모유수유 개시율: 55%~86% 사이로 보고됨.

2) 보조생식술(ART)로 임신한 여성의 인구통계학을 보면 엄마의 나이, 학력, 사회경제학적 지위가 높을수록 모유수유율이 높았다.

가) 우키(Ooki, 2008)는 35세 이상 쌍둥이 엄마들은 모유수유를 덜 하는 경향이 있다고 한다.

나. 다태아 임신과 출산의 위험 요소들 (**그림 29-2**부터 **29-6**까지 참조)

1) 모유수유에 영향을 미치는 아기의 요소는 다음과 같다.

가) 조산(재태연령 37주 미만) 또는 이른 조산(very preterm, 32주 미만). 예를 들어 2009년 미국의 평균 재태기간은 다음과 같다(Martin et al., 2011).

(1) 단태아 임신은 평균 38.7주이며, 이중 10.4%는 37주 미만에 출산, 1.6%는 32주 미만에 출산했다.

(2) 쌍둥이 임신은 평균 35.3주이며, 이중 58.8%는 37주 미만에 출산, 11.4%는 32주 미만에 출산했다.

(3) 세쌍둥이 임신은 평균 31.9주이며, 이중 94.4%는 37주 미만에 출산, 36.8%는 32주 미만에 출산했다.

(4) 네쌍둥이 임신은 평균 29.5주이며, 이중 98.3%는 37주 미만에 출산, 64.5%는 32주 미만에 출산했다.

(5) 다섯 쌍둥이 이상 임신은 평균 26.6주이며 이중 96.3%는 37주 미만에 출산, 95%는 32주 미만에 출산했다.

(6) 통계는 다양하지만, 다태아출산 중 조산의 비율은 다른 산업국가들과 비슷한 경향을 보인다(유럽은 아일랜드 42.2%, 오스트리아 68.4%).

(7) 미국은 다태아가 3.33%를 차지하며, 조산이 17%, 이른 조산(very preterm)이 23%이다.

(8) 대부분의 유럽국가에서 다태아의 출산율은 3%미만이며, 조산의 20% 이상을 다태아가 차지하고 있다(EURO-PERISTAT Project, 2008).

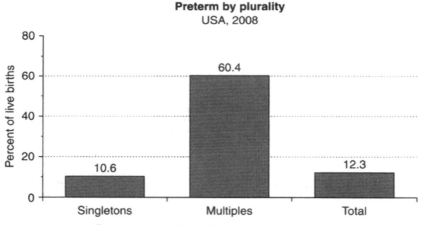

Preterm by plurality
USA, 2008

Preterm is less than 37 completed weeks gestation.
Multiple deliveries include twin, triplet and higher order deliveries.

그림 29-2 조산의 분포

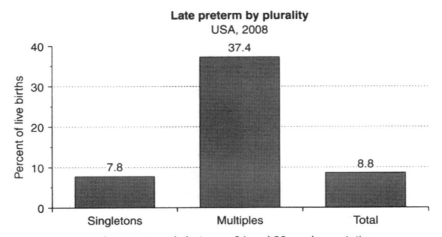

Late preterm by plurality
USA, 2008

Late preterm is between 34 and 36 weeks gestation.
Multiple deliveries include twin, triplet and higher order deliveries.

그림 29-3 후기 조산의 분포

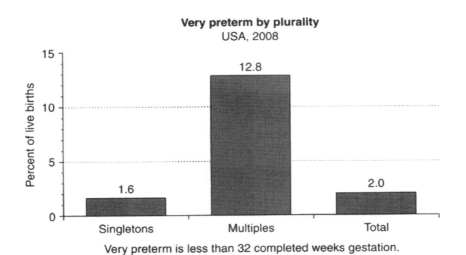

Very preterm by plurality
USA, 2008

Very preterm is less than 32 completed weeks gestation.
Multiple deliveries include twin, triplet and higher order deliveries.

그림 29-4 초미숙아의 분포

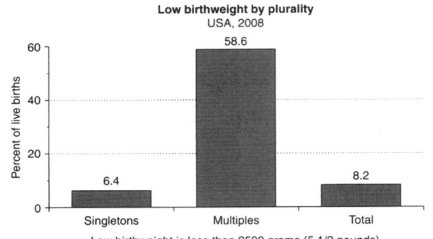

그림 29-5 저체중아의 분포

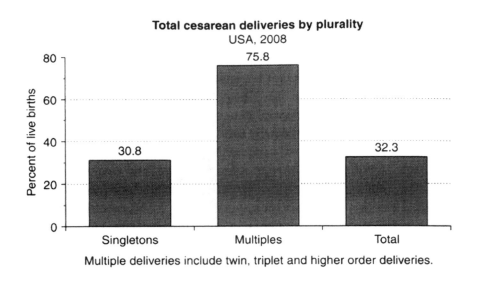

그림 29-6 제왕절개 출산분포

나) 일란성 쌍둥이(MZ)는 단일융모막(MC)을 '공유'하는 태반을 가지고 있으며 외모가 똑같다. 단일융모막 태반은 한 개의 정자와 한 개의 난자가 결합된 수정란이 자궁착상 이후 분열한 결과로 생긴다(ACOG, 2004; Bowers et al., 2006).

(1) 일란성 쌍둥이 중에서 30%는 2 융모막(DC, 태반은 분리) 쌍둥이다. 이는 착상 전에 수정란이 분리되어 생긴 것이다. 65~69%는 단일융모막-2 양막(DA, 각각 독립된 양막을 가짐) 쌍둥이다. 1%는 단일양막(MA-한개의 양막을 공유함)이면서 단일융모막(MC) 쌍둥이다(MA/MC 또는 MoMo라고도 한다).

(가) 정밀초음파 검사나 선택적 미숙아 출산(elective preterm delivery)이 없다면, 단일양막-단일융모막 쌍태아(MoMo)는 탯줄 얽힘으로 인해 40~70%의 치사율을 보일 것이다.

(2) 단일융모막(MC) 쌍둥이의 15%는 쌍둥이 간 수혈증후군(TTTS; twin-to-twin transfusion syndrom)이 발생하는데, 이것은 단일융모막(MC) 태반 내에서의 혈관 문합의 형태와 연관이 있다.

(가) 일란성 쌍둥이(MZ) 중 한 명은 자신의 쌍둥이 형제에게 공혈자 역할을 한다.

(나) 작은 아기는 빈혈성 공혈자가 되고, 큰 아기는 과혈증 수혈자가 되어 심각한 문제가 발생한다.

(3) 탯줄 기형이나 탯줄 부착이상은 단일융모막(MC) 태반에서 더 흔하다.

다) 자궁 내 성장 지연(IUGR)·신생아 성장 지연(FGR)은 아래 요인들 중 하나 이상이 작용하여 발생한다(ACOG, 2004; Bowers et al., 2006)

(1) 쌍둥이는 재태연령 32주부터, 세쌍둥이는 29~30주부터, 그 이상 다태아는 27주부터 태아성장곡선이 감소한다.

(2) 태아 간의 성장이 일치하지 않는 것(discordant growth, 큰 아기에 비해 작은 아기의 체중이 15~25%정도 적을 때)은 태반 발달이나 탯줄 기형과 관계가 있는데 특히 단일융모막 일란성쌍둥이(MC MZ)에서 잘 생긴다.

(가) 이란성(DZ-두 개 이상의 난자와 두 개 이상의 정자가 수정되어 생김) 쌍둥이는 유적적인 차이가 다양하다.

(3) 쌍둥이 간 수혈증후군(TTTS)의 공혈자 아기는 성장이 지연된다.

라) 저체중 출생아(LBW; 5 파운드, 8온스, 2,500g 미만), 극소 저체중 출생아(VLBW; 3파운드, 3온스, 1500g 미만). 예를 들어 2009년 미국의 평균 출생 체중(ABW)은 다음과 같다(Martin et al., 2011).

(1) 단태아: 7파운드, 4.26온스, 3,296g(6.4%는 LBW; 이중의 1.1%는 VLBW).

(2) 쌍둥이: 5파운드, 2.2온스, 혹은 2,336g(56.6%는 LBW; 이중의 9.9%는 VLBW).

(3) 세쌍둥이: 3파운드, 10.5온스, 혹은 1,660g(95.1%는 LBW; 이중의 35%는 VLBW).

(4) 네쌍둥이: 2파운드, 13.53온스, 혹은 1,291g(98.6%는 LBW; 이중의 68.1%는 VLBW).

(5) 다섯 명 이상 다태아 : 2파운드, 3.3온스, 혹은 1,002g(94.6%는 LBW; 이중의 86.5%

는 VLBW).

  (6) 통계수치는 다양하지만 다른 산업국가들에서도 비슷한 수치를 보였다(EURO-
   PERISTAT Project, 2008; Laws et al., 2010).

 마) 심장병 혹은 소화기계 결함, 뇌 혹은 중추신경계 결함(다운증후군, 발달지연, 뇌성
  마비), 머리와 목의 근골격계 결함(구개순열, 사경, 턱관절 비대칭), 그리고 하지 결
  함(고관절 탈구, 만곡족)과 같은 선천성 혹은 임신과 관련된 기형 발생률이 증가했다
  (Glinianaia et al., 2008; Pharoah et al., 2009; Tang et al., 2006).

  (1) 단태아 전체: 2.4%

  (2) 다태아 전체: 4.06%

  (3) 일란성 쌍둥이가 6.3%로 이란성 쌍둥이 3.4%보다 많다.

  (4) 단태아에 비해 다태아가 기형아 출산율이 46% 높다.

  (5) 다태아 출산 시 한 명 이상의 선천성 기형아 출산은 엄마와 아기 사이의 애착형성
   및 장애 아기를 치료하기 위한 병원 진료 등의 문제로 인해 모유수유와 유축을 지
   속하는 데 영향을 미친다.

 바) 2006년 미국의 유형별 신생아 사망률(Mathews et al., 2010)

  (1) 단태아 : 1,000명당 5.87명

  (2) 다태아 : 1,000명당 30.07명

  (3) 다른 산업국가들에 비해서 미국의 신생아 사망률이 높다.

  (4) 다태아 출산은 전체출산의 3%를 차지하지만 전체 신생아 사망률의 15%를 차지
   한다.

  (5) 한 명 이상의 다태아 사망은 모유수유에 영향을 미친다. 왜냐하면 엄마와 아기
   의 애착형성에 영향을 미치는 엄마의 슬픔과 연관되며, 모유 유축 지속이나 생
   존한 다태아에게 직접 모유수유로 전환하는 데 영향을 미친다(Gromada et al.,
   2005; Hanrahan, 2000; Pector, 2004)

2) 모유수유 시작에 영향을 미치는 모성 인자(ACOG, 2004; Bowers et al., 2006)−발생
 률 증가

 가) 임신성 고혈압(PIH, 자간전증(preeclampsia), 임신중독증(toxemia)): 2.6배 높다.

  (1) 대부분 심각한 증상이거나 더욱 진행된 증상으로 나타난다.

  (2) 다태아 임신에서는 용혈, 간수치 증가, 혈소판 감소를 동반하는 PIH HELLP 증
   후군 등으로 더 잘 진행된다.

 나) 임신성 당뇨(GDM): 태아 한 명당 1.8배씩 높아진다.

 다) 빈혈 : 21~36% ; (단태아 임신보다 2~3배 높다.)

 라) 주산기 출혈: 단태아 임신에는 1.2%이지만, 쌍둥이 임신에는 6%, 세쌍둥이 임신에는
  12%, 그리고 네쌍둥이 임신에서는 21%에서 발생한다.

 마) 산전 혹은 분만 중 태반의 상태; 전치태반, 조기박리.

 바) 산후 자궁 이완증(uterine atony)

사) 2006년 미국의 외과적 수술 분만율은 단태아 29.6%, 쌍둥이 72.9%, 세쌍둥이 이상 93.9%이다(질병관리본부[CDC], 2009).

아) 일부 산모의 경우 여러 번의 배란유도, 보조생식술 등으로 모유량이 감소기도 한다 (West et al., 2009).

자) 우울증, 불안, '고위험' 주산기 관리 및 치료 혹은 합병증에 대한 외상 후 반응 등을 포함하는 주산기 기분장애(Choi et al., 2009; Gromada et al., 2005)

다. 모유수유 시작에 영향을 미치는 아기와 산모의 합병증(Beck, 2002a; Choi et al., 2009; Damato et al., 2005b; Gromada, 2007; Gromada et al., 2005; Leonard,2000; Maloni, 2010; MBF, 2011)

1) 초기 산후 조리기간 동안 엄마의 신체적, 심리적 혹은 정서적 여력의 고갈

가) 다태아의 임신, 출산 그리고 산후 합병증은 둘 이상의 신생아를 돌보는 능력에 영향을 줄 수 있다.

나) 주산기 기분장애는 신생아의 개개인의 신호에 대한 반응을 방해할 수 있다.

2) 모유수유 시작이나 모유유축이 늦어진다.

3) 젖 생산이 늦어지거나 모유량이 줄어든다.

4. 산전 준비

가. 신생아 수유 여부 결정

1) 보강연구 및 증례연구에 의하면 대부분의 여성들은 두 명 이상 충분히 수유할 만큼 모유를 생산할 수 있다고 한다(Berlin, 2007; Leonard, 2000; Mead et al., 1992; Saint et al., 1986).

2) 두 명 이상의 신생아에게 완전 모유수유 및 부분 모유수유하는 것에 대한 장점 및 단점은 다음과 같다(Damato et al., 2005b; Gromada, 2010; Gromada et al., 2005; Leonard et al., 2006; MBF, 2011).

가) 장점(다태아에 초점)

(1) 감염질환의 위험성이 적다.

(가) 출생시 '위험한' 아기들은 유아기나 학동기에도 위험할 가능성이 있다.

(나) 전염성 질병을 '공유'할 가능성이 높다.

(2) 모유수유는 24시간 동안 엄마와 아기가 수많은 접촉을 하도록 만들며, 이는 엄마들로 하여금 다른 일을 멈추고, 앉아서 아기에게 집중할 수 있도록 한다.

(3) 많은 엄마들은 모유수유가 다태아 아기들과의 개별적인 애착형성에 도움이 된다고 말한다.

(4) 모유수유는 분유 준비(때때로 다태아 아기들은 각각 다른 인공분유(AIM; artificial infant milk를 먹기도 한다), 젖병세척을 하지 않기 때문에 아기들과 보내는 시간에 집중할 수 있다.

(5) 두 아기를 동시에 먹일 수 있어 편리하다.

나) 단점(다태아)
    (1) 집중적인 모유수유를 하는 데 더 많은 시간이 걸린다.
        (가) 아무도 도움을 주지 못한다.
        (나) 수면 시간의 부족
    (2) 초기에는 손으로 유축하거나 유축기를 사용한다.
        가) 두 명 이상의 아기에게 직접 수유로 넘어가는 과정에서 아기들을 돌보는 것과 자주, 지속적으로 유축하는 것은 많은 여성들에게 힘든 과정이다.
        나) 직장에 복귀할 경우 정도가 심해진다.

3) 다태아의 상황에 맞는 장단기 모유수유의 목표(Gromada, 2007, 2010)
    가) 직접 모유수유를 할지 혹은 유축을 할지 여부는 재태기간, 신생아와 엄마의 합병증, 기타 등등을 고려하여 결정한다.
    나) 완전 모유수유 혹은 부분 모유수유(직접 모유수유를 부분적으로 하거나, 유축한 모유를 부분적으로 한다.)
    다) 모유수유 기간: 문헌에 의하면 많은 여성들은 한 명 혹은 모든 다태아들에게 유아기까지 모유수유를 했다고 한다(Auer et al., 1998; Gromada, 2007; Poulson, 2009; Szucs et al., 2009a).
    라) 두 명 혹은 그 이상의 아기를 돌보면서 생긴 엄마의 인식은 개개인의 모유수유 목표에 영향을 줄 수 있다(Leonard et al., 2006).

4) 모유수유 및 젖 분비 시작에 영향을 미칠 수 있는 문제들에 관한 예방적 가이드라인(anticipatory guidance)은 다음과 같다.
    가) 재태연령과 출생체중을 늘려, 출산 시 신생아의 건강 상태를 개선시킨다.
        (1) 다태아의 건강상태는 임신 중 엄마의 체중 증가와 관계가 있다. 쌍둥이는 37~54파운드(17.3~24.5kg)(평균 체질량지수(BMI) 경우)의 체중증가가 적당하며, 세쌍둥이 이상은 더 증가해야 한다(Fox et al., 2010; Gromada, 2007; Institute of Medicine & National Research Council, 2009).
        (2) 다태아 임신관리 중의 하나로 외과적 수술분만을 '일상화'해서는 안 된다(Childbirth Connection, 2011).
    나) 개별 신생아의 컨디션이나 엄마의 합병증을 고려하여 모유수유 또는 유축을 일찍 시작하고 발전시킬 수 있도록 계획을 세운다(Gromada, 2007; Leonard et al., 2006; MBF, 2011).

5) 젖 생산을 최대화 할 수 있는 방법과 다태아, 대리모, 입양아, 미숙아, 신체적으로 면역 반응이 제대로 발휘되지 못하는 아기들과 같은 다양한 상황에 대한 적절한 방법을 논의한다.
    가) 효율적인 직접 모유수유를 통해 일찍 자주 초유 혹은 모유를 제거하도록 격려하고 필요하다면 유축을 하도록 한다(Szucs et al., 2009a, 2009b).
    나) 만약 모유가 부족하다면 기증자의 젖을 사용하는 것도 고려한다.

다) 대리모나 입양아의 경우에는 유도수유나 최소한의 부분모유수유가 가능하도록 돕는다(Szucs et al., 2010).

5. 모유수유의 시작

가. 건강한, 만삭의 쌍둥이와 세쌍둥이(Gromada, 2007; Gromada et al., 1998; Leonard et al., 2006)(Chapter 27 모유수유 장려와 평가를 위한 지침과 Chapter 28 조산아의 모유수유 참조).

1) 출산 후 60~90분 이내에 모유수유가 이루어 질 수 있도록 즉시 엄마와 신체접촉을 시킨다.

2) '수유신호'에 따라 자주 모유수유를 할 수 있도록 모자동실을 사용한다(다음 단락의 나. 모체의 합병증을 참조).

3) 적어도 한 명의 아기가 지속적이고 효율적인 모유수유를 하기 전까지는 동시 수유보다는 개별수유를 권한다.

가) 신생아의 젖 물리기 능력을 고려한 동시 수유법을 알려주고, 알맞은 젖 빨기 자세를 알려준다.

나) 위의 과정은 몇 시간에서 몇 주, 심지어 수개월이 걸리기도 한다.

4) 다음과 같은 적절한 퇴원 계획을 세운다.

가) 모유수유와 다른 아기를 돌보는 일을 조율한다.

나) 모유수유와 연관된 문제인지, 혹은 '둘 이상 아기'와 연관된 문제인지를 구별한다.

다) 가사도우미와 같은 육체적·정서적 모유수유 지원 시스템을 확보한다.

나. 모체의 합병증

1) 직접 모유수유(Gromada, 2007; Gromada et al., 1998)

가) 수유할 때 자세를 잡아주고, 필요할 때 아기를 안아주는 것처럼 아기돌보기와 모유수유에 끊임없이 도움을 줄 수 있는 사람들(남편, 친척, 친구 등등)을 확보한다.

2) 아직 직접 모유수유를 할 수 없다면, 모유수유나 모유 유축을 하루 최소 8번 이상 함으로써 효율적인 모유 제거가 이루어지도록 한다.

가) 엄마가 스스로 할 수 있을 때까지 유축하는 것을 도와준다.

나) 엄마가 스스로 할 수 있을 때까지 엄마를 돕는 방법과 유축하는 방법을 가족에게 알려준다.

다. 조산아 혹은 아픈 다태아

1) 유축을 통해 젖 분비가 지속될 수 있도록 현실적인 계획을 수립한다(Gromada, 2007; MBF, 2011).

가) 캥거루 케어(피부 대 피부 접촉)를 자주 하도록 격려한다.

나) 다태아를 위한 현실적인 모유수유 및 유축 계획을 세운다. 이는 단태아를 위한 유축 방법과 다를 수 있다(Chapter 32 모유 짜기와 저장, 관리 참조).

다) 출산 하자마자 가능한 한 빨리 유축을 시작하고, 처음에는 24시간당 유축 횟수보다 더 많이 유축한다.

(1) 의료용 전동식 유축기와 '수동' 기술을 같이 사용하는 것은, 모유량과 일정량의 모유를 얻는 데 걸리는 시간에 영향을 미친다(Morton et al., 2009).

(2) 유축기의 유축 패턴은, 향후 모유량과 일정량의 모유를 얻는 데 걸리는 시간에 영향을 미친다(Mier et al., 2011).

라) 모유수유를 효율적으로 할 때까지, 의료용 양측 전동 유축기 사용을 권한다.

마) 시간절약형 보다는 모유량을 늘릴 수 있는 유축 기능을 권한다(West et al., 2008). 예를 들면 다음과 같다.

(1) 의료용 전동 유축기와 수동 테크닉(hands on technique, 유방 마사지)을 함께 지속적으로 사용한다(Morton et al., 2009)

(2) 한 주기의 유축세션(cluster-pumping sessions, 10분 유축, 10분 휴식을 3~4회 반복)(Cannon et al., 2007)

(3) 손을 쓰지 않고 사용할 수 있는 기구(수유용 브레이저 등등)

(4) 한쪽 유방을 유축하면서 다른 쪽은 동시에 모유수유를 한다(최소한 한 명의 다태아가 효율적으로 모유수유를 할 때).(Gromada, 2010)

2) 둘 이상의 미숙아 혹은 아픈 신생아의 모유수유로의 이행기(Gromada, 2007; MBF, 2011)

가) 다태아에게 적합한 현실적인 계획 수립 – 다양한 수유 도구나 기구들이 단태아 엄마들을 위한 방법들과 다를 수 있다.

나) 신생아 개개인의 능력에 따라 평가한다(Nyqvist, 2002; Pineda, 2011).

(1) 지속적인 캥거루 케어와 뒤로 기댄 수유자세(laid-back)를 권하는데 이 방법들은 신생아들이 직접 모유수유를 하는 데 도움이 된다.

(2) 각 신생아의 수유능력은 다를 것이다. 다태아는 각각 다른 개개인이다.

(3) 엄마, 가족들, 도우미는 종종 다태아를 하나의 개체로 대한다.

(가) 다태아들이 동시에 모유수유로 전환하기를 기대한다.

(나) 어떤 아기가 효율적인 모유수유로 전환하는 준비가 더 잘되었는지 알아차리지 못하기도 한다.

다) 모유수유에 대한 학습곡선 예상. 둘 이상의 미숙아 혹은 아픈 신생아(서로 다른 능력을 가진)가 모유수유를 효율적으로 배우기 위해서는 엄마의 인내심과 지구력이 필요하다.

(1) 가사도우미와 같은 지원이 엄마와 아기의 모유수유 연습시간을 만들 수 있다.

(2) 엄마의 신념이 모유수유로의 전환과정에 영향을 미칠 수 있다.

라) 한 명 이상의 미숙아 혹은 아픈 아기들은 몇 개월 혹은 몇 년 동안 보충제나 영양분을 처방받기도 한다.

3) 신생아 집중치료 혹은 특수치료실(NICU/SCN)에서 퇴원계획 세우기(Gromada, 2007; MBF, 2011). 예방 가이드라인(anticipatory guidance)과 후속 정보(follow-up resource)를 제시한다.

가) 한 아기는 퇴원하고, 다른 아기는 집중치료실(NICU)에 남는 경우가 있다. 이것은 애착형성, 유축빈도, 모유수유 연습을 위한 시간 등에 영향을 줄 수 있다.

나) 부모는 이상의 미숙아 또는 아픈 아기들의 성장과 발달에 대해 걱정을 한다.

다) 적절한 젖 제거를 지속하면서, 각 신생아의 다른 모유수유 학습곡선에 대처한다.

6. 다태아의 모유수유 기간에 영향을 미치는 산모의 생물심리사회적 문제들

가. 모유수유 기간

1) 다태아의 모유수유 기간은 미숙아 다태아들보다는 길지만, 모유수유 기간은 모두 단태아들보다 짧다(Damato et al., 2005a; Geraghty, Pinney et al., 2004; Mothers of Supertwins, 2007; Östlund et al., 2010).

2) 연구에 의하면 엄마들은 다태아 모두에게 동시에 모유수유하거나 다태아 모두에게 동시에 이유(weaning)를 한다. 그 기간은 개별 신생아의 필요나 능력과는 상관없다고 한다(Geraghty, Khoury, et al., 2004, 2005).

3) 수유를 중단하는 일반적인 이유들은 다음과 같다.

가) 엄마 요인: 초산일 경우, 젖량이 부족한 경우, 직장 복귀와 같은 역할 변화(가족이나 다른 사회 네트워크의 도움 부족), 부담스러운 모유 유축 시간 등의 시간관리 문제(Damato et al., 2005b; Flidel-Rimon et al., ; Leonard, 2003; Östlund et al., 2010; Yokoyama et al., 2004)

나) 아기 요인: 모유수유를 할 수 없는 역학적 문제, 조산, 작은 아기, 건강문제(Auer et al., 1998; Ooki, 2008; Yokoyama et al., 2004)

나. 고갈된 엄마의 체력(Gromada, 2007; Gromada et al., 2005; Gromada et al., 1998; MBF, 2011)

1) 불임으로 인한 잦은 시술 치료로 인한 엄마의 생리적 상태는 종종 모유 생산량에 부정적인 영향을 미친다(West et al., 2008).

가) 적절하고 효율적인 젖 제거가 이루어지는지를 먼저 평가한다.

2) 다태아 임신으로 인한 생리적 스트레스와 연관된 후유증; 합병증 혹은 임신 주수를 늘리기 위한 치료나 처치들이 엄마의 대응능력에 영향을 줄 수 있다.

3) 외과적 수술 분만 후 회복(**그림 29-7** 참조)

4) 다태아의 육아와 수유로 인한 수면 부족 상태

다. 다태아 임신 후 더 자주 생기는 정신 혹은 정서적 상태(Academy of Breastfeeding Medicine Protocol Committee, 2011; Beck, 2002a, 2002b; Gromada, 2007; Gromada et al., 2005; Leonard, 2000; Yokoyama et al., 2004)

1) 버거움 혹은 고립감을 느끼는 만성적인 감정 상태

가) 다태아 엄마 역할에 대한 비현실적인 기대감

나) 아기의 요구(needs)와 육아의 범위가 클 경우

다) 육체적 정서적 지지체계의 부족

2) 다태아 엄마의 산후우울증 발병률(PPMD)은 2~3배 더 높다(Choi et al., 2009; Gromada et al., 2005).

　　가) 최유제(galactogogue) 사용을 고려할 때에는, 약물이나 약초의 부작용으로 '우울증'의 위험이 높아질 경우를 고려해 '주의'를 준다.

3) 고위험 임신 및 출산과 신생아 집중치료실(NICU) 경험은 외상 후 스트레스 장애(PTSD)의 증상과 비슷하다(Maloni, 2010).

라. 엄마와 아기의 애착(Beck, 2002b; Gromada, 2007)

1) 일반적인 변이들(Gromada, 2007)

　　가) 단일 애착(Unit attachment): 다태아 아이들을 하나의 단위로 인식하는 애착의 초기 감정들

　　나) 전환 애착(Flip-flop attachment): 한 번에 한 아이에게 관심이 집중되며, 그 관심은 한 아기에서 다른 아기로 옮겨간다.

　　다) 선호 애착(Preferential attachment): 지속적이고 더 깊은, 특정한 한 아기에 대한 애착. 모든 아기들에게 정서적 위험성이 존재한다.

2) 차별 : 다태아의 신체와 행동 특성에 대한 부모의 비교.

　　가) 아기들을 개별적으로 대하면서도 동시에 동등하게 대하고 싶은 바람

　　나) '동등'한 대우는 수유 신호, 수유 횟수, 수유 기간을 포함한 아기 개개인의 수유에 대한 요구를 무시하는 결과를 낳는다.

　　　(1) 일란성 혹은 이란성 쌍태아의 유형은 수유를 원하는 아기의 모유수유 행동에 영향을 미친다(Gromada, 2007; Gromada et al., 1998; Ooki, 2008).

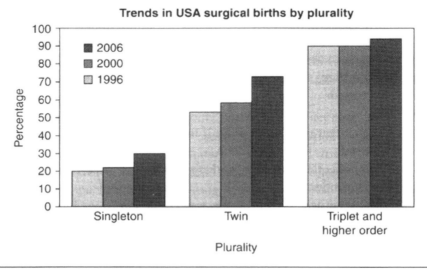

그림 29-7 유형별로 본 미국의 외과적 수술분만 추세

출처 : CDC(2009)

444

7. 모유수유 유지하기

가. 개별 수유 패턴을 고려한 모유수유 조율(Gromada, 2007; Gromada et al., 2005; MBF, 2011).

    1) 정상적인 범주 내의 모유수유 패턴(예를 들어 24시간 동안의 수유 횟수와 수유 시간)을 고려한 개인차.

    2) 정상적인 대소변 배출량과 체중 증가의 범위 내에서 개인적 성장결과 측정하기

        가) 신생아별로 명확히 구분하여 기재하거나, 각 신생아 차트를 다른 색깔 종이를 사용하여 24시간 수유차트를 만든다.

        나) 아기들의 모유수유 능력과 효율적인 모유 이동(milk transfer)을 토대로 성장결과가 적당한지 부적당한지 평가한다.

나. 차례로 수유하기(다태아에게 효율적인 모유수유라고 평가됨): 모든 선택방법은 개별 신생아의 수유신호에 따라 적용한다(Gromada, 2007; MBF, 2011). 다음은 순서를 정할 때의 방법이다.

    1) 수유할 때마다 유방과 아기의 순서를 교대한다. : 엄마들이 별로 선호하지 않는 방법.

    2) 24시간마다 유방과 아기의 순서를 교대한다(만약 아기의 숫자가 홀수라면 더 자주 바꾼다). : 많은 다태아 엄마들이 선호하는 방법

    3) 아기마다 특정 유방을 정해준다(두 유방 모두 적절한 기능을 할 때).

        가) 장점

            (1) 두 명의 아기로 인해 유방의 자가 조절 기능이 증가하며 다음과 같은 장점을 유발한다.

                (가) 효율적인 빨기능력이 개선된다.

                (나) 젖 사출반사나 위식도 역류장애로 인한 신생아 과민반응이 감소한다.

            (2) 사경 같은 자세 이상이 있는 다태아의 모유수유를 촉진시킨다.

            (3) 아구창 같은 감염성 질환의 교차감염을 감소시킨다.

        나) 위험

            (1) 다태아 중 한 명이 효율적인 모유수유를 못한다면 젖 생산에 영향을 줄 수 있다.

            (2) 만약 한쪽 유방이 충분한 모유 생산이 힘든 상태라면 한 명의 아기는 섭취량과 성장발달에 영향을 받을 수 있다.

            (3) 어떤 이유로 인해 한쪽 유방의 젖을 먹일 수 없는 상태가 되었을 때, 아기가 반대쪽 유방에서 수유를 거부할 수 있으며, 다태아 수유거부의 위험성이 높아지게 되는 문제가 된다.

            (4) 엄마 유방 크기의 두드러진 차이(일시적)가 생긴다.

다. 개별 수유와 동시 수유(Flidel-Rimon et al., 2006; Gromada, 2007; Gromada et al., 1998; La Leche League International, 2009; MBF, 2011)

    1) 아기의 빨기 능력 혹은 먹는 스타일, 그리고 엄마의 선택에 영향을 받는다.

    2) 동시 수유의 이론적 해석

가) 엄마의 시간을 절약할 수 있으며, 일상화하기에 쉽다.

나) 이론상 모유량이 증가한다.

    (1) 많은 엄마들은 자신들의 다태아들에게 대부분 따로 모유수유를 했으나, 젖 생산량에는 문제가 없었다고 말했다.

    (2) 아마도 각 아기의 수유 신호에 따라 수유를 했기 때문인 것 같다.

다) 한 아기가 효율적으로 모유수유를 한다면, 이것이 유방의 젖 사출반사를 유도함으로써 다른 아기가 모유수유를 더 잘할 수 있도록 할 수 있다.

3) 대부분의 엄마는 동시수유와 개별수유를 함께 한다.

4) 지지 혹은 여분의 팔 역할을 할 수 있는 수유 쿠션이 필요하다.

가) 가정용 베개나 소파 베개

나) 두 명의 아기를 동시에 지지하면서, 양쪽 유방으로 각각 수유할 수 있도록 디자인된 크고 깊은 시판용 수유쿠션

5) 동시수유를 위한 수유자세(**그림 29-8** 참조)

가) 더블 레이드백 자세(Double laidback/prone=double alongside)

나) 더블 풋볼자세(Double clutch/double football/double underarm)

다) 더블 요람자세/더블 교차요람자세(Double cradle/criss-cross cradle= V-hold)

라) 요람자세와 옆구리에 끼는 자세의 결합(Cradle/clutch combination)

마) 더블 스트래들 자세(Double straddle)(변형=double upright; 아기의 얼굴을 엄마의 가슴 쪽으로 향하게 한 뒤, 아기를 엄마의 허벅지 위에 안거나 앉힌다.)

라. 엄마를 편안하게 도와주는 방법(Gromada, 2007)

1) 다태아 아기들을 수유하는 데에는 많은 시간이 소요되므로, 아래와 같은 구성으로 이루어진 수유공간(nursing station)을 만든다.

가) 넓고 푹신한 의자 혹은 패브릭 소재로 만들어진 흔들의자, 리클라이너 소파

나) 손이 닿기 편한 위치에 스낵, 음료, 무선전화기, 리모컨, 기타 등을 놓을 수 있는 테이블

다) 편한 장소: 엄마가 대부분의 시간을 보내는 방

2) 엄마의 영양: 다태아에게 효율적인 모유수유를 하게 되면 엄마는 자연스럽게 배고픔과 갈증이 증가한다.

가) 수유를 하는 동안에는 식사 전략이 필요하다. 예를 들어 한손으로 먹는 스낵, 큰 스포츠 머그컵(빨대가 꽂혀있는 것)을 수유공간의 테이블에 보관한다.

나) 수분 섭취 요구량의 편차가 다양하므로, 엄마는 갈증이 날 때마다 수분을 섭취해야 하며, 그럼에도 불구하고 연노란색의 소변을 보기도 한다.

    (1) 다태아 아기를 돌보다보면 바빠서 갈증의 신호를 무시하게 되므로 엄마들에게 주의를 준다.

다) 수유하는 엄마가 식욕이 없다면 이것은 부족한 젖 생산의 증상이거나 산후우울증의 증상일 수 있다.

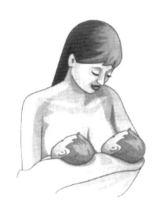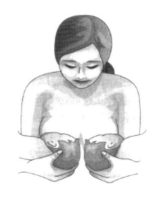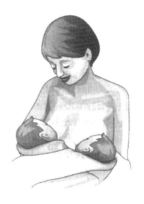

그림 29-8a

요람자세와 풋볼자세의 결합
(Combination cradle-football)

높이를 다르게 하는 자세
(Layered)

나란히 수유하는 자세
(Parallel Hold)

그림 29-8b

더블 풋볼자세
(Double-Football)

더블 옆구리에 끼는 자세
(Double-Clutch Hold)

그림 29-8c

더블 요람자세
(Criss-Cross)

더블 교차요람자세
(Double Cradle Hold)

마. 일상화(routine) 하기: 일상화 대 스케줄화 – 융통성 대 엄격함 (Gromada, 2007; Gromada et al., 2005)

　1) 문화적 압력은 엄격한 스케줄에 따르는 육아방식으로 영향을 준다.

　　가) 부모가 아기의 감정발달에 대한 지식이 부족하다면, 아기와 밀접한 접촉이 필요하며, 밀접한 접촉을 통해 다태아 각각의 차이 및 다양성을 알 수 있다.

　　나) 많은 다태아 엄마들은 다태아에게 일일이 대응하기 위해서는 엄격한 스케줄이 필요하다고 말한다.

　　　(1) 통제력이 상실되어 보이는 상황에서 제어(control)하고자 하는 엄마의 욕구

　　　(2) 다태아 아기들을 세트로 관리할 때 아기의 보살핌 및 수유에 대한 요구를 파악하는 능력도 증가하는 것 같다.

　2) 숙면의 부족 및 다태아의 임신과 출산으로 인한 숙면부족과 회복

　　가) 다태아 부모를 위한 많은 그룹들이 '수면 교육'을 장려하는데 이것은 개별 아기들의 요구에 따르는 수유 신호에 따른 모유수유에 방해가 된다.

　3) 모유수유를 지지하고 엄마와 아기들의 요구를 보다 더 충족시킬 수 있는 전략들 (Gromada, 2007; Leonard et al., 2006; MBF, 2011)

　　가) 아기들의 개성 및 행동 패턴에 대한 현실적인 기대치에 대해 논의한다.

　　나) 낮이든 밤이든 상관없이 한 아기를 먹인 뒤 이어서 수유를 할 수 있도록 두 번째 아기를 깨운다.

　　　(1) 더 오랫동안 수유를 하고 싶어 하거나 더 관심을 받고 싶어 하는 각각의 아기들의

욕구를 무시하게 되어, 한 명 혹은 두 명 이상의 아기에게 부적절한 수유를 하게 되는 위험성이 있다.

(2) 엄마의 방해받지 않는 수면시간을 늘리기 위해 분유의 사용을 가끔 고려한다.

　　(가) 주의: 젖 생산이 증가한 여성이 갑자기 몇 시간 동안 젖 제거를 하지 않으면 유관 막힘, 유선염의 위험성이 증가한다.

(3) 엄마의 수면을 늘리기 위한 아기와 함께 자기: 아기와 가까운 곳에서 잠을 자거나 같은 침대 쓰기(Ball, 2007; Gromada, 2007; Hutchison et al., 2010; Leonard et al., 2006)

　　(가) 한 개의 아기침대를 쌍둥이가 같이 사용하기: 엄마와 아기가 수면 중에 가까이 있을 수 있으며 아기들이 동시에 잠을 잘 잔다.

　　(나) 아기들을 한 침대에 재우는 것은 일반적인 수면 전략이다. 다태아가 어릴수록 좋은 방법이다.

　　(다) 안전하게 한 침대는 쓰는 것은 다태아 엄마들과 함께 논의 후 결정해야 한다.

8. 모유수유를 지속하면서 생기는 어려움

가. 아기로 인한 어려움: 다태아 엄마들이 조기에 단유하게 되는 가장 흔한 원인(Damato et al., 2005b; Gromada, 2007; MBF, 2011)

1) 한 아기의 젖 물기나 빨기의 어려움은 전체 아기의 모유수유에 영향을 미친다.

　가) 어려움이 있는 아기의 문제를 해결하기 위한 엄마의 시간과 노력은 한정되어 있다.

　나) 젖 물리기나 젖 빨기의 어려움은 젖 제거량을 감소시킬 수 있다. 그런데 이를 보충하기 위한 모유 유축 시간도 한정되어 있다.

　다) 효율적인 젖 제거가 안 되면 젖 생산의 조절능력이 떨어진다.

2) 한 명 혹은 그 이상 다태아들의 불충분한 체중증가

　가) 실질적인 문제들: 충분치 않은 배설물 혹은 지속적으로 부족한 체중증가

　나) 인지적 문제: 유전적 혹은 자궁내 환경과 관련된 것으로, 정상 범위 내에서의 성장 지연 혹은 체중 지연(한 명 이상의 다태아)

　　(1) 출생 후 다태아의 성장과 발달은 태아기의 성장과 연관성이 있으며, 이를 체중증가 평가에 고려해야 한다(Monset-Couchard et al., 2004).

　　(2) 성장곡선은 분유수유 아기들의 성장 차트를 기초하여 참조한다.

3) 한 명 혹은 다태아들을 위해 모유에 영양 강화를 하는 것: 엄마가 직접 완전 모유수유를 하고자 할 때 방해가 된다.

나. 엄마와 연관된 어려움(Beck, 2002b; Damato et al., 2005b; Geraghty, Khoury et al., 2004; Geraghty, Pinney et al., 2004; Gromada, 2007; MBF, 2011)

1) 모유 공급량: 다태아 엄마의 단유와 가장 관련이 있다.

　가) 실질적인 문제들

　　(1) 임신 및 출산 합병증으로 인한 산모의 후유증, 엄마의 컨디션 저하(대개 불임 문제

와 연관되거나 혹은 다태아 임신, 출산 혹은 출산 후 더 많이 요구되는 육체적 일들 때문)

(2) 부적절한 '스케줄'화 혹은 비효율적인 모유수유로 인해 지연되거나 부족해진 젖 제거량

나) 인지적 문제들: 하루 모유수유 총 횟수가 증가하여 생긴 혼란, 혹은 아기 수유패턴의 다양성으로 생긴 혼란. 한 아기와 다른 아기를 구별하는 데 어려움이 있다.

다) 개입: 비효율적인 모유수유를 하는 다태아의 수유시간을 일시적으로 줄이고 보충식 이용 모유를 유축함으로써 젖 생산을 수립하고, 증가, 유지한다.

(1) 모유량이 증가하면, 엄마들은 좀 더 자신감을 갖게 되고 모유수유를 하고자 하는 노력을 지속하게 될 것이다.

(2) 아기의 모유수유 능력은 시간과 성숙도에 따라 향상된다. 적절한 젖 제거는 모유 생산을 증가시키고 유지시키는 근본적인 요인이다.

2) 유두 혹은 유방동통

가) 다태아의 경우 조산이나 만삭에 가까워 태어나는 경우가 많아, 이로 인한 비효율적인 모유수유의 가능성이 증가하여 유두통증이나 상처가 더 자주 생기게 된다.

나) 아기의 질환과 엄마의 외과적 수술 출산은 항생제를 사용하게 되고, 이것은 엄마의 유두와 유륜에 퍼져 있는 박테리아의 증식을 야기할 수 있다.

다) 모유 생산량이 증가한 상태에서 수유를 거르거나 지연되는 경우 또는 엄마의 질병에 대한 저항력 저하는 엄마의 건강상태에 큰 영향을 미치게 된다

(1) 모유수유를 지연시키거나 거르게 되면 모유가 정체되고, 이는 유방울혈, 유관 막힘, 혹은 유방염을 일으킨다.

라) 장기간의 유축과 엄마의 직장 복귀와 관련된 문제는 엄마가 6개월 이전에 이유(weaning)하게 되는 것과 연관이 있다.

9. 다태아를 위한 완전 혹은 부분 모유수유 그리고 유축한 모유수유 선택

가. 정의(Gromada, 2007; MBF, 2011).

1) 완전 모유수유: 오직 유방에서 직접 모유수유하는 것.

가) 2~4명의 다태아에게 완전 모유수유를 하는 것은 수주에서 수개월 걸린다.

2) 부분 모유수유: 가끔은 유방에서 직접수유를 하고, 가끔은 대체식이를 하는 것

가) 다태아 아기를 돌볼 때 일반적으로 사용한다.

나) 일상적인 수유에 가끔 간식을 주는 것에서부터, 정기적으로 한 번 이상의 직접 모유수유를 대체하여 대체식이(supplementary)를 주는 것에 이르기까지 다양하다.

다) 부분 모유수유는 유축모유(EBM), 인공분유(AIM) 혹은 이 둘을 합친 것을 말한다.

3) 완전 혹은 부분 유축모유수유: 일부 혹은 모든 유축한 모유를 먹이는 것.

4) 완전 혹은 부분 모유수유 그리고 유축 모유수유의 정도는 다태아 개개인에 따라 다양할 수 있다.

가) 개별 아기의 능력 혹은 기형 정도가 수유방법에 영향을 미칠 수 있다.

나) 연구에 의하면 다태아에 따른 모유수유 혹은 유축수유 섭취량은 시간이 지남에 따라 비슷해지는 경향이 있다고 한다(Geraghty, Khoury, et al., 2004, 2005).

나. 완전 모유수유 대 부분 모유수유 또는 직접 모유수유 선택(Gromada, 2007; Leonard et al., 2006; MBF, 2011)

1) 젖이 분비되는 기간 동안에는 모든 다태아에게 다양한 수유방법을 선택하여 사용할 수 있다.

2) 어떤 수유방법이든 단기 혹은 장기간 사용할 수 있다.

가) 다태아 엄마들은 유축수유(human-milk-feeding)에서 완전 혹은 부분 모유수유로 전환해 왔다.

나) 다태아 엄마들은 직접 모유수유를 하면서, 완전 모유수유에서 부분 모유수유로 혹은 부분 모유수유에서 완전 모유수유로 전환하기도 한다.

다) 수유의 여러 방법들 사이의 전환은 일반적으로 엄마의 개인적 문제, 아기 문제, 그리고 환경적 요인들 사이의 복잡한 상호작용에 기인한다.

3) 엄마의 결정에 영향을 미치는 요소들은 다음과 같다.

가) 모유수유나 젖 분비에 영향을 주는 아기 또는 엄마의 신체 질환

나) 둘 이상의 아기를 돌보는 데서 생기는 심리 사회적 문제

다) 최소한이라도 모유수유를 하기 위해 모유수유(혹은 유축)를 지속할지 아니면 완전히 이유(weaning)를 할지에 대한 선택

다. 부분모유수유와 연관된 인자들(Gromada, 2007; Ip et al., 2007; Leon-Cava et al., 2002; MBF, 2011; Ooki, 2008)

1) 장점(실질적 혹은 인지적)

가) 적절한 아기의 영양공급을 확인할 수 있다(한 명 이상의 아기 섭취량에 문제가 있는 경우).

나) 아기의 수유를 돕는다.

다) 모유의 영양적 측면과 엄마와 아기 간의 애착형성을 위해서라도 약간의 모유수유 혹은 조금이라도 유축한 모유를 수유하는 것이 전혀 하지 않는 것보다 낫다(Flidel-Rimon et al., 2006).

2) 부분 모유수유 혹은 유축 모유수유와 연관된 위험(실질적)

가) 유축시간이 증가함에 따라 직접 모유수유할 시간이 부족하여 젖 생산이 감소한다.

나) 대안적인 식이방법에 대한 아기들의 '선호도'가 증가하는 반면, 둘 또는 그 이상의 아기를 돌보느라 아기의 직접 수유를 도와줄 시간이 적어진다.

다) 완전 모유수유 또는 유축 모유수유와 비교하여 아기들의 감염성 질환이 증가한다.

3) 부분 모유수유를 하면서 젖 생산량을 유지하기.

가) 24시간 동안 최소한 8~12회의 젖 제거가 효율적이다.

나) 모유수유를 대체하는 대체식이(supplementary)의 사용을 최소화 한다. 예를 들어 전체수유를 대신하는 대체식이보다는 보완식이나 간식을 준다.

다) 필요한 경우에만 일시적으로 대체식이(supplement)를 준다. 예를 들어 엄마가 방해

받지 않는 수면시간 혹은 유축할 시간이 필요할 경우

라) 모유수유와 대체식이요법을 번갈아가면서 사용하지 않는다.

(1) 두 가지 방법에 드는 노력은 비슷하다.

(2) 전일제로 도와주는 사람이 대체식이를 관리한다면 효과적일 수도 있다.

10. 돌 전후 다태아의 모유수유

가. 건강보조식품용 비타민(Vit.D) 혹은 철분을 포함한 미네랄(Gromada, 2007)

1) 아기 개개인의 검사 결과에 따라 제공한다.

가) 북아메리카 소아과협회는 모유수유 아기들에게 비타민 D 400IU를 추천한다.

2) 미숙아 혹은 빈혈이 있는 쌍태아 간 수혈증후군(TTTS) 공혈자와 같은 자궁 내 상태는 추가적인 미량 미네랄 보충이 필요할 수 있다.

나. 이유식 시작

1) 다태아 엄마들에게 제공된 가이드라인을 보면, 가끔 이유식을 일찍 시작하도록 장려하고 있다.

가) 엄마들은 이유식이나 농축한 음식들이 수유간격을 늘려주어 밤중 수면을 길게 해준다고 믿는 경향이 있다.

나) 위식도 역류 질환(GERD)의 가능성이 높아진다. 특히 직접 모유수유에 방해가 될 때에는 농축한 대체식품의 장점과 위험도를 비교한다.

2) 개개의 다태아들은 이유식에 대한 준비도가 다르며, 특히 이란성 다태아의 경우는 더욱 그렇다.

가) 부모들이 다태아들을 동등하게 대하는 경향성으로 인해, 이유식에 대한 준비가 부족한 다태아를 포함한 모든 다태아에게 동시에 이유식을 시작하게 되는 위험성이 있다. 따라서 가이드라인은 개별 다태아들의 이유식 준비도에 대한 내용을 포함해야 한다.

다. 단태아와 다른 다태아의 일반적인 모유수유 행동(Gromada, 2007)(**그림 29-9, 29-10** 참조)

1) 유아기 중, 후반부에 원인을 알 수 없는 수유 거부가 많은 이유

가) 수유신호를 보낸 아기에게 젖을 늦게 물리거나, 두 명 이상의 아기를 돌보느라 '스케줄'화된 모유수유를 하는 경우

나) 다음과 같은 이유로 한 명 이상의 다태아들에게 대체식을 자주 먹이는 경우

(1) 어떤 이유에서든 집에서 부분 모유수유를 하는 경우

(2) 엄마의 직장복귀로 인한 엄마와 아기의 분리

2) 동시수유를 할 때 엄마의 젖을 깨무는 경우가 잦으며, 젖을 깨물려고 하는 신호를 감지하기가 어렵다.

3) 모유수유 중 다태아들 간의 상호작용이 증가한다.

가) 공격적인 행동을 하면서 논다: 종종 찌르기, 누르기, 주먹질하기 등의 행동을 취한다.

나) 아기를 빨리 자제시킬 수 있는 방법: 엄마나 다른 다태아를 불편하게 하는 행동을 한다면 모유수유에 집중하도록 지속적으로, 그리고 조용히 달랜다. 대개 아기들은 집중

시간이 짧으므로 엄마는 반복적으로 달래야 한다.

4) '시샘' 모유수유: 한 아기가 모유수유를 하려 할 때, 특별히 모유수유가 필요 없는 다른 아기가 샘을 내어 모유수유를 '요구'하기도 한다.

가) '요구'는 특별히 모유수유가 필요 없는 아기가 모유수유를 요구하는 경우이다.

나) 한두 명 이상의 아기들에 의한 수유 거부가 자주 일어나기도 하며, 이유(weaning) 스타일에 종종 영향을 미친다.

라. 이유(Weaning)(Gromada, 2007)

1) 개별 아이가 주도하는 이유(weaning): 다른 다태아와 몇 주, 몇 개월, 혹은 몇 년 차이로 달리 나타날 수 있다.

2) 엄마의 격려하에 아기가 주도하는 이유(weaning): 생후 1년 전후로 모유수유와 관련된 특정 장소나 시간에서는 모유수유를 제한하는데, 이는 다음과 연관이 있다.

가) 엄마의 유방에서 다태아의 물리적 상호작용.

나) 지속적인 엄마의 수면부족

3) 엄마가 주도하는 이유(weaning): 엄마가 의도적으로 모유수유 횟수를 점차 줄인다. 다태아들의 모유수유나 수면 중, 그리고 다른 시간에서의 상호작용에 지친 엄마의 감정과 대개 연관된다.

가) 점진적 이유(weaning): 다태아 아이들의 반응을 확인하면서 의도적으로 모유수유를 줄인다.

(1) 엄마나 아기들이 육체적 혹은 정서적으로 편안함을 느낄 때까지, 엄마는 서서히 모유수유를 늦추거나 진행한다.

나) 갑작스런 이유(weaning): 즉각적인, 완전한 이유

(1) 다태아 엄마들의 경우 모유 생산량이 더 많았기 때문에 갑작스럽게 이유를 하게 되면 엄마뿐만 아니라 아기에게도 문제가 발생할 수 있으므로 점진적인 이유를 선택한다.

그림 29-9

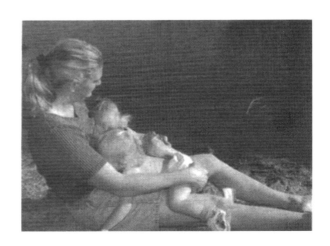

유아 모유수유

출처 : Copyright©karengromada.com, 2012; karengromada.com의 사진을 허락받고 프린트했음

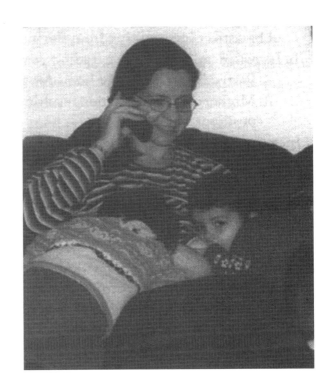

그림 29-10

유아 모유수유

출처 : Copyright©karengromada.com,
2012; karengromada.com의 사진을 허락받고
프린트했음

마. 돌 전후 아기의 이유(weaning) 시기(Gromada, 2007)

　1) 10~12개월 무렵, 갑작스런 이유(weaning)는 다태아에게 자주 나타나는 것 같다. 한 명 이상의 다태아에게 영향을 미친다.

　　가) '수유거부'와 구분한다.

　2) 어떤 연구자는 9~12개월 사이에, 단태아 엄마보다 다태아 엄마들의 젖량이 줄어든다고 보고하고 있다(Saint et al., 1986).

　　가) 젖량의 감소가 생리적인 문제인지, 행동과 연관된 문제인지 명확하지 않다.

　3) 많은 다태아 엄마들은 생후 1년 이후까지 모유수유를 해왔다.

　　가) 지속적인 모유수유는 엄마들의 모유수유 목표 중의 하나이기도 하고, 아니기도 하다 (Poulson, 2009).

　　나) 모든 다태아에게 지속적인 모유수유를 하기도 하지만, 때때로 한 아기가 모유수유를 끊었다고 하더라도 또 다른 아기는 모유수유를 지속하기도 한다.

　　다) 다태아 엄마들은 다태아 중 한 명 이상의 아기들에게 4~5년 동안 모유수유를 했다고 보고하고 있다.

Chapter 30

모유수유와 성장 : 출생부터 이유까지

Breastfeeding and Growth : Birth through Weaning

Nancy Mohrbacher, IBCLC, FILCA

학습목표

- 출생 후 엄마와 아기의 밀접한 신체접촉과 수유 자세가 신생아 안정과 모유수유에 어떠한 영향을 미치는지 확인한다.
- 만삭(full-term)으로 태어나 모유수유를 한 아기의 정상적인 성장에 대해 논의하고, 모유수유를 하지 않은 아기들의 성장과 어떠한 차이점이 있는지 비교한다.
- 문화, 신생아 위(stomach)의 크기, 그리고 엄마 유방의 모유 저장능력이 모유수유 패턴에 어떠한 영향을 미치는지 설명한다.
- 아기가 성장 발달하면서 수유 행위들이 출생 후 12개월과 그 이후에 어떻게 변화하는지를 인식한다.
- 모유수유의 권장기간을 확인하고 자연스러운 이유(weaning) 시기와 비교한다.
- 아기들이 이유(weaning)를 할 준비가 되기도 전에 모유수유를 끝내기로 결정한 가정을 위해 안전하고 자연스러운 이유계획(weaning strategy)을 세운다.

서 론

모유수유는 문화의 영향을 받고, 모유수유와 이유시기(weaning age)는 시대와 장소에 따라서 정상으로 간주하는 기준이 다르다. 이러한 범주에서 본다면, 마지막 수렵사회 중의 하나인 아프리카의 쿵(Kung) 부족은 첫 두 돌까지 모유수유를 쉬지 않고 시간당 4번씩 하는 것을 정상적인 수유로 간주한다(Stuart-Macadam, 1995). 또한 이 문화에서는 3~4살까지 집중적으로 모유수유를 한다. 다른 범주에서 본다면, 현대 사회인 미국에서는 젖병수유도 정상적인 모유수유로 간주된다. 미국의 아기들은 출생 후 첫 몇 개월 동안 최소 2~3시간마다 규칙적인 간격으로 모유수유를 한다. 이 문화권에서는 아기가 점점 자랄수록 모유수유 간격이 늘어나기를 기대한다. 만약 아기들이 예상되는 수유시간보다 더 자주 모유수유를 원한다면, 엄마들은 종종 유동식을 보충식으로 준다. 완전 이유는 대체적으로 1살 전후에 이루어진다.

1. 출생 후 엄마와 아기의 밀접한 신체접촉은 아기를 안정시키고, 모유수유를 조기에 시작할 수 있도록 아기의 반사를 유도한다.

    가. 건강한 아기는 유방을 찾아 모유수유를 할 수 있는 본능적인 반사(reflexes)능력을 갖고 태어난다.

        1) 출생 후 엄마의 배 위에 갓 태어난 아기를 엎어놓으면 아기는 엄마의 유방을 찾는 행동을 한다. 이는 엄마의 옥시토신을 분비시키는 자극원이 되어(Matthieson et al., 2001; Widstrom et al., 2011), 출생 후 한 시간쯤 되면 모유수유를 하게 된다(**표 30-1**).

        2) 만약 엄마가 출산 중 진통제를 투여 받거나 출산 후 첫 모유수유를 시작하기도 전에 엄마와 아기가 떨어져 있다면 어떤 신생아는 이런 본능적 행위가 일시적으로 억제되기도 한다(Righard & Alade, 1990).

    나. 초기 신생아기에 엄마와 떨어져 있게 된 아기들은 신체기능이 불안정해지고 수유 문제에 대한 위험성이 더 높아진다.

        1) 엄마와 떨어져 있는 신생아는 '저항－절망(protest-despair)'의 반응을 나타나는데 이는 다른 포유동물의 신생아에서도 나타나는 반응이다.

            가) 이 기간에 볼 수 있는 신생아의 첫 반응은 강한 '분리 고통(separation distress)'으로 인한 울음이다(Christensson et al., 1995).

            나) 엄마와 떨어져 있는 시간이 길어지면, 스트레스 호르몬의 수치가 올라가고 체온, 혈당, 호흡, 그리고 심장박동과 같은 신체기능이 불안정하게 된다(Christensson et al., 1992).

            다) 만약 울음에 대한 주변의 반응이 없고, 계속해서 엄마와 떨어져 있으면, 신생아 생리는 '절망모드'로 변하여, 생존 가망성을 높이기 위해 소화와 성장이 느려지게 된다(Bergman, 2008).

        2) 엄마와 아기 사이의 끊임없는 접촉은 수유 문제를 감소시키며, 아기는 덜 울고 신체기능은 더 안정된다(Christensson et al., 1992).

표 30-1 출생 후 신생아의 본능 행동들

시간(분)	행동
6	눈 뜸
11	유방을 마사지한다.
12	손을 입으로 가져간다.
21	빤다(rooting).
25	침이 묻은 손으로 유방을 만진다.
27	혀를 내밀어 유두를 핥는다.
80	모유수유를 한다.

출처: Adapted from Matthieson A, Ransjo-Arvidson A, Nissen E., & Uvnäs-Moberg K.(2001). Postpartum maternal oxytocin release by newborns; effects of infant hand massage and sucking. Birth, 28, 12-19

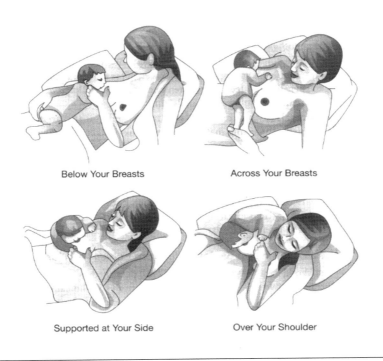

Below Your Breasts

Across Your Breasts

Supported at Your Side

Over Your Shoulder

그림 30-1 엄마 배 위에 엎드린 자세(ventral position)의 예시

출처: ⓒ Nancy Mohrbacher, IBCLC, FILCA; www.NancyMohrbacher.com

3) 출산 후 3시간 이내에 엄마와 아기가 피부 대 피부 접촉을 오래 할수록, 병원에서 퇴원 후 모유수유를 집중적으로 하는 경향이 있다(Bramson et al., 2010).

다. 수유 자세는 아기가 모유수유를 더 쉽게 할 수 있도록 도움을 주기도 하지만 모유수유에 걸림돌이 되기도 한다.

1) 초기 몇 주 동안 아기를 세워서 수유하는 자세(upright)나 옆으로 눕혀서 수유하는 자세 (side-lying)는 아기의 몸이 엄마의 몸에서 떨어지게 만들어, 아기의 팔다리와 연관된 아기 반사들이 모유수유에 걸림돌이 되는 역할을 한다(Colson, 2010).

2) 연구에 의하면 인간의 아기들은 출생 후 초기 몇 주는 엄마 배 위에 엎드린 자세(ventral position, **그림 30-1**)에서 수유를 가장 잘한다고 하는데, 이는 이 자세에서 중력이 아기의 반사를 조화롭게 작용시키기 때문이라고 한다(Colson et al., 2008).

3) 아기들의 반사는 점점 강화되어 출생 후 몇 개월 그리고 몇 년 동안 유지된다. 이것은 아기들이 모유수유로 전환하거나 혹은 모유수유와 관련된 문제들을 극복할 수 있는데 도움이 된다(Smilie, 2008).

4) 엄마가 약간 뒤로 누운 자세(laid back)로 수유를 할 때, 엄마들은 한 손 혹은 두 손을 자유롭게 사용할 수 있으며, 아기에게 바로 반응을 해주는 것은 적당한 반사를 유발하게 된다는 보고가 있다(Colson et al., 2008).

2. 포유류 생리와 문화인류학에 의하면 엄마와 아기의 지속적인 접촉과 잦은 수유가 인간 아기에게는 표준이 된다.

　가. 포유류는 4가지 범주로 분류되며, 출생 당시의 성숙도와 모유성분(특히 지방과 단백질)에 따라 생물학적으로 일반적인 수유 빈도가 결정된다(Kirsten et al., 2001).

　　1) 캐시(Cache; 은닉) 포유류(사슴, 물개, 그리고 토끼류)는 가장 성숙한 상태로 태어난다. 어미는 갓 태어난 새끼를 12시간 이상 안전한 장소에 남겨두는데, 이는 포유류의 모유에 지방과 단백질이 풍부하기 때문이다.

　　2) 팔로우(Follow; 추적) 포유류(기린이나 소)는 덜 성숙한 상태로 태어난다. 갓 태어난 새끼는 반드시 어미를 따라다니면서 좀 더 자주 수유를 해야 하는데, 이들의 모유는 캐시 포유동물보다 지방과 단백질이 적기 때문이다.

　　3) 네스트(Nest; 둥지) 포유류(개나 고양이류)는 보다 덜 성숙되어 태어난다. 어미는 새끼에게 수유를 하기 위해 반드시 자주 돌아와야 하는데, 이들의 모유는 팔로우 포유류보다 지방과 단백질 함량이 더 적기 때문이다.

　　4) 캐리(Carry; 이동) 포유류(유대류, 영장류, 그리고 인간)는 가장 덜 성숙되어 태어난다. 새끼들은 유년기 동안 엄마와 끊임없는 접촉을 유지하고 하루 종일 꾸준히 수유를 해야 하는데, 이들의 모유는 지방과 단백질 함량이 가장 낮기 때문이다(사람의 모유는 영양이 가장 적은 종류 중 하나이다).

　나. 수렵사회에서 엄마는 아기에게 출생 후 초기 몇 년 동안은 하루 종일 꾸준히 수유를 하는데 이것은 잦은 수유가 인간에게 표준이라는 것을 의미한다(Stuart-Macadam, 1995).

3. 모유수유아의 성장곡선은 모유수유를 하지 않는(Nonhuman milks) 아기와 차이가 있다.

　가. WHO는 2006년 6개의 민족적 문화적 다양성을 가진 나라의 8,500명 어린이를 토대로 어린이 성장기준표(child growth standards)를 발표했는데, 이때 모유수유아를 성장과 발달의 표준모델로 간주했다(WHO Multicentre Study Group, 2006b).

　　1) 이전의 성장 도표(growth chart)는 수유 방법의 차이를 반영하지 못하고, 단지 비교의 근거만 제공했다.

　　2) 2006년 발표된 성장기준표(standards)는 아이들의 일반적인 성장 가이드라인으로 참조할 만한 국제적인 기준표이다.

　　3) 이 연구에 참여하여 성장기준표를 만든 엄마들은 흡연을 하지 않고, 연구가 진행될 당시 이유식 권장기간이었던 출생 후 4~6개월부터 건강한 보충식이를 시작했다.

　나. 4~12개월 동안은 모유수유아들이 비모유(nonhuman milk) 수유아들보다 체중 증가율이 적고, 남자아이가 여자아이보다 체중이 조금 더 빨리 증가했다(**그림 30-2**와 **30-3**).

　　1) 2006년 성장기준표(growth standards)를 적용해보면 기존 도표보다 많은 아이들이 과체중으로 간주된다.

　　2) 기존의 성장 참고자료들과 비교해보면 2006년 성장기준표를 적용했을 때 출생 이후부터 6개월까지는 많은 아이들이 저체중으로 간주되고, 6개월에서 12개월까지는 소수의 아이

들만 저체중으로 간주된다.

다. 키 성장은 성별에 따라 다르며, 남자아이들이 여자아이들보다 약간 빨리 자라고(**그림 30-4**와 **30-5**), 급성장이 보다 더 지속적으로 일어난다(Lampl et al., 1992).

라. 이러한 자료들은 대근육 운동 발달지표(gross motor milestone)로 사용되기에 국제적인 가치가 있는 성과물이다(**그림 30-6**).

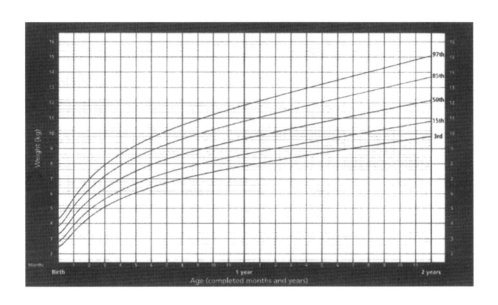

그림 30-2 WHO 남아의 연령별 체중, 출생~2살(%).

출처 : http://www.who.int/childgrowth/en.

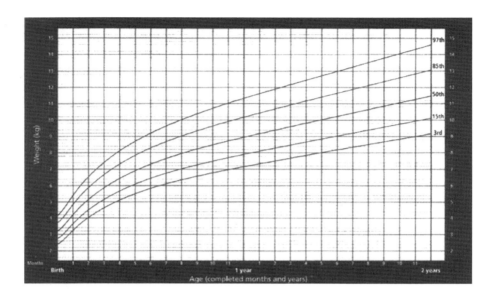

그림 30-3 WHO 여아의 연령별 체중, 출생~2살(%).

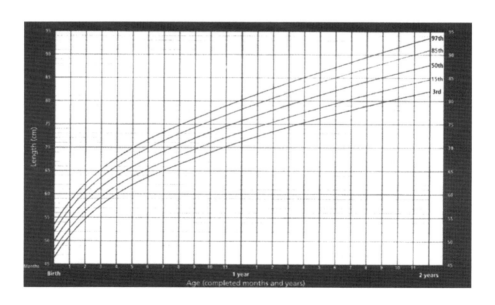

그림 30-4 WHO 남아의 연령별 키, 출생~2살(%).

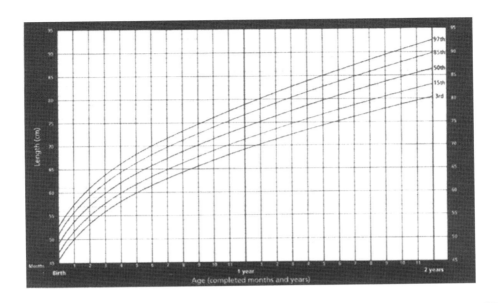

그림 30-5 WHO 여아의 연령별 키, 출생~2살(%).

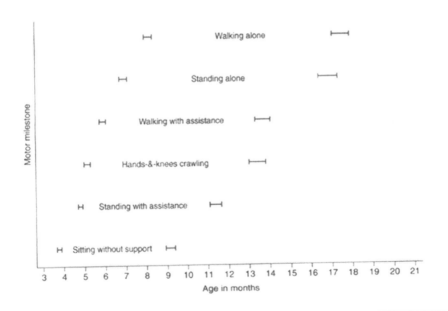

그림 30-6 WHO 6가지 대근육 운동 발달지표

(WHO 6가지의 중요한 단계), Web site: http://www.who.int/childgrowth/en.

4. 영아기의 모유수유 패턴은 문화적 기대, 아기 위(stomach) 용적, 엄마의 유방 저장용량, 그리고 하루 중 수유시간(오전, 오후)에 따라 다양하다.

　가. 문화적 기대는 모유수유 패턴에 영향을 미친다.

　　　1) 어떤 전통사회의 아기들은 3~4년 동안 밤낮으로 매 시간당 여러 번 집중적인 모유수유를 한다(Stuart-Macadam, 1995).

　　　　가) 이런 문화권에서 사는 엄마들은 일하는 중에도 아기를 안거나 업고 있어서, 아기들에게 언제든지 젖을 먹일 수가 있다.

　　　　나) 집중적인 모유수유를 정상적이고 바람직한 것으로 간주한다.

　　　2) 많은 서구사회의 엄마들은 시간에 따른 규칙적인 모유수유를 하도록 교육받는다.

　　　　가) 엄마들은 아기들(신생아조차)에게 2~3시간 간격으로 모유수유를 하도록 교육받는다.

　　　　나) 유방 대체 물건, 예를 들어 노리개 젖꼭지나 젖병 같은 것이 보편적으로 사용되며 또한 권장된다.

　　　　다) 엄마와 아기가 떨어져 있는 것이 정상적이며 이상적인 것으로 간주되고, 엄마들은 아기들과 떨어져 지내도록 교육받는다.

　　　　라) 직장은 대개 가정과 떨어져 있으며, 대다수의 엄마들은 아기들을 보육자에게 맡기고 직장으로 출근한다.

　　　　마) 많은 아기들은 스스로 달래고, 혼자 자며, 일 년 이내에 이유(weaning)하도록 교육받는다.

　나. 매 수유 시 섭취하는 모유량은 아기의 월령과 위(stomach)의 용적에 따라 결정되며, 이는 생존을 위해 아기가 하루에 몇 번의 수유를 해야 하는지에 영향을 미친다.

　　　1) 모유수유 아기의 하루 모유 섭취량은 생후 한 달까지는 매우 다양하게 변화한다(Butte et al., 2002).

　　　　가) 첫째 날, 모유수유 아기는 약 30ml/day를 수유한다.

　　　　나) 약 일주일 동안 평균 수유량은 약 300~450ml/day까지 증가한다.

　　　　다) 한 달 정도 되면 모유수유 아기는 약 750~1,050ml/day를 수유한다.

　　　　라) 일일 모유 섭취량은 1개월~6개월 사이에 상대적으로 안정적으로 유지된다.

　　　　마) 약 6개월 무렵에 고형식을 시작하면 아기의 식이를 고형식으로 대체하면서 모유섭취량이 감소한다(Islam et al., 2006).

　　　2) 출생 첫날 신생아 위(stomach)는 신축성이 전혀 없는 상태이다(Zangen et al., 2001). 위 용적은 출생 한 달 동안 점차 증가하여 모유수유 아기들은 평균 수유당 60~120mL를 수유한다(Kent et al., 2006). 일반적인 병원의 의료진들은 모유 혹은 분유수유에 상관없이 모든 신생아들이 더 많이 먹도록 독려하는데, 이는 생후 초기 며칠 동안의 생리적으로 적당한 섭취량에 대해 잘못된 개념을 가지고 있기 때문이다. 건강한 신생아의 평균 섭취량은 다음과 같다(ABM; Academy of Breastfeeding Medicine Protocol Committee, 2009).

　　　　가) 첫 24시간 동안 수유당 평균 수유량은 2~10mL이다.

나) 24~48시간 동안 수유당 평균 수유량은 5~15mL이다.

다) 48~72시간 동안 수유당 평균 수유량은 15~30mL이다.

라) 72~96시간 동안 수유당 평균 수유량은 30~60mL이다.

다. 엄마의 유방 저장용량(아기가 한 번의 수유로 섭취할 수 있는 최대 모유의 양)은 아기가 한 번의 수유로 섭취할 수 있는 모유량에 영향을 미친다(Kent et al., 2007).

　1) 유방 저장용량이 큰 엄마는 한 번의 수유로 많은 양의 모유를 일시에 먹일 수 있으며, 일부 문화권에서는 모유수유 패턴에 큰 영향을 미칠 수 있다.

　가) 아기는 매 수유 시 한쪽 유방만으로도 충분히 배가 부를 수 있다.

　나) 아기가 평균보다 적은 횟수로 모유를 먹더라도 평균 혹은 평균보다 높은 속도로 체중이 증가할 수 있다.

　다) 월령이 어릴 때에는 또래보다 밤중수유 횟수가 적을 수도 있다.

　2) 유방 저장용량이 적은 엄마도 충분한 양의 모유를 생산할 수 있지만 모유수유 패턴은 일반적인 이기들과 다를 수 있다.

　가) 아기는 다른 이기와 같은 양의 모유를 섭취하기 위해 더 자주 모유수유를 해야 할 수도 있다.

　나) 아기는 수유를 할 때마다 매번 양쪽 유방을 모두 원하기도 한다.

　다) 아기는 영아기 시절과 그 이후에도 밤중수유를 자주 원할 수 있다.

라. 시간 역시 모유수유 패턴에 영향을 미치며, 규칙적인 시간을 정해 놓고 수유하기를 원하는 서구 문화권에서는 그 영향력이 더 크다(Kent et al., 2006).

　1) 서구 문화에서는 일반적으로 오전 시간에는 모유수유를 자주 하지 않는다.

　2) 서구 문화에서는 일반적으로 저녁에 더 자주 혹은 끊임없이 모유수유를 한다.

5. 아기들이 성장함에 따라 모유수유 행동도 변한다.

가. 문화적 기대와 상관없이 아기들은 출산 후 40일까지는 모유수유를 오래, 그리고 자주 하는 경향이 있다.

　1) 서구 문화에서 신생아는 평균 20~40분간 모유수유를 하며, 수유시간은 연습과 성숙도에 따라 점차 짧아진다.

　2) 첫 6주 동안 모유수유아들은 대개 하루에 8~12회 정도 모유수유를 하며, 특히 오후에 집중적으로 수유를 한다.

나. 생후 6주가 지나면 서구 문화권의 많은 아기들은 모유수유 시간이 줄어든다(Mohrbacher, 2010).

　1) 신생아기에는 20~40분 걸리던 수유시간이 15~20분 정도로 짧아진다.

　2) 엄마의 유방 용적이 충분하다면 아기의 위 크기가 커지면서 수유횟수는 감소하고, 아기들은 한 번에 더 많은 양의 모유를 섭취할 수 있다(WHO Multicentre Study Group, 2006a).

다. 아기들은 필요에 따라 엄마의 모유량을 조절하기 위해 집중적인 모유수유 시기로 돌아가기도

한다. 이를 성장급증(growth spurt)이라고도 부르며 대체로 2~3주, 6주, 그리고 3개월에 일
어난다.

라. 이전엔 쉼 없이 수유하던 아기들이 약 3개월이 되면 주변 환경의 자극에 따라 쉽게 모유수유
를 중단하곤 한다(Mohrvacher, 2010).

   1) 엄마들은 모유수유 도중에 보이는 이러한 행동의 변화를 걱정하며 아기들이 충분한 양의
      모유를 섭취했는지 염려한다(Rempel, 2004).

      가) 이러한 발달과정의 시기에 많은 아기들은 밤중수유를 길게 하는 경향이 있다.

      나) 만약 엄마가 낮에 지속적인 모유수유를 더 하고 싶다면, 이기가 산만해지지 않도록
         어두운 방에서 모유수유를 시도해본다. 대개 아기들은 이와 같은 산만한 시기를 금방
         벗어나게 되므로 이러한 현상은 일시적인 상황에 불과하다.

      다) 만약 엄마에게 다른 아이가 있다면 낮 동안 주의가 산만해지는 것을 방지하는 것이
         힘들 수 있다.

   2) 비록 모유수유 중에 산만해지더라도 아기가 언제든지 젖을 다시 물수 있도록 허락해준다
      면 아기는 보다 자주 수유를 하거나 혹은 다른 시간에 더 오랫동안 모유수유를 하게 되
      어 필요한 모유를 충분히 섭취할 수 있게 된다.

마. 젖니가 나기 시작하면 잇몸의 불편함을 완화시키기 위해 모유수유 중 유방을 물어 유두통증
이나 외상을 유발시킨다.

   1) 이것을 예방하기 위해서는, 모유수유 전 아기에게 찬물에 적신 옷감 같은 시원한 것을 씹
      도록 해서 잇몸을 무감각하게 만든다.

   2) 만약 아기가 다른 음식을 먹을 수 있다면 엄마는 모유수유 전에 차갑거나 얼어있는 음식
      을 주도록 한다.

바. 아기가 기기 시작하고 걷게 되면 모유수유 중 더욱 산만해질 수 있다. 특히 낮 시간 동안 산
만함이 심해지므로 밤중수유를 다시 늘려야 하는 경우도 있다.

6. 최소 1년(미소아과협회[AAP] 모유수유회, 2012)에서 2년 이상(WHO, 2001)은 모유수유를 권장하고, 고형식은 6개월 무렵부터 시작하기를 권한다.

가. 출생 후 첫 6개월간은 완전 모유수유를 권한다(Kramer et al., 2002; WHO, 2001).

나. 이 권고안은 짧은 모유수유 기간과 비만, 당뇨, 소아암, 알레르기, 염증성 대장질환 등의 소
아 질병 발생률이 연관성이 있다는 광범위한 연구결과에 기초한 것이다(AAP Work Group
on Breastfeeding, 2005; et al., 2007).

다. 모유수유를 하지 않거나 혹은 짧게 모유수유를 한 여성은 유방암, 난소암, 골다공증, 2형 당
뇨병, 기타 건강상의 문제가 발생할 위험성이 높다(AAP, Work Group on Breastfeeding,
2005; Ip et al., 2007).

7. 문화와 상관없는 이유(weaning) 시기를 살펴봤을 때, 인간의 이유 시기는 약 2.5세에서 7세 사이이다(Dettwyler, 1995; 그림 30-7).

가. 3살 이전의 이유(weaning)는 질병 이환율과 사망률의 고위험도와 연관성이 높다(Molbak et al., 1994).

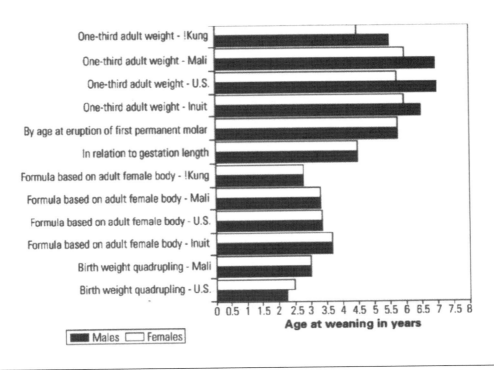

그림 30-7 테크닉에 따른 자연스러운 이유 시기(Natural age at weaning according to technique used)

출처: Dettwyler, K. (1995) 이유할 때 : 현대사회에서의 자연스러운 이유시기에 대한 인류의 청사진(A time to wean: The hominid blueprint for the natural age of weaning in modern human populations) In P. Stuart-Macadam & K. Dettwyler(Eds.), Breastfeeding: Biocultural Perspectives(pp.39-73). New York: Aldine de Gruyter,

나. 모유수유는 아기들의 빨기 욕구가 사라질 때까지 이 욕구의 자연스런 배출구 역할을 한다.
    1) 어떤 문화에서는 빨기 욕구를 만족시키기 위해 노리개 젖꼭지나 젖병 같은 유방 대체물을 사용한다.
    2) 모유수유를 하지 않고 이유(weanimg)를 일찍 하게 되면 구강기형의 위험성이 증가한다 (Carrascaza., 2006; Kobayashi et al., 2010).
다. 아이의 나이와 상관없이 모유수유를 하면서 빨기와 피부 대 피부접촉을 하게 되면 엄마와 아기에게 옥시토신이 분비되는데(Uvnäs-Moberg, 1998), 이것은 다음과 같은 장점이 있다.
    1) 엄마와 아기 사이의 애착형성이 증진된다.

2) 엄마와 아기 모두 쉽게 잠이 든다.

3) 위기상황이나 감정적으로 기분이 안 좋을 때 쉽게 진정된다.

8. 6~12개월, 12개월 이후의 임상적 모유수유

가. 유방칸디다와 유방염(유방염은 때때로 유관 막힘 혹은 유방감염으로 표현된다)은 모유수유의 과정 중 어느 시기에서든지 발생할 수 있다.

나. 다음의 경우는 월령이 많은 아기나 어린이의 엄마에게만 나타나는 특수한 상황이다.

    1) 월경의 회복

        가) 출산 후 6개월간 완전 모유수유를 하고 고형식을 약간 추가하면서 밤에도 모유수유를 지속하는 여성들은 대부분 생리가 출산 후 1~2년 동안 늦춰진다(Labbok, 2007).

        나) 어떤 엄마들은 생리를 시작하기 바로 전이나 혹은 생리 1~2일째면 아기가 모유수유를 달가워하지 않거나 거부하는 경향이 있다고 한다.

        다) 어떤 엄마들은 생리주기 전후로 모유량이 감소하고, 하루나 이틀 정도 모유수유를 자주 하고 나면 모유량이 증가한다고 한다.

        라) 어떤 여성들은 매월 생리기간이 되면 유두통증이나 유두가 민감해짐을 느낀다.

    2) 새로운 임신

        가) 연구에 의하면 모유수유 여성의 74%가 임신 중 유두 통증을 경험했다고 한다(Mead et al., 1967).

        나) 임신 4~5개월이 되면 성숙유는 초유로 변한다.

        다) 임신 중 갑작스럽게 이유(weaning)를 하는 아기들도 있다.

        라) 어떤 아이들은 임신 중 이유를 했다가 출산 후 모유수유를 다시 시작하기도 한다.

    3) 수유 거부(Mohrbacher, 2010).

        가) 모유수유가 들쭉날쭉한 기간이 있은 후에 갑작스럽게 수유 거부가 생길 수 있다.

        나) 일반적인 원인들은 중이염, 코막힘, 엄마와의 갑작스러운 헤어짐, 부정적인 감정의 교류(깨물었을 때 주로 겪게 됨), 젖병이나 노리개 젖꼭지의 잦은 사용, 모유 생산양의 감소 등이며 때로는 원인을 알 수 없다.

        다) 이러한 문제들은 대부분 일시적인 현상이므로 모유수유를 강요하지 않으면서 자주 안아주거나, 아기가 잠이 들거나 졸려할 때 모유수유를 시도하거나, 노리개 젖꼭지를 사용하지 않음으로써 해결할 수 있다.

        라) 질병으로 인한 것인지 항상 확인해야 한다.

        마) 엄마들은 이러한 문제를 아기가 엄마를 거부하는 것으로 느낀다.

        바) 아기들이 다시 모유수유를 시작할 때 충분한 모유량을 유지할 수 있도록 모유수유를 하는 것처럼 모유를 자주 유축하고, 유축한 모유는 컵에 담아 아기에게 먹인다.

9. 수유 상담가는 발달적으로 이유준비가 덜 된 아기에게 이유(weaning)를 하기로 결정한 가족을 도울 수 있도록 준비해야 한다.

    가. 아기에게 적당한 이유(weaning) 시기를 알고서 내린 결정인지 확인한다.

    나. 어린이 정상 발달의 범주 내에서 모유수유에 대한 올바른 인식을 가지도록 가족을 돕는다.

    다. 가족들의 감정과 이유(weaning)를 원하는 이유(reason)에 대해 논의한다.

        1) 월령이 많은 아기나 어린이의 수유를 부정적으로 보는 문화나 가정에서는 사회적 압력이 부모가 이유(weaning)를 선택하게 하는 원인이 된다.

        2) 만약 아기를 더욱 독립적이고, 밤에 잠을 더 잘 자도록 하기 위해서 이유(weaning)를 결정했다면, 이유(weaning)를 한다고 아이들이 독립적이 되거나 밤에 잠을 더 잘자는 것은 아니라고 알려준다.

        3) 이유(weaning)를 하려는 이유(reason)가 엄마들의 해방감(touch out) 때문이라면 완전 이유보다는 부분 이유가 적당할 수도 있다.

        4) 만약 의학적인 문제가 있다면 대안을 찾을 수 있도록 격려한다.

    라. 부모의 문화적 신념과 아이의 연령에 알맞은 점진적인 이유를 할 수 있는 구체적인 방법을 알려준다.

        1) 가능하다면 갑작스런 이유는 피한다. 왜냐하면 이것은 엄마들에게 심한 통증과 유방염의 위험성을 증가시키기 때문이다.

        2) 만약 이유하려는 아기가 12개월 이하라면 이 연령대에서 생길 수 있는 이유(weaning)와 연관된 질환들에 대해 논의를 한다.

            가) 모유를 대신할 적당한 모유 대체 음식물을 선택해야 하며, 의료진과 상담을 해야 한다.

            나) 먹이는 방법에 대해 논의를 한다. 젖병이 안전하지 않은 나라라면 컵이나 스푼을 사용하여 어린 아기들에게 모유대체 우유를 먹여야 한다.

            다) 6~8개월 이상의 아기들은 모든 액체를 컵으로 먹을 수 있다.

            라) 엄마의 모유량이 서서히 편안하게 감소하도록 하루는 모유 대신 모유 대체 우유를 먹이고, 2~3일을 기다린 후 다시 모유 대체 우유를 먹인다. 모유를 완전히 끊을 때까지 이 과정을 반복한다.

            마) 이유(weaning)를 하는 동안 언제라도 엄마의 유방이 불편하게 찰 때에는 편안함이 느껴지는 정도로 모유를 짜내면 통증과 유방염의 위험성을 감소시킬 수 있다.

        3) 만약 이유(weaning)하려는 아기가 12개월 이상이라면 큰 아이들과 연관된 특징적인 문제들을 논의한다.

            가) 이기는 엄마 모유를 대신할 더 많은 음식이 필요하며, 이는 가족들과 같은 식단의 음식으로도 가능하다.

            나) 이유(weaning)가 긍정적인 이행기가 되기 위해서는 월령이 많은 아기나 어린이들에게 모유수유는 식사 이상의 의미가 있다는 것을 설명해준다. 모유수유는 친밀함, 편안함, 그리고 엄마의 관심을 제공하는 것이다.

            다) 나이든 아기나 어린이들이 부드러운 이행기를 넘길 수 있도록 돕는 수차례 검증된 많

은 방법들이 있다(Mohrbacher et al., 2010).

(1) 젖을 먼저 주지 않지만, 아이가 젖을 달라고 할 때는 거절하지도 않는다.

(2) 일상생활에 변화를 주어서 아기가 젖을 덜 찾도록 하는데(아기에 따라 방법은 다를 수 있다), 구체적으로 집밖으로 자주 나가거나 혹은 집에 더 오래 머물도록 하는 방법이 있다.

(3) 밤이나 아침에 아기를 돌보거나 아침을 먹이는 것 같은 일을 남편이 함으로써 남편이 보다 더 적극적인 역할을 하도록 한다.

(4) 아기가 젖을 찾기 전 다른 음식이나 음료수를 주어 허기나 갈증이 가시도록 한다.

(5) 평소에 젖을 먹이던 장소는 피한다.

(6) 젖을 달라고 하면 젖을 먹이지만, 평소보다 짧게 먹인다.

(7) 젖먹이는 시간 간격을 늘린다.

(8) 큰 아이와는 협상을 하기도 하는데, 단 그 아이가 약속이라는 개념을 이해할 정도로 큰 경우에만 하도록 한다.

라) 위의 방법들 중 자신의 아기에게 효과 있는 방법을 사용하고 효과가 떨어지는 방법은 피하도록 한다.

Chapter 31

장애가 있는 엄마의 모유수유
Breastfeeding Mothers with Disabilities

Noreen Siebenaler, MSN, RN, IBCLC, and Judi Rogers, OTR/L

학습목표

- 성공적인 모유수유에 방해가 되는 5가지 장애를 나열한다.
- 각 장애요인을 극복할 수 있는 적절한 보조요법을 설명한다.
- 신체장애, 시각장애, 청각장애가 있는 여성들이 젖병수유보다 모유수유가 더 쉬운 4가지 이유를 설명한다.
- 신체장애, 시각장애, 청각장애가 있는 엄마들을 위한 3가지 지역 서비스를 나열한다.

서 론

신체장애, 감각장애가 있는 여성들 중에서 엄마가 되기로 결심한 사람들이 점점 증가하고 있다. 따라서 수유상담가들은 이들에게 효율적인 도움을 줄 수 있는 많은 방법들을 배워야 한다. 많은 전문가들은 장애 여성들이 아기를 돌보거나 모유수유하는 것을 본 적이 없었을 것이며, 그들이 어떻게 아기를 돌보는지 상상하기도 힘들 것이다. 장애가 있는 엄마들 중 일부는 보조기구 없이도 자신의 아기를 잘 돌볼 뿐 아니라 모유수유도 성공적으로 해오고 있다. 만약 적당한 보조기구나 주위의 도움이 있다면 모유수유와 육아는 더욱 더 성공적으로 이루어질 수 있을 것이다.

신체적 장애가 있든 없든 많은 사람들은 배우는 데 어려움을 느낀다. 인지능력에 어려움이 있는 엄마와 상담할 때는 교육내용을 조금씩 나누어서 알려주고, 이전의 교육내용을 잘 이해했는지 확인한 후에 추가교육을 한다. 뇌성마비(CP; cerebral palsy)를 앓는 사람들 중 일부는 배우는 데 어려움이 있다. 하지만 '말하는 데 어려움이 있는 사람들'과 '배움에 어려움이 있는 사람들'을 혼동하면 안 된다. 말하는 데 어려움이 있는 뇌성마비(CP; cerebral palsy)와 다발성 경화증(MS; multiple sclerosis) 환자들은 혀나 입술근육 등의 운동이 원활하지 않다. 다발성 경화증(MS; multiple sclerosis)은 단기 기억상실이나 느린 정보처리능력(slowed processing of information)과 같은 어려움이 있을 수 있다.

전문가로서 습득해야 할 것은, 당신이 생각하는 '수유하는 여성'의 개념에 장애를 가진 여성들을 포함시켜야 하는 것이다. 장애를 가진 엄마와 상담을 할 때에는 그들이 모유수유를 원하는 다른 엄마들과 다르지 않다는 사실을 먼저 인지하는 것이 중요하다. 질문을 할 때는 정중하게 한다. 당신이 무엇을 알아야 하는지, 또 왜 그것을 알아야 하는지 정확하게 설명한다.

모유수유를 원하는 장애 여성들이 언제나 그들의 가족이나 친구들로부터 지지를 받는 것은 아니다. 가족 구성원들은 모유수유가 장애 여성의 한정된 에너지를 소모시키거나 지나치게 많은 육체적 힘을 소비시킬 것이라고 생각할 수도 있다. 신경근 장애(neuromuscular disability)를 가진 한 엄마는 모유수유가 그녀에게 왜 중요한지 다음과 같이 표현했다 "이 일은 다른 어느 누구도 할 수 없는, 내 아이를 위해 내가 해줄 수 있는 유일한 일입니다."(Rogers, 2005)

많은 엄마들이 그들의 장애를 관리하기 위해 약물을 처방받는다. 따라서 수유 중 약물의 안정성이 검토되어야 한다. 수유 중 약물에 대한 주 저자는 토마스 헤일 박사이다. 수유상담가는 헤일 박사의 아기위험관리센터(Infant Risk Center)로 연락하면 된다. 또 하나의 연락처는 뉴욕 로케스터에 위치한 로렌스 앤 로렌스 수유연구센터(Lawrence and Lawrence Lactation Study Center)이다.

세계 기형유발물질 정보센터(Organization of Teratology Information Specialists, OTIS)는 미국와 캐나다 전역에 위치해 있는 각각의 기형정보서비스들로 구성된 비영리기구이다. 이 기구의 목적은 건강한 임신을 통해서 예방 가능한 선천성 장애를 제거하는 것이다. 연락처는 www.otispregnancy.org이다.

다음은 수유상담가를 위한 일반적인 가이드라인이다.

1) 오랜 기간 동안 신체적 장애가 있었던 여성들은 자신의 능력과 한계에 대해 평소에 매우 잘 알고 있다. 따라서 결정과정에 그녀들을 참여시키고 그녀들의 의견을 묻는다(Mohrbacher et al., 2007).

2) 엄마들에게 편안한 수유자세(예를 들면 뒤로 기댄 자세)를 찾도록 도와주고, 수유에 도움이 되는 수유쿠션을 사용하도록 돕는다.

3) 유축기나 브래지어와 같은 여러 종류의 보조용품들을 활용하여 수유를 더 편하게 할 수 있도록 도와준다.

4) 문제를 해결할 때 다양한 방법을 생각하고, 모유수유를 지지하는 가족 구성원의 의견을 참조하며, 엄마의 능력을 높일 수 있는 다양한 서비스들을 찾아 안내하고, 유용한 건강단체와 인터넷 자료들을 찾아놓는다.

5) 엄마가 아기를 잘 다루는 것이 첫 번째가 되어야 한다.

1. 반복성 스트레스 장애

가. 수근관 증후군(Carpal Tunnel Syndrome)

1) 원인과 증상

가) 정중신경이 눌려져서 생기는 손목과 손의 통증 장애로, 손목과 손의 감각이상(저림, 찌릿함, 약화)을 유발한다.

나) 자극받은 힘줄로 인해 부종이 생기며, 이것이 수근관을 좁게 만들어 정중신경을 압박한다.

다) 여성에게 흔하며 특히 임신 중에 더 많이 발생한다.

라) 임신 중 릴랙신 호르몬은 힘줄간의 결합성을 느슨하게 만들고, 이는 결과적으로 정중

신경을 압박하게 된다.

　　　마) 정중신경의 압박은 근육의 약화, 타는 듯한 느낌, 찌릿함, 쑤시는 느낌뿐만 아니라 엄지손가락을 움직일 때 통증도 일으켜 팔이나 어깨관절까지 통증이 이어지기도 한다. 통증은 간헐적이거나 지속적이기도 하고 종종 밤에 가장 극심하다.

　　2) 진단

　　　가) 이학적 검사, 근전도(EMG), MRI로 한다.

　　3) 치료

　　　가) 부목 스프린트(splint)가 통증 완화에 도움이 된다.

　　　나) 드 퀘르벵 건막염(De Quervain's Tendonitis) 치료 부분 참고

　나. 드 퀘르벵 건막염(De Quervain's Tendonitis)

　　1) 원인과 증상

　　　가) 초보엄마의 건막염이라고도 한다. 엄지손가락 기저부에 있는 아주 좁은 채널을 지나는 두 개의 힘줄이 자극되어 통증과 염증이 생긴다.

　　　나) 엄지손가락 기저부의 자극은 손목을 돌리거나 물건을 잡을 때 어려움을 느끼게 한다.

　　　다) 반복적인 스트레스 장애는 출산 전의 노동으로 인한 것이다.

　　　라) 요골과 척골을 움직일 때 통증이 심해진다. 통증을 악화시키는 동작을 하지 않는 것이 중요하다. 아기 엄마들이라면 아기를 안아 올리거나 수유자세를 취할 때 팔을 번갈아가면서 사용하는 것이 필요하다. 모유수유를 하는 엄마들은 연조직에 작용하는 호르몬의 영향으로 증상악화에 더욱 민감하다(Connolly et al., 2003).

　　　마) 젖을 물린 후 손목을 구부린 자세로 유지하면 드 퀘르벵 건막염이 발생할 수 있다.

　　2) 진단

　　　가)드 퀘르벵 진단은 다음과 같다.

　　　　(1) 손목 쪽의 엄지손가락 기저부위에 압력을 가할 때 통증이 있다.

　　　　(2) 핀켈스타인(Finkelstein) 테스트에 양성반응을 보인다. 핀켈스타인(Finkelstein) 테스트는 엄지손가락을 손바닥 쪽으로 굴곡시키고 다른 손가락으로 엄지손가락을 감싼 후 손목을 새끼손가락 쪽으로 구부린다. 이때 손목의 엄지손가락 부위로 통증이 생기면 양성으로 판정한다.

　　3) 치료(수근관 증후군과 드 퀘르벵 건막염)

　　　가) 소염제, 진통제, 증상을 완화시킬 수 있는 얼음이나 냉찜질. 대부분의 소염제는 모유수유와 병행할 수 있다.

　　　나) 스테로이드를 일반적으로 처방한다.

　　　다) 손목 부목은 신경 압박을 감소시킬 수 있다. 손목을 곧게 유지시키는 것은 밤중 통증을 최소화 시킨다. 또한 수근관 증후군의 경우에는 전완부위에 부목을 한다.

　　　라) 반복적인 작업 동작(work activities)을 바꾸고, 가능하다면 2주 정도 휴식을 취한다.

　　　마) 통증 부위의 물리치료와 초음파치료는 근력을 강화시키고 부종을 감소시킨다.

　　　바) 외과적 수술이 필요할 수도 있다.

다. 흉곽출구 증후군(TOS; Thoracic Outlet Syndrome)

  1) 원인과 증상

    가) 흉곽출구 증후군은 상완신경총(brachial plexus)의 신경과 혈관들이 압박되면서 나타나는 특징적인 징후들이다. 상완신경총은 목 아래 부분에서 겨드랑이까지 분포하면서 어깨, 팔, 손으로부터 신호를 전달하는 신경그물 중의 하나이다.

    나) 많은 물리치료사들과 작업치료사(occupational therapist)들은 흉곽출구 증후군(TOS)은 상완신경총(brachial plexus)의 신경손상으로 발생된다고 보고 있다.

    다) 가장 큰 증상은 통증이다. 어깨와 팔꿈치 통증이 네번째 손가락, 다섯번째 손가락까지 이어지는 방사통이 있다.

    라) 팔이나 손에 비정상적으로 타는 듯하거나 욱신거리는 감각이 느껴진다.

    마) 흉곽출구 증후군은 반복적인 동작이나 과신장성 손상(hyperextension injury)에 의해 종종 발생된다.

  2) 이학적 검사(physical exam), 근전도(EMG; electromyography), MRI(magnetic resonance imaging)로 진단된다.

  3) 치료

    가) 물리치료

      (1) 어깨 주위 근육을 강화시킨다.

      (2) 팔과 어깨의 근육들과 더불어 목의 사각근(scalenes)을 이완시킨다.

    나) 자세교정 운동(postural exercise)은 허리를 쭉 펴고 서거나 앉는 데 도움이 되는데, 이는 신경과 혈관의 압력을 감소시켜 통증을 완화시킨다.

    다) 일하는 환경에 인체공학적 평가(ergonomic assessment)를 하여 격렬한 활동은 피하도록 한다.

    라) 소염제, 진통제. 이 약물들의 대부분은 모유수유와 병행할 수 있다.

라. 반복성 스트레스 장애가 모유수유에 미칠 수 있는 영향

  1) 손목과 손의 움직임에 영향을 주는 통증이기 때문에 아기를 들어 올리거나, 수유자세를 취하거나, 유방이나 혹은 유방 사이로 아기를 움직일 때, 아기를 트림시키는 일이 힘들 수 있다. 두 손을 사용하여 젖을 물릴 때 어려움이 있을 수 있다.

  2) 브래지어 끈을 풀거나 잠글 때 손가락의 민첩성이 떨어진다.

마. 보조적 방법(method of assisting)

  1) 엄마의 허리둘레에 수유쿠션을 고정시킨 후 아기를 유방 높이에 맞추어 안아서, 아기의 몸무게가 엄마의 팔과 손목, 손에 실리지 않도록 한다.

  2) 수유를 할 때 엄마는 팔과 손목, 손을 사용하지 않도록 수유쿠션을 이용하여 미식축구 공 자세(football or clutch position)로 아기를 안는다.

  3) 한 번 수유에 한쪽의 유방만 먹인다.

  4) 손목을 구부리지 않고 한손으로 젖을 물린다(**그림 31-1**).

  5) 유방 아래에 조그만 수건을 말아 넣으면, 유방을 받치기 위해 손을 사용할 필요가 없다.

6) 흉곽출구 증후군이 있는 엄마들은 옆으로 눕는 자세(side lying position)를 취하면 통증을 심하게 느끼는데, 이는 흉신경(Thoracic nerve)을 압박하기 때문이다. 편안한 수유 자세라고 불리는, 상체를 45도 정도 일으켜 바로 누운 자세(45° supine position)는 밤중 수유 시 통증을 가장 효과적으로 경감시킬 수 있는 자세다(Chapter 28 모유수유 장려와 평가를 위한 지침 참조).

7) 슬링은 수근관 증후군과 건염(tendonnitis)이 있는 엄마가 편하게 수유할 수 있도록 도와주는데, 이는 손목과 손의 움직임을 덜면서 아기에게 수유를 할 수 있기 때문이다.

8) 흉곽출구 증후군이 있는 여성이 진동성이 있는 작은 전기 유축기를 사용하면 통증 및 이와 연관된 증상들도 심해진다. 일부 소형 전기 유축기는 팔과 손목 통증을 덜어주도록 디자인된 것도 있다. 병원용 자동 유축기나 고성능의 비진동성 유축기가 효율적으로 사용하기에 가장 적당하다.

9) 손을 사용하지 않아도 유축할 수 있는 자동 유축기나 기기들은 반복적인 자극에 의한 증상들을 예방할 수 있으며 상점이나 인터넷에서 구매 가능하다.

10) 수근관 증후군, 건염 혹은 흉곽출구 증후군과 같은 반복적인 스트레스 장애가 있는 여성이 적절한 도움이나 기구 없이 모유수유를 한다면 통증이 심해질 수 있다. 특수한 장애나 특수한 환경에 처해 있는 여성 중 일부는 부분 모유수유가 통증을 감소시킬 수 있다는 것을 알게 될 것이다(Carthy et al., 1990).

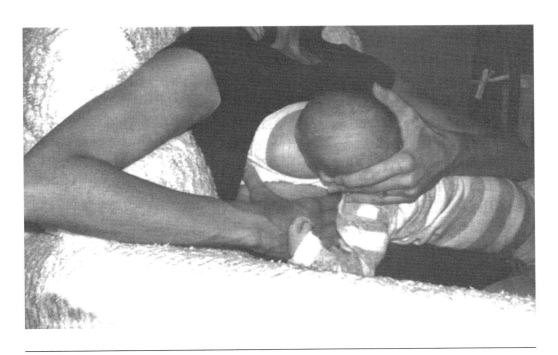

그림 31-1 손목을 구부리지 않고 젖을 물린다.

2. 다발성 경화증(Multiple Sclerosis)

가. 원인과 증상

1) 다발성 경화증(MS)은 보통 20~40대에 발병한다.

가) 오랜 기간에 걸쳐 다양한 증상들이 나타난다.

나) 첫 번째 증상이 나타난 후 수년이 지나도록 확진 받지 못할 수도 있는데, 이것은 증상이 매우 다양하고 복잡하기 때문이다.

다) 다발성 경화증의 증상은 감각이상이다(시각적 문제, 손과 발의 마비감 혹은 따끔거림)

라) 팔다리 한쪽 혹은 사지 모두의 움직임에 제한이 있을 수 있으며, 소근육운동, 언어, 그리고 중심체(central body)의 움직임에도 제한이 있을 수 있다.

마) 4가지 유형이 있다.

(1) 재발 완화형 다발성 경화증(Relapsing-Remitting): 가장 일반적인 유형으로, 일련의 발병이 있은 직후에 완전하게 혹은 부분적으로 증상이 감소되며, 일정한 기간이 지난 후에는 다시 원상 복귀 된다.

(2) 원발성 진행형 다발성 경화증(Primary-Progressive): 뚜렷한 증상 경감이 없으며 점진적으로 임상적 기능이 감소되는 특징으로 나타난다. 일시적인 정체기나 경미한 증상 완화는 있을 수 있다.

(3) 2차 진행형 다발성 경화증(Secondary-Progressive): 처음에는 재발 완화형 다발성 경화증(Relapsing-Remitting)으로 시작해서 원발성 진행형 다발성 경화증(Primary-Progressive)으로 넘어간다.

(4) 진행성 재발형 다발성 경화증(Progressive-Relapsing): 비교적 드문 경우로, 돌발적인 급성 발병 과정에서 지속적으로 악화된다.

(5) 원발성 진행형 다발성 경화증(Primary-Progressive), 2차 진행형 다발성 경화증(Secondary-Progressive)과 진행성 재발형 다발성 경화증(Progressive-Relapsing)이 가끔 함께 진행되는데 이것을 만성 진행성 다발성 경화증(Chronic Progressive Multiple Sclerosis)이라고 한다.

2) 탈수초(신경을 덮고 있는 미엘린 수초의 감소)에 의해서 증상들이 생긴다.

가) 미엘린 수초는 신경 전도를 돕는다.

나) 미엘린 수초 위에 아교가 형성되면서 수초가 회복되며, 이때 증상이 경감된다.

3) 다발성 경화증(MS)의 원인은 아직 완전히 알려지지 않았다. 이것은 자신의 항체가 신경을 덮고 있는 미엘린 수초(myelin sheath)를 공격하는 자가면역질환이다.

4) 우울증이 종종 다발성 경화증과 연관이 있다.

나. 진단

1) 이학적 검사(physical exam), 이전 증상, MRI 그리고 뇌척수액 검사로 한다.

가) 뇌척수액의 단백질이 정상보다 많이 검출되는 것이 다발성 경화증(MS)의 특징이다.

나) 많은 조건들이 신경계에 영향을 미쳐서 비슷한 증상들을 유발하기 때문에 진단을 내리기가 쉽지 않다.

다. 치료
  1) 배뇨, 배변, 그리고 시각 장애와 같은 증상을 치료함과 동시에 병의 진행을 늦추기 위해 스테로이드 및 다른 약물을 사용한다.
  2) 모든 약물들은 모유에 어느 정도 분비되는지, 그리고 아기에게 어떠한 영향을 미치는지 평가되어야 한다(Hale, 2010).
라. 모유수유에 미칠 수 있는 영향
  1) 산욕기간에는 다발성 경화증(MS)의 증상들이 악화되는 경향이 있다(Lorenzi et Ford, 2002).
  2) 예비연구(preliminary study)는 모유수유 기간의 증가가 산욕기간 악화기의 감소와의 연관성에 대해 보고하고 있다(Gulick et Halper, 2002).
  3) 상지의 장애는 아기를 안아 올리고, 젖을 물리는 데 어려움이 있을 수 있다(**그림 31-2**).
  4) 만약 아기가 모유수유를 쉽게 한다면, 엄마는 모유수유가 젖병수유보다 쉽다는 것을 알게 될 것이다(Adelson, 2003).
  5) 어떤 엄마는 모유수유를 하는 첫 주 동안 힘들고 피곤해 하여 부분수유를 선택할 수도 있다(Eggum, 2001). 엄마들에게 스트레스나 피로 문제를 도와줄 사회적 지원이 충분히 있음을 알려준다. 엄마가 보충식이를 원하면 적절한 정보를 제공한다.

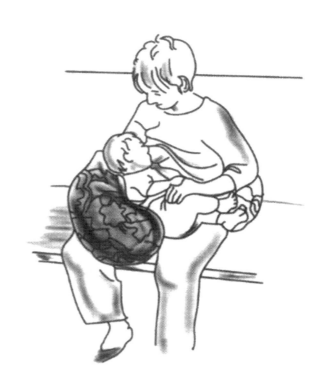

그림 31-2

다발성 경화증(MS)이 있는 엄마들에게
도움이 되는 수유자세

3. 뇌성마비(CP; Cerebral Palsy)

　가. 원인과 증상

　　1) 뇌성마비(CP)는 대뇌 운동영역의 손상과 관련 있다. 태아기, 출산 중이나 출산 후, 혹은 유아기에 이러한 손상이 발생될 수 있다.

　　2) 한쪽 팔다리에서부터 사지, 몸통, 그리고 말하기에 이르기까지 장애가 있을 수 있다. 반신에 장애가 있을 때에는 반신마비(hemiplegia), 두 다리에 장애가 있을 때에는 하반신마비(diplegia), 세 개의 팔다리에 장애가 있을 때에는 삼지마비(triplegia), 사지에 모두 장애가 있을 때에는 사지마비(quadriplegia or tetraplegia)라고 한다.

　　3) 뇌성마비(CP)의 분류

　　　가) 불수의 운동성 뇌성마비(Athetoid CP)는 마비된 쪽의 몸을 의지대로 움직일 수 없으며, 불규칙하고, 느리게 움직이는 것이 특징이다.

　　　나) 경직성 뇌성마비는(Spastic CP) 근 긴장도가 증가하여 마비된 부분이 딱딱하게 굳어져 움직임이 힘든 것이 특징이다.

　　　다) 운동 실조성 뇌성마비(Ataxic CP)는 폭이 넓은 불안정한 걸음걸이와 손놀림(manual dexterity)의 저하가 특징이다.

　　　라) 뇌성마비(CP)의 종류는 근 긴장도와 운동성 패턴에 따라 분류된다.

　나. 진단

　　1) 대개 유아기에 발생한다.

　　2) 증상에 기초하며, 정상 발달과정보다 늦을 때, 그리고 MRI로 진단한다.

　다. 치료

　　1) 물리치료사(physical therapist)와 작업치료사(occupational therapist)들이 기능을 향상시키거나 유지시키는 데 도움이 된다.

　　2) 모든 약물들은 모유로 어느 정도 분비되는지, 그리고 아기에게 어떠한 영향을 미치는지 평가되어야 한다(Hale, 2010). "일반적으로 아기가 생후 2개월 이상이라면 엄마가 복용할 수 있는 약물 종류가 매우 다양해진다. 생후 2개월 이후에는 모유수유와 병행할 수 없는 약물은 매우 드물다."(S. Alvarado, personal communication, June 14, 2011)

　라. 모유수유에 미칠 수 있는 영향

　　1) 반신마비(hemiplegia), 삼지마비(triplegia), 사지마비(quadriplegia)는 상지의 기능에 제한이 생긴다. 따라서 손상이 덜하거나 혹은 손상되지 않은 쪽으로 수유 자세를 취하는 것이 어렵게 되며, 손상부위에서 정상 부위 쪽으로 아기를 이동시키는 데에도 어려움이 있다.

　　2) 상지의 운동에 제한이 있으므로 아기를 안아 올리거나 아기를 끌어안는 것뿐만 아니라 젖 물리기와 트림을 시키는 데도 어려움이 생긴다.

4. 척수 손상(SCI; Spinal Cord Injury)

　가. 원인과 증상

　　1) 척수 손상(SCI)은 외상이나 종양으로 척수에 비가역적 손상이 일어나는 것을 말한다.

가) 척수는 척추관 안에 있는 신경 다발을 말하며, 대뇌와 신체 각 부위 사이의 신호를 전달한다.

나) 신경은 각 척수에서 뻗어 나오며, 손상의 정도는 척추 레벨에 따라 결정된다.

다) 경추는 C1에서 C7까지 있다. 경추가 손상되면 모든 사지에 영향을 준다(사지마비).

2) 척수 손상은 운동기능의 손실(마비)과 감각기능의 손실을 동시에 가져올 수 있다. 또한 감각기능 이상을 동반한 운동기능이나 운동기능 손상을 동반한 감각기능이 있을 수 있다.

3) 흉추는 등의 상부와 중간부위에 위치한다.

가) 흉추는 T1에서 T12까지 있다. T1에서 T8까지의 손상은 상위 하반신 마비(high paraplegia)를 일으켜 몸통을 조절하는 기능에 장애가 생긴다.

4) 요추신경의 손상은 다리의 운동기능과 감각기능 손실을 가져 온다. 천골신경의 손상은 사타구니, 다리, 그리고 발가락의 운동기능 장애를 일으킨다.

5) 손상의 위치는 기능 장애의 정도를 결정한다.

가) 상부신경의 손상일수록 더 많은 기능에 장애가 생긴다.

나) C4 이상에서의 손상은 호흡에 영향을 미친다.

6) T6 혹은 그 이상을 다친 척수손상(SCI) 환자는 자율신경 반사이상증(AD; autonomic dysreflexia)의 위험이 있으며, 교감신경계에 유해성 혹은 통증성의 자극을 주어 혈압을 높아지게 만든다.

가) 유해성 자극은 방광 확장(extended bladder), 진통과 출산, 유두 통증 혹은 유방 통증을 포함한다.

나) 두통, 땀, 소름, 혈압의 심한 변동들과 같은 반사이상의 증상들이 해결되지 않으면 뇌졸중을 유발한다(Walker, 2009)

나. CT, MRI 그리고 척수강 조영으로 진단한다.

다. 치료

1) 기능적 능력(functional ability)을 향상시키기 위한 물리치료(physical therapy)와 작업치료(occupational therapy)를 필요로 한다(Herman, 2002).

라. 모유수유에 미칠 수 있는 영향

1) T4가 손상된 엄마는 출산 3~5일 혹은 늦어도 6주 후가 되면 모유 생산량이 감소한다(Rogers, 2005).

가) 초유는 영향을 받지 않는 것으로 보인다.

나) 모유 생산량의 감소는 유두 감각의 기능저하와 교감신경계에서 뇌하수체로의 되먹이기(feedback) 감소로 인하여 프로락틴의 분비가 줄어들기 때문에 발생하는 것으로 보인다(Halbert, 1998; Walker, 2009).

2) T6이하가 손상된 척수외상(SCI) 여성은 모유 생산에 영향을 받지 않는다(Rogers, 2005).

3) 모유수유는 반사이상을 유발할 수 있는 통증을 일으킨다. 구역질, 불안, 발한(sweating), 척수손상 아래의 소름은 반사이상의 첫 증상들이다.

4) 아기를 안고, 수유자세를 취하고, 안아 올리고, 트림시키는 능력들이 제한될 수 있다.

5. 류머티즘 관절염(RA; Rheumatoid Arthritis)

가. 원인과 증상

1) 류머티즘 관절염(RA)은 관절의 염증상태로 정의되며 통증, 부종, 피로, 조조강직, 오랜 앉은 자세로 인한 통증, 약화, 감기 같은 증상들, 근육통과 약간의 미열로 특징지어진다. 우울증, 체중 감소, 빈혈, 손발의 냉증, 손발의 발한(sweating)뿐 아니라 식욕감퇴도 있다 (Andersen et al., 2005).

가) 만성적이고, 파괴적이며, 때때로 변형을 일으키는 자가 면역성 콜라겐 질환으로 손과 손목의 관절에서 증상이 시작된다.

나) 활막(synovium, 관절주위를 둘러싼 액체)의 대칭성 염증과 관절의 부종을 일으킨다.

다) 관절의 증상이 대개 대칭적으로 발생한다는 것은, 왼손에 관절 손상이 있다면 오른손의 같은 관절부위에도 손상이 있다는 의미이다.

라) 류머티즘 관절염(RA)의 영향은 사람에 따라 다르다. 류머티즘 관절염은 하나의 질환이 아니라 같은 증상을 가진 여러 다른 질환들이라는 증거가 많아지고 있다 (Brennan et al., 1994).

2) 증상의 악화와 호전이 일반적이다.

가) 임신 중에는 대개 증상이 호전된다(Jacobsson et al., 2003).

나) 산욕기간에는 증상이 악화되는 것으로 보인다.

다) 칼슨(Karlson)은 총 13~24개월 동안 모유수유를 한 여성들은 류머티즘 관절염의 진행 위험성이 20%정도 감소되고, 최소 24개월 동안 모유수유를 한 여성들은 류머티즘 관절염의 진행 위험성이 50%까지 감소된다고 보고했다(Karlson et al., 2004).

3) 스트레스는 류머티즘 관절염(RA)을 악화시키고 증상의 개수를 증가시킨다.

나. 치료

1) 통증이 심할 때 스테로이드 제재의 관절 내 주사는 통증을 완화시킬 수 있다.

2) 불안감, 걱정, 피로 그리고 그 외의 다른 스트레스를 유발시키는 것으로 알려진 인자들을 피하도록 환자에게 조언한다.

3) 치료는 충분한 휴식, 관절기능을 유지시킬 수 있는 운동, 통증을 경감시키고 염증을 완화시키는 약물투여, 관절의 변형을 예방하는 정형 외과적 처치, 그리고 필요한 경우 영양사 지도하의 체중감량을 포함한다.

4) 통증과 염증을 경감시키기 위해 사용되는 약물은 대부분 모유수유와 병행할 수 있다.

가) 대개 스테로이드를 투여한다.

나) 스테로이드로 인해 발생할 수 있는 심한 부작용은 정신장애(psychosis)이다.

5) 헤일(Hale, 2010)은 메토트렉세이트(methotrexate) 요법을 받았을 경우, 적어도 4일 동안은 모유를 짜서 버리라고 조언했다.

다. 진단

1) 실험실 검사(lab test)로 확인하고 관절염과 다른 질환을 구별한다.

라. 모유수유에 미칠 수 있는 영향

1) 산후에 발생하는 극심한 피로, 뻣뻣함(stiffness), 그리고 통증으로 엄마들은 휴식이 필요하다.

6. 전신성 홍반성 낭창(SLE; Systemic Lupus Erythematosus, 루푸스)

가. 원인과 증상

1) 류머티즘 관절염(RA)과 비슷하다.

2) 전신성 홍반성 낭창(SLE)은 많은 기관을 침범하는 전신성 질병인 자가면역질환이다.

3) 다양한 증상과 여러 가지 복합 증상들이 생긴다.

4) 많은 사람들이 증상의 경감을 경험한다.

5) 사람마다 증상이 다르기 때문에 각각의 특이 증상에 맞게 치료한다. 가장 좋은 루푸스 치료는 의료진과 함께 하는 것이다.

6) 가장 흔한 증상은 관절의 통증과 부종, 그리고 신장 손상이다.

7) 다른 증상들로는 열, 피로, 허약, 피부 발진, 햇빛 감수성, 두통과 근육통이 있다.

8) 뇌가 손상되면 발작, 인격 변화 또는 정서적 우울감 등이 생길 수 있다.

나. 진단

1) 루푸스(SLE)는 임상 증상과 실험실 검사결과를 조합하여 진단한다. 대부분의 경우 한 번에 진단되지 않으며, 임상 증상과 검사결과가 루푸스(SLE) 진단 기준에 맞는지를 파악하여 결정한다.

다. 치료

1) 루푸스(SLE) 치료에 사용되는 약물은 많지만, 루푸스(SLE) 치료를 위해서 미국 식품의약국(FDA)이 승인한 약들은 일부이다: 프레드니손(prednisone), 프레드니솔론(prednisolone), 메틸프레드니솔론(methylprednisolone), 히드로코르티손(hydrocortisone) 같은 스테로이드(corticosteroids), 항말라리아 히드록시클로로퀸(antimalarial hydroxychloroquine), 아스피린(aspirin)

2) 많은 약물들은 루푸스(SLE)의 증상 치료에 사용된다.

가) 대부분의 약물들은 모유수유와 병행할 수 있다. 특정 약물 정보에 대해서는 헤일(Hale, 2010)을 참고하거나 수유연구센터(Lactation Study Center)에 문의한다.

라. 모유수유에 미치는 영향

1) 루푸스(SLE)가 있는 임신여성 10명 중에서 2명 정도는 자간전증(preeclampsia)이 있다.

2) 루푸스(SLE) 여성의 약 절반은 조산을 한다.

3) 모유수유로 인해 지나치게 많은 신체적 에너지를 사용할 경우에는 부분 모유수유를 고려할 수 있으며, 모유를 유축하는 것이 도움이 될 수도 있다.

4) 증상이 악화되면 기저귀를 갈아주는 것과 같은 육아 활동에 영향을 미친다.

5) 일부 여성들은 출산 후 루푸스(SLE) 통증에 다시 적응하는 것이 어렵다

7. 중증 근무력증(MG; Myasthenia Gravis)

가. 원인과 증상

1) 전신에 걸쳐 수의근의 약화(weakness)를 일으키는 만성 자가면역성 질환이다.

2) 항체가 신경말단에서 근육으로 전달되는 신호를 방해한다.

3) 3가지 종류의 중증 근무력증(MG)이 있다: 아기 때 약한 빨기를 유발하는 선천형(hereditary), 그리고 눈을 침범한 안구형(ocular), 전신에 걸쳐 나타나는 전신형(generalized)이 있다.

4) 중증 근무력증(MG) 환자 중에서 전신형(generalized)은 85~90%를 차지한다.

　　가) 이 유형은 안구의 움직임, 눈꺼풀, 씹기, 삼키기, 기침, 그리고 얼굴 표정을 조정하는 수의근에 영향을 미친다.

5) 이러한 형태의 자가면역성 질환은 보통 통증을 느끼지 않는다.

6) 호흡근이 영향을 받게 되면 근무력성 위기(myasthenic crisis)가 생길 수 있으며 인공호흡기가 필요할 수 있다. 대부분은 근무력성 위기가 발생하기 전에 점진적인 위기 신호가 보이며, 삼키기 혹은 대화할 때 어려움이 생긴다면 근무력성 위기가 발생할 가능성이 더 높다.

7) 증상이 종종 호전되기도 하고, 호전된 상태가 오랜 기간 지속되기도 한다.

나. 진단

1) 과거력, 이학적 검진(physical exam), 신경학적 검진(neurological exam)을 한다.

2) 감각 장애가 없는 안구운동의 이상 혹은 근력 약화로 진단한다.

3) 근육 반응도에 대한 검사를 하고 면역분자(immune molecules)나 아세틸콜린 수용체의 혈중농도를 검사한다.

4) 신경전도 검사

　　가) 최신정보는 미국 국립보건원의 웹사이트(National Institutes of Health)에서 찾아볼 수 있다.

다. 치료

1) 중증 근무력증(MG)의 치료를 위해 투여하는 약물은 신경근의 전달을 증진시키고 근력을 향상시킨다. 면역억제 약물은 비정상 항체의 생산을 억제하여 근력을 향상시키는 데 사용된다.

2) 흉선(thymus gland)을 외과적 수술로 제거하는 흉선절제술(thymectomy)은 환자의 70% 이상에서 증상을 감소시키는데 도움이 되며, 어떤 경우에는 치료가 되기도 한다.

라. 모유수유에 미칠 수 있는 영향

1) 팔과 목근육의 약화와 피로로 인해 수유자세를 취하거나 젖을 물리기가 힘들 수 있다.

2) 특정 근육군의 피로는 휴식기간을 더 필요로 한다.

8. MD, MS, CP, SCI, RA, SLE(Lupus) 그리고 MG의 보조적인 방법

가. 적절한 기기의 도움 없이는 수유 시에 이기를 안거나 수유자세를 취할 수가 없는 엄마들이 있다. 수유용 베개 같은 신체 보조기구가 필요하기 때문에 집 밖에서 모유수유를 할 때에 더 많은 어려움이 있다.

나. 엄마의 증상악화, 피로, 스트레스로 인해 부분 모유수유를 해야 한다면, 모유 생산량을 유지시키기 위한 여러 가지 방법들을 알려준다(Wade et al., 1999).

다. 여러 종류의 수유베개를 사용해보고, 자신에게 가장 편한 것을 선택하도록 한다.

    1) 수유베개는 아기를 유방높이에 위치하도록 하여 아기의 몸무게를 베개로 지지하여 엄마의 손을 자유롭게 한다.

    2) 허리둘레에 고정되는 수유쿠션은 아기와 엄마 모두에게 안정성을 높일 수 있다.

라. 다양한 모유수유 자세를 알려주어, 본인에게 가장 쉽고 편안한 수유자세를 찾도록 한다.

마. 누워 있는 동안 취할 수 있는 여러 수유자세는 엄마의 피로를 덜어주고 밤중수유를 도와줄 수 있다.

    1) 장애가 있는 쪽으로 누우면 정상인 팔을 사용할 수 있어 도움이 된다.

    2) 상반신을 45도 정도 일으켜 누워있는 자세($45°$ supine position)도 아기에게 모유수유를 하는 데 도움이 된다.

    3) 아기를 안는 것이 힘들 때는 슬링을 사용하면 수유하는 동안 아기를 안고 수유자세를 취하는 데 도움이 된다(**그림 31-3**과 **31-4**).

바. 생후 한 달 이상부터는 들어 올리는 장치(lifting harness)를 사용하면 아기 위치를 바꾸고 트림을 시킬 때 도움이 된다(인터넷 자료 참조).

사. 한 번 수유할 때마다 한쪽 유방으로만 모유수유를 하는 것이 더 편할 수 있다.

아. 손과 손목운동에 문제가 있는 엄마는 반복적 스트레스 장애 환자를 위해 고안된 젖 물리기와 수유자세를 사용하면 된다.

자. 작은 수건이나 천기저귀를 말아서 유방 밑에 두면, 수유를 하는 동안 엄마가 유방을 받치기 위해 손을 사용하지 않아도 된다.

차. 엄마들에게 모유수유를 더 쉽게 만들기 위해서 의류의 개조도 필요할 수 있다.

    1) 모유수유용 상의나 조끼는 쉽게 사용할 수 있으며, 엄마들의 뻣뻣한 어깨를 따뜻하게 도와준다.

    2) 유륜과 유두가 노출되도록 브라에 구멍을 낼 수 있다.

    3) 이 방법은 수유를 하는 동안 유방을 받치는 데 도움이 되며, 젖 물리기가 더 쉽도록 유방을 고정시킨다.

    4) 핸즈프리 젖 짜기 브래지어(Hands-free pumping bras)는 효과가 좋은 것에서부터 미미한 것에 이르기까지 다양하다.

        가) 손과 손목운동에 문제가 있는 몇몇 여성들에게는 핸즈프리 젖 짜기 브래지어가 혼자서 또는 통증 없이 유축할 수 있는 유일한 방법일 것이다.

카. 엄마에게 올바른 수유자세와 젖 물리는 방법을 가르쳐주면 유두통증을 피할 수 있다.

타. 엄마들은 모유수유로 인한 통증, 예를 들어 울혈의 통증, 유방염, 유두통증 등에 대해 알고 있어야 한다. 그래야 통증을 최소화하거나 예방하거나 또는 다른 치료법을 일찍 찾을 수 있다.

    1) 모유수유 통증은 다양한 장애가 있는 여성에게 경직(spasticity)을 증가시키는 유발인자가 될 수 있다.

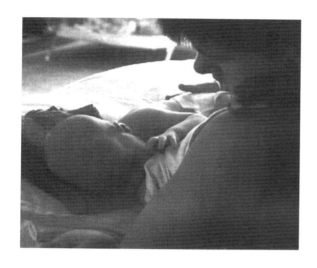

그림 31-3

엄마와 아기에게 좋은 수유자세

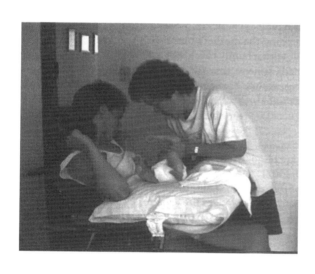

그림 31-4

산후조리도우미가 모유수유를 도와줌

파. 도우미

   1) 엄마에게 산후조리도우미(PCA; personal care attendant)가 있다면, 도우미에게 모유
      수유를 도와달라고 부탁할 수 있다.

   2) 수유자세 취하기, 젖 물리기, 아기 트림시키기는 가족이나 친구들이 도와줄 수 있다.

   3) 수유상담가는 도우미에게 수유자세와 젖 물리기를 돕는 방법을 알려줄 수 있다.

   4) 아기 돌보는 일 중 엄마에게 가장 중요한 일이 무엇인지 엄마와 상의하여 결정하도록 한다.

   5) 엄마는 육아를 보다 더 즐길 수 있도록 에너지를 비축할 필요성과 남편이 육아와 관련
      된 몇 가지 일들을 하기를 바라는 마음을 고려하여 결정을 내릴 것이다(Rogers et al.,
      2004).

하. 적당한 육아 도구들과 조언이 엄마들에게 유용하다.

거. 엄마가 어떤 종류의 도움을 원하는지 정확히 표현하도록 돕는다.

   1) 그녀의 가족관계를 고려하는 것이 중요하다.

   2) 엄마가 원하는 것과 가족이 도와주려는 욕구를 일치시키는데 어려움이 있다면, 가족 치료사와의 상담을 권유한다.

너. 휠체어에서 수유를 하거나, 아기침대까지 휠체어를 이동시키는 것과 같이 엄마의 환경을 모유수유에 도움이 되도록 개조하는 데 필요한 장치들에 대해서 엄마와 상의한다(Coates et al., 2010).

9. 시각장애(Visual Disability)

가. 2006년 WHO의 통계에 따르면, 시각장애를 겪고 있는 사람은 약 3억1,400만 명에 달하고 시각장애인은 4,500만 명에 달한다. 시각장애인의 82% 이상은 50세 이상이다.(WHO, 2007)

   1) 전 세계적으로 여성이 남성보다 시각 장애를 앓을 위험성이 상당히 높은데, 이는 기대 수명의 연장과 적절한 사회적 서비스에 대한 낮은 접근성 때문인 것으로 보여 진다

나. 법적 시각장애인은 20/200 이하의 시력을 가진다. 이것은 정상 시력을 가진 사람이 200피트(feet) 거리에서 볼 수 있는 것을 법적 시각장애인은 20피트(feet) 이내에서 볼 수 있다는 것을 의미한다(Good Mojab, 1999).

다. 완전 실명은 3/60의 시력을 의미하거나, 10등급보다 더 낮은 시야결손에 해당한다(WHO, 2007).

라. 실명 또는 부분 시력은 대부분 안질환이나 굴절이상으로 인해 생긴다(WHO, 2007).

마. 일부의 부분 시각장애인은 단지 암영만 볼 수 있거나 혹은 사물이 흔들리게 보이기도 한다. 이들은 낮 동안은 잘 보다가 밤에는 완전히 시각을 상실하기도 하며 혹은 빛에 매우 민감해 하기도 한다.

바. 진단

   1) 시각장애는 안과의사의 눈 검사를 통해 진단된다.

      가) 안과의사가 심층적으로 진행하는 시각 평가는 기능적 시력 측정(functional vision assessment)이다.

사. 보조적 방법(methods of assisting)

   1) 모유수유는 젖병을 준비하거나 씻을 필요가 없기 때문에 분유수유보다 더 쉬울 수 있다.

   2) 많은 엄마들이 일부 시력은 가지고 있으므로, 엄마가 볼 수 있는 것이 무엇인지 물어본다.

   3) 시청각 교육자료 대신 말로 설명을 한다.

   4) 미식축구공(football hold) 자세는 아기의 얼굴을 잘 볼 수 있으므로 아기가 젖을 빠는 동안 아기의 턱이 어떻게 움직이는지 느낄 수 있다.

   5) 슬링을 사용하면 엄마가 두 손을 사용할 수 있게 되어 집게손가락으로 아기의 코와 입술을 찾아서 젖을 물릴 수 있다.

   6) 요람식(cradle), 교차 요람식(cross-cradle), 상반신을 일으켜 누워 있는 자세(laidback

positioning)는 엄마의 배와 아기의 배가 마주하도록(tummy to tummy) 하기가 더 쉽다.

7) 모유수유 경험이 있는 부분 시각장애나 완전 실명인 엄마들에게 물어본다.

8) 실명 엄마를 위한 정보: 부분 시각장애나 실명 엄마들을 위한 점자와 오디오 CD는 국제 라 리체 리그(La Leche League International)에서 구할 수 있다(Martin, 1992).

10. 청각장애와 난청(Hearing Loss and/or Deafness)

가. 원인과 증상

1) 청각장애는 태아기에 풍진, 거대세포바이러스, 유전성 질환, 조산, 선천성 질환 혹은 내과 적 문제와 같은 다양한 상태에 노출되어 발생한다.

나. 진단

1) 청각장애의 진단은 병원이나 의원에서 청력 선별검사(audiological screening)를 하거나 신생아 청각 선별 검사(newborn hearing screening)를 통해 이루어진다.

다. 보조적 방법(methods of assisting)

1) 청각장애 엄마들의 모유수유를 일대 일로 지도할 때 수화를 사용한다(Bowles, 1991).

가) 미국의 의료보건 단체들은 청각장애를 가진 환자들을 위해 수화 통역사들을 제공하 도록 규정되어 있다(Office of Minority Health, 2007).

2) 청각장애 엄마들은 다양한 방법으로 대화를 하므로 그들에게 선호하는 방법을 묻는다: 말하기, 글쓰기, 수화, 또는 e-mail(Bykowsik, 1994)

3) 청각장애 엄마를 위한 진동형 삐삐는 소리에 따라 다른 진동을 내므로 아기가 울 때 특 정 방식으로 진동기가 울릴 수 있다.

4) 청각장애 엄마를 위한 가장 효과적인 교육방법은 비디오, 인쇄물, 그리고 웹 사이트이다.

5) 청각장애인을 위해 고안된 전화 시스템은 가정에서 사용하기에 쉽다. 엄마는 궁금한 것이 있거나 문제가 발생하면 이 시스템을 사용하여 수유전문가에게 전화할 수 있다.

* 이 장의 일부 내용은 미교육부(U.S. Department of Education)의 국제장애재활연구협회(NIDRR) 로부터 기금을 받아 연구한 것이다. 이 내용과 의견은 국제장애재활연구협회(NIDRR)의 정책을 대표하 지 않으며, 연방정부의 추천 내용도 아니다.

Chapter 32

모유 짜기와 저장, 관리

Milk Expression, Storage, and Handling

Rebecca Mannel, BS, IBCLC, FILCA
Revised by Marsha Walker, RN, IBCLC

학습목표

- 모유를 짜기 위한 준비와 모유를 짜는 방법에 대해 알아본다.
- 유축기의 종류와 사용법에 대해 알아본다.
- 모유를 손으로 짜는 방법과 기계로 짜는 방법에 대해 알아본다.
- 모유의 저장과 관리에 대한 지침을 알아본다.

서 론

수유를 하는 여성들은 모유를 짜는 방법을 선택하게 된다. 모유 짜기를 시작하고 유지하고 증가시키기 위해서 손으로 짜거나 유축기를 이용할 수 있는데, 모유를 효과적으로 짜는 방법을 배움으로써 수유를 좀 더 잘 할 수 있다. 짜낸 모유는 상황별로 적절한 방식으로 취급 보관되어야 한다.

1. 엄마가 모유를 짜기로 결정하는 이유

가. 모유의 양을 늘리기 위해서

나. 엄마와 아기가 떨어져 있어서 수유를 시작하는 것이 늦어질 경우 모유 생성 2기를 자극하기 위한 목적으로

다. 아기가 아프거나 입원해 있어서 직접 수유를 할 수 없는 경우에 아기에게 모유를 주기 위해서

라. 유방울혈을 예방하거나 완화시키기 위해서

마. 다른 보모에게 아기를 맡기면서 아기에게 모유를 주기 위해서

바. 엄마가 직장이나 학교에 다니면서 아기에게 모유를 주기 위해서

사. 다음의 경우에 모유의 생산량을 유지하거나 증가시키기 위해서

    1) 여행이나 엄마의 입원, 또는 엄마가 수유기간 동안 금해야 할 약물을 복용해서 모유수유가 중단되었을 경우

    2) 수유횟수가 적거나 젖 제거가 충분치 않아 모유의 생산량이 감소한 경우

    3) 엄마가 아기에게 직접 수유를 하지 않고 짜낸 모유만 먹이기로 결정한 경우

아. 모유은행에 기증하기 위해서

2. 손으로 모유 짜기

가. 전 세계적으로 가장 보편적인 모유 짜기 형태

    1) 장비나 전기가 필요 없다.

    2) 손은 항상 사용할 수 있다.

    3) 비용이 들지 않는다.

    4) 모든 엄마는 모유를 손으로 짜는 방법을 배우는 것이 좋다(AAP, 2009).

    5) 병원에서 산모를 간호하는 인력이라면 누구나 엄마에게 손으로 모유를 손으로 짜는 법을 가르칠 수 있도록 훈련돼 있어야 한다(AAP, 2009).

나. 모유를 손으로 짜는 이유(앞의 이유에 더하여)

    1) 유륜을 부드럽게 해서 아기가 젖을 더 쉽게 물도록 한다.

    2) 수유나 유축을 하기 전에 젖의 사출반사를 유도하기 위해서

    3) 졸린 아기나 조산아와 같이 빠는 힘이 약한 아기에게 수유를 하는 도중에 모유의 양을 늘리기 위해서(Walker, 2010)

    4) 출산 후 초기 3일 동안 보다 효과적으로 초유를 모으기 위해서 (Flaherman, et al., 2011; Ohyama et al., 2010)

    5) 직접 수유 없이 유축만 하는 엄마들이 모유 생산량을 늘리기 위해 전동식 유축기와 손으로 짜기를 병행한다(Morton et al., 2009).

    6) 유두에 상처가 나서 통증이 있거나 유두가 붇어 있을 때에는 유축기를 사용하면 조직의 손상을 더 악화시키기 때문에 손으로 짜게 된다.

    7) 전기를 사용할 수 없는 등 유축기의 사용이 불가능한 상황일 때

    8) 유축기의 사용 비용이 너무 많이 드는 지역의 경우

9) 유축펌프를 제대로 세척할 수 없을 만큼 위생 환경이 열악할 경우

3. 기계로 모유 짜기

가. 모유를 짜기 위한 기계들은 수세기 동안 사용되어 왔다(Walker, 2010).

1) 구매하는 데에 비용이 든다.

2) 보통 전기가 필요하다.

3) 때때로 부품의 교환이 필요하다.

4) 대부분의 국가에서 유축기에 대한 최소한의 규정도 존재하지 않는다.

가) 미국에서 유축기는 식품의약국(FDA)에 의해서 규제되고 있다. 부작용을 FDA에 보고하도록 되어 있다(www.fda.gov/MedicalDevices/default.htm).

나. 유축기로 모유를 짜내는 이유

1) p.486의 '1. 엄마가 모유를 짜기로 결정하는 이유'를 참고한다.

2) 손으로 짜내는 것보다 쉽고 피로도가 덜하다.

가) 신체장애가 있는 엄마들은 손으로 모유를 짜는 것이 어려울 수 있다.

3) 손으로 짜는 것보다 더 빠르게 짤 수 있다.

가) 일부 유축기는 양쪽 유방을 동시에 유축하는 것이 가능하다.

4) 더 많은 양의 모유를 모을 수 있다.

가) 엄마들은 보통 손으로 짤 때보다 기계를 이용할 때 더 많은 양의 모유를 짜낸다(Paul et al., 1996; Slusher et al., 2007).

나) 양쪽 유방을 동시에 유축할 때 더 많은 양의 모유가 모인다(Auerbach, 1990; Jones et al., 2001).

5) 더 편할 수 있다.

가) 심하게 울혈된 유방을 가진 엄마들의 경우 손으로 모유를 짜내는 것이 아프고 유축기로 짜는 것이 더 편할 수 있다.

6) 일부 성적 학대의 피해자들은 모유를 손으로 짜거나 직접 수유를 하는 것보다 유축기를 사용하는 것을 더 편하게 여긴다(Lauwers et al., 2010; Riordan et al., 2010).

4. 유축기의 종류를 선택할 때 고려해야 할 요소

가. 아기의 월령

나. 아기의 건강상태

다. 엄마의 건강상태

라. 유축기를 사용하는 이유, 필요성

마. 유축기의 유용성과 감당할 수 있는 비용

바. 유축기의 효율성과 편안함

사. 사용과 세척의 편이성

아. 교체부품과 교체 서비스의 이용가능 여부

자. 안전성

1) 고무밸브나 '자전거 경적' 모양으로 되어있는 수동식 펌프 유축기는 유두에 통증을 유발하고 손상을 줄 뿐만 아니라 모유의 세균감염 위험이 높기 때문에 피해야 한다(Foxman et al., 2002; Lawrence et al., 2010).

2) 전기나 배터리로 작동하는 전동식 펌프 유축기는 음압이 지속적으로 유지되기 때문에 유두 또는 유방의 외상을 유발할 수 있다(Egnell, 1956; Lawrence et al., 2010).

3) 대여 유축기나 중고 유축기를 사용할 때에는 잠재적 위험에 노출될 수 있다(Clemons et al., 2010).

   가) 대부분의 혼자 쓰도록 되어 있는 일반 유축기는 여러 명이 사용할 경우에 발생할 수 있는 교차오염에 대한 방비가 되어 있지 않다.

   나) 대여 유축기는 성능이 불량하거나 고장이 날수 있고, 교체품을 구매해야 될 수도 있다.

   다) 유축기의 수명은 한정되어 있기 때문에 대여나 중고 유축기는 적정 효율로 작동하지 않을 수 있고, 그 때문에 그것을 사용하는 엄마의 모유 생산량이 줄어들 수 있다. 유축기 모터의 성능이 약해져 진공상태를 효율적으로 만들어내지 못하기 때문이다.

   라) 혼자 쓰도록 되어있는 일반 유축기를 여러 명이 사용하면 제조업자의 품질보증을 받을 수 없다.

   마) 미국 FDA는 유축기를 Class 2 의료 장비로 규제하고, 중고 유축기에 대한 안내를 제공하고 있다(www.fda.gov/MedicalDevices/ProductsandMedicalProcedures/HomeHealthandConsumer/ConsumerProducts/Breastpumps/ucm061939.htm 을 참고). (한국 식약처의 유축기 관련 정보는 http://www.mfds.go.kr/med-info/index.do?nMenuCode=2&page=1&searchKey=title&searchValue=%C2%F8%C0%AF%B1%E2&page=1&mode=view&boardSeq=66426)

차. 가격

1) 엄마가 유축기를 구매할 경제적 여유가 없는 경우도 있다.

2) 너무 저렴한 유축기는 장기간의 유축이나 잦은 유축에 적합하지 않을 수 있다.

3) 미국에서는 유축기를 유동성 지출계좌(Flexible Spending Account)[1]로 구매할 수 있다.

4) 일부 병원, 단체 및 WIC(Woman Infant and Children)[2] 프로그램에서는 엄마들에게 유축기를 대여해주고 있다.

---

[1] (역자 주) 월급에서 일정액을 정해 따로 넣어두었다가 특정한 지출(보험혜택을 받지 못하는 의료비, 자녀 보육비 등)을 위해 사용할 수 있는 계좌. 세금 혜택을 받는 대신에 일정 기간 내에 사용하지 않으면 소멸된다.

[2] 미국 주정부에서 산모와 신생아를 위해 제공하는 식료품 지원 프로그램

5. 기전 : 모유는 어떻게 유방으로부터 배출되는가

가. 아기들은 유방으로부터 모유를 짜내기 위해 흡입력과 압축력을 복합적으로 사용하지만 (Geddes et al., 2008), 유축기는 주기적인 흡입력만 갖고 있다(Zoppou et al., 1997b).

나. 모유의 흐름이 느릴 때 아기는 더 빨리 젖을 빨고, 모유의 흐름이 빠를 때에는 더 천천히 젖을 빤다. 흡입 속도는 36~126회/분, 평균 74회/분이다(Bowen-Jones et al., 1982).

다. 아기의 젖 빨기에 의해서 발생되는 음압은 최대 241mmHg, 평균 50~155mmHg이다 (Prieto et al., 1996).

라. 효과적인 유축기는 압력차를 형성하는 진공상태를 만들어낸다. 모유 사출반사로 인해 압력이 높은 쪽에서 모유를 모으는 용기의 압력이 낮은 쪽으로 모유가 흐르거나 '밀려난다'.

마. 효과적인 유축기는 유방으로부터 모유를 빨아 당기거나 짜내는 것이 아니다.

바. 효과적으로 젖을 빠는 아기는 유축기보다 모유를 더 잘 배출시킨다(Chapman et al., 2001; Zoppou et al., 1997a).

사. 일부 유축기는 압축력을 이용하기도 한다.

아. 대부분의 전동 유축기의 경우 설정을 다양하게 할 수 있다. 유축 주기와 진공 강도를 맞출 수 있는데, 최대량의 유축이 가능한 설정으로 조정하면 된다.

자. 낮은 진공 강도에서 유축을 시작해서 편안한 한도 내에서 점차적으로 최대강도까지 증가시키는 것이 좋다(Kent et al., 2008).

6. 수동식 유축기

가. 장점

　　1) 적절한 비용: 유축기 종류 중 가장 저렴하다.

　　2) 유용성: 대부분의 지역에서 쉽게 구할 수 있다.

　　3) 휴대성: 전기나 배터리가 필요 없다.

　　4) 대부분 사용하기 쉽고 청소하기 쉽다.

　　5) 일부는 전기 유축기로 쓰도록 개조할 수도 있다.

나. 단점

　　1) 일정하지 않은 흡입 조절

　　2) 대부분 양쪽 유방을 동시에 유축하지 못하고 한쪽씩 유축해야 한다.

　　3) 유축하는 시간이 오래 걸린다(한쪽 유방당 15~20분).

　　4) 사용자가 피로하다.

　　5) (직장을 다니는 엄마나 조산아, 입원을 한 아기의 엄마처럼) 빈번하게, 온종일 사용하는 것은 권장하지 않는다.

다. 종류와 기전

　　가) 짜내는 손잡이가 달려있는 펌프

　　　　(1) 손잡이를 잡았다가 놓을 때 진공상태가 만들어진다.

　　　　(2) 진공상태 조절이 가능하다.

(3) 주기 조절이 가능하다.

(4) 완벽히 세척하기 위해서는 부분적으로 분해를 해야 한다.

7. 배터리로 작동되는 유축기

가. 장점

1) 휴대성

가) 전기가 필요 없다.

나) 배터리는 대부분의 지역에서 사용가능하다.

다) 효율은 좀 떨어져도 충전용 배터리는 고려할 만한 하나의 선택사항이다.

2) 사용하기가 쉽다.

가) 한 손만 있으면 된다.

나) 사용자가 피로하지 않다.

3) 일부는 더 큰 전기 유축기로 쓰이도록 개조할 수 있다.

4) 어떤 엄마들은 두 개를 구입하여 동시에 유축하기 위해 사용한다.

5) 어떤 것은 동시에 유축하기 위해 만들어져 있다.

6) 대부분 진공상태를 조절할 수 있다.

7) 대부분 A/C 어댑터가 있고, 원할 때 콘센트에 전원을 연결할 수 있다.

나. 단점

1) 유축을 많이 하면 배터리를 교환하는 빈도가 잦아진다.

2) 어떤 종류는 유축 주기 동안에 수동으로 진공상태를 풀어주어야 한다. 진공상태가 오래 되면 유두 외상이 발생할 수 있다(Egnell, 1956).

3) 어떤 종류는 진공이 적정 수준에 도달하는 데에 30초까지 걸리기도 한다. 진공이 풀렸다 진공상태가 다시 회복될 때까지 걸리는 시간은 제품에 따라 다양한데, 주기가 분당 6회 미만인 것은 적절치 못한 것이다.

4) 배터리가 성능이 나쁘면 진공상태가 회복되는 시간이 길어진다. 어떤 배터리는 다른 것들 보다 성능이 유난히 떨어지기도 한다.

5) 유축하는 동안 최대 진공이 점차 감소한다.

6) 조산이나 입원한 아기의 엄마들처럼 자주 유축을 해야 하는 경우에는 권장하지 않는다.

다. 종류와 기전

1) 배터리·전기는 진공상태를 유발하는 작은 모터에 동력을 공급한다.

2) A/C 어댑터는 배터리의 수명을 절약하고 모터가 최대 진공상태에 도달할 수 있도록 한다.

8. 전동식 유축기

가. 장점

1) 병원에서 조산아나 아픈 아기의 엄마들이 이용한다.

가) 일부 지역에서는 이런 종류의 유축기를 대여하여 이용할 수 있다.

나) 일부 보험회사는 병원에 입원한 아기의 엄마에게 대여료를 보상해준다.

    (1) 일부 병원에서는 엄마가 퇴원한 뒤에도 아기가 입원해 있는 경우 유축기를 제공한다.

    (2) 미국에서는 유축기를 유동성 지출계좌(Flexible Spending Account)로 구매할 수 있다.

다) 주치의가 모유가 필요하다는 진단을 내리면 아기가 퇴원한 후에도 유축기의 대여기간을 연장할 수 있다.

2) 직장에 복귀해서 모유수유를 지속하는 직원들에게 전동식 유축기를 사용할 수 있도록 하는 회사도 있다.

3) 대부분 양쪽 유방에서 동시에 유축 가능하다.

4) 사용자가 피로하지 않다.

5) 유축시간이 더 짧다(양쪽을 유축하는 데에 총 10~15분).

6) 대부분 진공상태를 조절할 수 있다.

7) 대부분 생리적인 젖 빨기와 유사한 자동주기를 갖고 있다(Mitoulaset al., 2002a).

8) 조산아나 입원한 아기를 위해 유축하는 엄마들에게 권장된다(매일 사용함).

나. 단점

1) 비용이 가장 비싼 유축기이다.

2) 일부 지역에서는 손쉽게 이용할 수 없다.

3) 전기가 필요하다. 어떤 종류는 자동차 안에서 사용하기 위해서 별도의 어댑터가 있어야 하고, 어떤 종류는 배터리로 작동할 수 있다.

4) 어떤 종류는 유축 중에 수동으로 진공상태를 풀어주어야 한다(반자동식). 진공상태가 길면 유두 외상이 발생할 수 있기 때문이다(Egnell, 1956).

다. 종류와 기전

1) 반자동식 유축기

가) 유축 중에 수동으로 진공상태를 풀어주어야 한다.

    (1) 진공상태를 만들기 위해서는 유축기 개구부에 있는 구멍을 막아야 한다.

나) 효과적으로 모유를 짜낼 수 있도록 진공을 해제하고 진공 주기를 만드는 기술을 익히기 위해서는 연습이 필요하다.

다) 전기식 유축기 중 가장 작고 싸다.

2) 전자동식 유축기

가) 병원용

    (1) 여러 명이 사용할 수 있도록 설계되어 있다. 혹시 모를 감염을 막기 위해 사용자들은 개별 유축 키트를 갖고 있다.

    (2) 어떤 종류는 아기의 젖 빨기와 유사한 자동화된 주기를 갖고 있다(Mitoulas et al., 2002a).

    (3) 조산아 엄마들이 충분한 모유 생산을 달성하기 쉽다(Hill et al., 2005a, 2006).

나) 개인용
    (1) 한 명의 엄마가 한 명 이상의 아기를 위해 매일 사용하도록 설계되었다.
    (2) 어떤 종류는 아기의 젖 빨기와 유사한 자동화된 주기를 갖고 있다(Mitoulas et al., 2002a).
    (3) 다른 엄마에게 빌리거나 받을 경우 세균감염의 가능성이 있다.
    (4) 다른 엄마에게 빌리거나 받을 경우 모터의 성능이 약해져 있을 가능성이 있다.

9. 모유 짜기 기술: 일반적인 지침

가. 모유는 병, 컵, 유리잔, 항아리나 접시와 같은 어떤 종류의 용기에도 짜낼 수 있다. 용기의 입구가 넓은 것이 좋다.

나. 모유 짜기의 빈도는 모유를 짜는 이유에 따라 달라진다.
1) 모유를 먹이는 동안이나 모유를 먹인 직후, 모유를 먹이는 시간 사이의 어느 때든 가장 모유가 잘 나오는 때에 유축을 한다.
2) 필요한 양의 모유를 얻기 위해서 충분히 많이 짜내도록 한다.
3) 많은 엄마들의 경우 밤 동안 유방에 모유가 모이기 때문에 아침에 눈뜨자마자 모유를 짰을 때 가장 많이 나온다(Riordan et al., 2010).
4) 직장에 다니는 엄마는 직접 수유를 못하게 되는 횟수만큼 자주 모유를 짜야 한다.
5) 모유 양을 증가시키기 위해 직접 수유 후에 매번 모유를 짤 수도 있다. 짜낸 모유나 분유로 보충수유를 하고 있는 엄마는 아기가 보충수유를 받을 때마다 모유를 짜야 한다.
    가) 모르톤(Morton) 등의 연구(2009)에 의하면, 산후 첫 3일 동안 하루 5번 이상의 전동식 펌프를 사용하면서 동시에 하루에 5회 이상 손으로 짜기를 시행한 조산아 엄마들은 전동식 펌프만 사용한 엄마들에 비해 유의하게 더 많은 양의 모유를 생산하였다.
    나) 전동식 펌프를 사용하는 동안 유방 마사지를 병행하는 것은 모유의 양을 유의하게 증가시켰다(Morton et al., 2007).
6) 조산아나 아픈 아기를 위해 엄마는 생후 24시간 내에 가능한 한 빨리 모유를 짜내기 시작하고, 이후 매 24시간마다 8~10회씩 모유를 짜야 한다(Hill et al., 1999, 2001, 2005b).
7) 유방울혈이 있다면 유방을 부드럽게 하기 위해 직접수유를 하기 전에 몇 분 동안 젖을 짜내고, 수유를 한 후에도 여전히 차 있는 것 같거나 편안하지 않게 느껴진다면 젖을 더 짜야 한다(ILCA; International Lactation Consultant Association, 2005).

다. 젖 사출반사 유도(모유 배출)
1) 유축기는 젖 사출반사를 유도하는 데에 4분이 걸리는 반면, 아기는 평균 54초가 걸린다(Kent et al., 2003; Mitoulas et al., 2002b).
2) 어떤 여성들은 모유를 짜려고 할 때 모유 사출에 어려움이 있다.
    가) 당황, 긴장, 실패에 대한 두려움, 고통, 피로, 걱정은 모유사출에 필요한 신경화학 경로를 차단한다(Walker, 2010).

3) 유축기를 사용하거나 손으로 짜기 전에 아기에게 젖을 물려 사출반사를 자극할 수 있다.

4) 따뜻한 습포를 대어주거나 따뜻한 물로 샤워하기, 아기에 대해서 생각하기, 아기사진 보기 등의 긴장을 풀어주는 방법이 젖 사출반사를 유도하는 데에 도움이 된다.

5) (잡아당기거나 꽉 누르지 않고) 부드럽게 유두를 자극하면 옥시토신의 방출을 유도할 수 있다(Rojansky et al., 2001; Summers, 1997).

6) 유방 마사지는 사출반사를 자극하는 것으로 알려져 있다.

7) 아기를 피부 대 피부 접촉으로 안고 있는 것은 옥시토신 분비를 촉진할 수 있다(입원 중이라도 마찬가지이다) (Uvnäs-Moberg et al., 2005).

8) 최근의 한 무작위 대조군 연구에서 모유의 양과 옥시토신 비강 스프레이의 사용과는 유의한 관계가 없다고 보고되었다. 그러나 사출반사가 억제된 엄마들에게는 도움이 될 수 있다(Fewtrell et al., 2006).

라. 유방 마사지

1) 젖 사출반사를 조절하는 옥시토신 분비를 자극한다(Matthiesen et al., 2001).

2) 모유 짜기를 증가시켜서 결과적으로 모유의 생산량을 증가시킬 수 있다(Jones et al., 2001).

3) 총에너지와 지질 함유량을 증가시키는 등 모유의 구성을 개선한다(Foda et al., 2004).

4) 다양한 마사지 방법(Okeya, Oketani)이 일본에서 활성화되어 있다(Foda et al., 2004; Kyo, 1982).

5) 외부에서 압력을 가해 유방 내의 압력차를 증가시킴으로써 유축기나 모유 모으는 용기의 음압 영역으로 모유가 흐르게 한다(Walker, 2010).

6) 여러 가지 방법으로 마사지를 하면서 자신에게 가장 좋은 방법을 고를 수 있다.

가) 엄지손가락을 유방의 위쪽에, 나머지 손가락들을 유방의 아래쪽에 위치하고 한 손이나 두 손으로 유방을 지지한다(유방의 크기에 따라). 엄지손가락과 나머지 손가락들로 유방 둘레를 돌아가면서 부드럽게 눌러준다.

나) 손가락 끝을 이용해 유방 둘레로 작은 원을 그리며 마사지한다. 유방 아래쪽이나 겨드랑이의 더 딱딱한 부위에도 시행한다.

10. 손으로 모유 짜기

가. 모유를 짜기 전에는 항상 손을 씻는다.

나. 엄지손가락과 집게손가락을 마주 대고 유방을 잡되, 유두나 유륜에 닿지 않게 한다(유륜의 넓이에 따라 폭이 달라진다). 유방을 흉곽 쪽으로 밀어붙였다가 리듬감 있게 앞쪽으로 마사지한다. 유방 둘레로 돌아가면서 꼬집거나 꽉 쥐지 않고 앞쪽으로 조심스럽게 마사지하는 동작을 반복한다(Glynn et al., 2005).

다. 다른 방법으로는 엄지손가락을 유륜의 위쪽 가장자리에 두고, 새끼손가락으로 아래쪽의 갈비뼈 부위를 대면서 네 손가락으로 컵을 쥐듯 유방을 지지하는 방법이 있다.

1) 엄지손가락으로 위쪽을 누르는 동안 새끼손가락부터 시작해서 네 번째, 세 번째, 두 번째

손가락을 유방 쪽으로 부드럽게 밀면서 물결치듯 움직인다.

 2) 위 동작을 몇 번 반복한 뒤에 손가락 위치를 돌리면서 유방의 모든 부위를 자극한다.

 3) 한쪽 유방을 끝낸 뒤에 다른 쪽 유방을 반복한다.

 4) 더 많은 모유를 짜기 위해 첫 번째 유방으로 다시 돌아갈 수 있으며, 여러 번의 사출반사를 이용하기 위해 번갈아가며 할 수 있다.

라. 유방조직을 너무 꽉 쥐거나 문지르고 잡아당기지 않도록 주의한다.

마. 모유가 배출되고 유방이 부드러워지기까지 20~30분 정도 걸린다.

11. 기계로 모유 짜기

가. 유축기를 사용하거나 세척할 때는 제조업체의 지침을 따른다.

 1) 사용자가 진공상태를 해제하는 기전을 이해했는지 확인한다.

나. 언제든 모유를 짜기 전에는 손을 씻는다.

다. 모유를 모으는 용품들을 정리하고 청결함을 유지한다.

 1) 일반적으로 식기세척기를 사용하거나 뜨거운 비눗물로 씻으면 된다.

 2) 모유가 닿는 모든 부분은 사용 후에 매번 씻어야 한다.

라. 일부 유축기는 개구부(유두와 유륜 위를 덮는 원뿔 모양 부분) 안에 넣어서 유방에 밀착되게 하기 위한 다양한 형태의 부속품이 있다.

마. 대부분의 유축기는 큰 유두에 맞추어 조절할 수 있도록 다양한 크기의 개구부로 되어 있다.

 1) 엄마는 자신의 유두에 '잘 맞는' 개구부를 사용해야 한다. 유두는 개구부의 '터널', 즉 곧은 통로 안에서 자유롭게 앞뒤로 움직일 수 있어야 하며, 유축하는 동안 꼬집히거나 쓸리거나 문질러지지 않아야 한다. 유축기 개구부의 지름은 21~40mm 정도이다.

 2) 유축이 유륜의 부종을 유발할 수 있다(Wilson-Clay et al., 2008).

 3) 개구부가 꽉 끼는 유축기를 계속 사용하면 유두의 통증과 외상, 모유 양의 감소를 유발할 수 있다(Meier et al., 2004).

 4) 조산아나 입원한 아기를 위해 유축을 하는 엄마의 절반 이상은 지름이 24mm를 개구부가 필요하다(Meier et al., 2004).

 5) 더 큰 개구부를 사용해야 할 상황은 다음과 같다.

  가) 유두가 개구부에 짓눌리거나 붙는다.

  나) 유두가 유축 5분 뒤에 자유롭게 움직이지 않는다.

  다) 유두 전체가 유두 터널에 맞지 않는다.

  라) 엄마가 고통을 느낀다.

  마) 유두 끝이 아프거나 물집이 생긴다.

  바) 유방의 일부분에서 모유가 잘 비워지지 않는다.

  사) 피부에 짓무른 자국이 링 모양으로 보인다.

  아) 유두의 기저부 색이 유축하는 동안 창백하다.

바. 유축을 하는 동안 유축기 개구부는 유두와 유륜의 중심에 있어야 한다.

사. 모유를 더 잘 유축하기 위해 유축 전이나 유축하는 동안에 유방을 마사지할 수 있다.

    1) 양쪽을 동시에 유축하는 기계를 사용할 경우, 아래팔로 개구부를 지지하고 반대쪽 손은 자유롭게 유방을 마사지할 수 있다.

    2) 어떤 여성들은 한 손 또는 양 손이 자유롭게 유방 마사지를 할 수 있도록 개구부를 브래지어에 고정시킨다.

    3) 유방 마사지 후에 양쪽 유방에서 다시 모유를 짜낼 수도 있다.

아. 유축기를 가장 낮은 흡입 모드로 두고 필요할 때 조금씩 증가시킨다. 빈틈없이 꽉 차 있으면서도 아프지 않게 당겨져야 한다.

    1) 흡입과 주기 조절이 가능한 유축기는 기본적으로 낮은 강도의 흡입과 빠른 주기로 설정되어 있다. 사출이 일어나기 시작하면 아기의 젖 빨기와 더욱 유사하도록 흡입력은 높이고, 주기는 더 느리게 조절할 수 있다 (Mitoulas et al., 2002b).

자. 유축 시간

    1) 유축을 하는 엄마는 원하는 양만큼의 모유가 모일 때까지 유축할 수 있다.

    2) 조산아나 입원한 아기를 위해 유축을 하거나 모유 생산량의 증가를 위해 유축하는 엄마는 흘러나오는 모유가 멈출 때까지 유축해야 한다.

차. 수동식 유축기를 사용하는 엄마는 팔이 피곤해지면 베개나 테이블, 또는 넓은 의자 팔걸이 위에 팔을 받치고 할 수 있다.

12. 예상되는 모유의 양(Hill et al., 2005a)

가. 표 32-1에 있는 예상 모유 생산량에 대한 자료를 참고하라.

나. 엄마는 첫 24시간 내에 30~100mL의 모유를 생산한다(ILCA, 2005).

다. 산후 6~7일에 나오는 평균 모유량으로 산후 6주의 모유량을 짐작할 수 있다.

라. 적당한 모유량은 산후 6주에 500mL/day 이상으로 정의된다(표 32-1을 보라).

    1) 조산아의 엄마는 산후 14일까지 평균 750~1000mL/day 이상의 모유를 생산해서 적절한 모유 생산량을 확보하고 아기가 퇴원하기 전에 직접 수유로의 이행이 가능하도록 하는 것을 권장한다(Chapter 28 조산아 모유수유 참조).

    2) 산후 14일까지의 모유 생산량이 500mL/day 미만일 경우 이후 장기적인 모유 생산량이 부족할 가능성이 높다(Hill et al., 1999a).

표 32-1 예상 모유 생산량 (mL/일)

	1주	6주 (6~7일 평균)
만삭아, 모유수유	511 ± 209	663 ± 218
조산아, 유축	463 ± 388	541 ± 461

출처 : Hill et al., 2005a.

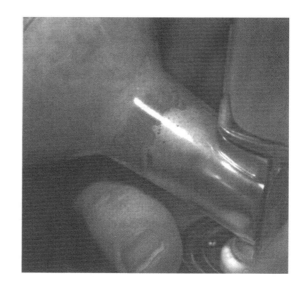

그림 32-1

잘 맞지 않은 유축기 개구부(flange).

출처 : Wilson-Clay, B., & Hoover K. (2005).
The breastfeeding atlas. Austin, TX:
LactNews Press.

13. 일반적인 문제

가. 유축기를 쓸 때의 통증

1) 유축기 개구부가 적당한지 확인한다.

가) 만약 유두에 마찰이 발생하거나 유두가 개구부에 꼬집힌다면 더 넓은 직경의 개구부
로 바꾼다(**그림 32-1**).

나) 유두가 유축을 하는 동안 붓는다(Wilson-Clay et al., 2008).

2) 유축기의 진공·흡입 단계를 확인한다.

가) 흡입 강도를 줄인다.

3) 유축기의 주기를 확인한다.

가) 유축기의 주기가 자동적으로 조절되지 않으면 엄마에게 유축을 하면서 흡입을 해제
시키는 방법을 알려주어야 한다.

4) 유축을 지속하는 시간을 확인한다.

가) '마라톤' 유축 (45~60분 동안의 유축)은 모유 생산을 증가시키지 않는다.

나) 모유가 흘러나오는 것이 멈출 때까지 유축하도록 한다.

5) 유방이나 유두의 감염에 주의한다.

가) 모유를 충분히 짜내지 않는 것은 모유의 정체를 유발해서 유선염의 위험요인이 된다.

나) 유두외상은 칸디다증과 유선염의 위험요인이 된다(Academy of Breastfeeding
Medicine Protocol Committee, 2008; Foxman et al., 2002).

6) 유축기를 다른 회사 제품이나 다른 종류로 바꾸는 것을 고려한다.

가) 유축기 부작용은 미국에서 FDA에 축소보고되는 경향이 있다(Brown et al., 2005).

(1) 전기식 유축기에서 가장 많이 보고되는 부작용은 의학적 처치가 필요할 정도의

통증·쓰라림과 유방조직의 손상이다.

        (2) 수동식 유축기에서 가장 많이 보고되는 부작용은 유방조직의 손상과 감염이다.

나. 모유 수집의 감소

  1) 조산아 엄마는 만삭아 엄마보다 모유량이 적을 위험이 2.8배 높다(Hill et al., 2005a). **표 32-1** 참고.

  2) 직장으로 복귀하는 엄마들은 충분한 모유 생산을 유지하기 위해 노력한다(Chezem et al., 1998; Hills-Bonczyk et al., 1993).

    가) 쉬는 날 45~120분마다 유축하는 것을 '파워 유축', '클러스터 유축', '슈퍼 유축'이라고 한다.

    나) 이 방법의 또 다른 응용법은 엄마가 초기 사출반사가 있을 때까지 유축을 하고, 유관이 확장된 동안 만들어진 모유를 제거하는 것이다. 연구에 따르면 유방에서 가용 모유의 45%까지가 초기 사출 때 배출되고(Ramsay et al., 2006), 이 시간은 채 5분을 넘지 않는다고 한다. 따라서 엄마는 첫 번째 사출반사 이후 15분 내에 다시 유축을 해서 다시 가장 많은 양의 모유를 배출해내는 초기 사출반사를 반복 유도한다. 직장을 다니는 엄마는 쉬는 날 하루 동안 여러 번에 걸쳐 약 한 시간씩 이러한 패턴을 집중 반복할 수 있다.

  3) **표 32-2**에는 유축 시 모유 생산량을 증가시키기 위한 전략들을 열거해놓았다.

  4) 모유 생산량이 적을 때와 관련된 정보는 아래 장에서 확인할 수 있다.

    가) 부족한 모유 생산: Chapter 41

    나) 유도수유·재수유: Chapter 34

    다) 조산아·입원 중인 아기: Chapter 28

표 32-2 모유 양이 감소할 때

모유의 양이 적을 경우 다음을 점검하라	효과적인 유축기를 규칙적으로 사용하고 있다는 전제하에 추가적으로 시도할 수 있는 전략
모유를 짜내거나 유축하는 데에 걸리는 시간	하루에 한 번 이상 아기와 살을 맞대거나 맨살이 닿게 안고 모유를 짜기
적절하게 유방을 비워내는가	모유를 짜면서 유방을 마사지하기
모유를 짜거나 유축하는 빈도	의식적으로 긴장을 풀기
유축기의 종류	모유가 흐르기 시작한 뒤로 2분간 유축하기
엄마가 복용 중인 약물	프로락틴 분비를 증가시키는 약물이나 약초 처방

출처 : HMBANA, 2006.

14. 모유의 저장과 보관에 관한 지침

가. 입원 중인 아기를 위한 모유의 저장(HMBANA; Human Milk Banking Association of North America, Jones et al., 2006).

　　1) 모유는 청결하고 딱딱한 용기에 보관되어야 한다(식품보관 정도의 청결수준).

　　　가) 흘림방지 뚜껑이 있는 폴리프로필렌(PP)이나 폴리부틸렌(PB) 플라스틱 또는 유리 용기

　　　나) 용기의 3/4을 채운다.

　　　다) 아기와 엄마의 이름, 병원차트 번호, 모유를 짜낸 날짜와 시간을 적은 라벨을 붙인다.

　　　라) 한 번의 유축기간 동안에 양쪽 유방에서 나온 모유는 같은 용기에 넣을 수 있다. 오염을 최소화하기 위해 다른 유축기간 동안에 나온 모유는 섞지 않는다.

　　　마) 모유 보관시에는 생물학적 위험표시 라벨은 요구되지 않는다(CDC; Centers for Disease Control and Prevention, 1994).

　　2) **표 32-3**은 모유를 저장할 때의 지침을 보여준다.

　　　가) HMBANA(북미모유은행협회)는 유축한 신선한 모유를 냉장고에서 7일까지 보관할 수 있다고 제시하고 있지만, 일반적인 병원의 방침은 입원중인 아기에게 48시간 미만으로 보관하다가 제공할 것을 추천한다.

표 32-3 입원 중인 아기를 위한 모유 저장 지침

방법	입원 중인 영아
실온 (77°F 또는 25℃) (즉시 냉장시키는 것이 좋다)	< 4시간
냉장고 (39°F 또는 4℃) (금방 모유를 짜낸 신선한 상태)	7일까지
얼린 젤 팩을 넣은 아이스박스 (59°F 또는 15℃) (운반된 모유)	< 24시간
완전히 해동시켜 냉장고에 보관 (39°F 또는 4℃)	< 24시간
미리 냉동시킨 후 실온으로 가져온 경우 (77°F 또는 25℃)	< 4시간
냉동실 (1도어 냉장고)	추천하지 않음
냉동실 (23°F 또는 -5℃[4]) *문 쪽이 아닌 경우	< 3개월
급속 냉동고 (-4°F 또는 -20℃[5])	< 6개월

출처 : Data are from HMBANA et al., 2006.

---

[4] (역자 주) 원서에는 25℃로 되어 있으나, 냉동실이므로 −5℃가 적절하다.

[5] (역자 주) 원서에는 24°F, 220℃로 되어 있으나, 급속 냉동고이므로 −4°F, −20℃가 적절하다.

나. 집이나 탁아시설에서 건강한 아기에게 주기 위한 모유의 저장(HMBANA et al., 2006).

    1) 건강한 아기를 위한 모유저장 지침은 **표 32-4**를 참조한다.

    2) 짜낸 모유는 유리용기나 플라스틱 유아용 병에 저장한다. 딱 맞는 단단한 뚜껑이 있는 깨끗한 음식물 저장 용기. 1회용 젖병비닐백과 모유 저장백

        가) 일부 플라스틱 백이나 병은 쉽게 찢어질 수 있기 때문에, 모유를 보호하기 위해 이중 포장이 권장된다.

        나) 용기의 3/4를 채운다.

        다) 아기와 엄마의 이름, 모유를 짜낸 날짜와 시간을 적은 라벨을 붙인다.

        라) 이미 냉장 또는 냉동 보관 중인 모유에 섞기 전에 짜낸 신선한 모유를 차갑게 한다.

        마) 모유가 남아서 버리는 것을 방지하고 빠르게 해동시킬 수 있도록 2~4온스(60~120mL)씩 적은 양만 냉동시킨다.

        바) 모유 보관 시에 생물학적 위험 표시(biohazard labeling)는 필요하지 않다(CDC, 1994).

다. 짜낸 모유의 관리(HMBANA et al., 2006)

    1) 입원 중인 아기

        가) 병원정책의 실례 참조 : www.go.jblearning.com/corecurrirulum

    2) 건강한 아기

        가) 가능하면 금방 유축한 신선한 모유를 먹이고, 그렇지 않으면 저장한 날짜가 가장 오래된 모유부터 먼저 먹인다.

        나) 모유는 따로 용기에 넣어 따뜻한 물속(37℃나 98.6°F를 넘지 않는)에서 빠르게 해동시킬 수 있다. 물이 용기의 뚜껑에 닿지 않도록 한다.

        다) 모유는 냉장고 안이나 실온에서 천천히 해동할 수 있다. 만약 실온에서 해동시킨다면, 모유의 상태를 살펴보다가 완전히 녹기 전에 얼음 덩어리가 남아 있는 상태일 때 냉장고에 넣는다.

        라) 모유는 따뜻한 물속에 용기를 넣어두거나 흐르는 물에 두어서 데운다.

        마) 모유를 해동시키거나 데우기 위해서 전자레인지로 가열해서는 안 된다.

            (1) 액체를 전자레인지로 가열하면 아기에게 화상을 입힐 수 있을 만큼 뜨거워질 수 있다.

            (2) 모유를 전자레인지로 가열하면 sIgA와 다른 면역성분들이 파괴된다.

        바) 만약 해동시킨 모유에서 아기가 싫어하는 비누냄새나 비누 맛이 난다면, 저장하기 전에 끓여도 된다.

            (1) 모유를 180°F(82℃)까지 또는 냄비의 가장자리에 작은 기포들이 생길 때까지 가열한다. 재빨리 냉장시켜서 먹일 때까지 저장한다.

            (2) 어떤 엄마들의 모유는 리파아제 농도가 짙은데, 모유를 끓이면 리파아제를 비활성화시킨다.

            (3) 비누 냄새나 비누 맛이 나는 모유가 아기에게 해롭지는 않다.

표 32-4 건강한 아기를 위한 모유 저장 지침

방법	입원 중인 영아
실온 (77°F 또는 25℃)	< 6시간
냉장고 (39°F 또는 4℃) (금방 모유를 짜낸 신선한 상태)	< 8일
얼린 젤 팩을 넣은 아이스박스 (59°F 또는 15℃) (운반된 모유)	< 24시간
완전히 해동시켜 냉장고에 보관 (39°F 또는 4℃)	< 24시간
냉동실 (1도어 냉장고)	2주일
냉동실 (23°F 또는 -5℃[6]) (2도어 냉장고) *문 쪽이 아닌 경우	< 6개월
급속 냉동고 (-4°F 또는 -20℃[7])	< 12개월

출처 : Data are from HMBANA et al., 2006.

---

[6] (역자 주) 원서에는 25℃로 되어있으나, 냉동실이므로 −5℃가 적절하다.

[7] (역자 주) 원서에는 24°F, 220℃로 되어있으나, 급속 냉동고이므로 −4°F, −20℃가 적절하다.

Part

6

모유수유 기술

Chapter 33

모유수유 도구와 용품
Breastfeeding Devices and Equipment

Vergie I. Hughes, RN, MS, IBCLC

학습목표

- 특수한 모유수유 문제를 개선하기 위한 적절한 모유수유 보조기구를 선택한다.
- 각 특수 보조기구의 장점과 단점을 나열한다.
- 보조기구의 적절한 사용에 대해 논한다.

서 론

모유수유를 하는 동안 엄마가 불편하거나 아기가 수유나 체중증가에 어려움이 있는 경우, 이런 문제들을 개선시키기 위해 개입이 필요할 수 있다. 모유수유 상담가의 역할은 되도록 문제의 원인을 찾고 이 상황을 개선시킬 수 있도록 의견을 제공해주는 것이다. 대부분 엄마의 방법(자세, 젖 물리기, 모유수유의 빈도와 지속시간 등)을 바로잡는 것이 문제를 해결하기 위한 첫 번째 방법이 된다. 추가적인 개입이 필요할 때, 특수 기구와 용품이 도움이 된다. 사용 목표는 엄마와 아기가 가능한 한 빨리 직접수유를 확립하도록 돕는 것이다.

1. 유두보호기(Nipple Shields)

가. 아기의 입이 닿는 유두와 유륜 위를 덮는 제품이다. 아기가 유방에서 직접수유를 할 수 있을 때까지 단기간 사용하는 방법이다.

1) 추천하지 않는 유형(Wilson-Clay et al., 2008)

가) 두꺼운 고무나 라텍스 보호기: 모유량을 감소시킬 수 있다(Auerbach, 1990; Lawrence et al., 2011, Woolridge et al., 1980).

나) 유두가 닿는 부위가 병처럼 생긴 플라스틱이나 유리소재로 된 유형

2) 추천하는 유형(Wilson-Clay et al., 2008)

가) 얇은 실리콘 소재

나) 유륜 전체를 덮는 유형

다) 영아의 코가 엄마의 피부에 닿고 유륜의 냄새를 맡을 수 있도록 유륜의 윗부분이 잘려 있어 유륜의 일부분만 덮는 유형

라) 안쪽 표면에 굴곡이 있는 유형

3) 크기(생산자에 따라 다양)(Riodan et al., 2010; Wilson-Clay et al., 2008).

가) 유두 부분의 높이(19~22mm)

나) 유두 부분 중 아랫면의 너비(15.7~25.4mm)

4) 꼭지 부위에 있는 구멍

가) 보호기는 1~5개의 구멍이 있다. 꼭지에 구멍이 많으면 모유가 잘 흘러나온다(Nicholson, 1993).

나. 사용목적. 유두보호기가 직접수유를 성공시키는 데 언제나 만족스러운 것은 아니지만, 다음과 같은 다양한 상황에서 유용할 수 있다(Barger, 1997; Clum et al., 1996; Frantz, 2000; Marriot, 1997; Walker, 2011; Wilson-Clay et al., 2008).

1) 편평유두나 함몰유두로 아기의 젖 물기가 불가능한 경우(Drazen, 1998; Elliott, 1996; Power et al., 2004)

2) 아기가 깊게 젖을 물 수 있을 만큼 입을 크게 벌릴 수가 없을 경우

3) 이기가 입 안으로 유두·유륜을 넣을 수가 없는 경우(Meier et al., 2000; Powers et al., 2004; Wight et al., 2008)

4) 엄마의 사출반사가 너무 심하거나 아기가 흐름을 조절하기 어려울 정도로 모유량이 많은 경우(Mohrbacher et al., 2003; Powers et al., 2004; Wilson-Clay et al., 2008)

5) 엄마의 유두·유륜이 손상되어 매우 아프거나 감염된 경우(Brigham, 1996; Drazen, 1998; Powers et al., 2004; Riordan et al., 2010)

6) 아기의 빨기가 약하거나 빨기가 체계적이지 못하거나 기능에 장애가 있는 경우(Isaacson, 2006; Marmet et al., 2000; Powers & Tapia, 2004; Watson-Genna, 2008; Wilson-Clay, 1996)

7) 유두혼동이나 유방거절(Powers et al., 2004; Wilson-Clay, 1996; Woodworth et al., 1996)

8) 아기가 특별한 선천적인 조건(구개열(cleft palate), 피에르-로빈 증후군(Pierre-Robin

Syndrome), 설소대 단축증(short frenulum))을 가지고 있는 경우에 유용할 수 있다
(Powers et al., 2004; Wilson-Clay et al., 2008).

    9) 후두연화증(laryngomalacia)이나 기관연화증(tracheomalacia)과 같은 상기도 문제에
도 유용할 수 있다(Walker, 2011).

    10) 엄마가 조기 이유를 고려하고 있는 경우(Walker, 2011)

다. 장점

    1) 즉각적으로 결과를 보여줄 수 있다.

    2) 함몰유두나 편평유두에 형태를 만들어준다.

    3) 아기가 유두보호기를 씌운 유두를 세게 빨 때 편평유두나 함몰유두를 잡아당겨주고 탄
력성을 증가시키는 데 도움이 된다(Wilson-Clay et al., 2008).

    4) 유방에서 아기가 입을 더 넓게 벌리도록 만든다(Wilson-Clay et al., 2008).

    5) 엄마의 통증을 줄일 수 있다(Walker, 2011).

    6) 문제가 개선되는 동안 아기가 계속 직접수유를 할 수 있도록 도와줄 수 있다(Brigham, 1996).

    7) 프로락틴(prolactin)의 농도는 얇은 실리콘 유두보호기를 사용하는 것에 영향을 받지 않
는 것으로 보인다(Amatayakul et al., 1987; Chertok et al., 2006).

    8) 얇은 실리콘 유두보호기의 사용은 모유량을 거의 감소시키지 않는다(Chertok et al., 2006; Jackson et al., 1987).

    9) 일부 조산아에게서는 직접수유 섭취량을 늘려준다(Meier et al., 2000; Wight, 2008).

    10) 2달 이상 된 아기는 유두보호기 사용여부가 체중증가와 관계가 없다(Chertok, 2009).

    11) 조기 이유를 방지할 수 있다(Chertok et al., 2006; Wilson-Clay, 1997).

라. 단점

    1) 두꺼운 고무로 된 유두보호기, 병 모양, 두꺼운 라텍스 유두보호기는 모유의 양을 감소시
킬 수 있다(Auerbach, 1990; Woolridge et al., 1980).

    2) 내부의 굴곡은 (만약 존재한다면) 불편함과 통증을 유발할 수 있다.

    3) 모유량이 증가할 때까지 보충수유가 필요할 수도 있다.

    4) 최상의 모유공급을 개시하거나 유지하기 위해서는 유두보호기를 이용하여 수유한 후에
유축기 사용이 필요할 수도 있다.

    5) 아기가 유두보호기에 의존하게 될 수 있다(DeNicola, 1986; Hunter, 1999; Johnson, 1997; Newman, 1997).

    6) 라텍스 유두보호기는 엄마와 아기에게 라텍스 알레르기를 유발할 위험이 있다.

    7) 수유상담 시 의료인이 유두보호기에 의존하게 될 수 있다(Newman et al., 2006).

마. 일부 단체에서는 유두보호기 사용에 따른 주의사항과 수유전문가의 지도에 따라야 한다
는 내용을 담은 유두보호기 사용을 위한 서면동의서를 받게 한다(Lactation Education
Consultants, 1996; Riordan et al., 2010).

바. 모유가 나오는 엄마가 생리가 시작되었고, 생리 중인 엄마가 유두보호기를 사용한다면, 엄마

는 모유공급량을 유지하기 위해 하루에 4~6회 유축을 해야 한다. 아기의 체중과 대소변양을 모니터링한다. 모유량이 충분해지면 유축을 서서히 중단한다(Riordan et al., 2010).

사. 유두보호기의 크기 선택하기(Wilson-Clay et al., 2008)

　가) 먼저 아기의 입 사이즈에 맞는 유두보호기를 선택하라.

　　(1) 유두보호기 바닥에서 꼭지까지의 길이는 아기의 입술에서 연구개와 경구개가 만나는 부위까지의 길이를 넘지 않아야 한다.

　　(2) 만약 꼭지까지의 길이가 이 길이보다 길면 혀가 연동운동을 할 때 아기가 엄마의 유륜까지 젖을 깊게 못 물게 될 가능성이 커진다. 이런 상황에서는 아기의 혀가 유륜까지 충분히 빨지 못하게 되고 그 결과 모유 생산이 감소할 수 있다.

　　(3) 어떤 아기들에게는 너무 긴 길이가 구역반사를 유발하여 모유수유에 대한 반감이 생길 수 있다. 이런 경우에 꼭지까지의 길이가 2cm 미만인 가장 짧은 것을 사용할 것을 권장한다(Wilson-Clay and Hoover, 2008).

　나) 다음으로 엄마의 유두 크기를 고려하라.

　　(1) 작은 유두보호기는 큰 유두가 들어가지 못하고, 바닥이 너무 넓으면 입이 작은 아기들에게는 너무 클 수도 있다. 엄마와 아기 모두에게 가장 잘 맞는 것을 찾도록 한다.

　다) 설소대 아기가 유두보호기를 사용할 때는 아기가 유두보호기를 잘 물 수 있도록 가장 큰 사이즈를 선택한다(Watson-Genna, 2008).

아. 유두보호기를 사용할 때 유두보호기가 유두와 유륜까지 잘 덮을 수 있도록 유두보호기를 약 1/3 정도 뒤집어서 유두에 댄다(Watson-genna, 2009; Wilson-Clay et al., 2008).

　1) 수유하는 동안에 유두보호기가 확실하게 제자리에 남아있도록 하기 위한 제안

　　가) 유두보호기에서 유륜에 해당하는 부위를 촉촉하게 만든다.

　　나) 끈적이는 유방크림을 약간 사용한다.

　　다) 사용하기 전에 뜨거운 물을 흘려 유두보호기를 데운다.

　2) 엄마의 유두가 유두보호기 안에 더 깊이 위치할 수 있도록 하기 위한 제안(Mohrbacher et al., 2003; Wilson-Clay et al., 2008)

　　가) 유두보호기가 헐거워져 유두에서 빠지면, 손가락으로 유두보호기의 바닥 부분을 잡아줄 수 있다.

　　나) 아기가 젖을 힘 있게 몇 분간 빨면 유두를 한층 더 유두보호기 안으로 끌어당길 수 있다.

　3) 만약 유두보호기를 쓰는데도 불구하고 엄마가 통증을 느낀다면 유두가 유두보호기 안에서 너무 깊이 위치해 있거나 유두보호기가 유두에 비해 너무 작아서이다.

자. 아기에게 빠른 보상을 하기 위해 유두보호기를 모유나 분유로 채워놓을 수 있다(Watson-Genna, 2008, 2009).

차. 유두보호기를 사용할 때 아기가 입을 크게 벌려 잘 물도록 유두로 인중(윗입술)을 살짝 자극해준다(Watson-Genna, 2009).

카. 수유보충기는 일시적으로 모유의 흐름을 증가시키기 위해 유두보호기와 함께 사용될 수 있다(Mohrbacher et al., 2003; Riordan et al., 2010; Walker, 2011; Wilson-Clay, 1996; Wilson-Clay et al., 2008).

    가) 유두보호기의 바깥에 위치하는 튜브
        (1) 튜브가 바깥쪽에 있으므로 유두보호기는 유두에 잘 붙어 있을 수 있다.
    나) 유두보호기의 안쪽에 위치하는 튜브
        (1) 엄마가 영아의 입 안에 튜브와 유두보호기를 같이 넣기가 쉽다.
        (2) 흡인력은 떨어질 수 있다.
        (3) 아기는 공기를 더 많이 삼키게 된다.
        (4) 엄마는 '덜 빨린다'고 느낀다.

타. 아기가 젖을 힘 있게 한 번 빨고 나서 유두보호기를 빼고, 엄마의 유두와 유륜이 만들어진 형태를 잃어버리기 전에 재빨리 아기를 엄마의 유방에 갖다 대 직접수유한다(Mohrbacher et al., 2003; Wilson-Clay et al., 2008).

파. 모유섭취량 평가(Watson-Genna, 2009).
    1) 체중
    2) 빨기 : 삼키기 비율 평가
    3) 유두보호기 끝에 보이는 모유

하. 유두보호기 사용 중단하기
    1) 유두보호기를 하고 수유를 시작하고 난후 떼어낸다. 만약에 아기가 유두보호기 없이 젖을 물려 하지 않는다면, 다음 수유 시에 유두보호기를 다시 착용하고 시도한다(Walker, 2011).
    2) 유두보호기 사용을 중단하기 위해 유두보호기의 윗부분을 조금 잘라내는 것은 피한다. 둔하고 불편한 가장자리가 남을 수도 있다(Mohrbacher & Stock, 2003).
    3) 아기의 젖 물기 능력에 따라 유방이 가득 찼거나 혹은 말랑할 때 직접수유를 해본다(Watson-Genna, 2009).
    4) 아기가 졸리거나 배부르거나 배고플 때 아기를 유방에 직접수유를 해본다.

거. 수유상담가의 정기적인 지도 관리가 필수적이다.

너. 어떤 케이스에서는 오랜 기간 사용된 적이 있다(Brigham, 1996).

더. 작은 조산아가 수유 시 겪게 되는 전형적인 문제는 젖 물리기의 실패, 불충분한 빨기 시간, 미숙한 수유행위, 젖을 물리자마자 잠들어버리기, 계속 유두에서 미끄러지는 것 등이다.
    1) 조산아는 더 오랜 기간(2~3주 또는 만삭출산기인 40주를 채울 때까지) 동안 유두보호기에 의지해야 할 수도 있다(Meier et al., 2000).
    2) 유두보호기는 모유섭취량을 증가시키는 것으로 증명되었다(Meier et al., 2000).
    3) 1~2g의 차이도 측정할 수 있는 전자저울을 이용해서 수유를 하기 전과 한 후에 아기의 체중을 측정하라.
    4) 대소변량과 체중을 자주 체크하라.

2. 유두덮개 또는 유방성형기(Breast Shells)

가. 돔(dome; 반구 모양)과 유방 모양에 맞도록 오목하게 생긴 부분으로 구성된 한 벌의 플라스틱 장치이다. 엄마의 브래지어로 유두·유륜의 위에 고정할 수 있다(Frantz, 2000). 효과에 대한 근거부족으로 많이 사용되지는 않는다(Riordan et al., 2010).

나. 편평유두나 함몰유두를 위한 유형

    1) 편평유두를 외부로 돌출시키기 위해 고안되었다. 유방과 접촉하는 부분에는 유두가 빠져나올 수 있을 크기의 작은 구멍이 있다.

    2) 유륜에 가하는 압력이 유륜바닥에 유두가 달라붙어 있는 유착 상태를 떨어뜨려 주는 것으로 여겨진다(Otte, 1975; Riordan et al, 2010).

    3) 돔(dome)에는 통풍이 될 수 있도록 하나 이상의 공기구멍이 있다.

    4) 어떤 제품은 안쪽이 탄력이 있는 실리콘으로 되어 있다.

다. 상처 난 유두를 위한 유형

    1) 대부분의 제품은 브래지어가 유두에 붙지 않도록 해주고 통풍이 되게 해주는 더 큰 구멍이 있는 여분이 있다.

    2) 어떤 제품은 착용감이 편하도록 안쪽을 면으로 된 안감으로 덧대어 놓았다.

    3) 어떤 유방성형기는 새어나오는 모유를 흡수하기 위해 유륜 아래의 유방성형기 바닥부위에 탈지면으로 된 패드가 있다.

라. 사용목적

    1) 출산 전후 편평유두나 함몰유두를 돌출시키기 위해서

    2) 새어나오는 모유를 받기 위해서

    3) 울혈을 경감시키기 위해서

    4) 아프고 상하기 쉬운 유두를 보호하기 위해서

마. 장점

    1) 편평유두나 함몰유두를 돌출시키도록 도울 수 있다(Mohrbacher et al., 2003).

    2) 유두가 옷이나 브래지어, 그 밖의 것에 의해 쓸리는 것을 막아서 아픈 유두를 보호해줄 수 있다(Brent et al., 1998).

    3) 모유가 새어나오도록 촉진하여 울혈을 경감시키는 데 도움이 될 수 있다.

    4) 방울방울 새어나온 모유는 아기에게 먹여서는 안 된다(Lawrence, 1999; Mohrbacher et al., 2003).

바. 단점

    1) 이론적으로 조기 진통을 자극할 수 있는 위험이 있다. 엄마의 의료진과 상의하라. 조기 진통의 위험이 없는 건강한 임산부는 사용할 수 있다.

    2) 종종 편평유두나 함몰유두를 돌출시키는 데에 효과가 없다(Alexander, Grant & Campbell, 1992; MAIN Trial Collaborative Group, 1994; Riordan et al., 2010; Wilson-Clay et al., 2008).

    3) 피부와의 접촉이나 내부에 습기가 차서 유두나 유륜이 자극을 받아 피부손상을 유발할

수 있다.

    4) 방울방울 새어나온 모유는 엄마가 몸을 숙일 때 유방성형기 밖으로 샐 수 있다.

    5) 어떤 유방성형기는 브래지어 아래에 착용하고 있는 티가 많이 난다.

    6) 유방성형기를 편하게 사용하기 위해서 브래지어는 한 치수 더 큰 것이 필요할 것이다.

    7) 유선막힘(plugged duct)과 유선염(mastitis)을 유발할 수 있다(Mohrbacher et al., 2003).

    8) 유방 섬유낭병을 가진 여성은 지속적인 압력으로 인해 불편함을 경험할 수도 있다.

    9) 유방성형기의 효과에 대한 연구가 치료결정의 논거가 되기에는 제한적이고 불충분하다.

    10) 출산 전에 유방성형기를 사용하는 것은 엄마의 모유수유 의지를 꺾을 수 있다(Alexander et al., 1992).

    11) 위생적으로 관리하지 못하면 감염의 위험이 높아진다(Fetherston, 1998).

  사. 사용방법

    1) 유방성형기의 구멍을 유두 위의 중심에 두고, 제 위치를 유지하고 있도록 브래지어를 착용한다.

    2) 적절하다면 면소재의 안감을 대어준다.

    3) 하루 동안의 착용시간을 차츰 늘려간다.

    4) 낮잠을 잘 때나 취침시간에는 유관 폐쇄(duct obstruction)가 일어날 수 있으니 유방성형기를 빼야 한다.

    5) 더운 날씨에서나 수분이 많아지면, 유방성형기를 제거하고 유방을 건조시킨 후에 다시 사용하도록 한다.

3. 유두 흡인기(Nipple Everters)

현재 유두흡인기 사용에 대한 연구결과는 거의 없다(Riordan et al., 2010; Watson-Genna, 2009).

  가. 유형

    1) 유두 위에 놓는 당기는 주사기처럼 생긴 기구. 유두에 흡인력을 가하기 위해 피스톤(plunger)을 서서히 당긴다.

      가) 시중에서 구입할 수 있는 기구(Evert-it)는 유륜에 닿는 부분이 부드럽다(Watson-Genna, 2009).

    2) 골무모양의 돔 형태(Nipplette)는 임신 중에 유두 위에 끼워 두어서, 끼고 있는 시간 내내 유두를 부드럽게 흡인하게 되어 있다(McGeorge, 1994; Watson-Genna, 2009).

      가) 안전한 사용을 위해 제조업체의 사용법을 따르라.

    3) 골무모양의 돔 형태(SuppleCup)는 유두 위에 놓는다.

      가) 쥐어짜듯 눌러서 유두 위에 올려놓아 유두가 밖으로 나오게 한다. 매일 몇 시간씩 착용하거나 수유 전에 사용한다(Watson-Genna, 2009).

      나) 잘 밀착되도록 라놀린크림을 사용한다.

    4) 주사기 모양의 기구(Bulb syringe device, Latch-assist).

가) 수유 전에 유두를 당겨준다(Watson-Genna, 2009).

나) 사용 후 세척하기가 어렵다.

5) 상품을 구입하지 않고, 10mL나 20mL 주사기로 만들 수 있다(Arsenault, 1997; Kesaree et al., 1993; Watson-Genna, 2009).

가) 속이 빈 관의 형태를 만들기 위해 주사기 끝부분의 바늘이 있던 부위는 잘라낸다.

나) 매끄러운 쪽을 유두 위에 올려놓은 채로, 피스톤(plunger)을 잘려진 끝 부위에 끼워 넣는다.

다) 의료기구를 용도 이외의 목적으로 개조하는 것에 대한 법률적인 문제가 있다.

나. 사용목적

1) 산전이나 산후에 편평유두나 함몰유두를 흡인해서 늘려준다.

2) 아기가 물기 어려운 유두를 더 쉽게 물 수 있도록 만들어준다.

다. 장점

1) 젖 물리기와 유두 돌출을 도와주는 간단하고 비용이 저렴한 방법이다(Kesaree et al., 1993).

2) 엄마가 편안한 단계를 조절할 수 있다.

라. 단점

1) 너무 강하게 또는 잘못 사용하면 통증이나 피부 손상을 유발할 가능성이 있다.

2) 유두는 아기가 젖 물기에 성공할 만큼 충분히 오랫동안 돌출되어 있지 않을 수 있다.

3) 이 기구의 효과를 입증하는 증거가 없다.

마. 사용방법

1) 엄마는 유두를 흡인시키고 피스톤을 편안한 단계까지 부드럽게 뒤로 잡아당겨서 약 30초 동안 유두가 당겨 나온 상태를 유지한다(Kesaree et al., 1993).

바. 엄마는 매번 모유수유를 하기 전에 이런 조취를 취하고, 원한다면 수유 사이에 반복할 수 있다.

사. 유두 바닥 부위에 고무밴드를 대는 방법(Chakrabarti et al., 2011)

1) 수유 전에 유두흡인기나 고무밴드를 사용한다.

2) 통증이 생길 수 있다. 아기 입에 고무밴드가 들어갈 수 있다.

4. 겔 드레싱(Gel Dressings)

물에 녹고 액체를 흡수하는 친수성 종합체의 3차원 조직(Watson-Genna, 2009).

가. 겔 드레싱은 분비물이 많은 상처의 치료를 촉진시켜, 균열이 있거나 깊은 상처가 있는 유두를 위해서 이용된다(Cable et al., 1998; Cable et al., 1997; Dodd et al., 2003; Wilson, 2001).

1) 과도한 삼출액을 흡수한다.

2) 상처를 습윤하게 유지해서 상피세포의 재생을 도와준다.

3) 단열재 역할을 하여 혈액순환을 개선한다.

4) 세균의 감염과 외상으로부터 상처를 보호한다.

나. 유형(Watson-Genna, 2009)
   1) 글리세린 베이스(glycerin-based)
   2) 수성 베이스(water-based)
   3) 겔, 거즈, 미리 잘려진 시트 형태로 사용할 수 있다.

다. 사용목적
   1) 치료과정을 돕기 위해 유두 표면에 넓고 얇은 상처나 좁고 깊은 상처에 사용한다(Walker, 2011).

라. 장점
   1) 유두 통증을 즉시 진정시켜준다.
   2) 상처에 새살이 돋고 치료되는 속도를 높인다. 딱지가 생기지 않게 한다.
   3) 며칠 동안 계속 사용할 수 있다.
   4) 들러붙지 않는다.
   5) 산소가 통할 수 있다.
   6) 청결하고 습윤한 환경을 유지할 수 있다.
   7) 편안하고 사용하기 쉽다.
   8) 세균의 피부감염을 줄일 수 있다(Brent et al., 1998; Dodd et al., 2003).

마. 단점
   1) 상처 주변의 피부가 해질 수 있다.
   2) 일부 브랜드는 흡수가 극히 적게 된다.
   3) 수성 베이스(water-based)의 제품은 공기에 노출되었을 때 빨리 말라버릴 수 있다.
   4) 곰팡이균(yeast) 감염은 심해질 수 있으며, 세균의 과증식, 또는 유선염(mastitis)과 같은 특정한 상황이 발생할 가능성이 있다(Zeimer et al., 1995).
      가) 드레싱은 감염된 상처에는 사용해서는 안 된다.
      나) 상처가 감염되었는지 자주 살펴보고 의사에게 보고해야 한다.
   5) 여러 연구에서 다른 치료보다 더 효과적이지 않다고 보고된다.
   6) 만약 엄마가 겔 드레싱을 하고 있는 것을 잊거나 드레싱을 너무 작게 자른다면, 아기가 그것을 입 안으로 빨아 넣어서 질식할 수 있다.
   7) 비용이 많이 들 수 있다.

바. 사용방법(Watson-Genna, 2009)
   1) 취급하기 전에 손을 씻는다.
   2) 드레싱은 상처보다 1/4 내지 1/2인치 더 크게 잘라야 한다.
   3) 어떤 드레싱은 유두관리를 위해서 특별히 자를 필요 없이 작고 둥글게 제조되어 있다.
   4) 드레싱의 뒤에 붙어있는 스티커를 떼고 겔 부분이 상처부위에 가도록 한다.
   5) 수유를 하기 전에 떼어낸 드레싱은 청결한 곳에 놓아두고, 겔이 묻은 부분이 위로 가게 하거나 제조되어 나온 보호 커버 안에 둔다.
   6) 드레싱은 차갑게 해서 매번 수유 후에 다시 사용할 수 있다.
   7) 수유 전에 유방을 씻을 필요는 없다.

8) 수유 전후에 감염의 확률을 줄이기 위해 유방을 물로 헹군다(Wilson-Clay et al., 2008).

9) 유두의 혈관수축(vasospasm)이 있는 엄마는 사용하지 않는다.

10) 드레싱이 달라붙었을 때는 물을 충분히 부어 떼어낸다.

11) 제조사의 사용법을 따른다.

　　가) 수성 드레싱은 헹구어야 한다.

　　나) 글리세린 드레싱은 헹굴 필요가 없다.

　　다) 제조사의 사용법에 따라 버리고, 새 드레싱을 붙여야 한다.

사. 크림(Creams) (의약품이 아닌 화장품)

1) 크림은 상처 난 유두를 진정시키고 '관리(treat)'하기 위해 수백 년 동안 사용되어 왔다. 대부분의 크림은 유두 통증을 진정시키는 효과가 있지만, 유두 통증을 예방하거나 치료(cure)하지는 않는다(Frantz, 2000; Hewat et al., 1987; Moreland-Schults, 2005; Morse, 1989a 1989b; Pugh et al., 1996; Riordan et al., 2010).

2) 유형

　　가) 정제된 라놀린(lanolin) 또는 라놀린이 주된 크림

　　　　(1) 가공한 라놀린(modified lanolin)은 일반적으로 가장 낮은 수준의 프리 알코올(free alcohol)을 함유하고 있고, 살충성분은 없는 것으로 나타난다.

　　나) 페퍼민트 워터(Melli et al., 2007).

　　다) 꿀이 베이스인 크림(Watson-Genna, 2009)

　　라) 일부 크림은 문제가 되는 성분이 있어서 추천되지 않는다.

　　　　(1) 비타민 E 오일(vitamin E oil), 코코아오일(cocoa butter), 백밤(Bag Balm®), 비타민 A와 D 연고, 바셀린(Vaseline®), 베이비오일(baby oil)

3) 사용목적

　　가) 유두 통증의 감소(특히 유방성형기를 사용할 때)

　　나) 분비물이 있는 상처를 치유하는 환경을 만들어준다(Hinman et al., 1963; Huml, 1995, 1999;).

　　다) 유방성형기와 사용하는 라놀린은 치유를 증진한다(Brent et al., 1998).

　　라) 혈관수축(vasospasm)이 있는 엄마도 사용할 수 있다(Watson-Genna, 2009).

4) 장점

　　가) 치유과정을 촉진시킬 수 있다(Huml, 1995; Pugh et al., 1996; Spangler et al., 1993).

　　나) 통증을 줄이고 진정시키는 효과가 있다.

　　다) 널리 이용할 수 있고 비싸지 않다.

　　라) 대부분은 수유하기 전에 씻어낼 필요가 없다.

　　마) 건조한 피부를 매끄럽게 하고 짓무르는 것을 방지할 수 있다.

5) 단점

　　가) 일부 제품은 수유하기 전에 매번 씻어내야 할 필요가 있다. 이렇게 씻어내는 것은 피부를 건조하게 하고, 상처 치유를 느리게 할 수 있다.

나) 일부 복합성분 크림은 땅콩기름(peanut oil)처럼 영아에게 알레르기를 유발할 수 있는 성분을 함유하고 있다.

다) 일부는 피부를 자극할 수 있는 석유성분과 다른 성분들이 들어 있다.

라) 라놀린(lanolin)은 민감한 엄마들에게 양모 알레르기(wool allergy)를 악화시키는 것을 피하기 위해 가능한 한 최소의 프리 알코올 성분을 함유해야 한다.

마) 연구에 의하면 어떤 유형의 크림도 올바른 자세잡기와 젖 물리기 교육보다 더 도움이 되지는 않는다(Cadwell et al., 2004; Mohannadzadeh et al., 2005; Tait, 2000).

5. 점적기(Droppers)

한쪽 끝에 짜는 벌브(bulb)가 있는 플라스틱이나 유리 튜브. 점적기 사용에 대한 연구는 거의 없다.

가. 유형

1) 완전히 부드러운 플라스틱으로 만들어지거나, 일부는 고무 벌브(bulb)가 있는 유리로 만들어지고, 일부는 작은 사이즈이다.

나. 사용목적

1) 젖 물기를 잘할 수 있도록 유방 가까이에서 독려할 때

가) 젖 물리기를 시도하기 전에 시장기를 줄여주기 위한 손가락 수유

2) 모유의 섭취가 충분하지 않아 보충 수유를 할 때

3) 젖을 빠는 조직들을 개선시키기 위한 일시적인 도움을 줄 때

다. 장점

1) 인공 젖꼭지의 사용을 피할 수 있다.

2) 비용이 많이 들지 않고 광범위하게 이용할 수 있다.

3) 사용하기 쉽고 부모에게 가르치기가 쉽다.

4) 모유수유를 배우는 동안에 아기가 약간의 모유를 받아먹을 수 있는 빠른 방법이다.

5) 아기는 빨기 욕구가 충족되지 않았기 때문에 모유수유를 더 갈망할 수도 있다.

라. 단점

1) 청소하기가 어려울 수 있다.

2) 계속해서 채워주어야 한다.

3) 점적기가 손가락 수유와 연결해서 사용되지 않는다면, 아기는 젖을 빠는 방법을 배우지 않는다.

4) 점적기만으로 빨게 되면 올바른 빨기 유형을 가르치지 않을 것이다.

5) 시간을 많이 소비하게 된다(Wight, 2008).

6) 보충수유를 위한 점적기의 사용에 관한 연구는 매우 제한적이다.

마. 사용방법(Marmet et al., 1984; Mohrbacher et al., 2003; Ross, 1987)

1) 점적기를 손가락과 함께 사용하고자 한다면, 아기가 손가락을 입 안으로 빨아 당길 때 젖을 가득 채운 점적기를 손가락 옆에 댄다.

2) 아기가 점적기에서 젖을 빨게 한다. 만약 아기가 점적기에서 젖을 빨지 못한다면 삼키기

와 빨기를 시작할 수 있도록 한 두 방울을 아기의 혀에 떨어뜨린다.

　　3) 모유가 아기의 입 속으로 뿜어지도록 해서는 안 된다.

바. 유방에서 젖 물리기를 할 동안에 아기 입가에 점적기를 둘 수 있다. 빨기로 이어지는 삼키기 가 시작되도록 하기 위해 모유를 한두 방울 혀에 떨어뜨릴 수 있다.

　　1) 영아는 깨어 있고, 졸리지 않으며, 삼킴 반사(swallow reflex)가 일어나야 한다.

6. 스푼 수유(Spoons) (Jones, 1998; Mohrbacher et al, 2003; Wilson-Clay et al., 2008)

가. 유형

　　1) 찻숟가락(teaspoon), 큰 스푼(tablespoon), 플라스틱 스푼, 가운데가 빈 손잡이가 있는 약 숟가락, 분유통에 들어있는 스푼 모양의 도구.

나. 사용목적

　　1) 모유수유가 중단되었을 때 아기에게 먹이기 위해(Darzi et al., 1996).

　　2) 모유수유가 충분하지 않을 때의 보충수유를 하기 위해.

　　3) 초기에 수유를 보충하고 저혈당을 예방하기 위해서 손으로 짜내거나 유축기로 짜낸 초유 를 아기에게 먹이기 위해.

　　4) 아기가 유방에서 모유를 먹는 것을 준비하기 위해.

다. 장점

　　1) 인공 젖꼭지의 사용을 피할 수 있다.

　　2) 아직 젖 물리기를 하지 않은 아기에게 모유 섭취를 시작하도록 하기 위한 일시적인 방법 으로 사용될 수 있다.

　　3) 비용이 많이 들지 않고 쉽게 이용할 수 있다.

　　4) 사용하기 쉽고 청소하기 쉽다.

　　5) 아기는 빨기 욕구가 충족되지 않았기 때문에 모유수유를 더 갈망할 수도 있다.

　　6) (초유처럼) 적은 양을 효과적으로 관리하기 위해 사용할 수 있다.

라. 단점

　　1) 계속해서 채워주어야 한다.

　　2) 아기에게 유방에서 젖을 빠는 방법을 가르치지 않는다.

　　3) 입안에 넣어 주는 액체는 빨기와는 관련이 없다.

　　4) 부적절한 빨기 형태를 바로잡아주지 않는다.

　　5) 스푼 수유를 옹호하는 연구는 제한적이다.

마. 방법

　　1) 아기를 반쯤 세운 자세로 안는다.

　　2) 스푼을 아기의 입술안쪽 혀 위에 놓는다.

　　3) 젖을 찔끔찔끔 먹든 꿀꺽꿀꺽 먹든 아기가 먹는 속도를 조절하게 한다.

　　4) 아기 입에 젖을 들이부으면 안 된다.

　　5) 삼킴반사(swallow reflex)가 제대로 기능할 수 있도록 아기가 깨어 있어야 한다.

7. 컵 수유(Cups) (ABM; Academy of Breastfeeding Medicine, 2007; Armstrong 1987; Biancuzzo, 1997; Cloherty et al., 2005; Davis et al., 1948; Jones, 1998; Kuehl, 1997; Lang, 1994; Mohrbacher et al., 2003; Musoke, 1990; Newman, 1990; Wilson-Clay et al., 2008)

　　가. 유형

　　　　1) 1온스(28-30mL) 용량의 투약 컵, 플라스틱으로 된 작은 술잔

　　　　2) 모유의 흐름을 조절할 수 있는 주둥이나 가장자리가 있는 작은 컵

　　　　3) 제한된 입구가 있는 유연한 실리콘 컵

　　　　4) 팔라다이(Paladai)-인도에 있는 물주전자 모양의 기구

　　나. 사용목적

　　　　1) 모유수유가 중단되었을 때 아기에게 먹이기 위해

　　　　2) 모유수유가 충분하지 않을 때의 보충수유

　　　　3) 젖병꼭지를 더 선호하는 것을 피하기 위해 만삭아와 조산아 모두에게 사용한다.

　　　　4) 엄마가 모유수유를 할 수 없을 때

　　다. 장점(Collins et al., 2004; Gupta et al., 1999; Howard, de Blieck et al., 1999; Howard et al., 2003; Kuehl, 1997; Lang, 1994; Mosley et al., 2001; Rocha et al., 2002)

　　　　1) 인공 젖꼭지의 사용을 피할 수 있다.

　　　　2) 비용이 많이 들지 않고 널리 이용할 수 있다.

　　　　3) 사용하기 쉽고 부모에게 사용법을 가르치기가 쉽다.

　　　　4) 조산아에 있어서의 젖병 수유와 관련된 질식과 서맥의 발병률을 감소시킨다(Marinelli et al., 2001).

　　　　5) 위관영양(gavage feeding)에 비해 비침습적이다. 식도의 천공과 수유 거부(oral aversion)의 위험을 줄일 수 있다(Lang et al., 1994).

　　　　6) 아기는 빨기 욕구가 충족되지 않았기 때문에 모유수유를 더 갈망할 수도 있다

　　　　7) 모유수유를 보충하거나 보완해주는 빠른 방법이다.

　　　　8) 생리적 안정성

　　　　9) 적절한 체중 증가

　　　　10) 조산아에게 모유수유를 촉진시킨다. 엄마가 모유수유가 되지 않을 때 아기는 컵으로 수유한다(Kuehl, 1997).

　　　　11) 후기조산아와 미숙아가 퇴원 시 모유수유할 가능성을 높인다(Collins et al., 2004; Abouelfettoh et al., 2008; Wight, 2008).

　　　　12) 유두혼동을 줄인다(Huang et al.,2009).

　　　　13) 젖병수유를 할 때처럼 협근(buccinators)이 과긴장되는 일이 없다(Gomes et al., 2006).

　　라. 단점(Dowling et al., 2002; Thorley, 1997)

　　　　1) 컵은 자주 채워주어야 한다.

　　　　2) 아기가 많은 모유를 흘려서 섭취량이 적을 수 있다.

　　　　　　가) 팔라다이(paladai)를 사용하면 더 잘 조절할 수 있고 흘리는 모유의 양을 줄일 수 있다

(Malhotra et al., 1999).

        나) 만약 섭취량을 측정하는 것이 중요하다면 손실량을 결정하기 위해 수유 전과 후에 턱받이의 무게를 잴 수 있다.

   3) 아기는 빠는 방법을 배우지 않는다. 그래서 컵 수유는 직접수유로 돌아가는 것을 늦출 수 있다.

   4) 영아나 부모, 또는 의료진은 컵에 의존하게 될 수 있다.

   5) 컵 수유가 부적절하게 행해진다면, (젖병 수유에서와 유사하게) 흡인의 위험이 있다.

   6) 조산아의 퇴원시기가 늦어질 수 있다(Collins et al., 2004).

   7) 팔라다이(paladai)를 사용하면 젖병수유를 할 때 보다 더 많이 흘리고, 스트레스반응이 더 많은 것으로 나타났다(Aloysius et al., 2007).

마. 사용방법(Biancuzzo, 2002; Healow, 1995; Kuehl, 1997; Lang et al., 1994; Mohrbacher et al., 2003; Wilson-Clay et al., 2005)

   1) 아기는 차분하게 깨어 있는 (졸리지 않은) 상태여야 한다.

   2) 아기를 거의 똑바로 세운 자세로 앉히고, 아기의 손이 컵과 부딪치지 않도록 감싼다.

   3) 컵을 반 정도 채운다.

   4) 컵의 가장자리를 아기의 아랫입술에 대고 젖이 아기의 윗입술에 닿도록 컵을 기울인다.

   5) 아랫입술에 압력을 가하지 않는다.

   6) 아기가 젖을 한 모금씩 마시거나 핥으면서 먹는 속도에 보조를 맞추도록 한다(Lang, 1994; Mizuno et al., 2005; Rocha et al., 2002).

   7) 아기의 입에 젖을 들이부으면 안 된다. 아기가 질식할 수도 있다.

   8) 아기가 젖 먹기를 잠시 멈추고 있는 동안에 컵을 같은 위치에 두고 있어야 아기가 계속해서 입모양을 조정할 필요가 없어진다.

   9) 필요에 따라 보충한다.

8. 주사기(Syringes) (Marmet et al., 1984; Mohrbacher et al., 2003; Riordan, 2005; Ross, 1987; Watson-Genna, 2008)

가. 유형

   1) 10mL에서 50mL 용량: 5 French 위관영양 튜브(gavage tube)나 나비 바늘(butterfly needle)과 연결된 튜브를 사용한다(바늘은 제거한 후) (Edgehouse et al., 1990; Walker, 2011; Watson-Genna, 2009).

   2) 구부러진 끝이 있는 10mL 용량의 치과용 주사기

   3) (바늘이 없는) 일반적인 주사기는 보통 영아가 입을 완전히 봉하는 데에 어려움이 있을 수 있으므로 사용하지 않는다.

나. 사용목적

   1) 젖 물기와 젖 빨기를 시작할 때 잘하도록 장려하고, 일단 젖 빨기가 시작되고 나면 계속해서 할 수 있도록 돕기 위해서

2) 아기가 보호자의 손가락을 계속 빠는 동안, 수유를 보완하거나 보충하도록 하기 위해서

다. 장점(Marmet et al., 1984; Riordan, 2005)

　　1) 인공 젖꼭지의 사용을 피하고, 아기를 유방에 계속 있도록 한다.

　　2) 조정이 되지 않는 아기의 입과 혀의 움직임을 개선시키도록 도울 수 있다.

　　3) 모유를 흘려 빨기를 유도할 수 있다.

　　4) 부모에게 방법을 가르치기가 쉽다.

라. 단점

　　1) 널리 이용되기 힘들다.

　　2) 더 침습적이다.

　　3) 아기가 이 방법에 의존하게 될 수 있다.

　　4) 아기가 성인의 손가락을 빠는 동안 나쁜 턱 왕복운동을 하게 될 수 있다.

　　5) 일부 치주에 쓰는 주사기는 끝이 거칠어서 아기의 입을 자극할 수 있다.

　　6) 일부는 허가받지 않은 목적으로 기구를 사용하는 것에 대한 법률적인 문제가 있다.

　　7) 주사기 수유를 옹호하는 연구는 제한적이다.

마. 사용방법(Mohrbacher et al., 2003; Oddy et al., 2003; Ross, 1987; Walker, 2011; Wilson-Clay, 2008)

　　1) 유방으로 줄 때: 주사기(또는 수유 튜브)의 끝을 아기의 입 구석에서 입술 사이에 끼워 넣는다.

　　2) 아기가 빨 때 한 방울의 우유(0.25~0.5mL)를 준다.

　　　가) 초기의 비율: 빨기, 우유 한 방울 → 빨기, 우유 한 방울

　　　나) 아기가 빨기를 잘 하게 되면, 패턴은 '빨기, 빨기, 한 방울 → 빨기, 빨기, 한 방울' 또는 '빨기, 빨기, 빨기, 한 방울 → 빨기, 빨기, 빨기, 한 방울'로 될 것이다.

　　3) 손가락으로 줄 때: 아기를 보호자의 팔에 반 세운 자세로 두거나 경사진 아기 의자에 둔다.

　　4) 부모는 씻은 손가락을 사용할 수 있다. 의료진은 반드시 손을 씻은 후에 골무를 사용해야 한다.

　　5) 엄마의 유두 둘레와 사이즈가 가장 가까운 손가락을 이용한다.

　　6) 아기의 입에 손가락을 넣어주고, 아기가 경구개와 연구개의 접합부위까지 손가락을 빨아 당기도록 한다.

　　7) 만약 아기가 저항을 한다면 손가락을 약간 뒤로 물리고 아기가 편안해할 때까지 잠시 멈추었다가 다시 시행한다.

　　8) 손가락 다음으로 주사기나 튜브를 영아를 찌르지 않도록 위치를 확실하게 잡으면서 넣어 준다.

　　9) 아기가 정확히 빨면 한 방울의 모유를 줘서 빨기 동작에 대한 보상을 해준다.

　　10) 마지못해 젖을 빠는 영아를 유혹하기 위해 빨기, 한 방울의 비율을 사용해서, 영아가 차츰 기구로부터 모유를 빨도록 만든다.

　　11) 일단 지속적인 빨기가 이루어지면 '빨기, 빨기, 빨기, 한 방울'로 비율을 늦춘다.

12) 시간은 약 15분에서 20분 정도 소요한다.

13) 만약 이 기법이 아기에게 주요하게 사용된다면, 아기가 빨기 리듬을 나타낼 때 아기를 유방에다 둔다.

14) 만약 아기가 10–20초 이상 멈춘다면 아기를 깨운다.

15) 만약 혀가 아래 잇몸 뒤에 놓여 있다면, 혀 뒤쪽으로 약간의 압력을 가해서 혀가 아래 잇몸의 위로 나오도록 한다.

9. 튜브 보충기 또는 모유수유 유도기(Tube-Feeding Devices)

시중에서 구입할 수 있는 기구는 대개 한두 개의 얇고 길이가 조절되는 튜브와 모유를 담는 용기로 이루어져 있다. 모유를 담는 용기는 주사기, 어깨 부위가 깎여나간 병, 엄마가 목에 걸 수 있는 끈이 달린 병, 비닐백, 또는 튜브가 연결된 일반적인 인공 젖꼭지가 달린 병이 될 수 있다. 이 용기는 한두 개의 얇고 길이가 조절되는 튜브가 연결되어 있다. 더 굵거나 얇은 튜브 사이즈를 사용할 때에는 제조업체의 지침을 따라야 한다.

가. 튜브는 대개 엄마의 유두·유륜이나 모유를 먹이는 사람의 손가락에 테이프로 부착한다.

나. 사용목적(Newman et al., 2006; Watson-Genna, 2009)

1) 적은 모유 공급, 비효율적인 젖 빨기, 느린 체중 증가, 입양아 수유, 재수유, 조산아, 신경학적인 병이 있는 아기에게 모유수유를 보완하기 위한 식이를 제공하기 위해서

2) 튜브는 또한 다른 사람이 아기에게 수유할 수 있게 하거나 아기가 직접수유를 준비하도록 튜브를 손가락에 부착할 수도 있다.

다. 장점(Borucki, 2005; Mohrbacher et al., 2003; Riordan, 2005; Wilson-Clay et al., 2008)

1) 인공 젖꼭지의 사용을 피할 수 있다.

2) 빨기와 관련한 조직과 빨기 유형을 개선시키는 데 도움이 될 수 있다.

3) 모유수유를 하는 동안에 필요하다면 보충수유를 할 수 있다.

4) 유방에서의 젖 흐름의 속도가 증가되면 마지못해 수유를 하던 아기에게 모유수유를 격려할 수 있다.

라. 단점(Hughes 2005; Sealy, 1996)

1) 아기에게 더 침습적이고, 엄마가 배우고 매일 여러 번 반복하기에 복잡한 기법이다. 엄마가 거부할 수도 있다.

2) 공급량이 널리 이용될 수 없다.

3) 비싸다.

4) 아기가 이 방법에 의존하게 될 수 있다.

5) 아기는 유방에서 더 빠른 흐름을 선호하도록 배울 수 있다.

6) 아기는 성인의 손가락을 빠는 동안에 얕은 턱 왕복운동을 하게 될 수 있다.

7) 매번 사용한 후에 기구를 청소하는 데에 시간을 소비하게 된다.

8) 어떤 엄마들은 영아의 입 속에 튜브와 유두를 둘 다 넣는 것에 대해 처음에는 거북해 할

수 있다.

9) 만약 모유 용기가 너무 낮게 위치하고 있거나 튜브가 꼬여 있으면 용기에 들어 있는 젖이 흘러나오지 않을 것이다.

10) 만약 모유 용기가 너무 높게 있으면 아기는 빨지 않고서도 젖을 먹게 될 것이다.

11) 일부 엄마들은 튜브를 유방에 고정시켜두기 위해 사용된 테이프에 알레르기가 있을 수 있다. 종이테이프나 알레르기를 유발하지 않는 테이프 또는 드레싱을 고려해야 한다.

12) 영아의 입 안에 유두를 넣지 않고 튜브만을 빨대처럼 빨도록 하면 안 된다.

13) 위관 영양 기구의 효과에 대해 발표된 연구가 거의 없다. 제조업체가 정보의 출처이다.

마. 사용방법(Benakappa, 2002; Hughes, 2010; Jones, 1998; Newman, 1990; Newman et al 2006; Walker, 2011; Wilson-Clay et al., 2008)

1) 손가락에서 튜브로 수유를 하는 것은 주사기로 수유를 하는 것과 방법이 유사하다(앞의 내용 참조).

2) 유방에서 사용할 때는, 모유가 흐르는 속도를 조절할 수 있도록 모유 저장소를 높게 또는 더 낮게 둘 수 있고, 모유의 상부가 엄마의 유두와 같은 높이가 되도록 둔다. 모유는 오직 아기가 빨 때에만 흘러야 한다.

3) 아기는 유두·유륜과 튜브 모두를 입 안에 넣어야 한다.

4) 튜브가 아기의 입 안 한 구석이나 엄마의 유두 아래, 영아의 혀 위에 들어갈 수 있도록 튜브를 테이프로 붙인다.

5) 튜브가 아기의 입 안에 위치할 때, 유두의 꼭대기 위로 뻗치지 않도록 튜브의 위치를 잡아야 한다.

6) 작거나 약한 아기를 위해 흐름을 증가시키려면 용기를 높인다. 만약 기구에 튜브가 2개 있다면 다른 하나를 공기구멍으로 열거나 한쪽 유방에서 2개의 튜브를 모두 사용한다.

7) 만약 튜브의 크기를 선택할 수 있다면 조산아, 조직이 미숙한 영아, 또는 더 쉬운 흐름이 필요한 아기를 위해서는 가장 굵은 사이즈의 튜브를 이용한다. 아기의 빨기 능력을 개선시키기 위해서는 더 얇은 사이즈의 튜브를 사용한다.

8) 잦은 체중 체크를 위해 철저한 추적조사가 필요하고, 가능한 한 기구에서 빨리 이유할 필요가 있다.

10. 특수 젖병(Haberman Feeder)

아기에게 모유가 쏟아지는 것을 방지하기 위해서 모유의 흐름을 조절할 수 있는 밸브와 젖꼭지 장치가 있는 특수 젖병. 3가지의 흐름 속도에 맞는 3개의 선이 젖병꼭지에 있다.

가. 사용목적

1) 다운증후군(Down syndrome), 구순구개파열(cleft lip/palate), 신경학적인 기능장애(neurological dysfunction), 빨기 조직이 미숙한 영아·조산아, 심장기형(cardiac defects), 낭포성 섬유증(cystic fibrosis)과 같은 심각한 수유 문제가 있는 경우 (Riordan et al., 2010; Trenouth et al., 1996; Watson-Genna, 2008)

나. 장점(Mohrbacher et al., 2003; Riordan, 2005; Ross, 1987; Wilson-Clay et al., 2008)

  1) 다른 방법으로는 수유하기가 힘든 영아에게 효과적일 수 있다.

  2) 만약 아기가 모유를 전혀 먹지 못하거나 도움이 필요하다면 이 젖병을 이용하면 젖을 조
     금씩 내보내 먹을 수 있게 도와줄 수 있다.

  3) 더 작은 젖병은 작은 아기들을 위해 짧은 젖병꼭지가 달린 작은 젖병도 있다.

  4) 빠른 보충수유 수단으로 이용될 수 있다.

다. 단점

  1) 아기를 인공 젖꼭지에 노출시킨다.

  2) 아기를 직접수유할 때 얕은 젖 물리기를 할수 있다.

  3) 구하기가 어려울 수 있다.

  4) 비싸다.

  5) 특수 젖병의 효과에 대해 고려한 연구가 거의 없다. 제조업체가 정보의 출처이다.

라. 사용방법(Watson-Genna, 2008)

  1) 젖꼭지를 영아의 윗입술이나 인중에 두고, 가능하다면 아기가 젖꼭지를 입 안으로 빨아
     당기도록 한다.

  2) 아기가 얕은 구역반사(gag reflex)를 보이거나 젖 빨기를 시작하도록 도울 때 젖꼭지를
     살짝 빼준다.

  3) 빨기가 약한 아기나 완전봉합이 안되는 아기는 젖 흐름을 돕기 위해 젖꼭지를 짜준다.

  4) 아기의 요구에 맞게 젖이 흐르는 속도를 조절하여 젖꼭지를 돌려준다. 젖병을 1:1:1(빨기:
     삼키기:숨쉬기)의 비율로 맞춘다. 구개열이 있는 아기를 위해서는 특별한 안내나 지시를
     따른다.

11. 노리개 젖꼭지(Pacifiers, Dummies)

노리개 젖꼭지는 매우 다양한 모양으로 제조되고 있지만, 일반적으로 유두 모양의 꼭지와 입술에
위치할 수 있도록 하는 넓은 판, 손잡이로 구성된다.

가. 사용목적

  1) 지연된 삼키기를 치료한다.

  2) 구강으로 수유를 하고 있지 않은 아기에게는 노리개 젖꼭지가 유방에서 직접수유를 하도
     록 이행하기 위해 필요한 구강 운동 패턴과 촉각에 대한 반응을 유지하는 것을 도와준다
     (Barros et al., 1995; Engebretson et al., 1997).

  3) 높은 빨기 욕구를 충족시킨다.

  4) 미국에서는 엄마가 없을 때 시끄러운 아기를 조용하게 하기 위해서 자주 사용된다.

  5) 조산아에게 비영양적인 빨기 연습을 제공(Pinelliet al., 2002; Wight, 2008).

  6) 출산 시 생긴 통증을 줄여준다(Boyle et al., 2006; Curtis et al.,2007; Mathai et al.,
     2006; Pillips et al., 2005).

  7) 노리개 젖꼭지의 사용은 모우수유에 어려움이 있다는 표시가 된다.(O'Connor et al., 2009).

나. 장점(Cockburn et al., 1996; Measel et al., 1979; Medoff-Cooper et al., 1995; Riordan, 2005; Victora et al., 1993; Watson-Genna, 2008; Wilson-Clay et al., 2008)

   1) 빨기 행동을 대신할 수 있게 해서, 실제 젖 빨기로 인해 너무 많이 먹게 되는 일을 방지할 수 있다(Riordan et al., 2010).
   2) 엄마가 없어서 울고 있는 아기를 조용하게 만들 수 있다.
   3) 조산아에게 통증을 줄일 수 있다(Pinelli et al., 2002).
   4) 조산아에게 비영양학적인 빨기는 더 빠른 구강 수유로의 이행을 도울 수 있다(Drosten, 1997; Gill et al., 1988; Kinneer et al., 1994).
   5) 아기가 자려고 누워 있을 때 노리개 젖꼭지를 사용하는 것은 1개월 이상 된 아기에게 있어 영아돌연사증후군의 발병률을 줄이는 것과 관계가 있다(AAP, 2005, Hauck et al., 2005). 그러나 이런 사실은 더 많은 연구가 필요하고, 노리개 젖꼭지의 사용에 대해서는 지속적으로 논의가 되어야 한다(Mitchell et al., 2006).
   6) 아기가 튜브수유를 하는 동안 사용해서 빠는 것과 배부른 것을 연결시켜줄 수 있다.

다. 단점 (Aarts et al., 1999; Drane, 1996; Hill et al., 1997; Howard, Howard et al., 1999; Neimela et al., 1995; Newman et al., 2000; North et al., 1999; Righard, 1998; Righard et al., 1997; Schubiger et al., 1997; Vogel et al., 2001; Wilson-Clay et al., 2008)

   1) 아기를 인공 젖꼭지에 노출시킨다.
   2) 유방에서의 빨기를 대신한다.
   3) 아기에게 졸음을 유발시킬 수 있고 수유를 놓칠 수 있다.
   4) 중이염의 발병률을 증가시킨다.
   5) 지속적으로 균이 감염되는 통로가 될 수 있다.
   6) 모유수유의 지속기간을 더 짧게 만들 수 있다(Abdun-Nur et al., 2010; Benis 2002; Victora et al., 1997; Victora et al., 1993).
   7) 부정교합(malocclusion)의 가능성이 커진다(Peres et al., 2007).
   8) 라텍스 알레르기의 위험을 증가시킨다(Venuta et al., 1999).
   9) 젖꼭지가 공 모양인 노리개 젖꼭지는 아기의 기능적인 빨기 행동보다는 약한 빨기 동작으로도 계속 물고 있을수 있게 만든다(Ferrante et al., 2006).
   10) 치열교정용 젖꼭지는 혀의 중심에 있는 홈(central grooving)을 평평하게 만들 수 있다.

라. 사용방법

   1) 노리개 젖꼭지는 신중하게 사용해야 한다.
   2) 구강수유를 하지 않는 아기는 오직 한 가지 모양에 익숙해지는 것을 피하기 위해서 다양한 모양의 노리개 젖꼭지를 빨게 하는 것이 좋다.
   3) 모유수유가 잘 확립되었을 때, 노리개 젖꼭지는 생후 첫 1개월까지는 사용을 피하는 것이 좋다(AAP, 2005).
   4) 중이염 예방을 위해 6개월 이후에는 노리개 젖꼭지는 사용을 중단해야 한다(Sexton et al., 2009).

12. 인공 젖꼭지(Artificial Nipples)

가. 매우 다양한 모양과 크기의 젖병이 있다. 그러나 그 어떤 젖병의 젖꼭지도 인간 유방의 역동적인 특성을 정밀하게 모방하지는 못한다(Adran et al., 1958; Coats, 1990; Davis et al., 1948; Glover et al., 1990; Henrison, 1990; Jones, 1998; Matthew, 1991, 1998; Nowak et al., 1994, 1995; Riordan, 2005; Turgeon-O'Brien et al., 1996; Weber et al., 1986; Woolrichdr, 1986).

1) 인공 젖꼭지는 실리콘, 고무 또는 라텍스로 만들어진다.

2) 수많은 크기와 모양이 있다.

3) 젖꼭지 끝은 둥글게 혹은 가로로 잘려진 구멍이 있고 몸체는 곧고, 바닥으로 갈수록 점차적으로 벌어진다.

4) '치열교정용' 젖꼭지의 끝은 벌브(bulb)처럼 생겼고 좁은 목이 있다.

5) 일부는 아기가 입을 더 넓게 벌리고 있도록 하기 위해 매우 넓은 바닥면이 있다.

6) 인공 젖꼭지는 인간의 유방처럼 입 안에서 길게 늘어나지 않는다.

7) 입구의 유형

가) 구멍

나) 가로로 잘려짐

다) 가로로 잘려진 젖꼭지에서는 방울방울 똑똑 떨어뜨릴 수 없지만, 거기에 압력을 가하면 액체를 이동시킬 수 있다.

8) 구멍의 크기는 흐름의 속도를 결정하는 가장 주요한 인자이다.

가) 젖꼭지는 구멍의 수와 크기에 따라 상, 중, 하의 흐름 속도를 나타낸다. 같은 제조업체의 제품도 젖꼭지마다 구멍의 직경이 다양하다.

나) 일부 젖꼭지는 아기의 목구멍에 젖이 분수처럼 뿜어지는 것을 피하기 위해 팁(tip)보다는 탑(top)에 구멍이 있다.(꼭지의 가장 정상이 아닌 정상 근처에 있다고 이해하면 됨)

나. 장점

1) 수유하기가 쉽고 빠르다.

2) 일부 인공 젖꼭지는 빨기 패턴을 배우고 있는 아기를 도와주기 위한 특별한 상황에서 사용할 수 있다(Kassing, 2002; Medoff-Cooper, 2004).

3) 쉽게 구할 수 있다.

4) 부모가 다른 수유법을 거부할 때 사용할 수 있다(Wilson-Clay et al., 2008).

다. 단점(**표 33-1** 참조)

1) 영아는 젖병꼭지를 더 선호할 수 있다(Newman, 1990; Righard 1998; Stein, 1990).

2) 흐름이 모유수유를 할 때보다 더 빠를 수 있다. 특히 산후 첫 며칠 동안에 더 그렇기 때문에 아기는 빠른 젖 흐름에 익숙해질 수 있다.

3) 빠른 흐름은 조산이나 스트레스를 받은 영아에게 질식이나 서맥을 유발할 수 있다(Wilson-Clay et al., 2008).

4) 모양이 다양하고 경도는 더 단단하기 때문에, 영아가 인공 젖꼭지의 더 강한 자극을 선호

하도록 만들 가능성이 있다(Neifert et al., 1995; Newman, 1990).

5) 아기가 입을 넓게 벌리지 않고, 심지어는 일부 젖꼭지의 좁은 목을 물고서 자기의 입을 가까이 가져가려 한다.

6) 치열교정용 젖꼭지는 '물어 짜서 먹는' 빨기 유형을 유발해서, 혀의 중심에 있는 홈 (central grooving)을 편평하게 하고, 아기가 입을 조금만 벌리도록 할 수 있다 (McBride et al., 1987; Wilson-Clay et al., 2008).

7) 긴 젖꼭지는 일부 아기들에게 구역반사를 유발할 수 있다.

8) 라텍스 알레르기를 유발할 수 있다.

9) 빠는 힘을 약화시킨다. 교근의 힘을 감소시킨다(Inoue et al., 1995; Sakashita et al., 1996).

10) 모유수유와 관련된 근육은 젖병수유 동안에 움직이지 않거나 활동이 지나치게 되거나 위치가 이상해지는데, 이것은 아동기의 비정상적인 치아와 얼굴의 발달을 유발한다 (Palmer, 1998).

11) 젖병수유는 손가락 빨기와 관련이 있는데, 이는 구개를 변형시키거나 부정교합 (malocclusion)을 유발할 수 있다(Palmer, 1998).

12) 너무 빠른 흐름 때문에 흡인의 위험이 있다(Wilson-Clay & Hoover, 2005).

13) 모유수유의 지속기간을 줄일 수 있다(Cronenwett et al., 1992; Kurinij & Shiono, 1991; Righard, 1998; Schubiger et al., 1997; Wright et al., 1996).

라. 사용방법(속도조절 젖병수유라고도 한다; Coats, 1991; Kassing, 2002; Noble et al., 1997; Wilson-Clay et al., 2008)

1) 몸통이 길고 바닥이 넓으며, 모유의 흐름이 느린 젖꼭지를 선택한다.

2) 보호자의 팔에 (의자에 앉히지 말고) 거의 똑바로 세운 자세로 아기를 안는다.

3) 젖꼭지로 아기의 입술을 가볍게 건드려서 아기가 젖꼭지를 자신의 입 안으로 끌어당기도록 한다.

4) 액체가 젖꼭지의 끝에 유지될 정도의 각도로 젖병을 수평으로 위치시킨다.

5) 아기의 볼이 엄마의 유방에 닿도록 아기를 안는다.

6) 아기의 턱이 젖꼭지의 넓은 바닥 위에 오도록 젖병을 위치시킨다.

7) 젖의 흐름이 너무 빠르거나 느리진 않은지, 스트레스 신호(stress cues)는 없는지 관찰한다(Wilson-Clay et al., 2008).

8) 빨고 삼키는 비율이 모유수유를 할 때와 거의 같도록 속도를 조절한다. 만약 아기가 너무 빨리 먹거나 3번에서 5번 빠는 동안에 호흡을 하지 않는다면, 짧게 호흡하도록 젖병의 끝을 조금 내리거나 젖병을 떼어낸다(Law-Morstatt et al., 2003).

9) 만약 젖병이 치워지면 다시 가져다놓기 전에 아기의 신호(젖병을 찾거나, 입을 벌리는)를 기다려라.

10) 젖병을 거꾸로 하기 전에 젖꼭지를 누를 수 있다. 이것은 작은 흡인력으로도 젖이 흐를 수 있게 해준다.

11) 수유하는 중간에 아기를 안는 방향을 바꾼다.

12) 속도를 조절할 때에는 아기가 준비될 때까지 젖병을 아기의 입에서 떼거나 인중에 대고 있는다. 혹은 젖병을 낮춰 젖꼭지 안에 젖이 없게 했다가, 아기가 준비가 되면 다시 기울여 올린다(Wilson-Clay et al., 2008).

13) 아기를 유방에 다시 가까이 갖다 댄다. 만약 아기가 저항하면 유방 가까이에서 젖병으로 수유하고 젖병수유 후에 다시 직접수유를 해본다. 만약 아기가 거절하면, 다시 젖병을 사용한다. 아기가 직접수유를 할 수 있을 때까지 계속 반복한다(Watson-Genna, 2008).

표 33-1 젖병 수유와 모유수유의 비교

젖병 수유	모유수유
단단하고 모양이 변하지 않는 젖꼭지	부드럽고, 모양이 정해지지 않은 젖꼭지
탄성이 없는 젖꼭지	젖을 빠는 동안에 길게 늘어나는 젖꼭지
흐름이 즉시 시작됨	흐름은 사출반사가 일어날 때까지 지연됨
흐름이 매우 빠름	흐름이 느리고, 사출반사가 일어나는 동안은 더 빠름
수유시간이 매우 빠름	신생아 수유는 30~45분이 걸림
젖병에서의 빨기는 흡인 및 진공(vacuum)에 의함	유방에서의 빨기는 혀의 연동운동에 의함
혀는 입 뒤쪽에 굽혀져 있음	혀는 유두 주위에서 컵 모양을 만들면서 앞으로 나와 있음

출처 : Adapted from Woolridhe, 1986; Weber, Woolridge & Baum, 1986; Medoff-Cooper, 1995; Ardran, Kemp, & Lind, 1958; Jones, 1998; Wilson-Clay et al., 2008; Riordan, 2005; Walker, 2011.

13. 영아 체중계(Infant Scale)

모유수유를 하는 아기의 섭취량을 알기 위해 사용하는 영아 체중계는 2g 범위 내에서의 체중 변화를 측정할 수 있는 것이 적당하다(Haase et al., 2009; Meier et al., 1990, 1994, 1996). 다른 연구자들은 체중 측정의 정확도에 대해 의문을 제기한다(Savenije et al., 2006).

　가. 사용목적

　　1) 한 번 모유수유를 하는 동안의 모유 섭취량을 알 수 있다.

　　2) 시간이 흐르면서 아기의 체중 증가와 감소를 알 수 있다.

　　3) 직접수유로 먹인 모유의 양은 보충수유가 필요한지를 결정하는 데에 이용될 수 있다 (Wilson-Clay et al., 2008).

　　4) 정보는 조산아가 병원에서 퇴원하는 것을 결정하는 데 도움이 될 수 있다.

　나. 장점

　　1) g 단위의 체중 증가는 먹은 양과 동일하다(Meier et al., 1994).

　　2) 적은 체중 증가도 측정한다(Meier et al., 1994).

3) 훈련된 관찰자가 모유수유를 하는 동안 관찰하는 것보다 더 정확하다(Meier et al., 1994, 1996; Wight.,2008).

4) 조산아 엄마에게 모유 섭취량이 충분하다고 안심시킬 수는 있지만(Hurst et al., 2004) 엄마로서의 자신감 및 능숙함과는 관계가 없다(Hall et al., 2002).

다. 단점

1) 체중계의 비용

2) 바늘침으로 읽는 기계식 저울이나 양팔저울이 아닌 전자저울을 사용해야 한다(Meier et al., 1990).

3) 아기에게 부착된 튜브나 전선 때문에 오차가 있을 수 있다.

라. 사용방법(Spatz, 2004)

1) 저울을 평평한 바닥에 놓고 수평을 맞추는 공기방울을 중심에 오도록 맞춘다.

2) 대조할 만한 무게를 가지고 정기적으로 정확도를 체크한다.

3) 만약 많은 아기들이 저울을 사용한다면 먼저 소독액으로 청소한다.

4) 아기의 체중을 잴 때 수유 전과 수유 후의 체중과 관련된 모든 변수가 동일하도록 한다. 동일한 옷과 동일한 기저귀, 동일한 튜브, 아기에게 의학용품들이 부착되어있다면 전선까지 동일하게 사용한다.

5) 저울의 정확도에 영향을 미칠 수 있으므로 담요나 옷을 저울 바깥까지 걸치지 않는다.

6) 튜브나 전선을 일시적으로 분리시켜도 안전하다면 분리시킨다. 아기에게 부착된 어떤 전선이나 튜브도 아기와 함께 무게가 측정될 수 있다. 안전하게 분리시킬 수 없는 튜브는 튜브의 무게도 동시에 정확하게 측정되도록 테이프로 표시해야 한다.

가) 오차가 생길 수 있으므로 체중을 잴 동안 튜브나 전선을 들어 올리지 마라.

7) 정확도를 위해서 수유 전 체중을 두 번 측정한다.

8) 측정 후 아기에게 수유를 한다.

9) 아기가 각각의 유방에서 직접수유를 하고 난 후, 혹은 수유를 끝낸 시점에 정확도를 위해 두 번씩 측정한다.

10) 체중 증가를 확인한다.

Chapter 34

유도수유와 재수유
Induced Lactation and Relactation

Virginia Thorley, PhD, IBCLC, FILCA

학습목표

- 유도수유와 재수유의 정의에 대해 알아본다.

- 유도수유와 재수유의 역사적인 근거와 문화적인 관점에 대해 서술한다.

- 유도수유와 재수유의 방법을 알아본다.

- 유도수유에 영향을 미치는 아기 요인에 대해 알아본다.

- 출산과정 없이도 수유가 이루어질 수 있도록 하는 호르몬 및 생리적인 변화에 대해 알아본다.

- 수유와 재수유를 유도하는 물리적인 요법, 비약물 요법을 알아본다.

- 유도수유와 재수유를 위한 약물과 그 근거수준을 알아본다.

- 전통적으로 최유 목적으로 사용되는 비약물 물질과 그 근거수준을 알아본다.

- 유도수유와 재수유를 관리하는 방법을 알아본다.

서 론

임신 중 유방의 성숙과 발달은 수유를 위한 준비이다. 그러나 과거와 현대의 문헌들을 보면 임신과 출산과정이 없는 모유수유, 즉 비산욕기성(nonpuerperally)으로도 모유를 생산할 수 있다고 설명하고 있다. 유방과 유두에 지속적으로 자극을 주면 많은 여성들이 유방의 충만감과 압통을 느끼게 된다. 유도수유와 재수유는 토착사회(Basedow, 1925; Kramer, 1995; Nemba, 1994; Slome, 1956; Wieschhoff, 1940), 개발도상국(Abejide et al., 1997; Banapurmath et al., 1993b; Brown, 1977; De et al., 2002; Kesaree, 1993), 선진국(ABA: Australian Breastfeeding Association, 2004; Auerbach et al., 1980, 1981; Boyle, 1993; Hormann, 1977; Phillips, 1993; Raphael, 1973; Scantlebury, 1923)에서 이루어져왔고 지속적으로 널리 유행하고 있다. 비산욕기 수유는 젖빨기에 대한 반응으로 동물의 암컷과 수컷 모두에서 나타난다(Anon., 1845; Archer, 1990; Creel et al., 1991).

강한 모유수유 전통을 가지고 있는 사회에서는 여성이 수유를 중단했다가 여러 가지 이유로 다시 시작하는 재수유가 수유의 일부분이다(Datta et al., 1993; Marquis et al., 1998; Phillips, 1993;

Thorley, 1997). 몹스(Mobbs, 1971) 등은 비산욕기 수유를 젖 빨기에 대한 유방의 정상적인 생리 반응이라고 했다. 선진국에서는 유도수유와 재수유에 대한 관심이 모유수유에 대한 관심만큼이나 빠른 속도로 증가하고 있다. 모유를 수유하는 것이 일반적인 사회에서는 초기 완전모유수유에서 혼합수유, 이유식으로 이어지는 전형적인 형태 외에 여러 가지 형태의 수유방식이 있다. 이유식을 시작한 이후에도 부분수유나 혼합수유를 다시 하는 등 다양한 형태(**표 34-1**)가 가능하다(Datta et al., 1993; Marquis et al., 1998; Phillips, 1993).

표 34-1 모유수유의 다양한 형태

패턴	타입
EBF → MF → W	(1)
MF → W	(2)
MF → EBF → MF → W	(3)
EBF → MF → Wn → MF → W	(4)
EBF → MF → W → MF → W	(5)
EBF → MF → EBF → MF → W	(5)
MF → W → MF → EBF → MF → W	(5)
MF → W → MF → W	(5)
NBF → MF → EBF → MF → W	(6)
NBF → MF → W	(6)

EBF(exclusive breastfeeding; 완전 모유수유), MF(mixed feeding/part breastfeeding; 혼합수유/부분수유), W(weaned; 이유식), NBF(never brestfed; 모유수유를 하지 않음)

(1) 출산 후 전형적인 모유수유 형태
(2) 초기 모유수유에 어려움이 있어서 이유식을 하는 형태
(3) 초기 모유수유에 어려움을 겪은 후 전형적인 형태로 발전
(4) 마퀴스(Marquis, 1998)에 의해 관찰된 형태로, 한 번 이상의 일시적인 이유식(Wn) 후에 재수유를 하는 형태
(5) 재수유가 포함된 형태들(지면상 다양한 패턴을 모두 나타내지 못함)
(6) 입양아나 생후 초기에 모유수유를 하지 못한 친자의 경우.

1. 정의

가. 유도수유(Induced lactation): 최근 수개월 내에 임신이나 수유의 경험 없이 비산욕기 성으로 수유를 유도하는 것이다. 이 용어는 과거의 모유수유 경험 유무와 관계없이 입양아에게 모유수유를 하는 것을 포함한다(Thorley, 2010; Waletzky et al., 1976).

나. 재수유(Relactation): 이전에 모유수유를 한 적이 있었던 아기에게(이유식을 먹다가 다시) 한 달 안에 다시 수유를 하는 것을 의미하고, 또한 산후 모유수유를 한 번도 하지 못한 친자에게 유도수유를 할 때도 사용된다. 이 용어는 넓은 의미로는 모든 종류의 유도수유에 대해서도 사용된다(Thorley, 2010). 일부 저자는 모유 생산이 현저하게 감소한 상황에서 이를 극복하고 다시 수유를 하는 것도 재수유에 포함시킨다(de Aquino et al., 2009; Lakhkar et al., 1999; Seema et al., 1997).

다. 양육(Nursing): 모유수유를 의미하는 것으로 사용한다.

라. 엄마(Mother): 친모, 입양모, 유모를 구분하지 않고 유도수유를 하는 여성을 의미한다.

2. 생리적인 기전

가. 임신과 태반 만출 후에 유발되는 유방 분비조직의 발달과 이에 대한 호르몬의 영향은 본 교재의 다른 부분에서 설명했다.

나. 임신을 하지 않은 상태에서 유방, 특히 유두를 자극하는 것은 프로락틴의 분비를 자극하고 분비조직의 증식을 용이하게 하여 모유의 분비가 일어나도록 한다(WHO; World Health Organization, 2009]).

다. 젖 빨기, 젖 짜기 등의 유두에 대한 자극은 프로락틴과 옥시토신의 분비를 자극한다(Hill et al., 1996; Hormann et al., 1998; Zinaman et al., 1992).

라. 모유 분비를 지속시키는 자극은 젖을 비우는 것이다.

마. 뇌하수체 후엽에서 옥시토신이 분비되는 데에는 자신감을 갖는 것이 중요하고, 이때에는 스트레스를 받지 않아야 한다.

바. 옥시토신 분비는 조건반사적 반응이다(Hill, Chatterton & Aldag, 1999).

사. 임상적 적용

1) 유도수유와 재수유는 자연재해, 전쟁, 내전과 같은 상황에서 인도적 구호 방법이 될 수 있다(ILCA, 2011; WHO, 2009).

2) 유도수유와 재수유는 많은 사회에서 다양한 이유로 시행되었다.

가) 엄마가 입양을 했거나 아기를 기르는 과정에서(아기 연령에 관계없이) 모유수유를 하고 싶어 할 때(때때로 입양아 모유수유라 한다)

나) 친척이나 친구가 모유수유를 할 수 없는 친모를 대신해서 수유하기 위해 수유를 자극할 때(예를 들어 친모가 HIV에 감염되었거나 죽었거나 신체적 장애로 모유수유가 불가능할 때, 기타 다른 이유로 친모가 없는 경우)(Hormann et al., 1998; Slome, 1956)

다) 자연재해, 전쟁, 국내분쟁 등의 응급상황이 발생했을 때(Brown, 1978; Gribble, 2005b; Hormann et al., 1998; WHO, 2009)

라) 입양된 아기가 유방에서의 안락함을 찾거나, 엄마나 할머니가 정서적으로 불안정한 아기가 유방에서 젖을 먹는 것으로 평온해진다는 것을 알고 수유를 유도하려고 할 때(Gribble, 2005a, 2005c, 2006; Slome, 1956).

3) 재수유는 다음과 같은 경우에 이루어진다.

　　가) 엄마가 아기에게 이유식을 먹이다가 아기와의 유대관계를 강화시키기 위해 다시 모유
수유를 시작하기를 원할 때

　　나) 젖을 뗀 아기의 다음과 같은 건강 문제를 개선하기 위해서

　　　(1) 분유 불내증이나 알레르기가 있는 것으로 확인되거나 추측될 때(Agarwal et al.,
2010; Avery, 1973; Hormann et al., 1998)

　　　(2) 변비가 있을 때

4) 이유식을 하거나 초기 모유수유를 실패하게 만든 요인이 사라지거나 개선되었을 때

　　가) 엄마의 유방이나 유두의 모양(Kesaree et al., 1993; Seema et al., 1997), 질병, 엄
마와 아기의 분리(Agarwal et al., 2010; Brown, 1978).

　　나) 출산 직후 모유수유를 하기 어렵게 한 병원 의료진(De, 2003)

　　다) 조산(Thompson, 1996), 구강 또는 안면기형(Menon et al., 2002), 영양실조(WHO,
2009), 심한 탈수(Sofer et al., 1993), 입원(Auerbach et al., 1979b, 1979c) 등과
같은 아기의 건강상태

5) 아이가 이유식 후에 모유수유를 시작할 때(Phillips, 1993; Thorley, 1997)

6) 자연재해, 전쟁, 또는 내전과 같은 응급이나 재해 상황이 있을 때(Brown, 1977;
Gribble, 2005b; Hormann et al., 1998; WHO 2009)

3. 유도수유 : 임상적 실제

　가. 입양한 엄마나 유모에 대한 평가

　　1) 과거력

　　　가) 이전의 임신과 내분비계 과거력

　　　　(1) 횟수

　　　　(2) 임신 지속기간

　　　　(3) 얼마나 오래 전인가

　　　나) 호르몬 불균형이나 기형을 암시하는 과거력이 있는가.

　　　　(1) 입양을 한 이유(예를 들어 산과적인 문제나 호르몬의 문제와 관련이 있는지)

　　　　(2) 불임 과거력(예를 들어 호르몬성 불임, 다낭성 난소 증후군)

　　　　(3) 다른 호르몬 비정상(갑상선이나 뇌하수체 질환 같은)

　　2) 이전의 모유수유 경험

　　　가) 엄마가 이전에 아이들에게 모유수유를 한 적이 있는가, 있다면 얼마나 오랫동안 했
는가.

　　　나) 모유수유에 어떤 어려움이 있었는가, 있었다면 어떤 문제였으며 그 문제들은 해결되
었는가.

　　　다) 젖을 뗀 이유는 무엇이었으며, 그때 아이는 몇 살이었는가.

　　　라) 수유의 공백 기간(마지막으로 모유수유를 했을 때부터 유도수유를 다시 시작하게 된

시간의 간격)은 얼마나 되는가.

　　　(1) 수유의 공백 기간이 길수록 모유를 유도하는 데에 걸리는 시간이 길어지는 경향이 있다(Agarwal et al., 2010; De et al., 2002; Lakhkar et al., 1999).

　　　(2) 어떤 경우에는 수년간의 긴 수유공백이 지장이 되지 않는다(Banapurmath et al., 1993b; Lakhkar, 2000; Nemba, 1994; Slome, 1956).

　　　(3) 연구에 따르면 이전에 수유 경험이 없는 여성은 유도수유를 더 어려워하는 경향이 있다(Auerbach & Avery, 1979a). 다른 연구에서는 불리한 점이 없는 것으로 나타났다(Marieskind, 1973; Nemba, 1994).

　　마) 입양아에게 모유수유를 한 경험이 있었는지, 입양아라 해도 아기의 성향에 따라 수유 패턴은 다르게 형성될 수 있다(Mobbs et al., 1971).

　　바) 엄마의 이전 모유수유 경험 유무와는 별개로 책, 수업, 비디오 등 모유수유 관련하여 받은 교육을 전반적으로 평가한다(Auerbach et al., 1979a).

나. 문화적인 영향

　　1) 엄마를 지지해주는 주위환경을 평가한다.

　　2) 자신의 모유 생산 능력에 대한 엄마의 기대를 평가한다.

　　3) 엄마가 아기를 유방에 가까이 하는 것을 힘들어하지는 않는지 평가한다.

　　4) 엄마의 수줍음과 걱정 정도를 평가한다.

　　5) 엄마가 모유수유를 하면 수유를 하는 아기와 다른 아이들의 관계에 영향을 줄 것이라고 생각하는지 평가한다.

　　6) 지역의 전통적인 입양 방식이 아기의 출생 초기에 친모와 같이 있다가 양모에게 가는 형태라면, 양모가 모유수유를 확립할 동안에 친모에 의해서 모유수유가 이루어질 수 있다(Nemba, 1994).

　　7) 대리모의 경우 본인 동의하에 양모가 수유를 유도하고 확립하는 시간 동안 모유수유를 함으로써 아이가 수유에 익숙해지게 하고 아이에게 이상적인 영양도 공급할 수 있다.

다. 입양아에게 모유수유를 하기를 원하는 이유

　　1) 아기의 입양을 보통의 육아처럼 만들고, 생물학적 모성경험을 자극하기 위해

　　2) 애착을 강화하고 밀접한 엄마−아기 관계를 발달시키기 위해서

　　3) 아기의 건강을 위해서

　　4) 아기가 모유수유를 경험할 기회를 갖도록 하기 위해서

　　5) 쇠약한 아기의 생존 확률을 높이기 위해서(예를 들면 자연재해 동안)

4. 아기가 오기 전에 할 일

가. 필수적인 조건(Brown, 1977).

　　1) 정상적인 뇌하수체 기능과 수유를 확립하고자 하는 동기를 가진 건강한 여성

　　2) 젖을 빠는 아기, 혹은 (손이나 기계로) 젖을 짜는 유방 자극

　　3) 지지하는 네트워크

가) 가족과 친구

나) 엄마를 지원하는 모임(특히 모유수유에 대해서 지지하는)

다) 입양아 수유를 지원하는 인터넷 웹사이트(Gribble, 2001; **표 34-2**)

라) 전문가의 지원(Szucs et al., 2010)

4) 자신감(Banapurmath et al., 2003; Nemba, 1994).

5) 만약 유도수유를 아기의 탈수나 질병 때문에 하고 있다면, 수분 보충요법도 필요하다 (Brown, 1977).

나. 있으면 바람직한 조건

1) 유도수유에 대한 독서나 다른 교육을 통한 준비(Auerbach et al., 1979a; Nemba, 1994; Thearle et al., 1984)

2) 다른 이의 모유수유를 관찰한 경험이 적다면 모유수유 시의 일반적인 관리에 대한 독서나 교육이 필요하다(Auerbach et al., 1979a; Szucs et al., 2010).

다. 다루어야 할 질문들

1) 엄마가 모유수유로 키워진 아기를 맞이하기까지 시간이 얼마나 남았는가.

가) 해외 입양의 경우 입양아를 맞이하게 될 날짜를 정확히 아는 것이 어렵다.

나) 엄마는 예상보다 빨리 아기를 맞이하게 될 수 있다.

다) 엄마는 예상보다 늦게 아기를 맞이하게 될 수 있다.

라) 오늘날 입양아를 태어나자마자 맞이하는 엄마는 거의 없다. 예외는 다음과 같은 경우이다.

(1) 대리모에게서 아기가 태어난 경우

(2) 전통적인 입양방식: 일부 토착 사회나 친척 간의 입양인 경우

2) 엄마는 대략 아기의 월령이 얼마나 된다고 예상하는가(예를 들어 신생아, 6개월 이상, 12개월 이상).

3) 아기가 요즘 어떤 종류의 젖을 먹고 있으며 그것은 적절한 선택인가.

4) 아기가 현재 어떻게 수유하고 있는가(예를 들어 유모를 통해 수유하는지 병으로 수유하는지 컵으로 수유하는지 등).

라. 아기의 월령

1) 신생아 및 생후 8주 이하의 아기는 흔쾌히 젖을 빠는 경향이 있다(Auerbach et al., 1981). 이는 젖 빨기가 반사적 반응이기 때문이고, 이후 약 3개월 즈음까지 점차 자발적인 행동으로 바뀌어 간다(Walker, 2006).

2) 생후 2개월 이상의 입양아는 유방에 가까이 했을 때 종종 거부반응을 보인다(Auerbach et al., 1980). 따라서 친모의 유방을 거부하는 아기에게 적용하는 것과 유사한 대처법이 필요하다.

3) 처음에 유방에 대해 거부를 하는 것이 아기가 이후에도 계속 거부할 것이라는 의미는 아니다(Auerbach et al., 1979a; Seema et al., 1997; Thearle et al., 1984).

4) 생후 6개월 이상의 아기는 유방에 익숙해지는 데에 노력이 필요하다.

표 34-2 모유수유 전문가와 고객을 위한 입양아 수유 관련 인터넷 사이트*

출처와 설명	인터넷 사이트
프로토콜	
모유수유 의사회 (Academy of Breastfeeding Medicine)	http://www.bfmed.org/Media/Files/Protocols/Protocol9-English 1st Rev. Jan 2011.pdf
프로토콜 #9: 모유공급을 개시하거나 증가시키는 최유제의 사용.	
Goldfarb L, Newman J	http://www.asklenore.info/breastfeeding/induced_lactation /gn_protocols.shtml
유도수유를 위한 뉴먼-골드파브(Newman-Goldfarb) 프로토콜.	
모유수유 보조도구	
락트에이드 (Lact-Aid)	http://www.lact-aid.com/facts-about-lact-aid
아기가 모유수유하는 방법을 배울 수 있도록 유방에서 보충수유를 해주는 튜브 형식의 수유 도구	
수유 보충기 (Supplemental Nursing System)	http://www.medelabreastfeedingus.com/products/51/ supplemental-nursing-system-sns
아기가 유방에 오래 머물면서 장기간동안 보충 튜브수유를 할 수 있도록 하는 수유 도구	
지원 단체	
라레체리그 (LLLI, La Leche League International)	http://www.lalecheleague.org/NB/NBadoptive.html
자주 묻는 질문들 : LLLI 출판물, 뉴 비기닝, 레븐(New Beginnings, Leaven)의 온라인 기사들	
Adoption Media LLC	http://breast-feeding.adoption.com
자료제공, 기사, 공개토론, 전화 서비스, 공동체 활동. 미국, 캐나다, 영국에서의 입양 수속	
야후 그룹(Yahoo Groups)	http://groups.yahoo.com/group/adoptivebreastfeeding
입양아 모유수유 : 온라인 채팅 그룹이 있고, 다른 지지그룹들과 연결되어 있음.	
The Adoptive Breastfeeding Resource Website	http://www.fourfriends.com/abrw
나오미 비. 듀안(Naomi B. Duane) 자료제공, 모유 계산기, 기사, 뉴스, 게시판, 금전적 지원	

버지니아 솔리(Virginia Thorley) 엮음

* 주의 : 사이트 주소는 변경될 수 있음. 상기 URL들은 2012년 5월 13일 기준임.

5) 아기가 이전에 모유수유 경험이 없거나 입양 전에 친모나 유모로부터 모유수유를 하지 않았다면, 아기의 연령이 높을수록 유방에 가까이 했을 때 빨려고 하는 의지가 없다(Auerbach et al., 1979a).

6) 생후 9개월 이상 아기가 모유수유를 받아들이는 데에 영향을 미치는 요인에는 입양되기 이전의 높은 양육의 질(vs. 신체적인 접촉이 거의 없는 소극적인 보살핌), 아기의 성향 등이 있다(ABA, 2004).

7) 이전에 모유수유를 해본 경험이 있는 아기 및 아동은 자발적으로 젖을 찾을 수도 있다(Gribble, 2005c; Phillips, 1993).

마. 유방과 유두

1) 유도수유에 어려움이 있는 유두의 특징은 다음과 같다.

가) 기형, 흉터, 외과적 시술 과거력

나) 유방의 크기와 모양. 예를 들어 통 모양, 비대칭 모양, 유방 처짐과 같은 미성숙의 징후들(Huggins et al., 2000)

2) 유두와 유륜의 크기와 모양을 평가한다.

가) 정상유두, 편평유두, 함몰유두

나) 유두나 유륜의 기형과 과잉유두

다) 유두의 끝 방향 : 아기의 수유 자세를 잡는 데에 영향을 준다.

5. 계획

가. 예상되는 결과

1) 상담

가) 모유수유는 엄마와 아기가 파트너로서 함께하는 것임을 설명한다.

나) 모유수유에 대한 엄마의 기대와 그녀가 모유수유의 성공을 어떻게 정의하고 있는지 확인한다.

다) 모유수유 관계의 중요성을 강조하고 성취의 현실적인 수준을 의논한다(Szucs et al., 2010).

(1) 성공은 엄마가 수유 경험에 대해 어떻게 느끼는가에 달려 있다(Auerbach et al., 1981).

(2) 자발적으로 젖을 빨고자 하는 아기의 의지에 집중한다.

(3) 엄마들 중 일부는 완전 혹은 부분 모유수유에 성공할 것이고(Szucs et al., 2010), 일부는 그렇지 않을 것이다.

라) 자신감 결여와 주변의 지원 부족, 빈번하지 못한 젖 빨기는 입양모의 수유 실패로 연결되기 때문에, 엄마가 자신감을 갖도록 도와야 한다(Lakhkar, 2000). 즉 자신감은 산욕기성 수유에서와 마찬가지로(Blyth et al., 2002; Dennis, 1999; Meedya et al., 2010; Persad et al., 2008) 비산욕기성 유도수유에서도 중요한 요소이다.

마) 아기에게 유방을 가까이 하기 전에, 월령이 높은 아기인 경우 신뢰관계를 먼저 맺어야

한다(ABA, 2004).

바) 완전 모유수유는 아니더라도 많은 입양아들이 기간을 연장해서 보충용 모유수유를 지속함을 엄마에게 알려준다.

(1) 유방은 아기가 안정감을 느끼는 편안한 장소가 될 수 있다.

(2) 만약 아이가 직접 모유수유를 하는 것을 받아들이지 못한다 하더라도, 엄마는 음료수나 다른 음식에 모유를 혼합한 형태로 줄 수 있다.

2) 아기가 빨지 않는 상태에서 젖이 한두 방울 나온다면 며칠에서 몇 주 내에 젖이 나올 것을 기대할 수 있다.

3) 아기가 젖 빨기를 효율적으로 하면 모유가 빨리 나올 수 있지만, 개인마다 차이가 많다. 그러므로 모유가 나올 때까지 얼마나 걸릴지 엄마에게 시일을 제시하는 것은 권장하지 않는다.

나. 엄마에 대한 지지

1) 심리적인 지지와 가사 도우미 등을 포함하는 가족과 친구들의 지원(Avery, 1973; Hormann, 1977; Lakhkar et al., 1999)

2) 수유전문가나 다른 의료전문가의 격려와 지원, 적절한 정보의 제공은 엄마의 자신감 형성을 도울 수 있다(Banapurmath et al., 2003; De et al., 2002; Szucs et al., 2010).

3) 경험을 공유하기 위해 입양아 수유 엄마들의 온라인 모임에 참여할 수 있다(Gribble, 2001; **표 34-2** 참조).

4) 엄마는 입양기관, 가족, 친구로부터 지지를 거의 못 받거나 완전히 실망하게 될 수도 있다. 엄마는 이런 상황에도 대비할 필요가 있다.

6. 수유 확립 : 모유 생산 유도하기

가. 모유 생산을 유도하기 위한 자극

1) 유두에 대한 자극(유두 운동이나 쓰다듬기, 빨기, 또는 짜내기 등)을 통해 유방조직을 성숙시킬 수 있다(Auerbach et al., 1979a; WHO, 2009).

2) 많은 여성들은 젖을 짜내고, 아기를 유방 가까이에 두고, 유두를 자극하는 등의 방법들로 수유를 유도한다(Auerbach et al., 1979a; Banapurmath et al., 1993b; Cohen, 1971; Kleinman et al., 1980; Lakhkar, 2000).

가) 모유 배출은 수분 내에 시작되어 편안함을 느끼는 정도에 따라서 최대 15~25분 내에 최대에 도달한다.

나) 양측 유방에서 동시에 젖을 짜는 것이 프로락틴 분비를 촉진한다는 주장이 있었지만(Hill et al., 1999; Zinaman et al., 1992), 코크란 리뷰 논문에서 혈중 프로락틴 농도나 모유 생산량에 차이가 없는 것으로 확인되었다(Becker et al., 2009).

다) 그러나 양쪽 유방을 동시에 짜내는 것은 시간을 절약해준다(Becker et al., 2009).

라) 이완되는 음악을 들으면서 수유하는 것이 일반적인 모유수유에서는 도움이 되지만(Becker et al., 2009), 유도수유나 재수유에서도 도움이 되는지는 아직 연구되지 않았다.

마) 아기가 적절하게 유방을 무는지, 수유 테크닉이 잘 구사되고 있는지에 주의를 기울여야 한다(ABM: Academy of Breastfeeding Medicine Protocol committee, 2011).

3) 유방과 유두에 대한 자극은 다음과 같다.

　가) 아기를 맞이하기 전 약 4주 동안 매일 3~4시간의 유두 운동(Auerbach et al., 1979a).

　나) 유방 마사지 또는 온찜질(Auerbach et al., 1979a; Phillips, 1969).

　다) 가장 중요한 자극인 유방에서 젖을 먹는 아기(ABA, 2004; Lakhkar, 2000; WHO, 2009).

　라) 초유를 짤 때에는 손으로 모유를 짜는 것이 병원급의 유축기를 사용하는 것보다 더 효율적인 것으로 드러났다(ABM Protocol committee, 2011; Ohyama et al., 2010). 이는 유도수유의 초기단계에서 생산량이 적을 때에도 적용해 볼 수 있다.

　마) 아기가 젖을 빠는 동안에 유두로 모유를 보충해주는 튜브 보충기의 사용(ABA, 2004; Auerbach et al., 1979a; Hormann et al., 1998; Kulski et al., 1981; WHO, 2009).

　　(1) 판매되는 도구를 사용하든, 가정에서 만든 도구를 사용하든 이런 도구들은 유방을 자극하면서 아기에게 수유의 경험을 갖게 하는 동시에 아기가 젖병 꼭지는 멀리할 수 있게 해준다.

　　(2) 엄마는 젖이 담겨 있는 용기의 높이를 조절함으로써 젖이 흐르는 속도를 조절하는 것을 배운다.

4) 어떤 엄마는 아기가 유방에 가까이 다가가기 전에는 모유의 분비가 없다.

　가) 이전에 모유수유 경험이 있는 엄마들 중에서 입양아를 유방에 가까이 하기 전에 손이나 기계로 먼저 자극을 하면 더 많은 모유가 나오는 경우가 있다.

　나) 나란히 젖먹이기(아기와 함께 나이가 많은 아이에게도 수유를 하는 것)는 이미 모유가 충분히 있다는 의미이다.

5) 최유제(모유 생산을 증가시키는 것으로 여겨지는 약물 또는 비약물성 물질)

　가) 주요 약물

　　(1) 경구피임약인 에스트로겐과 프로게스테론 복용을 가능하면 빨리 입양 수주일 전에 시작한다(Auerbach et al., 1979a; Kramer, 1995; Nemba, 1994; Szucs et al., 2010; 유도수유 프로토콜을 얻을 수 있는 인터넷 주소는 **표 34-2** 참조) 젖 짜기는 경구피임약을 끊으면 시작한다.

　　(2) 고용량 복용이나 엄마가 고연령일 경우 심부 정맥 혈전증의 위험 때문에 복용 시 주의가 필요하다.

　나) 유즙 생성에 필수적인 프로락틴 분비는 유방의 감각신경에 대한 자극으로 일어난다. 이것이 앞서 언급한 바와 같이 유방에 대한 물리적 자극이 필요한 이유이다(ABM Protocol Committee, 2011). 추가적인 프로락틴 분비 자극 방법으로 젖을 짜거나 수유를 하는 것과 더불어 도파민 길항제를 사용하는 것을 고려해볼 수 있다(Gabay, 2002; Hale, 2010; McNeilly et al., 1974).

(1) 모유수유의사회(Academy of Breastfeeding Medicine)의 최유제에 대한 개정된 규약에서는 일반적으로 최유 목적으로 사용되는 4가지 물질에 대한 근거수준을 제시하고 있다(ABM Protocol Committee, 2011). (**표 34-2** 참조)

(2) 아래 약물을 최유제로 사용하는 것은 허가외 사용에 해당한다(ABM Protocol Committee, 2011).

(가) 메토클로프라마이드(Metoclopramide) (ABM Protocol Committee, 2011; Auerbach et al., 1980; Banapurmath et al., 1993a; Bose et al., 1981; Brown, 1973; Budd et al., 1993; Hale, 2010; Kauppila et al., 1983) 근거수준: 3(ABM Protocol Committee, 2011). 최유 효과는 용량 의존적이다(Hale, 2010). 약물을 끊기 전에 점진적으로 용량을 줄이는 것을 권하는데, 이는 특정 여성들에게서 나타나는 공급 감소 현상을 막기 위해서이다(Hale, 2010). 부작용 때문에 돔페리돈보다 덜 권장된다(Hale, 2010).

(나) 돔페리돈(Domperidone) (Brown, 1978; Hale, 2010; Hofmeyr et al., 1983; Hofmeyr et al., 1985): 주로 미국 외에서 구할 수 있지만, 가끔 미국 내에서도 혼합제조약에서 얻을 수 있다. 적절한 복용은 젖이 나오기 시작한 뒤에 복용을 시작하는 것이다(Lawrence et al., 2011). 근거수준: 1(ABM Protocol Committee, 2011).

(다) 설피리드(Sulpiride), 항우울제, 항정신병제. 용량 의존적이지 않아서 적은 양이 투여된다(Aono et al., 1982; Cheales−Siebenaler, 1999; Hale, 2010; Ylikorhala et al., 1982, 1984). 남아프리카에서는 사용되지만 일부 국가에서는 금지되어 있다. 추체의 부작용과 엄마의 체중증가 때문에 추천되지 않는다(ABM Protocol Committee, 2011; Gabay, 2002).

다) 사용빈도가 낮은 약물 최유제

(1) 갑상선 자극 호르몬 분비 호르몬(TRH) (Emery, 1996; Hill et al., 1999; Peters et al., 1991): 일반적으로 사용을 권장하지 않는다(ABM Protocol Committee, 2011; Hormann et al., 1998).

(2) 클로르프로마진(Chlorpromazine), 반감기가 긴 안정제(Ehrenkranz et al., 1986): 진정작용과 같은 부작용이 있어 피해야 한다(Hale, 2010; Sousa et al., 1975).

(3) 인간 성장 호르몬(HGH) (Hale, 2010; Hofmeyr et al., 1985; Milsom et al., 1992), 임상연구 축적이 부족하다(Gabay, 2002)

6) 옥시토신 호르몬은 유방의 수용체를 활성화시킴으로써 유즙 사출반사를 자극한다. 포상조직(alveoli) 주위의 근상피세포의 수축을 자극하고, 젖이 분출되게 한다(Lawrence et al., 2011).

가) 빨기와 같은 유두에 대한 자극은 약에 대한 의존 없이도 시상하부에서 옥시토신의 분비를 촉진한다(Lawrence et al., 2011).

나) 다른 감각 자극도 옥시토신 분비를 자극해서 유즙 사출반사를 유도할 수 있는데 (Lawrence et al., 2011), 예를 들면 촉각(피부 대 피부 접촉 같은), 시각, 청각, 후각 자극 등이다.

다) 옥시토신 분비는 조건반사적 반응이기 때문에(Hill et al., 1999), 엄마는 유방 자극과 같은 특정 행동을 수유 전에 반복해서 조건 행동으로 만드는 것이 좋다. 이런 조건 행동이 약물 없이도 유즙 분비를 자극하도록 도와준다(Szucs et al., 2010).

라) 합성 옥시토신은 엄마의 유방에 젖이 있는데 사출반사가 원활하지 않을 때에만 사용한다.

마) 옥시토신은 보통 비강 내 스프레이 형태로 적용되는데 신토시논(Syntocinon)은 특정 국가에서는 이용이 불가능하고 미국에서는 조제약국에서 구할 수 있다(Walker, 2006).

바) 헤일(Hale, 2010)은 비강 스프레이는 산후 첫 주 이내에 사용되어야 한다고 말한다. 연구가 이루어진 것은 아니지만 이에 준하여 추론하면, 유도수유에서 옥시토신 비강 스프레이는 젖이 몇 방울 나오기 시작한 뒤 1주 이내에 적용해야 할 것이다 (Lawrence et al., 2011).

사) 옥시토신 비강 스프레이(Lawrence et al., 2011)와 경구 옥시토신(Ylikorkala et al., 1984)이 실제 모유 생산량에 영향을 끼친다고 보기는 어렵다(Fewtrell et al., 2006).

7) 약초, 건강보조식품, 그리고 대체의학은 대부분의 사회에서 최유 목적으로 사용되어 왔다.

가) 대부분의 정보는 일화적인 사례들이고, 무작위 대조군 연구가 없는 상황에서 플라시보 효과를 배제할 수 없다.

나) 유도수유를 하고 있는 엄마가 자신의 식이를 개선시키고 수분섭취를 증가시키는 것이 수유에 도움이 되는 것은 당연하다(출산 후 일반적인 수유를 하고 있는 엄마와 마찬가지로) (Auerbach et al., 1979a; De et al., 2002).

다) 많은 엄마들은 건강보조식품의 복용이나 수분섭취가 모유 생산을 자극할 것이라고 믿지만, 특정 음식이나 약초가 모유의 합성을 촉진시킨다는 증거는 부족하다. 전통적으로 이야기되는 것들은 다음과 같다.

(1) 양조효모(Brewer's yeast) (일부 아기에서 위장장애를 일으킬 수 있다.)

(2) 맥주. 하지만 알코올은 젖 사출반사를 억제하고, 아기의 빨기 행동을 줄이고 졸립게 해서 역효과를 낼 수 있다(Mennella, 2001; Mennella et al., 1993; Mennella et al., 2005).

라) 호로파(fenugreek), 회향(fennel), 아니스(anise, 스타아니스 아님)와 같은 약초들은 모유 생산을 증가시키는 효과가 있는 약초로 오랫동안 사용되어 왔다. 이것들은 개인에 따라 알레르기를 유발할 여지가 있다(Humphrey, 2003; Lawrence et al., 2011).

(1) 호로파(fenugreek): 일반적으로 안전한 것으로 여겨지지만 엄마의 혈당을 낮출 수 있다(Bryant, 2006; Hale, 2010). 관찰 연구에서 확인된 근거만 있고(Hale,

2010), 무작위 대조군 연구는 아직 부족하다.

근거 수준 : 2-3(ABM Protocol Committee, 2011).

(2) 회향(fennel) : 안전하게 여겨지지만, 모유의 생산을 증가시키는 효과에 대한 증거 자료는 없다(Hale, 2010).

(3) 밀크티슬(학명 Silybum marianum) : 차로 복용했을 때 젖 생산량을 대조군에 비해 유의하게 증가시켰음이 한 연구에서 보고되었다(Di Pierro et al., 2008; Lawrence et al., 2011).

근거 수준 : 2-1(ABM Protocol Committee, 2011).

(4) 소위 자연 치료는 주의 깊게 적용해야 하는데, 특히 혼합된 제품으로 사용할 때는 더욱 조심해야 한다. 왜냐하면 몇몇 약초 제품들은 아기 건강에 해로운 것으로 알려져 있고(Rosti et al., 1994), 오염 가능성도 배제할 수 없기 때문이다(ABM Protocol Committee, 2011).

(5) 최유 효과가 전혀 없을 뿐만 아니라, 몇몇 나라에서 사용이 금지된 컴프리(comfrey)는 간독성의 위험 때문에 반드시 피해야만 한다(Lawrence et al., 2011). 이는 경구복용뿐만 아니라 국소사용도 포함한다(Hale, 2010).

마) 침(acupuncture)은 프로락틴 분비를 촉진한다(Clavery, 1996; Jenner et al., 2002; Sheng et al., 1989).

나. 모유 짜기

1) 엄마가 손이나 기계로 모유를 짤 때 편안한지 평가한다.

2) 유방을 손으로 짜는 방법을 가르치고 평가한다.

3) 수동식과 전동식 유축기들 중 엄마가 이용이 가능한 종류를 알아보고 그것을 잘 다룰 수 있는지 평가한다(Chapter 33 모유수유 도구와 용품을 보라).

가) 동시에 양쪽 유방을 유축할 수 있는 이동식 병원급 전동 유축기는 다른 것들에 비해 시간을 절약할 수 있다(Siebenaler, 2002).

4) 이런 기술들을 이용할 수 있는 엄마의 능력을 정확히 평가한다. 만약 엄마가 기계식이나 전동식 유축기를 사용하고 있다면, 그것이 잘 작동하는지, 통증을 유발하지는 않는지 평가한다. 유축기들은 종종 잘 작동하지 않거나 통증을 유발한다(Dwyer, 2008; Lawrence et al., 2011).

5) 모유를 자주 짤 수 있는 엄마의 능력을 정확히 평가한다.

가) 이상적으로는 갓 태어난 신생아에게 모유수유하는 것처럼 자주 짜는 것이 좋다(24시간 동안 8~12회; Hormann & Savage, 1998).

나) 또는 2시간마다 짜는 것(Lakhkar, 2000), 그중 한 번 이상은 밤중에 짜야 한다.

다) 또는 24시간에 최소 6회 이상, 한 번 짜낼 때마다 15분씩 짜는 것이 좋다(Szucs et al., 2010).

6) 만약 해외입양이어서 엄마가 외국에 가야 한다면 외국에 머무는 동안 모유를 짤 방법에 대해 의논한다.

가) 손으로 젖 짜기는 항상 유용하고, 젖을 담을 용기 외에 특별한 기구가 필요하지 않다.

나) 기계적 유축기: 전기식 유축기에 수동 모드가 있으며 엄마가 그것을 사용하는 방법을 아는지 체크한다.

다) 다른 전압을 쓰는 나라에 갈 경우를 대비해서 전기 어댑터는 필요하다.

라) 유축기가 배터리로 작동이 되는지, 엄마가 충분한 배터리를 가지고 있는지 확인한다.

다. 입양아 엄마가 겪는 일반적인 문제들(Auerbach et al., 1979a)

1) 준비 시간의 부족

2) 아기를 데려오기 위해 이동하는 동안에 유도수유를 유지하는 것

3) 아기의 불만으로 유방 거부를 경험하는 것

가) 드랍 앤 드립(drop and drip) 방법(기증 모유나 분유를 유륜에 몇 방울 똑똑 떨어뜨리는 방법)이나 수유 보충기를 통해 아기에게 추가적인 보상을 해주면 아기의 불만을 줄일 수 있다(Lakhkar et al., 1999).

4) 아기가 충분한 모유를 섭취하고 있는지에 대한 걱정(Auerbach et al., 1979a)이나 자신감의 결여로 인한 스트레스(Bose et al., 1981).

5) 피로

6) 보충유를 줄이는 것에 대한 불안

가) 의료인(국제수유상담가(IBCLC), 의사, 아동전문간호사)과 규칙적인 상담

나) 정서적인 지지와 확신

7) 모유를 짜고 먹이는 도구들을 다루는 어려움

8) 다른 아이들의 경쟁적인 요구 때문에 수유할 시간을 내기 어려움

라. 유도수유에 대한 생리적인 반응과 유도수유와 관련된 불편함(Auerbach et al., 1979a).

1) 유두 통증(Seema et al., 1997)

가) 아기의 밀착 여부 및 자세를 재확인(Banapurmath et al., 2003)

나) 적절한 직경의 유축기 개구부를 선택했는지와 그것을 제대로 사용하고 있는지 확인

2) 유방 통증

3) 충만감 등 유두와 유방의 변화(ABA, 2004; Riordan, 2010)

4) 유즙 사출의 신호

5) 월경 중단 또는 불규칙(Hormann, 1977; Riordan, 2010).

6) 식욕의 증가(Auerbach et al., 1979a).

7) 체중의 변화 ; 아우어바흐(Auerbach, 1979a)는 증가 또는 감소로 보고했다

마. 아기의 젖 빨기

1) 피부 대 피부의 접촉

가) 아기가 배고픔 신호를 보이지 않으면서 졸려할 때 피부 접촉을 시작한다.

나) 많이 안겨본 경험이 없는 월령이 높은 아기들은 처음에는 피부 대 피부 접촉이 위협적인 것이라고 생각할 수도 있으므로 인내를 갖고 아기가 느낄 감정을 존중한다.

2) 모유수유 확립

가) 젖 물리기와 자세 잡기를 잘하도록 한다.

나) 아기가 이전에 젖을 먹던 방향과 동일한 방향으로 모유수유를 시작하도록 권유한다 (예를 들어 왼쪽에서 젖병수유를 했다면 왼쪽 유방에서 수유를 시작한다).

다) 짧고 잦은 모유수유(매 24시간마다 8~12회)를 권한다.

라) 아기를 억지로 유방에 가까이 하거나 젖을 빨게 해서는 안 된다.

　　(1) 처음에 거부했다고 나중에도 거부하는 것은 아니다. 초기에 유방을 거부하는 아기도 나중에 받아들일 수 있다(Auerbach et al., 1980).

마) 모유수유를 거부하는 아기를 달래기 위해서 엄마에게 다음을 가르친다.

　　(1) 모유수유를 하기 전에 컵이나 주사기, 병, 튜브를 이용하거나 손가락 수유의 방법으로 젖을 먹여서 배고픔을 달래준다.

　　(2) 젖 빨기를 더 잘하도록 드롭 앤 드립(drop and drip) 방법을 이용한다. 아기가 젖 물기를 할 때 유륜에 모유를 똑똑 떨어뜨려주는 것이다(Kesaree, 1993; Lakhkar, 2000). 모유는 스푼, 점적기, 주사기 또는 병으로 떨어뜨릴 수 있다.

　　(3) 아기가 졸려할 때 모유수유를 한다.

　　(4) 어둡고 조용한 방에서 모유수유를 한다.

　　(5) 아기가 유방에서 젖을 빠는 동안에 추가적인 튜브 보충기를 사용한다(Auerbach et al., 1980; Bryant, 2006). 젖을 담는 용기를 더 높게 두면 초기 배출 속도를 더 빠르게 할 수 있다.

　　(6) 어떤 아기들은 밤에 보충기 없이 젖을 물 것이다.

　　(7) 어떤 아기들은 엄마가 돌아다닐 때에도 안겨 있을 것이다. 포대기를 하면 모유수유를 더 쉽게 할 수 있다.

바) 엄마에게 모유가 나오는 것을 인지할 수 있도록 가르친다.

사) 아기가 유방 가까이에서 울도록 내버려 두면 안 된다. 모유수유의 경험은 즐거운 것이어야 한다.

　　(1) 울고 있는 아기를 유방에서 떼어내고 다른 방법으로 달래거나 주의를 다른 곳으로 돌린다.

　　(2) 아기가 유방에 있는 동안에 말을 하거나 노래를 불러준다.

아) 짧고 잦은 모유수유를 시도하는 것으로 시작해서, 아이가 의지를 보이면 시간을 늘려간다.

자) 일단 아이가 유방을 받아들이면 모유를 짜내는 것을 중지하고 자주 빨리는 것으로 대신할 수 있다.

3) 보충(유도수유나 재수유를 위한)

가) 아기의 건강을 위해서 엄마의 모유 공급이 확립될 때까지 보충수유를 해야 한다.

나) 만약 모유은행의 모유를 이용할 수 없다면, 굳이 바꿀 이유가 없는 한 아기가 전에 먹고 있던 분유를 사용한다.

다) 아기를 유방에 자주 가까이 하고, 모유수유를 한 후에 튜브수유기나 컵 또는 주사기

를 통해 필요한 보충 영양을 해주고, 젖병과 고무젖꼭지 등 인공 젖꼭지의 사용을 없애거나 줄인다. 여러 가지 방법을 복합적으로 사용한다(de Aquino et al., 2009).

라) 만약 튜브 보충기가 없고, 모유 생산이 있다면

(1) 아기가 유방에서 젖을 먹고 난 이후에만 보충수유를 한다.

(2) 수유 시 첫 번째가 아닌 두 번째 이후에만 분유를 먹인다. 수유는 대략 2시간마다 하는 것이 좋다.

(3) 만약 엄마와 아기가 같이 자고, 그때그때 모유수유를 할 수 있다면 밤에는 아기가 모유만 먹도록 한다.

마) 만약 보충수유를 위해 컵을 사용한다면 아기를 바로 세운 자세로 컵수유를 하도록 가르친다(Chapter 32 참조).

바) 만약 젖병으로 보충수유를 한다면 한쪽을 더 좋아하는 것을 피하기 위해서 좌우에서 모두 젖병수유를 한다.

사) 만약 아기가 흐름이 빠른 젖병으로 수유하고 있다면, 모유가 천천히 나오는 것에 익숙해질 수 있도록 흐름이 더 느린 젖꼭지로 바꾼다. 젖병수유를 여러 번 멈추면서, 먹는 속도를 조절한다.

아) 아기의 성장과 배변을 지켜보면서 차츰 적절하게 분유와 다른 음식들을 줄여간다. 그러나 다음에 주의한다.

(1) 유방에서 젖 빠는 것을 촉진하려고 아기가 배가 고프도록 두지 않는다. 이것은 아기가 약해지고 비효율적인 젖 물기를 하게 되기 때문에 기대하지 않은 역효과를 초래한다(Avery, 1973).

(2) 비슷한 이유로 보충수유의 농도를 묽게 만들지 않는다.

(3) 보충수유의 양을 제한하지 않는다.

(4) 만약 아기의 배설량이 적거나 성장이 주춤한다면 일시적으로 보충수유를 늘려야 한다.

자) 모유를 짜내고 유축하는 것을 아기가 직접 젖을 빠는 것으로 대체한다. 그러나 만약 아기가 약하고 빨기 힘이 부족하다면 아기가 젖을 빤 뒤에도 짜내는 것이 필요하다.

차) 사용하고 있는 최유제를 점차 줄인다.

카) 어떤 아기들은 엄마가 젖을 먹이는 기간 내내 보충수유를 필요로 한다.

바. 평가

1) 엄마와 아기 관계

가) 피부 대 피부의 접촉은 쉽게 긴밀한 유대관계를 만든다.

나) 조화로운 엄마와 아기의 관계는 행복과 만족감에 의해 발전한다.

2) 아기와 모유수유

가) 엄마의 유방에서 젖을 빠는 아기

나) 아기는 시간이 흐를수록 유방에서 젖을 빠는 것에 만족해한다.

3) 엄마가 모유를 생산하고 있는가

가) 엄마가 생산하는 모유의 양이 증가하고 있다.

나) 모유를 짜낼 때 관찰되는 모유 분비

4) 모유 섭취량을 나타내는 아기의 지표

가) 모유를 이동시키고 삼키는 증거

나) 대변의 변화, 이것은 하루 중에도 다양할 수 있다.

다) 소변 배출량(기저귀 개수)이 정상인 상태에서, 분유나 음식의 섭취량이 줄어드는 것.

라) 유방으로부터 직접 섭취하는 모유의 양을 평가하기 위한 수유 전과 수유 후의 체중을 비교

마) 충분한 성장이 유지되고 있는지를 평가하기 위해, 3~5일마다, 그리고 일주일마다 체중을 측정

사. 유방에서 모든 영양을 섭취하는 아기

1) 모유만 먹는 아기

가) 보충용 분유나 음식의 중단

나) 튜브 보충기, 젖병, 컵, 또는 다른 기구들의 사용 중단

다) 젖을 유도하기 위해 다른 자극들이 더 이상 필요하지 않음(모유를 짜내는 것, 최유제 등)

라) 아기에게 하는 수유로 유지되는 모유 생산

2) 모유와 이유식(월령에 맞는 적절한 고형식 등)을 먹는 아기

가) 고형식에 대한 것만 빼면 위의 내용과 같다

7. 재수유

가. 정의

1) 재수유는 많은 면에서 유도수유와 유사하다.

2) 이 장에 있는 정보는 엄마가 재수유를 시작한 경우로 한정한다.

3) 드물기는 하지만 모유수유를 경험한 적이 있고 매일 반고형 보충식을 먹고 있는 월령이 높은 아기나 아동에게 시행하는 재수유의 경우(Phillips, 1993), 자신감과 확신만 있으면 가능하다.

나. 평가

1) 과거력

가) 엄마가 자신의 친자에게 재수유를 할 때 적용할 질문

(1) 엄마는 아기에게 조금이라도 모유수유를 했었는가.

(2) 만약 그렇다면 얼마동안 했었는가.

(3) 이유식을 시작하거나 모유수유를 하지 않은 이유는 무엇이었는가(Phillips, 1992).

(4) 모유수유 할 때에 함몰유두, 다른 질환, 유방 형성부전(미성숙), 호르몬 문제와 같은 어려움이 있었는가.

(5) 엄마의 어려움들이 적절하게 이야기되었는가.

　　　　　　(6) 아기는 현재 어떻게, 무엇을 먹고 있는가.

　　　　　　(7) 엄마는 적절한 젖물리기와 같은 기본적인 모유수유 기술을 이해했는가.

　　다. 아기의 현재 건강 상태

　　　　1) 출산과 관련한 세부사항(예를 들어 일반적인 자연분만, 겸자분만, 흡입분만, 제왕절개, 신생아 가사 여부)

　　　　2) 아기의 과거력과 현재의 성장과 발달 상태

　　　　3) 아기가 적절한 강도로 젖 빨기를 할 수 있는가.

　　　　4) 이전에 조산, 설소대 단축증, 다른 구강기형, 약한 젖 물기, 발달 지연, 신경학적 문제 등과 같이 수유를 곤란하게 하는 아기요인이 있었는지, 있었다면 아기요인들은 해결이 되거나 적절하게 보고가 되었는가(Pillips, 1992).

　　　　5) 아기의 나이

　　　　　가) 월령이 2~3개월이 안 된 아기는 젖 빨기가 반사반응이기 때문에 유방을 잘 받아들인다.

　　　　　나) 월령이 더 높은 아기에게는 유방거부에 대한 대처법들로 효과가 있을 것이다.

　　　　　다) 월령이 12개월 이상이면서 이전에 모유수유를 오랫동안 한 경험이 있는 아이는 모유수유를 효과적으로 하는 방법을 기억한다(Pillips, 1993).

　라. 문화적인 영향

　　　1) 엄마의 지원체계를 평가한다.

　　　2) 엄마가 수유를 재개하는 데에 작용하는 문화적 사회적 장벽을 확인한다. 이를테면 정숙함에 대한 신념과 집밖에서 수유할 수 있는지 등에 대해서가 있다.

　마. 유방과 유두 평가

　　　1) 본 장 앞부분의 '아기가 오기 전에 할 일' 안에 하위 항목인 '유방과 유두'에서 언급했다.

　　　2) 모유 생산

　　　　가) 엄마가 현재 모유를 조금이라도 생산하고 있는가.

　　　　나) 마지막으로 모유수유를 하거나 모유를 짜낸 이후로 시간이 얼마나 되었는가.

　　　　다) 짧은 수유 공백 기간은 모유가 다시 나오는 데에 짧은 시간이 걸린다는 것을 의미한다(De et al., 2002).

　바. 계획

　　　1) 예상되는 결과

　　　　가) 엄마가 모유의 생산량이 아니라 모유수유의 관계를 재확립했다는 데에 성공의 의미를 두도록 격려한다.

　　　　나) 자신의 모유 생산에 대한 엄마의 기대를 조절한다.

　　　　다) 아기가 엄마의 유방을 받아들이는 것에 대한 엄마의 기대를 조절한다.

　　　　라) 현실적인 성취의 수준을 일깨운다.

　　　2) 상담

　　　　가) 피부 대 피부 접촉을 하면 모유수유 관계가 쉬워질 수 있다.

　　　　나) 아기가 엄마의 유방을 받아들이고 적극적으로 엄마의 유방을 빠는 것을 배운다는 데

에 초점을 둔다.

　　다) 모유가 아닌 젖에 대해서는 불내성을 갖고 있는 아이에게 재수유를 하는 엄마에게는 더 많은 지지를 해주어야 한다. 왜냐하면 그녀는 상당한 스트레스를 받고 있을 것이기 때문이다(Riordan, 2010). 이때 지지의 내용은 다음을 포함해야 한다.

　　　(1) 스트레스 관리

　　　(2) 어떤 대체식을 사용하고 있고 아이가 그것을 받아들이는지 아닌지 알아본다. 아이가 받아들이지 못한다면, 아이가 소아과 진료를 받도록 권유한다.

　　　(3) 이용가능한 상황이라면 모유은행에 대한 정보를 제공한다.

　3) 출산 후 수유를 할 때와 마찬가지로 재수유에서도 엄마의 자신감을 확인해야 한다(Blyth et al., 2002; Dennis, 1999; Meedya et al., 2010; Persad et al., 2008).

　4) 적절하고 강력한 지원을 제공한다. 많은 저자들이 전문 의료종사자로부터 지원을 받는 것이 엄마의 자신감 제고에 도움이 된다고 말한다(Agarwal et al., 2010; Banapurmath et al., 2003; De et al., 2002; Gribble, 2001; Seema et al., 1997).

　5) 재수유는 엄마와 아기, 두 사람이 함께 하는 과정이라는 점을 상기시킨다(Riordan, 2010).

　6) 엄마가 현재 직장에서 근무를 하고 있는지 물어본다.

　　가) 만약 그렇다면, 그녀는 일시적으로 근무시간을 줄일 수 있는가

　　나) 그녀의 목표는 무엇인가. 어떤 엄마들은 근무를 하면서 혼합수유를 하는 것이 목표인데, 이는 아기에게 분유나 월령에 맞는 보충식과 함께 모유를 주는 것을 의미한다.

　7) 정기적으로 통화해야 한다. 이는 전문가가 엄마를 지원하는 적절한 방법이다.

　8) 구체적인 시기나 소요기간을 언급하는 것을 피해야 한다. 개인차가 많고 다양한 엄마와 아기의 변수가 작용하기 때문이다(Agarwal et al., 2010).

　　가) 만약에 아기가 매우 짧은 간격으로 젖을 빤다면 모유는 며칠이나 일주일 이내에 나올 것이다.

　　나) 어떤 엄마들은 완전 재수유를 하지만, 어떤 엄마들은 완전 재수유를 달성하지 못한다. 그러나 보다 긴 기간 동안 보충식과 함께 수유를 할 수 있다.

사. 가족과 친구의 지원

　1) 심리적인 지지와 가족의 조력

　2) 의료인으로부터의 적절한 정보, 지원, 격려(Seema et al., 1997)

　3) 엄마의 지원 모임이나 모유수유 상담가로부터 지속적인 지원

아. 수유의 재확립, 이유식 역행

　1) 모유 생산을 유도하기 위한 자극

　　가) 많은 여성들은 유방과 유두에 수기 자극과 관계없이, 단순히 지속적으로 아기에게 젖을 물리는 것만으로 재수유를 확립했다(Agarwal et al., 2010; Banapurmath et al., 2003; Kesaree et al., 1993; Marquis et al., 1998; Scantlebury, 1923; Seema et al., 1997; Taylor, 1995).

나) 바나푸마스(Banapurmath, 1993a)와 라크케(Lakhker, 1999)는 유방이나 유두에 강한 자극(매우 잦은 젖 빨기)을 준 엄마들과 메토클로프라마이드(Metoclopramide)를 복용한 엄마들 사이에서 재수유 결과에 차이가 없다는 것을 알아냈다.

다) 적절한 자극으로 젖 배출이 최대가 되게 하기 위해서 올바른 젖 물기와 모유수유 기술들을 격려해야 한다(ABM Protocol Committee, 2011).

라) 척추의 양쪽 위아래로 하는 등 마사지는 유방과 유두의 자극과 함께 옥시토신 분비를 촉진하기 위해 시행한다(Agarwal et al., 2010).

자. 아기가 유방에서 젖을 빠는 것은 수유 확립에 도움이 된다. 아기를 격려하기 위해서 다음과 같은 행동을 할 수 있다.

1) 아기가 유방에 있을 때 수유 튜브 보충기를 통해서 젖을 제공한다. 혹은 드롭 앤 드립 방법(drop and drip method)을 이용해서 튜브나 주사기로 아기가 빨 때마다 한 방울의 젖을 줘서 보상한다(Agarwal et al., 2010).

2) 아기가 졸리거나 완전히 깨지 않았을 때 유방 가까이 있게 한다. 또한 그밖에 유방 거부와 관련된 대처 기술들을 적용한다.

차. 모유 짜내기

1) 엄마와 아기가 떨어져 있거나 아기가 젖 물기를 좋아하지 않는다면, 손이나 전동식 유축기, 수동식 유축기를 이용해서 모유를 짜낸다.

가) 유방에 자극을 준다.

나) 모유의 생산이 시작되고 양이 증가하면서 자연스럽게 아기가 젖을 먹으려는 의지도 점점 강해진다.

2) 손으로 모유를 짜내는 기술을 가르치고 평가한다.

3) 엄마가 선택한 유축기의 효과와 그것을 사용하는 엄마의 능력을 평가한다. 비효율적이고 잘못된 유축기는 통증을 유발하고 엄마의 노력을 약화시킨다(Dwyer, 2008; Lawrence et al., 2011).

4) 아기가 젖을 빨지 않는다면 엄마가 모유를 짜낼 수 있는 빈도를 평가한다(24시간 마다 최소 6회, 각각 15분씩, 가능하다면 2시간마다).

카. 최유제. 이 장 앞부분의 6. 수유 확립: 모유 생산 유도하기의 하위항목 5), 6), 7)을 보라.

타. 평가. 이 장 앞부분의 6. 수유 확립: 모유 생산 유도하기의 '평가' 를 참조하라.

파. 문제들

1) 재수유는 언제든지 쉽게 되는 것이 아니고, 유도수유보다 반드시 더 쉬운 것도 아니다.

2) 어떤 엄마와 아기 사이에서는 모유수유가 금방 확립이 되는 반면에, 다른 엄마와 아기 사이에서는 모유 생산이 증가하는 데에 몇 주가 걸릴 수도 있다.

3) 유방을 받아들이려 하지 않거나, 모유가 나오기 전에 실망해서 거부하는 아기들.

4) 일정하지 않은 유즙 사출반사.

5) 아기의 요구량에 미치지 못하는 젖량, 보충이 필요하다.

6) 피로

하. 보충. 이 단원 앞부분의 '수유 확립: 모유 생산 유도하기'의 마. 아기의 젖 빨기 중 '보충'을 보라.

8. 유도수유와 재수유 시 모유의 구성성분

가. 다른 종(예를 들어 소와 쥐)에서는 유도수유와 재수유로 나오는 젖의 성분이 임신과 출산 이후에 생산되는 젖과 유사한 것으로 나타났다(Lawrence et al., 2011).

나. 증례연구와 환자군 연구에서 유도수유와 재수유의 모유 섭취로 정상적인 성장을 하는 것이 반복적으로 보고되었다(Abejide et al., 1997; Banapurmath et al., 1993b; De et al., 2002; Mobbs et al., 1971; Nemba, 1994; Scantlebury, 1923; Seema et al., 1997).

다. 재수유는 이유식을 한 아기가 성장에 결함이 있는 것을 바로잡기 위해 시행한다(Marquis et al., 1998).

라. 유도수유와 재수유로 나오는 모유의 영양성분과 면역성분에 대해 명확하게 발표한 논문은 거의 없다.

　1) 입양아 엄마의 모유 성분에 대한 조사는 소수의 사례만이 있다.

　2) 재수유로 친자에게 수유를 하는 경우의 모유 성분은 아직 연구되지 않았고, 문헌검색에서 출판된 논문을 찾지 못했다.

　3) 유도수유 후의 모유에 대한 연구는 연구방법상의 문제 때문에 제한적이다.

　　가) 컬스키(Kulski, 1981)는 유도수유를 한 두 명의 입양모를 그들의 비산욕기성 수유 임상례에 포함시켰는데, 여기에는 병리적 이유로 유즙 누출증을 보이는 사례도 포함되어 있다.

　　　(1) 입양모의 초기 모유에 있는 총 단백질의 농도는 산욕기성 모유 중 이행유의 농도와 유사했고, 초유는 없었다.

　　　(2) 입양모의 유도된 모유에서 단백질의 비율이 IgA가 적고 알파-락트알부민(α-lactalbumin)이 많았는데(절대량은 이행유와 성숙유의 사이값에 해당함) 이는 친모에게서 나오는 산욕기성 모유와 다른 구성이다.

　　　(3) 입양모의 유도된 초기 모유에 있는 락토오스(lactose), 칼륨, 염소의 농도는 친모의 이행유나 성숙유의 농도에 가까웠다.

　　나) 클라인만(Kleinman, 1980)은 유도수유를 한 5명의 입양모의 유방 분비물을 5명의 친모의 유방 분비물과 비교했다.

　　　(1) 입양모에게는 초유기가 없었다.

　　　(2) 초기 유도 모유의 총 단백질은 친모의 이행유나 성숙유의 총 단백질과 비슷했다.

Chapter 35

모유은행

Donor Human Milk Banking

Mary Rose Tully, MPH, IBCLC
Revised by Frances Jones, MSN, RN, IBCLC

학습목표

- 모유은행의 적절한 이용을 알아본다.
- 다양한 국가에서 모유은행 운영방식의 유사점과 차이점을 서술한다.
- 건강 위험군의 아기에게 기증된 모유를 공급할 때의 이점과 비용을 알아본다.
- 비공식적으로 모유를 공유하는 것의 위험성을 안다.
- 모유은행의 역사를 알아본다.

서 론

모유은행은 기증자가 자신의 아이가 아닌 다른 이에게 모유를 제공하는 방법이다. 모유은행은 기증자의 모집과 선발, 기증된 모유의 저장·처리·검사, 의사의 처방에 따른 모유의 배급을 담당한다(HMBANA; Human Milk Banking Association of North America, 2011; National Institute for Health and Clinical Exellence, 2010; Springer, 1997). 모유은행은 엄마가 자신의 모유를 자신의 아기에게 주기 위해 저장하고 취급하는 곳이 아니다(HMBANA, 2011).

엄마가 자신의 모유를 친자에게 주는 것에 대한 지지는 당연히 중요하다. 기증자 모유는 친모 모유를 완벽하게 대체할 수는 없지만, 친모의 모유가 이용 불가능할 때 차선책이 될 수 있다(WHO; World Health Organization, 2003).

병원에서는 기증 모유를 엄마의 모유가 아기의 필요량을 충족할 때까지 보충용으로 처방하는데, 주로 엄마가 수유를 할 수 없거나 일시적으로 엄마의 모유를 사용할 수 없는 상황, 입양된 아기에게 등이다(HMBANA, 2011: 표 35-1). 모유나 모유대체품을 공급받은 적 없는 아기에게 위장관 수술을 한 이후 단기간의 치료법으로 기증 모유를 공급하기도 하고(Rangecroft et al., 1978), IgA 결핍증이 있는데 모유수유 경험이 없는 아기, 어린이, 성인에게 면역글로불린A(IgA)를 제공하기 위해 기증 모유를 공급하기도 한다(Merhav et al., 1995; Tully, 1990).

기증 모유는 엄마의 젖을 대체하기 위함이 아니라, 의학적인 요구가 있는 경우에 인간의 모유를 공급하기 위한 것이다(Kim et al., 2010). 미국과 캐나다에서는 엄마가 모유를 줄 수 없는 상황인데 아기에게 모유를 먹이고 싶을 때 관련비용을 감당하고 기증 모유를 이용하게 된다. 의학적으로 모유 공급이 필요하다고 진단받은 경우가 아니면 건강보험에서 비용을 부담하지 않기 때문이다. 아기의 주치의 처방이 있어야 한다. 세계보건기구(WHO, 2003)와 미국 소아과학회(Gartner et al., 2005), 외과의사들의 행동지침(U.S. Department of Health and Human Services, 2011)에서 기증 모유는 엄마가 직접 모유를 수유할 수 없는 경우에 적절한 대안이라고 말하고 있다.

표 35-1

기증 모유는 아래 경우를 포함하는 여러 가지 의학적 상태에 대한 치료로 처방될 수 있다.

1. 조산아
2. 흡수 장애
3. 음식물 또는 분유 불내증
4. 면역결핍증
5. 선천성 기형
6. 수술 후 영양보충
7. 장관영양[1]
8. 의학적으로 아기에게 보충을 필요로 하는 모든 상황

모유은행의 공급량이 충분하다면, 기증 모유는 다음과 같은 경우에도 처방할 수 있다.

1. 젖량이 부족하거나 없을 때
2. 입양모나 대리모의 경우
3. 일시적으로 수유를 중단해야 하는 엄마의 질환
4. 생물학적 엄마의 모유가 아기에게 의학적으로 위험요인이 될 때
5. 엄마의 죽음
6. 의학적으로 모유가 필요한데 엄마의 모유가 불충분하거나 이용할 수 없을 때

출처 : HMBANA 가이드라인, 2011

  조산아와 아픈 아기들은 모유를 공급받지 못하면 더 큰 위험에 노출될 수 있기 때문에 그런 아기들이 기증 모유를 이용하는 데에 불편함이 없도록 필요한 투자와 지원이 이루어져야 한다(Arslanoglu et al., 2010; Bertino et al., 2009; Gartner et al., 2005). 아동의 권리에 관한 협약 24조(UNICEF, 2011)에서는 '도달 가능한 최상의 건강수준을 누리고, 질병의 치료와 건강의 회복을 위한 시설을 이용할 수 있는' 모든 아동의 권리를 인정하고 있다. 엄마가 모유수유가 가능한가 여부와 관계없이, 기증 모유에 관한 문제는 윤리적으로 아기에게 최고 수준의 보살핌을 제공하는 방법 중 하나이다.

---

[1] (역자 주) 일반적으로 조산아에게 소량(12~24mL/kg/day)의 영양을 장관을 통해 공급하는 것.

1. 연구 결과

가. 각종 연구와 임상실험에서 모유은행의 기증 모유를 포함해서 모유를 먹은 조산아가 영양 상태, 소화 상태, 면역학적 구성 면에서 호전된 결과를 나타냈다(Wight, 2001). 와이트(Wight, 2001)에 따르면 기증 모유는 입원기간을 단축하고, 괴사성 장염(NEC)과 패혈증의 발병률을 감소시키기 때문에 병원이나 건강보험이 비영리은행에서 획득한 기증 모유에 대해 1달러를 지불하면 약 11달러를 절약하는 셈이라고 보고했다.

1) 영국에서 이루어진 다기관 연구에서는 출생 후 첫 1개월 동안 조금이라도 모유를 먹은(기증 모유나 엄마의 모유를 튜브식으로 섭취) 아기가 7.5~8세가 되어 더 높은 IQ를 나타냈다(Lucas et al., 1992).

2) 위의 아기들이 청소년이 될 때까지 추적한 코호트 연구에서 기증 모유를 먹은 아이들이 조산아용 분유를 먹은 아이들보다 콜레스테롤 수치가 더 낮고 고밀도지단백(HDL)과 저밀도지단백(LDL) 비율이 더 양호했다(Singhal et al., 2001).

나. 조산아에게는 치명적 장질환인 괴사성 장염(NEC)의 발병률을 비교한 무작위 대조군 연구 메타분석에서 모유대체품(분유)보다 기증 모유를 이용하는 것이 더 보호역할을 하는 것으로 나타났다.

1) 최근 연구에서 초미숙아(extremely premature infants)에게 모유기반 강화제와 우유기반 강화제를 주었을 때 모유기반 강화제군에서만 괴사성 장염 발병률이 유의하게 낮아졌음을 확인했다(Sullivan et al., 2010). 분유 섭취 시 현저한 위험을 보고한 연구는 없지만, 이전 연구를 종합해보면 아기가 엄마의 모유를 먹을 수 없는 경우에도 기증 모유를 먹으면 괴사성 장염의 발병률이 4분의 1로 감소하는 것으로 나타났다(McGuire et al., 2003). 5개의 무작위 임상연구에 대한 코크란 리뷰에서는 분유를 먹은 조산아와 저체중 출산아들이 통계적으로 유의하게 높은 괴사성 장염 발병률을 보였다(Quigley et al., 2007). 분유와 기증 모유를 비교하는 체계적 고찰과 메타분석 논문에서는 기증 모유만 먹일 경우 괴사성 장염의 위험률을 약 80%까지 감소시키는 것으로 나타났다(Boyd et al., 2007).

2) 샬너(Schanler, 2005)는 논문에서 "기증 모유를 초미숙아에게 먹이는 것은 조산아용 분유를 먹이는 것에 비해 단기적으로 큰 이득이 관찰되지 않았다"고 보고했다(p.400).

3) 그러나 와이트(Wight)가 지적한 바와 같이(2005), 위의 연구에서 실제로는 조산아용 분유를 먹은 아기들보다 엄마의 모유나 기증 모유를 먹은 아기들이 인공호흡기 부착기간과 만성 폐질환의 발병률이 현저히 낮게 나타났다.

다. 보이드(Boyd)의 체계적 고찰(Boyd et al., 2007)에서는 모유처럼 기증 모유도 소화 흡수율이 좋은 것으로 나타났다. 다른 연구에서는 기증 모유가 저온살균 후에도 남아있는 올리고당이나 다중불포화지방산(LCPUFAs) 등 면역활성 물질들 때문에 아기의 초기 면역체계 확립에 핵심적인 역할을 할 것이라 인정했다(Arslanoglu et al., 2010).

라. 만삭아와 어린이(Tully et al., 2004), 일부 성인들에게 여러 가지 질환의 치료 목적과 면역학적인 지원, 적절한 영양 공급 목적으로 기증 모유를 이용한 사례들이 있다.

1) 만성신부전(Anderson et al., 1993), 대사장애(Arnold, 1995), IgA 결핍증, 그리고 알레르기(Tully, 1990)가 있는 아기들에게 다른 치료와 병행하여 기증 모유를 공급했다.

2) 모유은행들은 논문의 형태는 아니지만 모유만 흡수 가능한 아기를 포함하여 기증 모유로 치료된 장관영양 불내성과 알레르기 질환 치험례들을 보고하고 있다. 기증 모유는 비용 문제 때문에 일반적으로 마지막 치료수단으로 고려된다.

3) 출혈성 결막염(MMWR, 1982), 간이식을 받은 사람의 IgA 결핍증(Merhav et al., 1995), 심한 역류 등의 위장관 질환(Wiggins & Arnold, 1998)을 포함한 일부 성인의 질환도 기증 모유 사용 시 호전 반응을 보였다.

2. 모유에 있는 성인의 질환 치료성분

가. 모유에만 있는 특정 단백질들의 치료적 가치에 대한 연구가 이루어지고 있다.

1) 모유에는 다중결합 알파-락트알부민이라는 독특한 단백질이 함유되어 있는데, 이 물질은 특정 암세포에서 세포자연사를 유발한다(Gustafsson et al., 2005; Hakansson et al., 1995).

2) 종양세포에 치명적인 인간의 알파-락트알부민은 인간의 신경교아세포종(뇌종양)에 대한 매우 전문적인 치료법으로 쥐를 이용한 실험에서 널리 연구되고 있다(Gustafsson et al., 2005).

3) 모유에서 분리된 알파-락트알부민-올레익산은 현대의료에 치료 저항을 보이는 피부 유두종의 완화에 성공적인 것으로 알려졌다(Gustafsson et al., 2004).

나. 이 연구가 발표되고 기증 모유를 이용한 암 치료에 대한 관심이 높아졌다(Hallgren et al., 2008; Rough et al., 2009). 암환자들에게는 기존의 치료와 모유의 이용을 결합하여 삶의 질이 개선되는 것이 가장 큰 관심사이다(Rough et al., 2009).

3. 기증 모유 받기

가. 기증 모유를 받게 되는 것 자체가 반가운 일이기는 하지만, 기증 모유를 받게 되는 아기의 부모는 기증자가 어떻게 선발되며 기증 모유가 어떤 공정을 거치고 검사를 받는지에 대해서 알고 있을 필요가 있다(Ighogboja et al., 1995; Kim et al., 2010).

1) 가족들은 입양한 아기 때문에, 또는 엄마가 수유를 할 수 없는 상황이지만 아기를 위해서 모유 섭취의 이득을 주고 싶어서 기증 모유를 요청한다. 만약 기증 모유가 요구되는 의학적인 이유가 분명하지 않다면 소요되는 비용을 고려해야 하며, 일부 국가에서는 기증 모유를 병원에 있는 아기들에게만 판매하기도 한다.

2) 기증 모유는 특별한 상황을 제외하고는 기증자가 익명으로 공급된다.

가) 모유의 기증이 기증자와 수혜자 간에 직접적으로 이루어지도록 하는 모유은행은 거의 없다.

나) 이슬람 문명에서는 수혜자와 기증자가 만나는 것을 중요시하는데, 이는 코란(이슬람교의 경전)에서 동일한 모유를 먹은 아이들은 모두 형제이고, 이 아이들이 자라서 결

혼을 하는 것은 근친상간으로 가르치기 때문이다(al-Naqeeb et al., 2000). 따라서 이슬람권 기증 모유에 대해서는 이슬람 종교지도자의 자문하에 특별한 권고안이 개발되었다(Ramli et al., 2010).

4. 전 세계의 모유은행

가. 모유은행은 세계 대부분의 지역에 세워져 있고, 대체로 신생아 집중치료시설(NICU)과 연계되어 있다.

나. 기증 모유의 이용은 특정 국가들에서 더욱 활발하다.

1) 중남미

가) 299개의 모유은행이 활성화되어 있는 브라질은 아메리카 대륙뿐 아니라 아마도 세계에서 가장 광범위한 국가적인 모유은행 네트워크를 가지고 있을 것이다(Rede Nacional de Bancos de Leite Humano, 2005).

(1) 이 모유은행들은 모두 리우데자네이루에 있는 피오크루즈(Fiocruz) 대학교의 국가표준은행의 품질 관리하에서 운영되고, 모든 모유은행의 직원들은 국가표준은행에 의해 구성된 40시간의 훈련과정을 거친다.

(2) 기증 모유는 브라질의 병원에서 엄마의 모유를 먹을 수 없는 상황의 아기들에게 시행하는 수유방법이다(Gutiérrez et al., 1998).

(3) 국가적인 모유은행 네트워크는 모유수유를 촉진하고 모유수유하는 엄마와 아기들에게 임상 진료와 서비스를 제공하는 조직이다.

(4) 2003년 범미보건기구(Pan American Health Organization)의 지원을 받아 브라질의 모유은행 네트워크(Brazilian Network of Milk Banks)를 국제적, 특히 포르투갈어와 스페인어를 사용하는 나라들에 확산시키기 위한 구조화된 과정이 개발되었다. 2005년 라틴아메리카 모유은행 네트워크(Latin American Network of Human Milk Banks)가 결성되었다. 중남미의 많은 국가들과 아프리카, 유럽 국가에서 브라질 모델을 기반으로 한 기증 모유은행 네트워크와 개별 은행들이 나타났고, 브라질 중앙은행이 제공하는 인력 훈련프로그램을 활용하고 있다(Rede Nacional de Bancos de Leite Humano, 2005).

2) 북아메리카: 2012년 북미 모유은행연합(Human Milk Banking Association of North America)은 12개의 배급 은행과 5개의 개발 중 은행을 회원으로 하고 있다.

가) 2006년 미국에는 10개의 비영리 모유은행이 있고, 더 많은 병원들이 모유은행의 개설을 고려하고 있다. 이 10개의 모유은행들은 미국 전역에 있는 입원환자와 외래환자에게 모유를 공급하고, 미국 전역의 엄마들로부터 기증을 받는다. 모유는 냉동시켜 빠른 배송으로 수송이 가능하다.

나) 캐나다는 1개의 모유은행이 활성화되어 있고, 2개 이상이 개발 단계에 있다.

3) 유럽: 2010년 유럽 모유은행연합(EMBA; European Milk Banking Association)이 발족되었다. 2012년 EMBA는 26개국 166개의 배급 은행과 12개의 예비 은행을 회원으로

하고 있다(European Milk Banking Association, n.d.).

가) 영국은 잉글랜드, 스코틀랜드, 아일랜드의 병원에 자리한 17개의 모유은행이 있다.

나) 모든 스칸디나비아 국가(덴마크, 노르웨이, 스웨덴, 핀란드)에는 총 59개의 기증 모유은행이 있다. 노르웨이는 엄격한 기증자 선별 후 별도의 가공을 하지 않고 조산아들에게 기증 모유를 공급한다는 점에서 독특하다(Grovslien et al., 2009)

다) 독일은 10개의 모유은행과 1개의 예정 모유은행이 있다. 대부분 이전 동독지역에 위치해 있다(Springer et al., 2008).

라) 프랑스에는 18개의 모유은행이 있고 기증 모유는 필요할 때 운반된다. 일부 모유는 저온살균 후 동결건조한다(Voyer et al., 2000).

마) 이탈리아는 26개의 기증 모유은행과 3개의 예정 모유은행이 있다. 모두 신생아집중치료실(NICUs)과 연계되어 있다.

바) 스위스는 6개의 모유은행을 갖고 있다.

사) 나머지 30개의 EMBA 회원국들은 1~6개의 모유은행을 갖고 있고 그 수는 매년 증가하고 있다.

4) 아시아와 아프리카

가) 인도는 신생아 집중치료실 아기들을 위한 7개의 모유은행을 갖고 있고, 그중 첫 번째 모유은행은 1987년에 세워졌다(Women's Feature Service, 2009).

나) 중국은 모유 기증의 역사를 갖고 있지만(Arnold, 1996), 낮은 모유수유율 때문에 모유은행 설립 계획이 취소되었다(Li, 2008).

다) 쿠웨이트에는 하나의 모유은행이 있다(al-Naqeeb et al., 2000).

라) 아프리카에서 모유은행이 증가하고 있다.

(1) 남아프리카에는 남아프리카모유은행협회(HMBASA; Human Milk Banking Association of South Africa)에 소속된 3개의 주요 모유은행이 있고, 그것들과 연계된 작은 은행들이 있다. 모유은행들은 에이즈(AIDS) 고아들을 포함 병원에 있는 아기들에게 모유를 공급한다.

(2) 카메론에서는 은퇴한 영국인 의사 피터 맥코믹(Peter McCormick)이 5개의 모유은행을 지원했다. 이는 초저예산으로 운영되어 꾸준히 지속이 가능한 방식이다.

(3) 아프리카의 여러 다른 나라들도 모유은행을 설립하기 위해 노력하고 있다.

마) 오스트레일리아에는 현재 4개의 모유은행이 운영되고 있다(B. Hartmann, personal communication, June 26, 2011).

바) 뉴질랜드는 모유은행을 설립하기 위해 노력하고 있다(Bartle, n.d.).

5. 기증자에 대한 보상

일반적으로 기증자는 기증 모유에 대한 비용 보상을 받지 않는다. 그러나 일부 국가에서는 기증자들이 실비 정도의 보상을 받기도 한다(Grovslien & Gronn, 2009). 대부분의 기증자들은 타인을 돕고 건강하지 못한 아기들에게 모유를 나누고자 하는 이타적인 동기를 가지고 있다(Osbaldiston et al., 2007; Pimenteira et al., 2008). 간혹 자신의 아기가 죽은 엄마의 경우 모유를 기증하는 것이 의미 있고 중요한 치료의 한 부분이 될 수 있다(Miracle et al., 2010).

가. 미국과 캐나다에서 사용되는 북미 모유은행협회(HMBANA)의 지침에서는 브라질 정부의 지침과 같이 기증자에게 보상을 해주는 것을 금지한다(Gutiérrez et al., 1998; HMBANA, 2011).

나. 일부 유럽의 은행들은 기증자에게 명목상 보상을 한다.

    1) 대부분의 경우 보상은 유축기 대여비용을 감당할 만큼이다(Grovslien et al., 2009).

    2) 일부 모유은행은 기증 기간 동안에 기증자에게 유축기를 빌려준다(Voyer et al., 2000).

다. 기증 모유를 상품처럼 사고파는 것은 몇 가지 이유에서 금지된다.

    1) 엄마가 경제적 이유로 모유를 자신의 아기에게 먹이지 않고 팔 수 있다.

    2) 기증자 선별검사의 질을 보증하기 어렵다.

    3) 구입한 모유의 품질을 보증하기 어렵다(희석시킨 것인지, 오염된 것인지).

    4) 수혜자, 기증자에 대한 장기간의 추적조사나 근거가 확실한 기록 보존이 어렵다.

6. 모유은행의 운영

가. 선진국에서는 기증자가 일반적으로 집에서 유축기를 사용한다. 개발도상국에서는 종종 모유를 손으로 짜내거나 기증자가 유축하기 위해서 매일 모유은행으로 간다.

나. 모유은행은 병원 내에 있는 경우도 있고 지역에 독립되어 있는 경우도 있다(Wilson-Clay, 2006).

    1) 병원에서 모유은행은 신생아 집중치료실, 식품 담당부, 혈액은행이나 조직은행 내에서 운영된다(HMBANA, 2011; Omarsdottir et al., 2008; Springer et al., 2008).

    2) 일부 국가에서는 정부에 의해 운영된다(Putet, 2008).

다. 모유은행에는 매일의 운영을 관리하고 기증자 모집과 선별, 모유의 공정과정, 공급을 감독하는 모유은행 관리자 또는 코디네이터와, 의학적인 결정을 내리고 개별 기증자와 아기들의 건강검진을 실시하는 의료인이 직원으로 있다. 일부 모유은행에서는 의료인 한 명이 아니라 모유은행 관련 의료분야의 전문가 자문위원회를 두고 있는 곳도 있다(HMBANA, 2011).

    1) 모유은행 관리자나 코디네이터는 국제인증수유상담가, 간호사, 의사, 모유은행 코디네이터 경력자가 될 수 있다.

    2) 종종 숙련된 전문가가 모유의 공정을 담당한다.

    3) 의료인은 종종(항상은 아님) 신생아 전문의이고, 임상적인 결정과 모유은행 운영의 감독을 책임진다.

    4) 브라질에서는 모유은행의 직원에게 40시간의 훈련과정을 요구하고 있고, 중남미의 많은 국가들이 모유은행의 직원들을 훈련시키기 위해 이와 같은 과정을 도입하고 있다(Giugliani et al., 2005; Rede Nacional de Bancos de Leite Humano, 2005).

    5) 모유은행은 모유수유를 지원하고 상담하는 역할을 한다. 많은 개발도상국에서 모유은행은 아기에게 친근한 병원 만들기 운동의 일환이다(Giugliani et al., 2005).

라. 브라질(Giugliani et al., 2005), 프랑스(Putet, 2008), 노르웨이(Grovslien et al., 2009), 영국(National Institute for Health and Clinical Excellence, 2010) 등은 보건부와 같은 국가 기관이 관리하는 국립 모유은행 관련규제를 갖고 있다. 그러나 미국, 캐나다, 이탈리아 등의 국가는 전문가 단체나 일반적인 조직은행(tissue banking)의 지침을 통해서 관리한다(Arslanoglu et al., 2010; HMBANA, 2011).

    1) 수혜자가 내는 비용은 국가와 서비스 환경에 따라 달라진다. 비영리 은행임에도 비용이 있는 것은 기증 모유 자체에 대한 비용이 아니라 기증자를 선별하고 모유를 공정하는 작업에 드는 비용이다. 예를 들어 프랑스에서는 보건부에 의해서 리터당 80유로(약 3.50달러/온스)로 비용이 정해져 있다(G. Putet, personal communication, May 5, 2011). 미국에서는 비영리 모유은행도 온스당 3~5달러를 부과하고 캐나다에서는 온스당 1.25달러이다. 미국에서 대부분의 기증 모유는 병원에서 사용되고, 환자에게는 부과하지 않는다. 중남미에서는 모유가 입원환자에게만 치료목적으로 사용되기 때문에 환자에게 별도의 비용 부담이 없다.

7. 선별과 저장

가. 기증자와 기증 모유는 다른 인체 조직의 기증처럼 엄격한 선별 검사과정을 거친다.

    1) 선진국에서 기증자는 인체 면역 결핍 바이러스(HIV), 성인 T세포 백혈병 바이러스(HTLV), B형간염, C형간염, 매독과 같은 전염병에 대한 혈청검사를 받는다(Arslanoglu et al., 2010; HMBANA, 2011; Putet, 2008).

        가) 모유를 매개로하여 전염되는 것으로 알려진 것은 HIV와 HTLV 뿐이지만, 혈액은행이 위의 질병들에 대해 모두 검사를 하기 때문에, 모유은행도 모두 검사한다.

나. 혈청검사에 대한 비용은 기증자가 아닌 모유은행과 국립보건당국이 지불한다.

다. 일부 모유은행은 기증자와 아기의 주치의가 작성한 문서를 요구한다.

라. 일부 모유은행은 기증자와 아기에게 의학적인 검사를 시행할 의사를 직원으로 두고 있다.

마. 개발도상국에서 비용 수수는 금지되어 있고 모유는 절대적으로 필요하기 때문에, 일부 모유은행은 고위험군 기증자를 가려내기 위해 구두 또는 서면으로 선별검사를 하고, 바이러스와 다른 병균을 죽이기 위해 열처리를 시행한다(Giugliani et al., 2005).

바. 모든 기증 모유는 수혜자에게 공급하기 전에 세균검사를 받는다.

    1) 노르웨이와 일부 독일에서는 기증자 선별 후에 기증된 모유를 세균검사 후 가공하지 않고 공급한다(Grovslien et al., 2009; Springer et al., 2008).

    2) 모유는 공급 전 저장기간에 따라 냉장 또는 냉동 보관된다.

    3) 북미 모유은행협회의 지침(HMBANA, 2011)에서는 북아메리카의 드문 경우에만 모유를 가공하지 않고 공급하는 것에 대해 허락했다. 그러나 1988년 이래로 미국과 캐나다에서 가공하지 않은 모유를 요청한 모유은행의 보고는 없었다.

사. 대부분의 국가에서, 기증 모유는 열처리 후 이용될 때까지 −20℃에서 냉동 저장되며, 공정 후 배포할 때까지 재냉동된다.

1) 냉동저장은 모유 속 영양성분, 면역성분, 호르몬 등 여러 고유물질들을 보존해주지만, 병균을 파괴시키지는 못한다.

2) 저온유지 살균법으로 열처리(중심부 내용물이 62.5℃에 도달한 후부터 30분간)를 하는 것은 모유의 많은 고유성분들을 보존한다(**표 35-2** 참조; Tully et al., 2001).

아. 기업용 모유 저온살균기(HMBANA, 2011; National Institute for Health and Clinical Excellence, 2010)나 표준화된 실험실의 진탕 항온수조(shaking water bath)를 사용한다(HMBANA, 2011).

1) 진탕 항온수조는 비용은 저렴하나 열처리 후 급속냉각을 위해 얼음현탁액이 든 큰 통으로 모유 용기들을 옮겨야 하기 때문에 더 많은 시간이 든다(Tully, 2000).

2) 브라질의 중앙표준은행은 용기 용적에 따른 공정 소요시간 도표를 개발했는데, 이것은 모유 성분의 손상을 최소화할 수 있다(Almeida et al., 2006).

자. 모유은행들은 모유의 공정과 저장을 위해서 다양한 종류의 용기를 사용한다. 일부는 과학적인 근거로 사용되는 것이고 일부는 편리함 때문에 사용되는 것이다(Goes et al., 2002; HMBANA, 2011; Portal Brazil, 2011).

차. 대부분의 모유은행은 처음에는 기증자가 가져온 용기를 받지만, 이후에는 기증 모유용 용기를 제공한다.

8. 기록

가. 모유은행은 기증자로부터 수혜자로의 추적이 가능하도록 기록을 한다. 기증자의 검사결과와 각 모유군의 공정과 검사, 공급에 대한 자료가 포함된다.

1) 다른 인체 조직의 기증과 마찬가지로, 모유가 은행에 도착한 순간부터 군별로 처리되고 검사받고 공급되는 전 과정에 대한 추적 기록은 중요하다.

나. 개별 기증자의 한 회분의 기증 모유에 대한 기록은 공정과정, 세균검사 결과를 포함해서 보존한다.

다. 한 회분의 기증 모유가 병원으로 공급되고 나면, 어떤 환자에게 기증 모유가 공급되고, 어떤 모유은행에서 가져온 기증 모유인지 등에 대해 정확한 기록을 유지하는 것은 병원의 의무이다.

라. 대부분의 국가에서는 위와 같은 기록을 수혜자가 성년이 된 후에 3년 더 보존하도록 한다.

마. 영어로 출판된 문헌 중에 기증 모유에 대한 부정적인 보고는 없었다. 2009년 한 법대생에 의한 불법행위 관련 리뷰에서도 확인된 사례가 없었다(Pauline Sakamoto, personal communication, August 31, 2011).

표 35-2 냉동 및 저온살균 후의 모유성분

	기능	활성 백분율	참고
IgA, sIgA*	아기의 소화관에서 미생물과 결합하여 미생물이 조직 속으로 들어가는 것을 막는다.	67-100	19, 27, 30
IgM*	엄마가 노출되었던 병원체에 특이적으로 대항하는 항체	0	30, 33
IgG*	엄마가 노출되었던 병원체에 특이적으로 대항하는 항체	66-70	30, 34
락토페린(Lactoferrin) (철결합력)*	세균의 번식에 필요한 철분과 결합함으로써 세균의 성장을 저해한다.	27-43	19, 33, 34
라이소자임 (Lysozyme)*	세균의 세포벽을 공격해 세균을 파괴한다.	75	33, 34
지방단백 리파아제 (Lipoprotein lipase)*	모유의 중성지방을 분해함으로써 모노글리세라이드 와 유리지방산을 만들어낸다.	0	23, 38
담즙염 활성 지질분해효소 (BAL; Bile salt activated lipase)*	모유의 중성지방을 분해함으로써 모노글리세라이드 와 유리지방산을 만들어낸다.	0	23, 38
모유 지방산(milk triglycerides)에서 지방분해된 모노글리세라이드 (Monoglycerides)*	바이러스와 원충을 싸고 있는 세포막을 붕괴시켜서 박멸시킨다.	100	37, 38, 39
모유 지방산에서 지방분해된 유리 지방산(Fee fatty acids)**	바이러스와 원충을 싸고 있는 세포막을 붕괴시켜서 박멸시킨다.	100	37, 38, 39
리놀레산(Linoleic acid) (18:2n6)**	필수지방산, 프로스타글란딘과 류코트리엔 (leukotriene)의 대사 전구체	100	37, 38, 39
알파 리놀렌산 (α-linolenic acid)(18:3n3)**	필수지방산, DHA의 대사 전구체, 눈과 뇌의 발달에 중요함	100	37, 38, 39

* 표시된 생물학적 활성물질들은 판매용 분유에는 존재하지 않는다.

** 일부 제조회사들은 최근 DHA와 보충용 지방을 특수목적용 분유에 첨가하고 있다.

출처 : 튤리로부터 허락받고 사용함, DB, Jones, F, & Tully, M.R.(2001). 기증자 모유; 어떤 것은 가능하고 어떤 것은 불가능한가, 17:152.

Chapter 36

임신, 분만, 출산 시의 문제들
Pregnancy, Labor, and Birth Complications

Marsha Walker, RN, IBCLC
Revised by Suzanne Cox, AM, IBCLC, FILCA

학습목표

- 주산기에 발생할 수 있는 여러 가지 모성문제를 기술한다.
- 부정적인 상황에서 모유수유를 지속할 수 있는 방법에 대해 계획한다.
- 모유수유 문제를 다룰 때 어떤 상황들이 존재하는지에 대해 규명한다.
- 이런 상황들이 아기와 모유수유에 어떤 영향을 줄 수 있는지에 관해 토론한다.

서 론

임신, 분만, 그리고 출산은 정상적이며 자연스러운 과정이지만, 예기치 못한 문제들이 일어나기도 하며 이것은 모유수유에 영향을 미칠 수 있다. 이런 문제들로 인해 산모의 출산계획이 변경될 수 있고 분만 이후 아기에게 영향을 줄지도 모른다. 수유 상담가는 모체의 건강과 모유수유의 장애를 해결하기 위한 공통된 지식을 얻는 것이 좋다.

1. 임신 중 고혈압성 질환

자간전증, 중증자간전증, 자간(임신중독증), HELLP 증후군이 있다.

가. 자간전증(preeclampsia)

1) 단백뇨, 부종 또는 두 가지 모두를 동반하는 임신 20주 이후의 혈압상승(임신성 고혈압)에 의해 진단한다.

2) 정상 임신의 3~5%에서 발생하며(Dietl, 2000; Higgins et al., 2001) 당뇨, 교원성혈관병(collagen vascular disease), 만성 고혈압 같은 만성신장질환이나 심혈관계 질환이 있는 여성에서 더욱 빈발한다.

3) 엄마의 건강상태를 향상시키고 태아성장 지연과 질식으로 인한 태아의 사망률을 감소시키기 위하여 일반적으로 조기분만을 시행한다.

나. 중증 자간전증(severe preeclampsia)

1) 더 높은 고혈압, 더 많은 단백뇨(소변에 단백질이 나옴), 핍뇨(소변 배출량 감소), 뇌 또는 시각의 변화, 극심한 두통, 복통, 폐부종, 청색증으로 진행된다.

다. 자간증(eclampsia)

1) 만약 중증 자간전증이 지속되어도 아이가 분만되지 않는다면 자간(임신중독증)으로 진행될 수 있다.

2) 자간은 신경학적인 질병으로 야기되는 발작이 아니며 보통 임신 32주 이후에 발생한다.

3) 발작은 아이를 분만한 이후에도 발생하기도 한다.

4) 중증 자간전증이 있었던 여성은 보통 입원시켜 발작을 대비한다.

5) 산모는 항고혈압약과 황산마그네슘(magnesium sulfate)같은 항간질약으로 안정될 수도 있다.

가) 황산마그네슘(magnesium sulfate)은 모유수유와 병행가능하다(Hale, 2010).

나) 분만 전에 엄마에게 투여한 황산마그네슘(magnesium sulfate)은 근긴장 저하나 뇨 저류 같은 신생아 신경근육 차단(neuromuscular blockage)을 일으킬지도 모른다(Blackburn, 2007, p.397).

6) 모유수유는 엄마와 아기의 상태에 달려 있다.

7) 피부 대 피부 접촉(skin-to-skin contact)으로 하는 모유수유는 발작을 일으킬 수 있는 스트레스와 다른 유해한 자극을 감소시키는 데 중요한 역할을 하기 때문에, 실제로 프로락틴과 옥시토신을 안정화하여 치료적인 효과를 줄지도 모른다(Light et al., 2000; Uvnäs Moberg et al., 2005).

8) 만약 아기가 유방에 접근할 수 없다면 출산 후 몇 시간 이내에 젖을 짜내기 위한 준비가 필요하다.

9) 항고혈압 약은 아기가 태어난 이후에 계속 복용할 수 있다.

라. HELLP 증후군

1) H(용혈(intravascular hemolysis)), EL(간효소치 상승(elevated liver enzymes): aspartate aminotransferase, alanine aminotransferase), LP(저혈소판혈증(low

plateltes))

2) 자간전증을 앓는 여성의 극소수(0.1%)가 HELLP 증후군으로 발전한다(Abraham et al., 2001).

3) 임신 3분기 초기에 주로 발생하며 순환하는 면역요소로 인해 발생하는 것으로 생각된다.

4) 관리는 아직 논쟁의 여지가 있다. 모체와 태아의 예후를 향상시키기 위해 보통 두 가지 접근법이 고려된다.

　　가) 임상적 상태가 안정화 된 후의 즉각적인 분만(Haram et al., 2000). 그러나 미성숙으로 인한 태아의 합병위험이 있다.

　　나) 부신피질 스테로이드를 사용하는 보존적인 치료(Haram et al., 2000). 부신피질 스테로이드의 사용은 혈소판 회복률의 증가에만 효과가 있다. 그러나 정기적으로 사용하기에는 근거가 없다(Gasem et al., 2009)

5) HELLP로 발전하는 여성들은 또한 DIC(파종성 혈관내 응고)를 경험할 수도 있으며 집중치료를 요한다.

　　가) DIC는 출혈발생으로 인해 혈장 응고인자와 혈소판을 소비하는 과정에서 생긴다.

　　나) DIC와 관련 있는 극심한 출혈은 젖 분비 실패의 원인으로 잘 알려져 있는 뇌하수체 괴사(4. 시한 증후군 참조)이다(Kelestimur, 2003).

6) 집중관리 기간 동안, HELPP가 있는 엄마는 높은 프로락틴 수치를 유지하고 프로락틴 수용체를 증가시키기 위해 손 또는 유축기로 모유를 짤 수 있게 도와줄 필요가 있다(De Carvalho et al., 1983). 만약 규칙적으로 유방을 비워내지 않으면 모유분비세포가 줄어들게 될 것이다(Cregan et al., 2002).

2. 제왕절개(Cesarean delivery)

가. 전 세계적으로 산업화된 사회에서 가장 빈번하게 이루어지는 외과적 수술이다.

1) 일반적으로 경막외마취 또는 척수마취하에서 시행된다.

2) 모유수유는 엄마 또는 아기에게 문제가 없다면 지연되어서는 안 된다.

나. 가끔 엄마는 전신마취를 받을 수 있다.

1) 엄마는 마취에서 깨어나서 반응할 수 있을 때 즉시 수유할 수 있다.

2) 티오펜탈나트륨(thiopental sodium)과 할로세인(halothane) 같은 전신마취약은 보통은 수유에 안전하다(Hale, 2010).

다. 피부 대 피부 접촉과 모유수유는 서로 잘 맞는다.

1) 엄마는 회복실에 있을 때를 포함해서 준비되었다고 느끼자마자 아기에게 수유할 수 있다(Cox, 2006).

2) 대부분의 절개는 방광하부 횡절개이기 때문에 아기를 무릎 위에 올려놓고 모유수유하는 것이 편안하다.

3) 수직절개는 보통 동시에 다른 수술을 하거나, 응급제왕절개를 할 때 행해진다.

라. 만기출산한 건강한 아기와 엄마는 제왕절개술 후에 회복실에서 피부 대 피부 접촉으로 함께

회복할 수 있고 또 그래야만 한다(Spear, 2006).

마. 약

   1) 경막내로 진통제를 투여 받는 엄마는 보통 수술 후 더욱 안정적이며 모유수유를 할 준비가 되어 있다.

   2) 중등도의 진통제는 돌발성 통증이 발생하지 않게 하여 엄마는 아기가 요구할 때마다 안정적으로 수유할 수 있고 또 그녀를 걸을 수 있도록 도와준다.

   3) 진통제는 보통 72시간 동안 필요하다.

      가) 가장 일반적인 수술 후의 진통제는 수유를 방해하거나 늦추지 않으며 모르핀(morphin)(듀라몰프 인푸몰프(Duramorph, Infumorph))은 소아의 부작용이 없다.

      나) 반대로 메페리딘(meperidine)(데메롤/페티딘(Demerol/Pethidine))은 소아의 진정과 약한 빨기를 일으킨다고 알려져 있다(Hale, 2010).

바. 예기치 못한 제왕절개는 엄마에게 큰 실망감을 줄 수 있으므로, 수술에 대해 말하기 위한 시간이 필요하다.

   1) 어떤 엄마들은 화남, 분노, 자책, 슬픔 등을 경험한다.

   2) 피부 대 피부의 접촉과 동시에 일어나는 옥시토신의 유리는 그녀의 통증과 실망감을 둘 다 경감시킬 것이다(Uvnäs-Moberg et al., 2005).

사. 응급 제왕절개는 모유 생성(lactogenesis) 2기를 지연(Deway, 2001)시키지만, 수술에 뒤따르는 피부 대 피부 접촉(Uvnäs-Moberg et al., 2005)과 빈번한 손으로 젖 짜기(Morton et al., 2009)는 이런 지연을 극복하는 데 도움을 준다.

   1) 팡(Pang, 2007) 등은 모유 생성(lactogenesis) 2기라는 말 대신 분비활성(secretory activation)이라는 용어를 사용하자고 제안했다. 왜냐하면, '분비활성'이라는 말이 유방에서 모유 공급이 시작됨으로써 발생하는 과정을 설명하기 더 쉽기 때문이다.

아. 특히 분만이 길어지고 진통과 마취에 오래 노출되었다면 아기들은 처음에는 무기력할 수 있다(Kuhnert et al., 1998; Rosenblatt et al., 1991; Sepkoski et al., 1994; Scherer et al., 1995; Volikas et al., 2005).

자. 입과 목의 흡인은 일시적으로 아기 입의 방어를 일으킬 수 있기 때문에 모유수유의 문제를 일으킬 수 있다(Widstrom et al., 1987).

차. 수유하기에 편안한 자세를 찾는 것은 엄마에게 고민거리가 될 수 있다.

   1) 등을 대고 누워서 머리 뒤에 베개를 놓고 유방 사이에 아기를 두는 것은 아기가 수유 전 신호를 따라서 스스로 젖을 물수 있도록(Matthiessen et al., 2001) 하는 실마리가 된다.

   2) 만약 엄마가 옆으로 눕는다면, 아기의 코가 위쪽 유방의 맞은편에 놓이는 것이 더 쉽다. 엄마는 아기를 자유로운 위팔로 끌어당겨서 아기의 턱이 가슴에 닿도록 하면 아기가 스스로 젖을 물수 있다.

   3) 엄마가 일어나 앉을 때, 베개는 제왕절개부위를 가리고 아기가 젖을 물때 휴식을 취하게 하기 위해 사용된다.

   4) 아빠와 다른 도우미는 아기를 들어서 유방에서 자세를 잡을 수 있도록 도와준다.

카. 아기가 수유할 준비가 되어 있고 아기를 신생아실에 오랫동안 보내지 않아도 된다면, 엄마는 밤을 포함해서 하루 24시간동안 8~12회 모유수유를 해야 한다. 엄마와 아기의 분리는 모유수유를 자주 할 기회를 줄이고 보충식이의 가능성을 높인다. 이 두 가지는 엄마의 젖 생산과 아기의 유방에서의 모유수유에 대한 흥미에 역효과를 낸다.

타. 제왕절개를 한 엄마는 초기에 휴식이 필요하다. 낮에는 낮잠과 수유를 위하여 방문객이 방문하는 것을 제한한다.

파. 엄마는 미열(37℃ 이상, 37.8℃ 미만)이 발생할 수 있다. 빈맥, 빈호흡, 수술부위의 발적, 미열 같은 증상이 없으면 모유수유를 중단해서는 안 된다.

   1) 심지어 항생제 치료 시에도 모유수유는 계속해야 한다. 왜냐하면 항생제는 '일반적으로 모유수유와 병행이 가능'하기 때문이다(Hale, 2010).

하. 만약 조산아거나 얼마동안 모유수유를 할 수 없다면, 엄마는 손으로 유축하거나 양쪽 유축기를 사용해야만 한다(Chapter 29를 보라).

거. 만약 아기가 일시적으로 유방에서 직접 젖 물기를 할 수 없다면, 엄마는 초유를 손으로 유축하여 스푼이나 컵으로 수유한다(Collins et al., 2004; Dowling et al., 2002).

너. 항생제를 투여 받은 엄마는 칸디다 과성장(Candida overgrowth)이 발생할 확률이 높다.

3. 산욕기 출혈(Postpartum hemorrhage)

가. 가장 흔한 산과적 응급상황(분만의 5%)이며 생명을 위협한다(Raynders et al., 2006).

나. 상당한 혈액이 소실되어 수혈을 포함하는 정맥 내 수액 공급이 필요할지도 모른다.

다. 얼고노빈 말리에이트(ergonovine maleate)(얼고레이트, 얼고메트린(Ergotrate, Ergometrine)) 또는 피토신(pitocin), 신토시논(Syntocinon), 신토메트린(Syntometrine) 같은 옥시토신제제가 정맥 내로 투여되며 오래 사용하면 젖 생산에 영향을 줄 수도 있다 (Hale, 2010).

라. 엄마는 정맥 내 수액 공급을 받고 혈압이 낮은 동안, 아기가 젖을 물기 쉬운 자세를 잡기 위하여 도움이 필요할 것이다.

마. 엄마는 기운이 소진될 것이며, 적혈구가 대체되는 동안 약 6~12주간 기력이 부족해질 것이라고 말해줄 필요가 있다.

   1) 이 기간 동안 모유수유는 그녀가 휴식을 취할 수 있는 훌륭한 시간이 될 것이다.

   2) 엄마는 아기의 관리에 있어서 도움을 받을 필요가 있다.

4. 시한 증후군(Sheehan syndrome)

가. 극심한 산후출혈과 저혈압이 원인이며, 보통 파종성 혈관내 응고 증후군(DIC)과 연관이 있다 (Kelestimur, 2003).

   1) 뇌하수체의 혈류감소는 경색, 괴사, 다른 합병증을 일으킨다.

나. 임신말기에 뇌하수체는 혈관분포와 증가된 크기 때문에 감소된 혈류에 매우 민감하다.

다. 프로락틴 분비가 없으면, 선방세포(alveoli)는 원상태로 돌아가서 젖 분비가 억제될지도 모른다.

라. 메토클로프라미드(metoclopramide)(레글런, 맥소롱(Reglan, Maxolon)), 설피리드 (sulpiride) (Lawrence & Lawrence, 1999), 돔페리돈(domperidon)(모티리움(Motiliun); 미국에서는 최유제로 사용되지 않음) 같은 프로락틴을 자극하는 약은 이런 상황을 치료하는 데 사용된다(Hale, 2010).

마. 가벼운 뇌하수체 손상의 경우에는 모유 생성(lactogenesis) 2기가 지연될 수 있으며 이 기간 동안 아기는 보충식이가 필요할 수 있고 이용가능하다면 기증자의 젖이 더 나을 수 있다.

5. 회음절개술(Episiotomy)

가. 회음의 외과적 절개는 회음을 아기의 머리만큼 넓혀서 분만을 용이하게 하기 위해 행해진다.
  1) 정중외음절개술(median episiotomy) : 항문을 향하여 직선으로 절개하는 것
  2) 중외측외음절개술(mediolateral episiotomy) : 옆부분으로 비스듬히 절개하는 것인데 보통 오른쪽으로 한다.

나. 이 시술은 산업화된 국가에서는 일상적으로 자주 행해진다.

다. 최근 연구들은 일상적인 회음절개술을 지지하지 않는다(Hartmann et al., 2005).

라. 일반적으로, 견갑난산에서 아기의 어깨를 자유롭게 하기 위한 도수법을 행하기 위해 더 많은 공간을 확보하기 위한 치료법이었다.

마. 또한 겸자를 사용할 때 더 많은 공간을 제공하기 위한 것이다.

바. 자연적으로 발생하는 열상은 회음절개술보다 조직과 근육의 손상이 더 적고 통증도 덜하며 봉합 없이 잘 치유된다(Lundquist et al., 2000).

사. 합병증은 다음과 같다. 과다한 혈액손실, 절개부위 감염, 조직괴사, 정중외음절개술 시 3도 까지 열상(항문괄약근까지)이 있을 수 있고 심하면 4도회음부열상(직장내벽까지)이 된다.

아. 극심한 통증이 있을 수 있으며, 만약 통증이 제어되지 않으면 젖 사출반사가 잘 이루어지지 않아 아기에게 모유공급이 부족해질 수 있다.
  1) 얼음팩을 자주 사용하며 이는 약물의 필요성을 줄인다.
  2) 차가운 팩은 보통 분만 후 즉시 사용한다. 그리고 얼음물 좌욕은 또한 통증과 치유완화 에 사용된다. 따뜻한 좌욕보다 통증경감에 더 효율적이다(Ramler & Roberts, 1986).
  3) 극도의 통증에는 디클로페낙(diclofenac(Voltaren)) 같은 진통성의 좌약이 요구될지도 모른다. 이것은 모유로 극히 적은 양만 통과한다(Hale, 2010).
  4) 국소약(topical preparation)은 치유를 촉진하거나 통증을 감소시키는 것으로 보여지지 않았다(Minassian et al., 2002).

자. 통증을 완화하는 자세
  1) 회음절개술을 한 엄마는 2주 또는 그 이상 통증이 있을지도 모른다. 그리고 특히 일어나 앉을 때 편안한 자세를 취하기 어려움을 자주 발견한다.
  2) 따라서 엄마는 옆으로 눕는 자세로 자신과 아기의 자세를 보조할 필요가 있으며, 만약 일 어나 앉는다면 엉덩이 아래에 부드러운 쿠션을 사용한다.

차. 엄마는 절대적인 필요가 없다면 회음절개술을 하지 않겠다고 요청하기 위해 분만 전에 상담

을 받을 수 있다.

6. 보조분만 또는 수술적 질식분만

가. 겸자(forceps) 사용은 많은 나라에서 감소했다.

    1) 겸자 사용은 날이 닿는 얼굴에 타박상, 안면신경마비, 두혈종(봉합선을 넘지 않는 골막하의 출혈) 같은 외상을 아기에게 일으킨다.

나. 흡입분만(vacuum extraction)은 겸자만큼 질에서 더 많은 공간이 필요하지 않으며, 따라서 회음절개술이 거의 시행되지 않는다.

    1) 이런 시술을 한 어떤 아기들은 머리나 안면에 뚜렷한 출혈이 있으며 이로 인하여 빌리루빈수치가 증가하고 수유를 잘 못하는 것과 연관이 있을 수 있다(Hall et al., 2002; Johnson st al., 2004).

7. 잔류태반(Retained placenta)

가. 잔류태반절편으로 인한 자궁퇴축부전은 전형적으로 퇴원 후에 진단된다.

나. 산후에 전형적이지 않은 출혈양상이 나타난다. 정상은 산후 3일에 적색이 사라지고 9일까지 장액성이 사라지고 그 다음에 흰색(창백한 크림-갈색의 손실)이 된다.

다. 임신 시에 있는 억제호르몬이 계속 존재함으로 인해 태반잔류는 분비활성화(모유 생성 2기)를 억제시킬 수 있다(Anderson, 2001; Neifert et al., 1981).

    1) 엄마는 산후 3~5일까지 유방충만감이 적게 일어나고, 이행유가 나와야 할 때 여전히 초유가 분비될 수도 있다.

    2) 유방충만감이 없는 것은 이전의 과다출혈 또는 출혈로 발생할지도 모른다(Anderson, 2001).

    3) 소파술이 필요할 수 있으며 소파술 이후에는 자연적인 젖 흐름이 시작될 것이다(Anderson, 2001; Neifert et al., 1981).

라. 만약 엄마가 다음의 불편감이 있으면 잔류태반을 의심할 수 있다(Anderson, 2001).

    1) 5일까지 유방충만감이 없거나 적을 때

    2) 4일이 지나서도 계속되는 초유분비

    3) 3일 이후에 지속되는 선홍색의 과다한 질 출혈

    4) 누르면 통증이 있고 예상보다 큰 자궁

    5) 아기는

        가) 유방에서 만족하지 않는다.

        나) 날마다 젖은 기저귀가 정상보다 적게 나온다.

        다) 육안으로 황달의 징후가 보인다.

8. 정맥혈전증(Venous thrombosis)

가. 혈관 안에 혈액응고가 형성된 것으로 정의한다.

나. 이런 합병증은 다음 때문에 감소했다.

    1) 분만 후 조기보행

    2) 전신마취를 사용한 수술분만이 더 줄어듦.

    3) 여성들의 임신기간 건강수준 향상

    4) 제왕절개술 후 3일 동안은 매일 피하로 이녹사파린(enoxaprin)(크렉산, 로베녹스(Clexane, Lovenox)) 항 응고 치료가 일상적으로 사용되는데 이녹사파린(enoxaprin)은 모유수유와 병행해도 된다(Hale, 2010).

다. 심부정맥혈전증(deep vein thrombosis)은 혈전이 다리에서 형성되어 폐로 이동하여 폐색전증이 될 수 있기 때문에 심각하다.

라. 폐색전증(pulmonary embolism)은 치명적일 수 있다.

마. 진단과 치료를 포함하는 투약을 확립하기 위한 절차는 수유를 고려한다.

    1) 방사선조영제을 사용하는 스캔은 확진을 위해 필요하다.

       가) 만약 방사선비투과물질 또는 조영제가 사용된다면 모유수유 중지나 연기는 필요하지 않다(Hale, 2010).

    2) 방사성 물질(radioactive material)은 반감기가 다양하여 어떤 것은 모유수유 중단이 거의 필요하지 않고 어떤 것은 모유를 유축하여 2주 이상 모유를 버려야 한다. 수유상담가는 사용된 조영제를 확인한다. 만약 방사성물질이라면 그것의 반감기를 확인하고 그때 모유수유를 다시 시작할 수 있다.

    3) 항 응고 치료는 헤파린, 와파린, 또는 새로운 저분자량의 헤파린, 이녹사파린(enoxaprin)(크렉산, 로베녹스(Clexane, Lovenox))을 포함하며 이 모든 것은 모유수유와 병행할 수 있다(Hale, 2010).

    4) 만약 장기간 항 응고 치료를 해야 한다면, 아기의 프로트롬빈 타임(PT)을 매달 관찰하고 아기는 필요하다면 비타민 K를 투여 받아야 한다.

바. 어떤 엄마들은 오래 입원하거나 재입원 그리고 아기와의 분리를 겪을 수 있다.

    1) 모유수유를 지속하거나 유축을 해야만 한다.

사. 어떤 병원은 만약 성인간병인이 아기를 위해 있을 수 있다면 아기는 엄마와 함께 있을 수 있게 한다.

    1) 엄마는 침상안정을 취하고 진통제를 복용해야 할 수도 있으므로 일반적으로 아기를 돌보고 아기가 엄마에게 접근할 수 있도록 하기 위해 도우미가 필요하다.

9. 산욕기 감염(Postpartum infection)

가. 감염의 진행은 생식기, 요관 또는 유방에 국한될 수도 있고, 자궁염, 자궁내막염, 복막염, 자궁주위조직염으로 진행이 될 수도 있다.

나. 산욕기 감염과 연관 있는 산전위험인자는 이전에 있던 감염, 만성질환, 빈혈, 당뇨, 비만, 불량한 영양 상태 등이다.

다. 분만 중의 위험인자는 조기양막파열, 빈번한 내진, 자궁 내 태아 모니터링, 자궁 내 촉진, 생식기관의 열상, 수술적 분만, 잔류태반절편, 태반용수박리(manual removal of placenta), 혈종, 산후출혈, 부적절한 무균기술을 포함한다.

라. 박테리아가 침범하는 입구는 태반부위, 회음절개술 부위, 제왕절개부위, 질, 요관, 유방, 자궁정맥을 따르는 림프계를 포함한다.

마. 회음, 질, 제왕절개부위의 감염은 보통 항생제로 쉽게 치료가 되며, 모유수유와 병행할 수 있다. 그러나 이런 감염은 엄마에게 뚜렷한 불편감의 원인이 돼 힘들어진다. (2. 제왕절개 참고).

바. 자궁내막염(endometritis)(자궁 선조직의 감염)은 산욕감염의 가장 흔한 원인이다.

    1) 초기 자궁내막염은 분만 48시간 내에 발생한다.

    2) 엄마는 보통 체온상승, 상당한 통증, 불쾌함을 경험한다.

        가) 주의: 초기의 체온상승은 경막외마취/통각상실로도 나타난다(Philip et al., 1999).

    3) 가장 중요한 위험인자는 조기양막파수 또는 양막파수로 분만이 시작된 후에 비선택적으로 행해진 제왕절개이다.

    4) 치료는 보통 광범위 항생제이며 모유수유와 병행할 수 있다.

    5) 엄마의 건강상태는 어떻게 모유수유를 진행할지 결정할 것이다.

사. 자궁주위 조직염(parametritis)(골반 연조직염, pelvic cellulitis)은 자궁내막조직을 지나서 광인대(broad ligament)로 감염이 확장된 것이다.

    1) 전형적으로 산욕 2주 동안 발생한다.

    2) 엄마는 지속적인 고열, 불쾌함, 오한, 혼수, 감염부위를 벗어난 뚜렷한 통증을 경험한다.

    3) 수유상담가는 통증이 유방이 아닌 다른 곳에 있는지 물어보는 것을 기억할 필요가 있다. 왜냐하면 어떤 감염은 유방염의 증상과 유사하기 때문이다.

    4) 정맥으로 항생제를 투여한다. 농양을 배농시키기 위해 바늘흡인 또는 수술이 필요할지도 모른다.

        가) 엄마는 수술직전에 아기에게 수유하거나 유축을 할 필요가 있다. 그리고 수술 후 의식이 돌아오자마자 모유수유나 유축을 시작할 수 있다.

        나) 항생제와 마취제는 모유수유와 병행할 수 있다(Hale, 2010).

    5) 엄마와의 분리와 모유수유중단이 생길지도 모른다.

        가) 아기로의 접근을 위한 준비 또는 유축이 필요할 것이다.

아. 요저류에 의한 요로감염(UTIs)은 분만 후에 흔하다.

    1) 원인은 다음과 같다. 방광기저부의 외상, 국소마취의 사용, 출산방광의 용적증가와 민감도 감소, 출생 후 옥시토신의 사용(이것은 강력한 항이뇨작용을 유발한다). 옥시토신을 중지하면 급속한 이뇨가 따른다.

    2) 카테터 삽입은 UTIs의 잦은 원인이다. 왜냐하면 카테타의 삽입은 방광으로 소변과 박테리아를 이끈다.

    3) 엄마는 발열과 상당한 통증을 겪는다.

    4) 항생제를 포함하는 치료는 모유수유와 병행가능하며 소변을 알칼리화시키고 체액섭취를 늘이며 적절한 영양을 늘인다.

자. 제왕절개로 인한 감염은 예방적 항생제를 투여하더라도(Bagratee et al., 2002) 절개부위의 10%에서 발생한다(Johnson, 2006).

　1) 가장 흔한 징후는 4일째의 발열이다.

　2) 항생제치료는 보통 모유수유와 병행가능하며(Hale, 2010) 외과적 절개는 자주 일어나지 않는다.

10. 모유수유에 영향을 주는 분만 약물(labor medications)의 부작용

가. 적절한 출산 환경에서, 엄마는 피부 대 피부 접촉을 방해받지 않도록 격려하며 이것은 수유 성공에 있어서 분만약물의 효과를 최소화하기 위한 것이다(Halpern et al., 1999; Righard & Alade, 1990).

나. 엄마와 아기는 초기 산욕기에 분만약물에 영향을 받을 수 있다.

　1) 경막외마취를 하고 유도분만을 위해 다량의 옥시토신 정맥주사로 투여 받은 경우 출산후 2일째의 모유수유 기간에 옥시토신의 분비에 영향을 미친다(Jonas et al., 2009). 경막외 마취를 한 경우 유도분만을 위한 옥시토신을 투여 여부와 함께 코르티솔 수준도 유의하게 달라진다(Handlin et al., 2009).

　2) 어떤 엄마는 약을 먹은 것 같은 느낌 또는 '숙취(hung over)' 또는 경막외마취제에 의하여 몸을 움직이지 못하는 느낌이 있다.

　3) 아기는 초기 산욕기동안 빨기능력이 서툴러 보일 수 있다.

　4) 엄마는 수유자세에 보조를 받아 아기에게 젖 물리기를 할 수도 있다(Nissen et al., 1997; Righard et al., 1990; Riordan et al., 2000).

　5) 마취제가 완전히 풀리지 않은 엄마 및 그 엄마와 피부-대-피부로 접촉을 하고 있는 아기는 이 약물들이 완전히 효과가 사라질 때까지 지속적인 관리하에 있어야 한다.

다. 경막하 약물은 투여 10분 내에 태아순환에서 측정된다(Hale, 2006).

　1) 약물분만 후 엄마와 분리된 신생아는 지연된, 부진한 빨기(sucking)와 젖찾기 반사 (rooting reflex)를 보인다(Righard et al., 1990).

　2) 신생아의 빠는 힘은 투여 후 63시간동안 메페리딘(meperidine(normeperidine))의 대사 산물에 의해 영향을 받는다(Quinn, cited in Hale, 2010).

　3) 신생아에게 경막외 마취의 사용으로 나타나는 증상은 다음과 같다.

　　가) 정상적인 수유 전 행동의 지연, 울음의 증가. 경막위 마취가 없었던 경우보다 아기가 높은 체온이 나타난다(Ransjo-Arvidson et al., 2001).

　　나) 출산직후 4시간 내에 첫수유가 잘 이루어지지 않는 것 같다. 병원에 있는 동안 인공 수유할 기회가 더 자주 생긴다. 퇴원 후 완전모유수유가 덜 되는 것 같다(Wiklund et al., 2009).

　　다) 첫 24시간 이내에 성공적인 모유수유가 2번 이상 되지 않는 것 같다(Baumgarder et al., 2003)

　4) 아기들은 더 짧은 기간 모유수유를 하는 경향이 있다(Hebderson et al., 2003).

5) 엄마가 정맥내 메페리딘(meperidine)으로 진통을 조절했을 때, 아기는 출생 시 각성과 순응력이 부족하다(Wittels, cited in Hale, 2010).

라. 어떤 약물의 대사산물은 아기가 배설할 때까지 아기에게 영향을 미친다(Scherer et al., 1995).

1) 펜타닐(Fentanyl): 짧은 반감기를 가지며 초유에 매우 낮은 농도로 발견된다(Hale, 2006). 고용량의 펜타닐(Fentanyl) 경막외 마취(>150 microgarms)는 모유수유 확립을 방해하거나(Jordan et al., 2005), 이전의 아기에게 모유수유를 한 여성에서는 조기 수유중단으로 이끈다(Beilin et al., 2005). 출산 후 모유수유의 지지는 펜타닐 용량(<150 microgarms) 의 효과를 극복할 수 있다(Wieczorek et al., 2010).

2) 부피비카인(Bupivicaine)(마케인(Marcaine)): 신생아에게 영향이 적고 모유에 저농도로 검출되기 때문에(Naulty, cited in Hale, 2010), 분만 시에 가장 일반적으로 사용되는 경막외 국소마취제이다(Hale, 2010).

마. 경막외 마취가 분만 시간을 늘어나게 하고 기구분만의 정도를 높인다는 것을 출산 전 교육에 포함시켜야 한다(Rosenblatt et al., 1991).

Part

7

모유수유 문제의 해결
: 엄마와 아기의 문제

Chapter 37

선천적 이상, 신경계 합병증, 분만외상
Congenital Anomalis, Neurologic Involvement, and Birth Trauma

Catherine Watson Genna, BS, IBCLC

학습목표

- 선천적 이상, 신경계 합병증, 분만외상이 초기 모유수유에 어떤 영향을 주는지에 대해 논의한다.
- 처음 모유수유를 하는 아기들을 돕기 위한 방법을 나열한다.

서 론

출생 시 또는 그 직후에 발생하는 많은 상황들은 모유수유 개시와 모유수유 기간에 큰 영향을 미친다. 이런 상황들 중 몇몇은 일시적 현상인 반면, 어떤 것은 평생 남아 있기도 한다. 면역반응이 제대로 발휘되지 못하는 아기들에게는 특히 모유 또는 모유수유가 유익하다. 어떤 아기들은 엄마의 유방으로부터 직접 수유를 할 수 없을지도 모르나, 모유 공급은 가능한 한 오랫동안 계속할 수 있고 또 계속해야만 한다. 이런 아기의 엄마는 수많은 감정들을 경험할 수 있다. 그들은 두려움, 좌절, 불안, 피로, 분노 또는 절망감을 느끼게 될지도 모른다. 따라서 아기를 둘러싸고 있는 혼란스러운 상황 속에서 이러한 엄마들의 감정이 간과되어서는 안 된다.

1. 과숙아(Postmature infants), 재태 42주 이후 태어난 아기

가. 태반기능의 최적시기 이후에도 자궁에 남아 있는 완전히 성숙한 아기

나. 태반의 노화와 태반기능의 감소는 태아에게 영양분과 산소공급을 불충분하게 하여 저산소
증을 포함한 태아의 분만 스트레스에 대한 저항력을 낮출 위험이 있다.

    1) 저산소증의 경우 태변을 볼 수도 있어서 태변 흡입의 위험성이 증가된다.

    2) 양수가 감소될지도 모르며, 태변 흡입과 제대 압박의 위험성이 증가될 수 있다.

다. 만약 태반기능이 잘 유지된다면, 아기는 재태연령보다 커지게 되어(LGA, 과체중아) 견갑난산
과 쇄골골절의 위험이 증가한다.

라. 과숙아는 다음의 특징이 있다.

    1) 자궁에서의 체중 감소

    2) 피하지방과 근육량 감소에 기인한 건조하고 벗겨진 피부

    3) 주름지고 큰 눈(wide-eyed)

    4) 태지(신생아의 피부를 덮고 있는 왁스양, 치즈양의 물질)의 부족

    5) 간에서의 글리코겐저장(glycogen store) 감소

마. 이런 아기들은 글리코겐저장(glycogen reserve)율이 낮기 때문에 저혈당증이 생길 위험성
이 높다.

    1) 출생 시 피부 대 피부 접촉(skin to skin contact), 초기의 잦은 모유수유 또는 초유의
섭취는 직접 젖을 물리지 않더라도 혈당을 유지하는 데 도움이 될 수 있다.

바. 이런 아기들은 빨기가 서투르고 무기력함을 보이므로 젖 먹는 것을 유지하기 위해서는 마사
지와 유축을 번갈아 시행하고, 초유 유축을 장려하며, 피부 대 피부 접촉(아기의 체온이 안정
된다)을 하거나, 울리지 않는(울음은 혈당을 더 잘 떨어뜨릴 수 있다) 등의 많은 격려가 필요
하다.

2. 분만외상(Birth trauma)

가. 겸자 사용은 (칼)날이 놓인 쪽에 작은 반상출혈(타박상)을 일으킬 수도 있다.

나. 신경학적 손상

    1) 안면신경의 외상이 발생할 수 있다. 안면신경이 분포하는 어떤 근육은 일시적으로 저긴장
성이 되어서 젖을 물고 빠는 데 어려움을 유발할 수 있다. 비대칭인 입의 움직임, 입과 눈
꺼풀의 처짐을 관찰한다.

    2) 겸자, 흡입분만. 특히 한 가지에 실패하여 다른 방법을 사용하는 것은 견갑난산, 완신
경총 손상으로 이어질 수 있어서 손과 팔의 마비 또는 근력 저하를 일으키기도 한다
(Brimacombe et al., 2008). 이러한 손상은 안정적인 수유자세, 정상적으로 유방을 찾
고 자극하고 유방에서의 행동을 형성하는 데 방해가 될 수 있다.

다. 흡입보조분만은 자연분만 동안 흡입 또는 겸자를 사용하거나 제왕절개두개혈종의 위험성을
증가시킬 수 있다(Ng, 1995; FDA, 1998).

    1) 두개외 혈종(피부와 두개골 사이의 출혈)(extracranial hemorrhage)

가) 두개골 연조직의 혈성부종인 산류(caput succedaneum)는 보통 생후 첫 주 이내에 사라진다.

나) 골막하 공간 내에 고인 출혈인 두혈종(cephalhematoma)은 봉합선을 통과하지 않는다(**그림 37-1**).

다) 모상건막하출혈(subgaleal hemorrhage)은 혈액손실이 유의성 있게 나타난다.

    (1) 이 아기들은 출혈이 있는 부분의 압력을 감소시키기 위한 자세를 위해 특별한 도움을 필요로 할 것이다.

    (2) 어떤 아기들은 출혈이 해소될 때까지 잘 먹지 못하거나, 전혀 먹지 못할 수도 있는데, 이러한 상황은 신체가 적혈구를 파괴하고 헤모글로빈을 재순환시킴으로써 고빌리루빈 혈증의 위험성이 증가된다.

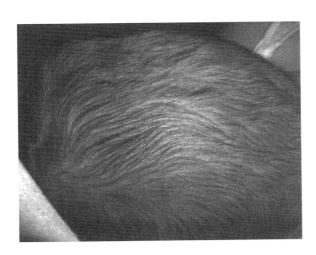

그림 37-1

신생아 두혈종

2) 두개내 혈종(외부에서는 보이지 않는다)(intracranial hemorrhage)

    가) 아기는 졸려함(sleepiness), 수유를 잘못함, 근육긴장 감소 같은 공통된 증상을 보인다.

    나) 경막하 출혈(subdural hemorrhage)은 분만외상에서 가장 흔한 두개내출혈이다(Steinbach, 1999). 지주막하 출혈의 발병율은 겸자분만보다 흡입분만에서 더 증가했으며, 두 가지 모두 보조질식분만을 사용하지 않을 때와 비교해서는 더 높았다(Wen et al., 2001).

    다) 어떤 증상과 증후는 퇴원 후에 나타날 수 있다. 흡입분만을 한 아기가 기면(lethargy), 수유문제, 근긴장 저하, 보챔, 머리의 미만성 융기, 창백함의 증상이 나타나면 즉시 진찰을 받을 필요가 있다(Davis, 2001).

    라) 빨고 삼키는 힘과 젖 찾기 능력은 신경학적 손상에 민감하며(Kalz-Salamon, 1997)

빨기의 어려움은 흡입분만이나 겸자분만으로 태어난 아이에게 더 잘 생기는 것으로 보인다(Wen et al., 2001).

라. 쇄골 골절(fractured clavicle)
　1) LGA 아기와 태아 위치 이상에서 발생할 수 있다.
　2) 아기는 팔의 움직임이 감소하거나, 팔을 움직일 때 고통스러워한다. 팔과 어깨를 고정하거나, 수유를 위한 특정한 자세가 필요하다.
　3) 어떤 아기는 퇴원 후에 아기의 울음을 유발하는 자세를 알아차릴 때까지 진단이 되지 않는다. 병이 없는 쪽으로 아기를 안거나 두는 것이 도움이 될 것이다.

3. 선천성 대사 이상

가. 갈락토오스 혈증(Galactosemia)
　1) 갈락토오스-1-인산-유리전환효소(galactose-1-phosphate uridyltransferase(GALT))의 결핍이 원인이며 갈락토오스를 대사할 수 없는 것을 말한다.
　2) 아기는 심각하고 지속적인 황달, 구토, 설사, 전해질 불균형, 대뇌침범(cerebral involvement), 체중감소 등이 나타날 수 있다.
　3) 이런 아기들은 이유시키고 락토오스와 갈락토오스가 함유되지 않은 분유로 바꿔야 한다.
　4) 두아르테 갈락토오스 혈증(Duarte galactosemia): GALT 수치가 낮지만 기능을 하고 있어서 모유수유를 지속할 수 있다. 혈액이나 소변에서 약간 증가된 갈락토오스분해산물이 있음에도 불구하고 첫 1년동안 제한된 락토오스 섭취에 의해 발달적인 결과는 향상되지 않는다(Ficicioglu et al., 2010; Ficicioglu et al., 2008).

나. 페닐케톤뇨증(Phenylketonuria(PKU))
　1) 아미노산 대사장애질환 중 가장 흔하다.
　2) 페닐알라닌(phenylalanine)을 티로신(tyrosine)으로 바꾸어주는 효소(phenylalanine hydroxylase)가 부족하여 페닐알라닌(phenylalanine)이 축적되는 상염색체, 열성의 유전질환이다.
　3) PKU에 대한 신생아 선별검사는 미국의 50개 주 와 30여 개 국 이상의 나라에서 시행된다.
　4) 아기들은 약간의 페닐알라닌(phenylalanine)을 필요로 한다.
　5) PKU가 있는 아기들은 페닐알라닌(phenylalanine)이 함유되지 않은 분유(phenylalanine free formula)와 모유가 균형을 이룰 때 모유수유를 계속할 수 있다(van Rijn et al., 2003).
　6) 모유는 일반분유보다 더 적은 양의 페닐알라닌(phenylalanine)을 함유한다(Duncan, 1997).
　7) 페닐알라닌(phenylalanine)이 함유되지 않은 분유(phenylalanine free formula)와 모유의 양은 체중, 나이, 혈액수치, 성장요구량에 의해 계산할 수 있다.
　8) 다른 방법은 특수분유를 10~30mL 준 후에 모유수유하는 것이다.

가) 페닐알라닌(phenylalanine)의 수치가 적절히 유지되는 한, 모유와 분유의 정확한 비율계산은 필요하지 않다.

나) 아기에게 모유가 가지고 있는 영양, 면역, 면역증강기능을 높여주기 위해 모유의 비율을 식이의 반(半)이상으로 해도 된다.

9) 진단과 식이조절 전부터 모유수유를 한 아기는 진단을 받기 전 인공식이를 한 아기보다 IQ가 14가 더 높았다(Riva et al., 1996).

4. 다른 유전질환

가. 낭포성 섬유증(CF; Cystic fibrosis)

1) 막투과도 조절 단백질(transmembrane conductance regulatory protein)의 돌연변이로 인하여 외분비선(exocrine gland)의 기능장애를 유발하는 선천성 질환이다.

2) 분비선(gland)은 비정상적인 진하고 끈적한 분비물을 생산하여, 췌장으로부터 나오는 소화효소를 차단시키고 간의 관을 막히게 하며 폐섬모의 움직임에 영향을 미친다.

3) 어린이의 땀에서 증가된 NaCl은 이 증상의 첫 신호이다. 아기와 접촉할 때 짠맛이 난다.

4) CF의 다른 초기 지표는 장폐색이다.

가) 태변이 소장을 막아서 복부팽만, 구토, 대변을 보지 못하게 된다(그 결과 체중이 늘지 않는다).

5) CF가 있는 아기들은 정상적인 위 리파아제(gastric lipase)를 생산하는데, 이것은 모유 속의 젖 리파아제와 결합하여 지방흡수율을 높인다.

6) CF가 있는 모유수유 아기는 항생제의 정맥투여가 덜 필요하다(Parker et al., 2004).

7) CF가 있는 모유수유 아기는 단백질 결핍(부종)과 체중감소가 나타날 수도 있으나, 특징적인 감염과 합병증으로부터 벗어날 수 있다.

가) 췌장 효소는 아기의 단백질 대사를 향상시킬 수 있다(Cannella et al., 1993).

8) 모유수유는 중단할 필요가 없다(Luder et al., 1990).

나. 신경학적 장애

1) 신경학적 손상이 있는 아기는 자주 복잡한 문제가 나타난다.

2) 아기의 신경계는 손상되거나 비정상적이거나 미성숙, 질식, 패혈증, 종양, 약물에 의해 일시적으로 기능을 잃어버릴 수 있다.

3) 아기는 젖 찾기 반사, 구역반사, 빨기반사 등이 저하되거나 없을 수 있고 삼키기가 어려울 수도 있다(연하곤란).

4) 모유수유를 하는 아기에게 젖병을 주는 것은 유기적이지 못한 신경계에 일정하지 않은 감각을 제공하는 것이다.

5) 빨기 반사가 저하되거나 소실된 아기는 구개와 혀에 자극을 주어도 제한된 반응을 보인다. 이 아기는 근긴장도가 저하되었을 수도 있다.

6) 약하거나 불완전한 빨기 반사

가) 규칙적인 빨기를 할 수 없다는 점은 구강근육의 약화를 나타낸다.

나) 이 리듬은 불규칙한 멈추기와 1:1의 빨기 : 삼키기의 주기(cycle) 부족에 의하여 방해받는다.

다) 충분한 구강 내 음압이 발생하지 않아 입이 젖꼭지에서 떨어지게 된다.

라) 입술은 완벽하게 봉합되지 않는다.

마) 저긴장성의 혀는 편평하게 되어 유방주위가 오목하게 되지 않는다.

7) 협동이 이루어지지 않은 빨기는 빨기·삼키기의 근육운동 주기가 타이밍을 놓친 것을 나타낸다.

가) 수유 상담가는 입, 머리, 목의 움직임을 살핀다.

나) 아기는 조직적인 수유행동과 첫 빨기에 어려움이 있을 수 있다.

다) 과민성 또는 저민감성은 신체의 다른 부분에서 보일 수도 있다

라) 아기는 혀의 기능부전과 협동이 이루어 지지 않은 삼키기, 흡인의 위험성 증가를 보일 수도 있다.

다. 다운증후군

1) 부가된 염색체 21번으로 인한 결과(trisomy 21)이다.

가) 수유와 연관되는 일반적인 특징은 다음과 같다.

(1) 하악(아래턱)의 성장이 감소되어 혀가 입에 비해 너무 크게 보이며 축 늘어진다(**그림 37-2**).

(2) 입 주위 근육을 포함하는 일반적인 저긴장성

(3) 수유를 위한 산소용적의 감소와 수술이 필요한 심장결손

(4) 위장관(GI)의 불완전한 발달

(5) 고빌리루빈 혈증은 흔하다.

(6) 아기는 특히 감염이 잘 되는 경향이 있다.

(7) 빨기 반사가 감소되어 있거나 약한 빨기를 보인다.

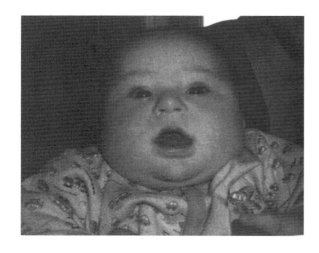

그림 37-2

다운증후군이 있는 아기.
저긴장성과 작은턱, 혀가 돌출됨.

2) 어떤 아기들은 빨기에 아무런 문제가 없는 반면, 어떤 아기들은 처음 빨 때 어려움이 있다.

3) 댄서 핸드 포지션(Danner, 1992)은 턱을 안정시키고 교근을 지지하여 구강 내 공간을 감소시켜 음압을 증강시키므로 이런 아기들에게 도움이 될 수 있다.

　가) 유방은 3, 4, 5지로 지지하고 엄지와 검지를 U자 컵 모양을 만들어 아기의 턱을 잡는다.

　나) 검지와 엄지는 입술의 끝을 향하여 부드럽게 당겨서 뺨을 지지한다.

　다) 아기는 조용해지고, 수유하기 위해 각성상태가 될 것이다.

　라) 아기는 체중증가를 위해 후유보충을 할 필요가 있으며 이를 위해 보충기의 사용이 도움이 될 수 있다.

라. 저산소증(fetal distress and hypoxia)

1) 아기는 자궁에서 또는 분만 중에, 다음에 기인하는 저산소상황에서 기능이 제대로 발휘되지 못할 수 있다.

　가) 불충분한 태반 저장능

　나) 제대압박

　다) 제대탈출

2) 신생아는 저산소증으로 인해 뇌세포괴사가 오기 쉽다.

　가) 신생아뇌질환(neonatal encephalopathy)은 의식저하, 간질, 무호흡, 뇌간기능 감소, 수유능력을 포함하는 통용어이다.

　나) 회복은 3~4일후부터 시작된다. 어떤 아기들은 면역기능이 제대로 발휘되지 못하거나 뇌성마비, 기타 신경학적 결손이 생기기도 한다.

　다) 빨기가 불가능하여 튜브영양을 필요로 하는 낮은 아프가 점수는 나중에 장애의 가장 민감한 지표이며 간질이 뒤따르며 기계적 환기가 요구된다(Moster, Lie, & Markestad, 2002).

　라) 위장관이 저산소증으로 인하여 손상을 받았기 때문에 초유는 매우 중요하다. 초유는 유축해 두었다가 아기가 입으로 수유할 수 있게 되면 바로 제공해야 한다. 엄마는 자주 손으로 유축하거나 유축기를 사용하여야 한다.

　마) 저산소증은 장운동과 장자극 호르몬을 감소시킨다.

　바) 빨기 저하가 있는 이런 아기들은 삼키는 것과 협동이 잘 되지 않아서 젖병 수유에 어려움이 있을지도 모른다.

　사) 보충장치, 컵, 다른 수유장치들은 아기의 수유능력이 회복될 때까지 필요할 수 있으며 엄마는 하루에 약 8번 유축할 필요가 있다(ABM, 2005).

　아) 저긴장성 아기는 옆에 끼고 수유하는 자세(clutch hold) 또는 반쯤 비스듬히 기댄(prone) 자세에서 수유를 더 잘 할지도 모른다(Mcbride & Danner, 1987).

　자) 과긴장성 아기는 구부린 상태로 안아서 전반적인 신전근의 패턴을 감소시키기 위한 자세를 잘 유지해야만 한다.

　차) 모유수유 자세는 뺨과 턱을 지지하는 다운증후군 아기에서의 자세와 유사하다

(Dancer hand position).

타) 이 아기들은 수유하는데 힘이 들고, 쉽게 피로하므로 짧게 자주 수유하는 것이 필요하다.

파) 회복은 보통 수개월동안 계속된다. 태어날 때 수유할 수 없는 아기들의 경우 만약 입의 운동치료가 행해진다면, 이후에 개선될 수도 있다.

마. 위장관 질환

1) 식도 폐쇄증(EA)

가) 식도의 선천적인 결손이다. 대부분의 경우, 식도 위쪽이 아래쪽 식도, 위장과 연결이 되지 않는다. 다른 출생 시 결손과도 연관이 있다.

나) 기관식도누공(TEF)은 식도와 기관이 연결되는 부분에서 발생하며 EA의 흔한 형태이다. 3,000~5,000명 중 1명꼴로 발생한다.

다) 보통 태어난 지 몇 시간 이내에 발견되며 외과적 응급수술이 고려된다.

라) 증상은 임신 중 양수과다를 포함하여 기침, 침흘림, 구역, 숨막힘, 청색증 같은 수유장애를 나타낸다.

마) 기관식도누공(TEF)과 식도 폐쇄증(EA)을 진단하기 위해 멸균정제수(Sterile Water)나 포도당용액(glucose water)을 먹이는 연구는 없다. 신생아의 기도로 들어간 물 또는 저염소 용액은 장기적인 무호흡을 일으키는 잠재적 원인이다.

2) 위식도역류(GER)

가) 수유 후에 지속적으로 역류하여 사출되는 것이다.

나) 증상이 가볍고 스스로 제어할 수 있을 때에는 조절이나 개입이 필요하지 않다.

다) 역류가 심해지고, 체중증가 또는 감소문제가 동반되면 좀 더 심각해질 수 있다.

라) 다음과 같이 나타날 수 있다.

(1) 위장의 내용물이 식도하부에 접촉하여 유방에서 보챈다.

(2) 유방의 어느 한쪽으로 누운 자세에서 더 뚜렷이 나타난다.

(3) 아기는 등을 아치 형태로 굽혀서 유방에서 떨어지려고 하거나, 똑바로 세워줄 때까지 울면서 유방에서 보챈다.

(4) 아기의 입은 수유사이에 젖을 역류시킨다(되새김질).

(5) 상부호흡기감염과 울혈은 만성적인 역류액의 흡인으로 발생할 수 있다.

(6) 수유 거부

(7) 수유 내내 증가된 비강울혈, 수유사이 또는 수유중의 기침과 쌕쌕거림으로써 미세흡인 또는 거대흡인이 분명해질 것이다(Catto-Smith, 1998). 많은 모유이동 또는 유아의 빨기, 삼키기, 숨쉬기의 적절한 조화가 되지 않음으로 인해 흡인(aspiration)이 발생할수 있다.

마) 엄마는 비스듬히 세운 자세(upright position; 옆에 끼고 수유하는 자세(clutch hold) 또는 엄마의 무릎 위에 다리를 벌린 채로)로 수유하도록 하여 위장을 확장시키고, 자주 수유하고 수유 후 10~20분간 아기를 세운다(Boekel, 2000).

바) 역류는 젖 분비 과다와 구별할 필요가 있다.

　(1) 일반적으로 아기의 체중 증가가 빠르다면, 장과민 징후와 빠른 장 통과 시간으로 인해 푸른색, 점액성의 변을 보게 될 것이다. 이는 엄마의 젖분비 과다에 원인이 있다.

　(2) 점진적으로 시간을 늘려서 모유 생산을 감소시키는 것이 중요한다.

사) 만약 역류가 심각하다면, 아기는 진단검사를 받고 약물치료를 해야 할 수도 있다.

3) 유문협착증(pyloric stenosis)

가) 근육비대에 의하여 유문이 협착되거나 좁아져서 생기는 것이며 모유수유를 하지 않는 아기들에게 흔하다(Pisacane et al., 1996).

나) 출생 후 어느 때에도 발생할 수 있지만, 보통은 생후 2~6주에 발생한다.

다) 구토는 특징적이며 처음에는 간헐적이다가 매 수유 후에 점점 진행되는 분출성이다. 아기는 보통 수유 거부를 한다.

라) 심하면, 탈수, 전해질불균형, 체중감소가 나타난다.

마) 만약 아기가 그 상황을 벗어나지 못하거나 증상이 심각하다면 전해질의 균형을 회복한 후에 수술을 시행할 수 있다.

　(1) 모유가 위장에서 더 빨리 비워지므로, 모유를 먹인 아기가 분유를 먹인 아기보다 빨리 수유를 재개할 수 있다.

　(2) 엄마는 아기의 위장이 넘치는 것을 막기 위해 수술 후 처음에 한쪽 유방으로만 수유해야만 한다.

　(3) 엄마는 절개부위의 스트레스를 피하기 위해 스트래들 포지션(straddle position) (개구리처럼 앉히는 자세)으로 아기를 세우는 자세를 취할 수 있다.

바. 선천성 심장결손(congenital heart defects)

1) 무증상에서부터 심하면 청색증, 빠른 호흡, 짧은 호흡, 산소수치저하(불포화)가 나타나는데, 이것은 수술을 필요로 한다.

2) 심장병이라고 해서 모유수유를 중지해야 할 의학적인 근거는 없다(Barbas et al., 2004).

3) 아기는 젖병수유보다 모유수유할 때 더 높은 산소수치를 유지하므로 아기가 힘이 덜 든다. 그래서 아기가 유방에 있을 때 심박동과 호흡이 더 안정된다(Marino et al., 1995).

4) 더 심각한 심장병이 있는 아기는 유방에서 빨기를 지탱할 수 없거나 휴식을 취하기 위해 자주 멈춘다. 만약 섭취가 부적절하다면 아기는 체중이 증가하지 않을 것이고 체중 감소가 있을 것이다.

5) 심장병이 있는 아기는 칼로리 요구량이 증가된다.

6) 엄마는 많은 방식으로 이 아기들을 설명하는데, 다음을 포함한다.

가) 짧은 시간동안만 빨기를 유지할 수 있다.

나) 유방을 자주 밀어낸다.

다) 입술주위가 청색으로 변한다.

라) 빠른 호흡과 두근거림, 빠른 심박동이 있다.

마) 유방에 있는 동안 땀을 흘린다.

바) 매우 자주 수유를 원한다.

7) 만약 수술을 계획한다면, 아기의 체중과 나이가 도달한 후에야 이루어질 수 있다.

가) 조금씩 자주 수유하는 것이 필요하다.

나) 만약 추가적인 칼로리가 필요하다면, 보충장치를 이용하여 유방에서 후유를 공급할 수 있게 한다.

사. 유아돌연사증후군(SIDS) 또는 특발성 유아사망(SUID)

1) 구유 사망(crib death), 아기침대 사망(cot death)으로 알려져 있으며 선진국에서의 1개월 이상의 유아사망의 원인이다. 비율은 전 세계적으로 다양하다.

2) 주된 원인은, 뇌간(brain stem)의 세로토닌의 비정상과 연관이 있는 것 같다(Kinney, 2005; Kinney et al., 2003; Paterson et al., 2006). 세로토닌의 부족은 잠자는 동안 산소가 부족해질 때 숨을 가쁘게 몰아쉬는 것을 방해한다(Tryba et al., 2006). 부모의 흡연이 가장 위험한 인자이다.

3) 극적으로 수면자세가 비율에 영향을 준다. 똑바로 누운 자세에서 SIDS가 덜 생기는 경향이 있다.

4) 사망은 2~6개월 사이에 주로 발생하며 생후 10주에 가장 높다.

5) 전형적으로 분유수유 아기는 모유수유 아기보다 SIDS의 위험이 더 높다. 최근의 메타분석(Hauck et al., 2011)은 완전모유수유를 하는 아기의 OR값은 0.27이고, 약간의 모유수유를 하는 아기의 OR값은 0.4로 보고했다.

가) 모유수유는 인종과 사회경제적 수준전체에 걸쳐 용량-반응 보호작용(dose response protection)이 있다. 이는 메타분석에서 위험성이 50% 감소된 것과 연관이 있다. 그러나 포함된 연구의 질은 불충분했다(McVea et al., 2000).

나) 정확한 보호기전은 잘 알려져 있지 않다.

(1) 모유수유는 SIDS와 연관이 있는 급성 상기도감염과 장염 같은 가벼운 감염을 감소시킨다.

(2) 모유수유와 모유는 중추신경계와 뇌간의 발달을 돕는데 이것이 SIDS의 보호작용이 있다.

6) SIDS에 대한 2005년 미국 소아과학회는 한 달 이상 된 아기를 재울 때 한 침대를 쓰지 말고 노리개 젖꼭지를 사용하라고 제시하였다.

가) 수유 상담가는 모자 유대관계 및 모유수유를 인류 규범으로 인정하는 수준 높은 연구를 계속해서 찾아내면서, 노리개 젖꼭지가 모유수유에 지나치게 영향을 주지 않도록 하고 사용되는 것도 늦춰지도록 확립하는 것을 도울 수 있다

아. 호흡계 질환

1) 일반적인 특징

가) 호흡노력이 증가하면 수유를 위한 에너지는 적어진다(Glass & Wolf, 1994).

나) 삼키는 것이 호흡을 방해하기 때문에 기초호흡률(baseline respiratory rate)이 증

가하면 삼키는 양이 줄어든다.

　다) 짧은 빨기는 호흡기 질환의 전형적인 증상이다.

　라) 수유할 때 주의 깊은 페이스 조절(아기는 유즙의 속도를 조절할 수 있다고 확신한다.), 기도저항을 줄이기 위한 머리 젖힘과(Ardran et al., 1968; Wolf et al., 1992) 더 자주 수유하는 것이 일반적으로 도움이 된다.

　마) 성장은 밀접하게 체크되어야 하며, 만약 아기가 유방에서 젖을 먹을 수 없다면 유축한 모유를 천천히 제공한다.

2) 후두연화증(laryngomalacia)

　가) 후두개가 정상적인 강직이 부족하여 흡기 시에 기도 속으로 허탈된다. 특히 울 때, 수유할 때, 똑바로 누울 때 흡기시 천음(stridor)이 들리고, 목 아래 패임(suprasternal retraction), 호흡 증가가 발생한다.

　나) 하부 식도 괄약근에 압력이 증가하여 발생하는 GER(위식도역류)과 매우 연관이 있다.

　다) 수유하는 동안 머리 젖힘과 엎드려 수유하는 자세(prone position)는 기도저항을 감소시킨다. 짧게 자주 수유하는 것은 성장장애를 예방하는 데 필수적이다(Wolf et al., 1992).

　라) 일반적으로 목이 길어지고 구조가 해부학적으로 분리됨에 따라 6~18개월까지 자연 치유된다.

3) 기관연화증(tracheomalacia)

　가) 기관의 연골환이 기형이거나 충분히 굳어 있지 않아서 호기동안 빠른 공기흐름이 기관의 부분 허탈(collapse)을 일으켜서 생긴다(Wiatrak, 2000).

　나) 흉골 패임(sternal retraction)과 천음을 들을 수 있다. **그림 37-3**을 보아라.

　다) 호흡 노력의 증가

　라) 후두연화증과 같은 방법이 도움이 된다. 또한 생후 1년 내에 정상이 된다.

4) 후두 횡격막증(laryngeal webs)

　가) 눈에 띄는 호흡곤란을 일으킬 수 있는 기도에서의 조직 저항

　나) 아기는 수유가 매우 어려울 수 있다. 저산소증을 막기 위해서 매우 주의 깊은 수유 조절이 필요하다.

5) 후두열(laryngeal cleft)

　가) 후두와 식도 사이에 다양한 크기와 위치에 있는 구멍

　나) 수유하는 동안 천명과 흡인

　다) 안전하게 수유하기 위해서 보통 교정을 필요로 한다.

　라) 기관지 연화증(tracheobronchomalacia) 또는 기관식도누공(tracheoesophageal fistula)과 공통되는 병적 증상이 있다(Rahhbar et al., 2006).

6) 성대주름 마비(vocal fold paralysis)

　가) 보통 주름 또는 신경의 손상이 한쪽으로 온다.

　나) 말울음(Horse cry)

다) 병이 있는 쪽에 기도 보호가 감소한다.

라) 만약 마비된 성대가 위쪽이라면 삼키기와 숨쉬기는 조화로울 것이다.

7) 비인강폐쇄부전/구개인두부전증(velopharyngeal insufficiency/incompetence)

가) 모유가 비인두로 들어가는 것을 막아주는 연구개와 인두수축근이 저형성되었거나 기능부전인 상태이며 가끔은 점막하 구개열(submucous cleft palate)로 일어나기도 한다.

나) 비강 폐쇄부전, 수유중단 시 거친 호흡, 비강인두에서 모유로 인한 무호흡, 수유저항

다) 주의 깊은 조절과 스트래들 포지션(upright(straddle) position)(다리를 벌리고 앉혀서 수유하는 자세)이 도움이 될 수 있다.

라) 'Chapter 26 구순열과 구개열 정보를 위한 아기 구강구조의 평가'를 참고

Chapter 38

유방의 병리

Breast Pathlogy

Angela Smith, RN, RM, BA, IBCLC
Joy Heads, OAM, RM, MHPEd, IBCLC

학습목표

- 수유 유방과 관련하여 일반적으로 나타나는 모유수유 문제에 대해 설명한다.
- 이런 문제들에 대한 예방법을 설명한다.
- 공통적으로 나타나는 증상과 증후를 구별한다.
- 수유 상담가에 의한 적절한 개입을 안다.
- 모유수유 문제가 있는 엄마와 관련된 교육적인 문제점을 안다.

서 론

수유 유방과 관련하여 많은 흔한 문제들이 있다. 대부분은 예방되거나 개선될 수 있지만, 모유수유를 유지하기 위해서는 초기 인지, 적절한 치료 또는 전원(병원으로 보내기), 정밀한 추적조사 등이 필요하다. 이런 문제들 중 몇몇은 고통스럽거나 시간이 길어질 수 있어서 새로이 엄마가 된 여성들에게 실망감이나 좌절감을 느끼게 할 수 있다. 많은 수유 상담가들은 무작위 대조시험보다는 오랜 기간의 임상적인 경험에 근거하여 치료적 개입을 하는데 이것은 흔히 유용하지 않다. 이런 방법은 지역별, 나라별로 매우 다양한 것 같다. 어떤 방법은 매일 행해지고 또 어떤 방법은 매우 드물게 사용되기도 한다. 문제들의 모든 해결은 주의 깊은 사정과 관리에 의거하여 근거중심적 권고방법을 이용하여 엄마와 함께 발전시켜야 한다.

1. 정상과 울혈유방의 차이점

가. 정상적인 충만(Normal fullness)

　　1) 많은 여성들은 모유 생성(lactogenesis) 2기 동안 젖량이 증가할 때 정상적인 충만감을 경험한다.

　　2) 프로락틴 폭발(Prolactin surge)에 의해 발생한 유방의 혈류 증가는 젖량과 간질조직의 부종을 증가시킨다. 이것은 대부분의 여성에서는 정상적인 충만감이다.

　　3) 정상적인 충만감은 문제가 있는 울혈과 구별될 수 있다.

　　　　가) 정상적인 유방충만감(normal fullness)은 유방이 더 커지고 더 따뜻해지고 불편감도 있을 것이다. 젖의 흐름은 정상이다.

　　　　나) 울혈된 유방(engorged breast)은 팽팽하고 광택이 있으며 통증을 느낀다. 젖의 흐름이 원활하지 않을지도 모른다.

　　4) 일반적으로 병리적인 울혈은 예방 가능한 수유 합병증이다. 1986년 울리지(Woolridge)에 의하면 수유 제한, 적절하지 않은 젖 물리기, 비효율적인 젖 빨기는 젖 제거를 제대로 할 수 없게 하여, 병리적인 울혈이 생기게 될 것이다.

나. 울혈(Engorgement). 코크란 리뷰(cochrane review)에서는 맹거시(Mangesi)에 의해 수유하는 동안 유방울혈의 치료법에 대해 안내했다.

　　1) 젖 생산이 빨리 늘어날 때, 유방의 젖량은 선방세포(alveoli)의 저장능력보다 더 초과할 수 있다.

　　2) 만약 젖이 제거되지 않으면 선방세포(alveoli)가 과확장되고, 이것이 모유분비세포(lactocyte)를 평평하고 길게 늘어뜨리게 된다. 선방세포의 완전도는 단단하고 촘촘한 각각의 모유분비세포의 틈(junction)에 의존한다. 이 틈(junction)이 증감된 압력으로 인하여 단단하게 되지 않으면 세포 사이의 통로에 모유의 구성물질, 예를 들면 락토오스가 들어가, 조직사이에 스며들게 된다. 그 결과 염증이나 감염이 된다(Fetherston et al., 2005; Humenick et al., 1994; Nguyen et al., 1998).

　　3) 팽만은 선방세포(alveoli)를 둘러싸고 있는 모세혈액순환을 부분적으로 또는 완전히 폐색할 수 있으며 더 나아가 세포활동을 감소시킨다. 이러한 팽만은 근상피체까지 뻗어 있는 옥시토신이 풍부한 모세혈관을 부분적으로 또는 완전히 막을 수 있다.

　　4) 충혈된 혈관은 주위 조직공간으로 체액을 스며들게 하여 간질부종을 일으키고 더 나아가 젖의 흐름을 느리게 하고 방해한다. '울혈−부종−불충분한 흐름−울혈'의 주기(cycle)가 쉽게 발생할 수 있다.

　　5) 압력과 울혈은 유방의 림프배액을 막고 유방의 독소, 박테리아, 폐기된 세포조직을 제거하는 시스템을 정체하게 하여 유방염(mastitis)에 잘 걸리게 한다(염증과 감염).

　　6) 젖 분비 피드백 저해물질(FIL; feedback inhibitor of lactation)이라 불리는 단백질은 모유정체(milk stasis)동안 유선에 축적되어 젖 생산을 감소시킨다(Daly et al., 1995; Peaker et al., 1996).

　　7) 모유의 축적과 그 결과로 생기는 울혈은 세포사멸(apoptosis) 또는 세포예정사

(programmed cell death)의 주요한 유인이 되며 젖 분비선의 퇴화, 젖 재흡수, 선방구조의 붕괴, 젖 생산의 중단을 일으킨다(Marti et al., 1997).

8) 울혈은 또한 유륜, 유방, 혹은 둘 모두에서 발생하는 것으로 분류한다.

9) 단순한 형태인 유륜의 울혈은 큰 가슴을 가진 여성 또는 정맥 내 체액이나 고혈압으로 인한 전신부종을 있는 여성에게서 발생할 수 있다.

다. 울혈의 예방은 충분히, 완전히, 자주 젖을 제거하는 것이다(Glover, 1998).

1) 예방을 위한 좋은 길잡이

가) 적절한 젖 물리기

나) 초기에 자주 수유하는 것

다) 아기의 신호에 따르는 수유

라) 수유 빈도와 시간을 제한하지 않는 것

마) 첫 번째 유방을 다 비운다음 두 번째 유방을 제공한다. 이 지침은 가끔 엄마들을 헷갈리게 한다. 그러므로 수유 상담가는 엄마에게 이것을 결정하는 방법에 대한 예시를 알려줘야만 한다.

2) 회복이 불가능한 상황에 이르게 하는 유방울혈의 정도와 기간은 알려져 있지 않다. 병소가 없는 유방에서는 정상적으로 젖이 생산되므로 유방은 어느 정도까지는 보상 작용을 한다.

3) 각 개인의 유방울혈의 위험성을 예측하는 것은 가능하지 않지만 일반적인 기준은 고위험성이 있는 여성을 예측하는 데 도움이 될 수 있다.

가) 모유 정체(milk stasis)를 예방하거나 해소하지 못하는 것은 수유 빈도가 적거나 유방이 적절히 비워지지 못했기 때문이다.

나) 작은 유방을 가진 여성은 모유저장 공간 부족이 원인이다.

다) 모유 생산속도가 높은 엄마(고프로락틴혈증)는 젖량이 젖 제거량을 초과하기 때문에 모유 정체(milk stasis)가 늘어난다.

2. 치료방법

가. 일반적인 치료방법

1) 따뜻하게 해준다. 젖 사출반사(milk ejection reflex)가 제 역할을 못하거나 느리게 일어날 때, 따뜻하게 해주는 것은 옥시토신을 증가시킬 수 있다.

2) 젖을 물리기 전에 유륜을 부드럽게 하는 것은 적절한 젖 물리기를 도와준다.

3) 만약 유륜부종이 있으면, 유두에서 먼쪽의 세포간질액을 부드럽게 마사지 한다. 이것은 유륜모양을 돕고 유두를 드러내어 젖의 흐름을 향상시킬 것이다.

가) 처음에 영국의 조산사들이 페더링(feathering)이라고 불렀던 이 기법은 밀러(Miller, 2004) 등은 유륜압박(areolar compression)으로, 코트만(Cotterman, 2004)은 역압연화(reverse pressure softening)로 재정의하고 설명했다.

4) 한랭요법(cryotherapy)

가) 임상적인 한랭요법(아이스팩, 젤 팩, 냉동채소 백, 냉동된 젖은 수건)은 다양한 종류가 있으며 경험적인 베이스를 토대로 가이드라인이 지속적으로 만들어지고 있다 (Bleakley et al., 2004).

나) 임상적, 생리학적인 증거는 한랭요법이 치료적인 목적을 달성하기 위해 신체의 열을 빼앗음으로써 조직의 온도를 낮추는 것이다.

다) 그 결과로 생긴 혈관수축과 억제된 세포대사율은 염증반응을 줄이고, 통증과 부종을 감소시킨다.

라) 한랭요법을 마친 후, 평균 피부온도는 올라간다. 그러나 (한랭요법을) 시행하기 전으로 돌아가지는 않는다(Kanlayanaphotporn et al., 2005). 이것은 표면조직과 심부조직 사이에 혈류역학적인 변화가 있다는 것을 가리키며, 통증, 근육경련, 부종의 감소에 대한 설명을 제공한다(Emwemeka et al. 2002).

5) 냉장 양배추 잎

가) 냉장 양배추 잎은 부종을 감소시키고 모유의 흐름을 증가시키는데 빠른 효과를 보여주기 때문에 널리 사용되었다.

나) 로버트(Robert, 1995)와 아로라(Arora, 2009) 등은 양배추 잎과 젤 팩을 비교했는데, 둘 다 통증을 감소시키는 데 유사한 효과가 있다고 보고했다. Robert는 엄마의 2/3가 더 강하고 즉각적인 효과 때문에 양배추 잎을 선호한다는 것을 발표했다.

다) 로버트(Roberts, 1998) 등은 양배추 추출 크림을 유방에 사용했을 때 플라세보 크림보다 효과가 더 있지는 않았다고 보고했다.

6) 유축: 편할 정도(comfort)로 손으로 또는 유축기로 유축하는 것은 FIL의 축적을 감소시키며 유륜의 기계적인 압박을 줄이며(세포사멸을 예방) 혈액순환의 변화, 림프와 체액배출의 저항을 감소시키며 유방염과 젖 생산이 잘 안 되는 것을 감소시켜서 엄마의 통증을 감소시킨다(Peaker et al., 1996; Prentice et al., 1989).

3. 막힌 유관(Plugged ducts), 케이크 유방(caked breast), 모유 정체(Milk stasis)

가. 영향을 미치는 요인

1) 유방 부위에 국소적으로 유연하거나 단단한 붉은 부분이 나타나는 것으로 보통 하나의 관에서의 부적절한 모유 제거로 인해 나타난다.

2) 유방에서 모유 배출이 잘 안 되는 것은 유방의 외부압력 때문에 일어날 수 있다. 예를 들면 꽉 끼는 브라, 캐리어의 끈, 엄마의 손가락 또는 아기의 손

3) 다음과 같은 요소에 의해서 비효율적인 젖 배출이 생긴다. 불충분한 또는 비효율적인 빨기, 부적절한 젖 물리기, 젖 빨기 장애, 불규칙한 수유, 고프로락틴혈증

4) 이런 문제가 있는 유방 부위는 국소적인 유방울혈이 된다. 예전에는 '케이크 유방(caked breast)'이라 했다.

5) 엄마는 압통, 열감, 덩어리의 발적으로 불편감을 느낄 수 있다. 덩어리는 경계가 뚜렷하며 발열은 없다.

6) 관리방법은 수유 전에 온찜질과 부드러운 마사지를 하는 것이다. 수유를 하는 동안 ,막힌 부분의 부드러운 압박은 젖의 흐름을 향상시킬 것이다. 유방에서 아기의 자세를 교정하는 것은 젖 제거에 도움을 줄 것이다. 그러나 적절한 젖 물리기는 여전히 중요한 요소이다.

7) 수포(Bleb; 막힌 유두 구멍)는 모유 정체(milk stasis)의 또 다른 잠재적 원인이다.

    가) 유두 끝에 한 개의 수포나 하얀 반점, 또는 압박 낭종이 자주 나타난다(Day, 2001; Spencer, 2008).

    나) 광택이 있고 부드러우며 직경이 1mm 이하이며 한 지점의 국소통증을 일으킨다.

    다) 수포는 유엽의 배출구의 끝을 막아서 더 넓은 부위로 모유 정체를 일으킨다.

    라) 온찜질과 적절한 젖 물리기는 가끔 이 문제를 해결한다.

    마) 제거 후에 처음의 젖의 흐름은 치즈 같으나(cheesy) 그 다음에는 정상적인 모유가 나온다.

    바) 의사(Health professional)가 수포를 멸균바늘로 터뜨리는 것이 필요할 수 있다. 그것은 자주 재발되므로 반복적으로 터뜨리는 것이 필요하다. 엄마에게 스스로 수포를 제거하는 방법을 가르쳐줄 필요가 있다.

8) 막힌 부분에서 유축한 다른 모유의 형태는 스파게티나 지방물질처럼 보이는 실 모양이다.

    가) 이러한 형태는 폐색된 부분의 점착성 구조로 나타나며, 길쭉하게 된 모유가 차단물의 원인이 되는 것으로 생각될 수 있다.

    나) 로렌스(Lawrence, 2010) 등은 다중불포화지방산이나 레시틴 보충제를 식사에 첨가하면 증상이 개선될 것이라고 설명했다.

4. 유방염(mastitis)과 유방농양(Abscess)

가. 수유유방염에서 박테리아 병원체의 역할은 분명하지 않다(Kvist et al., 2008).

나. 예방할 수 있으나, 흔하게 발생하는 수유 합병증이다(Amir et al., 2007; Fetherston, 1998; Foxman et al., 2002).

다. 유방염이 있는 여성의 약 10%는 컨디션 악화 때문에 이유한다(Fetherston, 1997; Wambach et al., 2005).

라. 보통 산후 3주 이내에 시작되며, 갑작스러운 이유 또는 모유수유의 변화로 발생한다(Foxman et al., 2002).

마. 염증은 유방의 감염으로 진행되기도 하고 그렇지 않기도 한다.

1) 유방염의 첫 번째 원인은 유관 내 압력(intraductal pressure)의 증가인데, 분비세포를 평평하게 하여 밀착연접(tight junction)의 투과성을 증가시킨다.

2) 세포 사이 통로(paracellular pathway)는 세포 사이에서 발생하는데, 모유의 어떤 성분이 간질조직으로 스며들어 그 결과 염증반응이 생긴다.

3) 이러한 염증반응과 그 결과로 생긴 조직의 손상은 감염된 유방염의 전조가 될 수 있다.

4) 연구들은 모유량 감소의 결과로 나타나는 Na/K 비율의 증가, 염화나트륨, 면역 글로불린의 증가, 락토오스의 감소 등이 유방염의 초기 증상이며(Fetherston, 2001) 이것은 자주

아기의 유방 거절에 의해 나타난다고 제시했다(Hale et al., 2007; Kvist, 2010; Michie et al., 2003; Willumsen et al., 2000).

바. 보통은 수유와 연관이 있는데, 급성이나 만성이 될 수 있으며 잘못된 수유기술의 결과로 자주 나타난다.

사. 만약 적절한 치료를 하지 않으면 농양 같은 심각한 결과를 일으킬 수 있으며, 초기에 불필요한 이유를 하게 될 수 있다(WHO, 2000).

아. 유병률은 연구에 따라 다양하여 수유여성의 24~33%에서 발생한다고 추정한다(Fetherston, 2001).

자. 유방염은 다양한 정의가 있는데 문제를 바라보는 관점의 차이와 증후 또는 궁극적 치료에 기초하여 설명한다(Academy og Breastfeeding Medicine Prptocol Committee, 2008).

차. 대부분의 의사들은 유방염(감염)을 진단하기 위해 일련의 증상과 징후를 사용한다.

  1) 열 > 38℃(100.4F)
  2) 오한, 두통
  3) 맥박 증가
  4) 독감 같은 몸살
  5) 유방염이 있는 부위의 통증, 팽창
  6) 발적, 압통, 열감
  7) 모유의 나트륨 농도 증가(아기는 모유의 짠맛 때문에 유방을 거절하기도 한다.)
  8) 겨드랑이 쪽으로 확산되는 붉은 기운
  9) 톰슨(Thomsen, 1983) 등은 모유 정체(milk stasis), 염증(inflammation), 감염 (infection)을 구별하기 위해 모유 자체를 현미경적으로 검사했다. 연구에 참여한 모든 엄마들은 압통, 발적, 열감, 유방 팽만이 있었다.
  10) 3가지의 임상적 상태가 확인되었다.
    가) 모유 정체(milk stasis): 모유 1mL당 10(6) 이하의 백혈구와 10(3)이하의 박테리아. 증상은 2.1일간 지속되었다.
    나) 비전염성 감염: 모유 1mL당 10(6) 백혈구 이상. 모유는 멸균이었으나, 피부의 박테리아 총에 의해 오염되었다. 평균 증상의 기간은 5.3일이었다.
    다) 전염성 유방염: 모유 1mL당 10(6) 이상의 백혈구와 10(3) 이상의 박테리아.
    라) 키스트(Kvist, 2010)는 이러한 전통적인 분류법이 자주 이용되지만, 48시간에 시작할 수 있고 염증이 진행될지도 모르기 때문에 의문스럽다고 제안했다.

카. 일반적으로 산후 2~3주에 발병률이 가장 높다(WHO, 2000).

타. 좌우 유방의 분포는 거의 같은 것 같다. 양쪽 유방염은 자주 발생하지 않는다(흔한 미생물: 포도상구균).

파. 모유는 멸균상태가 아니다.

  1) 유방염으로 확진된 대부분의 원인균은 황색포도상구균(S. aureus)이다.
  2) 비록 수유하는 여성의 피부나 모유에 잠재적인 박테리아가 있다고 하더라도 모두가 유방

염으로 발전하지는 않는다(Kvist et al., 1988).

　　　3) 대조적으로, 실제 감염으로 발전한 많은 여성의 모유 속에는 박테리아가 배양되지 않았다.

하. 뷰셔(Buescher, 2001) 등은 유방염이 있는 여성의 모유는 정상모유와 동일한 항염증인자와 특징을 가지고 있으며, 아기가 유방염이 있는 유방으로 수유하는 것 때문에 질병이 발생하는 것을 보호하는 성분이 증가되어 있는 것을 발견했다.

거. 원인인자(Contributing factors)

　　1) 모유정체(Milk stasis)

　　　　가) 만약 극심하고 지속적인 유방울혈로 압력이 높이 올라간다면, 적은 양의 모유성분은 강제로 상피세포 사이의 밀착연접(tight junction)에서부터 주위유방조직으로 빠져나갈 것이다.

　　　　나) 이것은 국소적인 염증반응을 일으키는데 통증, 국소적 팽창, 발적, 국소발열 또는 전신의 체온 증가, 맥박 증가를 포함한다.

　　　　다) 밀착연접(tight junction)통합의 붕괴는 왜 개개인의 유방염이 재발하는지에 대한 설명을 제공할 수 있다.

　　　　라) 만약 모유성분이 혈관, 모세혈관, 혈류로 스며들어가면 유선염을 동반하는 발열, 통증, 피로, 권태감 등의 자가면역반응을 일으킬 수 있다.

　　　　마) 모유의 염증성분(인터루킨-1)과 모유단백질(이물질로 인식)의 항원반응은 위의 독감 같은 통증에 기여한다고 생각된다.

　　2) 불충분한 젖 제거량

너. 비효율적인 젖 제거로 인한 모유 정체에 기여하는 상황

　　1) 스케줄에 의거한 수유, 수유중단, 불규칙한 수유

　　2) 수유횟수의 갑작스러운 변화

　　3) 엄마나 아기의 질병

　　4) 아기가 밤에 너무 많이 자는 것

　　5) 과다한 젖 공급(고프로락틴혈증)

　　6) 모유수유가 노리개 젖꼭지나 젖병으로 대체된 것

　　7) 엄마와 아기의 분리

　　8) 모유수유 기술(아기가 한쪽 젖을 충분히 비우기 전에 반대편 젖을 물리는 것)

　　9) 갑작스러운 이유

　　10) 아기의 구강구조가 유방을 충분히 비우지 못함(예를 들면 짧은 설소대, 구개열, 피에르-로빈 신드롬).

　　11) 신경학적인 손상이 있는 아기

　　12) 효율적인 젖제거를 방해하는 갈라지거나 손상된 유두

　　13) 유축기 사용(Foxman et al., 2002)

더. 젖 분비 과다(hyperlactation)

　　1) 반 벨드하이젠-스타스(van Veldhuizen-Staas, 2007)는 높은 비율의 모유합성과 풍부

한 모유 공급으로 이루어지는 젖 분비 과다(hyperlactation)의 몇몇 원인을 기술했다.

러. 갈라지거나 손상된 유두

    1) 어떤 조사에서는 상행감염의 가능성을 제시했다(Miltenburg et al., 2008).

    2) 그러나 카와다(Kawada, 2003) 등에 의한 연구는 메티실린 내성 황색 포도구균 (methicillin-resistant S. aureus, MTSA)과 메티실린 민감성 황색 포도구균 (methicillin-sensitive S. aureus, MSSA)이 모유수유에 의하여 유방염이 없는 건강한 수유부와 아기 사이에 전염될 수 있다는 것을 발견했다.

머. 엄마의 스트레스와 피로

    1) 스트레스와 수면부족은 엄마의 면역 반응을 낮출 수 있고 원인인자로 생각이 된다 (Michie et al., 2003)

    2) 반바흐(Wambach, 2003)은 여성들에게 있어서 유방염은 부담으로 여긴다고 보고했다. 여성들은 유방염이 모유수유의 결과보다 그들의 일상적인 삶에 있어서 더 충격을 받는다고 보고했다.

버. 유두크림의 사용

    1) 크림을 사용한다는 건 유두가 손상됐음을 의미하는 것일 수도 있고, 단순히 유방염과 연관된 일련의 상황일 수도 있다.

    2) 크림의 사용은 또한 쓰라리고 손상된 유두를 나타낼지도 모르며, 단순히 유방염과 연관된 일련의 상황으로 나타날 수 있다.

    3) 존슨(Johnsson, 1994) 등은 유두크림을 하루에 여러 번 사용하는 것이 유방염 발병율 증가와 연관이 있다는 것을 발견했다.

    4) 브렌트(Brent, 1998) 등은 히드로겔 드레싱을 사용한 연구그룹에서 감염이 유의하게 증가했기 때문에 습윤 창상치유에 대한 연구를 중단했다.

서. 재발하는 유방염

    1) 일반적으로 유방염 치료가 늦어지거나, 부적절한 유방염의 치료로 인해 발생한다.

    2) 다음과 같을 때 자주 재발한다.

        가) 박테리아가 저항력이 있거나 처방된 항생제에 반응하지 않을 때

        나) 항생제를 충분히 오래 사용하지 않았을 때

        다) 엄마들이 유방염이 있는 쪽의 수유를 중지할 때.

        라) 유방염의 첫 번째 원인(모유 정체 같은)이 치료되지 않았을 때.

    3) 임상의들은 엄마들에게 유방염이 있는 쪽으로 수유(혹은 유축)하고, 항생제를 온전히 10~14일간 복용하고, 원인이나 촉진인자를 확인하고 개선하도록 권유할 수 있다(Hale et al., 2010).

    4) 로렌스(Lawrence, 2005) 등은 처음 재발했을 때, 아기의 비강인두와 구강인두의 배양검사뿐 아니라 모유의 배양검사도 권유했다.

        가) 다른 가족구성원들은 엄마의 재감염을 막기 위해 박테리아의 원인을 찾아내기 위한 배양검사를 받을 수 있다.

나) 배양검사와 민감도 검사는 적절한 항생제 투여를 결정하기 위해서 중요하다.

다) 황색포도상구균(S. aureus)의 비강 내 보균자는 확인되어야만 하며 무피로신(mupirocin) 2%로 치료할 수 있다(Amir, 2002).

라) 로렌스(Lawrence, 2005) 등은 또한 만약 감염이 만성이라면 저용량의 항생제(에리트로마이신(erythromycin 500mg/day))를 수유 동안 투여할 수 있다고 제시했다.

마) 이전 수유 때 유방염을 앓았던 엄마는 모유 정체를 예방하고 적절한 수유자세와 젖 물리기를 확립함에 특히 주의를 기울일 필요가 있다.

바) 유방의 초음파검사는 낭종이나 농양이 예상될 때 행해진다. 만약 유방에 체액이 가득 찬 공간이 보인다면 농양이 존재할 가능성이 있다.

사) 염증성 유방암은 유방염과 유사하다. 증상이 비전형적이거나 치료반응이 기대한 대로 나타나지 않을 때 유방암일 가능성을 고려해야 한다(Spencer, 2008).

어. 유방염의 예방

1) 모유수유에 대한 정확한 교육과 정보를 제공한다.

가) 수유 상담가는 엄마가 아기에게 확신을 갖고 수유할 수 있도록 돕고 유방염과 같은 문제에 대한 관리에 대해 인식시킨다.

2) 다음과 같은 교육을 포함한다.

가) 이른 시기에, 자주, 제한 없이 유방으로 직접 수유하는 것의 중요성

나) 유방에서의 아기의 적절한 자세

다) 엄마 개개인마다 고유한 유방저장능력과 수유패턴

라) 유방염의 초기 증상과 징후

마) 일반적으로 잘 걸리는 요인

3) 병원에서 24시간 함께 있으면서, 아기의 수유신호를 신속히 인지하여, 수유를 건너뛰는 것(특히 밤)을 줄여주어서 초기에 더 자주 유방을 비우도록 한다.

4) 빠는 것을 대신하는 노리개 젖꼭지의 사용을 피하도록 한다. 이러한 상황은 유방에 모유가 남아 있도록 하는 원인이 된다.

5) 모유 정체를 일으키는 초기 이유의 징후를 빨리 인지한다.

6) 막힌 유관(Plugged ducts)은 수유 또는 유축하는 동안 완화될 수 있는데 이는 막힌 것을 제거하고 유즙의 흐름을 강화시키기 때문이다.

7) 아기가 어떤 이유에서든 불충분하게 먹는다면 엄마는 적절한 유방 비움과 아기에게 보충을 하기 위해서 손으로 짜거나 유축기를 사용하는 것이 필요하다.

8) 적절한 휴식, 집과 다른 아이들을 돕는 것, 좋은 영양, 유축하기 전에 적절한 손 씻기는 엄마의 종합적인 건강에 기여하는 지침이다.

9) 만약 아기가 밤에 갑자기 더 오랫동안 자거나 어떤 이유로 수유횟수가 상당히 감소한다면 제한된 유축이 필요할지도 모른다.

10) 이전 수유 때 유방염의 병력이 있었던 엄마 또는 유방수술을 받은 적이 있는 엄마는 모유정체를 막기 위해 특별히 주의를 기울이고 적절한 수유자세와 젖 물리기를 할 필요가 있다.

저. 유방염의 관리

    1) 항생제는 염증은 치료하는 반면, 근본적인 원인을 치료하지는 않는다.

        가) 만약 감염성 유방염으로 발전한다면, 그때는 증상에 따른 치료와 항생제 처방과 더불어 제3의 처방으로서 근본 원인 규명과 치료가 이루어져야 한다.

        나) 그것이 실패한다면 유방염이 재발할 수 있다.

    2) 임상적 평가

        가) 모유 정체는 염증과 감염의 일차적인 유인이기 때문에 수유력(lactation history)은 근본적 원인을 규명하는 데 중요하다.

        나) 수유 평가는 최적의 젖 물리기(attachment)와 젖 이동을 보장해야만 한다.

    3) 관리 계획

        가) 지원적인 상담

        나) 침상 휴식

        다) 수분 섭취 증가

        라) 진통제나 해열제(Acetaminopen, Paracetamol)

        마) 염증을 더 빨리 감소시키려면 이부프로펜 같은 NSAID로 치료할 수 있다.

        바) 만약 모유 배출이 느리면 수유 전에 온찜질을 한다.

        사) 메티실린내성 황색포도상구균(MRSA) 유방염에서도 마찬가지로, 양쪽 유방으로 수유를 계속한다(Lawrence et al, 2010).

            (1) 모유 정체가 된 쪽 유방이 너무 아파서 수유할 수 없지 않는 한, 정체된 쪽부터 수유한다.

            (2) 이것에 대한 이론적 근거는 아기들이 대부분 처음에 빠는 쪽을 더 강하고 효과적으로 빨기 때문이다.

        아) 수유 사이에 온습포나 냉찜질, 양배추로 압박하도록 한다. 어느 것이든 가장 편안한 것을 사용하면 된다(WHO, 2000).

        자) 만약 12~24시간 이내에 개선되지 않고 증상이 악화되거나 양쪽 유두 손상, 이전의 유방염 과거력, 아픈 아기 같은 여러 가지 위험요인이 있다면 엄마는 즉시 의사에게 가서 항생제 처방을 받아야 한다. 적절한 기간 동안의 항생제 치료를 받아서 재발과 농양 형성을 예방하도록 한다.

        차) 좀 더 편안한 방법

            (1) 수유하기 전 따뜻한 물에 아픈 쪽 유방을 담근다

            (2) 중력을 이용해서 욕조의 뜨거운 물에 아픈 쪽 유방을 늘어뜨리게 한 자세를 한다.

            (3) 손과 무릎(hand-and-knees) 체위로 먹인다.

            (4) 초음파의 효능은 크리스털을 방출하는 초음파(ultrawave)보다 복사열이나 마사지에서 나오는 것으로 보인다.

처. 미생물학

    1) 모유는 적절한 항생제 처방을 위한 정기적인 배양검사나 민감도 검사를 거의 하지 않는다.

2) 배양검사와 민감도 검사는 다음의 상황일 때 시행되어야만 한다.

　　가) 2일 이내에 항생제에 반응하지 않을 때

　　나) 유방염이 2회 이상 재발했을 때

　　다) 엄마가 병원에 입원해 있는 동안 증상이 발생할 때. 일반적으로 MRSA는 병원과 집
　　　　단에서 더 잘 발생한다.

3) 심각하거나 특별한 경우

　　가) 황색포도상구균(S. aureus)은 유방감염의 가장 흔한 원인이기 때문에 항생제는 일
　　　　반적으로 S. aureus에 효과적인 페니실린 분해효소 내성 페니실린(penicillinase-
　　　　resistant penicillins) 또는 세팔로스포린(cephalosporins)을 사용한다.

　　나) 일반적인 약은 디크록사실린(dicloxacillin)과 플루크록사실린(flucloxacillin)이다.
　　　　다른 항생제로는 에리트로마이신(erythromycin), 나프실린(nafcillin), 클린다마이신
　　　　(clindamycin)이 있다.

　　다) 연쇄상구균의 감염(보통 양쪽 유방에서 발생)에는 페니실린이 더 효과적이다.

　　라) 페니실린 알레르기가 있는 경우에는 에리트로마이신(erythromycin)을 선택할 수
　　　　있다.

4) 유방염으로 항생제를 투여 받은 엄마들은 칸디다증(Candidiasis)으로 발전할 수 있다(Amir
　　et al., 2002).

커. 유방농양(breast abscess)

1) 유방염의 합병증으로 생길 수 있다. 유병율은 유방염 여성의 2~11%이다(Amir et al., 2004;
　　Foxman et al., 2002).

2) 거의 대부분 유방염의 비효율적이고 부적절한 관리에 기인한다(Brodribb, 2004; WHO,
　　2000).

3) 농양은 고름이 국소적으로 모여서 분리된 것인데, 한 번 피막화되면 외과적으로 배농·흡
　　인해야 한다.

4) 위험인자

　　가) 이전의 유방염

　　나) 치료의 지연

　　다) 항생제 치료를 하지 않음

　　라) 부적절한 항생제 선택 또는 불충분한 치료기간

　　마) 항생제의 내성

　　바) 병소가 있는 유방의 배농 실패

　　사) 병소가 있는 유방으로 모유수유를 안하는 것

　　아) 갑작스런 이유(weaning)

5) 비록 다른 미생물들이 농양에서 배양되더라도 가장 흔한 미생물은 황색포도상구균(S.
　　aureus)이다.

6) 농양의 예방

가) 유방에서 아기에게로의 효율적인 모유의 이동

나) 모유 정체를 일으키는 개입을 피함

다) 유방 염증의 빠른 해소

라) 유방감염의 적절한 치료는 병소가 있는 쪽으로 자주 수유하거나 유축하는 것이다.

마) 갑작스러운 이유(weaning)보다는 점진적인 이유에 대한 모성교육

바) 항생제 처방의 형태, 기간, 순응도에 대한 의사와 엄마의 교육

7) 임상적인 검사만으로 농양의 존재를 확진하거나 제외하는 것은 항상 가능하지는 않다.

8) 유방조영술(mammography)은 유방의 극심한 압통과 치밀조직 때문에 농양이 드러나지 않을 수 있다.

9) 초음파(진단적)

가) 농양을 배출하여 그에 따른 불필요한 수술을 피할 수 있다(Christensen et al., 2005).

나) 초음파 유도 흡인은 전통적인 외과수술보다 덜 침습적이고 높은 성공률을 나타낸다 (Christensen et al., 2005; Karstrup et al., 1993).

다) 엄마는 초음파의 유도하에서 바늘 흡인 배농의 과정을 통해 모유수유를 할 수 있으며, 수술로 병원에 입원하여 아기와 가족들과 분리되는 것을 피할 수 있다.

10) 어떤 경우에서는 유방농양의 외과적 배농은 필수적인 관리방법이다.

11) 이유와 수유 억제는 유방울혈을 감소시키기보다는 촉진시키는 경향이 있는 점착성 액체를 더 많이 생성케 함으로써 농양의 빠른 해소를 방해할 수 있다.

12) 수술 부위가 원활한 젖 물리기를 방해하지 않는다면 아기는 모유수유를 지속하는 데 영향을 받지 않는다. 그러나 처음에는 유축이 필요하다.

가) 그러나 어떤 아기는 모유 맛의 변화 때문에 병소가 있는 쪽의 수유를 거절할 수도 있다.

나) 유방염의 발병에 따라, 병소가 있는 쪽 유방의 모유의 단백질, 탄수화물, 전해질 농도의 변화가 관찰되었다.

다) 특별히 락토오스의 감소와 Na, Cl의 눈에 띄는 증가가 있었다. 이러한 상황의 발생은 모유가 일시적으로 짠맛이 나는 것의 원인이 된다.

라) 락토오스의 감소는 또한 모유 생산량 감소의 원인이 될 것이다(Neville et al., 1983).

5. 기타 유방질환

가. 유방낭종(Galactocele)

1) 유즙을 함유하는 유관의 양성낭종. 모유잔류낭종(milk retention cyst)으로도 불린다.

2) 유방낭종은 모유수유를 방해하지 않는다(Merewood et al., 2001).

3) 낭종의 내용물은 처음에는 순수한 모유이나 두꺼운 치즈양 또는 기름기로 변한다.

4) 낭종은 부드럽고 둥글며 누르면 유두로부터 유즙이 스며나오기도 한다.

5) 유관의 막힘에 의해 일어나는 것으로 보인다.

6) 낭종은 흡인할 수 있으나 보통 유즙으로 다시 채워진다.

7) 만약 필요하다고 생각되면, 모유수유를 중단할 필요 없이 국소적 마취하에서 외과적으로

제거할 수 있다. 어떤 것은 저절로 해소된다.

8) 진단은 초음파로 이루어질 수 있다(Sabate et al., 2007).

나. 유관 확장증(Duct ectasia)

1) 유관주위 유방염(Periductal Mastitis)으로 알려져 있다.

2) 양쪽의, 다관성, 다양한 색깔, 간헐적으로 끈적한 유두분비물을 보이는 가장 흔한 원인이다 (Brodribb, 2006).

3) 유두분비물, 비주기적 유방통, 함몰유두 또는 유륜주위 농양의 증상들이 나타난다(Guray et al., 2006).

4) 말초유관의 확장(유두의 2~3cm 이내)으로 시작된다. 임신 중 발생할 수 있으나 35~40 세에 가장 흔하다.

5) 유관 안에 염증성 지질이 형성되며, 염증성 반응과 유두분비물을 생산한다.

6) 여성들은 작열감, 소양감, 통증, 유두와 유륜의 팽창감을 호소하는데 이것은 칸디다증과 구별되어야만 한다.

7) 손으로 만질 수 있는 벌레 모양 같은 덩어리는 만성염증이 섬유화로 이어지는, 마치 암과 유사한 과정으로 진행될지도 모른다.

8) 만약 유두에서 극심한 출혈이 있지 않다면 수술은 고려되지 않는다.

9) 수유는 이런 상황을 악화시킬 수 있지만, 금기는 아니다.

10) 특발성 육아종성 유방염(IGM; idiopathic granulomatous mastitis)은 드문 양성종양 이다. 유방의 감염양상이 유관 확장증과 염증성 유방암과 유사하다(Al-Khaffaf et al., 2008).

가) 보통 수유 중 또는 출산 후 5년 이내에 단단한 단독의 덩어리로 나타난다.

나) 관리는 보전처분(conservative measure)에서부터 부신피질 호르몬제의 사용, 드물 게는 절제까지 다양하다(Nzegwu et al., 2007).

다. 섬유낭성 유방질환(FCC; fibrocystic breast condisyion)

1) 수년에 걸쳐서 양성 유방질환, 만성 낭성 유방병증, 유방이형성증, 섬유낭성 유방병증으로 알려져 있다(Guray et al., 2006).

2) 이 질병은 임상적으로 50% 이상의 여성에서, 조직학적으로는 90%의 여성에서 관찰되기 때문 에 섬유낭성 변화(FCC; fibrocyctic changes)라는 용어는 이제 준비된 전문용어이다(Guray et al., 2006).

3) FCC는 여러 개이며 양쪽에 나타난다.

4) 유방조직의 불규칙한 촉지는 정상 월경주기에 따라 다양하게 느낄 수 있다.

가) 이는 호르몬 영향하에 있는 유선조직의 확장 때문에 일어난다.

5) 여성들은 통증, 압통, 촉진 시 비후, 다양한 크기의 혹을 경험하기도 한다.

6) 이러한 상태는 임신 동안은 퇴보되며 수유 금기는 아니다.

7) 어떤 여성들은 식이에서 카페인을 제거하고 비타민 E 보충제를 섭취했을 때 증상이 경감 되기도 한다. 그러나 이것을 뒷받침하는 증거가 있는 것은 아니다.

라. 섬유선종(fibroadenoma)

1) 유방의 가장 흔한 양성종양이다. 증상이 없는 여성의 25%에서 발생한다.

2) 20~40세 여성에서 가장 높은 유병률을 보인다(Miltenburg et al., 2008).

3) 덩어리는 눌러도 아프지 않고, 움직이며, 단단하고, 경계가 분명한 타원 혹은 아몬드 모양이다.

4) 임신동안 젖을 분비하는 호르몬 의존성 신생물이다.

5) 모유수유와 병행 가능하다.

6) 섬유선종의 위치에 의해 모유 정체(milk stasis)의 위험성이 증가되는 것을 막기 위해서는 적절한 모유 제거가 도움이 됨을 교육시키는 것에 중점을 두어야 한다.

마. 기타 덩어리, 낭종, 분비물

1) 유두 분비물은 보통 양성이다. 분비물이 있는 여성은 임상적, 방사선적 결과를 결합하여 위험군으로 나눌 수 있다. 그레이(Gray, 2007)는 관리 알고리즘을 개발했다.

2) 관내 유두종(intraductal papilloma)은 양성 종양 또는 유선의 상피에 무사마귀같이 자라난 것이며 약화됨에 따라 출혈이 생긴다.

3) 분비물은 하나의 관으로부터 임의로 발생하며 유륜 아래 압통이 없는 덩어리가 느껴질 수도 있다.

4) 심각한 질병을 배제(R/O)한 후에 모유수유를 계속할 수 있다.

　가) 엄마는 모유의 혈성이 없어질 때까지 병소가 있는 쪽의 유방은 유축하고 다른 쪽으로 수유를 계속하도록 한다.

　나) 만약 아기가 견디면 모유수유를 계속할 수 있다.

　다) 아기의 대변에 일시적인 검은 반점이 생기거나 변색 또는 타르 형태가 될 수도 있다.

5) 만약 분비불이 멈추지 않는다면 병이 있는 유관은 외과적으로 제거할 수 있다

6) 가끔 이런 상황의 첫 번째 증상은 아기가 피를 뱉어내거나 유축한 모유에 혈성 또는 핑크빛 모유가 나타나는 것이다.

7) 이것은 엄마에게 극심한 혼란을 준다. 피가 어디서부터 온 것인지 진단하기 위해 에이피티 테스트(Apt test)를 시행하여 아기의 질병을 배제(R/O)시킬 수 있다.

바. 유방암(breast cancer)

1) 염증성 유방암은 유방염이나 막힌 유관(Plugged ducts)과 구별되어야 한다.

2) 2일 안에 사라지지 않는 덩어리가 명확한 경계가 없이 혼합되어 있으며, 핑크색으로 가볍게 팽창되어 있고, 자주 수유하거나 의사가 항염증제 또는 항생제를 처방해도 해소되지 않는다.

3) 가임기의 여성에게 나타나는 대부분의 유두분비물은 임상적으로 걱정할 필요가 없으며 특별한 치료가 필요하지 않다.

4) 액성 또는 혈성 분비물이 있거나, 특히 분비물이 한 개의 관에서부터만 나온다면 적절한 전원(병원을 옮김)과 평가가 필요하다.

5) 임신과 수유 중 진단된 종괴의 약 1~3%는 악성이다.

6) 관내상피암(DCIS)은 비정상적인 세포로 인하여 혈성 유두분비물이 나타난다.

7) 유두의 파젯병은 외견상으로 잠재적 유방암이 나타나는 것이며 모든 유방암의 약 1~3% 에서 발생한다.

　가) 첫 번째 증상은 보통 한쪽에 습진 같은 발진으로 나타난다. 이것은 유두나 유륜 또는 둘 다에 잘 구별되며, 붉고 비늘처럼 벗겨지는 플라크로 나타난다.

　나) 여성들은 장액성 또는 혈성 분비물, 통증, 딱딱함, 소양감, 작열감, 피부가 두꺼워짐, 발적, 궤양, 유두함몰 등의 불편감이 있다.

　다) 약 60%가 잠재적인 유방종괴가 있다.

　라) 병소는 처음에 유두에서 나타나는 경향이 있으며 유륜으로 퍼진다.

8) 현저한 종괴는 적절한 평가가 필요하다. 유방조영술(mammography)은 판별하는 데 어려움이 있을지도 모른다. 세침흡인생검이 수유 동안 시행될 수 있고 초음파와 MRI는 딱딱한 종괴의 확진에 사용될 수 있다.

9) 치료는 수술, 화학요법, 방사선 치료를 포함한다.

10) 만약 화학요법이 필요하다면, 아기는 보통 젖을 뗀다.

11) 초기 암에서 유방보존요법과 방사선 요법으로 치료받은 젊은 여성은 다음에 만삭임신이 가능하며 치료받지 않는 유방으로 성공적인 모유수유를 할 수 있다. 그리고 어떤 여성들은 치료받은 유방으로도 성공적 모유수유를 하기도 한다.

12) 치료받은 유방의 모유량은 감소할 수도 있다.

13) 가끔 아기가 암이 있는 유방에서의 수유를 거절하기도 하는데 이것은 문제가 있다는 첫 번째 신호이다.

14) 모유수유는 갱년기와 폐경 후의 유방암을 예방하는 데 결정적이다(Martin et al., 2005; Zheng et al., 2000).

　가) 오랫동안 완전 모유수유를 했을 경우 유방암으로부터 더 안전하다는 결정적 증거가 있다.

　나) 30개국 47개의 리뷰에서는 12개월 동안 모유수유한 군의 유방암 위험률이 4.3% 감소했다고 보고했다(Beral, 2002).

6. 유방 수술(Breast Surgery)

　가. 유방 확대술(Augmentation mammoplasty)

　　1) 유방 확대술은 비대칭유방, 작은 가슴, 수술로 인한 유방 재건 또는 단순히 미용적으로 큰 가슴을 원하는 것과 같은 여러 가지 이유로 시행된다.

　　2) 유방 확대술을 한 유방은 기능적인 유방조직이 부족하므로 유방 확대술은 모유수유에 영향을 미친다.

　　3) 어떤 경우는 유방 확대술을 사춘기에 시행하기도 한다.

　　4) 근육 하 (보형물) 주입은 관, 신경, 혈액공급의 차단을 거의 일으키지 않는다.

　　5) 외과적인 기술은 다양하다. 유선은 유륜주위 절개법에 가장 많은 영향을 받는데, 이것은

관, 신경, 그리고 혈액 공급에 손상을 줄 수 있기 때문이다.

6) 선조직 아래의 (보형물) 주입과 큰 사이즈의 보형물은 유관을 압박해서 유즙의 흐름을 지연시킬 수 있다.

7) 유방 확대술을 하는 모든 여성은 절개부위뿐 아니라 신경 파괴와 유방 보형물의 압박 등으로 인해 최대 모유 용량이 손상 받을 가능성이 있다.

8) 2008년 이후 유방조직에 직접적으로 투여하는 히알루론산(hyaluronic acid) 주사가 유방 확장에 비침습적인 방법으로 사용되고 있다.

　　가) 히알루론산(hyaluronic acid) 주사는 모유수유에 금지사유가 아니다. 히알루론산의 경구투여 생체이용률은 0이므로 만약 모유로 통과된다 할지라고 아기의 위장관으로는 쉽게 흡수되지 않을 것이다(Hale, 2010; infantrisk.com, Match 2011).

9) 여성들은 출산 전 평가와 계획이 필요하다. 출생 직후 피부 대 피부 접촉이라든가 빈번하고도 제한적이지 않은 모유수유가 필수적이다. 유방울혈과 아기의 체중 증가 여부를 반드시 관찰해야 한다.

10) 실리콘 보형물을 삽입한 여성은 보통 모유로 실리콘이 누설되는 것에 대해서 걱정한다.

　　가) 대부분의 경우에 실리콘 보형물은 수유하는 아기에게 거의 위험성이 없다(Hale, 2010).

　　나) 보형물이 있는 여성이 모유수유한 아기보다 인공수유를 한 아기에게서 실리콘이 더 높게 나타났다.

　　다) 최근 사용되는 대부분의 보형물은 식염수로 채워져 있으나, 미국 식품의약품안전청(FDA)이 실리콘 사용을 허가한 이후로 실리콘 보형물이 다시 나타나고 있다.

나. 유방 축소수술(Breast reduction mammoplasty)

1) 여성들은 미적인 이유 또는 건강상의 이유로 유방 축소수술을 한다. 크고 축 늘어진 유방(거대유방)은 머리, 목, 등 그리고 어깨의 만성통증과 더하여 순환과 호흡 문제를 일으킨다. 브래지어의 끈은 피부의 마찰과 자극을 유발할지도 모른다.

2) 유방 축소술을 한 경우 완전 모유수유가 항상 가능한 것은 아니다. 그것은 사용된 수술 기법과 제거한 조직의 양 또한 그 결과로 생긴 혈액 공급과 신경경로의 온전성에 달려 있다(Ramsay et al., 2005; Suto et al., 2003).

3) 유방 축소술에 사용되는 기법

　　가) 피판법(pedicle technique)은 유선에 부착된 유두와 유륜을 남기는 것이다. 유방의 아래쪽을 절개해서 제거하기 때문에 대부분의 경우 유방조직, 혈관 공급, 신경이 손상되지 않으므로 모유수유에 성공할 여지가 많다(Baumeister, 2003; Cruz-Korchin et al., 2007).

　　나) 유리유두 이식법(free nipple technique)은 유두나 유륜을 완전히 제거해 많은 양의 유방조직을 제거하는 것이다. 유두나 유륜으로의 혈관 공급이 악화되며 신경손상도 일어난다. 이런 상황은 유두나 유륜의 감각저하를 야기할 수 있다.

　　다) 최근에는 지방흡입술을 사용하는데 이것은 오직 지방조직만 제거하고 거의 흉터는 남

지 않는다.

4) 유방 축소술을 받은 여성은 가능한 한 많은 모유를 생산하도록 초기에 자주 유방을 자극해서 모유수유를 격려해야만 한다. 아기의 관찰 결과는 필수적이다. 아기는 모유수유 후에 보충식이가 필요할 수도 있다.

　가) 보충식이를 할 경우, 엄마와 아기가 서로 즐거움을 느끼면서 모유수유를 경험할 수 있도록 하기 위해 유방에서 튜브나 모유주입기를 사용할 수 있다.

　나) 가능한 한 엄마와 아기의 유대감이 중요하다.

　다) 어떤 여성들은 젖병수유 후 유방에서 보충한다면 이런 유대감이 잘 유지됨을 발견할지도 모른다.

5) 놈슨-리버(Nommsen-Rivers, 2003)는 유방 축소술 대신 가슴이 큰 여성들이 경험하는 목과 어깨의 통증 경감을 위한 보정브라(supportive bra)와 물리치료, 모유수유를 위한 옷 스타일 등을 제안했다.

7. 기타 감염(Other Infections)
　가. 피부염(dermatitis)

1) 피부염은 유방을 포함하는 신체의 어느 부분에도 발생할 수 있다(Whitaker-Worth et al., 2000).

2) 피부염은 알레르겐과의 접촉에 의해 발생할 수 있고, 바이러스성 피부염은 헤르페스 심플렉스(herpes simplex)(단순포진)에 의해서 발생할 수 있으며(Thorley, 2000), 박테리아성 피부염은 농가진 또는 포도상구균에 의해 발생할 수 있다.

3) 아기의 침이 알레르기로 작용하여 엄마의 유두와 유륜에 피부염이 발생한 증례보고도 있었다(Kirkman, 1997).

4) 유두습진(nipple eczema)

　가) 발적, 부스럼, 진물, 비늘(껍질), 균열, 물집, 찰과, 태선화로 나타나는 경향이 있다.

　나) 엄마는 작열감, 가려움, 습진이 유륜 위와 유륜의 범위를 넘게 확장되어 불편감을 느낀다.

　다) 이러한 상황은 보통 양쪽 유두에 발생할 수 있는데, 국소 스테로이드로 치료할 수 있다(Hale, 2010, pp.1198-2000).

　라) 습진이 감염으로 나타나면 노란 분비물이 나오는데, 이 경우 국소항생제 치료가 스테로이드와 함께 필요할지도 모른다.

　마) 습진이 유두에만 나타날 때 파젯 병을 제외하기 위해 병원진료가 고려되어야만 한다.

5) 알레르기성 접촉 피부염(allergic contact dermatitis)

　가) 유사한 방식으로 나타날 수 있다.

　나) 라놀린, 피부연화제, 밀랍이나 카모마일을 함유한 연고의 사용으로 인해 발생한다.

　다) 수유 상담가는 문제를 일으키는 유두에 바른 것이 무엇인지 물어보아야만 한다.

6) 건선(psoriasis)은 유방의 어떤 부분에도 영향을 미칠 수 있고 작거나 비늘(껍질)이 없는

촉촉한 핑크색 플라크로 나타날 수 있다.

　7) 지루성 피부염(seborrheic dermatitis)이 유방에 발생할 수 있으며 유방이 겹치는 부분에 흔하게 나타난다.

　　가) 붉은 바탕위에 유지성 흰색 또는 노란색 비늘이 나타나며 케토코나졸(ketoconazole), 아연(zinc), 셀레니움 설파이드(selenium sulfide)로 국소적 치료를 할 수 있다.

　8) 유두와 유륜에 진물이 나는 단순포진 바이러스 타입(Herpes simplex virus type 1(HSV-1))은 그 부위의 배양검사가 요구되며 즉각적인 치료를 해야 한다.

나. 유방 칸디다증(mammary candidias)

　1) 최근의 조사연구들은 유방·유선 칸디다증의 진단에 의문을 품고 있다(Eglash et al., 2006; Hale et al., 2009). 인간은 곰팡이 성장을 억제하는 활발한 세포면역시스템을 가지고 있다. 그리고 모유 속의 락토페린은 칸디다 알비칸스(C. albicans)의 성장을 억제하는 것으로 증명되었다(Hale et al., 2009; Morrill et al., 2003).

　2) 진단은 보통 일련의 증상들에 기초하는데 가장 흔한 진단방법은 실험실의 근거나 표준화된 기법보다는 적절한 수유자세와 아기의 젖 물리기에도 불구하고 지속되는 유두·유방의 통증이다. 수유가 끝난 후에도 통증이 지속된다(Newman, 2003).

　3) 칸디다 알비칸스(Candida albicans)는 공생하는 미생물이다. 이것은 곰팡이와 숙주인 인간 사이에 균형이 깨질 때까지 조화를 이루며 살아가고 있다.

　　가) 이런 붕괴의 가장 좋은 예는 항생제의 사용과 그 결과로 자주 일어나는 질의 칸디다 과성장이다(Amir et al., 2002).

　　나) 아기 구강에서의 아구창(thrush)

　　다) 질과 위장관에서 주로 발견되는 칸디다 알비칸스(C. albicans)는 아기의 구강 아구창, 유방의 표면과 유관감염의 가장 흔한 원인이다. 임신 중 칸디다 질염이 있는 여성은 위험성이 더 큰 것으로 여겨진다.

　4) 완전히 건조된 피부는 칸디다 알비칸스(C.albicans)에 대해 보호작용이 있다. 반면 나쁜 자세나 부적당한 빨기로 인하여 따뜻하고 습기가 있는 유두는 감염의 완벽한 숙주가 된다.

　5) 칸디다 알비칸스(C.albicans)는 유두표면의 구형세포로부터 세포벽을 관통할 수 있는 형태까지 많은 형태가 존재한다.

　6) 아기의 구강 아구창의 증상은 무증상에서부터 혀, 구강점막, 연구개, 잇몸, 편도 위에 코티지 치즈양의 곰팡이 군체가 하얗게 덮고 있는 것까지 다양하다.

　　가) 만약 이 플라그를 닦아내면 붉고 출혈이 생긴 면이 드러날 것이다.

　7) 반짝이는 붉은 부분, 분명한 경계, 커진 농포가 있는 붉게 작열하는 기저귀발진은 외부에서 발진, 찢어짐으로 나타나며 그 결과 피부가 비늘처럼 벗겨지는 현상이 아기에게 나타난다.

　8) 감염된 유두는 붉고 광택이 있으며 벗겨진 피부가 되거나 또는 단지 핑크색만 있을 뿐이다. 유륜은 불규칙한 광택이 있는 융합이 있을지도 모른다.

　9) 여성들은 수일 동안 수유사이에 지속되는 유두의 작열감, 가려움, 찌르는 듯한 통증을 경

험할 수 있고, 자세의 변화나 젖 물리기의 교정에도 반응이 없다. 젖을 물리다가 아기를 떼었을 때 유두의 압박이 있는지를 감별진단하기 위하여 모유수유를 관찰하는 것은 처음부터 평가해야 한다.

10) 어떤 엄마들은 유방의 작열감이나 쏘는 듯한 통증으로 고생하기도 하는데 이것은 같은 증상을 일으키는 박테리아 감염이나 유두혈관경련수축과 구별할 필요가 있다(Anderson et al., 2004).

11) 유두·유륜피부의 면봉채취는 의문스러운 점이 있다(Hale et al., 2009; Spencer, 2008).

12) 표면 칸디다의 발견을 위하여 수산화칼륨 습식 전사(wet-mount)로 현미경으로 유두·유륜을 관찰하는 것은 적절한 항진균제의 사용을 가능하게 한다. 왜냐하면 과다한 사용은 내성을 발생시키기 때문이다.

　가) 배양검사는 칸디다(candida)를 확진할 수 있다(Amir et al., 2002).

　나) 모유의 배양검사는 락토페린이 곰팡이의 성장을 억제하기 때문에 어렵다(Hale et al., 2009; Morrill et al, 2003). 락토페린의 작용을 막기 위해 철을 첨가하는 검사 기술은 위음성으로 나올 가능성을 줄이고, 모유에서의 칸디다발견의 정확도를 향상시킨다(Morrill et al, 2003). 그러나 헤일(Hale, 2009) 등은 칸디다 알비칸스(C.albicans)가 확실히 없는 샘플에서 칸디다 알비칸스(C.albicans)의 성장을 발견하지 못했다.

　다) 만성 유방통증이 있는 여성들 중의 모유 배양에서 칸디다보다 박테리아 병원균이 더 잘 나타나는 것 같다는 것을 몇몇의 연구에서는 보여주었다(Eglash et al, 2006).

13) 만약 유방 칸디다증이 확실하면 심지어 아기의 입에 아무런 증상이 없을지라도 엄마와 아기 모두 동시에 치료받아야 한다(Amir et al, 2002).

14) 칸디다(candida) 계통의 40% 이상은 국소 나이스타틴(Nystatin)(일반적으로 처음 처방되는 약이다)에 내성이 있다. 클로트리마졸(clotrimazole)과 미코나졸(miconazole)을 포함하는 다른 치료가 다음에 따라 올 수 있다(Amir et al., 2002).

　가) 겐티아나 바이올렛(Gentian Violet)염화메칠로자닐린(Methylrosanilinium chloride): 겐티아나 바이올렛(Gentian Violet)은 항진균제·항균제로 분류된다. 염화메칠로자닐린(Methylrosanilinium chloride)겐티아나 바이올렛(Gentian Violet))을 아기의 입과 엄마의 유두에 일반적으로 발라주었던 것은 어떤 나라(호주, 영국)에서는 중단되었다. 미국과 캐나다에서 어떤 연구자들은 아기와 엄마에게 모두 효율적인 치료는 0.5~1.0%의 용액을 하루에 1번, 3~5일간 바르는 것이라고 언급했다(Hale, 2010; Newman, 2003).

15) 노리개 젖꼭지는 지속적인 재감염의 원인이다. 그래서 아기의 입에 접촉하는 모든 물건은 매일 끓이고 소독하거나 씻을 필요가 있다(Amir et al., 2002).

16) 항생제, 경구용 피임약, 스테로이드의 사용은 칸디다의 위험성을 증가시킨다.

17) 피로와 스트레스는 칸디다의 위험성이 증가되는 것과 연관이 있다(Abou-Dakin et al., 2009; Amir et al, 2002).

18) 만약 국소적 약이 증상을 경감시키지 못한다면 플루코나졸(fluconazole)을 14~28일간 내복으로 처방할 수 있다.

다. 유두통증과 손상

1) 임신 후기와 수유 초기에는 유두의 민감성이 증가되어 정상적인 압통이 있다. 이것은 산후 3~6일에 최고로 나타나며 모유량이 증가함에 따라 감소한다.

2) 여성들은 콜라겐 섬유가 젖 빨기 초기에 팽팽해짐에 따라 유두에 불편감을 느낀다.

3) 유두의 혈관 분포와 정상적인 상피 벗겨짐의 증가는 적절한 젖 물리기로 발생하지만 초기의 압통이 증가될 것이다.

4) 일과성의 젖 물리기 통증은 유두상피의 각질층의 부족으로 발생한다.

5) 모유사출 이전의 음압은 유두압통을 증가시킬 것이다. 이것은 모유사출로 경감될 것이다.

6) 심각한 유두통증은 정상적인 것이 아니다. 일주일 이상 오래된 압통은 정상적인 것이 아니며 개입을 필요로 한다.

7) 피부색, 머리카락 색, 태어나기 전의 준비 또는 유방에서 젖 빠는 시간의 제한은 불편한 경험과는 연관이 없다(Dyson et al., 2000). 수유동안의 통증은 잘못된 젖 물리기가 가장 흔한 원인이다.

8) 유두통증·유두신장, 아기의 구강해부, 기능적인 빨기는 평가, 리뷰, 올바른 자세를 필요로 할 것이다.

9) 농가진, 습진, 칸디다 알비칸스(C. albicans)의 과성장, 유두혈관경련수축은 제외한다.

10) 아기가 젖을 뗐을 때 유두모양을 관찰하면 다음과 같다.

가) 수직 또는 수평의 붉거나 하얀 선이 있다.

나) 비대칭성의 늘어남

다) 물집

라) 찢어짐, 갈라짐, 출혈

마) 수유 후 한쪽 또는 양쪽의 날카로운 통증

바) 창백(혈관경련수축)

11) 유두통증은 유방울혈과 유두손상의 정도에 의해 더욱 가중된다.

12) 엄마 개개인의 통증반응은 유두통증에 영향을 줄 것이다.

13) 어떤 엄마들은 임신하기 이전의 아주 민감한 유두의 오랜 과거력이 있을 것이다.

14) 성적 학대 또는 가정 내 폭력은 악화시키는 요인이 될 것이다(Kendall-Tackett, 1998; Klingelhafer, 2007).

15) 유두보호기는 유두손상의 일반적인 관리로서 고려되지 않아야 한다. 그러나 만약 엄마와 아기가 해부학적으로 적절한 젖 물기가 안된다면, 또는 민감성·성적 학대의 과거력이 유두통증의 정도를 악화시킨다면 유용한 도구가 될 것이다.

16) 유두의 혈관수축경련(유두의 레이노 현상)

가) 수유 중 또는 수유 사이의 유두의 극심한 통증, 찌르는 듯한 통증, 작열감을 일으킨다.

나) 감정적인 스트레스와 한랭(cold)은 이 현상의 고전적인 유발 요인이다.

다) 수유 후 유두의 모양은 적절한 젖물리기를 나타내다, 통증은 분명하다.

라) 유두는 수유 후 하얗게 나타나며 흰색-푸른색-붉은색의 전형적인 3가지 색의 변화가 나타난다.

마) 유방을 깨물고 턱을 악물며 유두를 씹는 아기는 유두경련을 일으킬 수 있다(유두의 혈관경련).

바) 혈관수축경련의 증상관리는 도움이 될 것이다(Anderson et al., 2004; Holman et al., 2009; Lawlor-Smith et al., 1997).

(1) 아기를 유방에 두기 전에 젖 사출반사의 개시 또는 초유의 유축

(2) 처음에 덜 경결된 쪽으로 수유

(3) 수유자세 바로잡기

(4) 온찜질

(5) 찬 공기 피하기

(6) 비강 스프레이, 니코틴과 카페인 같은 혈관 수축을 유도하는 물질 피하기

(7) 통증완화제 사용

(8) 적절한 비타민 B_6 섭취

(9) 칼슘 보충제

(10) 마그네슘 보충제

사) 니페디핀(Nifedipine)으로 하는 의학적 관리는 장기적으로 볼 때 효과가 있는 것으로 보인다(Anderson et al., Hale, 2010; Holmen et al., 2009; Pate et al., 2006).

Chapter 39

고빌리루빈혈증과 저혈당증

Hyperbilirubinemia and Hypoglycemia

Sallie Page-Goertz, MN, CPNP, IBCLC

학습목표

- 생리적 황달, 조기모유 황달, 병리적 황달, 모유 황달의 특징을 구별하고 정의한다.
- 황달이 있는 아기의 모유수유 관리에 대해 설명한다.
- 모유 관련 황달의 예방 전략에 대해 열거한다.
- 의학적 평가를 위해 의뢰해야 하는 경우의 기준에 대해서 열거한다.
- 저혈당증의 위험 요인을 열거한다.
- 저혈당증이 있는 아기의 모유수유 관리법에 대해 설명한다.
- 신생아의 저혈당증을 예방하는 방법을 열거한다.

서 론

신생아기에는 두 가지 문제(고빌리루빈혈증과 저혈당증)가 모유수유에 영향을 주고 영향을 받는다. 적절한 모유수유, 위험 요소에 대한 인지, 신생아에 대한 지속적인 평가는 이 두 가지 문제로 인한 사망률을 예방할 수 있다.

▍고빌리루빈혈증(Hyperbilirubinemia)의 배경

고빌리루빈혈증(Hyperbilirubinemia)은 빌리루빈 수치가 증가된 것이다. 황달(Jaundice)은 원인에 상관없이 혈중 담즙색소의 수치가 비정상적으로 높아져서 피부와 공막이 노랗게 착색될 때 사용하는 용어다. 1.부터 6.까지는 간접(비포합) 고빌리루빈혈증에 대하여 논의한다. 간접 고빌리루빈혈증은 빌리루빈 생산의 증가 또는 빌리루빈 대사 및 배출의 감소에 의하여 이차적으로 빌리루빈 수치가 높아지는 것이다. 특별한 언급이 없으면 빌리루빈(bilirubin)과 고빌리루빈혈증(Hyperbilirubinemia)은 간접 빌리루빈을 말하는 것이다. 직접(포합) 고빌리루빈혈증은 간염 같은 간세포질환과 담도폐색 같은 담도계 질환과 연관이 있다. 유아나 어린이가 직접 빌리루빈 수치가 높고 지속적인 고빌리루빈혈증이 있다면 이 질환을 의심해볼 수 있다.

높은 빌리수빈 수치는 빌리루빈에 의해 유발된 신경학적 기능부전(BIND; Bilirubin Induced Neurologic Dysfunction)으로 이어질 수 있는데 이것은 주로 기저핵, 중추, 말초 신경계, 해마, 뇌간의 동안운동핵, 소뇌를 손상시킨다. 손상은 가벼운 것에서부터 심각할 수도 있다. 매우 높은 빌리루빈 수치는 핵황달을 일으킬 수 있는데 이것은 만성적이며 비가역적인 뇌손상이다. 임상적 후유증은 운동장애(근긴장곤란증, 무정위운동), 비정상적인 주시, 다른 시야장애, 청각이상(청력손실), 젖니의 에나멜질 이상 등을 일으킨다(Bhutani et al., 2005). 존슨(Johnson, 2009) 등은 미국 핵황달등록소(United States Pilot Kernicterus Registry)에서 총혈청빌리루빈(TSB)이 35mg/dL 이상인 아이들이 영구적인 BIND와 함께 중등도부터 심각한 황달 후기 신경발달학적 결론이 나타남을 보고했다. 게다가 이 케이스 리뷰는 기관이 현재의 표준케어 방법으로 이 신생아들을 모니터하지 않았음을 나타낸다.

다행히도 뚜렷한 고빌리루빈혈증이 있었던 많은 아이들은 시간이 지날수록 증상이 해소될 수 있다(Harris et al., 2001). 뉴먼(Newman, 2006) 등은 빌리루빈 수치가 25mg/dL이상인 140명의 유아들의 정신신경발달 결과를 보고했는데, 이 아이들 중 136명은 광선요법을, 5명은 교환수혈을 받았었다. 신경학적·발달학적 검사는 (빌리루빈 수치가 25mg/dL이상이었던) 2~5세의 아이들이 고빌리루빈혈증을 경험하지 않는 419명의 무작위 대조군과 통계학적으로 차이가 없었다는 것을 증명했다. 빌리루빈 수치가 30mg/dL이상이었던 9명의 어린이는 IQ가 약간 낮았다. 핵황달과 BIND는 드물다. 그렇지만 핵황달은 '절대 일어나지 않아야' 한다. 왜냐하면 핵황달은 근거중심(evidence-based)의 신생아 치료가 제공되면 완벽히 예방할 수 있는 질환이기 때문이다.

탈수와 과다한 체중 감소를 동반하는 고빌리루빈혈증 아기들은 대부분 비효율적인 모유수유를 하고 있다는 보고서는 권고 받은 모니터링을 하지 않았다(Salas et al., 2006). 이런 케이스는 비록 자주는 아니지만 캐나다, 덴마크, 네덜란드, 뉴질랜드, 나이지리아를 포함하는 국가에서 보고되었다(Kaplan et al, 2004; Udoma et al., 2001).

미국 소아과학회(2004)는 "모든 신생아는 퇴원하기 전에 위험 평가 또는 빌리루빈 측정을 해야 한다"는 고빌리루빈혈증의 예방과 치료에 대한 가이드라인을 개정했다. 2014 AAP 가이드라인에는 치료 안내를 위한 위험계층 모노그램과 치료 권고 모노그램을 포함하고 있다. 이 위험도 모노그램은 혈액 채취를 한 아기의 정확한 생후시간을 필요로 한다. 만약 경피 빌리루빈(TcB) 수치를 사용한다면 부정확한 위험도 평가를 피하기 위해 TSB와 비교하여 TcB와의 차이점을 설명하게 위한 수정안을 만들어야만 한다(El-Beshbishi et al., 2009). BiliTool(www.bilitool.org)이라는 웹사이트에서는 의사가 아기의 체중, 출생일과 시간, 혈액 채취한 날짜와 시간을 입력하여 AAP 가이드라인에 사용된 위험계층 모노그램과 치료 권고 모노그램(**그림 39-1, 39-2**)의 결과를 얻을 수 있다. TcB와 TSB로 선별하는 것은 고빌리루빈혈증으로 재입원하는 빈도를 줄이고 고빌리루빈의 유병률을 감소시키고 치료가이드라인에 맞게 광선요법을 사용하여 더욱 적절하게 치료를 하기 위한 것이다(Kuzniewicz et al., 2009; Petersen et al., 2005).

메이셀즈(Maisels, 2009) 등은 2004 AAP 가이드라인의 업데이트된 선별 권고와 설명을 포함하는 내용에 대해 발표했는데, 특히 치료와 추적검사(follow-up) 결정에 대한 위험의 효과에 대한 생각과 연관이 있었다. Maisels, 2009) 등은 총혈청빌리루빈(TSB)이나 경피빌리루빈(TcB)으로 하는 일반적인 검사를 언급했는데, 위험도만 평가하는 2004 AAP를 지지하지 않는다.

ABM(Academy of Breastfeeding Medicine) 규약 22는 문제가 있는 고빌리루빈혈증을 예방하기 위한 모유수유 관리를 다룬다. 이 ABM 권고안은 'ILCA의 완전 모유수유의 확립을 위한 임상 가이드라인'과 동일하다. ABM 규약은 또한 고빌리루빈혈증이 있는 아기를 위한 모유수유 관리도 다룬다. 수유 상담가는 고빌리루빈혈증의 예방과 관리를 위해 잘 이해하도록 이 문서들을 검토해야만 한다.

AAP 가이드라인과 최근에 출판된 해설(Maisels, Bhutani etbal., 2009)이 인구와 관리시스템 면에서 미국과 다른 나라에 적절한지는 알려져 있지 않다. 게다가 모든 신생아들이 TcB를 측정하는 것은 미국에서 한 케이스의 핵황달을 예방하기 위해 9,191,352달러의 비용을 들이는 것이다(Suresh et al., 2004). 만약 적절한 신생아 치료정책을 위한 임상적 가이드라인이 시행된다면, 이런 비용손실은 피할 수 있을 것이다.

흔히 수유 상담가는 고빌리루빈혈증이 있는 아기의 모유수유를 평가하고 관리하도록 요구된다.

표 39-1은 신생아 고빌리루빈혈증의 가장 흔한 원인을 설명한 것이다. 가족 구성원들이 아기의 황달 증상을 눈치 채지 못할 때 수유 상담가의 숙련된 기술로 증상이 발견될 수도 있다. 어떤 경우에는 황달이 있는 아기는 극심한 체중 감소와 수유에 영향을 미치는 잠재적인 건강문제를 갖고 있을 수도 있고, 심지어 탈수와 고나트륨혈증 같은 생명을 위협하는 상황에 놓이기도 한다. 수유 상담가는 고빌리루빈혈증이 있는 아기의 의학적 관리에 있어서 아기의 의료진과 협동해서 일해야만 한다.

모유수유 아기의 지속적인 고빌리루빈혈증은 번거로운 문제이다. 신생아의 지속적인 황달에 영향을 미치는 요인들이 있다. 프리어(Preer, 2011) 등은 의사들이 모유 황달(Breastmilk jaundice)과 기타 병리적 황달을 더 명확하게 구분할 수 있게 하기 위해 지속적으로 상승하는 빌리루빈수치를 가지고 있는 아기들의 평가를 위한 단계적인 접근방법을 제시하는 알고리즘을 발표했다(**그림 39-4**).

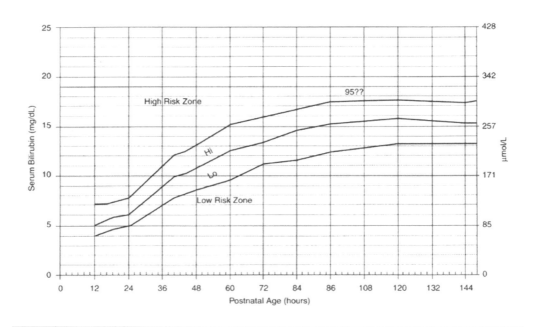

그림 39-1 재태 35주 이상의 영아를 위한 위험도표

출처 : 신생아 고빌리루빈혈증을 위한 미소아과학회 분과위원회의 자료를 허가받아 사용(2004). 재태연령 35주 이상 신생아의 고빌리루빈 혈증의 관리. 소아과학. 2004:114:301

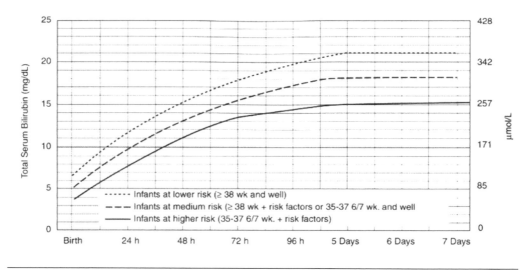

그림 39-2 재태 35주 이상 아기에 대한 광선치료의 임상지침

출처 : 신생아 고빌리루빈혈증을 위한 미소아과학회 분과위원회의 자료를 허가받아 사용(2004). 재태연령 35주 이상 신생아의 고빌리루빈 혈증의 관리. 소아과학. 114,304

표 39-1 만삭아에서 간접 고빌리루빈혈증의 일반적인 원인 비교

	생리적 황달 (Physiologic Jaundice)	조기모유 황달 (Breastfeeding- Assocoated Jaundice)	모유황달 (Breastmilk Jaundice)
임상적 황달의 시작	48~72시간	48~72시간	5~10일
정점	3~5일	3~5일 이상	15일 이상
증가율	2mg/dL/day	5mg/dL/day	1~2mg/dL/day
원인	적혈구 파괴	기아/배변 지연	모름
유아의 상태	활발함, 정상적 체중 감소, 정상적 배변·배뇨, 임상적 황달	기면, 보챔, 과다한 체중감소, 비효율적인 수유; 대소변 배출량 감소, 탈수의 징후	활발함, 임상적 황달
모유수유 관리	효율적인 모유수유와 정상적인 체중 증가를 확인하기 위한 관찰	칼로리 섭취의 증가, 효율적인 모유수유를 확립하기 위한 개입, 보충식이 지원, 젖 공급 자극	개입은 필요하지 않음
의학적 관리	관찰, 생후 72시간에 재진료, 임상지침에 따른 광선요법(거의 필요하지 않다.)	임상지침에 따른 광선요법, 지시에 따른 보충식이	안정이 될 때까지 빌리루빈 관찰, 엄마의 모유수유에 대한 간단한 개입을 고려(이 방법은 피하는 것이 더 낫다.)

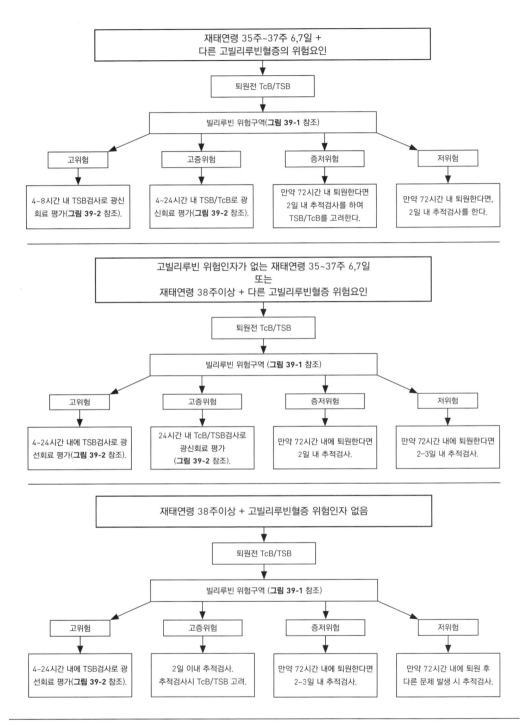

그림 퇴원 전 빌리루빈 측정, 재태 연령, 고빌리루빈혈증의 위험 요인에 따른 관리와 추적조사에 대한 권고안

출처 : 소아과학에서 허가받고 사용.

1. 정상 신생아에서의 빌리루빈 생리

가. 적혈구(RBCs)는 출생 후 높은 산소환경의 변화로 인해 파괴된다.

나. 빌리루빈은 이런 적혈구가 파괴되면서 생기는 산물 중 하나이다. 그것은 혈류로 유리된다.

다. 빌리루빈은 혈류에서 알부민과 결합하여 간으로 운반되는데 거기에서 간효소 UDGT 1A1(uridine diphosphate glucorosyltransferase 1A1)의 도움으로 결합된다.

라. 결합된 빌리루빈은 담관을 통하여 소장으로 분비된다.

마. 대변으로 배설되게 하기 위하여 장내세균총은 빌리루빈을 스테크로빌린(stercobilin)으로 전환시킨다.

바. 만약 배변이 지연되면 포합 빌리루빈이 브러시보더(brush border)에 있는 효소에 의해 비포합되어 장점막에 의해 흡수되어 문맥순환을 통해 다시 간으로 돌아간다. 이것은 장간순환(enterohepatic circulation)으로 알려져 있다.

2. 고빌리루빈혈증을 위한 선별(screening)/검사(testing)

가. 누가 언제 선별/검사를 하나?

1) 현재의 권고안(신생아 고빌리루빈혈증을 위한 AAP 위원회)에 따르면 퇴원 전 위험 평가는 빌리루빈 선별(TcB 또는 TSB 그리고/또는 위험 평가 설문지)을 통해서 모든 아기들에게 시행되어야만 한다(고위험군의 아기는 TSB를 시행한다).

2) 마이셀즈(Maisels, 2009) 등은 두 가지 위험 요인(재태연령, 완전 모유수유)과 결합한 TcB는 후기 고빌리루빈혈증의 예측을 향상시킨다고 보고했다.

3) 카렌(Keren, 2008) 등은 재태연령에 따른 TcB는 간단하고 위험도 평가에 정확하게 접근한다고 보고했다.

나. 어떻게 검사하는가?

1) TcB를 사용한 위험도 평가

가) TcB는 TSB보다 낮거나 높을지도 모른다. 사용된 실험실에서 TcB 수치와 TSB 수치의 연관성을 만들어야만 한다.

나) 현재 사용되고 있는 위험도 노모그램은 TSB 수치를 기본으로 하고 있으며, 정확한 아기의 출생시간을 필요로 한다(AAP Subcommittee on Neonatal Hyperbilirubinemia, 2004; De Luca et al., 2008).

2) 시각적인 평가는 너무 적게 또는 너무 많이 빌리루빈 수치를 잡아서 부정확하다.

3. 생리적 · 병리적 고빌리루빈혈증

가. 생리적 황달은 출생 시 RBC 파괴로 인하여 빌리루빈이 정상적으로 증가하는 것이며 빌리루빈 대사 시스템의 미성숙으로 인한 것이다. 생리적인 황달이 고위험군으로 가는 것은 드물다(Herschel et al., 2005). 모든 신생아는 생리적으로 빌리루빈이 증가하는 것을 경험한다. 그러나 그 수치는 눈에 띄는 황달이 보일만큼 높이 올라가지는 않는다.

1) 나이와 빌리루빈

가) 최소 재태 35주 이상의 정상신생아에서의 빌리루빈 수치는 생후 6~18시간에 가장 빨리 증가하고 18~42시간부터 좀 느려지며 3~5일에 피크에 이를 때까지 천천히 증가한다.

나) 감소된 재태 연령과 완전 모유수유는 생후 24, 48, 72, 96시간에 더 높은 빌리루빈과 연관이 있다(Maisels et al., 2006).

다) 준만삭아(35~37주)는 좀 더 늦어서 생후 5-7일에 빌리루빈 수치가 정점에 이른다. 38~42주에 태어난 아기와 비교하여 더 눈에 띄게 고빌리루빈혈증이 나타나는 경향이 있다(Sarici et al., 2004).

2) 인종과 빌리루빈

가) 코카시안과 아시안계 아기들은 아프리카계 아기들보다 생리적 황달수치가 더 높다(Newman et al., 1999).

나) 고빌리루빈혈증의 낮은 유병률에도 불구하고 아프리카계 아기들은 미국, 아일랜드, 영국에서 핵황달과 BIND의 25%을 차지한다(Watchko, 2010). 이것은 G6PD 결핍의 높은 위험성에 더하여 임상적 황달을 발견하는 어려움 때문일지도 모른다.

다) 황(Huang, 2009) 등은 말레이계나 인도계 아기들과 비교해서 중국계 민족이 고빌리루빈혈증에 독립적 위험도가 있다고 보고했다.

라) 연구는 심각한 신생아의 간접 고빌리루빈혈증이 아시아 유아에게 약 20%가 증가한 것이 유전적인 차이 때문이라는 것을 증명했다(Akakba et al., 1998).

마) 존슨(Johnson, 1986) 등은 나바호족 아기들이 빌리루빈 수치가 더 높게 나타난다고 보고했다.

바) 많은 아기들은 혼혈인데 임상적인 관찰과 부모들 기록 둘 다 실제 인종적 배경을 반영하지 않을지도 모른다(Beal et al, 2006).

나. 신생아의 병리적인 고빌리루빈혈증

1) 빌리루빈의 과다생산 또는 빌리루빈의 효율적인 배출 부족은 합병증을 막기 위한 적극적인 개입을 필요로 하는 빌리루빈 수치이다.

2) 병리적 황달이 있는 아기는 수유 상담가의 도움뿐 아니라 의료진의 치료를 반드시 받아야 한다.

3) 다음의 증상이 있다면 병리적 황달을 의심한다.

가) 생후 24시간 이내에 황달이 발생한 아기

나) 빌리루빈 수치가 급속히 올라가거나 3주가 지나도록 황달이 있다(AAP, 2004).

4) 간의 대사능력을 초과하는 순환 빌리루빈의 생산 증가

가) ABO 또는 Rh부적합 같은 병리적 원인에 기인하는 용혈, 구상적혈구증과 G6PD 결핍 같은 선천성 적혈구 질환

나) 적혈구 증가증(태반-유아 또는 쌍둥이 간 전염)

다) 특히 자연분만에 수반된 흡입분만, 겸자분만 시에 나타나는 두혈종이나 다른 곳의 타박상 같은 분만외상(AAP, 2004)

5) 빌리루빈을 대사하는 간기능의 장애

　가) 길버트 증후군(Gilbert syndrome), 크리글러나야 증후군(Crigler-Najjar disease) 같은 유전적 결합장애

　나) 갑상선 기능저하증

　다) 유전적 돌연변이

6) 대변으로 빌리루빈을 배출하는 신체기능의 장애

　가) 불충분한 수유에 의한 부적절한 섭취(예를 들면 모유수유와 연관된 황달)와 대변 지연(delayed stooling)

　나) 태변창자막힘증, 다른 선천성 장의 비정상 같은 장폐색

4. 고빌리루빈혈증의 위험인자

가. 모체 인자

1) 불충분한 모유 생산 또는 비효율적인 수유로 나타난다.

2) 당뇨와 기타 내분비장애질환(Neubauer et al., 1993)

3) 해부학적인 유방의 비정상(Huggins et al., 2000)

4) 유방 수술, 특히 유방 축소술 또는 유륜 주위 절개술(Neifert et al., 1990)

5) 잔류태반(Anderson, 2001)

6) 고혈압, 간질

7) 엄마와 아기의 분리(Yamauchi et al., 1990b)

8) 지연된 첫 수유(Yamauchi et al., 1990b)

나. 분만과 출산인자가 RBC파괴의 증가를 일으킬지도 모른다.

1) 경막외 마취는 겸자 또는 흡입을 사용하는 분만개입의 위험성을 증가시키는 것과 연관이 있다(Throp et al., 1996).

2) 분만외상과 연관된 타박상

다. 아기의 위험인자

1) 구상적혈구증, G6PD 결핍 또는 길버트 신드롬 같은 적혈구 질환의 가족력

2) 비효율적인 수유, 부적절한 섭취와 연관이 있는 인자

　가) 졸린 아기 또는 수유 빈도가 적은 아기(Yamauchi et al., 1990a)

　나) 구개열, 설소대단축증, 피에르 로빈 증후군(Pierre Robin syndrome) 같은 선천적인 구강 또는 안면 기형(Marques et al., 2001)

　다) 21번 염색체 삼체성(Trisomy 21), 거대한 심실중격결손 같은 선천성 심장병, 신경학적 결함

　라) 젖 물리기 또는 효율적인 빨기 장애 같은 안면근육 이상

3) 저체중아(SGA) 또는 조산

5. 황달아기에 대한 접근법

가. 의학적 평가가 즉시 필요한지 결정하기 위한 빠른 평가

1) 각성되지 않은 기면상태

2) 수유 거부

3) 과다한 체중 감소(10% 이상; AAP, 2004)

4) 구토

5) 아기의 연령에 부적절한 소변량과 배변횟수

6) 생후 24시간 내의 황달 또는 어깨 및 가슴 아래로 확산되는 황달(AAP, 2004)

나. 병력

1) 아기의 병력

가) 이전에 열거한 위험 요인들의 존재를 평가

나) 만약 빌리루빈수치가 이용가능하다면 AAP 위험도 노모그램(**그림 39-1**) 또는 www. bilitiil.org를 사용하여 아기의 위험정도를 알아낸다. 만약 아기가 고위험범주라면 의료진과 상의하라.

다) 소변색의 평가: 노란색이어야 하며 오렌지색이어서는 안 된다.

라) 소변의 요산결정체: 기저귀에 나타나는 벽돌 부스러기 같은 형태(brick dust)는 탈수를 나타내기도 하나 생후 1~2일에는 보통 정상이다.

마) 대변색의 평가: 생후 2~3일에는 이행변이, 4~5일에는 모유변(노란색, 물기가 많은)이 예상된다. 흰색 또는 회색 변을 보는 아기는 담도폐색증, 의학적 위급상황(이 경우 직접빌리루빈수치가 올라갈 것이다)일지도 모르기 때문에 즉각적인 도움이 필요하다.

바) 24~48시간 이상의 아기의 행동관찰

(1) 수유 시 깨어 있는가?

(2) 수유 후 만족하는가?

(3) 수유 중 보채거나 만족스러워하지 않는가?

2) 엄마의 병력

가) 건강력: 잠재적 위험 요인(4. 고빌리루빈혈증의 위험인자 중 가. 모체인자 참조)

나) 유방의 건강력: 잠재적 위험 요인(4. 고빌리루빈혈증의 위험인자 중 가. 모체인자 참조)

다) 유방변화의 증거: 3~4일째 유방의 충만감(락토제네시스 2기의 증거)

라) 유방 또는 유두의 통증 또는 불편감

마) 젖 사출반사의 증거

3) 수유력(feeding history)

가) 수유 빈도

나) 활발히 먹는 시간

다) 삼키는 동작

라) 24시간 동안 소변과 대변의 횟수

(1) 생후 24시간: 1개의 젖은 기저귀와 1회 이상의 태변

(2) 생후 2일: 2~3개의 젖은 기저귀와 1회 이상의 태변

(3) 생후 3일: 4~6개의 젖은 기저귀와 이행변

(4) 생후 4일: 4~6개의 젖은 기저귀와 이행변

(5) 생후 5일: 6개 이상의 젖은 기저귀와 3~4개의 노란 변

마) 엄마의 유방충만감의 인지(모유 생성 2기)

다. 신체 평가

1) 아기

가) 아기의 일반적인 외형

나) 활력 평가: 각성상태, 활발함 대 깨기 어려움, 기면

다) 탈수의 증거

(1) 모세혈관의 회복을 체크한다. 아기의 손가락이나 발가락을 눌러서 창백하게 된 상태에서 얼마나 빨리 분홍색으로 돌아오는지 관찰한다(2초 이내여야 한다). 모세혈관 회복이 2초 이상 걸리는 것은 체중 감소보다 탈수의 가장 민감한 인자이다.

(2) 피부 긴장도를 체크한다. 피부를 당겨서 탄력도를 관찰한다. 즉시 회복되어야 하며 벌어짐이 없어야 한다.

(3) 점막이 촉촉한지 체크한다.

라) 선천적인 구강 또는 안면 기형 또는 효율적인 젖 빨기를 방해하는 다른 증후군의 존재

마) 현재의 체중과 체중 감소율

바) 황달의 확산 평가

(1) 황달이 위쪽 가슴으로 확산될 때 시각적인 검사로는 상지까지 황달이 진행되는 것을 정확히 판단할 수 없다(Szabo et al., 2004).

(2) 아기는 의료진에 의해 평가를 받아야만 한다.

2) 수유 평가

가) 젖 물리기 기술

나) 삼킴의 빈도와 기간

다) 수유의 질과 관련된 수유자세의 변화의 영향

라) 만약 체중감소가 8% 이상이라면 수유 전후의 체중검사를 고려한다.

(1) 한 번의 수유섭취로 체중을 기록한다면 이것이 아기의 가장 좋은 수유인지 가장 나쁜 수유인지를 확인할 수 없다.

(2) 그러므로 24시간 이내의 체중의 추적 체크는 아기의 안전을 위해 행해져야 한다.

3) 엄마의 유방 평가

가) 상처, 눈에 띄는 비대칭, 함몰 또는 편평유두, 관유방 또는 넓고 큰 유방

나) 유두 종양

다) 울혈

라. **표 39-1**은 신생아 황달의 여러 가지 원인과 관련된 연구결과를 요약하여 비교해놓은 것이다.

마. 모유수유의 관리

1) 나이에 따른 적절한 체중을 가진 고빌리루빈혈증의 아기
  가) 모유수유는 괜찮다(갈락토스 혈증 제외).
  나) 지속적인 완전 모유수유
  다) 보충식이는 필요 없음.
2) 체중 감소 또는 부적절한 체중 증가가 있는 아기(Chapter 42를 보라)
  가) 효율적인 모유수유 기술과 방법 확립
  나) 유방에서의 보충식이 제공 또는 유축한 모유나 모유대용품의 사용
  다) 모유 공급을 위한 추가 자극의 개시
  라) 1차 의료진의 감독하의 빌리루빈 검사
  마) 24시간 이내 체중 체크. 적절한 체중 증가가 확립될 때까지 체크를 반복한다.
  바) 만약 보충식이가 사용된다면 체중 증가, 수화상태(hydration status), 아기의 모유수유 능력에 기초하여 양을 줄이거나 늘린다.
  사) 아기의 의료진은 광선요법 또는 다른 의학적 개입을 결정할 것이다.
  아) 비록 의학적 치료가 빌리루빈 수치를 감소시키는 데 효율적일지라도 아기는 여전히 충분한 모유 공급과 더불어 적절한 수화, 체중 증가, 효율적인 모유수유의 회복을 위한 주의 깊은 평가가 필요하다.
바. 고빌리루빈혈증의 의학적 관리
  1) 명확한 원인확립(**표 39-1**)
  2) 명확한 원인에 근거한 치료
  3) 만약 잠재적인 위험이 있거나 수치가 높다면 빌리루빈 수치를 감소시키기 위한 개입을 한다.
    가) 광선치료
      (1) 광선치료 빛의 영향하에서, 빌리루빈의 광-이성체는 간에 의해 더 쉽게 배출되도록 형성된 것이다.
      (2) 광선치료 빛 또는 광섬유담요가 사용된다.
      (3) 광선치료 빛은 확연한 고빌리루빈혈증의 효율적 관리에 더 낫다.
      (4) 고위험군 아기(37주 이하 재태연령, 쿰스 양성반응, 짧은 치료기간)는 광선치료 후 눈에 띄게 리바운드 될 위험성이 있어서 치밀한 추적검사가 필요하다(Kaplan et al., 2006)
    나) 교환수혈
      (1) 거의 필요하지 않다.
      (2) 빌리루빈 수치가 매우 높을 때에만 사용된다.
      (3) 집중(intensive) 광선치료에 반응하지 않을 때 사용된다.
      (4) 조산아와 심각한 혈액질환이 있는 아기에서 더 자주 발생하는 것 같다.
  4) 연구되고 있는 새로운 치료법
    가) 주석 메소포르피린(tin mesoporphyrin)
      (1) 빌리루빈 형성을 억제하는 금속

(2) 1~2회의 주사를 아기에게 투여하며 광선요법 없이 빌리루빈이 빠르게 감소한다. 안전성과 효율성을 확립하기 위한 시험염구가 진행 중에 있다(Hansen, 2010).

(3) 이 치료법은 미국 식품의약품 안전청(FDA)의 승인을 받지 않았으나 교환수혈이 필요한 '여호와의 증인'의 아이들을 위해서 이용될 수 있다.

나) L-아스파르트산(L-aspartic acid)

(1) 모유수유를 하면서 높은 빌리루빈 수치의 발생을 막을 수 있는 방법으로 연구되었다.

(2) 베타-글루쿠론산 분해효소 억제인자(beta-glucuronidase Inhibitor)를 6번 복용한 유아는 빌리루빈 수치가 눈에 띄게 낮아졌다(Gourley et al., 2005).

사. 의사에게 즉시 보내야 하는 경우

1) 출생 시 체중의 10% 이상 감소

2) 유아 연령에 부적절한 소변

3) 구토

4) 수유 거부

5) 과다한 수면 혹은 계속 보챔

6) 가슴 아래로 황달을 보이는 경우

7) 담도폐색증을 나타내는 흰색 또는 회색 변

아. 교육과 상담

1) 가족들이 보는 고빌리루빈혈증과 치료가 아기에게 위협이 될 수 있음을 기억하라(Hannon, Willis & Scimshaw, 2001; Willis, Hannon, & Scimshaw, 2002).

2) 부모는 그들이 아기의 병을 야기시켰다는 걱정스러운 감정을 가질지도 모르므로, 모유수유만을 하기 위한 지속적인 지원이 필요할 것이다.

3) 가족들에게 황달의 원인과 모유수유와의 연관성을 설명하라.

4) 아기가 효율적으로 수유하는지 아는 방법을 가르쳐라.

5) 아기가 효율적으로 수유하고 있는지 확인하는 방법을 가르쳐라.

6) 엄마에게 모유공급을 자극하는 기술을 도와라.

가) 빈번하고도 효율적인 수유

나) 만약 보충식이가 필요하다면 부가적으로 손 또는 유축기로 유축하라.

7) 만약 광선요법이 필요하다면 엄마와 아기의 분리를 막도록 주장하라.

8) 의사와 협력하여 엄마와 아기의 특별한 사정에 맞는 수유계획을 수립한다.

9) 가족에게 수유, 보충식이의 양, 유아의 배설을 기록하는 수유일기를 제공한다.

10) 긴밀한 추적검사의 중요성을 이해시킨다.

자. 평가

1) 아기의 체중이 생후 4일 이후 매일 20~28g 늘어나면 정상이다(Lawrence et al., 2011).

2) 조기모유 황달이 있는 아기(6. 조기모유 황달 참조)는 효율적인 모유수유를 시작하고 그 결과 대변을 보면 빌리루빈 수치가 감소할 것이다. 만약 효율적인 모유수유가 12~24시간 이내 확립되면 빌리루빈 수치는 급속히 떨어질 것이며 의학적인 개입의 필요성은 없을 것

이다.

3) 모유의 공급이 만약 아기의 체중이나 수화, 대변양상에 의해 증명된 것처럼 불충분했었다면, 모유 공급은 정상적으로 발전하거나 증가할 것이다.

4) 모유수유 관계는 이전의 변수에 근거하여 유지되고 신장될 것이다.

5) 12~24시간 이내에 개선이 안 된 유아는 다른 근본적인 문제점이 있다는 것을 시사하므로 의사에게 아기를 보낼 필요가 있다. 더 나아가 불충분한 모유 공급의 원인을 조사하는 것 또한 제안한다.

6. 조기모유 황달(기아 황달(Starvation jaundice), 모유수유 부족 황달, 비수유 황달이라고도 한다)
(Breastfeeding-Assocoated Jaundice)

가. 고빌리루빈혈증의 중요한 원인 중 하나이다.

1) 섭취 부족은 배변과 빌리루빈 재순환을 지연시킨다.

2) 모유수유 상담가가 가장 많이 직면하는 상황 중 하나이다.

3) 모유수유나 모유가 황달의 원인은 아니지만, 효율적인 모유수유의 부족(lack)은 원인이 된다.

4) 적절한 섭취 부족에 기인한 고빌리루빈혈증이 있는 아기는 탈수가 두드러지게 나타날 뿐 아니라 경우에 따라서는 생명을 위협하는 상황에까지 이르기도 한다.

5) 빠른 평가와 적시에 의사에게 보내는 것은 수유 상담가의 결정적인 요소이다.

나. 병리

1) 효율적인 수유를 하지 못하는 아기는 주로 태변 배출의 지연, 탈수로 인한 황달을 경험할 지도 모른다.

2) 태변은 포합 빌리루빈을 함유한다.

3) 만약 태변이 적절하게 배출되지 않으면 빌리루빈은 비포합되어 장벽에서 혈류로 다시 재흡수된다. 그리고 문맥을 통해 간으로 이동하여 거기서 다시 배설을 위해 포합되어야만 한다(장-간 순환).

다. 아기의 건강 관련

1) 비효율적인 수유는 부적절한 섭취와 그로 인한 탈수와 연관이 있다. 우날(Unal, 2008) 등은 고나트륨성 탈수(hypernatremic dehydration)가 있는 47%의 유아들이 또한 빌리루빈수치가 높아져 있는 것을 보고했다.

2) 심각한 고나트륨성 탈수는 비효율적인 수유를 하는 아기가 있는 여성의 유방에 함유된 나트륨의 증가뿐 아니라 수분 섭취 부족으로 인해 발생한다. 이것은 잠재적으로 생명을 위협한다.

3) 만약 만삭아에서 빌리루빈 수치가 25~30mg/dl이라면 드물게 핵황달 또는 BIND가 발생할 수 있다.

라. 조기모유 황달이 있는 전형적인 아기

1) 병력

가) 생후 48~72시간이내 황달이 시작됨

나) 태변배출의 지연 혹은 부족

다) 소변량 감소: 소변에 요산결정체(brick dust)가 나타날지도 모른다.

라) 적은 횟수의, 비효율적인 수유나 자주하기는 하나 비효율적인 수유

마) 수유 요구가 거의 없는 기면상태 또는 수유 후 매우 보채고 만족스러워하지 않음.

2) 신체 평가

가) 마르고 황달이 있는 유아

나) 기면성, 깨기 어렵거나 보채며 달래기 어려움

다) 과다한 체중 감소 또는 월령에 따른 적절한 체중 증가의 부족

3) 수유 평가

가) 젖 물리기 문제

나) 수유하는 동안 젖 빨기가 부족함

다) 엄마의 유방울혈

마. 수유관리(5. 황달아기에 대한 접근법 중 마. 모유수유의 관리를 보라)

바. 예방

1) 모유수유 확립을 위한 임상지침(ILCA, 2005)에서는 모유수유 합병증 가운데 조기모유황달을 예방하는 방법을 제시했다.

2) 빠른 모유수유 개시

3) 자주 수유하기(de Carvalho, et al., 1982; Yamauchi et al., 1990a)

4) 보충식이 또는 물 보충 피하기(de Carvalho et al., 1981)

5) 효율적인 모유수유

6) 체중, 수화, 수유효율성, 심혈관질환 평가를 위한 의료진의 초기 정기적인 관찰(생후 24~72시간 이내 또는 고위험군이면 더 빨리)(AAP, 2004)

사. 교육과 상담(5. 황달아기에 대한 접근법 중 마. 교육과 상담 참조)

아. 평가(5. 황달아기에 대한 접근법 중 자. 평가 참조)

7. 모유 황달(Breast milk jaundice)

가. 개요

1) 모유 황달이 있는 아기는 직접 고빌리루빈혈증의 병리적인 원인이 없는 건강한 모유수유 아이다. 그들은 효율적으로 모유수유를 하며, 체중 증가가 순조롭고, 병적인 다른 증후나 증상은 없다.

2) 병력 또는 실험실 검사를 통하여 늦게 발생한 고빌리루빈혈증의 다른 원인이 제외되었을 때, 모유 황달이 지속적 고빌리루빈혈증의 원인이라고 진단한다(preer et al., 2011). 프리어(Preer) 등은 TSB가 12ml/dL 이상인 아기를 위한 진단적 평가를 언급했다(**그림 39-4**). 모유 황달이 있는 아기는 임상적으로 3개까지 황달이 지속될지도 모른다.

나. 개요

1) 생리

　가) 잘 알려져 있지 않다.

　나) 한 개의 환자–대조군 연구에서, 아기에게 영향을 주는 모유와 혈청 모두에서 상피세
포증식인자(EGF)가 증가되어 있는 것을 발견했다(Kumral etr al., 2009).

2) 가족 안에서 다음에 태어나는(subsequent) 아기에게 발생되는 경향이 있다.

3) 다른 건강의 문제나 위험성은 없다.

다. 병력

1) 모유 황달은 생리적 황달이 최고치에서 내려간 후인 생후 5~10일경에 나타난다.

2) 늦게 발생하는 황달의 양성가족력이다.

3) 아기는 활달하고 잘 먹고 체중 증가도 적절하다.

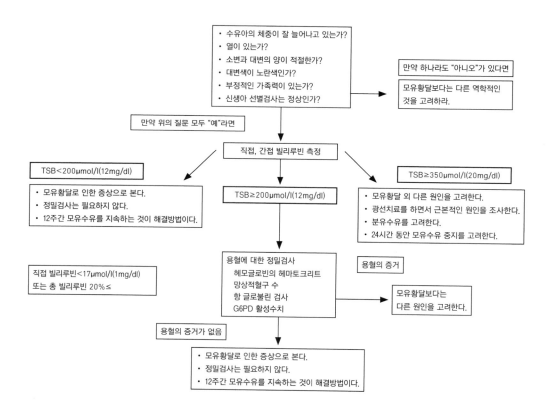

그림 39-4 모유 황달의 평가와 관리를 위한 알고리즘

출처 : Preer GL, Philipp BL. 모유황달의 이해와 관리. Arch Dis Dhild Fetal Neonatal Ed(2010;doi10.1136/adc.2010.184416)
Includes correction of publish erratum

라. 신체 평가

　　1) 황달수치 평가

　　2) 각성도 평가

　　3) 체중 평가

마. 모유수유 평가

　　1) 효율적인 모유수유 기대

바. 관리

　　1) 지속적이고 효율적인 모유수유를 격려한다.

　　2) 의료진은 빌리루빈 관찰의 빈도를 결정하고 황달이 지속되는 다른 원인을 찾기 위한 진단적 검사가 필요할 것이다.

　　　　가) 전형적으로 빌리루빈 수치는 수평을 이룰 때까지 측정될 것이다.

　　　　나) 미숙아 또는 민족성 같은 부가적인 위험 요소가 있는 아기는 광선요법이 필요할 만큼 충분히 높은 수치를 경험할지도 모른다.

　　　　다) 어떤 의료진은 비록 적절한 접근이 아니라 하더라도 12~24시간 동안 모유수유 중단을 권유할 것이다.

　　　　　　(1) 빌리루빈 수치는 가파르게 떨어질 것이다.

　　　　　　(2) 이 방법은 진단적인 방법으로써 제공된다. 만약 빌리루빈 수치가 떨어지면 황달의 원인에 대해 더 찾을 필요가 없다.

　　　　　　(3) 많은 전문가들은 그것이 필요하다고 생각하지 않는다(Preer et al., 1999).

　　　　　　(4) 모유수유의 중단은 엄마와 아기사이의 모유수유관계를 위태롭게 할지도 모른다.

　　　　　　(5) 모유수유 중단의 위험과 이익은 주의 깊게 평가할 필요가 있다.

　　　　라) 만약 광선요법이 필요하다면, 엄마와 아기의 분리를 피하도록 주장한다.

사. 교육과 상담

　　1) 아기는 심각한 병이 아니라고 가족들을 안심시킨다.

　　2) 모유수유 계획을 발전시키기 위해 의료진과 협력한다.

　　3) 만약 모유수유가 중단되었다면 엄마에게 모유량을 유지하는 방법을 가르친다.

아. 평가

　　1) 모유수유 관계 유지

　　2) 지속적이고 정상적인 체중 증가

　　3) 생후 3~12주에 걸쳐서 점진적으로 황달이 감소한다.

▎저혈당증(Hypoglycemia)

지속적인 저혈당증은 아기의 비정상적인 신경학적 발달학적 결과로 이끌 수 있다. 그러나 혈당이 얼마나 낮아야 하는지, 또는 신경학적인 후유증을 초래하는 데 필요한 기간이 얼마인지에 관해서는 아직도 확실하지 않다. 위험상황이 되는 절대적인 혈당수치는 다른 위험상황들과 다르며 게다가 선별과 관리에 있어서 복잡한 문제들이 있는 것 같다. 게다가 저혈당증을 정의하는 특별한 혈당수치는 여전히 없다(Hawdon, 2010; Hay et al., 2009). 콘블래스(Cornblath, 2000) 등은 (치료)개입이 고려되어야 하는 가동역치(operational threshold)를 제안했다. 많은 의료인들이 이 수치를 사용한다. 이것은 잠정적으로 11년 동안 업데이트되지 않았다.

태아와 신생아를 위한 애덤킨(Adamkin)과 위원회(2011)는 저혈당증의 고위험군 아기를 위한 선별과 치료를 위한 가이드가 있는 임상보고서(정책과 관행적인 가이드라인에 반대하는)를 발표했다(**그림 39-5**). 저자들은 콘블래스(Cornblath)의 혈당 가동역치(operational threshold)에 기초하여 실제적인 접근방법을 나타내었다. 콘블래스(Cornblath)가 언급한 가동역치(operational threshold)는 대사작용의 차이 때문에 모유수유 아기에서 적절하지 않을지도 모른다. 낮은 칼로리 섭취에도 불구하고 모유수유를 하는 아기는 분유수유하는 아기들보다 케톤체 농도가 더 높다(Cornblath et al., 2000). 케톤체는 신생아를 위한 효율적인 대체연료로써 제공된다.

로잔스(Rozance, 2010) 등은 과학적으로 요약했다.

> 혈장포도당 농도는 실제적인 포도당 양의 측정뿐 아니라 그 자체로 매우 제한적인 가이드이다. 혈당 부족으로 인한 합병증을 예방하는 열쇠는 당 부족이 확인되고 증상이 나타날 때 아기의 위험성을 인지하고 빨리 자주 수유를 권장하여 혈당의 항상성을 정상화시키고 일찍 그리고 자주 포도당 농도를 측정하여 즉시 치료하는 것이다.

효율적인 모유수유는 정상 신생아가 저혈당증을 예방하는 데 충분한 칼로리를 제공한다(Diwaker et al., 2002). 건강한 과체중아(LGA)는 일시적인 가벼운 저혈당증에는 피해를 받지 않는다(Brand et al., 2005). 어떤 아기들은 저혈당증에 높은 위험성이 있다. 만약 위험 요소가 있다면, 정상적인 양의 초유 섭취를 하는 효율적인 모유수유가 신생아의 특수한 대사요구량을 유지하는 데 충분하지 않을지도 모른다. 아기의 주치의(primary health care)는 아기의 입으로 칼로리를 보충할지 정맥주사로 포도당을 보충할지 결정을 해야 할 것이다.

저혈당증은 지방대사가 시작되기 전인 생후 2~3시간에 주로 발생하는 경향이 있다(Hoseth et al., 2000). 38주 이전에 태어난 아기는 글리코겐 저장(glycogen reserve)이 제한되어 있다. 자궁 내 성장지연 아기 또는 부당경량아(SGA)는 지방저장이 제한되어 있다. 당뇨병이 있는 엄마의 아기는 고인슐린혈증 때문에 출생 후에 글리코겐 저장이 빨리 고갈된다. 이것은 자궁에 있는 동안 고혈당증에 반응하여 많은 인슐린을 생산하기 때문이다(de Rooy et al., 2010). 생후 1일에 지속적인 저혈당증이 있는 아기는 원인을 판단하기 위한 평가가 필요하다.

건강한 만삭아의 저혈당증의 발병률은 측정하기 어렵다. 왜냐하면 저혈당증의 표준화된 정의가 연구에서 사용되지 않았기 때문이다. 1.8mmol/L(32mg/dL)을 사용한 비율은 0.4~34%였고, 2.2mmol/L(40mg/dL)을 사용한 연구는 4~40%의 범위를 나타냈다(Hoseth et al., 2000).

280명의 신생아가 입원한 케냐의 한 지역병원의 재입원보고서에는 23%가 저혈당이었다고 보고했다. 저혈당증 아기의 81%가 생후 7일 이내였다(English et al., 2003). 저혈당증은 체중이 2500g 미만, 비효율적인 모유수유와 연관이 있다고 나타났다. 저혈당증(혈당이 2.2mmol(40mg/dL)보다 적은 경우)이 있는 아기는 사망률이 훨씬 더 높다.

네팔의 한 연구는 가장 큰 여성병원에서 태어난 약 600명의 아기에게서의 저혈당증의 발병률을 조사했다. 이 병원에서는 쾌적온도를 유지하는 것에 문제가 있었다. 신생아의 41%가 가벼운 저혈당증(<2.6mmol/L)이었고 11%가 중등도의 저혈당증(<2mmol/L)이었다. 위험 요인으로 모유수유 개시가 늦어진 것, 차가운 온도가 포함되었다. 수유 지연은 생후 12~24시간의 저혈당증의 위험을 증가시킨다(Pal et al., 2000).

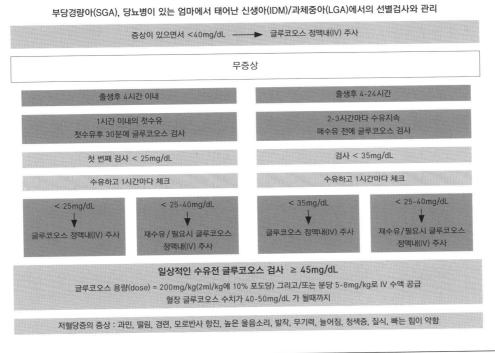

그림 39-5 SGA, IDM/LGA 아기들의 출생 후 포도당 항상성의 선별과 관리

출처 : 소아과학으로부터 허가받고 기재함. 127, 575, Copyright 2011 by the AAP

1. 태아와 신생아의 글루코오스(glucose) 조절

가. 태아는 태반으로부터 에너지를 계속 공급받는다.

나. 출생 직후 글루코오스(glucose)로의 전환에 이용되는 글리코겐 저장(glycogen reserve)은 임신 3분기 후반 동안 저장되어 있다.

다. 신생아는 체중에 비해 뇌가 커서 어린이나 어른보다 더 많은 글루코오스(glucose)를 필요로 한다.

라. 조산아는 글루코오스(glucose) 요구량이 더 많고, 글리코겐 저장(glycogen reserve)이 부족하다.

마. 글루코오스(glucose)는 뇌대사의 일차적 영양소이며 태반에서 유래한 공급은 출생 시에 종결된다.

바. 신생아의 생리

    1) 출생 시 글루코오스(glucose) 항상성이 유아에 의해 확립되는 이행기간이 있다.

    2) 다음에 의하여 포도당조절 호르몬(glucoregulatory hormone)이 변화된다.

        가) 에피네프린 증가

        나) 노르에피네프린 증가

        다) 글루카곤 증가

        라) 요점은 글리코겐과 지방산의 동화작용이다.

사. 글루코오스(glucose) 항상성을 유지하기 위한 일련의 작용을 역조절(counterregulation)이라 하는데 다음으로 구성되어 있다.

    1) 글리코겐 분해(Glycogenolysis): 글리코겐(glycogen)을 동화, 유리시켜 글루코오스(glucose) 형태로 저장하는 것.

    2) 당 신생(Gluconeogenesis): 간과 신에서 지방산과 아미노산 같은 비탄수화물 물질로 글루코오스(glucose)를 생산

아. 글루코오스 생산율은 4~6mg/kg/mimute이다(Eidelman, 2001).

    1) 3.7mg/kg/mimute는 뇌의 요구량에 필요하다.

    2) 약 70%는 포도당 산화로부터 제공받고 나머지는 대체연료로 제공받는다.

    3) 대체뇌연료는 또한 생산된다(예: 케톤체).

자. 식이와 당 신생(Gluconeogenesis)

    1) 생후 12시간 후 아기는 젖성분(20~50%)의 섭취로부터 만들어진 글루코오스에 의존하고, 지방저장과 젖에서 생성된 유리지방산뿐 아니라 혈당을 유지하기 위한 당 신생(갈락토오스, 아미노산, 글리세롤, 락테이트)에 의존한다.

    2) 모유는 분유보다 더욱 케톤 생산적(ketogenic)이어서 젖 공급이 글루코오스 합성을 위한 젖 성분만큼 충분히 증가할 때까지 모유수유 아기는 더 많은 양의 대체연료를 만들어낼 수 있다(de Rooy et al., 2002).

    3) 높은 수치의 케톤체는 모유수유 아기에서 더 낮은 혈당이 측정되도록 하지만, 뇌연료의 적절한 생산은 유지한다(de Rooy et al., 2002).

    4) 글리코겐 저장은 글루코오스로 전환된다(Glycogenolysis). 글리코겐 저장은 출생 1시간에 급속히 고갈된다. 간의 글리코겐 저장은 3시간 내 90%가 고갈되며 12시간이면 없어진다.

    5) 지방대사는 생후 2~3일에 글루코오스 기질시작(glucose substrate beginning)을 제공한다.

2. 저혈당증의 정의

가. 만삭아에게서 저혈당증의 정의는 일치하지 않는다. 저혈당증은 혈당이 연속적으로 떨어지는

것이며 일과성은 아니다(Cornblath et al., 2000).

나. 신생아에게서 혈청 글루코오스가 36-45mg/dL이하는 (치료)개입의 문턱값(the threshold for intervaention)으로 고려된다(Cornblath et al, 2000).

3. 저혈당증 검사

가. 글루코오스 선별(screening)을 위한 권고(AAP, 2005; ABM, Adamkin & Committee on the Fetus and Newborn, 2011(**그림 39-5**); Wight, Marinelli & ABM, 2006)

　　1) 전체 선별검사(universal screening)는 권장되지 않는다(Adamkin & Committee on the Fetus and Newborn, 2011; Hoops et al., 2010).

　　2) 위험성이 있는 아기를 선별한다.

　　　가) (저혈당)증상이 있는 아기: 약한 울음, 무호흡, 청색증, 저체온증, 과민, 수유문제, 경련 또는 간질, 기면, 근긴장 저하

　　　나) 고위험성 아기: LGA, SGA, 당뇨병이 있는 엄마가 낳은 아기, 질식이 있었던 아기, 패혈증, 자궁 내 성장 지연, 한랭 스트레스, Rh병, 선천선 심장질환

　　　다) 보채는 것은 매우 흔하다. 린다(Linda, 1989)는 젖을 빨때 보채는 것을 멈춘다면 저혈당증이나 저칼슘혈증(신생아가가 떠는 것의 다른 원인)을 걱정할 필요가 없다고 제안한다.

나. 어떤 선별검사 방법이 있는가?

　　1) 병상의 선별검사 장치(현장검사(POC))는 일반적으로 정상범위와 높은 범위보다는 낮은 범위에서 정확하게 설계되지 않았다(Beardsall, 2010).

　　　가) 신생아에게서 가장 필요한 것은 저혈당증의 범위에 대한 정확도이다.

　　　나) 3개의 다른 POC 장치의 비교는 장치 측정에 의해서만은 만족할 수 없다는 것을 나타낸다(Roth-Kleiner et al., 2010).

　　2) 시약 띠(reagent strip)는 신생아에게 정확도가 제한되어 있다. 시약 띠의 육안판독 결과는 매우 부정확하여 추천되지 않는다.

　　3) 정확도는 사용법을 정밀하게 따르는 것에 의존한다.

　　4) 상당한 결과의 변동이 나타났다.

　　5) 대부분의 POC 장치에 의한 결과는 아기의 헤모글로빈 상태에 의해 영향을 받는다. 낮은 헤모글로빈(빈혈)은 잘못하면 혈당 수치를 올라가게 하고, 반면 높은 헤모글로빈(적혈구증가증)은 혈당측정기의 수치를 떨어뜨린다(Ho et al., 2006).

다. 실험실로 보낸 혈청 글루코오스 수치로 비정상적인 선별을 확인한다.

라. 만약 아기가 갈락토오스 혈증이라면, 어떤 선별검사는 글루코오스가 높게 잘못 나올 수 있다.

마. 만약 선별 글루코오스가 비정상적으로 높다면, 또한 혈청 글루코오스 수치로 이것을 확진한다. 왜냐하면 아기는 사실 저혈당 경향이 있을지도 모르기 때문이다(Newman et al., 2002).

바. 혈청 글루코오스 결과를 기다리는 동안 치료를 늦추지 마라(AAP, 2004).

4. 모유수유아를 위한 건강 관련

    가. 신생아의 저혈당증은 늦은 발달장애와 연관 있다.

    나. 첫수유의 지연과 비효율적 모유수유는 심지어 저위험군 아기에게 조차도 저혈당증으로 발전하게 할 수 있다(Moore et al., 1999).

5. 만삭아의 저혈당증 위험 인자

    가. 모체의 위험 인자

        1) 임신성 당뇨: 여성들은 항상 당뇨상태를 자각하고 있지 않다(Simmons et al., 2000).

        2) 1형 또는 2형 당뇨병(인슐린의존성 또는 비인슐린의존성)(Hartmann et al., 2001)

        3) 모체의 비만을 포함하는 모유 생성(lactogenesis)에 영향을 주는 해부학적 또는 생리적 이상

        4) 고혈압(임신성 또는 본태성)

    나. 분만과 출산관리 인자(Williams, 1997)

        1) 엄마의 정맥 내 포도당 수액 공급

        2) 낮은 방 온도

        3) 엄마와 아기의 분리

        4) 수유 지연

        5) 빨리 알아차리지 못한 울음

    다. 아기의 위험인자

        1) 부당 중량아(LGA)(4000g 이상)

        2) 부당 경량아(SGA)(2500g 이하)

            가) LGA, SGA 아기들은 생후 10일 이후에 저혈당증이 발생할지도 모른다.

        3) 자궁내 성장 지연

        4) 조산(37주 이전 분만)

6. 신생아의 저혈당증 예방

    가. 완전 모유수유 확립을 위한 임상지침(ILCA, 2005)은 다른 신생아의 합병증뿐 아니라 저혈당증의 예방을 위한 지침이다.

    나. 분만과 출산 관리

        1) 만약 정맥 내 수액 공급이 분만하는 여성에게 사용된다면, 아기에게 고인슐린 혈증의 위험을 줄이기 위해서 포도당보다는 균형된 전해질 용액을 사용한다.

        2) 쾌적한 온도를 제공하다.

        3) 아기에게 한랭 스트레스를 피한다.

            가) 타월로 말리기

            나) 아기를 엄마와 피부 대 피부접촉을 하게 하고 함께 감싸준다(Moore et al., 1999; Moore et al., 2007).

다) 엄마로부터 분리된 아기는 체온이 더 낮고 더 잘 울고, 혈당이 더 낮다(Christensson et al., 1992; Williams, 1997).

4) 울음은 글리코겐 저장능력을 빨리 고갈시키기 때문에 우는 것을 예방해야 한다.

다. 수유 방법

1) 초기의 첫 수유

가) 저혈당증은 적절한 재태 연령의 건강한 아기에게서는 생후 6시간에 수유 부족과는 연관이 없다(NOT)(Diwakar et al., 2002).

나) 그러나 이것이 완전 모유수유 확립을 위한 초기 첫 수유의 중요성을 부정하는 것은 아니다.

다) 출생 1시간 이내의 모유수유는 첫 번째 수유가 1시간 이후에 이루어지는 것보다 높은 혈당을 유지하는 것과 연관이 있다(Chertok et al., 2009).

2) 수유 빈도(Hawdo et al., 1992). 처음 몇 시간 후에 혈당농도는 수유간격에 따라 결정된다.

3) 효율적인 수유를 확립한다.

4) 포도당용액이나 보충식이는 오히려 저혈당증을 일으키므로 피한다(AAP, 2004).

7. 퇴원 후 정기적인 진찰

가. 효율적인 모유수유의 확립과 아기의 건강을 확인하기 위해 생후 48시간에 초기 정기진찰을 한다.

나. 가족들에게 저혈당증의 초기 증상을 가르친다.

8. 실행과 계획

가. 저혈당증의 증상을 평가하기 위해 아기를 가까이서 관찰한다.

나. 만약 아기가 증상이 나타나면 의료진에게 보고한다.

다. 효율적 모유수유를 확립한다.

라. 만약 수유가 효율적이나 아기의 혈당이 여전히 낮다면, 의료진의 지시에 따라 적절한 보충을 제공한다.

마. 만약 모유수유가 비효율적이고 아기의 혈당이 낮다면, 의료진의 권고에 따라 보충식이를 시작한다(저혈당증으로 되돌아가는 것을 막기 위해 유축한 모유 또는 모유대체물이 포도당물보다 낫다).

바. 만약 보충식이가 요구되는데, 아기가 유방에서 효율적으로 수유할 수 있다면 유방에서 보충하는 것이 더 낫다.

사. 만약 아기가 유방에서 젖 빨기를 할 수 없다면, 아기의 특성과 부모의 선택과 가장 잘 맞는 방법을 이용하여 유방에서 떨어져서 수유한다.

1) 엄마는 손으로 초유를 유축하여 아기에게 자주 스푼으로 먹인다.

2) 초유속의 단백질과 지방은 당 신생(gluconeogenesis)을 위한 기질을 제공하여 케톤체 형성(ketogenesis)을 강화해서 장운동과 위장이 비는 시간이 증가하여 빠른 영양분 흡

수를 돕는다.

    3) 만약 첫수유가 아기의 혈청글루코오스 수치를 늘리는 데 충분하지 못하다면 의사는 정맥 내 포도당 공급을 사용할지도 모른다.

아. 모든 아기들은 건강을 평가하기 위해 생후 48~72시간에 의사를 방문하여 퇴원 후에 밀접한 관찰을 필요로 한다.

    1) 한 증례보고는 다른 위험 인자가 없는 모유수유아기가 생후 3일째에 여전히 저혈당증 상과 경련이 나타난 것을 보고했다(Moore et al., 1999). 이런 유아들은 수유에 어려움을 겪는다.

    2) 흄(Hume, 1999) 등은 퇴원 당시에 저혈당증의 위험이 있었던 조산아(37주 미만)에 대해 보고했다. 그들의 연구결과는 저혈당증을 피하기 위해서 집에서 적절히 수유하는 것의 중요성을 강조했다.

9. 교육과 상담

가. 가족들에게 저혈당증이 있는 아기에게 단기간 수유하는 것의 의미를 설명한다.

    1) 단기간의 보충식이필요성, 자주 수유하는 것의 중요성

    2) 정상혈당이 확립될 때까지 혈당을 관찰하기 위해 혈액검사를 할 필요성

나. 만약 보충식이가 필요하다면 엄마가 처음 손으로 유축하는 것을 도와라.

다. 만약 요구하면 입으로 보충하는 것을 엄마와 도와라.

라. 의사에게 알맞게 재진료 받는 것의 중요성을 가족에게 이해시켜라.

마. 가족에게 효율적인 모유수유 지침을 가르친다.

바. 가족에게 저혈당증의 증상을 가르친다.

10. 평가

가. 아기는 보충식이의 도움 없이 혈당을 유지할 수 있을 것이다.

나. 모유수유계획은 태어난 장소에서부터 퇴원하기 이전에 확립될 것이다.

Chapter 40

모체의 급만성 질환
Maternal Acute and Chronic Illness

Marsha Walker, RN, IBCLC

학습목표

- 모체의 급만성 질환이 모유수유와 젖 분비에 미치는 영향에 대해 설명한다.
- 불리한 상황에서 모유수유를 유지하기 위한 모유수유 관리방법에 대해 정의한다.
- 모유수유의 금기에 대해 논의한다.

서론

모유수유를 선택하는 여성들의 숫자가 증가할 뿐 아니라, 이전보다 많은 여성들이 급만성의 건강문제를 가지고 있으면서도 임신을 하고 만삭 또는 만삭가까이 임신을 유지할 수 있다.

대부분의 이런 엄마들은 약을 먹거나 심지어 바이러스성 또는 박테리아성 질환이 있음에도 불구하고 완전하게 또는 부분적으로 모유수유를 할 수 있다. 수유 상담가가 엄마의 건강문제에 직면했을 때 더 나은 모유수유 관리와 서비스를 제공하기 위해서는 그들에게 공통적으로 발생하는 건강문제에 대해 잘 알고 있어야만 한다.

1. 뇌하수체 질환(Pituitary disorders)

가. 시한 증후군(범하수체 기능저하증)(sheehan's syndrome)

   1) 극심한 산후출혈과 저혈압에 의해 야기됨. 이는 성선자극 호르몬을 생산하는 뇌하수체의 부전으로 발생된다.

   2) 심각한 시한 증후군의 증상은 체중 증가와 산후의 체중 감소, 음모와 액와모의 소실, 추위 불내성, 저혈압, 질과 유방조직 위축 등을 포함한다.

   3) 가벼운 경우는 모유합성이 지연될 수 있다. 모유수유와 유축을 자주 하면 프로락틴 수용체의 수와 민감도를 자극하여 적은 프로락틴을 이용할 수 있다 .

   4) 뇌하수체의 역할은 수유의 성패를 좌우한다기보다는 수용적이다. 프로락틴 수치가 다양한 여성들은 아기를 위한 적절한 양의 모유를 생산하는 것으로 보인다(Cox et al., 1996).

   5) 유방과 신체는 젖 분비를 왕성하게 하는 보상기전이 있다. 젖 생산의 자가 조절을 통해 최상의 호르몬 환경이 아니더라도 젖을 유방에 채울 수 있다(Cregan et al., 2000).

나. 프로락틴 분비종양(프로락틴 분비 선종)(prolactinomas)

   1) 무월경과 유즙 누출증을 일으키는 프로락틴 분비종양은 젖 생산과는 상호 관련이 없다 (DeCoopman, 1993).

   2) 여성은 이런 상황에서 모유수유를 할 수 있다(Verma, Shah & Faridi, 2006).

   3) 만성의 고프로락틴 수치는 어떤 종류의 약이나 과다한 유방자극, 갑상선기능 저하, 갑상선 기능항진, 만성신부전, 기타 드물게 나타나는 몇 가지 증후군에 의해 발생할 수 있다 (Verhelst et al., 2003).

2. 당뇨병(Diabetes)

가. 당뇨는 부적절한 탄수화물 대사로 인한 만성 질환이다.

   1) 1형 당뇨병은 인슐린 의존성 당뇨라고 한다(인슐린 불충분).

   2) 2형 당뇨병은 후발성(late-onset) 또는 비인슐린 의존성 당뇨병이라고 하는데 일반적으로 인슐린에 의존하지 않는다(인슐린의 불충분한 사용).

   가) 모유수유에 의해 감소된다.

   3) 임신성 당뇨병은 건강한 여성에서 임산부의 약 2%에서 나타나는 글루코오스 불내성이다.

   가) 임신 동안 임신성 당뇨병이 있었던 여성들은 10년 이내에 2형 당뇨병으로 발전할 가능성이 30~40%이상이다.

   나) 모유수유기간과 2형 당뇨병으로 이어질 위험성 사이의 관계에 관한 역학적 연구가 있다. 매년 수유하는 동안 당뇨병의 위험성은 평균 15%씩 감소한다(Steube et al., 2005; Taylor et al., 2005).

나. 유방은 인슐린에 민감한 조직이며 처음 젖 생산을 할 때 인슐린을 필요로 한다.

   1) 이용 가능한 인슐린을 엄마의 신체와 유방이 경쟁함으로써 모유 생성(lactogenesis) 2기가 15~28시간 지연될 수 있다(Arthur et al., 1994; Hartmann et al., 2001).

다. 수유는 엄마에게 인슐린을 절약하는 효과가 있다.

1) 이는 수유 동안 인슐린 필요량을 더 낮아지게 한다.

2) 모유합성 동안 글루코오스가 갈락토오스와 락토오스로 끊임없는 변환이 지속되는 것은 인슐린 요구량을 낮춘다.

3) 당뇨병이 있는 엄마는 또한 수유 동안 여분의 칼로리를 필요로 한다.

라. 당뇨병이 있는 엄마들은 모유수유를 장려해야 한다.

1) 아기들이 거대아가 될 수 있고 저혈당증이 걸리기 쉬우므로 초유를 매우 자주 수유하는 것이 필요하다. 만약 엄마와 아기가 분리되었다면 유축이 가능한 한 빨리 시작되어야 한다 (California Diabetes and Pregnancy Program, 2002; Weight, Marinelli, & Academy og Breastfeeding Medicine Protocol Committee, 2006).

2) 당뇨병이 있는 어떤 엄마들의 아기는 생후 몇 시간 동안 신생아실에서 관찰한다.

가) 분리는 보충수유의 기회를 증가시키고 모유수유의 개시를 늦춘다.

나) 손으로 유축한 초유는 혈당수치를 안정화시킬 수 있다. 초유(초유가 없을 경우 모유 대체물질)는 컵, 스푼, 점적기 또는 튜브로 아기에게 제공될 수 있다.

다) 엄마는 초유를 손으로 짜내어 아기에게 스푼으로 먹일 수 있다.

라) 당뇨가 있는 엄마는 산전에 초유를 손으로 짜서 얼려서 필요하면 분유 대신 사용하기 위해 병원으로 보낼 수 있다(Cox, 2006).

3) 인슐린은 고분자이므로 인슐린 치료를 받은 엄마의 모유로 통과되지 않는다.

마. 당뇨가 있는 엄마는 감염, 유방염, 칸디다 알비칸스(Candida albicans)의 과성장이 더 잘 생기는 경향이 있다.

1) 엄마의 저혈당증은 에피네프린의 유리를 증가시켜서 모유 생산량을 감소시키고 젖 사출반사를 방해할 수도 있다(Asselin et al., 1987).

2) 아세톤이 나타나는 것은 더 많은 칼로리와 탄수화물을 필요로 한다는 신호이다. 아세톤은 모유로 전달되어 신생아의 간에 스트레스가 될 수 있다(Lawrence et al., 2011).

3. 갑상선 질환(thyroid disease)

가. 갑상선은 신체의 대사작용을 조절하고 임신과 수유 호르몬에 영향을 준다.

나. 치료받지 않는 갑상선기능 저하증은 임신 유지 가능성이 낮다. 이런 상황의 대부분의 엄마들은 갑상선 보충치료를 이미 받고 있다(이것은 수유 동안 병행가능하다)(Braverman et al., 2008).

다. 낮은 갑상선 수치는 모유 생산 감소, 불충분한 아기의 체중 증가와 연관이 있다. 이럴 때는 검사를 해야 한다.

라. 갑상선기능 저하증은 길어진 산후우울증, 우울의 시작, 피로감 증가가 있는 산욕기 엄마에서 확인되었다.

마. 갑상선기능 항진증은 갑상선 호르몬이 과도하여 그 결과 빠른 체중 감소, 식욕 증가, 신경질, 심계항진, 휴식 시 맥박 증가의 증상이 나타난다.

1) 수유능력이 이런 상황에 의해 제 역할을 하지 못하는 것은 아니다.

2) 안구 돌출을 동반한 갑상선기능 항진증은 그레이브스병(Graves' disease)이라 한다.

3) 혈액검사로 보통 진단할 수 있으나 가끔은 방사성 요오드 검사가 요구되기도 한다. 수유 상담가는 사용된 화합물을 확인하고 수유를 중단할 필요가 있는지를 결정해야 한다.

4) 치료는 보통 항갑상선약이 사용되며 아기에게는 안전하다.

5) 때때로 아기의 갑상선기능을 주기적으로 측정한다.

4. 낭포성 섬유증(CF)

가. CF는 외분비선의 기능부전이 특징이며 만성 폐질환, 췌장관 폐색, 췌장효소 결핍을 포함한다.

나. 전형적으로 평균수명이 짧아서 성인에 도달하는 여성은 거의 없었다. CF 환자의 기대수명은 대부분 증상의 심각도에 의존한다(Buescher et al., 2008).

다. 현재는 초기단계의 매우 정교한 치료로 여성들을 성인기, 출산, 수유까지 살 수 있게 한다.

라. 모유의 양과 질보다는 엄마의 체중과 건상상태를 유지하는 것에 중점을 두어라.

1) CF가 있는 엄마들은 보통 그들의 체중을 유지하기 위해 더 많은 칼로리와 보충을 필요로 한다.

2) 약한 폐질환이 있는 여성은 모유수유를 하는 동안 자신의 체중을 유지할 수 있다. 그리고 그들의 모유는 유아의 성장과 발달을 위한 버팀목이 될 수 있다(Michel et al., 1994).

마. CF가 있는 사람들은 백색포도상구균(staphylococcus albus)과 녹농균(pseudomonas) 같은 만성 박테리아 보균자를 가지고 있다.

1) 모유의 림프구는 엄마의 이런 병원균에 감작되어 모유를 통하여 아기에게 통과되므로 이런 요소에 의한 감염으로부터 보호한다(Larson, 2004).

5. 페닐케톤뇨증(PKU)

가. PKU는 아미노산의 일종인 페닐알라닌을 파괴하는 효소가 부족한 선천적인 대사 이상이며 이는 지능저하를 유발할 수 있다.

나. 널리 시행되는 신생아 선별검사와 초기치료 때문에 PKU가 있는 많은 여성들이 정상 지능으로 유아기에 도달하게 된다.

다. 식이제한은 어떤 나이든, 특히 여성의 경우도 그만두지 말아야 한다(Lee et al., 2005).

1) 여성에서는 혈중 페닐알라닌수치가 4mg 이하여야 한다(Matalon et al., 1986).

2) 모유수유는 괜찮다(Matalon et al., 1986).

3) PKU가 있는 여성의 모유는 정상 성분이다(Fox-Bacon et al., 1997).

6. 전신성 홍반성 낭창(SLE)

가. SLE는 유년기 여성에게 주로 영향을 미치는 결합조직의 자가면역 질환이다.

나. 증상은 임신에 의해 다양해지고 더욱 심하게 되며, 피로, 섬유근육통, 관절의 발적과 종창, 뺨과 코의 나비양 발진과 같은 증상이 나타난다.

다. SLE가 있는 여성은 높은 유산율과 조산을 경험한다.

라. 레이노드 현상은 약 30%에서 나타난다.

마. 불충분한 모유 공급이 수유 동안 가장 빈번한 불편감이다.

    1) 유아의 체중 증가는 주의 깊게 관찰되어야 하며 아기는 보충식이가 필요할 수도 있다.

    2) 피로와 약물이 모유 생산에 장애가 될수 있다.

바. 비스테로이드성 항염증 약물과 부신피질 호르몬제는 이 증후를 다루는 데 자주 사용되는 약이다.

사. 모유수유는 특히 SLE가 있는 엄마에게 이롭다. 왜냐하면 아이를 수유하는 동안 휴식을 취할 수 있고 임신 간격을 두는 데 도움을 주기 때문이다.

7. 골다공증(Osteoporosis)

가. 골다공증은 일반적으로 나이가 많은 폐경기의 여성과 연관되는 골약화이다.

나. 정상적인 수유와 연관된 골미네랄의 동원(動員)이 발생하며 약물치료나 영양보충은 필요하지 않다.

다. 수유동안 골손실이 있을 수 있으나, 이유하면 정상으로 돌아간다(Eisman, 1998).

라. 수유하는 여성의 신체는 에너지 사용과 영양섭취가 더 효율적이기 때문에 요추의 골밀도는 실제로 더 오랫동안, 더 많은 아이에게 수유하는 여성에서 더 증가한다(Kalkwarf et al., 1995; Kalkwarf et al., 1996).

마. 나이, 식이, 신체골격, 체중부하 운동은 골건강에 좋거나 나쁜 영향을 미친다.

8. 간질(seizure disorders, epilepsy)

가. 간질이 있는 여성은 성공적으로 모유수유를 할 수 있으며 그렇게 하도록 격려되어야만 한다.

나. 중요한 문제는 엄마의 약에 대한 아기의 진정효과이다.

다. 항간질약은 아기가 약물제거(drug clearance)를 더 잘 조절할 수 있을 때까지는, 생후 초기 아이가 빠는 동안 졸리거나 진정되는 경향이 있다(Hale, 2006).

    1) 만약 아기가 초기에 적절한 빨기가 되지 않아 불충분하게 수유한다면, 유방자극을 하기 위해 수유 후에 엄마가 유축하는 것이 중요하다.

라. 어떤 엄마들은 만약 수유 동안 간질발작을 하게 되면 아기를 떨어뜨리기 때문에 수유하지 말라고 충고를 받는다. 이러한 상황은 젖병수유 동안보다 모유수유 동안에 더 자주 발생하는 것 같지는 않다.

9. 편두통

가. 이런 극심한 삽화성 두통은 임신 1분기에 심해지는 경향이 있으며 호르몬과 다른 유발 인자에 민감하다.

나. 약물치료, 바이오피드백 요법 모두 이런 상황에서 도움이 될 수 있다.

다. 약물치료가 수유를 방해하지는 않는다. 피오리셋(Fioricet)(부탈비탈, 아세트아미노펜, 카페인), 페르코셋(Percocet)(옥시코돈, 아세트아미노펜), 코데인, 수마트립탄(sumatriptan) 같은 약들은 모두 모유수유와 병행 가능하다(Hale, 2010).

라. 엄마가 이런 형태의 두통이 있을 때, 만약 충분히 심각하다면 모유수유를 잘못한다고 생각할 지도 모른다(비록 유축이 경감을 시켜주지 못하더라도).

마. 엄마는 다른 사람이 아기에게 수유를 하도록 하기 위해 여분의 모유를 냉동하기 원할 수 있다.

10. 유두의 레이노 현상(Raynaud's phenomenon of the nipple)

가. 레이노 현상은 간헐적인 허혈(좁은 혈관)이며 보통 손가락, 발가락에 영향을 준다. 특히 추위 에 노출되었을 때 발생하며 일반적으로 여성에서 보인다.

나. 어떤 여성은 수유 전, 수유 중, 수유 후에 유두에 나타나기도 한다.

다. 이런 유두의 연축은 임상 상에서는 아기가 유방을 깨물 때, 턱을 악물 때, 심각한 유두 손상이 있을 때 나타난다. 연축의 유발을 제거하기 위해서는 올바른 빨기를 필요로 한다 (Lawlor-Smith et al., 1997).

라. 엄마는 유두 연축 동안 극심한 통증을 느낀다. 연축이 지속되면 수유 후 30분 이상 이완한다.

마. 추위에의 노출은 이 문제를 가속시킬 수 있다.

바. 플루코나(Fluconazole)나 경구용 피임약 같은 약물은 혈관경련과 연관이 있을지도 모른다.

사. 엄마들은 보통 유방을 따뜻하게 압박하거나 핫팩으로 통증이 경감됨을 느낀다.

아. 엄마들은 유두압박기술(엄지와 검지를 이용)을 이용하면 통증이 경감될지도 모른다. 이 방법 은 유두 끝에 혈액이 남아 있게 하기 위해 '잡는 것(trap)'이다. 이 압박은 또한 경련 자체를 방해할지도 모른다.

자. 널리 연구되지 않은 이런 상황에 대한 일화적인 치료는 다음을 포함한다.
1) 이부프로펜
2) 니페디핀(5mg, 1일 3회 또는 하루 30mg까지 가능. 2주간의 치료기간; Anderson et al., 2004).
3) 칼슘 보충제(2,000mg/일)
4) 마그네슘 보충제(1,000mg/일)

11. 수술(Surgery)

가. 수유는 수술이 필요한 모든 상황에서도 지속될 수 있다.

나. 엄마는 보통 마취에서 깨면 수유할 수 있다(Hale, 2010).

다. 중요한 것은 과다한 마취와 진통제, 엄마가 아기를 안고 수유할 수 있는 능력, 아기에게로의 접근, 유축하기 위한 접근. 규칙적으로 유축할 수 있는 힘이다.

라. 아기는 보호자가 아기를 돌보기 위해 있는 한 엄마가 입원한 동안 함께 방에 있을 수 있다.
1) 그렇지 않다면 아기는 수유를 위해 병원으로 데리고 올 수 있다
2) 만약 이런 상황이 가능하지 않다면 엄마는 양쪽 자동유축기를 이용해야만 한다.
3) 만약 엄마가 물리적으로 유축할 수 없다면 간호사나 돌보는 사람이 엄마를 위해 유방을 유축해야 한다.

마. 선택 수술이라면, 엄마는 개인의 방에서 아기와 가까이 할 수 있는 예정된 시간을 가진다. 그리고 가능하다면 여분의 모유를 유축, 냉동시켜서 엄마가 수유를 할 수 없는 어떤 때라도 사용할 수 있도록 한다.

12. 바이러스 감염(Viral infections)(Pickering, 2006)

가. 모유수유는 엄마의 감염에 있어서는 거의 금기가 없다.

나. 유아의 사망률 증가에 영향이 있는 강한 전염성을 가진 특별한 감염 요소는 예외이다.

다. 거대세포 바이러스(CMV: human herpes virus 중의 하나)

    1) 선천성 감염은 보통 자각증상이 없으나 나중에 청력손실이나 학습장애로 나타난다.

    2) 출생 시 엄마의 자궁 내 분비물이나 모유에 의해 획득된 만삭아의 감염은 일반적으로 증상과는 연관이 없다(Lawrence et al., 2005).

    3) 선천성 혹은 후천성 CMV 아기는 항체가 모유를 통해 전달되기 때문에 만약 모유수유를 한다면 더 좋다.

    4) 모유수유를 하지 않는 아기는 침을 포함하는 다른 분비물을 통하여 감염될 수 있으며 모유에 존재하는 숙주내성인자 또는 항체의 보호를 받지 못한다.

    5) 만삭아는 모유에서 엄마의 항체를 수동적으로 전달받기 때문에 엄마의 모유에 바이러스가 있어도 수유할 수 있다(Lawrence, 2006).

    6) 미숙아는 모유수유를 하더라도 질병으로 발전할 수 있다. 220℃에서 3~7일간 뜨겁게 한 모유는 감염성이 떨어지지만, 바이러스가 완전히 제거되지는 않는다(Lawrence, 2006).

라. 단순 헤르페스 바이러스

    1) 초기 신생아기의 감염은 심각하고 치명적일 수 있다.

    2) 감염은 산도를 통하여 자주 전염된다.

    3) 유방에 국한된 감염은 그 부분이 완전히 깨끗해질 때까지 일시적으로 수유를 중단해야 한다(AAP Section on Breastdeeding, 2005).

    4) 신체 어느 곳에서도 활동성 부분은 덮어야만 한다. 그리고 엄마는 아기를 만질 때 손을 씻어야만 한다. 모유수유에는 영향을 주지 않는다.

    5) 입술에 단순포진이 있는 엄마는 병소에 딱지가 생기고 건조해질 때까지 아기와 키스하거나 문지르는 것을 피해야 한다.

마. 수두(Herpes Varicella zoster, chikenpox)

    1) 출산 전 노출이 문제가 될 수 있다. 만약 엄마가 출산 전 5일 동안, 출산 후 2일까지 홍역이 발생했다면, 아기는 수두 면역글로불린을 맞아야 할 대상자이다(AAP, 2009). 이 시기의 아기들은 출생 전에 엄마로부터 어떤 태반항체도 받지 않아서 감염의 위험에 직면해 있다는 것은 당연한 사실이다. 이 시기의 출산은 아기에게 생명의 위협이 될 수도 있다.

    2) 만약 엄마가 출산하기 5일 이전에 수두에 걸렸다면 아기는 항체반응을 보이는데, 이는 태어나지 않는 아기에게 (수두가) 지나갔다는 것이다.

    3) 수두에 걸린 엄마에게서 태어난 아기는 병이 발현되는 것과 상관없이 모유수유가 장려되

어야 한다. 이 아기는 출산 시에 이미 노출이 되었고 태반항체는 받았을 수도 있고 받지 않았을 수도 있다. 이런 경우 엄마와 아기의 분리는 지시되지 않는다.

바. 호흡기 세포융합 바이러스(RSV)

1) RSV는 어린이들에게 일반적으로 생기는 호흡기 질환이다.

2) 사망률은 신생아, 특히 조산아나 질환이 있는 만삭아에서 높다.

3) 엄마의 RSV 감염 동안 모유수유를 멈출 이유는 없다. 사실 모유는 심각한 RSV에 보호 효과가 있을지도 모른다(Lawrence & Lawrence, 2011).

4) 만약 수유하는 동안 엄마가 RSV에 감염되었다면 손을 잘 씻고, 아기를 향해 기침하는 것을 피하고, 호흡기 분비물 관리에 최선을 다해야 할 것이다(Buescher et al., 2008).

5) RSV가 있는 아기는 모유수유를 해야만 한다(Lawrence & Lawrence, 2005).

사. 인간면역결핍 바이러스-1(HIV-1)

1) HIV-1은 모유로 전파될 수 있다. 그러나 위험성은 (저개발국가에서 일반적인) 발병 시기, 약물, 다른 질병 같은 다른 요인들과 연관이 있다(U.S. Department og Health and Human Services, 2011).

2) HIV-1 항체는 또한 감염된 여성의 모유에서 발견된다.

3) 활동성의 HIV 감염이 아기에게 실제로 발생했을 때, 모유수유로 인한 위험이라는 것을 측정하기 어려운 것이 주된 딜레마이다.

4) 미국 국립보건원(NIH)의 최근 연구는 엄마가 항레트로 바이러스 치료를 받으면 모유수유는 가능하다는 근거를 보여주었다. 그러나 미국 보건부(USDHHS)는 미국에서 HIV에 감염된 엄마는 분유를 사용하도록 하는 권고를 견지하고 있다(USDHHS, 2011).

5) 최근 미국 직업안전위생관리국(OSHA)에서의 표준은 일반적으로 유축된 모유를 다룰 때 장갑을 필요로 하지 않는다는 것이다.

가) 의료기사가 모유은행에서처럼 유축된 모유에의 노출이 자주, 그리고 오래되는 상황에서는 장갑을 껴야만 한다(Nommsen-Rivers, 1997)

6) 특히 모유 대체사용이 유아의 생명에 심각한 위협을 줄지도 모르는 나라에서는, HIV 양성인 엄마로부터 유축한 모유는 저온살균하거나 또는 항레트로 바이러스 치료를 받는 것에 의해 안전하게 될 수 있으며 주의 깊게 사용해야만 한다.

가) Chapter 22를 참고하라.

아. 간염(Hepatitis)

1) 다양한 형태의 간염은 다른 전염 위험성, 노출경로, 치료, 예방법이 있다.

2) A형 간염은 급성이며 보통 배설물로 오염이 된 아동보호센터뿐 아니라 음식과 물로 전파된다.

가) 신생아는 분만 동안 감염된 엄마로부터 수직감염된다.

나) 아기는 신생아실에서 다른 아기들과 분리되어야 한다.

다) 엄마가 분만 2주 이내에 질병이 발생했다면 감마 글로불린이 아기에게 투여된다.

라) 엄마도 또한 감마 글로불린을 맞아야 한다.

마) A형 간염은 모유로 전염되지 않는다. 모유수유는 일반적으로 지속되어야만 한다. 엄마들은 감염을 예방하기 위해 손을 깨끗이 씻고 개인위생에 철저해야 한다.

3) B형 간염은 무증상에서부터 매우 치명적인 간염까지 다양한 감염을 일으킨다.

　가) 산전필수검사는 분만전 엄마의 상태를 나타낸다.

　나) 활동성 간염이 있는 엄마에게 태어난 아기, 출생 시 또는 태어나자마자 B형간염 면역글로블린(HBIG)을 맞은 활동성 보균 아기는 면역프로그램에 따른다.

　다) HBIG를 맞자마자 모유수유는 시작되어야 한다(Lawrence et al., 2011).

　라) B형 간염 바이러스가 비록 감염된 엄마의 모유에서 검출된다 할지라도 현재의 데이터들은 모유수유가 아기의 감염 위험성을 유의하게 증가시키지 않는다는 것을 보여준다.

　마) 모유수유는 금지사항이 아니며, 엄마의 혈액과 아기가 접촉하는 것을 예방하기 위한 적절한 관리가 취해져야만 한다(Buesher et al., 2008).

4) C형 간염은 서서히 시작되며 많은 사람들이 감염되었음을 알아차리지 못한다.

　가) 모유를 통한 감염 위험성은 문서화되지 않았다(AAP Section ob Brerastfeeding, 2005). C형 간염의 항체는 감염된 엄마의 모유에서 검출되었다. 그러므로 C형 간염이 모유를 통과할 수 있는지에 관한 여부는 이론적으로 의문의 여지가 남아 있다.

　나) 만약 HIV같이 엄마가 함께 감염되었다면 문제가 증가된다.

　다) 바이러스는 아기의 위장관에서는 활동하지 않으며 초유에서 중성화된다. C형 간염이 있는 엄마는 모유수유를 할 수 있고 해야만 한다.

5) D, E, G형 간염

　가) 모유수유를 통하여 이러한 간염이 전염되는지에 대해서는 많이 알려져 있지 않다.

　나) D형 간염은 보통 B형 간염과 함께 감염된다.

　다) 한번 면역글로불린이 주사되고 백신을 맞으면 모유수유는 평소처럼 진행되어야만 한다.

　라) E형 간염은 자기한정적이며 만성 질환은 아니다(보통 물의 오염과 연관된다).

　마) 모유수유는 이 질병을 전파하는 것으로 보이지 않으므로 보통처럼 진행해도 된다.

　바) G형 간염은 혈액 전파와 연관이 있는 것 같으나 모유로 통해 전파되는지는 알려져 있지 않다.

　사) 아기를 수유하는 감염된 엄마는 드물다고 보고되었으나 임상적 감염은 보고되지 않았다.

13. 결핵

가. 모유수유는 이전에 피부 테스트에서 양성이 있던 여성과 질병의 증거가 없는 여성에서는 금기가 아니다.

1) 최근 피부 테스트에서 양성인 엄마는 질병이 있는 것으로 평가되며, 만약 질병의 징후가 없다면 모유수유는 시작하고 계속해도 된다(AAP, 2006).

2) 만약 엄마가 의심 증상이 있으면 엄마는 확진될 때까지 모유를 유축하여 아기에게 먹인

다. 엄마의 모유는 아기에게 먹이기 안전하다. 왜냐하면 결핵균은 호흡기 비말을 통해 전
파되기 때문이다.

3) 모유수유를 하지 않는 아기가 사망률이 높은 개발도상국가에서는 모유수유는 중단되지
않는다. 직접 모유수유를 하는 선진국에서 엄마들은 질병이 확진되는 동안 유축기를 사
용할 필요가 있다.

4) 만약 질병이 확진되면 엄마는 치료를 받고 모유수유는 치료 2주 후에 시작되어야 한다.

5) 결핵치료에 사용되는 약(rifampin, isoniazid, ethambutol, streptomycin)들은 모유
수유와 병행 가능한 것으로 알려져 있다(Hale, 2010).

6) 만약 엄마가 그녀의 아기와 접촉하는 데 있어서 안전하다면, 수유도 안전하다.

Chapter 41

불충분한 모유 생산(모유 부족)

Insufficient Milk Production

Kay Hoover, MEd, IBCLC, and Lisa Marasco, MA, IBCLC

학습목표

- 일반적인 모유 생산을 설명한다.
- '실제적 모유 부족'과 '인지적 모유 부족'의 차이를 서술한다.
- 모유 부족의 병인을 논의한다.
- 모유 부족의 잠재적 지표들을 기술한다.
- 모유 부족을 개선시킬 방안을 열거한다.

서 론

불충분한 모유란 엄마가 아기의 충분한 성장을 위해 필요한 만큼의 모유를 생산해내지 못하는 것으로 한국에서는 '모유 부족'이라는 표현을 쓰는 경우가 많다. 불충분한 모유 생산은 시간에 따른 모유 생산이 부적절한 것을 뜻하며, 반면 불충분한 모유 공급은 비축해둔 모유 중 수유 시에 공급할 수 있는 모유의 양을 반영한 말이다. 이러한 용어들은 흔히 혼용되어 쓰이지만, 부족한 모유 공급의 궁극적인 원인은 바로 모유 생산율이다.

모유 부족은 전 세계적으로 엄마들이 모유수유를 중단하는 주요한 원인이다. 그 문제가 실제적인 것이든 인지적인 것이든간에 자세한 병력청취와 모유수유의 평가가 이루어져야 한다. '실제적 모유 부족'은 여러 원인에 의해 발생할 수 있으며, 이러한 원인들이 조합되어 연관되는 경우가 흔하다. '인지적 모유 부족'이란 자주 젖을 찾거나 젖을 먹은 후에도 불안정해 보이는 등의 행동을 보이는 아기를 엄마가 오인한 것이다. 많은 엄마들은 모유수유 후에도 보채는 아기를 '만족시키기' 위해서 젖병으로 분유를 주곤 한다. 아기에게 분유를 주는 것이 계속되면 실제로 모유가 부족해지는 악순환으로 이어지기 쉽다. 문헌상 부족한 모유를 보고하는 엄마의 비율은 다양하며, 많은 보고들에서 실제적인 부족함과 인지적인 부족함을 구별하지 않고 있다.

1. 일반적인 모유 생산

가. 일반적인 모유 생산은 성공적인 유선 형성에서 시작된다.

   1) 유선 발달에 있어서 중요한 3가지 기간 : 배아·태아, 사춘기, 임신(Knight et al., 2001).

   2) 일반적으로 성장호르몬은 사춘기에 필수적인 반면, 에스트로겐은 유선에 주로 영향을 미쳐 유선에서 가슴의 지방 패드로 유선관이 자라나도록 한다. 프로게스테론은 유선 발달에 두 번째로 중요한 호르몬인데 유선관과 소관(ductules)을 따라서 선방세포(alveoli)의 발달을 자극한다(Lawrence et al., 2011, p.43).

   3) 연속되는 생리주기에서 에스트로겐은 주기의 전반기 동안에 높아지는 반면, 프로게스테론은 주기의 후반기를 지배하며, 대략 30~35세까지 선 성장(glandular growth)을 자극하는 미미한 수준으로 지속된다(Hartmann et al., 1996; Lawrence et al., 2011).

   4) 임신 중 유선 발달과 분화를 자극하는 주된 호르몬은 에스트로겐, 프로게스테론, 사람 태반 유선자극 호르몬(human placental lactogen, HPL), 프로락틴, 융모성 성선자극 호르몬(chorionic gonadotropin)이다(Lawrence et al., 2001).

   5) 유방의 크기 변화는 태반락토젠(HPL)의 농도 변화와 가장 밀접한 관계가 있다(Cox et al., 1999). 다태 임신에서 추가된 태반은 유선 형성을 더 크게 자극한다(Knight et al., 2001).

   6) 일반적으로 수유능력은 임신기간 중에 거의 절반 정도에 도달한다. 이 시기에 초유가 만들어지기 시작하고 모유 생성의 토대를 이룬다(모유 생성 1기(lactogenesis 1)).

나. 모유 생산의 개시는 호르몬에 의해 내분비적으로 조절된다.

   1) 자궁으로부터 태반이 분리되면서 시작된다. 프로락틴 수용체를 억제하는 프로게스테론이 제거되면서 모유 생성(lactogenesis) 2기가 시작된다.

   2) 젖 분비 개시를 위하여 필요한 주요 호르몬은 프로락틴, 인슐린, 그리고 코르티솔이다(Lawrence et al., 2011).

   3) 일반적인 상황에서는 보통 30에서 40시간에 모유량이 좀 더 풍부해진다(Chapman et al., 1999). 그리고 보통 2일에서 4일 사이에 엄마들이 이를 느낀다.

   4) 5일째 모유량은 매우 다양하다. 엄마들은 24시간에 200~900g을 생산한다(Kent et al., 1999; Woolridge, 1996).

   5) (첫 48시간 내에) 초반 모유의 제거는 좀 더 많은 모유 배출과 관계가 있다(Hill et al., 2001; Hill et al., 2005; Neville et al., 2001). 모유 제거가 모유 생산이 풍부해지는 시점(일반적으로 3~4일)에 시작되지 않으면 모유 생산의 감소로 이어질 것이다.

다. 모유 생산의 유지는 국소적으로 (자발적으로) 조절된다.

   1) 자가 분비 조절로의 이행은 모유 생산량이 점진적으로 아기의 필요량에 맞춰지는 처음 몇 주 동안에 걸쳐서 시작된다. 대부분의 경우에는 증가하지만 때때로 감소하기도 한다(Woolridge, 1996). 모유 제거는 모유 생산을 조정하는 데 중요한 요인이다. 모유 생산을 유지하려면 젖은 일관되게, 그리고 효과적으로 제거되어야만 한다.

      가) 유방을 비우면 비울수록 모유합성률이 빨라지게 된다. 유방이 차면 찰수록 합성률이

느려진다.

나) 제거되지 않은 모유는 모유 생산에 대해 억제 효과를 보이며, 이는 수유의 되먹임 억제(feedback) 요소인 유청 단백질(whey protein)의 축적을 통해 이뤄진다(Hale et al., 2007; Wilde et al., 1995).

다) 옥시토신·모유 배출의 억제는 모유를 제거하는 능력에 영향을 줄 수 있다.

2) 첫 1개월에서 6개월까지 아기의 평균적인 모유 소비량은 24시간 동안 750~800mL이다(Kent, 2007; Kent et al., 1999; Kent et al., 2006).

가) 총 모유 요구량은 아기의 성별, 아기의 대사 요구 그리고 모유의 칼로리 함량에 의해 정해진다.

나) 평균적으로 남아가 여아보다 많이 섭취한다. 따라서 남아의 엄마가 여아의 엄마보다 평균적으로 더 많은 모유를 생산한다(Kent et al., 2006).

다) 생후 1개월, 그리고 약 6개월경에, 아기의 몸무게(킬로그램) 당 에너지 요구량은 감소한다(Butte, 2005).

3) 모유 생산량이 항상 24시간당 750~800mL에 맞춰지는 것은 아니다. 이러한 것은 쌍둥이의 엄마에게는 24시간당 1500g을 생산해낼 수 있는 능력이 있는 것으로 설명된다(Saint et al., 1986).

4) 한쪽 유방에서 좀 더 많은 모유를 만들어내는 것이 보통이며 다른 쪽보다 훨씬 더 많을 때도 있다. 이것이 아기에게 영향을 받는 것으로 보이지는 않는다(Engstrom et al., 2007; Kent et al., 2006).

5) 프로락틴 수용체 이론: 프로락틴 수용체가 계속 발달하면서 자가 분비 조절이 성공적으로 이루어지는데, 이러한 프로락틴 수용체의 발달은 수유횟수에 의해 영향을 받는다(Woolridge, 1996).

6) 모유수유 초기에 유방의 발달이 충분치 않으면 수유기간 내내 영향을 미치게 된다.

라. 젖떼기는 수유 과정의 마지막 단계이다. 모유 요구량이 감소하면서 유방이 퇴화하는데 이는 세포 자멸사를 통한 불필요한 유즙 세포의 파괴와 남은 간질부의 재구축에 의해 일어난다. "수유 기간 중 1~6개월까지는 유방 조직량이 일정하게 유지되나, 6~9개월 사이에 유방 조직량이 크게 감소하는 반면 모유 생산량은 조금만 감소한다."
유방은 수유 15개월째에 임신 이전 크기로 돌아간다(Kent, 2007, p.568).

2. 입증되지 않은 낮은 모유 생산(인지적 모유 부족)

가. 엄마들은 실제 모유량이 많음에도 아기의 행동이나 개인적 경험에 의해 모유 생산량이 불충분하다고 오인하기도 한다(Gatti, 2008).

1) 몇몇의 아기들은 모유 생성(lactogenesis) 2기에 모유 생산량이 충분히 증가할 때까지 평소보다 자주 젖 빨기를 요구하기도 한다. 엄마들은 이것을 '모유가 충분하지 않아서' 그리고 '아기가 굶주리고 있어서'라고 판단하는 경우가 있으며 이것 때문에 모유 생성(lactogenesis) 2기가 완성되기 전에 보충식이를 시작하기도 한다.

2) 엄마들은 종종 모유수유 후에 보채는 아기에 대해 "아기가 평소보다 더 오랫동안 젖을 빨아요"라거나 "수유를 마치고 내려놓자마자 다시 젖을 찾아요"라고 이야기한다. 이것은 모유 부족에 의한 것일 수도 있지만, 아기의 불편함 또는 높은 빨기 욕구 때문일 수도 있다. 이러한 행동은 아기가 유방에서 젖을 빨기만 하고 삼키지 않을 때에도 보일 수 있다 (예: 젖 사출반사의 약화, 아기의 빨기 문제 등).

3) 때때로 과잉공급의 징후(수유 시작 직후 유방으로부터 몸을 떼는 아기, 여전히 젖 먹기를 원하는 울고 야단법석인 아기)를 모유 부족으로 오해할 수 있다.

4) 일반적인 아기들의 기상 양상이나 밤에 더 많이 젖을 먹는 것을 모유가 부족해서 그런 것으로 오해할 수 있다.

5) 더 부드러워진 유방, 유방 크기의 일반적인 감소, 유방이 덜 찬 느낌, 누출이 중단되거나 젖 사출의 감각에 있어서의 변화 때문에 엄마는 본인의 모유량이 적다고 인지하기도 한다.

6) 엄마들은 자신이 충분한 모유를 만들 수 있다는 것을 의심하기도 한다.

나. 심리적 요인(Williams, 2002)

1) 사회적 지지

가) 엄마의 모유수유에 대한 욕구가 지지받는다고 느끼는 것이 중요하다.

나) 엄마의 모유수유에 대한 동기부여는 그것이 강제된 것이 아니라 자신의 선택이라고 느낄 때 더욱 강해진다.

2) 산후우울증(O'Brien et al., 2004)

3) 감정적 문제들: 엄마가 모성이라는 새로운 역할과 모유수유 경험에 대해 어떻게 느끼는지가 모유수유 관리와 모유 생산에 영향을 줄 수 있다.

4) 심한 심리적 문제들은 옥시토신 분비에 영향을 미쳐 모유 분비를 감소시킬 수 있고, 만성화될 경우 드물게는 모유 생산을 감소시킬 수 있다.

가) 외상 후 스트레스 장애: 모유수유는 원치 않는 기억이나 두려움을 각성시킬 수 있다 (Seng, 2010; Williams, 1997).

나) 성적 학대의 기왕력(Beck, 2004).

3. 이차적인 모유 생산 문제들: 부적절하게 유방에 영향을 미치는 요인들

가. 의인성

가) 물이나 분유의 보충

나) 유축과 같은 보상적인 모유의 제거 없이 방해받거나 지연된 모유수유. 이것은 보통 다음과 같은 원인에 의한 경우가 많다(이러한 원인들은 조절될 수 있고 따라서 모유수유는 유지될 수 있다).

(1) 고빌리루빈혈증

(2) 저혈당증

(3) 엄마의 약물 복용

(4) 엄마의 질환

(5) 아기의 질환

다) 풀리지 않은 젖몸살. 가슴이 계속 불어 있음에도 불구하고 모유를 짜내지 않으면 유 방이 계속 가득 차있게 되고 이는 모유 생산을 줄이는 원인이 된다.

라) 엄마가 아기를 야간에 신생아실로 보내는 경우 아기가 많은 양의 분유에 익숙해져 초 유에 불만족을 겪기 쉬우며, 모자 분리, 인공 젖꼭지 등의 좋지 않은 상황으로 이어질 수 있다. 이는 모유 생산의 하향조절과 분유 보충이라는 악순환을 가져오기도 한다.

나. 엄마의 잘못된 관리 또는 과정에 대한 잘못된 이해

1) 잠재적 위험 요인들

가) 모유수유에 대한 정보가 부족한 엄마

나) 모유수유 결심을 임신 후기나 분만 직후 갖게 되는 경우, 결과적으로 정보 부족을 가 져온다.

다) 짧거나 제한된 시간 동안에만 모유수유를 하려는 경우

라) 모유와 분유를 둘 다 먹이려는 계획(혼합 수유) (Holmes et al., 2011)

마) 수면 훈련을 시키는 아기. 이 경우 아기의 수유 신호를 무시하도록 한다(Marasco et al., 1998).

바) 아기가 젖을 빨 수 없을 때 48시간 이후 모유 제거를 시작하거나 낮은 빈도로 모유를 제거하는 경우(Hill et al., 2001).

사) 타인 앞에서 수유하며 프라이버시에 민감해지는 경우

아) 남편, 엄마, 시엄마에게서 격려를 거의 받지 못하는 경우

자) 모유수유 동안 건강 상태가 악화되고 질병 문제가 많아지는 경우

차) 유두의 통증

카) 유방 통증(울혈, 유선염)

타) 제왕절개나 회음부 절개 후 자세 잡기 곤란한 경우

파) 출산 6주 이후. 이러한 상태는 더욱 되돌리기 힘들어진다(Woolridge, 1996).

2) 모유수유를 악화하는 일반적인 관리 문제들

가) 제한된 횟수의 수유.

나) 모유수유를 충분히 하지 않은 엄마

(1) 심한 스트레스나 피로

(2) 직장이나 학업 복귀에 맞추어 모유 자극과 제거를 유지하는 경우

(3) 아기에게 수유 신호를 주는 대신 수유 계획표에 따르는 경우(Marasco et al., 1998).

다) 아기가 충분히 빨기에 부족한 수유 시간

라) 젖꼭지, 손가락, 엄지, 유두 보호기를 빠는 아기(Auerbach, 1990; Wooldridge et al., 1980)

마) 조산아: 조산아가 먹을 수 있는 모유량이 적기 때문에 엄마는 최대치까지 모유를 배 출하지 않게 되고, 이는 모유 생산량을 감소시킴.

3) 약과 음식들

가) 샐비어, 파슬리, 민트가 모유 공급을 감소시킨다는 보고(미입증, 기존 연구 없음)

나) 흡연

(1) 연구에 대한 해석들은 논란이 있다(Amir, 2001; Amir et al., 2003; de Mello et al., 2001).

(2) 모유수유의 기간을 감소시킨다(Amir, 2001).

(3) 프로락틴 분비를 감소시킨다고 여겨진다(Andersen et al., 1982).

(4) 모유 생산 감소(Hopkinson et al., 1992; Vio et al., 1991).

(5) 총 지질수치와 DHA(docosahexaenoic acid)양을 감소시킨다(Agostoni et al., 2003; Hopkinson et al., 1992).

다) 몇몇 일반 의약품과 처방 의약품은 모유 공급을 감소시킨다.

(1) 슈도에페드린: 감기와 알레르기에 비충혈 완화제로 사용된다(Aljazaf 외, 2003, Hale et al., 2004).

(2) 브로모크립틴(Bromocriptine), 카버골린(Cabergoline), 에르고타민(Ergotamine).

(3) 호르몬성 임신 조절(경구, 주사, 삽입물, 피부 패치, 질 내 고리, 응급 피임약), 특히 산후 6주 이전(ABM; Academy of Breastfeeding Medicine Protocol Committee, 2006; Betzold et al., 2010; Kennedy et al., 1997; Smith et al., 2006)

(가) 프로게스테론은 초기 몇 주 혹은 몇 달 동안 모유 공급을 감소시킬 수 있다(Betzold et al., 2010; Kennedy et al., 1997).

(나) 에스트로겐은 모유 공급을 감소시킬 수 있다(Ball et al., 1999, Hale et al., 2007).

(4) 산후 우울증을 위한 에스트로겐 패치

(5) 부프로피온(Bupropion): 항우울제; 금연 치료제(Hale, 2010, p.141)

(6) 레보도파, 도파민 항진제와 같은 파킨슨병 치료제는 프로락틴과 모유 생산을 감소시킬 수 있다.

(7) 혈압약: 메틸도파는 프로락틴을 억제한다(Lawrence et al., 2011, p.580).

(8) 마리화나는 모유 공급을 감소시킬 수 있다(Djulus et al., 2005).

(9) 비타민 B_6의 과다 섭취는 일부 여성에서 모유를 감소시킨다(논란이 있는 연구)

(10) 알코올 섭취

(가) 젖을 빠는 것에 대한 프로락틴 반응은 알코올 섭취 후 증가한다.

(나) 젖을 빠는 것에 대한 옥시토신 반응은 알코올 섭취 후 감소하며, 모유 배출을 늦게 한다(Cobo, 1973; Mennella, 2001b; Mennella et al., 2005).

(다) 엄마의 알코올 섭취 직후 아기는 모유를 덜 공급받지만, 알코올 효과가 없어진 후에는 그것을 만회할 수 있다(Mennella, 2001b).

(라) 빈번한 알코올 섭취는 모유 생산을 저해한다(de Araujo Burgos et al., 2004; Mennella, 2001b).

다. 엄마들에게 모유수유의 일반적인 생리를 가르친다.

라. 아기의 문제: 적절한 공급에 필요한 만큼의 충분한 모유를 아기가 제거하지 못하는 경우

  1) 아기의 기왕력을 철저히 알아본다.

    가) 재태기간(Wight, 2003).

    나) 후기 조산아는 적절한 모유 제거에 필요한 만큼 잘 빨지 못할 수 있다.

  2) 성장의 정상적 변이를 고려한다.

    가) 부모가 작은 경우, 아기도 부모의 유전적 잠재성에 따라 자랄 수 있다.

    나) 조산아는 동일 연령대와 같은 속도로 자라지 않는다.

  3) 아기를 평가한다(Chapter 16과 Chapter 18을 참고).

    가) 아기의 구강과 안면 해부를 확인한다(Abadie et al., 2001).

    나) 아기 건강

      (1) 체중 증가에 영향을 미칠 수 있는 의학적 상태

      (2) 부적절한 칼로리 섭취

      (3) 대사적인 문제, 폐색, 병의 경과로 영양분이 과도하게 부족하거나 흡수가 줄어, 섭취된 영양분을 적절히 이용하는 것이 불가능한 경우

      (4) 대사 문제, 질병 등에 의해 에너지를 과하게 사용하는 경우

  4) 수유를 관찰한다(Yurdakok et al., 1997).

    가) 자세

    나) 올바른 젖 물기 여부

    다) 수유 시작 시 빨기당 한 번씩의 삼키기를 들을 수 있는지 여부

    라) 리듬감 있는 빨기: 수유 시 빨기-삼키기-숨쉬기를 연속적으로 10번에서 30번 지속할 수 있다(McMillan, 2006, p.382; Take et al., 2010).

    마) 수유가 끝날 때 아기가 만족스러운지 여부

    바) 수유 후 체중을 측정해본다(2g 이내로 정밀한 전자 체중계를 이용).

  5) 모유 제거와 생산에 영향을 줄 수 있는 아기의 상태

    가) 조산아 혹은 후기 조산아는 빨거나 수유하는 데 어려움을 겪는다.

    나) 혀 움직임의 제한

      (1) 설소대 단축증(ABM Protocol Committee, 2005; Amir, 2006; Ballard et al., 2002; Fernando, 1999; Forlenza et al., 2010; Geddes et al., 2008; Hazelaker, 2010; Knox, 2010; Manfro et al., 2010; Miranda et al., 2010; Wilson-Clay et al., 2008)

      (2) 팽팽한 상악 협소대(위턱의 입술)는 입술의 유연성을 제한하고 닫히게 한다(Kotlow, 2010).

    다) 기도 문제들(Genna, 2013)

      (1) 콧구멍이 편안히 숨 쉬기에 너무 좁거나 막히지 않는지 체크한다.

      (2) 후두연화증: 늘어진 후두 구조물이 흡기 시에 기도로 당겨지는 경우(들숨 시 협착음이 들린다).

(3) 기관연화증: 기관을 둘러싼 연골 고리가 부드러워지는 경우(날숨 시 협착음이 들린다)

(4) 호흡에 적합한 아기의 자세

라) 구개의 문제들

(1) 구개가 높거나, 둥글며, 긴 관이 뚫려 있는 경우(Burke-Snyder, 1997)

(2) 경·연구개의 부분적인 또는 완전한 갈림(Glenny et al., 2005; Wilton, 1998)

(3) 점막하 구개열(submucosal cleft)은 모유 배출을 위한 적당한 입 진공상태를 만들 수 있는 것을 방해할 수 있다(입천장인두 기능부전(구개범인두 VPI)(Genna, 2013).

마) 아기의 통증

(1) 빗장뼈(쇄골) 골절: 반복된 발뒤꿈치 천자

(2) 흡입 분만에 의한 두피 또는 뇌의 출혈

바) 과다 혹은 과소 근육 긴장증(근 긴장도가 높거나 낮음)

사) 감각 통합의 문제. 이러한 아기들은 잘 먹지 않으면 이 때문에 유방 자극, 모유 제거가 미흡하여 모유 생산이 감소한다(Genna, 2001; Weiss-Salinas et al., 2001).

4. 일차적(병태 생리학적) 수유 문제들

가. 지연된 모유 생성(loctogenesis) 2기: 모유 생산이 시작되는데 72시간 이상 걸린다(Dewey et al., 2003).

1) 일시적인 문제로 잘 관리해주면 일반적으로 스스로 치유된다.

2) 위험 요인들(Hurst, 2007)

가) 분만하는 동안의 스트레스(Chen et al., 1998)

나) 한 시간을 넘긴 분만 2기(Dewey et al., 2003)

다) 사지, 즉 다리나 발목과 같은 부위의 심한 부종. 특히 분만 후 부종이 더 심해지거나, 분만 후 부종이 처음 생긴 경우(Chantry et al., 2011; Nommsen-Rivers et al., 2010).

라) 제왕절개, 특히 응급제왕절개로 출산했을 때(Chapman et al., 1999; Leung et al., 2002).

마) 겸자 분만이나 흡입 분만(Leung et al., 2002)

바) 경막 외 마취는 모유수유의 기간에 영향을 미친다(Henderson et al., 2003; Jordal et al., 2009).

사) 피토신(pitocin)(옥시토신 정맥 주사제)을 사용한 분만의 촉진(Dewey et al., 2003).

아) 편평유두, 함몰유두(Dewey et al., 2003)

자) 고혈압(Hall et al., 2002)

차) 제1형 당뇨병(평균적으로 24시간 지연)(Hartmann et al., 2001; Miyake et al., 1989; Neubauer et al., 1993; Ostrom et al., 1993).

(1) 잘 조절되지 않는 당뇨는 임신에 의한 유선 발달과 프로락틴에 영향을 미칠 수 있다(Marasco, 2009).

(2) 혈당의 변동은 모유 생산에도 변동을 일으킬 수 있다(Ferris et al., 1988).

카) 비만(Chapman et al., 1999): 엄마의 체질량지수(BMI)가 27kg/m^{2}보다 큰 경우 (Baker et al., 2004; Dewey et al., 2003; Elliott et al., 1997; Hilson etal., 1997, 2004, 2006; Kugyelka et al., 2004; Lovelady, 2005; Nommsen-Rivers et al., 2010; Nommsen-Rivers, Chantry, Peerson, Cohen & Dewey, 2011; Rasmussen, 2007; Rasmussen et al., 2001; Rasmussen et al., 2006)

(1) 일부 여성에서 프로락틴 반응을 둔화시킬 수 있다(Rasmussen et al., 2004).

(2) 정상 체중에 비해 BMI 1이 증가할수록 모유 생성(loctogenesis) 2기를 0.5 시간씩 지연 시킨다(Hilson et al., 2004).

(3) 이것들은 비만의 원인이 된 잠재적 대사문제와 관련된 것인지도 모른다.

타) 조기 분만(Cregan, 2007; Cregan et al., 2002).

파) 조기 진통의 코르티코스테로이드 치료(예: 베타메타손)(Henderson et al., 2008; Henderson et al., 2009).

하) 엄마 나이가 30세 이상인 경우(Escobar et al., 2002; Nommsen-Rivers et al., 2010).

3) 젖 분비가 지연되는 다른 원인

가) 태반 조직의 잔류

(1) 태반 조직이 사라지거나 배출될 때까지는 프로게스테론이 지속되어 충분한 모유 생산을 방해할 수 있다(Anderson, 2001; Neifert et al., 1981).

(2) 유착태반, 감입태반, 천공태반(placenta accreta/increta/percreta): 더 심각한 형태인 경우일수록 해결하기가 더욱 어렵다.

(3) 메딜진(methylergonovine maleate)과 같이 이러한 상태를 치료하기 위해 쓰이는 약물은 젖 분비를 억제한다(Arabin et al., 1986; Hale, 2010).

나) 임신성 난포-황체 낭종(gestational ovarian theca lutein cysts): 이것은 임신 중 프로게스테론 수치를 높일 수 있다.

(1) 일부에서 남성화(탈모 혹은 목소리가 낮아짐. 얼굴과 복부에 털이 자람. 얼굴과 등에 여드름이 남. 음핵(클리토리스)이 커짐)를 일으킨다.

(2) 높아졌던 테스토스테론은 분만 후 수일에서 수주에 걸쳐서 점진적으로 정상 수치로 돌아가게 된다. 따라서 이런 경우라도 지속적인 유방 자극을 한다면 결국은 충분한 양의 모유를 생산하게 된다. 하지만 모유량이 이렇게 극적으로 증가하기까지는 30일 가량이 걸리기도 한다(Betztold et al., 2004; Dahl et al., 2008; Hoover et al., 2002).

나. 젖 분비 부전(만성적)

1) 구조적

가) 유두의 비정상

   (1) 큰 유두(Caglar et al., 2006)

   (2) 긴 유두

   (3) 살찌거나 유연하지 않은 유두

   (4) 편평유두, 함몰유두(Caglar et al, 2006; Cooper et al., 1995; Dewey et al., 2003; Livingstone et al., 2000; Neifert et al., 1990; Wilson-Clay et al., 2002; Yaseen et al., 2004).

   (5) 유관이 막혔거나 거의 없는 경우

   (6) 유두의 피어싱: 흉터가 젖의 흐름을 막을 수 있다(Garbin et al., 2009).

나) 유방의 해부학적 문제

   (1) 외과적 수술(Andrade et al., 2010; Michaloplulos, 2007)

     (가) 모유 부족은 특히 유륜주위를 절개했을 때 나타난다(Hurst, 1996; Neifert et al., 1990; Souto et al., 2003).

     (나) 유방 확대(Augmentation)

     (다) 유방 축소(Reduction)(Chiummariello et al., 2008; Harris et al., 1992).

     (라) 낭종 제거

     (마) 농양이나 낭종의 외과적 흡인, 특히 방사상의 절개가 아닌 경우

     (바) 생검

     (사) 종양

        ① 종양 절제술

        ② 유방 절제술

     (아) 유두의 수술

   (2) 그 외의 유방 손상

     (가) 조산아의 흉관(chest tube)(Rainer et al., 2003)

     (나) 선상 조직이 농양으로 인해 파괴된 경우

     (다) 병적 울혈

     (라) 외상, 화상, 방사능(Dow et al., 1994; McCullough et al., 2010; Rosenfield et al., 1989).

     (마) 척수 손상

        ① 유방은 흉추 4~6번에 의해 신경 지배를 받으며, 만약 흉추 6번 또는 그 위에서 손상이 있을 경우 젖 분비가 영향 받게 된다(Halbert, 1998).

        ② 종종 젖 분비가 출산한 지 3개월 후에 약해지기도 하지만, 시각자극을 주거나 합성 옥시토신 스프레이를 사용하여 젖 사출을 도운 경우 젖 분비가 유지되었다고 3개의 사례 연구에 보고되었다(Cowley, 2005).

     (바) 환경 교란물질 이론은 TCDD, BPA, PCBs, PCAHs와 같은 환경 오염물질이 연관되어 있음을 보여준다(Fenton et al., 2002; Guillette et al., 2006;

Hondet al., 2002; Lewis et al., 2001; Markey et al., 2003; Morsal et al., 2008; Roy et al., 2009; University of Rochester Medical Center, 2009; Vorderstrasse et al., 2004; Weldon et al., 2010; Wolff et al., 2008).

2) 임신과 관련된 유방 형성 문제들

　가) 태반 부전은 임신 중 유선 발달에 부정적 영향을 미친다(O'Dowd et al., 2008).

　나) 22~34주의 조기 분만의 경우 유방은 완전 수유에 충분하게 형성되기도 하지만 불충분하게 형성되기도 한다(Cregan, 2007). 응급으로 미숙아를 분만한 경우 프로게스테론치가 감소했을 때, 즉각적으로 프로게스테론을 보충하면 유선 발달과 수유가 촉진되었다는 생쥐실험 결과가 보고되었다(Wlodek et al., 2009).

　다) 유방이 형성되는 중요한 시기에 환경 오염물질 등으로 인해 부적절한 호르몬에 노출된다면 유선 형성이 영향을 받을 수 있다(Lew et al., 2009).

　라) 프로게스테론 수치가 낮다면 유방 발달에 영향을 줄 수 있다.

3) 원발성 형성부전: 불충분한 선상 조직(IGT)(Wilson-Clay & Hoover, 2008)

　가) 수유조직이 아기의 성장과 발달에 필요한 모유를 충분히 생산할 만큼 충분하지 않다는 것으로 정의된다(Neifert et al., 1987; Neifert et al., 1985).

　나) IGT는 시각적으로 명확히 항상 드러나는 것은 아니며, 촉진 시 더 잘 드러난다. 어떠한 유방들은 크기는 정상이나, 형태를 통해 임신 호르몬들에 반응하지 못했음을 알 수 있다.

　다) 유방 조직의 평가

　　(1) 임신 중 변화의 정도(성장, 민감도, 유륜의 확장, 색이 어두워짐)

　　(2) 산후 확장

　　(3) 과립조직 vs. 연조직을 구분하기 위한 촉진

　라) IGT의 다양한 양상

　　(1) '고전적인' 또는 좀 더 명확한 IGT

　　　(가) 유방 크기나 모양의 빈번한 비대칭

　　　(나) 한쪽 또는 양쪽 유방이 원뿔 또는 관 모양

　　(2) 유방의 완전한 비정상적 발달

　　　(가) '형성부전(hypoplasia): 유방의 발육 부전'(Lawrence et al., 2011, p.45)

　　　(나) '무유방증(amastia): 선천적으로 유방과 젖꼭지가 없음'(Lawrence et al., 2011, p.45).

　　　(다) 내분비장애로 인한 2차 성징의 불완전한 발달 혹은 발달 결여

　　(3) 가슴이 비록 크고 흔들리기도 하지만, 부드러운 지방조직처럼 촉진된다.

　마) IGT/부족한 젖 분비의 위험 인자(Huggins et al., 2000)

　　(1) 임신 중 또는 산후 초기에 유방 확장이 적거나 없음.

　　(2) 유방 사이가 1.5인치(3.8cm)보다 더 큼.

(3) 유방에 눈으로 보이는 혈관이 현저히 부족함.

(4) 유방 성장 부재로 인한 유방의 튼살

(5) 젖 분비가 부족할 확률이 높기는 하지만 지속적으로 노력한다면 좀 더 많은 젖을 생산할 수 있고, 다음번 임신에서는 좀 더 많은 모유를 생산할 수도 있다.

(6) 생쥐실험 결과 식이에 의한 비만이 비정상적인 유방 발달을 일으키는 것이 보고되었다(Kamikawa et al., 2009).

4) 엄마의 문제들

가) 엄마의 병

(1) 감염(유선염 포함)

(2) 빈혈(Henly et al., 1995)

나) 만성적 상태

(1) 갑상선 장애: 옥시토신과 프로락틴 모두에 영향을 줄 수 있음(Marasco, 2006)

(가) 갑상선기능 저하증(Hapon et al., 2003, 2005; Stein, 2002)

(나) 갑상선 수술

(다) 갑상선기능 항진증: 생쥐 실험에서 옥시토신 부족으로 인하여 젖 사출과 지질 대사에 문제가 나타난 것이 보고되었다(Rosato et al., 1992).

(라) 갑상선 기능 이상—PCOS, 1형 당뇨병, 흡연 시 위험도가 증가한다.(de Mello et al., 2001; Janssen et al., 2004).

(마) 무증상 혹은 경계성 갑상선 기능 이상도 수유 문제를 일으킬 수 있다. 검사실 값이 항상 명확한 것은 아니다(Marasco, 2006).

(2) 홍반 루프스(Ferris et al., 1994)

(3) 파킨슨 병(일부 파킨슨 약과 도파민 항진제는 프로락틴을 억제한다.)

(4) 자가면역 질환

(5) 결합조직 질환

(6) 신부전

(7) 고혈압

(8) 뇌하수체 저하증

(가) 이전에 뇌에 방사선 치료를 한 경우 뇌하수체에 손상을 줄 수 있다.

(나) 쉬한(Sheehan) 증후군(차후 설명).

(9) 당뇨, 특히 잘 조절되지 않는 경우(Ferris et al., 1994; Lau et al., 1993; Miyake et al., 1989).

(가) 생쥐에서 프로락틴과 태반 락토젠 분비가 감소함(Botta et al., 1984).

(나) 갑상선 기능 이상은 당뇨에 수반되기 쉬움(Gallas et al., 2002).

(다) 임신과 임신당뇨 기간 동안 급격한 체중의 증가

(라) 임신당뇨가 있는 엄마들은 모유수유를 더 짧은 시간동안 함(Hummel et al., 2008).

(마) 뇌하수체 괴사와 수유 실패는 드물지만 종종 나타나는 합병증이다(Park et al., 2010).

(바) 당뇨가 심각할수록 수유 기간은 감소한다(Hummel et al., 2008; Soltani et al., 2009).

다) 임신 혹은 출산 관련 합병증들

(1) 분만 후 출혈, 특히 혈압의 급격한 감소를 일으키거나 수혈을 필요로 하는 상황 (50mL의 실혈은 정상)(Thompson et al., 2010; Willis et al., 1995) 이는 뇌하수체에 경미한 손상을 일으키기도 하지만 때때로 심각한 경색의 원인이 되기도 한다.

(가) 쉬한 증후군: 심각한 출혈과 혈압 감소는 뇌하수체 전엽의 괴사를 일으킬 수 있다. 발병은 일반적으로 분만 수주 후에 시작하나 수개월 후에 나타나기도 한다(Dökmetas et al., 2006; Gei-Guardia et al., 2010; Sheehan et al., 1938).

(2) 고혈압: 임신 고혈압; 용혈, 간수치 상승, 혈소판 감소(HELLP) 증후군(Leeners et al., 2005)

(3) 수유기간 중 임신(Marquis et al., 2002)

5) 그 외의 호르몬 문제들

가) 내분비에서 자가 분비 조절로 넘어갈 때 내부적으로 문제가 생길 수 있다.

나) 초기 단계에서 모유 배출이 잘 될 것이라는 증거들이 보였고, 잘 관리했음에도 이상하게도 젖 배출이 감소하는 경우가 있다.

다) 호르몬 수용체 문제: 수유에 대해서 많이 연구된 것은 아니지만, 충분한 (하향 조절) 수용체가 없거나 부착에 저항성을 가진다면 호르몬 수치가 정상임에도 호르몬이 정상적으로 작용하지 못하기도 한다(Collier et al., 1984).

라) 호르몬 문제들은 쉽게 찾아낼 수도 있고 아닐 수도 있다(West et al., 2009).

마) 호르몬 관련 모유 생산 문제들의 위험 요인들

(1) 불규칙한 월경과 매우 늦은 초경

(2) 호르몬 불균형이나 결핍으로 인한 불임

(3) 불임 약물의 사용

(4) 체외수정 임신

(5) 비만 관련 문제들은 만성적이며 모유 생성 지연에 그치지 않는다.

(6) 산후 갑상선염(Stagnaro-Green, 2002).

(가) 분만 후 첫 1년에 갑상선 어느 부위에서나 생기며, 모든 임신의 5~7%에서 발생

(나) 당뇨나 흡연력이 있는 경우 위험도 증가

(다) 갑상선기능 항진증으로 대개 시작해 결국 소진 후 갑상선기능 저하증을 보이나 저하에서 항진으로, 혹은 지속적인 저하증 혹은 항진증을 보이기도 한다.

(라) 인지, 진단, 치료가 이뤄질 수도, 이뤄지지 않을 수도 있다.

(마) 일반적으로 12개월 내 치유된다.

바) 안드로겐 과잉증(Carsen et al., 2010)

(1) 테스토스테론, 디하이드로테스토스테론, 디히드로에피안드로스테론(DHEA), 디히드로에피안드로스테론 황산염(DHEAS), 안드로스텐디온과 같은 남성 호르몬.

(2) 기원은 난소 혹은 부신.

(3) 다음 질환과 개별적으로 혹은 그 결과로 생길 수 있다. 다낭성 난소 증후군, 쿠싱 증후군, 선천성 부신 과다형성, 안드로겐 분비 종양과 같은 질환들은 잠재적으로 수유 문제를 일으킬 수 있다.

(4) 에스트로겐과 프로락틴 수용체의 하향조절을 일으킨다.

(5) 유방 발달과 젖 생성에 영향을 미칠 수 있다.

사) 다낭성 난소 증후군(PCOS)은 프로게스테론 하강, 인슐린 저항성, 에스트로겐 상승, 안드로겐 과잉증(테스토스테론과 안드로스텐디온은 에스트로겐과 프로락틴 수용체에 하향 조절 효과를 보일 수 있다)과 같은 호르몬 이상을 일으킬 수 있다(Marasco et al., 2000; Vanky et al., 2008).

아) 프로락틴 문제

(1) 프로락틴 결핍

(가) 프로락틴 결핍의 가족력이 보고된 바 있다(Powe et al., 2010; Zargar et al., 1997).

(나) 비만과 같은 다른 상태에 의해 이차적으로 프로락틴 상승이 미흡하게 되어 발생하기도 한다.

(2) 프로락틴 저항성 이론(Zargar et al., 2000)

(가) 쇼그렌 증후군

① "쇼그렌 증후군을 앓는 여성은 모유 공급이 잘 되지 않을 수 있으며, 부분적으로 하이드록시클로로퀸(Hydroxychloroquine)에 반응성을 보일 수 있다"(Revai et al., 2010, p.332).

② "원발성 쇼그렌 증후군은 분비샘(땀, 침)과 연관되며, 고프로락틴 혈증과 관련있으나 특이적인 분비샘 이상 때문에 수유가 성공적이지 못할 수 있다"(Lawrence et al., 2011, p.580).

(나) 알코올 중독의 가족력이 있는 여성은 수유 동안 프로락틴 상승이 더디고, 알코올 중독 가족력이 없는 엄마들에 비해 더 자주 수유하는 양상을 보인다(Mennella et al., 2008, 2010).

6) 영양 관련 문제들

가) 임신 중 지방이 축적되는 것이 결과적으로 출산 후 수유를 돕게 된다.

나) 모유수유 모는 하루 최소 1500cal를 필요로 한다.

다) 조금만 먹는 것은 젖 생산량의 감소와 관련된다(Institute of Medicine, 1991).

(1) 최소 필요 칼로리는 개개인의 대사와 활동 수준에 따라 다양하다(Picciano,

2003).

(2) 일반적으로 첫 6개월 동안엔 평상시보다 매일 500kcal가 더 필요하며, 이것은 7~9개월엔 400kcal로 감소한다(Picciano, 2003).

라) 식사 장애의 기왕력은 장애가 활성화되지 않는 한 드물게 문제가 된다. 폭식과 구토를 반복하는 식욕 이상 항진증은 프로락틴 수치를 낮출 수 있으나, 그 영향은 아직 알려져 있지 않다(Bowles et al., 1990; Monteleone et al., 1998; Weltzin et al., 1991).

마) 임신 혹은 수유기 동안 음식 섭취의 심각한 제한은 젖 공급 문제를 일으킬 수 있다(Motil et al., 1994; Paul et al., 1979).

바) 위 우회 수술(Grange et al., 1994; Martens et al., 1990; Wardinsky et al., 1995).

(1) 위 우회 수술까지 하게 만든 비만의 잠재적 원인을 고려해야 한다.

(2) 엄마가 칼로리를 제한하고 있다면, 문제가 생길 위험은 높다(Stefansky, 2006).

(3) 모유 구성에 필수적인 영양소 중 특히 비타민 B_{12}의 흡수가 부족하기 쉽다(Grange et al., 1994; Martens et al., 1990; Stefanski, 2006; Wardinsky et al., 1995).

(4) 매일 최소 65g의 단백질 섭취가 권장된다(Stefanski, 2006).

6. 모유 부족의 관리

가. 문제의 원인에 따른 치료적 중재

1) 엄마들은 유방에 아기들을 어떻게 위치시킬지, 효과적으로 밀착하기 위해 무엇이 필요한지, 아기가 젖을 삼킬 때 어떻게 알 수 있는지에 대해 교육받아야 한다.

2) 수유 시 유두의 통증은 아기가 올바로 위치해 있지 않거나, 제대로 빨고 있지 않는 것을 의미한다. 이는 젖 전달이 잘 되지 않게 하고, 유방에서 젖 제거가 잘 되지 않게 하며, 젖이 덜 만들어지도록 한다(Geddes et al., 2010; Geddes et al., 2008; McCellan et al., 2008).

3) 엄마들은 아기의 행동에서 수유 신호를 찾도록 배워야 한다. 시계를 보는 것을 그만두고 아기가 준비될 때 수유하도록 해야 한다.

가) 수유 신호에는 다음과 같은 것들이 포함된다. 눈꺼풀 밑 눈의 빠른 움직임, 입과 혀의 빠는 동작, 손을 입으로 가져가기, 몸의 움직임, 작은 소리 등. 이것들은 각성으로 진행되는 가벼운 수면 상태임을 나타내는 것으로 이때 효과적으로 수유할 수 있다. 깊은 수면에 빠진 아기들은 젖을 빨지 않으며, 정해진 간격을 두고 수유하는 경우에는 아기가 먹을 수 없는 때에 반복해서 수유를 시도하게 되기도 한다.

나) 아기들은 매일 최소 8~12시간마다 젖을 먹어야 하며, 의학적인 필요가 아닌 이상 수유를 건너뛰거나, 보충수유가 이루어져서는 안 된다. 만일 아기가 젖을 빨기 힘들면 반드시 수동으로 젖을 짜내도록 한다.

다) 아기들이 늦은 오후나 이른 저녁에 수시로 젖을 찾는 것이 이상한 일이 아니라는 것

을 엄마들은 알고 있어야 한다. 또한 이것은 다른 시간대에도 나타날 수도 있다.

라) 마사지를 받거나 유방을 압박하는 행위를 통해 젖 빨기가 시작되고 유지될 수 있다. 어떤 아기들은 젖이 흘러야 젖 빨기를 시작하거나 지속하기도 하다.

마) 엄마들은 아기들이 충분히 젖을 빨았는지 확인하는 방법들을 알아야 한다. 아기의 장의 움직임이 지표가 될 수 있으나(크기와 색 변화들이 중요하다)(Nommsen-Rivers et al., 2008; Shrago, 2006), 가장 좋은 지표는 체중의 증가이다(2주 전 출생체중을 회복하고, 그 후 첫 3개월 동안 매주 최소 5~8온스[1]씩 늘어야 한다).

바) 엄마가 분만 중 피토신이나 많은 정맥 내 수액을 공급받은 경우, 첫 3일 동안 아기의 체중 감량이 정상보다 심하더라도 모유량이 부족한 것과 혼동하지 않아야 한다(Dahlenburg et al., 1980; Nommsen-Rivers, 2010).

4) 산후 3일부터 수유 후 젖을 짜주도록 한다.

5) 수유·젖 사출의 횟수를 늘린다. 사출 시엔 아기에게 먹이는 것만큼 자주 하도록 하고 한밤중에서 새벽 5시 사이에 최소 한 번은 젖을 짜도록 한다(Mohrbacher, 2011).

6) 수유·사출 중 유방을 마사지한다.

7) 수유·사출 중 유방을 압박한다(수유 중 손으로 짜주기).

8) 젖을 짠 후 남은 젖을 손으로 더 짜줌으로서 더 많은 젖이 생산되도록 자극한다(ABM Protocol Committee, 2011; Morton et al., 2009).

9) 하루 중 가능한 한 오래 아기와 살을 맞대고 있는다.

10) 아기가 젖을 빠는 동안 튜브 수유기로 보충해준다.

11) 아기가 젖 빠는 속도가 느려지면 아기를 유방 앞뒤로 위치를 바꾸어 수유한다.

나. 아기가 충분히 젖을 먹고 있는지 체중 증가를 평가해 확인한다(**표 41-1**을 참조).

다. 추가적인 모유 제거를 통해 엄마의 모유 공급을 유지한다.

라. 가능한 신체를 최대한 밀착시켜서 수유하도록 한다.

1) 아기가 직접 젖을 빨 수 있다면 튜브 수유기 등을 이용하여 보충수유도 엄마 유방에 닿은 채 이루어지도록 한다.

2) 보충 수유(병, 손가락, 기타)를 할 때도 옷을 입지 않은 채 맨가슴에 아기를 안고 주도록 한다.

마. 필요하다면 매 시간마다 젖을 4회 유축하여 24시간 동안의 모유 생산량을 추정할 수 있다.

1) 처음 두 번 짜낼 때는 세 번째, 네 번째보다 더 많은 모유가 나온다.

2) 세 번째, 네 번째 유축량을 더해서 12를 곱하면 24시간 모유 생산량이 나온다(Lai et al., 2004).

바. 가장 첫 주에는 아기의 나이와 체중을 고려한 필요량에 따라 초유나 기부된 모유 또는 분유를 보충해준다(**표 41-2** 참조).

---

[1] 편집자 주) 1온스=28,349.5231밀리그램(mg)

표 41-1 만삭아의 평균 1주간 체중 증가량 (WHO, 2006)

아기의 나이(개월)	1주당 그램	1주당 온스	WHO 남아	WHO 여아
0~3	149~243	5~8	208-250-300g 7-8-10 oz	183-216-266g 6-7-9 oz
3~6	80.5~143.5	2.5~4.5	140-160-180g 4.5-5.3-6 oz	120-140-180g 4-4.7-6 oz
6~9	44~96	1.5~3.5	80-90-110g 2.7-3-3.6 oz	80-100-120g 2.7-3.3-4 oz
9~12	31~81	1~3	60-70-90g 2-2.3-3 oz	60-80-100g 2-2.7-3.3 oz

사. 1주에서 3개월까지 아기에게 필요한 모유량
　　1) 미국과 영국에서는 10파운드까지: 아기의 체중(파운드)에 2.5(2~3)를 곱하여 24시간동안 필요한 모유량(온스)을 구한다. 그리고 그 필요량을 수유 횟수로 나누어 먹인다.
　　2) 미터법에서는 4.5kg까지: 165(150~200)mL에 아기 체중(kg)을 곱해 24시간 필요량을 구한다(Riordan et al., 2010, p.355).

아. 생후 1주 이후, 아기의 섭취량은 안정되기 시작하여 1개월까지, 대부분의 아기들은 24시간 동안 750~800mL을 섭취한다.

7. 모유 생산 증가를 위한 추가 치료

가. 약물학적 유즙 분비 촉진제
　　1) 모유 생산을 늘리는 것을 목적으로 제조되는 약은 없다. 모든 유즙 분비 촉진제들은 '허가사항 외(off-label)' 사용하는 것들이다(미국에서 식약청의 심사 또는 승인을 받은 약은 없다).
　　2) 일반적으로 사용되는 약들(ABM Protocol #9, 2004)
　　　　가) 메토클로프라마이드(Metocloprimide)(레글란, 맥서란(Reglan, Maxeran))는 특히 조산했을 때 불안정한 모유공급을 늘리기 위해 사용된다. 일부 엄마들은 부작용으로 우울증을 경험하기 때문에, 우울증 병력을 가지고 있는 엄마들은 이 약을 사용하지 못한다. 그러나 다른 엄마들은 이 약이 유효하기도 한다.
　　　　나) 돔페리돈(Domperidone)(모틸리움(Motilium))은 특정 위장장애의 치료를 위해 사용된다. 이 약은 메토클로프라마이드와 같은 부작용이 없으며 모유 생산을 늘릴 수 있다(de Siva et al., 2001; Gabay, 2002). "돔페리돈은 무작위, 이중맹검, 위약 대조 연구를 통해 과학적으로 평가된 유일한 유즙 분비 촉진제이다"(ABM #9, 2004). 전형적인 복용량은 매일 3~4차례 10~20mg이다(Hale, 2005). 돔페리돈은 미국 내에서 사용이 어려운 경우도 있지만 복합 제제 형태로 사용되기도 한다.

3) 일반적으로 사용되지 않는 약물들

　가) 모유 생산 증가가 클로르프로마진(chlorpromazine)(라각틸, 소라진(Largactil, Thorazine))과 할로페리돌(haloperidol(Haldol))과 같은 강력한 신경안정제의 부작용으로 나타날 수 있다. 그러나 이 약들은 진정, 피로감, 신경학적 변화를 유발시키므로 모유 생산 증가를 위해 사용할 수 없다. 설피리드(sulpiride)도 일부 국가에서 항정신병제로 사용되어지고 역시 모유 생산을 증가시킨다. 그러나 이 약의 부작용 역시 신경안정제와 비슷하며, 이것은 오직 응급 상황 또는 재난 상황일 때에만 사용된다.

표 41-2 보충 수유를 위한 병원 가이드라인

아기 나이(출생 후 시간)	매 수유당 정상 용적, 24시간당 8회 수유로 추정(1회 수유당 mL)
1~24	2~10
24~48	5~15
48~72	15~30
72~96	30~60

　나) 갑상선자극호르몬 분비호르몬(TRH)은 프로락틴 수치와 모유 생산 증가를 위해 효과적으로 사용되어 왔다. 하지만 많은 양을 사용하면 갑상선 기능항진증을 포함한 부작용을 일으킬 수 있다.

　다) 성장호르몬(Human growth hormone)은 만삭과 조산한 엄마 모두에서 모유 생산을 유의하게 늘리는 것으로 나타났다. 엄마와 아기들 어느 쪽에서도 부작용이 보고되지 않았다(Breier et al., 1993; Milsom et al., 1998; Milsom et al., 1992).

나. 다른 약들

　1) 모유 흐름을 증가시키는 옥시토신 비강 스프레이(oxytocin nasal spray)

　　가) 과거에는 효과적으로 사용되었다(Renfrew et al., 2000; Ruis et al., 1981).

　　나) 일부 상반되는 연구결과가 있다(Fewtrell et al., 2006). 이 치료법은 일반적인 유즙 생산 촉진제로 사용하는 것보다는 젖 사출이 진짜 문제인 경우에 더욱 효과적이다.

　2) 메트포르민(Metformin)

　　가) 제2형 당뇨병과 PCOS의 치료에 보통 사용된다.

　　나) 일부 PCOS 환자들에서 모유 생산을 증가시키는 데 도움이 되었다(Gabbay et al., 2003)

　　다) 인슐린 저항성을 개선시킴으로서 작용하는 것으로 추정된다. 이는 결과적으로 수유를 방해하는 안드로겐 과잉증을 감소시킨다.

　3) 재조합 사람 프로락틴(Powe et al., 2010; Welt et al., 2006)

다. 약초 유즙 분비 촉진제(ABM Protocol Committee, 2011; Ayers, 2000; Marasco, 2008)

　1) 모유 생산을 돕고 증가시키기 위해 천 년간 사용되어 왔으나 서구에서는 논쟁의 여지가 있다.

　2) 효과를 실증하기 위한 정식 연구가 제한적이다.

3) 빈번히 효율적으로 모유를 제거한다는 모유 부족 기본 관리법과 병행되었을 때 효과적이다.

4) 품질이 제조업자마다 다양할 수 있다.

5) 정식 검사의 부족으로 인해 복용량이 확립되어 있지 않다.

6) 약초 유즙 분비 촉진제의 사용을 고려하고 있는 엄마들에게는 반드시 이것이 모유 생산에 미치는 영향과 아기에게 미칠 잠재적 영향에 관한 근거 중심 연구가 제공되어야 한다.

7) 일반적으로 약초 유즙 분비 촉진제로 일컬어지는 것(Humphrey, 2003)

　　가) 자주개자리(Alfalfa)

　　나) 아니스 씨앗(Anise seed)

　　다) 흑종초 씨앗(Black seed)

　　라) 엉겅퀴 비슷한 국화과(科)의 잡초(Blessed thistle)

　　마) 캐러웨이 씨(Caraway seed)

　　바) 고수풀 씨(Coriander seed)

　　사) 딜 씨(Dill seed)

　　아) 회향 씨, 펜넬(Fennel seed)

　　자) 호로파 씨, 페뉴그릭(Fenugreek seed)

　　차) 고트스루(Goat's rue)(지중해 연안 지방에서 나는 콩과 식물)

　　카) 마룽가이(Malunggay) 또는 드럼스틱(Drumstick)(차풀나무의 일종(Briton-Medrano et al., 2002; Estrella et al., 2000))

　　타) 양아욱의 뿌리(Marshmallow root)

　　파) 우유 엉겅퀴, 밀크시슬(Milk thistle)

　　하) 쐐기풀(Nettle)

　　거) 샤타바리(Shatavari)(아스파라거스의 일종)

라. 보완 요법

1) 형상화, 완화, 최면 녹음테이프(Becker et al., 2008; Feder et al., 1989; Pincus, 1996).

2) 침, 지압

　　가) 침은 중국에서 서기 256년부터 부족한 모유 생산의 치료에 사용되어 왔다(Clavey, 1996).

　　나) 분만 후 20일 이내에 시작하는 것이 가장 효과적이며, 6개월 이후에 시작하면 효과가 거의 없거나 전혀 없었다는 보고가 있다(Clavey, 1996).

　　다) 모유 생산은 침 치료 시행 2~4시간 후 증가하기도 하지만, 효과가 느리게 나타나는 경우 72시간 이후에 증가되기도 하였다. 반응이 빨리 일어날수록 결과는 좋았다(Clavey, 1996).

　　라) 부작용은 (만약 있다면) 적었다.

3) 반사요법(Tipping et al., 2010)

4) 카이로프랙틱 요법을 통해 수유 신경 통로를 간섭하는 부분탈구를 교정할 수 있다(Vallone, 2007).

Chapter 42

성장부진과 성장장애

Slow Weight Gain and Failure to Thrive

*Roberto Mario Silveira Issler, PhD, MD, IBCLC; and
Barbara Wilson-Clay, BS, IBCLC, FILCA*

학습목표

- 성장부진과 성장장애를 구분한다.
- 성장부진과 성장장애의 주된 원인을 열거한다.
- 성장부진을 측정하는 도구를 평가하고 논한다.
- 성장부진의 원인에 따른 적절한 관리 전략을 개발한다.
- 성장장애를 겪는 아기를 위해 체중 회복을 위한 수유, 체중 측정, 집중 유방 자극을 포함한 적절한 관리 전략을 개발한다.

서 론

모유수유아의 성장부진은 주로 생후 6개월 이하 아기에게서 발생한다. 성장부진은 일반적으로 인지가 되기만 하면 해결이 가능하다. 진정한 성장장애는 잠재적으로 위험하므로 빨리 인식하여 조치를 취해야 한다. 생후 1개월 이후 발생하는 성장장애는 흔히 엄마나 아기의 기질적 질병과 연관된다 (Emond et al., 2007; Lawrence et al., 2001; Lukefahr, 1990). 일단 인지되면, 임상의들은 심한 체중 감소나 생후 1개월 이후 체중이 10백분위 미만인 아기를 위해 효율적으로 수유를 지지하며 아기가 회복되는 과정과 성장을 기록해야 한다.

1. 정의

가. 성장부진 (Powers, 2001)

모유수유아들은 분만 이후 첫 몇 개월 동안 건장하게 자란다(Dewey et al., 1992). 만약 정상 성장에서 벗어난다면 아이를 평가해보아야 한다. 아기나 어린이들이 지속적으로 체중이 증가하나 그 속도가 느릴 때, 이는 일반적으로 가족력 또는 유전에 의한 것이다.

  1) 다음과 같은 상황에서 문제가 될 수 있다.

    가) 아기가 재태연령에 비해 작은 경우(SGA; small for gestational age)(Lawrence et al., 2011)

      (1) SGA 아기들은 자주 수유에 어려움이 있으나, 에너지 필요량은 같은 재태연령의 적절한 체중을 가진 아기의 요구량과 같다.

      (2) 따라서 이러한 아기들의 섭취량은 출생 체중에 의한 추정 섭취량보다 더 많이 계산되어야 한다.

    나) 생후 2주 이내의 아기 체중이 출생 시 체중보다 10% 이상 적게 나가는 경우

      (1) 출생 시 체중보다 아기의 체중이 과도하게 감소했을 때, 임상의들은 아기의 빠는 힘이 약하거나 비효율적임을 알아야 한다.

      (2) 그러한 아기들은 체중 회복을 할 만큼 젖을 충분히 먹지 못하면서도 계속 젖을 빠는 시늉을 하기도 한다.

      (3) 아기가 정상 체중을 회복할 때까지, 엄마들은 손으로 짜거나 유축기로 젖을 충분히 잘 비움으로서 모유양을 증가시키고 보충해줄 모유를 모을 수 있도록 교육받아야 한다.

    다) 생후 2주째의 체중이 출생 체중보다 적게 나간다.

    라) 생후 1개월 동안 한 번이라도 24시간 동안 소변, 대변을 보지 않은 경우(Lawrence & Lawrence, 2011). (6. 병력 청취의 나. 아기의 병력을 참조)

    마) 아기의 대변이 첫 주말까지 노란색으로 변화되지 않는다.

    바) 아기가 임상적 탈수의 징후가 있다.

나. 성장장애(Failure to Thrive)

  1) 6개월 미만 아기들에서 2개월 혹은 그 이상 기간 동안 체중 증가율이 −2SD(표준편차)값 이하이면 성장장애로 본다. 6개월 이상의 아기들에게는 3개월 또는 그 이상 기간 동안에 −2SD(표준편차)값 이하일 때 성장장애에 해당한다. 그리고 신장 대비 몸무게(the weight for the length)가 5% 이하일 때 해당한다(Fomon et al., 1993).

  2) 성장장애에 대한 정의(Lawrence et al., 2011).

    가) 아기가 생후 10일 이후에도 체중의 감소가 지속된다.

    나) 3주까지도 출생 시 체중을 회복하지 못한다.

    다) 생후 1개월이 넘어서 체중이 10백분위 미만인 경우

2. 모유수유하는 아기들은 건장하게 성장한다

가. 국제보건기구(WHO, 2007)의 어린이 성장기준표(Growth Standard for Children, 2007)는 모유수유하는 아기가 건강하게 성장하는지를 측정하기 위한 기준으로 제정된 것이다. 주로 조제분유로 수유하는 아기를 기초로 한 미국 국립보건통계센터(NCHS)의 국제성장도표(the International Growth Reference)는 모유수유하는 아기에게 적합하지 않다.

나. 새로운 기준표는 6개월간 완전 모유수유를 한 아기들이 건강하고 주거환경이 적절한 경우, 어떻게 자랄 것이지 보여준다. WHO는 이러한 완전모유수유를 추가적인 고형식을 병행하며 생후 2년 말미까지 지속할 것을 권장한다(WHO, 2007).

   1) WHO 기준에 따르면, 완전 모유수유 여아는 평균적으로 태어난 지 첫 달에는 1,000g, 둘째 달에는 900g, 셋째 달에는 700g, 그리고 넷째 달에는 600g이 늘어난다.

   2) 완전 모유수유 남아는 평균적으로 첫 달에는 1,200g, 둘째 달에는 1,100g, 셋째 달에는 800g, 그리고 넷째 달에는 600g이 늘어난다.

3. 성장부진과 성장장애의 차이점

가. 성장부진

   1) 명료하게 깨어 있어 외부자극에 반응하며 건강한 외양

   2) 정상적 근 긴장도와 피부 탄력

   3) 하루에 6회 이상의 묽은 소변

   4) 자주 보는 대변(또는 자주는 아니지만 양이 많은 경우)

   5) 수유하는 내내 삼키는 소리가 들리는 힘 있는 빨기

   6) 하루 8번 이상 모유수유가 이루어지며 수유 지속시간을 아기가 스스로 조절(Lawrence et al., 2011)

   7) 효율적인 젖 사출반사

   8) 느리지만 지속적인 체중 증가

나. 성장장애

   1) 무감각하거나 약하게 우는 아기

   2) 낮은 근긴장도와 피부 탄력

   3) 하루에 몇 번 안보면서 농축된 소변

   4) 자주보지 않는 적은 양의 대변

   5) 하루에 8번보다 적은 횟수로, 짧은 시간 지속되거나 혹은 지속적으로 엄마젖을 물고 있지만 거의 삼켜지지 않는 모유수유

   6) 젖 사출반사가 없거나 또는 일반적이지 않은 징후의 출현

   7) 체중 증가가 없거나 일반적이지 않은 소량의 체중 증가

   8) 젖 사출반사가 있을 때만 삼키거나 산발적으로 삼킴

4. 아기의 체중 증가 문제와 관련된 상황들(표 42-1)

가. 섭취 부족

1) 서툰 젖 물기와 서툰 빨기

2) 신체적·구조적인 요인들

가) 구순열/구개열(cleft lip/palate)

나) 설소대(short frenulum)

다) 소하악증(micrognathia)

라) 대설증(macroglossia)

마) 후비공폐쇄(choanal atresia)

바) 기관연화증(tracheomalacia), 후두연화증(laryngomalacia)

3) 조기분만(Lucas et al., 1997), 준만삭아, 과기분만, 저체중아(SGA; small for gestational age), 자궁내 성장장애(IUGR; intrauterine growth restriction), 과체중아(LGA; large for geataional age)(젖 먹는 기술을 익히기 어려울 수 있다).

나. 분만 전후 요인들

1) 분만 중 엄마에게 사용된 메페리딘(Meperidine)과 부피바케인(Bupivacaine)은 아기를 신경학적으로 단기간 억제하여 섭취부족을 일으킨다(Lawrence et at., 2011).

2) 수유 빈도의 부족: 수유 시작은 출산 후 3~4일 째까지는 아기의 빠는 행위에 의존하지 않는다. 규칙적으로 모유를 유방에서 배출해주지 않으면 갈수록 모유 분비는 감소한다(Daly et al., 1996; Lawrence et al., 2011).

3) 흡입분만, 응급제왕절제, 모자분리(Hill et al., 2002).

4) 초기 모유수유 중 이루어진 잘못된 관리(예를 들면 지속적인 유방 충혈)

5) 제왕절개(Evans et al., 2003)

다. 아기의 의학적 상황들(Lawrence et al., 2011)

1) 무산소증, 저산소증

2) 조산

3) 신생아 황달

4) 13, 18, 21번 삼염색체증(trisomy)

5) 갑상선기능 저하증

6) 근신경학적인 기능장애

7) 중추신경계 이상

8) 비정상적인 젖 빨기 양상−섭식기술 장애(램지에 의한 용어 제안; Ramsey et al., 1993)

가) 분만 직후 즉시 나타난 아기의 부적절한 섭식 관련 증상들은 미세한 신경학적 이상을 시사하며, 추후 이어지기 쉬운 엄마와 아기의 상호작용 이상 문제를 방지하기 위해 심층 분석이 필요하다.

9) 알레르기(Agostoni et al., 2000)

10) 감염증, 패혈증(Collet et al., 2009; Vilavona Juanola et al., 1989)

표 42-1 성장부진의 아기 요인들

요인	결과
재태기간과 성장	조기분만, 준만삭아, 과기분만, SGA, IUGR 그리고 LGA 아기는 수유기술이 미숙할 수 있다. 모유수유는 분유 수유보다 두위(뇌 성장)에 있어서 '따라잡기 성장'을 더욱 증진시키기 때문에 특히 SGA 아기에게는 모유공급이 중요하다(Lucas et al., 1997).
구강 해부의 변형	구강 구조에 영향을 주는 선천적 증후군이나 하악왜소증 같은 안면 성장 이상, 설소대 단축증, 구순열, 연구개열, 경구개열, 거품 구개(bubble palate) 같은 변형들은 모유 섭취 부족을 유발할 수 있다.
구강 기능의 변화	엄마젖을 무는 동작을 실시하고, 물고, 유지하도록 하는 구강 구조물에서의 근긴장 저하, 과다 근긴장, 신경학적 병리 또는 생리적 문제는 아기의 빨기, 삼키기, 호흡에 영향을 미친다.
높은 에너지 요구량	심장 질환, 호흡기 질환(기관지폐이형성증), 대사장애는 칼로리 섭취 요구량을 증가시키거나, 섭취를 제한시키는 용적 제한을 일으킨다.
이미 알려진 병	감염, 21번 세 염색체증, 낭포성 섬유증, 심장 결손은 대사요구량을 높일 수 있으며, 수유를 오래 유지하기 어렵게 만들어 결과적으로 아기가 성장 부진의 위험에 처하게 한다. 또한 아토피 피부염으로 인한 성장 부진이 생후 초기에 나타날 수 있다(Agostoni et al., 2000).
엄마의 약물들	태아기에 처방받은 약물 또는 향정신성 의약품류들은 일반적인 빨기를 방해할지 모른다.
분만 시 요인들	제왕절개, 저산소증, 무산소증, 분만 중 약제, 난산, 경막외 마취, 겸자분만 그리고 흡입분만은 뇌기능, 해부학적 구조들, 그리고 신경들에 영향을 주어 모유가 비효율적으로 전달되도록 한다.
의원성 요인들	병원에서 관례상 엄마와 아기를 분리하는 것, 부적절한 보충물을 제공하는 것, 노리개 젖꼭지 제공하는 것 또는 상충되거나 불충분한 모유수유 교육을 제공하는 것은 엄마와 아기 둘 다에게 필요한 모유수유 기술을 습득하는 것을 방해한다.
위장의 대사, 흡수불량의 문제들	위식도 역류 또는 영양소 섭취나 대사에 제한이 있는 다른 상황들

11) 선천적 대사 장애(Ficicioghi et al., 2009).

라. 횟수나 양이 적은 수유(Walker, 2006)

    1) 엄마와 아기의 분리

    2) 노리개 젖꼭지의 과용

    3) 물이나 주스의 보충

    4) (시기상) 빠른 고형식

    5) 수유신호가 있을 때 모유수유를 가능하지 못하도록 하는 아기 훈련계획표

마. 결과적으로 모유 섭취량이 적을 때

    1) 구토(유문 협착증, 심한 역류)

    2) 설사

    3) 흡수 불량(영아 갑상선기능 저하증, 갈락토오스 혈증)(Lawrence et al., 2011)

바. 에너지 요구량이 많은 아기

    1) SGA 아기(재태연령에 비해 작은 태아)

2) 모유속의 흥분성 음료(자극제)

3) 신경학적인 이상

4) 심각한 선천적인 심장병

5. 모체의 요인들(표 42-2)

가. 부절절한 모유 생산

1) 심한 산후 출혈(Willis et al., 1995)

2) 잘못된 관리

가) 잘못된 자세

나) 횟수와 양을 적게 수유할 경우. 수유를 지연하기 위해 고무젖꼭지를 사용하는 경우

다) 엄격한 계획표를 따르는 수유 간격

라) 밤중 수유의 부재

마) '번갈아 젖먹이기' 기술에 대한 강한 집착(이것은 때때로 수유 지속시간을 짧게 하거나 후유 섭취를 감소하게 한다.)

바) 유두보호기 사용에 대해 제대로 감독받지 못하거나 부적절하게 사용(특히 손으로 짜거나 펌프를 이용해 모유 공급을 보전하려는 노력이 없는 경우)

사) 유방 울혈이 완화되지 않은 채 지속되는 것(Daly et al., 1996)

아) 빨기 힘든 유두(편평 유두, 함몰 유두, 크거나 긴 유두)(Geddes, 2007; Hall et al., 2002)

자) 적절한 평가의 부재

3) 유선 발달이 불충분한 경우

가) 임신 동안 유방 변화가 없거나, 거의 없는 경우 또는 유방에 산후 충만감이 없는 경우

나) 유방의 다양성. 유방의 모양과 크기에 있어서 뚜렷한 차이가 나타나게 된다(Vazininejad et al., 2009).

4) 엄마의 다른 신체적 요인들(Chapman et al., 1999; Dewey et al., 2003; Hall et al., 2002; Lawrence et al., 2011)

가) 질병, 감염

나) 갑상선기능 저하증

다) 치료받지 않거나 부적절하게 관리되는 당뇨병

라) 시한증후군

마) 뇌하수체 종양

바) 정신장애

사) 잔류태반

아) 불임 또는 다낭성 난소증후군의 병력

자) 피로

차) 감정 장애(분만 후 우울증, 산후우울증, 만성 정신질환)

카) 비만(Nommsen-Rivers et al., 2010)

타) 임신성 난포막 황체낭과 같이 기타 잘 드러나지 않는 상황들(Hoover et al., 2002)

5) 약물(Hale, 2010)

가) 에스트로겐

나) 항히스타민제

다) 슈도에페드린

라) 진정제

마) 이뇨제

바) 많은 양의 비타민 B_6

사) 엄마가 출생 전 3~9일 내에 복용한 분만 전 코르티코스테로이드 제제(Henderson et al., 2008)

아) 알코올

자) 니코틴(흡연은 모유의 지방 함량을 감소시키고, 젖 사출반사를 억제한다)(Hopkinson et al., 1992; Vio et al., 1991)

6) 심각한 식이 제한

7) 유방 축소 수술, 이외의 유방 수술

8) 임신

9) 약한 젖 사출반사

가) 정신적인 억압

나) 스트레스

다) 통증

10) 비정상적인 모유 구성

가) 초저지방 식이

나) 비타민 B_{12}의 보충이 없는 완전 채식주의자

다) 위 우회로 수술(Gastric bypass)(식이 상담이 필요하다)

라) 모유안의 흥분성 물질(커피, 차, 콜라)은 아기의 대사율을 증가시킬 것이다(Lawrence et al., 2011).

6. 병력 청취(Powers, 2001, 2010)

가. 모유수유 또는 수유의 세부 항목

1) 모유수유의 빈도

가) 보통 완전 모유수유하는 아기는 24시간 동안 적어도 8번 젖을 먹는다. 생후 12주 전까지 대부분의 아기들은 4~5시간 이상 연속으로 자지 않는다. 한 번에 6시간 이상 연속으로 잠을 잔 아기는 다른 시간대에 수유 빈도를 증가시킴으로서 빠진 수유를 보충하고자 한다(AAP; American Academy of Pediatrics Section of Breastfeeding, 2005; Lawrence & Lawrence, 2011).

2) 지속기간

　가) 보통 아기가 자발적으로 떨어지려 할 때까지 한쪽 유방에서 모유수유를 해야 한다. 이후 다른 쪽에서 먹일 수 있다. "수유의 지속은 시간이 아니라 아기의 반응에 의해서 결정되어야한다. 지방과 칼로리가 풍부한 후유가 얻어지게 될 때까지 충분한 시간 동안 한쪽 유방에서 수유해야만 한다."(Lawrence et al., 2011).

　나) 미숙, 허약, 질병이 있거나 무기력한 아기들은 몇 분 정도만 효과적인 빨기를 한 후 지칠 수 있는데, 이때 주로 칼로리가 낮은 전유를 마시게 되며 이후 남은 시간 동안 유방에서 잠들어버리곤 한다. 효과적인 빨기를 마친 이후, 손으로 짜거나 펌프를 통해 유방을 비워줌으로써 모유 공급을 좋게 하고 짜낸 후유는 보충을 위해 사용할 수 있다.

　　(1) 모유 섭취를 증가시키기 위한 다른 방법에는 엄마에게 효과적인 수유신호에 대한 교육, 적절한 크기의 유두보호기를 사용하도록 감독(Meier et al., 2000), 체중의 측정, 보충을 위해 전유와 후유를 구분하도록 교육, 피부를 맞대고 안아주기, 다른 산모들의 지지(Meier et al., 2003; Spattz et al., 2004) 등이 포함된다.

3) 젖 사출반사의 징후들

　가) 젖이 새거나 뿜어져 나오는 것

　나) 유방안에서의 따끔따끔 아프거나 타는 듯한 느낌

　다) 아기가 지속적으로 삼키는가 아니면 오직 젖 사출이 일어날 때만 삼키고 있는가?

4) 보충수단의 사용력

　가) 다른 음료나 음식을 보충한 적이 있는가? 의학적 필요성이 기록되어 있는가?

　나) 만일 보충을 시작했다면, 추가적인 유축도 시작했는가?

　다) 보충을 위해 어떤 방법을 사용했는가?

　　(1) 보충수단이 효과적인가? 능률적인가? 아기는 잘 받아들이는가?

나. 아기의 병력

1) 일반적인 건강(출생에 관한 정보, 분만 외상에 대한 정보 포함)

2) 출생 시 체중 또는 재태연령에 비해 출생 시 체중이 적절했는지 여부

3) 태어난 후 가장 적은 체중과 그때의 연령

4) 수면 양상

5) 보챔

6) 대소변의 빈도

　가) 생후 4일 이후 젖은 기저귀를 하루 최소 6번 이상 갈거나, 생후 6주 이전에 하루 3회 이상의 장 움직임이 있는 경우 일반적으로 충분한 양의 모유를 섭취하고 있는 것이다.

　나) 소변이 나올 만큼 충분히 수분 공급을 받지만 칼로리 섭취는 부족할 수 있다.

　　(1) 대변 빈도는 적절한 칼로리 섭취의 더 좋은 표지이다.

　　(2) 부모들은 정상 크기의 장 움직임과, 장 움직임 계산에 포함되지 않는 작은 크기의 장 움직임을 구분하기 위한 교육을 받을 수 있다.

7) 고무젖꼭지의 과용 때문에 유방 자극이 대체됨

다. 엄마의 평가

    1) 일반적인 건강

    2) 정신적인 측면

    3) 엄마가 모유수유하는 것에 대한 사회적 지지(Scott et al., 2001; Sheeshka et al., 2001)

    4) 약초 사용을 포함한 식이습관

        가) 과도한 카페인 섭취는 아기의 대사율을 높일 수 있다.

    5) 작업부하

        가) 엄마가 과도하게 일하거나 스트레스 받는가?

        나) 직장에서 유축하는 것의 제약

표 42-2 성장부진의 모체 요인들

요인	결과
유방의 비정상	이전의 유방 수술, 불충분한 선의 발달, 확대, 축소, 그리고 외상은 모유수유를 중단시키지는 않지만, 최적의 모유 생산량에는 영향을 미칠 수 있다.
유두의 비정상	편평유두, 가성함몰유두(retracted), 진성함몰유두(inverted), 기이한 모양, 움푹 들어간 유두는 젖 물기가 좀 더 어려울 수 있고, 모유 섭취가 줄어들게 된다. 유두로 인한 부적절한 젖 빨기는 또한 유두에 손상을 가져올 수 있으며 더 나아가 아기의 모유 섭취가 줄어들 것이다.
비효율적이고 불충분한 모유 제거	부적절한 자세나 젖 물기, 비효율적인 젖 빨기, 해결되지 않은 울혈은 잔여 모유를 남기게 되고 모유 공급을 줄여 아기의 모유 섭취를 감소시킨다.
lactogenesis 2 (모유 생성 2기)의 지연	과체중, 비만 또는 당뇨병을 가진 엄마들은 모유 생성 2기의 개시가 지연되는 경험을 할 것이다. 풍부한 모유 생산이 지연되었을 때, 모유양의 결손을 상쇄하기 위하여 모유수유를 좀 더 자주 해야만 한다.
부적절한 모유수유 관리	지연되거나 중단된 초기의 모유수유 기회, 아기와 분리, 너무나 적은 수유 횟수, 그리고 질병은 유방에서 모유수유할 수 있는 기회가 줄어들게 한다. 유방에서 아기가 젖 빨기를 못할 때, 유축하지 못하는 것은 프로락틴 수용체가 증식하는 것과 민감하게 반응하는 것을 방해할 것이다.
약물, 마약	처방약 또는 향정신성 의약품, 분만 중 약제, 그리고 정맥 내 수액은 모유 생성 2기를 지연시키거나, 아기의 젖 빨기를 방해한다. 경구피임약은 전체 모유 양과 그 안에 든 락토오스(유당)를 감소시킬 수 있다(Hale, 2006). 흡연 또한 총 모유량(Vio et al., 1991)과 모유의 지방 함량을 줄일 수 있다(Hopkinson et al., 1992).
호르몬의 변화	갑상선기능 저하증, 잔류태반, 중복임신, 뇌하수체 이상, 다낭성난소증후군, 난포황체낭종(theta lutein cysts)(Hoover et al., 2002), 경구피임제, 요붕증, 보조생식술이나 어려운 임신 또는 다른 내분비 관련 문제들은 일반적인 모유 생산 진행을 방해할 것이다.
젖 사출 문제	젖 사출을 억제하는 약들, 알코올, 흡연, 스트레스, 통증 또는 다른 요인들은 아기가 이용할 수 있는 모유의 양을 줄인다.
기타 요인	채식주의자의 식이에서 비타민 B_{12} 부족, 수유횟수를 제한하는 육아계획표, 비효율적인 유축 또는 유축 간격, 임신 중 부적절한 체중 증가, 산후출혈, 빈혈, 제왕절개(Evans et al., 2003)

표 42-3 충분한 모유 섭취의 징후들

나이	젖은 기저귀	색깔	요산염	대변	색깔	양	농도	체중증가
1일	1	엷음	가능	1	검정	≥15gm	타르질/ 끈적거림	<5% 감소
2일	2~3	엷음	가능	1~2	초록 빛을 띤/ 검정	≥15gm	변화함	<5% 감소
3일	3~4	엷음	가능	3~4	초록 빛을 띤/ 노랑	≥15gm	부드러움	≤8~10% 감소
4일	≥4~6 1회용기저귀 ≥6~8 천기저귀	엷음	없음	크게 4회 작게10회	노랑/ 씨모양의 덩어리가 있는	≥15gm	부드러움/ 유동성	15~30gm/ day

출처 : Adapted from Powers NG, Slusser W. Breastfeeding update 2 : clinical lactation management, Pediatr Rev. 1997;
18 : 147-161; Black LS.
Incorporating breastfeeding care into daily newborn rounds and pediatric office practice. Ped Clin N Am.2001;48 : 299-
319; Neifert MR. prevention of breastfeeding tragedies. Ped Clin N Am. 2001;48 : 273-297.

      6) 수면 양상

      7) 흡연

      8) 알코올 섭취

      9) 약물

7. 모유수유와 관련된 아기의 신체 평가

    가. 수분 상태와 태변 배출의 평가(Lawrence et al., 2011)

        1) 매 24시간에 적시는 기저귀의 개수

            가) 1일째: 최소한 1회의 소변

            나) 2일째: 최소한 2회의 소변

            다) 3일째: 최소한 3회의 소변

            라) 첫 30일: 최소한 6~8회 소변

        2) 매 24시간 동안 보는 대변 횟수

            가) 1일째: 최소한 1회의 대변

            나) 2일째: 최소한 2회의 대변

            다) 3일째: 태변이 빠져 나와야 하고 밝아진 대변색이 보여야 함.

            라) 첫 30일: 매일 최소한 3번 상당한 크기의 대변

        3) 촉촉한 점막이 관찰되어야 함

        4) 함몰되지 않은 대천문

5) 천막 징후[1]가 없는 피부의 긴장도가 관찰됨.

나. 아기의 체중, 키, 두위를 이전의 측정치와 비교하여 아기의 체중 증가 양상을 파악한다.

다. 입의 해부학적인 이상과 주요 신경학적 손상을 관찰한다.

1) 젖 찾기, 빨기, 삼키기가 가능한지 관찰한다.

2) 근 긴장도나 입, 혀, 얼굴의 움직임을 관찰한다.

8. 모체 유방의 평가

가. 유방, 젖꼭지, 유륜의 상태

나. 흉터의 존재, 기존 유방 수술 과거력

다. 대칭 여부

라. 조기 유방울혈 양상의 기왕력

마. 유방염의 징후들

1) 모유 생산 감소는 유방염의 증상이다.

2) 모유 생산 감소는 무증상 유방염에서도 나타날 수 있다(Filtaeu et al., 1999).

9. 수유의 관찰

가. 수유하는 동안에 유방이 가득 차고 부드러워지는 전형적인 변화

나. 자세 잡기

다. 젖 물리기

라. 아기의 빨기

1) 활기찬 정도

2) 협조와 조절

3) 리듬감 있는 빨기와 삼키기

마. 적합한 모유 '배출'의 징후들

1) 모유가 반대편 유방에서도 흐른다.

2) 수유가 갑자기 중단 되었을 때도 모유가 흘러나온다.

3) 아기의 빨기 양상이 얕고 빠른 빨기에서 느리고 깊이 무는 빨기 양상으로 변화

바. 엄마와 아기 사이의 상호작용

사. 지금까지 유방 사용을 어떻게 했는지 물어보며 수유를 관찰한다. 엄마가 양쪽 유방을 모두 수유하는지? 아기가 양쪽 유방 모두를 빠는지?

아. 정밀한 전자 체중계를 통해 몸무게를 재면 단순히 관찰하는 것보다 더 정확하게 아기 섭취를 평가할 수 있으며, 선별 보충을 가능하게 하여 과식을 예방할 수 있다(Hurst et al., 2004; Meier et al., 1996).

---

[1] 역자 주) sign of tenting: 탈수를 암시하는 피부의 이상. 살짝 들어 올렸을 때 텐트 모양으로 또는 삼각형 모양으로 피부가 유지됨. Miller-Keane Encyclopedia and Dictionary of Medicine, Nursing, and Allied Health, Seventh Edition. ©2003 by Saunders, an imprint of Elsevier, Inc. All rights reserved.

10. 실험실 검사(Lawrence et al., 2011)

가. 특정 상황에서는, 특수 실험실 검사가 도움이 될 수 있을 것이다.

    1) 프로락틴 수치

        가) 유선 조직이 부적합한지, 본래 프로락틴 분비가 부족한 것인지를 가려내는 데 사용된다.

        나) 수유 도중(수유하고 15분 후)의 수치는 기저 수치보다 적어도 두 배 이상이 된다(Lawrence et al., 2011).

    2) 아기가 탈수되었을 때는 나트륨, 염화물, 칼륨, pH, 혈액 내 요소, 질소, 적혈구용적률(hematocrit)을 측정한다.

        가) 전해질 수치가 비정상일 때는 나트륨, 염화물, 칼륨이 모유에서 측정되어야 한다(Lawrence et al., 2011).

11. 관리

가. 성장장애를 나타내는 모든 아기들은 일차 의료진에게 보여야한다.

나. 만약 내재된 의학적 문제가 의심되면, 수유 상담가는 엄마나 아기의 의학적·수술적 평가를 위탁할 것이다.

다. 성장부진과 성장장애의 관리는 병인론에 기초를 둔다(관련된 장들을 참고하라).

라. 엄마의 모유공급이 적을 때

    1) 아기가 올바르게 자세잡기와 젖 물리기가 되었는지 확인한다.

    2) 엄마가 다음과 같은 행동을 하도록 제안한다.

        가) 모유수유 횟수를 늘리되, 아기가 젖을 잘 빨고 있는지 확인한다. 젖을 잘 빨지 못하고 있다면 손으로 짜거나 유축을 통해 모유를 제거하여 모유 공급을 보전한다(Morton et al., 2009).

        나) 수유 시 한쪽 유방만 사용한다면, 매번 양쪽 유방에서 수유하도록 한다.

        다) 반드시 아기가 후유를 먹도록 한다.

        라) 만약 아기가 가슴에 안겨있지만 졸려하거나 활발히 빨지 않는 등 젖을 더 먹으려 하지 않는다면 유방을 압박한다.

        마) 임상적으로 필요하지 않는 한 젖병, 노리개 젖꼭지, 유두보호기를 피한다. 그러한 도구들의 사용을 관리하고, 추후 필요 없게 될 경우 도구의 사용을 그만두게 할 방법을 고안한다.

        바) 첫 6개월간은 오직 엄마의 젖만을 주는 것이 이상적이다. 그러나 모유 공급이 불충분하고 안전한 출처에서 기부된 모유를 얻기 힘들 경우에는 분유가 필요할 수 있다.

        사) 일부의 경우 생후 6개월 이전에, 추가적으로 분유를 먹이는 것 대신 모유수유에 이유식을 병행하게 될 수도 있다(AAP Section on Breastfeeding, 2005).

            아) 균형 잡힌 식사와 충분한 수분을 섭취하고 휴식한다.

마. 수유 보충이 필요할지도 모른다(ABM; Academy of Breastfeeding Medicine Protocol

Committe, 2009).

1) 일시적 또는 영구적 보충

　가) 영양 부족의 회복은 이상적으로는 모유를 통해 가능하다(Graham et al., 1996). 모유 공급이 일시적 혹은 영구적으로 아기의 성장 필요량에 미치지 못할 때는 유축한 모유, 안전한 출처나 승인된 모유 은행에서 기증된 모유 또는 분유가 필요하다.

2) 엄마의 (육체적인 그리고 정서적인) 상황과 동기부여 또한 모유은행의 유효성에 따라 이러한 보충의 형태와 방법이 권장될 수 있다(ABM Protocol Committe, 2009).

　가) 다양한 보충 방법의 안전성이나 효율성에 대해서는 근거가 미흡하다.

3) 비용과 유효성, 사용과 세척 편이성, 아기의 스트레스, 20~30분 내에 적절한 양을 먹일 수 있는지 여부, 그리고 엄마의 선호도에 따라 보충 방법을 정한다.

4) 청결도가 차선인 경우, 컵 수유가 권장된다(WHO, 2003)

5) 엄마의 모유 공급이 원활하다면, 첫 번째 선택은 신선한 모유를 아기에게 보충하는 것이다.

　가) 전기 유축기를 사용해 자극할 경우 엄마의 젖량은 더 많아진다. 손으로 짜는 것을 시도할 수도 있지만, 최선의 결과를 위해서는 두 방법을 조합하는 것이 좋다(Curtis, 2010).

　나) 유축해놓은 후유는 높은 칼로리 공급원으로 사용될 수 있다(Meier, 2003).

　다) 엄마들은 24시간 동안 냉장고에 보관되어진 모유의 크림층을 걷어낼 수 있다.

　라) 아기가 신경근 또는 중추신경계의 이상을 가지고 있을 때 많은 경우 적절한 수유 방법 결정을 위해 작업치료사와의 협진이 필요하다.

6) 일부의 경우, 일상적인 수유 방법이 실패하고 엄마의 프로락틴 수치가 낮다면 약물(metocloprimide, domperidone, sulpiride)이 의료진에 의해 고려될 수 있다(ABM Protocol Committee, 2011; Hale, 2010; Zuppa et al., 2010).

　가) 부작용의 위험 때문에 이 약물들은 신중하게 사용되어야 한다.

　나) 유즙 분비 촉진제들은 최단 기간 동안 최소 용량으로 처방되어야 한다.

　다) 치료 용량을 넘기지 않도록 조언한다.

　라) ABM 가이드라인에 따르는 의사의 관리하에 유즙 분비 촉진제들을 서서히 줄이도록 조언한다.

　마) 따로 복용하는 약초들이 있는지 묻고 약물–약초 간 잠재적 상호작용을 살피도록 의사에게 알린다.

7) 모유 부족에 대한 뚜렷한 이유를 찾지 못한 경우, 보충수유를 병행하는 모유수유에 대해 긍정적으로 대하는 것이 낫다. 필요한 보충의 양, 적절한 수유 횟수와 지속시간에 대해 문서화된 계획을 수립하며, 엄마에게 휴식을 취하고 먹는 것에 주의를 기울이라고 권유한다. 만일 가능하다면 가족 혹은 친구가 엄마를 도울 수 있는 지원체계에 대해 조언한다.

바. 평가, 추적 조사는 성장부진이나 성장장애를 겪는 아기의 관리에서 중요한 부분이다. 48시간 이내에 빨리 전화 연락하는 것이 최선이며, 치료를 통해 따라잡기 성장이 촉진되었는지 확인

하기 위하여 1주일 이내의 재평가와 몸무게 측정이 필요하다.

 1) 따라잡기 성장 기간 이후, 정상 범위 내에서 체중이 증가하고 있는지 평가한다.

 2) 이제는 아기가 올바르게 자세를 취하고 젖 물기를 하는가?

 3) 성장장애의 원인으로 유추되었던 것들이 사라졌는가?

 4) 아기가 필요한 모든 의학적·수술적 평가를 받았는가?

부록 1) FAQ – 대한모유수유한의학회 편저

다음은 의약품과 한약재 복용과 관련하여 흔히 궁금해 하는 질문과 그 대답입니다. 대한모유수유한의학회에 문의가 들어온 많은 질문들 중 〈모유수유백과〉에 없는 것들로 30개를 선정해 국내 상황에 맞게 구성한 내용입니다. 모유수유를 하는 엄마들과 모유수유 상담가, 전문가들에 도움이 되었으면 합니다.

• 의약품과 한약재 정보는 대한한의사협회의 승인 하에 전재 및 변경하였습니다.

1. 태독을 빼려면 출산 직후 아기를 며칠간 굶기라고 하던데…

아기를 굶게 하여 독을 뺀다는 것은 성인들이 단식을 통해 몸 안의 독소를 뺀다는 것에서 유래하여, 의학적 근거가 없는 풍습이 잘못 전래된 것입니다. 태독(胎毒)이란 '갓난아기에게 여러 가지 병을 일으키게 하는 선천적 병인으로, 태아 시기에 엄마가 음식 및 생활 섭생을 잘못하여 생긴 열독(熱毒)이 태아에게 전해진 것[1]입니다. 출산 직후는 아기가 초유를 섭취하여 태변을 잘 배출시켜야 하는 기간입니다[2]. 또, 초유를 통해 질병을 예방하는 면역 성분을 섭취하는 기간입니다. 전통적인 의미의 태독을 빼기 위해서도 초유의 섭취는 꼭 필요하며, 아기를 출산 직후 며칠간 굶기면 건강상의 큰 위험이 발생할 수 있습니다.

2. 산후에 미역국을 많이 먹으면 아기 갑상선에 해로운가요?

엄마가 미역국을 많이 먹었다고 아기에게 갑상선 이상이 나타난다고 보고된 사례는 없습니다. 일부에서는 미역국을 많이 먹으면 요오드를 과다섭취하게 돼 갑상선기능 항진증이 발생할 수 있다고 경고하지만, 실제로 그러한 사례는 보고된 바 없습니다. 일반적으로 일일 요오드 섭취는 최저 150μg부터 최고 1,100μg 정도까지 허용되고 있습니다[3]. 모유수유 중에는 엄마들이 하루 250μg의 요오드를 섭취하도록 권장합니다[4]. 허용 범위가 넓은 이유는 인종, 식문화 혹은 기존의 요오드 섭취량에 따라 차이가 많기 때문입니다. 통상적으로 출산 후 미역국을 먹는데 이것은 대부분의 아기와 엄마에게 나쁜 영향을 주지 않습니다. 다만 평소 갑상선 질환을 앓고 있던 산모나 갑상선 문제를 고지받은 아기는 전문가와 미역국 섭취량에 대해 상의를 하는 것을 권합니다.

---

[1] 태독(胎毒) (한의학대사전, 2001. 6. 15., 도서출판 정담)

[2] Ruth A. Lawrence, Robert M. Lawrence. Breastfeeding: A Guide for the Medicial Professional 8th. Elsevier. 2016.

[3] NAS. IOM. Food and Nutrition Board. Dietary Reference Intakes: The essential guide to nutrient requirements. Washington, DC: The National Academies Press. 2006.

[4] Azizi F, Smyth P. Breastfeeding and maternal and infant iodine nutrition. Clin Endocrinol (Oxf). 2009 May; 70(5): 803-9.

3. 단유하고 싶어요. 어떻게 해야 하나요?

전문가들은 아기의 성장과 상황을 배려하고, 엄마와 아기에게 무리가 되지 않도록 수개월에 걸쳐 서서히 단유할 것을 권하고 있습니다[5]. 젖 먹이는 횟수를 차츰 줄이고 다른 음식으로 대체하는 방법을 사용합니다. 중요한 점은 엄마와 아기가 힘들지 않고, 무리한 단유를 하다가 엄마가 아프거나 아기에게 스트레스를 유발하지 않도록 하려는 것입니다. 그러나 단유는 때로는 급하게 이루어지기도 합니다. 대체로 쓸 수 있는 방법을 아래와 같이 제시해봅니다[6].

- 2주에 걸쳐 서서히 단유하도록 합니다.
- 단유는 약을 쓰지 않고서도 가능하다는 점을 이해합니다.
- 젖을 먹이던 것을 중단하고
  - 1일차 : 6시간마다 불편한 느낌을 해소하는 정도의 유축
  - 2~4일차 : 12시간마다 불편한 느낌을 해소하는 정도의 유축
  - 5~7일차 : 24시간마다 불편한 느낌을 해소하는 정도의 유축
  - 7~10일차 : 2~3일 간격으로 불편한 느낌을 해소하는 정도의 유축
  - 10일차 이후 : 드물게 불편한 느낌을 해소하는 정도의 유축
- 유방을 단단하게 묶는 것은 유방질환 가능성을 높이므로 유방을 단단하게 묶지 않도록 합니다.
- 육아를 도와줄 사람이 필요합니다.
- 유방마사지는 단유 시에 꼭 필요한 것이 아니며, 유방 멍울이 생기는 등 필요한 경우에 시행할 수 있습니다.
- 유방멍울이 풀리지 않거나 유방염이 생기는 경우 의학적 치료가 필요합니다.
- 유방멍울이나 유방염에는 치료 목적의 약물을 투여하도록 합니다.
- 단유 중에는 입맛이 없거나, 우울감, 무기력감, 부종, 몸이 무거운 느낌 등이 나타날 수 있습니다.

4. 단유할 때 식혜를 먹으면 좋다던데 그런가요?

식혜의 주원료는 맥아(엿기름)입니다. 식혜로 단유를 하는 것은 사실상 큰 효과는 기대하기 어렵습니다. 보통 볶은 맥아를 가루 내어 고용량(40g 이상) 끓여서 복용하거나 물에 타서 복용합니다. 볶은 맥아는 프로락틴, 코르티솔, 부신피질자극호르몬(ACTH) 감소 효과가 보고되어 있어 모유 감소에 영향을 미칩니다[7]. 중국에서는 면회탕이라는 한약 처방에 각 10g의 맥아를 가미하여 복용시켰더니 38명의 산모들이 젖을 끊는 데 효과가 있었다고 합니다[8]. 단유 과정 중 한약 복용을 원하는 경우 전문 한의사의 처방을 받도록 합니다.

---

[5] Ruth A. Lawrence, Robert M. Lawrence. Breastfeeding: A Guide for the Medicial Professional 8th. Elsevier. 2016.

[6] 김동일, 조선영, 최민선, 이동녕, 조준영. 국민행복카드(구.고운맘카드) 진료 매뉴얼 및 교육자료 개발을 위한 연구. 대한한의사협회. 2015.

[7] 문우상, 배종국. 맥아가 백서의 유즙 분비에 미치는 영향. 대한한방부인과학회지. 1994; 7(1): 1-12.

[8] 刘晓丽. 麦芽煎免怀汤加味回乳38例. 实用中医药杂志. 2013; 11: 908.

5. 산후 보양식으로 곰탕을 꼭 먹어야 하나요?

곰탕이 젖량을 증가시키는 데 효과가 있다고 하는 것은 곰탕을 먹은 후에 유방이 부푸는 느낌을 가졌던 사람들의 경험에 의해 전해진 것입니다. 그러나 전통 의서에서는 젖을 먹이는 엄마가 음식을 기름지게 먹으면 유방염(유옹, 乳癰)에 걸릴 위험성이 높다고 경고하고 있습니다. 특히나 유관이 막혀서 젖이 안 나오는 경우는 곰탕을 먹을 경우 악화될 수 있음을 염두에 두어야 할 것입니다.

6. 젖이 모자란데 돼지족발을 먹어도 될까요?

돼지족(猪蹄)은 전통적으로 젖이 잘 나오지 않을 때 써보도록 권장하는 것입니다. 모든 사람들에게 다 효과를 보는 것은 아니고 허약하여 유선발달이 잘 되지 않아 젖이 나오지 않는 젖먹이 엄마들에게만 해당된다고 보입니다. 그런데 요즘은 허약한 경우보다는 유선조직이 치밀한데 젖 흐름이 좋지 않아 젖이 잘 나오지 않는 경우가 많습니다. 이런 경우에 무작정 돼지족발 등을 복용하면 효과를 보지 못하게 되거나 오히려 모유 흐름이 더 나빠져 젖이 잘 나오지 않을 수 있습니다.

7. 모유수유 중인데 유방에 멍울이 생겼어요. 어떻게 하죠?

모유수유 중 유방에 멍울이 나타나는 것은 대체로 모유 흐름이 정체되기 때문입니다. 이럴 때는 모유수유 전에 온찜질과 부드러운 마사지를 하는 것이 좋습니다. 수유를 하는 동안 멍울진 부분에 부드러운 마사지를 하면 모유의 흐름이 개선될 것입니다. 젖 물리기 자세를 바꿔보는 것도 도움이 됩니다. 가정에서 손쉽게 실천할 수 있는 방법은 냉장고에 넣어둔 양배추 잎을 사용하는 것입니다. 시원한 양배추 잎은 부종을 감소시키고 모유의 흐름을 증가시키는 데 빠른 효과를 보여주기 때문에 널리 사용되었습니다[9]. 이렇게 하면 유방 멍울은 대체로 없어지지만, 그래도 호전이 되지 않을 경우 모유의 흐름을 개선하는 침구치료 혹은 한약을 처방받을 수 있습니다.

8. 피부가 너무 가려워서 병원에 갔더니 항히스타민제를 먹으라고 해요. 수유 중이라고 하니 끊으라던데 어떻게 하죠? (참조: p.685 모유수유 중 의약품 목록)

임신 중에 생긴 소양증이나 피부 발진이 출산 후에도 없어지지 않거나, 모유수유 중에 알레르기가 생길 경우 항히스타민제를 복용하기도 합니다. 하지만 항히스타민제는 견디기 힘들 때 짧은 기간 투여하도록 하고, 알레르기와 소양증을 근본적으로 치료하면서 모유수유를 지속할 수 있도록 치료법을 바꾸는 것이 바람직합니다. 대부분의 항히스타민제의 제품 정보를 보면 '모유에서 발견되었으므로 수유부에게는 투여하지 않는 것이 바람직하다.' 라고 기록되어 있습니다. 항히스타민제들이 모유로 분비되어 아기에게 영향을 줄 수 있기 때문입니다. 그러나 아기에게 영향을 주지 않을 용량의 항히스타민제를 처방받아 복용하면 아기는 괜찮을 것입니다. 만약 지속적으로 항히스타민제를 복용해야 하는 경우라면 모유수유 중 '진정작용, 졸음'과 같이 대표적인 항히스타민제 부작용이 아기에게 나타나는지, 약 복용 이후 아기가 수유를 거부하거나 보채는지 등도 관찰해야 합니다. 항히스타민제는 알레르기나 소양증을 근본적으로 치료하지는 못합니다.

---

[9] International Lactation Consultant Association (ILCA). Core Curriculum For Lactation Consultant Practice. Jones & Barlett Learning. 2013.

9. 모유수유를 하면서 변비가 너무 심해졌는데요. 생약 성분 변비약을 먹고 수유해도 될까요?

산후 변비약은 짧은 기간에만 전문가의 진단 후 처방받아 복용하는 것을 권합니다. 산후 변비는 종종 발생하기 때문에 출산 후 퇴원할 때 병원에서는 아예 고농축 유산균제를 퇴원 약에 포함시켜 주기도 합니다. 또, 산후 변비 해소에 도움이 된다며 '해조류로 만든 건강식품 환'을 비롯해 생약성분 변비약을 복용하기도 합니다. 시중에 판매되고 있는 일반의약품 중 생약성분 함유 변비약에 들어있는 한약재는 '대황', '알로에', '센나' 등입니다. 이 3종의 약재는 모두 '안트라퀴논(anthraquinone)' 계열 성분이 함유되어 비교적 강한 사하 효능을 갖고 있습니다. 이 성분을 과량 복용하면 모유를 통해 아기에게 전달되어 부작용을 일으킬 가능성이 있습니다. 따라서 알로에, 대황, 센나가 포함된 변비약이 필요할 경우엔 전문가의 처방을 받는 것이 안전합니다.

산후변비는 산후의 대장운동성 저하 및 주변 근육의 무력과 관련되어 있기 때문에 대부분의 의료진들은 산후 변비약, 사하제의 단순 적용을 피하고 있습니다. 변비가 지나치게 심할 때만 잠깐 사용하도록 하고 변비를 회복하기 위해서 대장운동성과 근력을 증가시키는 치료와 운동요법을 권장합니다.

10. 감기에 걸렸어요. 수유 중에 감기약을 먹어도 되나요? (참조: p.685 모유수유 중 의약품 목록)

모유수유 중에 복용해도 안전한 감기약이 있습니다. 다만 시중에서 판매하는 종합감기약 등을 임의로 복용하면 모유를 통해 아기에게 전달되어 부작용이 생기거나, 모유량을 줄이는 등 좋지 않은 영향을 나타낼 수 있습니다. 감기약을 구입하거나 처방받기 전에 모유수유 중임을 이야기하고 안전한 약을 처방받거나 구입하시기 바랍니다.

11. 아기가 태열이 심하면 수유부 엄마가 약을 먹어 치료할 수 있다던데 그런 방법도 있나요?

엄마가 약을 복용하고 그 약의 성분을 모유를 통해 전달하여 아기 태열을 치료한다는 것은 근거가 없으며 안전성과 유효성이 증명되지 않았습니다. 약물 성분이 모유를 통해 얼마나 전달되는지 아직까지 정보가 충분하지 않습니다. 약 중에는 부작용이 잘 발생하고 약리효과가 강한 약이라 하더라도 분자량이 커서 모유로 들어가지 못하여 아기에게 흡수가 거의 안 되는 약이 있습니다. 어떤 약은 모유로 쉽게 흡수되고 아기에게도 쉽게 전달되어 미량에도 영향을 미치는 약도 있습니다. 약이 모유로 전해져 아기에게 나타나는 영향은 각종 실험데이터와 증례보고를 종합하여 판단하고 있습니다. 엄마가 복용한 약물의 효과가 아기에게 그대로 나타난다는 것은 전통 기록에도, 현대 임상연구에도 존재하지 않습니다. 엄마가 복용한 약물이 모유로 전달되어 아기의 질병이 치료된다는 것은 아직 학문적으로 입증되지 않았으므로 주의가 필요합니다.

12. 산후우울증이 심해서 병원에 갔더니 항우울제를 먹으라던데. 수유를 중단해야 할까요? (참조: p.685 모유수유 중 의약품 목록)

항우울제는 대부분 약물 성분이 모유로 전달됩니다. 그래서 우울감이나 우울증 때문에 항우울제를 처방받으며 모유수유를 중단할 것을 권유받은 엄마들도 있습니다. 우울증 때문에 모유수유를 중단하게 된 엄마들은 스스로를 못난 엄마라 생각하며 더 우울해하기도 합니다.

그러나 산후우울증과 우울감 관리 방법에는 항우울제 외의 여러 가지 방법들이 있습니다. 운동, 상담치료, 비타민 B6와 B12와 같은 영양제 보충 등이 그것입니다. 생활관리를 통해 개선되지 않으면 모유수유 중 가능한 산후우울 치료 한약[10]을 처방받는 것도 방법입니다. 그래도 개선되지 않는다면 모유수유가 가능하도록 항우울제 처방에 관한 가이드라인에 따라 약물을 복용할 수 있습니다[11]. 젖먹이 엄마가 항우울제를 복용 중이라면 항우울제 부작용으로 추정되는 증상이 아기에게 나타나는지를 주의 깊게 관찰해야 합니다. 졸음, 진정, 식욕저하, 구토, 수면패턴 변화, 불안, 변비, 설사, 발작 등이 대표적입니다. 항우울제의 대부분이 모유를 통해 아기에게 전달되기 때문에 아기의 중추신경계 발달에 유해한 영향을 줄 수 있으므로, 부작용 증상이 아기에게 나타나면 젖먹이 엄마는 복용 중인 항우울제를 중단하고 아기에게 증상이 사라지는 지를 관찰하며 투약합니다.

13. 모유수유 중에 스테로이드 연고를 발라도 될까요? (참조: p.685 모유수유 중 의약품 목록)

모유수유 중에 필요할 경우에 스테로이드 연고를 외용제로 바르는 것은 모유수유에 영향을 주지 않습니다. 그러나 통증 치료를 목적으로 경구 투여하는 것은 주의해야 합니다. 스테로이드 약물은 경구 투여 시 젖 분비 호르몬에 영향을 주고 아기에게 전달이 될 수 있기 때문입니다. 스테로이드 약물을 경구 투여 혹은 외용제로 사용할 때는 꼭 전문가에게 상담을 받으시기 바랍니다.

14. 모유수유 중인 엄마가 항생제를 먹어도 되나요? (참조: p.685 모유수유 중 의약품 목록)

항생제가 대체로 모유로 전달되긴 하지만 투여량과 기간을 조절하여 모유수유 중에 사용합니다. 모유수유 중에도 엄마가 감염성 질환에 걸려 항생제를 투여해야 할 경우가 있기 때문입니다. 감염성 질환에 걸렸을 때 항생제가 아기에게 전달될까봐 무조건 모유수유를 중단하는 경우도 있습니다. 혹은 항생제 복용을 무조건 참으면서 모유수유를 지속하기도 합니다. 국제모유수유학회에서는 항생제가 모유로 전달되어 아기에게 일어날 부작용을 최소화하면서 모유수유를 지속하도록 하는 것을 권장하고 있습니다. 또, 항생제에만 의존하지 않고 자연치유력을 끌어올려 감염성 질환에서 회복될 수 있는 방법을 병행하도록 권장합니다.

---

[10] Ushiroyama T1, Sakuma K, Ueki M.Efficacy of the kampo medicine xiong-gui-tiao-xue-yin (kyuki-chouketsu-in), a traditional herbal medicine, in the treatment of maternity blues syndrome in the postpartum period. Am J Chin Med. 2005; 33(1): 117-26.

[11] ABM. Protocol 18: Use of Antidepressants in Breastfeeding Mothers.

15. 한약에는 농약, 중금속이 들어 있다던데 혹시 아기에게 전달되면 어쩌죠?

한방 병의원에서 처방하는 한약재는 대한민국약전[12]과 대한민국약전외한약(생약) 규격집에 규정된 '약효시험 검사'와 '농약, 중금속 등 오염물질 검사'를 통과하고 '약재감별기준'에 적합한 규격한약재입니다. 한방병의원에서 사용하는 규격한약재는 2015년부터 모두 GMP 제조시설에서 생산됩니다[13]. 따라서 한방 병의원에서 처방하는 한약재의 안전성에 대해서는 안심하셔도 됩니다.

또, 대부분의 한방병의원 개인 맞춤 조제 한약은 '탕약' 형태인데 한약재를 탕전 추출할 경우 농약, 중금속이 거의 검출되지 않습니다[14].

16. 산후 회복 한약은 모유수유 중에 먹어도 되나요?

산후 회복을 위한 한약은 모유수유 중에 복용해도 됩니다. 산후회복 한약으로 흔히 처방하는 생화탕을 투여한 후 산모의 모유를 검사하였지만 관련 성분이 거의 검출되지 않아, 모유수유 중 산후 회복 한약 복용이 안전한 것으로 확인되었습니다[15]. 또한, 생화탕 투여 후 모유수유 중 문제 발생 보고는 전혀 없었습니다. 다만, 처방에 포함된 주요 한약재인 당귀를 오남용하는 것은 혈액응고를 방해하여 질출혈을 유발할 가능성이 있으므로 한의사의 진단 후 처방을 받는 것이 안전합니다[16,17]. 산후 질환 예방을 위한 한약 투여 이후에도 산후풍, 산후출혈, 산후발열, 산후감염, 유즙 분비 부족, 산후우울증, 산후 피로, 임신 중 발생한 고혈압이 지속되는 등의 증상이 있다면 이를 치료하기 위한 한약을 처방할 수 있습니다[18].

17. 모유량이 적은데, 한약을 먹으면 늘까요?

모유량이 적다고 느낄 경우엔 전문가 진단을 받습니다. 먼저 실제 젖량 부족인지 아닌지를 감별합니다. 실제로 젖이 부족할 경우엔 원인이 산모, 아기, 유방, 호르몬, 수유자세 중 어떤 것인지 진단합니다. 원인이 산모와 유방, 호르몬 때문이라면 개선 가능한 치료를 시행합니다. 젖량 부족을 개선하려면 치료만이 아니라 적절한 수유가 병행되어야 합니다[19]. 연구에 따르면 생화탕은 프로락틴을 증가시키고 젖

[12] 식품의약품안전처. 대한민국약전. 2014

[13] 식품의약품안전처. 대한민국약전외한약(생약)규격집. 2015.

[14] 이선동, 박해모, 이장천, 국윤범. 한약재에 포함된 금속의 전탕 전과 후의 농도변화연구–첩약/다린 찌꺼기/ 탕약을 중심으로. J Korean Oriental Med 2003; 24(2): 59–65.

[15] 박가영, 이아영, 반지혜, 박정경, 이은희. 산모의 한약 복용이 모유에 미치는 영향: HPLC와 LC/MS/MS를 이용한 생화탕 지표성분 분석. 대한한방부인과학회지. 2013; 26(4): 48–65.

[16] Chang PJ, Tseng YC, Chuang CH, Chen YC, Hsieh WS, Hurng BS, Lin SJ, Chen PC.Sheng–Hua–Tang use during the first month of the postpartum period may have a positive effect on women's health–related quality of life especially in terms of role limitations due to physical health and emotional problems. Int J Nurs Stud. 2010 Jan; 47(1): 13–9.

[17] Huang, W.H., Song, C.Q., Advances of Angelica sinensis chemical and pharmacology. China Journal of Chinese Materia Medica. 2001; 26(3): 147–151.

[18] 김동일, 조선영, 최민선, 이동녕, 조준영. 국민행복카드(구.고운맘카드) 진료 매뉴얼 및 교육자료 개발을 위한 연구. 대한한의사협회. 2015.

[19] 김동일, 조선영, 최민선, 이동녕, 조준영. 국민행복카드(구.고운맘카드) 진료 매뉴얼 및 교육자료 개발을 위한 연구. 대한한의사협회. 2015.

량을 늘렸으며[20], 가미사물탕은 프로락틴, 코르티솔을 증가시켜 유즙 분비량이 많아지게 하는 작용이 알려졌습니다[21]. 보허탕은 유선세포와 유관을 발달시켰으며, 유즙 분비 시 필요한 호르몬 관련 유전자를 자극하였습니다. 보허탕과 녹용이 추가된 보허탕은 둘 다 유즙 부족을 개선하는 작용이 있으며, 녹용이 추가된 보허탕이 더 강한 작용을 나타냈습니다[22]. 모유량 부족에 대한 한약 복용을 원할 경우 전문 한의사의 처방을 받으시길 바랍니다.

18. 수유 중인데 다이어트 한약을 복용해도 될까요?

모유수유 중에 다이어트 한약을 복용하고 싶다면, 진료하는 한의사에게 '모유수유 중에 복용 가능한 한약'을 요청하시면 됩니다. 다이어트 한약 중 '마황' 한약재가 포함된 경우엔 모유량에 영향을 줄 수 있으므로 주의합니다. 모유수유 중엔 '마황'을 제외하고 수유에 영향이 없는 한약재들로 처방을 구성하여 다이어트 목적을 돕도록 합니다.

2012년 대한모유수유한의학회 주최의 '마황의 모유수유 중 투여에 대한 학술집담회'에서 '독성 실험에서 하루 4.5g 이내의 마황 용량은 무해하다고 나타났으며 기성한의서에서 산후에 마황 용례는 주로 1일 4~8g이다. 모유수유 중 안전한 투약을 위해서는 △단기간 필요한 경우에만 처방하고 △모유수유 중일 경우 장기적 고용량 마황 투여는 권장하지 않으며 △고용량, 장기 투여 시에는 엄마, 아기에게 유해반응이 나타나는지 모니터링하면서 투약해야 한다'고 하였습니다[23].

19. 대상포진이 생겼어요. 수유를 중단해야 하나요?

전에 수두를 앓은 적이 있는 엄마가 대상포진 바이러스(zoster virus)에 감염되어 유방에 포진이 나타났을 경우 유방 병변 부위만 덮은 채 직접 모유수유를 할 수 있습니다. 대상포진 바이러스에 감염되었다 하더라도 엄마 체내에 생긴 항체가 모유를 통해 전달[24]되어 아기가 대상포진에 걸리는 것을 줄이기 때문입니다[25]. 대상포진을 치료하는 항생제는 모유수유 중 가능한 것으로 용량과 투여기간을 조절하여 처방받으시면 모유수유를 중단하지 않으셔도 됩니다[26].

[20] 박소월, 백승희, 박종현, 금미려. 보허탕과 생화탕의 산후회복효과에 대한 비교연구. 대한한방부인과학회지. 2001; 14(2): 113-128.

[21] 이진경, 강효신. 가미사물탕이 백서의 유즙불행에 미치는 영향. 제한동의학술원 논문집. 1995; (1): 94-106.

[22] 이은희, 김태희. 補虛湯과 補虛湯加鹿茸이 산후 생쥐의 유즙 분비에 미치는 영향. 2008; 21(4): 1-16.

[23] 천병태, 곽승준, 김윤경. 모유수유 중 의약품 안전성 평가·마황의 안전 투여. 대한모유수유한의학회 정기학술집담회. 2012년 7월 1일.

[24] Yoshida M., Yamagami N., Tezuka T., et al. Case report: detection of varicella-zoster virus DNA in maternal breast milk. J Med Virol. 1992; 38: 108.

[25] Ruth A. Lawrence, Robert M. Lawrence. Breastfeeding: A Guide for the Medicial Professional 8th. Elsevier. 2016.

[26] Ruth A. Lawrence, Robert M. Lawrence. Breastfeeding: A Guide for the Medicial Professional 8th. Elsevier. 2016.

20. 백일 지난 아기가 대변 보기를 힘들어해요. 유산균을 먹일까요?

완전 모유수유 아기는 따로 유산균 보충을 하지 않아도 됩니다. 아기의 대장이 성숙하여 흡수력이 좋아지면서 백일 무렵 일시적으로 변비 증상이 나타나기도 합니다. 그러다가 대장의 운동성과 주변 근력도 좋아지면서 일시적인 변비는 개선이 됩니다. 모유에는 유산균을 포함 장내 미생물을 증식시키고 장점막 면역의 성장을 돕는 인자들이 많습니다[27]. 완전 모유수유아의 경우엔 유산균 보충제를 따로 쓸 필요가 없으며, 인공조제유를 섭취하는 아이들은 필요에 따라 유산균을 보충할 수 있습니다.

21. 아기가 젖을 갑자기 거부하는데요. 엄마 젖이 나빠져서인가요?

아기가 젖 먹던 것을 거부하는 일은 종종 발생합니다. 엄마들은 모유량이 적어서거나 모유의 질이 나빠져서라고 생각하기도 합니다. 실제로는 다음과 같은 이유입니다[28]. 엄마가 생리를 시작했을 때. 식사가 무분별했을 때, 비누나 향수 등을 바꾸었을 때, 엄마가 스트레스를 받을 때, 아기의 코가 막히거나 귀가 아플 때, 아기가 이가 날 때, 아기가 깜짝 놀란 일이 있을 때 등입니다. 아기가 젖을 거부하면 조용하고 편안한 환경에서 젖을 먹여봅니다. 아기를 많이 안아주고 달래어 진정시켜봅니다. 아기가 잠들었을 때 젖을 물려보기도 합니다. 아기를 강압적으로 제압하려 하지 않습니다. 만약 이렇게 해도 아기가 젖을 계속 거부하면 진료를 받아 중이염이나 감염 여부 등을 확인합니다[29].

22. 모유수유 중에 홍삼을 먹어도 되나요?

미량이라도 인삼(홍삼) 성분이 포함돼 있다면 의료진 상담 후 복용 여부를 결정해야 합니다. 국제적 의약품과 약용식물 복용 기준에서 인삼(홍삼)은 '모유수유 중 임의투여 금지' 항목으로 분류되어 있습니다. 건강을 위한 식품으로 복용을 하더라도 모유수유 중 엄마는 한의사 상담 후에 복용하시기 바랍니다. 만약 꼭 복용해야 한다면 진단을 받고 제품의 종류, 용량, 투여기간을 조절해야 합니다. 모유수유 중 엄마의 몸 상태에 꼭 맞고, 부작용이나 아기에게 영향이 덜 나타나게 하는 제품을 찾아서 선택해야 합니다.

인삼의 약리작용이 젖 분비에 영향을 미칠 수 있습니다. 젖량이 줄어드는 것은 에스트로겐 유사효과로 인한 약리작용 때문입니다[30]. 그러나 어떤 경우엔 에스트로겐 유사효과보다 프로락틴 자극 효과로 젖량이 늘어나는 경우가 있습니다[31]. 기존 한약서에 따르면 산후엔 '무력증, 출혈과다, 산후통증, 소화기계 문제, 심한 천식' 등이 나타날 때 인삼을 주요 약재로 삼아 처방했으며 '산후 발열, 감기, 요실금, 산후변비, 설사' 등을 치료하는 처방에도 포함됐습니다. 하지만 정확한 진단 하에 적절한 용량이 투여

27 Per Brandtzaeg. Mucosal immunity: integration between mother and the breast-fed infant. Vaccine. 2003;21:3382-3388.

28 Odon E.C., Ruowei L., Kelley S.S., et al. Reasons for earlier than desired cessation of breastfeeding. Pediatrics. 2013; 131. e726-131. e733.

29 Ruth A. Lawrence, Robert M. Lawrence. Breastfeeding: A Guide for the Medicial Professional 8th. Elsevier. 2016.

30 Seely D, Dugoua JJ, Perri D, Mills E, Koren G. Safety and efficacy of panax ginseng during pregnancy and lactation. Can J Clin Pharmacol. 2008; 15(1): e87-94.

31 백덕우. 인삼 Saponin이 Prolactin 분비에 미치는 효과. 원광대학교 박사학위논문. 1977.

되지 않으면 인삼오남용 증후군[32](불면증·질출혈·유방통·무월경·빈맥·부정맥·고혈압·식욕저하·부종·고열·가려움증·어지럼증·두통·흥분증)이 나타날 수 있으므로 반드시 의료진의 진단 하에 써야 합니다.

23. 엄마랑 아기의 체질이 안 맞으면 모유수유가 안 좋다고 하던데요.

아기와 체질이 맞지 않는 엄마의 모유를 아기에게 먹이면 아기에게 태열이나 알레르기가 생긴다는 근거 없는 속설이 있습니다. 엄마의 체질과 아기의 체질이 어떻게 다른지, 모유에 실제로 영향이 있는지 등에 대해서 연구된 바 없습니다. 설령 아무리 체질이 다른 엄마의 모유라 하더라도 종이 다른 동물의 젖보다 못할 리는 없습니다. 모유수유를 힘들게 하는 여러 가지 근거 없는 속설에 휘둘리지 않으시길 바랍니다.

24. 힘들어서 밤중수유를 끊고 싶어요.

밤중수유는 모유량과 아기의 수면의 질, 그리고 성장과 관련이 있습니다. 따라서 아기의 성장이 더디고 모유량이 아직 충분치 않다면, 육아와 관련하여 엄마가 힘들어하는 점에 대해 주변의 도움을 받아서라도 밤중수유를 계속하는 것이 좋습니다. 밤중수유는 모유의 양을 아기의 수요에 맞게 유지하는 데 중요한 인자입니다[33]. 밤중수유를 오래 유지할수록 모유가 충분히 공급됩니다. 밤중의 모유 속엔 트립토판이 더욱 늘어납니다[34]. 트립토판은 아기를 더욱 푹 재울 수 있고 뇌의 성장을 돕는 중요한 단백질입니다. 모유수유는 아기의 야간수면을 개선하고 영아산통을 억제합니다[35].

25. 밤중수유 꼭 끊어야 하나요?

밤중수유 중단 혹은 수면교육 등 수면패턴은 정답이 없으며 부모의 육아관에 따르는 것이 좋습니다. 보통 출세지향적인 부모일수록 '시간 맞춰 먹이기'나, 정해진 수면시간을 처방하는 '아기훈련' 프로그램에 빠지게 된다고 합니다[36] 그런데 전문가들은 훈련을 위해 자지러지게 울도록 놔둔 아이들의 정신과적 결과에 대해 우려합니다. 몇몇 아이는 분리, 우울, 섭식문제, 자기자극, 자기진정 행동을 하는 것으로

---

[32] Coonjt. Ernst E. Panax ginseng: a systematic review of adverse effets and drug interactions. Drug Saf 2002; 25(5): 323–44.

[33] Vestermark V., Hogdall C.K., Birch M., et al. Influence of the mode of delivery on initiation of breastfeeding. Eur J Obstet Gynecol Reprod Biol. 1990; 38: 33.

[34] Steinberg L.A., O'Connell N.C., Hatch T.F., et al. Tryptophan intake influences infants' sleep latency. J Nutr. 1992; 122: 1781.

[35] Cohen Engler A. Hadash A. Shehadeh N. Pillar G. Breastfeeding may improve nocturnal sleep and reduce infantile colic: Potential role of breast milk melatonin. Eur J Pediatr. 2012; 171: 729–732.

[36] International Lactation Consultant Association (ILCA). Core Curriculum For Lactation Consultant Practice. Jones & Barlett Learning. 2013.

나타났기 때문입니다[37,38,39]. 이러한 아기들은 향후 애착문제가 나타날 가능성이 있습니다. 울게 내버려둔 아기들은 보살핌에 대한 희망을 기대하지 못한 채 밤을 보내게 될 테고, 절망을 경험하게 될 것이기 때문입니다[40]. 수면훈련을 한 엄마와 아기는 서로의 신호에 민감하지 못하다는 보고도 있습니다[41,42].

밤중수유가 아기 수면습관을 나쁘게 만들고 성장을 저해한다는 임상의학적 증거는 없습니다. 밤중수유에 대한 관점은 의학적으로 정답이 없으며 부모의 육아관을 따릅니다.

26. 수면교육을 꼭 해야 하나요?

강압적인 수면교육은 하지 않는 것을 권합니다. 아기의 성장패턴과 기질을 고려하여 천천히 수면습관을 길러주시는 것이 좋습니다. 영유아의 수면리듬을 안정시키는 것은 감각신경계를 성장시키고, 뇌의 적응력을 키우며, 장기기억과 인지력을 향상시킵니다. 이러한 뇌의 성장은 3~4세까지 계속 진행됩니다[43]. 여기서 아기들의 수면리듬 안정을 중시하게 되었습니다. 그런데 수면리듬 안정이 꼭 강압적 수면교육을 의미하는 것은 아닙니다. 수면교육이라고 말은 하지만, 수면은 배울 수도 없고, 가르칠 수도 없습니다. 자연스럽게 그저 작동할 뿐입니다. 수면교육이란 아이에게 좋은 수면습관을 가르쳐주는 일을 뜻합니다. 좋은 수면이란, 성장과 발달은 물론 매일매일의 일상적인 활동에 해가 되지 않는 수면을 의미합니다. 좋은 수면습관이란, 좋은 수면을 위해서 혼자 잠드는 것을 말합니다. 정리하자면, 성장과 발달 및 일상 활동에 해롭지 않도록 혼자서 잠드는 법을 가르치는 것이 수면교육이라고 할 수 있습니다.

강압적인 수면교육이 대두된 것은 18세기 산업혁명부터 1930년대까지입니다. 내 아이의 기질에 맞는 수면습관을 천천히 길러주는 것이 아기의 자존감과 성격형성에 도움이 될 것입니다.

[37] Williams, N. (1998). Counseling challenges: Helping mothers handle conflicting information. Leaven, 34(2), 19-20.

[38] Webb, C. (2003, July). Is the Babywise method right for you? What you should know about Babywise and Growing Kids God's Way. http://www. tulsakids.com

[39] Williams, N. (1999, July 5). Dancing with differences: Helping mothers handle conflicting information, including scheduled feeding and sleep training. Presented at the La Leche League International 1999 Conference, Orlando, FL.

[40] International Lactation Consultant Association (ILCA). Core Curriculum For Lactation Consultant Practice. Jones & Barlett Learning. 2013.

[41] Feldman R. Parent-infant synchrony and the construction of shared timing: physiological precursors, developmental outcomes, and risk conditions. Journal of Child Psychology and Psychiatry 2007; 49: 329-54.

[42] Middlemiss W, Granger DA, Goldberg WA, Nathans L. Asynchrony of mother-infant hypothalamic-pituitary-adrenal axis activity following extinction of infant crying responses induced during the transition to sleep. Early Human Development 2012; 88: 227-32.

[43] Sleep and Brain Development. NEWBORN & INFANT NURSING REVIEWS. DECEMBER 2008

27. 우리 아기는 여전히 밤중수유를 하는데, 그래서 밤에 깊이 못 자는 게 아닌지 걱정돼요.

2세가 될 때까지 아기들은 밤에 주로 깹니다. 생후 6개월 된 640명 아기들의 수면패턴을 조사해본 연구에서 16%의 아기만이 밤에 쭉 잘 수 있었고, 17%는 2번에서 8번까지 깨고, 나머지는 한 번 깨거나 이틀에 한번정도 깨는 것으로 나왔습니다[44]. 또 다른 연구에서는 4개월까지는 아예 수면리듬이 생기지 않는다고 주장하면서 4~12개월 사이의 아기 중 12.7%는 매일 밤 3번 이상 깬다고 합니다[45]. 3개월 ~2세의 한국 아기 218명을 대상으로 조사한 결과, 하룻밤에 한 번 이상 깨는 아기는 83%, 그중 우는 아기는 28%였습니다. 98%의 아기는 취침 시 습관(손가락 빨기, 엄마나 자신의 머리 만지기, 엄마나 자신의 몸 일부 만지기)을 갖고 있었는데, 그런 아기는 습관이 없는 아기보다 더 많이 우는 것으로 나타났습니다. 한 명의 엄마만 아기의 울음을 무시하고 반응해주지 않았고 거의 모두 아기를 달래주었습니다. 16%의 엄마는 아기의 밤중울음이 문제가 된다고 하였습니다[46].

1~6개월의 한국 아기들은 성장하면서 수면시간은 짧아지고 엄마와의 피부접촉시간은 증가하였습니다. 또한 아기 혼자 있는 시간은 늘어났지만 우는 시간은 별로 줄어들지 않았습니다. 아기 울음에 대한 엄마의 반응 중에 가장 흔한 것은 먹이기, 피부접촉, 무반응의 순서였습니다. 서구의 연구결과와 비교하면 한국 영아의 울음시간은 짧았고 피부접촉시간은 길었습니다. 영아 산통은 발견되지 않았습니다[47]. 한국식 육아가 아기를 더 안정시키는 것을 알 수 있습니다.

28. 아기가 밤에 깊이 잠을 못 자고 자꾸 보챕니다. 젖이 모자라서일까요?

아기가 밤에 보채는 이유는 다양합니다. 젖이 모자란 것 외에도 다른 불편감이 있으면 보챌 수 있습니다. 젖을 먹였는데도 다시 보챈다면 기저귀를 확인해보거나, 아픈 데는 없는지, 습도나 온도가 적절한지 등을 살펴보시기 바랍니다. 아기가 부모와 함께 자면 아기가 보채는 것이 줄어들고, 쉽게 안정을 되찾으며, 모유수유를 촉진하고, 부모와 아기 모두 잠을 잘 잔다는 연구가 있습니다[48]. 영아돌연사에 대한 우려 때문에 부모와 아기 침대를 분리해야한다는 주장도 있습니다. 하지만 부모와 아기가 함께 자는 것은 사회경제적 문화적 요인의 영향을 받는다는 사실을 인정해야 합니다. 부모와 아기가 함께 자는 것이 영아돌연사를 증가시킨다는 충분한 증거는 없습니다. 따라서 부모들은 자신의 수면패턴에 사고 위험이 없다면 아기와 같은 침대에서 자는 것을 그대로 유지해도 괜찮습니다. 만약 지나치게 푹신한 침대나 이불의 재질 때문에 아기가 파묻힐수 있다거나 부모가 과음한 경우에는 사고발생의 위험이 있으므로 주의가 필요합니다[49].

[44] Sadler S. Sleep: what is normal at six months. Prof Care Mother Child 1994 Aug-Sep; 4(6): 166-7.

[45] Armstrong KL, Quinn RA &Dadds MR. The sleep patterns of normal children. Medical Journal of Australia 1994 Aug 1; 161(3): 202-6.

[46] Pattern of night waking and crying of Korean infants from 3 months to 2 years old and its relation with various factors. J Dev Behav Pediatr, 1992; 13: 326-30

[47] The Crying Patterns of Korean infants and related factors. Dev Med Child Neurol 1994; 36: 601-7.

[48] Hauck F.R., Signore C., Fein S.B., et al. Infant sleeping arrangements and practices during the first year of life. Pediatrics. 2008; 122: S113-S120.

[49] ABM. Protocol 6: Guideline on Co-Sleeping and Breastfeeding

29. 밤중수유를 하면 아기가 잘 크지 않고 충치가 생길 수 있다던데요?

아기들의 성장 지체 요인 중 하나가 바로 밤중수유를 하지 않는 것입니다[50]. 성장이 느린 아기에게 밤중수유는 필수적입니다. 밤중수유를 하면 위장에 좋지 않아 성장이 더딜 것이라는 생각은 근거 없는 속설입니다.

　충치는 치아우식증이라 하는데, 치아우식증은 주로 모유보다는 이유식 기간에 섭취한 음료수나 간식에 포함된 설탕 때문에 발생합니다. 또 모유수유아가 분유수유아보다 치아우식증 발생이 덜하며 치아 건강이 양호한 것으로 나타났습니다. 모유에는 치아우식증을 예방하는 불소가 포함되어 있기 때문입니다. 또, 모유의 유익 미생물은 충치 유발균의 활동을 억제하고 아기의 구강과 치아를 보호하는 환경을 만드는 것으로 알려졌습니다[51]. 이에 미국소아과학회에서는 모유수유아의 충치 예방을 위한 불소 보충은 필요 없다고 하였습니다[52]. 최근 연구에서는 모유수유가 충치를 예방하기 때문에 WHO가 권장한 최소 2년의 모유수유를 하도록 권장합니다[53].

30. 자고 있는 아기에게 밤중수유를 하는 것이 힘듭니다. 아기가 푹 잘 수 있게 분유를 따로 먹여야 할까요?

분유를 먹이면 배가 불러 푹 잔다는 것은 근거 없는 속설이며 분유를 따로 먹이지 않아도 됩니다. 아기들이 배부르면 푹 잔다는 생각과는 다르게 분유수유 후에 오히려 잠의 질이 안 좋아진다는 연구결과가 있습니다. 이유는 소화불량이나 복통으로 인해 숙면이 방해되기 때문입니다[54]. 또한 오래 자고 깊게 자는 것이 아기가 어릴 때는 꼭 좋지만은 않습니다. 보통의 아기들보다 길고 깊게 잠드는 것은 영아 돌연사증후군을 일으킬 확률을 높입니다[55].

---

[50] International Lactation Consultant Association (ILCA). Core Curriculum For Lactation Consultant Practice. Jones & Barlett Learning. 2013.

[51] Nelly Romani Vestman, Niklas Timby, Pernilla Lif Holgerson, Christine A Kressirer, Rolf Claesson, Magnus Domellöf, Carina Öhman, Anne CR Tanner, Olle Hernell, Ingegerd Johansson. Characterization and in vitro properties of oral lactobacilli in breastfed infants. BMC Microbiol. 2013; 13: 193.

[52] American Academy of Pediatrics. Section on breastfeeding: breastfeeding and the use of human milk. Pediatrics. 2012; 129: e827-e841.

[53] Avila WM, Pordeus IA, Paiva SM, Martins CC. Breast and Bottle Feeding as Risk Factors for Dental Caries: A Systematic Review and Meta-Analysis. PLoS One. 2015 Nov 18; 10(11): e0142922.

[54] Macknin ML, Medendorp SV, Maier MC. Infant sleep and bedtime cereal. Am J Dis Child.

[55] Keane V, et al. Do solids help baby sleep through the night? Am J Dis Child 1988; 142: 404-05.

부록2) 모유수유 중 의약품 목록

다음은 2015년 국내 다빈도 의약품 34가지에 대하여 안전성 정보를 수집하고 모유수유 중 안전 사용을 위한 토마스 해일의 등급을 인용하여 제시한 내용입니다[57]. 이 책의 **표 25-1**은 미국의 OTC약(슈퍼판매의약품)에 대한 가이드입니다. 국내의 슈퍼판매의약품 현황과 맞지 않아 대신하여 국내의 다빈도 의약품에 대한 안전성 정보를 제공합니다.

토마스 해일(Thomas Hale)의 모유수유 중 의약품 안전 등급[58]

L1 : 가장 안전 Safest

L2 : 상당히 안전 Safer

L3 : 비교적 안전 moderately safe

L4 : 위험 가능성 있음 possibly hazardous

L5 : 금기 Contraindicated

모유수유 중 의약품 안전성 정보

성분명	사용 이유	안전성 요약[59,60]	Hale 등급	안전성 연구
아세트아미노펜 Acetaminophen	해열 진통	모유수유 중 투여 가능하다.	L1	모유로 소량 분비된다[61,62]. 모유수유 중이었던 엄마가 1000mg 복용 후 2일이 지나 생후 2개월 아기 상체와 얼굴에 반구진 발진 발생하였다[63]. 대부분의 아기들에게서 안전하였음. 아기의 개인적 특징에 따라 천식이나 호흡기 천명이 발생하기도 함[64].

[57] 수유 도움 필요도 단계는 정규 수유상담가나 다른 의료돌봄팀 구성원들의 평가를 기반으로 하여 변경될 수 있다.

[58] Hale, Thomas. Medications & Mothers' Milk 2014: A Manual of Lactational Pharmacology. Hale Pub. 2014.

[59] Reprotox. March 2015. http://www.reprotox.org/

[60] Lactmed. March 2015. http://www.reprotox.org/

[61] Bitzen P-O, Gustafsson B, Jostell KG, Melander A, Wahlin-Boll E: Excretion of paracetamol in human breast milk. Eur J Clin Pharmacol. 1981;20:123-5.

[62] Berlin Jr CM, Yaffe SJ, Ragni M: Disposition of acetaminophen in milk, saliva, and plasma of lactating women. Pediatr Pharmacol. 1980;1:135-41.

[63] Matheson I, Lunde PKM, Notarianni L. Infant rash caused by paracetamol in breast milk? Pediatrics. 1985;76:651-2. Letter.

[64] Nadal-Amat J , Verd S. Paracetamol and asthma and lactation. Acta Paediatr. 2011;100:e2-3.

모유수유 중 의약품 안전성 정보

아목시실린 Amoxicillin	항생제	아기를 관찰하면서 모유수유 중 사용 가능하다.	L1	전화를 이용한 추후관찰 연구에서, 모유수유 중 아목시실린을 복용한 25명의 엄마 중 3명 엄마의 아기가 설사를 하였다. 발진이나 칸디다증은 보고되지 않았다[65]. 대조군, 소규모로 디자인된 전향적 연구에서 모유수유 중 아목시실린을 복용한 엄마의 아기에게 부작용이 나타나는지를 관찰한 결과 40명의 아기에서 2명이 설사하고 1명이 발진이 나타났다[66]. 아목시실린과 마크롤라이드 항생제를 복용한 것을 비교해보니 아목시실린을 복용한 모유수유 중 엄마의 아기 중 8.3%가 부작용이 나타났는데, 이는 마크롤라이드와 유사한 수치이다. 부작용 반응으로는 발진, 졸음이 있었다[67]. 생후 2개월인 아기의 엄마는 모유수유 중에 유선염이 발생하여 아목시실린을 복용하였으며, 첫 번째 복용 후 두드러기가 발생하였다[68].
암피실린 ampicillin	항생제	아기를 관찰하면서 모유수유 중 사용 가능하다.	L1	모유수유 중 엄마가 암피실린을 복용한 경우 아기가 설사와 칸디다증 발생이 증가하는 것으로 보아 암피실린이 모유로 전달되는 것을 추정할 수 있다[69]. 5명을 대상으로 한 전향적 연구에서, 모유수유 중 엄마가 암피실린을 복용한 경우 1명이 설사가 발생하였으며 발진과 칸디다증은 발생하지 않았다[70]. 소규모 통제된 전향적 연구에서 엄마가 암피실린을 복용한 경우 아기에게 체중변화와 황달이 증가했다고 나타났다[71].

[65] Ito S, Blajchman A, Stephenson M et al. Prospective follow-up of adverse reactions in breast-fed infants exposed to maternal medication. Am J Obstet Gynecol. 1993;168:1393-9.

[66] Benyamini L, Merlob P, Stahl B et al. The safety of amoxicillin/clavulanic acid and cefuroxime during lactation. Ther Drug Monit. 2005;27:499-502.

[67] Goldstein LH, Berlin M, Tsur L et al. The safety of macrolides during lactation. Breastfeed Med. 2009;4:197-200.

[68] Cherif F, El Aidli S, Kastalli S, Zaiem A, Moula HD, Lakhal M et al. Drug induced urticaria via breastfeeding. Fundam Clin Pharmacol. 2009;23 (Suppl 1):37. Abstract 203. DOI: doi:10.1111/j.1472-8206.2009.00689.x

[69] Williams M. Excretion of drugs in milk. Pharm J. 1976;217:219. Letter.

[70] Ito S, Blajchman A, Stephenson M et al. Prospective follow-up of adverse reactions in breast-fed infants exposed to maternal medication. Am J Obstet Gynecol. 1993;168:1393-9.

[71] Campbell AC, McElnay JC, Passmore CM. The excretion of ampicillin in breast milk and its effect on the suckling infant. Br J Clin Pharmacol. 1991;31:230p. Abstract. PMC: PMC1368401

모유수유 중 의약품 안전성 정보

제산제 antacids	제산제	모유수유 중 사용 가능하다	L1	모유수유 중 해가 발생하지 않았다[72].
비사코딜 bisacodyl	하제	모유수유 중 사용 가능하다	L2	모유수유 중 엄마가 하루에 10mg을 7일간 복용하였으나 모유에 대사체나 약물 성분이 발견되지 않았다[73].
세파드록실 Cefadroxil	항생제	모유수유 중 사용 가능하다	L1	모유로 소량의 세파드록실 성분이 발견되나 1시간 후에는 발견되지 않는다[74,75,76].
세푸록심 Cefuroxime	항생제	모유수유 중 사용 가능하다.	L2	모유로 전달된다고는 하나 부작용이 보고된 적은 없다[77].
세티리진 Cetirizine	항히 스타민	모유수유 중 아기를 관찰하면서 사용 가능하다.	L2	고용량 투여 시 아기에게 졸음을 유발할 수 있다. 되도록 적은 용량을 사용하도록 권고한다[78].
시메티딘 Cimetidine	소화성궤양 치료제	모유량을 관찰하면서 사용 가능하다.	L1	히스타민 H2-수용체 차단제는 프로락틴 분비를 촉진하는 것으로 알려져 있다[79]. 경구 시메티딘 복용량이 하루 400mg씩 4회 복용하면 프로락틴 양이 50-112%까지 증가하였다[80,81].
클로미펜 Clomiphene	호르몬제제	모유량을 관찰하면서 사용 가능하다.	L3	일부 여성에서 수유를 억제할 수 있다[82,83].

72 Nadal-Amat J , Verd S. Paracetamol and asthma and lactation. Acta Paediatr. 2011;100:e2-3.

73 Friedrich C, Richter E, Trommeshauser D et al. Lack of excretion of the active moiety of bisacodyl and sodium picosulfate into human breast milk: an open-label, parallel group, multiple dose study in healthy lactating women. Drug Metab Pharmacokinet. 2011;26(5):458-64.

74 Takase Z et al: Experimental and clinical studies of cefadroxil in the treatment of infections in the field of obstetrics and gynecology. Chemotherapy (Tokyo). 1980;28[Suppl 2]: 424-31.

75 Committee on Drugs, American Academy of Pediatrics. The transfer of drugs and other chemicals into human breast milk. Pediatrics. 2001;108:776-89.

76 The WHO Working Group, Bennet PN (ed).: Drugs and Human Lactation. Elsevier, Amsterdam, New York, Oxford, 1988. pp. 231-2.

77 Benyamini L, Merlob P, Stahl B et al: The safety of amoxicillin/clavulanic acid and cefuroxime during lactation. Ther Drug Monit. 2005;27:499-502.

78 Powell RJ, Du Toit GL, Siddique N et al. BSACI guidelines for the management of chronic urticaria and angio-oedema. Clin Exp Allergy. 2007;37:631-50.

79 Knigge UP. Histaminergic regulation of prolactin secretion. Dan Med Bull. 1990;37:109-24. PMID: 2188799

80 Delle Fave FG , Tamburrano G, De Magistris L et al. Gynaecomastia with cimetidine. Lancet. 1977;309:1319. PMID: 68422

81 Bateson MC, Browning MCK, Maconnachie A. Galactorrhoea with cimetidine. Lancet. 1977;310:247-8. Letter. PMID: 69853

82 Product information. Clomid. 2006. http://products.sanofi-aventis.us/clomid/clomid.html

83 Kalir R, David MP, Kraicer PF. Clomiphene citrate in suppression of puerperal lactation. Am J Obstet Gynecol. 1975;122(5):570-2.

모유수유 중 의약품 안전성 정보

코데인 Codein	마약성 진통, 진해제	모유수유 중 사용 가능하나 모유에 농축될 수 있음을 주의한다.	L3	코데인과 그 대사물은 모유로 전달되며 아기를 진정시킬 수 있다[84]. 코데인 대사가 잘 되지 않는 엄마가 모유를 먹일 경우 아기에게 농축된 코데인이 전달되어 위험할 수 있기 때문에 모유수유를 중단한다[85,86]. 모르핀 성분이 특히 산후 11일까지 치명적이다[87,88].
사이클로스포린 Cyclosporin	면역 억제제	모유를 통해 전달되나 매우 미량이며 투여가능하다.	L3	모유로 전달된다[89,90,91,92,93]. 신생아 때 모유를 통해 사이클로스포린에 노출된 경우 흉선의 구조[94,95]와 신장기능[96]에 영향을 주었으나 비가역적 변화는 아니었다. 태반을 통해 태아 때 노출되는 것보다 모유를 통해 노출되는 것은 양이 매우 적었다[97] (24). 최근 연구에 따르면 사이클로스포린의 모체 혈액 농축량은 매우 미량이었다[98].

[84] Lam J, Matlow JN, Ross CJ, Hayden MR, Carleton BC, Madadi P. Postpartum maternal codeine therapy and the risk of adverse neonatal outcomes: the devil is in the details. Ther Drug Monit. 2012 Aug;34(4):378-80.

[85] Committee on Drugs, American Academy of Pediatrics. The transfer of drugs and other chemicals into human breast milk. Pediatrics. 2001;108:776-89.

[86] Meny RG, Naumburg EG, Alger LS, Brill-Miller JL, Brown S: Codeine and the breastfed neonate. J Hum Lact. 1993;9:237-40.

[87] Koren G, Cairns J, Chitayat D, Gaedigk A, Leeder SJ: Pharmacogenetics of morphine poisoning in a breastfed neonate of a codeine-prescribed mother. Lancet 2006; 368:704.

[88] Madadi P, Chitayat D, Koren G: Codeine and breastfeeding – Authors' reply. Lancet 2008; 372:626.

[89] Burrows DA, O'Neil TJ, Sorrells TL. Successful twin pregnancy after renal transplant maintained on cyclosporine A immunosuppression. Obstet Gynecol. 1988 Sep;72(3 Pt 2):459-61.

[90] Flechner SM, Katz AR, Rogers AJ, Van Buren C, Kahan BD.The presence of cyclosporine in body tissues and fluids during pregnancy. Am J Kidney Dis. 1985 Jan;5(1):60-3.

[91] Moretti M. Presented at the 8th International Conference of the Organization of Teratology Information Services, San Diego CA, 23 June 1995.

[92] Thiru Y, Bateman DN, Coulthard MG: Successful breast feeding while mother was taking cyclosporin. BMJ. 1997; 315: 463.

[93] Nyberg G, Haljamäe U, Frisenette-Fich C, Wennergren M, Kjellmer I. Breast-feeding during treatment with cyclosporine. Transplantation. 1998;65:253-255.

[94] Padgett EL, Seelig LL Jr. Effects on T-cell maturation and proliferation induced by lactational transfer of cyclosporine to nursing pups. Transplantation. 2002;73:867-74.

[95] Trkmen MA, Kavuku S, Sarioglu S, Soylu A, Akhunlar H, Yilmaz O, Güven H. Effects of lactational cyclosporine A use on rat pups. Pediatr Transplant 2006;10:454-60

[96] Trkmen MA, Kavuku S, Sarioglu S, Soylu A, Akhunlar H, Yilmaz O, Güven H. Effects of lactational cyclosporine A use on rat pups. Pediatr Transplant 2006;10:454-60.

[97] Moretti M. Presented at the 8th International Conference of the Organization of Teratology Information Services, San Diego CA, 23 June 1995.

[98] Moretti ME, Sgro M, Johnson DW, Sauve RS, Woolgar MJ, Taddio A, Verjee Z, Giesbrecht E, Koren G, Ito S. Cyclosporine excretion into breast milk. Transplantation. 2003 Jun 27;75(12):2144-6.

모유수유 중 의약품 안전성 정보

돔페리돈 Domperidone	위장운동 조절 진경제	미국 식약처 (FDA)는 최유제 (galactogogue)로 이 약의 사용에 대 한 경고를 발표했다.	L1	돔페리돈은 미국, 캐나다 등에서 모유수유 중 사용하지 않도록 한다[99]. 돔페리돈을 복용한 후 구강건조, 두통, 어지럼증, 구토, 설사 등이 나타날 수 있다[100,101]. 약물 금단 증상으로는 불면, 불안, 심계정충 등이 나타날 수 있다[102].
에리쓰로마이신 erythromycin	마크로라 이드계 항생제	아기를 관찰하면서 모유수유 중 사용 가능하다.	L2	모유를 통해 에리트로마이신에 노출된, 출생 3주 아기는 유문협착, 구토, 빨기능력 저하, 체중증가 지연 등이 나타났다[103]. 코호트 연구에 따르면 분만 90일 동안 마크로라이드계 항생제를 복용하면 아기에게 유문비대협착이 나타날 가능성이 2.3-3배 증가한다고 하였다[104].
퓨로스마이드 Furosemide	이뇨제	모유량을 관찰하면 서 사용 가능하다.	L3	퓨로스마이드는 모유로 분비된다[105]. 퓨로스마이드를 한번에 40mg 이상 복용 시 모유량이 감소한다[106].
히드랄라진 Hydralazine	혈관확장 제, 혈압 강하제	모유수유 중 투여 가능하다.	L2	히드랄라진은 모유에 낮은 농도로 전달된다[107,108]. 신생아에서 부작용은 보고된 적이 없어 모유수유 중 금기가 아니다[109].

99   Anon. FDA warns against women using unapproved drug, domperidone, to increase milk production. FDA Talk Paper. 2004. http://wwwfdagov/bbs/topics/ANSWERS/2004/ANS01292html

100   Jantarasaengaram S, Sreewapa P. Effects of domperidone on augmentation of lactation following cesarean delivery at full term. Int J Gynaecol Obstet. 2012;116:240-3

101   ngram J, Taylor H, Churchill C et al. Metoclopramide or domperidone for increasing maternal breast milk output: a randomised controlled trial. Arch Dis Child Fetal Neonatal Ed. 2012;97:F241-5.

102   Papastergiou J, Abdallah M, Tran A, Folkins C. Domperidone withdrawal in a breastfeeding woman. Can Pharm J (Ott). 2013;146:210-2.

103   Stang H. Pyloric stenosis associated with erythromycin ingested through breast milk. Minn Med. 1986;69:669-70, 82.

104   Sorensen HT, Skriver MV, Pedersen L et al. Risk of infantile hypertrophic pyloric stenosis after maternal postnatal use of macrolides. Scand J Infect Dis. 2003;35:104-6.

105   Product information. Lasix. Hoechsts-Roussel Pharmaceuticals, 1997.

106   Nice F: Breast milk and drugs [letter; comment]. MCN 14:308, 316, 1989.

107   Liedholm H et al: Transplacental passage and breast milk concentrations of hydralazine. Eur J Clin Pharmacol. 1982;21:417-9.

108   Elder MG: Transfer of hydralazine across the placenta and into breast milk. J Obstet Gynaecol. 1986;7:47-8.

109   Committee on Drugs, American Academy of Pediatrics. The transfer of drugs and other chemicals into human breast milk. Pediatrics. 2001;108:776-89.

모유수유 중 의약품 안전성 정보

하이드로클로로티아지드 Hydrochlorothiazide	이뇨제	모유수유 중 투여 가능하다.	L2	모유로 소량 분비[110] 되나 신생아에게는 영향이 없었다[111,112]. 모유수유를 하는 첫 달에는 모유 생산을 억제할 수 있기 때문에 이뇨제를 추천하지 않는다[113].
인슐린 Insulin	고혈당 치료	모유수유 중 투여 가능하다.	L1	인슐린은 모유로 전달되며[114,115], 아기에게는 영향이 특별히 나타나지는 않았다[116].
이소니아지드 Isoniazid	결핵 치료제	모유수유 중 투여 가능하다.	L3	이소니아지드의 대사체인 아세틸이소니아지드는 모유로 분비되며[117], 신생아 비타민 B6 결핍을 유발하여 경련이 발생할 수 있다[118]. 피리독신 보충제(25mg/day)를 모유수유 중 엄마가 섭취하도록 권고한다[119].
라베타롤 Labetalol	비선택성 α, β 차단제, 혈압 강하제	아기를 관찰하면서 모유수유 중 투여 가능하다.	L2	라베타롤은 모유로 미량 전달된다[120]. 아기에게 해가 없었다. 다만, 엄마가 라베타롤을 복용 중인 임신 26주에 출산한 미숙아가 유축한 모유를 섭취하고 부정맥이 나타난 적이 있다[121].

[110] Werthmann MW Jr, Krees SV: Excretion of chlorothiazide in human breast milk. J Pediatr. 1972;81:781.

[111] Briggs GG et al: Drugs in Pregnancy and Lactation. 4th ed., Williams & Wilkins, Baltimore 1994. pp. 161-4/c.

[112] Committee on Drugs, American Academy of Pediatrics. The transfer of drugs and other chemicals into human breast milk. Pediatrics. 2001;108:776-89.

[113] Miller ME et al: Hydrochlorothiazide disposition in a mother and her breast-fed infant. J Pediatr. 1982;101:789-91.

[114] Briggs GC, et al.: Drugs in Pregnancy and Lactation. 9th ed., Williams and Wilkins, Maryland. 2011.

[115] Whitmore TJ, Trengove NJ, Graham DF, Hartmann PE. Analysis of insulin in human breast milk in mothers with type 1 and type 2 diabetes mellitus. Int J Endocrinol. 2012.

[116] Ringholm L, Mathiesen ER, Kelstrup L, Damm P. Managing type 1 diabetes mellitus in pregnancy-from planning to breastfeeding. Nat Rev Endocrinol. 2012 Nov;8(11):659-67.

[117] Berlin CM, Lee C Isoniazid and acetylisoniazid disposition in human milk, saliva and plasma. Fed Proc. 1979;38:426.

[118] McKenzie SA, Macnab AJ, Katz G.. Neonatal pyridoxine responsive convulsions due to isoniazid therapy. Arch Dis Child. 1976 Jul;51(7):567-8.

[119] Blumberg HM, Burman WJ, Chaisson RE, Daley CL, Etkind SC, Friedman LN, Fujiwara P, Grzemska M, Hopewell PC, Iseman MD, Jasmer RM, Koppaka V, Menzies RI, O'Brien RJ, Reves RR, Reichman LB, Simone PM, Starke JR, Vernon AA; American Thoracic Society, Centers for Disease Control and Prevention and the Infectious Diseases Society. American Thoracic Society/Centers for Disease Control and Prevention/Infectious Diseases Society of America: treatment of tuberculosis. Am J Respir Crit Care Med. 2003 Feb 15;167(4):603-62.

[120] Michael CA: Use of labetolol in the treatment of severe hypertension during pregnancy. Br J Clin Pharmacol. 1979;8(Suppl 2):211S-5S.

[121] Mirpuri J, Patel H, Rhee D, Crowley K. What's mom on? A case of bradycardia in a premature infant on breast milk. J Invest Med. 2008;56:409.

모유수유 중 의약품 안전성 정보

레보티록신 Levothyroxine	갑상선호 르몬제	모유수유 중 투여 가능하다.	L1	모유로 미량 전달된다[122,123,124]. 특별한 부작용은 없었다[125].
로페라마이드 Loperamide	지사제	모유수유 중 투여 가능하다.	-	모유로 소량 분비된다[126]. 아기에게 해가 되었다는 보고는 없었다.
메드록시 프로게스테론 Medroxy progesterone	프로게스 테론제제	아기를 관찰하면서 모유수유 중 사용 가능하다.	L3	MPA는 소량에서 모유로 배설되었다[127,128]. 이 정도는 신생아에 위험을 초래할 것으로 보이진 않는다[129,130]. 2012년 브라질에서는 모유수유 중 프로게스틴 단독 경구피임약을 복용하였더니 골밀도가 감소하였다는 연구가 있었다[131,132].

[122] Sack J et al: Thyroxine concentration in human milk. J Clin Endocrinol Metab. 1977;45:171-3.

[123] Varma SK et al: Thyroxine, triiodothyronine, and reverse triiodothyronine concentrations in human milk. J Pediatr. 1978;93:803-6.

[124] Mizuta H, Amino N, Ichihara K, Harada T, Nose O, Tanizawa O, Miyai K: Thyroid hormones in human milk and their influence on thyroid function of breast-fed babies. Pediatr Res. 1983;17:468-71.

[125] Ito S, Blajchman A, Stephenson M, Eliopoulos C, Koren G. 1993. Prospective follow-up of adverse reactions in breast-fed infants exposed to maternal medication. Am J Obstet Gynecol. 168(5): 1393-1399.

[126] Nikodem VC, Hofmeyr GJ: Secretion of the antidiarrhoeal agent loperamide oxide in breast milk [letter]. Eur J Clin Pharmacol. 1992;42: 695-6.

[127] Koetsawang S et al: Transfer of contraceptive steroids in milk of women using long-acting gestagens. Contraception. 1982;25:321-31.

[128] Saxena BN et al: Levels of contraceptive steroids in breast milk and plasma of lactating women. Contraception. 1977;16:605-13.

[129] Schwallie PC: The effect of depot-medroxyprogesterone acetate on the fetus and nursing infant: a review. Contraception. 1981;23:375-86.

[130] The WHO Working Group, Bennet PN (ed).: Drugs and Human Lactation. Elsevier, Amsterdam, New York, Oxford, 1988. pp. 168-9.

[131] Costa ML, Cecatti JG, Krupa FG, Rehder PM, Sousa MH, Costa-Paiva L. Progestin-only contraception prevents bone loss in postpartum breastfeeding women. Contraception. 2012 Apr;85(4):374-80.

[132] Ensom MH, Liu PY, Stephenson MD. Effect of pregnancy on bone mineral density in healthy women. Obstet Gynecol Surv. 2002 Feb;57(2):99-111.

모유수유 중 의약품 안전성 정보

메티마졸 Methimazole	갑상선기 능항진증 치료제, 부갑상선 호르몬제	모유수유 중 엄마 가 이 약을 복용해 야 한다면, 아기의 갑상선 기능을 관 찰하면서 수유하 도록 한다.	L3	모유로 소량 전달된다[133,134,135]. WHO에서는 메티마졸이 모유를 통해 아기에 게 전달되어 아기 갑상선 기능을 억제할 수 있 다는 정보가 제한적이긴 하지만, 엄마가 복용 해야 한다면 아기를 정기적으로 모니터링 하 도록 권하고 있다[136,137]. 최근 미국 갑상선학회(American Thyroid Association)에 따르면 20-30mg/day를 수 유 직후 나누어 섭취하는 것을 권장한다[138].
메토클로프라마이드 Metoclopramide	도파민수 용체 차단제 위장운동 조절 진경제	모유수유 중 엄마 가 이 약을 복용해 야 한다면, 아기의 상태를 관찰하면서 수유하도록 한다.	-	메토클로프라마이드는 모유 생산량을 증가시 킨다[139,140,141,142]. 모유로도 전달되며 아기의 혈청에서도 발견된다[143]. 신생아가 메토클로프 로마이드를 모유를 통해 노출되었을 경우 약한 소장 불편 증세가 두건 보고되었다[144,145]. 또 한 신생아가 모유를 통해 소량 노출되었더라 도 아기의 프로락틴 농도가 증가할 가능성이 보고되었다[146]. 장기적인 영향에 대한 연구는 현재 존재하지 않는다.

[133] Tegler L, Lindstrom B: Antithyroid drugs in milk. Lancet. 1980;2:591.

[134] Cooper DS, Bode HH, Nath B et al: Methimazole pharmacology in man: studies using a newly developed radioimmunoassay for methimazole. J Clin Endocrinol Metabol. 1984;58:473-9.

[135] Rylance RY, Woods CG, Donnelly MC, Oliver JS: Carbimazole and breast feeding. Lancet. 1987;1:928.

[136] The WHO Working Group, Bennet PN (ed).: Drugs and Human Lactation. Elsevier, Amsterdam, New York, Oxford. 1988. pp. 196-7.

[137] Cooper DS: Antithyroid drugs: to breast-feed or not to breast-feed. Am J Obstet Gynecol. 1987;157:234-5.

[138] Stagnaro-Green A, Abalovich M, Alexander E et al. Guidelines of the American Thyroid Association for the diagnosis and management of thyroid disease during pregnancy and postpartum. Thyroid. 2011;21:1081-125.

[139] Guzmán V, Toscano G, Canales ES, Zárate A. Improvement of defective lactation by using oral metoclopramide. Acta Obstet Gynecol Scand. 1979;58(1):53-5.

[140] Kauppila A, Kivinen S, Ylikorkala O.. A dose response relation between improved lactation and metoclopramide. Lancet. 1981 May 30;1(8231):1175-7.

[141] Budd SC, Erdman SH, Long DM, Trombley SK, Udall JN Jr. Improved lactation with metoclopramide. A case report. Clin Pediatr Phila. 1993;32:53-7.

[142] Ingram J, Taylor H, Churchill C, Pike A, Greenwood R. Metoclopramide or domperidone for increasing maternal breast milk output: a randomised controlled trial. Arch Dis Child Fetal Neonatal Ed. 2012 Jul;97(4):F241-5.

[143] Kauppila A, Arvela P, Koivisto M, Kivinen S, Ylikorkala O, Pelkonen O. Metoclopramide and breast feeding: transfer into milk and the newborn. Eur J Clin Pharmacol. 1983;25(6):819-23.

[144] Kauppila A, Kivinen S, Ylikorkala O. A dose response relation between improved lactation and metoclopramide. Lancet. 1981 May 30;1(8231):1175-7.

[145] Kauppila A, Arvela P, Koivisto M, Kivinen S, Ylikorkala O, Pelkonen O. Metoclopramide and breast feeding: transfer into milk and the newborn. Eur J Clin Pharmacol. 1983;25(6):819-23.

[146] Kauppila A, Arvela P, Koivisto M, Kivinen S, Ylikorkala O, Pelkonen O. Metoclopramide and breast feeding: transfer into milk and the newborn. Eur J Clin Pharmacol. 1983;25(6):819-23.

모유수유 중 의약품 안전성 정보

미소프로스톨 Misoprostol	소화성궤 양용제	아기를 관찰하면서 모유수유 중 사용 가능하다.	L3	부작용이 관찰되지는 않았으나 약리 작용상 주의가 필요하다.
프레드니솔론 Prednisolone	스테로이 드제제	모유수유 중 아기 를 관찰하면서 사 용 가능하다.	L2	모유로 소량 전달된다[147,148]. 만약 모유수유 중 엄마가 20mg/day 이상 복 용하는 경우라면 수유를 하기 전 4시간에 약 을 복용하도록 권했다. 그러나 엄마가 하루에 80mg/day를 복용한다면 아기에게 10%이상 전달될 것이다[149,150].
프로프라놀롤 Propranolol	베타 차단제	모유수유 중 아기 를 관찰하면서 사 용 가능하다.	L2	단백결합도가 높아서 모유로는 매우 미량 전 달될 뿐이다(23-27). 신생아에 안전할 것으로 생각되나 WHO에서는 이 약을 투여하며 모유 수유 시 저혈당 등 유도될 수 있으므로 아기 를 관찰할 것을 권고한다(28).
프로필치오우라실 Propylthiouracil	갑상선치 료제 부갑상선 호르몬제	모유수유 중 아기 를 관찰하면서 사 용 가능하다.	L2	PTU는 모유로 미량 전달된다[151,152]. 2011년 미국갑상선학회는 하루 300mg까지 나누어 복용하는 것은 모유수유 중 안전하다 고 제시하였다[153].
슈도에페드린 Pseudoephedrine	진해 거담제 콧물약	모유량과 아기를 관찰하면서 모유 수유 중 사용 가능 하다.	L3	슈도에페드린은 모유로 전달된다. 60mg 이상 투여시 모유량이 감소할 수 있다[154].

[147] Ost L, Wettrell G, Björkhem I, Rane A. Prednisolone excretion in human milk. J Pediatr. 1985 Jun;106(6):1008–11.

[148] Greenberger PA, Odeh YK, Frederiksen MC, Atkinson AJ Jr: Pharmacokinetics of prednisolone transfer to breast milk. Clin Pharmacol Ther 1993; 53: 324–8.

[149] Ost L, Wettrell G, Björkhem I, Rane A. Prednisolone excretion in human milk. J Pediatr. 1985 Jun;106(6):1008–11.

[150] Greenberger PA, Odeh YK, Frederiksen MC, Atkinson AJ Jr: Pharmacokinetics of prednisolone transfer to breast milk. Clin Pharmacol Ther 1993; 53: 324–8.

[151] Low LC, Lang J, Alexander WD. Excretion of carbimazole and propylthiouracil in breast milk. Lancet. 1979;2:1011.

[152] Kampmann JP, Johansen K, Hansen JM, Helweg J. Propylthiouracil in human milk. Lancet. 1980;1:736–8.

[153] Stagnaro-Green A, Abalovich M, Alexander E et al. Guidelines of the American Thyroid Association for the diagnosis and management of thyroid disease during pregnancy and postpartum. Thyroid. 2011;21:1081–125.

[154] Reprotox, March 2015.

모유수유 중 의약품 안전성 정보

스코폴라민 Scopolamine	항콜린제 멀미약	모유량 감소를 관찰하면서 모유수유 중 사용 가능하다.	L3	항콜린제는 성장호르몬 옥시토신 호르몬을 억제할 수 있다[155,156,157,158,159]. 따라서 모유량을 줄일 수 있다[160].
슈크랄페이트 Sucralfate	소화성궤양용제	모유수유 중 사용 가능하다.	L2	경구 흡수율이 매우 낮다. 따라서 안전할 것으로 추정된다[161].
테르부탈린 Terbutaline	기관지 확장제 진해 거담제	모유수유 중 사용 가능하다.	L2	아기에게 해가 나타난 적은 없다.
졸피뎀 Zolpidem	수면제 신경 안정제	아기를 관찰하면서 모유수유 중 사용 가능하다.	L3	모유로 미량 전달된다. 졸피뎀 복용 3시간 후에 모유에서 관찰된다[162]. 아기에게서 해가 되었다는 보고는 없었다. 약리효과상 아기를 대상으로 관찰이 필요하다.

[155] Aaron DK, Ely DG, Deweese WP et al. Reducing milk production in ewes at weaning using restricted feeding and methscopolamine bromide. J Anim Sci. 1997;75:1434-42.

[156] Powell MR, Keisler DH. A potential strategy for decreasing milk production in the ewe at weaning using a growth hormone release blocker. J Anim Sci. 1995;73:1901-5.

[157] Daniel JA, Thomas MG, Powell MR, Keisler DH. Methscopolamine bromide blocks hypothalmic-stimulated release of growth hormone in ewes. J Anim Sci. 1997;75:1359-62.

[158] Bizzarro A, Iannucci F, Tolino A et al. Inhibiting effect of atropine on prolactin blood levels after stimulation with TRH. Clin Exp Obstet Gynecol. 1980;7:108-11.

[159] Svennersten K, Nelson L, Juvnas-Moberg K. Atropinization decreases oxytocin secretion in dairy cows. Acta Physiol Scand. 1992;145:193-4.

[160] Masala A, Alagna S, Devilla L et al. Muscarinic receptor blockade by pirenzepine: effect on prolactin secretion in man. J Endocrinol Invest. 1982;5:53-5.

[161] Lactmed, March 2015.

[162] Pons G, Francoual C, Guillet P, Moran C, Hermann P, Bianchetti G, Thiercelin JF, Thenot JP, Olive G. Zolpidem excretion in breast milk. Eur J Clin Pharmacol. 1989;37:245-8.

부록 3) 모유수유 중 한약재 정보

- 한약재가 포함된 건강식품이나, 건강기능식품, 일반의약품, 전문의약품을 사용하기 전에 모유수유 중 투여해도 좋은지 먼저 의료진에 상담하시기 바랍니다.
- 한약재 중 일부는 수유 중 아기에게 좋지 않을 수 있으니 시중에 건강식품, 일반의약품, 약초 형태로 나와 있는 제품이라도 임의 투여를 하지 않으셔야 합니다.
- 모유수유 중인 엄마와 아기에게 안전하려면 식품의약품에서 정한 규격에 맞게 GMP시설에서 생산된 한약재로 알맞게 구성하여 처방받으셔야 합니다.
- 모유수유 중 가이드라인에 맞게 처방한 한약을 엄마가 복용하는 중에 아기에게 예상치 못한 변화가 나타났다면 언제든 처방한 의료진에 문의하도록 합니다. 대체로 아기의 정상 발달 과정에서 나타날 수 있는 변화가 대부분입니다.
- 한약재 분류 중엔 '중독 우려 한약재[1]'라고 따로 분류된 것이 있습니다. 중독 우려 한약재는 감수, 부자, 주사, 천남성, 천오, 초오, 파두, 반묘, 반하, 섬수, 경분, 밀타승, 백부자, 연단, 웅황, 호미카, 낭독, 수은, 보두, 속수자입니다. 아무리 효능이 좋은 한약재라 하더라도 중독 우려 한약재를 모유수유 중에 사용할 경우엔 매우 주의가 필요합니다. 의료진은 독성이 강한 약을 모유수유 중에 처방할 경우엔 이익이 위험을 상회하며, 대체품이 없을 경우에만 처방하도록 합니다.
- 아기들은 대사율이 성인보다 낮으며 해독능력이 떨어지기 때문에 아기에게 전달되면 독성 발현 가능성이 증가하므로 아기를 엄밀히 관찰해야 합니다.
- 2015년 연구에서는 다빈도 한약재 20가지에 대하여 평가하고 모유수유 중 안전한 사용(혹은 복용)을 위한 등급을 제시하였으며 아래와 같습니다[2].
- 이 책의 **표 25-2**는 미국에서 최유제 목적으로 사용되는 약초에 대해 기술하고 있습니다. 상당수 국내에 생산되지 않거나 국내에서는 사용이 금지된 약초들입니다. 여기서는 대신하여 국내에서 사용되는 다빈도 한약재에 대한 안전성 정보를 제시합니다.

---

[1] 한약재 수급 및 유통관리규정〈보건복지부 고시 제2011-118〉
[2] 김동일, 조선영, 최민선, 이동녕, 조준영. 국민행복카드(구.고운맘카드) 진료 매뉴얼 및 교육자료 개발을 위한 연구. 대한한의사협회. 2015.

수유 중 안전 사용을 위한 한약재 등급 [165]

등급 제안	의미
B1	과학적 자료가 충분함. 모유수유 중 사용하는 데 엄마와 아기에게 해가 없고 안전함.
B2	안전하다고 하기에는 과학적 자료가 충분하지 않음. 부작용 및 독성은 보고되지 않음. 그러나 약리작용을 고려할 때 오남용 시 부작용 독성 발생 가능성이 있음. 전문가의 진단 후 처방 필요함. 모유수유 중 건강식품으로는 사용할 수 없음.
B3	전문가의 진단을 거친 처방에서 부작용 보고 없음. 고용량에서 부작용 독성 발생. 전문가의 진단 후 적절한 용량과 용법으로 처방 필요함.
B4	부작용, 독성 발생 보고 있음. 이익이 위험을 상회할 때만 처방할 수 있음.
B5	사용 시 엄마와 아기에게 심각한 위해 발생함. 모유수유 중 사용을 금함.

한약명	효능 [166]	수유 중 안전 사용 요약 [167]	수유 등급	안전성 정보
甘草	항경련, 항염증, 남성호르몬 감소	부작용 보고는 없었으나 유즙 생산을 감소시킬 가능성이 있다. 전문가의 진단 후 적절한 용량과 용법으로 처방하도록 한다.	B3	수유부가 감초를 복용하는 것에 대해서 미국 FDA는 '일반적으로 안전한' 것으로 인식하고 있으나, 감초의 장기간, 과다 복용은 고혈압, 저칼륨혈증, 부신호르몬의 문란 등을 일으킬 수 있으므로 수유 시 임의투여에 주의해야 한다고 권고하였다 [168].
乾薑	항진균, 항염증, 진통작용, 혈당강하	부작용 보고는 없으나 전문가의 진단 후 처방하도록 한다.	B2	수유부가 건강을 복용하는 것에 대한 안전성과 효능에 대한 매우 제한된 데이터가 있지만, 건강은 음식과 약으로 오랜 역사를 가지고 있으며, '일반적으로 안전한' 것으로 인식되고 있다 [169].
桂皮	면역조절, 항종양, 항산화효과	부작용 보고는 없으나 전문가의 진단 후 처방하도록 한다.	B2	모유수유 중 부작용 사례 없으나 약리작용상 주의가 요망된다.

[165] 김동일, 조선영, 최민선, 이동녕, 조준영. 국민행복카드(구.고운맘카드) 진료 매뉴얼 및 교육자료 개발을 위한 연구. 대한한의사협회. 2015.

[166] 한방약리학 교재편찬위원회. 한방약리학. 서울: 신일북스. 2015.

[167] 김동일, 조선영, 최민선, 이동녕, 조준영. 국민행복카드(구.고운맘카드) 진료 매뉴얼 및 교육자료 개발을 위한 연구. 대한한의사협회. 2015.

[168] Toxnet. Lactmed:Licorice. http://toxnet.nlm.nih.gov/cgi-bin/sis/search2/f?./temp/~fkyHwy:5 2015.

[169] O'Hara M, Kiefer D, Farrell K, Kemper K. A review of 12 commonly used medicinal herbs. Arch Fam Med. 1998;7:523-36. PMID: 9821826.

한약명	효능	수유 중 안전 사용 요약	수유 등급	안전성 정보
桔梗	항염증, 항산화, 간 보호	부작용 보고는 없으나 전문가의 진단 후 처방하도록 한다.	B2	모유수유 중 부작용 사례 없으나 약리작용상 주의가 요망된다.
當歸	에스트로겐성 효과, 혈관이완, 진경작용, 항산화, 항염, 면역자극	부작용 보고는 없으나 전문가의 진단 후 처방하도록 한다.	B2	와파린이나 항혈전 약물을 복용하는 환자들에게 출혈의 위험을 높일 수 있는 것으로 우려되고, 광선과민증을 일으킬 수 있다. 당귀는 수유 중 안전성에 대한 연구가 부족하므로 수유 중 임의투여를 하지 않도록 권장된다[170]. 한국에서 출판된 연구 중 당귀를 포함한 처방인 생화탕(生化湯)을 복용한 산모의 모유에서는 당귀(32g/day)의 지표성분이 일부 검출되었으나, 실제 아기에게 영향을 미칠 만한 양은 아닌 것으로 알려져 있다[171].
大棗	항염증, 간 손상보호, 위궤양 보호	부작용 보고는 없으나 전문가의 진단 후 처방하도록 한다.	B2	모유수유 중 부작용 사례 없으나 약리작용상 주의가 요망된다.
桃仁	항혈전, 항응고, 간 손상보호, 뇌혈류 개선	부작용 보고는 없으나 전문가의 진단 후 처방하도록 한다.	B2	한국에서 출판된 연구 중 도인를 포함한 처방인 생화탕을 복용한 산모의 모유에서는 도인(8g/day)에 대한 지표성분이 검출되지 않았다[172].
麻黃	교감신경항진, 혈압상승, 말초혈관 수축, 기관지확장	유즙 생성을 감소시킬 수 있으며 아기에게 모유를 통해 전달되어 심계항진, 보챔 등의 부작용이 보고되어 있다. 전문가의 진단 후 적절한 용량과 용법으로 처방하도록 한다.	B3	약물학적으로 혈관수축제와 유사한 슈도에페드린(Pseudoephedrine)은 수유부에 있어서 유즙 생산을 감소시킬 수 있다[173]. 마황에는 슈도에페드린 등 생리활성이 강한 물질이 함유되어 있으므로 과량 복용하는 것을 피하며 용량에 주의를 기울여야 한다.

[170] Amir LH, Pirotta MV, Raval M. Breastfeeding – Evidence based guidelines for the use of medicines. Aust Fam Physician. 2011;40:684-90. PMID: 21894275

[171] 박가영, 이아영, 반지혜, 박정경, 이은희. 산모의 한약 복용이 모유에 미치는 영향 – HPLC와 LC/MS/MS를 이용한 생화탕 지표성분 분석 –. 대한한방부인과학회지. 2013;26(4):48-65

[172] 박가영, 이아영, 반지혜, 박정경, 이은희. 산모의 한약 복용이 모유에 미치는 영향 – HPLC와 LC/MS/MS를 이용한 생화탕 지표성분 분석 –. 대한한방부인과학회지. 2013;26(4):48-65.

[173] Aljazaf K, Hale TW, Ilett KF, Hartmann PE, Mitoulas LR, Kristensen JH, Hackett LP. Pseudoephedrine: effects on milk production in women and estimation of infant exposure via breastmilk. Br J Clin Pharmacol. 2003;56(1):18-24.

한약명	효능	수유 중 안전 사용 요약	수유 등급	안전성 정보
半夏	항구토, 항염증, 항균 작용	적절한 용량에서 부작용 보고는 없으나 전문가의 진단 후 처방하도록 한다.	B2	모유수유 중 부작용 사례 없으나 약리작용 상 주의가 요망된다.
白茯苓	항염증, 면역억제효과, 항종양, 항구토	부작용 보고는 없으나 전문가의 진단 후 처방하도록 한다.	B2	모유수유 중 부작용 사례 없으나 약리작용 상 주의가 요망된다.
白芍藥	신경보호효과, 항염증, 항알레르기, 진통효과, 혈당강하	유즙 생성을 감소시킬 수 있다. 전문가의 진단 후 적절한 용량으로 적정기간 처방하도록 한다.	B3	백작약은 일반적으로 내약성이 좋으나(well tolerated), 때때로 위장장애를 일으킬 수 있고, 특히 피부에 도포할 경우 피부 알레르기 반응을 일으킨다. 백작약은 혈청 프로락틴 수치를 낮출 수 있으므로, 수유를 억제할 수 있다. 그러므로 수유 중에는 백작약을 임의투여 하지 않도록 권고된다[174]. Risperidone 복용으로 인한 고프로락틴혈증에서 작약감초탕을 4주간 복용 시 혈청 프로락틴 수치가 24% 감소하는 결과를 보였다[175].
白芷	항산화, 항종양, 간 보호효과	부작용 보고는 없으나 전문가의 진단 후 처방하도록 한다.	B2	모유수유 중 부작용 사례 없으나 약리작용상 주의가 요망된다.
白朮	장운동 촉진, 항균, 세포자멸사유도 (항암)	부작용 보고는 없으나 전문가의 진단 후 처방하도록 한다.	B2	모유수유 중 부작용 사례 없으나 약리작용상 주의가 요망된다.
人蔘	항암, 항종양, 항산화, 인슐린 저항성 감소	에스트로겐 활성으로 유즙이 감소될 가능성이 있다. 전문가 진단 후 필요한 경우에 적절한 용량으로 처방하도록 한다.	B3	수유부가 인삼을 복용하는 것에 대해서 미국 FDA는 '일반적으로 안전한' 것으로 인식하고 있다. 가장 흔한 부작용으로는 두통, 고혈압, 설사, 불면, 피부 발진, 질 출혈이 있고, 인삼은 와파린과 같은 몇몇 약물의 혈중 농도를 감소시키며, 진정제의 효과를 증가시킨다. 장기간의 사용은 불안, 설사, 혼란, 우울감이 일어날 수 있다. 여성형 유방과 유방통증이 보고되기도 했다. 수유부와 아기에 대한 인삼의 안전성과 유효성에 대한 연구는 없다. 하지만, 인삼의 에스트로겐성 활성과 수유 시 정보에 대한 부족함 때문에 수유시 임의로 사용하지 않는 것을 권고한다[176]. 수유 시 인삼 복용에 대한 안전성에 대한 연구들은 없으나, 동물 실험에서는 최소 위험(minimal risk)을 보고하고 있다[177].
枳殼	항우울, 진경작용	부작용 보고는 없으나 전문가의 진단 후 처방하도록 한다.	B2	모유수유 중 부작용 사례 없으나 약리작용상 주의가 요망된다.

한약명	효능	수유 중 안전 사용 요약	수유 등급	안전성 정보
陳皮	항산화, 항신경염증	부작용 보고는 없으나 전문가의 진단 후 처방하도록 한다.	B2	모유수유 중 부작용 사례 없으나 약리작용상 주의가 요망된다.
蒼朮	항암, 식욕증진, 항염증	부작용 보고는 없으나 전문가의 진단 후 처방하도록 한다.	B2	모유수유 중 부작용 사례 없으나 약리작용상 주의가 요망된다.
川芎	항알레르기, 항암, 간 손상 보호	부작용 보고는 없으나 전문가의 진단 후 처방하도록 한다.	B2	모유수유 중 부작용 사례 없으나 약리작용상 주의가 요망된다.
黃芪	항산화, 면역반응증강, 혈관이완, 항염증	부작용 보고는 없으나 전문가의 진단 후 처방하도록 한다.	B2	황기는 모유를 촉진하는 것으로 알려져 있지만, 과학적으로 유효한 임상 연구는 없다. 또한, 수유 중 황기의 어떤 성분이 모유로 검출되는지에 대한 연구가 없다. 일반적으로 내약성이 좋으나, 경미한 위장 장애나 알레르기 반응이 보고된다[178].
厚朴	항염증, 항우울, 항백혈병	부작용 보고는 없으나 전문가의 진단 후 처방하도록 한다.	B2	모유수유 중 부작용 사례 없으나 약리작용상 주의가 요망된다.

174 http://toxnet.nlm.nih.gov/cgi-bin/sis/search2

175 Yuan HN, Wang CY, Sze CW, Tong Y, Tan QR, Feng XJ, Liu RM, Zhang JZ, Zhang YB, Zhang ZJ. A randomized, crossover comparison of herbal medicine and bromocriptine against risperidone-induced hyperprolactinemia in patients with schizophrenia. J Clin Psychopharmacol. 2008 Jun;28(3):264-370.

176 Toxnet. Lactmed: Ginseng. 2015. http://toxnet.nlm.nih.gov/cgi-bin/sis/search2/f?./temp/~o2Ktcq:4

177 Seely D, Dugoua JJ, Perri D, Mills E, Koren G. Safety and efficacy of panax ginseng during pregnancy and lactation. Can J Clin Pharmacol. 2008;15(1):e87-94.

178 Toxnet. Lactmed: Astragalus. 2015. http://toxnet.nlm.nih.gov/cgi-bin/sis/search2/f?./temp/~L6UpNj:4

Index

홈페이지 www.leescom.com
리스컴 블로그 blog.naver.com/leescomm
페이스북 facebook.com/leescombook

국제수유상담가협회 | 공인 필수교육 과정

모유수유 백과

저자 | 국제수유상담가협회(ILCA)
대표 편집 | Lebecca Mannel · Patricia J. Martens · Marsha Walker
번역 | 대한모유수유한의학회

편집 | 원하나 이희진 최현영
디자인 | 이소영
마케팅 | 장기봉 황기철 이진목
경영관리 | 박태은

초판 인쇄 | 2016년 5월 10일
초판 발행 | 2016년 5월 16일

펴낸이 | 이진희
펴낸곳 | 리스컴

주소 | 서울시 서초구 강남대로79길 2(은도빌딩 4층)
전화번호 | 02-540-5192(경영관리)
        02-544-5934, 5944(마케팅)
        02-544-5922, 5933(편집)
        02-540-5193(디자인)
FAX | 02-540-5194
등록번호 | 제2-3348

ORIGINAL ENGLISH LANGUAGE EDITION PUBLISHED BY
    Jones & Bartlett Learning, LLC
    5 Wall Street
    Burling, MA 01803

Core Curriculum for Lactation Consultant Practice,
Lebecca Mannel · Patricia J. Martens · Marsha Walker © copyright year
JONES & BARTLETT LEARNING, LLC. ALL RIGHTS RESERVED

KOREAN LANGUAGE EDITION © 2016 BY LEESCOM

ISBN 979-11-5616-094-6 93510
책값은 뒤표지에 있습니다.